基层医生临床指南丛书

陈汝福◎总主编

新生儿危重症诊治

DIAGNOSIS AND TREATMENT OF NEONATAL CRITICAL ILLNESS

周伟 肖昕 主编

SPM 南方传媒 | 广东科技出版社 全国优秀出版社

·广州·

图书在版编目（CIP）数据

新生儿危重症诊治 / 周伟，肖昕主编. —广州：广东科技出版社，2023.8

（基层医生临床指南丛书 / 陈汝福总主编）

ISBN 978-7-5359-8025-0

Ⅰ. ①新…　Ⅱ. ①周…　②肖…　Ⅲ. ①新生儿疾病—险症—诊疗　Ⅳ. ①R722.1

中国版本图书馆CIP数据核字（2022）第238487号

新生儿危重症诊治

Xinsheng'er Weizhongzheng Zhenzhi

出 版 人：严奉强

责任编辑：李　旻

装帧设计：友间文化

责任校对：陈　静　曾乐慧　李云柯

责任印制：彭海波

出版发行：广东科技出版社

（广州市环市东路水荫路11号　邮政编码：510075）

销售热线：020-37607413

https: //www.gdstp.com.cn

E-mail：gdkjbw@nfcb.com.cn

经　　销：广东新华发行集团股份有限公司

印　　刷：广州一龙印刷有限公司

（广州市增城区荔新九路43号1幢自编101房　邮政编码：511340）

规　　格：889 mm × 1 194 mm　1/16　印张47　字数1 125千

版　　次：2023年8月第1版

2023年8月第1次印刷

定　　价：288.00元

编委会名单

Bianweihui Mingdan

主　编　周　伟　　肖　昕

副主编　孟　琼　　聂　川　　郝　虎　　刘王凯

编　者

陈　诚　深圳市龙岗区妇幼保健院

刁诗光　广东省粤北人民医院

冯　婧　深圳市龙岗区妇幼保健院

郝　虎　中山大学附属第六医院

黄辉文　珠海市妇幼保健院

黄维本　南方医科大学第五附属医院

李思涛　中山大学附属第六医院

李伟中　汕头大学医学院第二附属医院

李晓东　华中科技大学附属深圳医院

李晓瑜　中山大学附属第一医院

李雁彬　广州市妇女儿童医疗中心

李易娟　中山大学附属第一医院

林冰纯　深圳市妇幼保健院

林霓阳　汕头大学医学院第一附属医院

林晓波　汕头大学医学院第二附属医院

刘荣添　深圳市第二人民医院

刘王凯　中山大学附属第一医院

刘玉梅　广东省人民医院

孟　琼　广东省第二人民医院

莫文辉　佛山复星禅城医院

聂　川　广东省妇幼保健院

农绍汉　广东省人民医院

蒲蜀湘　广州医科大学附属第二医院

苏志文　广州医科大学附属第三医院

孙云霞　广东省人民医院

王广欢　汕头大学医学院第二附属医院

魏　谋　广州市妇女儿童医疗中心

翁立坚　汕头大学医学院第一附属医院

吴　繁　广州医科大学附属第三医院

萧慧敏　东莞市厚街医院

肖　昕　中山大学附属第六医院

杨乔焕　广东省第二人民医院

余彦亮　深圳市妇幼保健院

郑培鸿　汕头大学医学院第二附属医院

周　杰　佛山复星禅城医院

周　伟　广州市妇女儿童医疗中心

主编简介

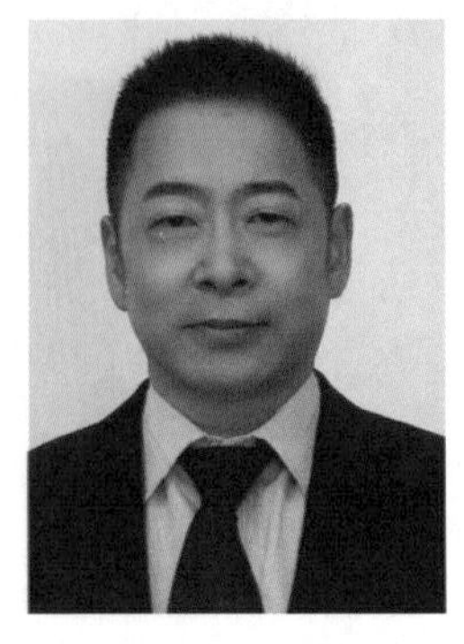

周　伟　广州市妇女儿童医疗中心新生儿科主任医师、教授，博士研究生导师。

广东省医学会新生儿学分会主任委员，广东省基层医药学会新生儿专业委员会主任委员，广州市医学会新生儿科学分会名誉主任委员，中国医药教育协会新生儿专业委员会副主任委员，中国妇幼保健协会早产儿围产期一体化管理专业委员会副主任委员，中华医学会儿科学分会新生儿学组委员。

长期从事儿科学和新生儿医学教学、临床与科研工作，对早产儿的管理及新生儿脑损伤的诊治与研究具有较深的造诣，已在学术期刊上发表论文240余篇。主编《实用新生儿治疗技术》《新生儿无创呼吸支持技术》《新生儿治疗技术》，主译《儿科学现代诊断与治疗》（第20版），参与编写专著13部。先后主持和参与省、市级科技攻关及省自然科学基金项目研究15项。获广东省科学技术奖三等奖，广州市科学技术奖二等奖、三等奖各1项。2016年被广州市卫生健康委员会遴选为广州市卫生“医学重点人才”。现为《中华围产医学杂志》《中华实用儿科临床杂志》《中华新生儿科杂志》等多家杂志编委，《中国生育健康杂志》常务编委，《中国小儿急救医学》特约编委。

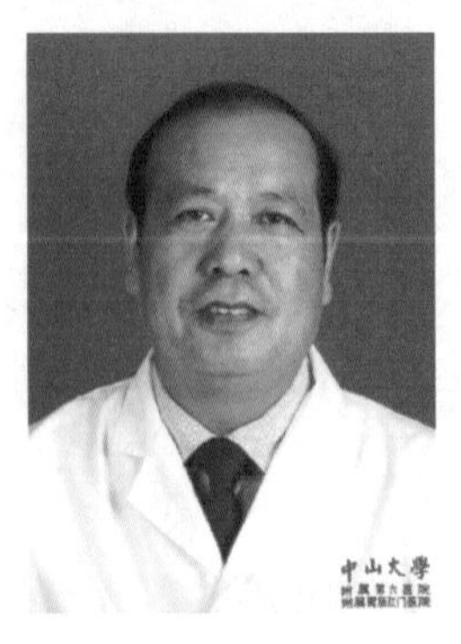

肖　昕　中山大学附属第六医院儿科主任、教授、主任医师，医学博士，博士生导师。中山大学“百人计划”引进人才，广东省医学领军人才，“广东省医师奖”获得者。任中国医师协会新生儿科医师分会内分泌及遗传代谢病专业委员会副主任委员，海峡两岸医药卫生交流协会新生儿专业委员会候任主任委员，中华医学会围产医学分会委员，广东省医师协会围产医学医师分会主任委员等。

长期从事儿科和新生儿科临床、科研与教学工作，擅长新生儿疾病和小儿遗传代谢性疾病的诊断与治疗。主编《新生儿危重症监护治疗学》，作为主编之一编写《新生儿机械通气治疗学》和《实用儿童重症医学》，参编《实用新生儿学》和教育部普通高等教育“十二五”规划教材《儿科学》等著作。先后主持美国NIH国际合作项目1项、国家自然科学基金3项、教育部回国博士研究基金1项、广东省自然科学基金5项和广州市重大创新项目1项等，在国内外期刊发表论文150余篇。

现为*Journal of Pediatric Infectious Diseases*《中华实用儿科临床杂志》《中华新生儿科杂志》等杂志编委，《中华围产医学杂志》特约编委。

序
Foreword

近年来，随着国家生育政策的调整，高龄孕产妇的增加伴随高危新生儿持续增多，对危重新生儿救治的需求日趋增长。尽管在我国党和政府对妇幼健康工作的高度重视下，危重新生儿死亡率近10年以来不断下降，然而其占5岁以下患儿死亡的比例仍较高，我国被联合国列为千年发展目标之一“降低儿童死亡率”的优先干预国家之一。

目前，危重新生儿的救治工作存在发展不平衡、不充分的问题，危重新生儿救治理论和技术的发展在不同地区之间仍存在显著差距。基层医院作为新生儿的主要首诊医疗机构，也是当地危重新生儿救治接力的“第一棒”，其诊疗水平关乎着危重新生儿救治的成功率。然而，目前广东省内许多基层地区仍存在缺乏专业的危重新生儿救治中心、仪器设备及规范的救治流程、技术等问题，导致危重新生儿救治网络体系不完善，诊疗过程中容易出现盲目无序的情况，使危重新生儿无法得到及时有效治疗的情况时有发生。广东省基层医药学会前期围绕基层诊疗重点难点问题牵头编写系列丛书，针对基层医院危重新生儿的诊治，广东省基层医药学会新生儿专业委员会组织编写了这本《新生儿危重症诊治》，希望能将更多优质医疗理念及技术经验下沉到基层，推动基层地区危重新生儿救治相关专业医护人员的培养及医疗团队的建设，进一步提高基层医院危重症新生儿的诊疗水平。

本书主编周伟教授从事儿科学和新生儿医学临床工作20余年，在早产儿的管理、新生儿疾病诊疗、新生儿肠内肠外营养、新生儿和婴儿保健、儿科常见病的诊治等方面具有丰富的经验，尤其对缺氧缺血性脑病等新生儿危重症救治有较深的造诣。在本书中，周伟教授联合省内多家三甲综合医院及专科医院新生儿专业领域专家对危重新生儿的诊疗进行了系统性、规范性的总结，体现了该领域最高水平的一线诊疗理念。

本书共十八章，内容涵盖新生儿危重症的识别，常见的各系统新生儿危重症的诊断、治疗及技术运用，危重症新生儿疼痛、营养等方面全程管理、危重症新生儿转运的实施等，文字精练，内容详实，是新生儿危重症诊疗方面重要的临床专著，适合各级新生儿科、儿科临床医师、基层卫生人员和医学院校师生参阅。本书的出版将发挥上级医院优质新生儿科医疗资源的辐射作用，将先进、科学、规范化的诊疗理念以及实用、可操纵性强的诊疗技术下沉至基层，以实现为基层地区培养出一批又一批优秀的医护人员，提高各地区新生儿危重症的诊疗水平为目标，促进国家儿童医疗事业健康发展。

广东省基层医药学会 会长

广东省医学科学院 副院长

陈东海福

2023年3月20日

前言
Preface

随着围产医学和新生儿医学的发展，越来越多的危重症新生儿得到救治，新生儿病死率显著降低。但新生儿疾病的诊治水平还存在地区差异，各医院特别是基层医院新生儿临床的同质化、规范化还有待进一步加强，新生儿医学理论和技术也在不断更新和进步，为此，广东省基层医药学会新生儿专业委员会组织编写了这本《新生儿危重症诊治》。

本书共十八章，内容包括高危新生儿的识别和处理、新生儿窒息和复苏、新生儿呼吸支持、新生儿营养支持、新生儿水电解质及酸碱平衡紊乱、新生儿疼痛管理、新生儿高胆红素血症的管理、新生儿重症感染和医院感染、高危儿的随访、危重症新生儿的转运以及新生儿各系统危重症疾病的诊治与进展。对于治疗技术，主要介绍了该技术的工作原理或作用机制、适应证和禁忌证、技术操作、不良反应及其处理、监护与管理等；对于危重症，主要阐述了该疾病的诊断要点、治疗原则和措施、护理和监护要点、疗效和预后评估、诊疗关键点和难点等。本书在内容和形式上强调实用性、科学性、系统性和可操作性，力求有新意，易理解，并能简明扼要地反映国内外危重症新生儿救治与生命支持技术的新理论、新知识、新进展。

本书编者均为高等医学院校附属医院或三级甲等综合医院或专科医院的高年资一线临床医生，经验丰富，治学严谨。本书是为我国广大基层新生儿科、儿科医护人员撰写的一部临床专著，可作为基层医院新生儿科、儿科医护人员从事临床工作的参考资料，亦适合各类医学院校师生、各级医疗机构的新生儿科、儿科医护人员，特别是初级、中级医护人员阅读。期望本书的出版发行对提高危重症新生儿救治水平、降低危重症新生儿病死率起到积极的促进作用。

本书出版之际，恳切希望广大读者在阅读过程中不吝赐教，以备再版时修订完善。

周伟　肖昕

2023年1月

目 录

Contents

Chapter 9 第九章 呼吸系统疾病

Chapter 10 第十章 消化系统疾病

Chapter 11 第十一章 循环系统疾病

Chapter 12 第十二章 血液系统疾病

Chapter 13 第十三章 泌尿系统疾病

Chapter 14 第十四章 神经系统疾病

Chapter 15 第十五章 内分泌系统和遗传代谢疾病

Chapter 16 第十六章 新生儿其他危重症

Chapter 17 第十七章 高危儿的随访

Chapter 18 第十八章 危重新生儿的转运

第一章

高危新生儿的识别和处理

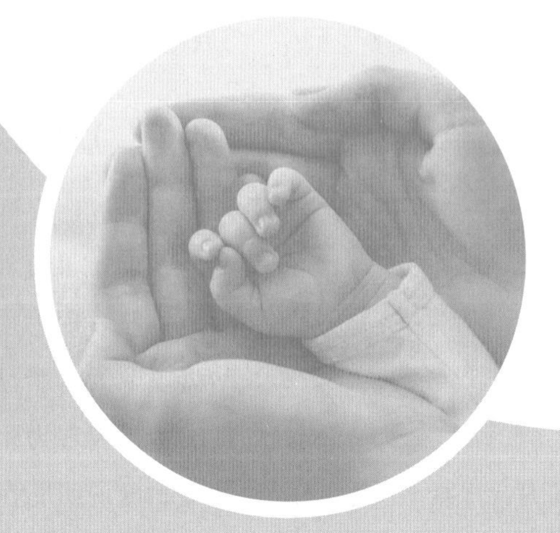

国际上关于高危新生儿没有统一的定义，我国在不同医学专业领域对高危儿的定义、内涵也有不同的理解。多数将在围产期和新生儿期出现危险因素的胎儿、婴儿称为高危儿，如宫内或产时产后窒息、缺氧缺血性脑病、各种感染、早产儿、低出生体重儿、足月小样儿、先天性心脏病及一些遗传代谢性疾病（如苯丙酮尿症、新生儿甲状腺功能低下、唐氏综合征）等。随着产科母亲保健监测及新生儿救治技术的提高，极低出生体重儿、超低出生体重儿的存活率大幅度上升。在我国，每年新发现有高危因素的新生儿高达150万，占出生婴儿的10%左右。这些新生儿并非健康儿童，大脑和体内多个器官发育尚未成熟，或有各种遗传代谢性疾病及其他疾病。

一个良好的复苏团队，需要在新生儿娩出前做好细致的评估，包括产前咨询、高危因素的识别、复苏的预判，这类新生儿应在出生后24h内得到全面的评估，使得其从胎儿、娩出、过渡期、新生儿期能平稳过渡，目的在于发现任何异常症状和体征，或发现需要处理的医学问题（如畸形、产伤、黄疸或心肺疾病）。通过评估—识别—处理，再评估—识别—处理，对高危新生儿潜在的疾病及时干预，以期达到稳定的状态。

第一节 高危因素与高危新生儿

对于各种高危因素的评估，包括产前母亲情况、胎儿情况、分娩期间的各种高危状况。对于高危儿的评估，包括对母亲、家族和产前病史的回顾，孕期产检情况，分娩时的描述，以及对新生儿进行全面的体格检查，从而对并发症有一定的预判及干预。

可通过母亲和新生儿的危险因素，以及有无产前和产房并发症来识别更有可能需要复苏的新生儿。

一、产前高危因素

（一）孕产妇状况

1. 年龄　>40岁或<16岁。

2. 社会经济地位低下　贫困、营养不良者。

3. 有害习惯　有吸烟、吸毒和/或酗酒史。

4. 医疗状况　①糖尿病；②高血压；③慢性心脏和/或肺部疾病；④肾脏疾病/尿路感染；⑤血液系统疾病（血小板减少症、贫血、血型不相容）。

5. 产科疾病　①既往死产/死胎/新生儿早期死亡；②既往有分娩高危婴儿；③产前出血；④胎膜早破；⑤怀孕期间严重感染；⑥胎盘异常：前置、羊水过多或羊水过少、妊娠高血压、B族链球菌携带者。

（二）胎儿情况

1. 胎盘早熟　胎盘成熟度在B超下分为0度、Ⅰ度、Ⅱ度和Ⅲ度。0度和Ⅰ度是不成熟胎盘，一般表现为均质的细颗粒或者粗颗粒；Ⅱ度胎盘表现为有胎盘小叶的轮廓，但未真正形成；Ⅲ度胎盘表现为胎盘小叶形成，甚至伴有钙化，Ⅲ度胎盘说明胎盘成熟，一般在孕晚期出现。如果在孕中期出现Ⅲ度胎盘，称为胎盘早熟，多半没有特殊的临床意义，不需要特殊处理。但由于预产期到来之前胎盘老化，胎盘功能下降，可能会导致胎儿在宫内发生缺氧的情况。所以当出现胎盘早熟以后，需要随时注意胎动，如果发现胎儿异常的情况，就需要及时治疗。

2. 胎儿成熟综合征　见于过期妊娠，是胎盘功能减退者并发胎儿成熟障碍，临床分3期：1期为过度成熟，貌似“小老人”；2期为羊水及胎儿皮肤粪染，围产儿死亡率最高；3期为胎儿全身广泛黄染，预后好于2期。

3. 胎儿宫内发育迟缓　是指胎儿的体重低于同龄平均体重的两个标准差，或低于同龄应有体重的第10个百分位数。促使胎儿生长发育最重要的因素是营养物质的获得和利用，这一过程需要通过胰岛素等多种激素和细胞因子的调控才能实现。临床检测结果表明，宫内发育迟缓的胎儿，脐血中生长激素和胰岛素水平明显下降。

4. 胎儿感染　如风疹病毒、巨细胞病毒、单纯疱疹病毒、弓形虫、支原体、衣原体、微小病毒、疟疾、梅毒等。这些病原体可通过血流引发胎盘绒毛膜炎、绒毛间隙炎，致使绒毛发育障碍和间质血管形成受损，导致母胎间交换面积减少，胎盘绒毛功能减退。

5. 先天性异常　胎儿生长发育的全过程受基因控制，胎儿出生体重的差异，40%来自遗传因素，特别是母亲遗传和环境因素的影响较大。胎儿有染色体异常，如性腺发育不全（特纳综合征）、性染色体异常、染色体不平衡等，尤其是13-、18-、21-三体者，都可以导致生长发育异常状态。

6. 巨大儿　其危害有以下两种：①有可能导致孕妇在分娩的时候出现难产，严重的还可能导致大出血甚至危及孕妇的生命；②有可能导致胎儿在生产的过程中出现窒息、肩难产及臂丛神经损伤，严重的还可能导致胎儿或者新生儿死亡。

7. 多胎妊娠　多胎妊娠容易发生多种并发症：①胎膜早破；②脐带脱垂；③胎位异常；④胎盘早剥；⑤双胎输血综合征；⑥双胎逆转动脉灌流（无心畸形）；⑦双胎生长不一致等。

8. 胎儿水肿　分为免疫性和非免疫性水肿。

（1）免疫性水肿　主要是由于母婴Rh/ABO血型不合，产生同族免疫反应，造成胎儿溶血性贫血，最后导致胎儿水肿。由其他同族免疫如C和E抗原或其他血型系统如Kell和Fy抗原引起者较常见。

（2）非免疫性水肿　①胎盘异常；②胎儿肺部畸形；③心血管畸形和心功能异常；④血液方面的原因，如地中海性贫血等；⑤胎儿染色体异常；⑥子宫内感染，如细小病毒、链球菌、螺旋体、巨细胞病毒、柯萨奇病毒、弓形虫等。

二、分娩过程中存在的高危因素

1. 羊水过多或过少。

2. 胎儿胎位不正。

3. 臀位产。

4. 早产或过期产。

5. 急产或滞产。

6. 羊水被胎粪污染。

7. 胎膜早破和感染。

8. 脐带过长（>70cm）、过短（<30cm）或被压迫或脐带脱垂。

9. 剖宫产。

三、新生儿存在的高危因素

1. 窒息。

2. 严重先天畸形。

3. 新生儿出生时面色苍白或青紫、呼吸异常、低血压等。

四、高危新生儿的范畴

高危新生儿是指已发生或可能发生危重疾病需要监护的新生儿，主要包括极低胎龄体重和出生时或生后不久出现严重病症的新生儿。

根据国内外疾病诊疗标准，凡有下列情况之一的新生儿可定义为高危新生儿：

1. 胎龄＜37周或＞42周。

2. 出生体重＜2.5kg或＞4kg者。

3. 出生体重与胎龄有偏离者（或小于第10百分位或大于第90百分位者）。

4. 出生时Apgar评分1min为0～6分需进行复苏者。

5. 以往有异常妊娠、胎儿畸形、新生儿死亡或血型不合者。

6. 母亲有妊娠毒血症或其他内科疾病（如心脏病、慢性肺部疾病、高血压、慢性肾炎等）时婴儿有产时窒息及小于胎龄可能，母亲患糖尿病的婴儿有大于胎龄儿可能。

7. 母亲孕早期有出血（胎儿畸形可能）。

8. 母亲孕期有剧烈呕吐及营养不良时（婴儿有小于胎龄儿可能）。

9. 母亲初产年龄＞35岁者（婴儿有染色体病可能）。

10. 母亲年龄＜16岁（婴儿常有早产可能）。

11. 长期不孕后怀孕者（胎儿有畸形可能）。

12. 妊娠＞4次或2次妊娠间隔＜6月者或多胎妊娠。

13. 母亲有药物嗜好（新生儿会产生撤药综合征），母亲大量吸烟者（婴儿有小于胎龄儿可能）。

14. 有产科并发症需手术产或剖宫产者（新生儿有产伤可能，前置胎盘或胎盘早剥剖宫产者婴儿有贫血、窒息可能）。

15. 羊水过多、过少或胎盘、脐带有畸形者（胎儿有畸形可能）。

16. 母亲有感染，或胎膜早破超过24h者（新生儿有感染可能）。

17. 母亲于妊娠期内经受意外事故者。

18. 出生于不良环境或生后未得到专业人员正确处理者。

五、高危新生儿的早期识别

1. 一般情况

（1）外观　观察其外貌、身体各部位大致比例、发育、营养状况。

（2）有无病容　发绀（周围性及中枢性）、苍白、黄染、青紫瘀斑、出血点、紫红。

（3）反应情况　激惹、差、低下、兴奋、意识不清。

（4）呼吸运动　弱、急促、不规则、吸气三凹征、呻吟、吐沫、点头呼吸。

（5）活动情况　有无两侧不对称、颤抖、抽搐。

（6）姿势异常　四肢松软、蛙状、角弓反张。

（7）哭声　哭声低弱、尖直、不畅。

（8）体温　不升或发热。

2. 皮肤黏膜

（1）肤色异常

1）发绀　周围性及中枢性。

2）青灰或花纹　末梢循环不良或休克表现。

3）紫红或深红　红细胞增多症。

4）苍白　贫血或外周血管强烈收缩。

5）胎粪污染　过期产儿或足月儿多见，生理性或宫内窘迫表现。

6）黄疸　注意黄疸程度及范围，区分生理性及病理性。

7）广泛黑色素沉着　见于肾上腺皮质功能不全。

（2）皮肤性状及皮下组织

1）早产儿　皮肤薄而透明，血管清晰可见。

2）过期产儿　皮肤厚如羊皮纸样，局部角化蜕皮。

3）小于胎龄儿　皮下脂肪少，皮肤多皱。

4）大面积脱皮见于剥脱性皮炎及大疱表皮松解症。

（3）皮疹、色斑、紫癜、出血点

1）斑丘疹、疱疹　见于先天性病毒感染或过敏。

2）脓疱、脓肿有可能为败血症的原发灶。

3）紫癜　出血性疾病、感染、过敏。

4）出血点　新生儿出血症、血小板减少、血液系统疾病。

5）瘀点瘀斑　挤压、感染、弥散性血管内凝血（disseminated intravascular coagulation，DIC）。

（4）水肿、硬肿

1）水肿见于心、肝、肾疾病、严重贫血、甲状腺功能减退症。

2）硬肿以皮肤及皮下脂肪变硬为主，见于早产儿、低体温、窒息及感染儿。

3. 呼吸系统

（1）呼吸频率、节律改变。

（2）呼吸困难　吸气三凹征、鼻翼煽动。

（3）呻吟　多为呼气性。

（4）呼吸暂停。

（5）发绀　中枢性或周围性。

（6）肺部啰音　一过性还是持续性。

4. 循环系统

（1）心率　过速或过缓。

（2）心音　心律不齐、低顿、杂音。

（3）血压异常。

（4）与肺部病情不相称的发绀。

（5）脉搏　弱。

（6）末梢循环不良。

5. 消化系统

（1）喂养困难。

（2）呕吐　呕吐物（血性、咖啡色、奶液、黄绿色、粪汁样）；内科性呕吐［咽下综合征、应激、上消化道出血；喂养不当；胃肠功能失调；感染；新生儿缺氧缺血性脑病（hypoxic-ischemic encephalopathy，HIE）或颅内出血］；外科性呕吐（食管闭锁、幽门狭窄、胃扭转、肠旋转不良、巨结肠、肛门闭锁等）。

（3）腹胀。

（4）排便困难。

（5）便血。

（6）胃潴留。

（7）黄疸。

6. 泌尿生殖系统

（1）少尿。

（2）无尿。

（3）泌尿生殖畸形（两性畸形、生殖道瘘、睾丸未降）。

7. 血液系统

（1）白细胞异常。

（2）红细胞异常　红细胞增多症、贫血。

（3）凝血功能异常、血小板减少。

8. 神经系统

（1）兴奋、激惹、抽搐。

（2）抑制。

（3）昏迷。

（4）肌张力异常。

（5）原始反射异常。

（6）头颅血肿。

六、高危新生儿分级管理

1. 一级医院　为无合并症的产妇和新生儿提供服务，主要任务是及早发现高危妊娠和高危新生儿，并由受过培训的人员为新生儿提供必要的即时处理。高危新生儿应转至二、三级医院治疗观察。

2. 二级医院　有经过专业培训的妇产科及新生儿科医生，具有一定的抢救技术力量及设备，能为高危新生儿提供特殊护理与治疗，能接受本院出生及邻近地区转诊的高危新生儿抢救与进一步治疗。但新生儿重症监护病房（neonatal intensive care unit，NICU）不完善，设备有限，重症新生儿可转诊至三级医院。

3. 三级医院　具有设备先进、技术能力强的NICU，能抢救处理各种危重新生儿，能接受一级、二级医院转来的危重新生儿。

第二节　出生后的初始评估和新生儿分类

应通过病史和体格检查尽早识别高危新生儿（参考本章第一节）。

新生儿病史有其鲜明的自身特点，必须根据新生儿特点进行病史采集和体格检查。在病史采集和体格检查中，应尽量做到迅速、准确、全面。遇到急症病例，应先获取最关键的病史和体检资料，及时紧急处理，待病情平稳后再详细询问病史，进行全面体格检查，以免贻误抢救时机。

一、病史采集

1. 一般项目　包括：①姓名，不少新生儿未取名，应注明母亲姓名，如陈××之子，张××之女；②性别；③入院日龄，要准确记录实际日龄，生后72h内应精确到小时；④种族；⑤籍贯，要写父亲、母亲的出生地；⑥入院时间，要准确记录年、月、日、时；⑦父母姓名；⑧家庭住址及电话号码，应详细到门牌号，以便患儿病情变化时联系；⑨提供病史者；⑩住院号。

2. 主诉　是促使患儿就诊或转诊的主要原因，主要包括症状及伴随症状的发生部位及时间经过。

3. 现病史　为现患疾病的详细经过。在采集病史中，除详细询问患儿的主要症状外，对伴随或可能伴随的其他症状和有关情况，以及对鉴别诊断有意义的资料，即使家长未提到，也应主动询及和记录，力求准确、全面。内容包括：①起病时间、地点、方式；②症状性质：诱因、部位、严重程度、频度与时间规律、伴随症状等；③疾病经过：发展、变化、加重或减轻的因素；④治疗经过：初步诊断、治疗措施、治疗地点、治疗效果、应用的药名、剂量、给药方法等；⑤出生情况：对与出生过程有关的疾病，应将出生情况写在现病史，如出生前胎儿变化情况，有无胎膜早破，分娩方式和过程，胎盘、脐带及羊水情况，Apgar评分，复苏方法和过程等；⑥一般情况。

4. 个人史　①出生史：包括胎龄，胎产次，出生时间，出生时体重，有无胎膜早破，有无宫内窘迫，娩出方式和过程，胎盘、脐带及羊水情况，母亲是否用过催产素、镇痛剂、麻醉剂，生后Apgar评分，如有窒息，应详细询问复苏方法和过程；②喂养史：开奶时间、乳品种类，喂养方式、方法及奶量；③母孕期疾病史：母亲是否有妊娠合并症以及用药情况；④既往疾病史：患儿此前患过的疾病；⑤预防接种史：主要是卡介苗和乙肝疫苗及其接种日期。

5. 家族史　①父母的年龄，健康状况，文化程度，工种（是否接触有害物质），经济状况，居住条件，烟酒嗜好，是否近亲结婚；②患儿同胞兄姐的情况，患病情况，要详细记录母亲各胎次情况及原因；③父母双方家族成员有无遗传性、先天性及过敏性疾病史。

二、体格检查

新生儿在生后24h内应进行全面的体格检查。听诊时应保持听诊器温暖以避免患儿哭闹。检查应该有序进行，以确保不遗漏任何部分。虽然检查的具体顺序并不重要，但最好先观察一般情况，然后在新生儿安静躺卧时听诊肺部和心脏。髋部和脊柱检查容易惊扰到新生儿，一般最后进行。体格检查应包括胎龄评估。了解胎儿成熟水平可能对解读体格检查结果非常重要。

1. 生命体征　①体温：新生儿正常体表温度为36.0~36.5℃，正常核心（直肠）温度为36.5~37.5℃。②呼吸：新生儿正常呼吸频率为40~60次/min。③血压：与胎龄、日龄和出生体重有关（参考第十一章第八节、第九节）。④脉搏：正常新生儿脉搏是100~180次/min（清醒时为120~160次/min，睡眠时70~80次/min）。健康新生儿受到刺激时心率增快。

2. 一般情况　测量并记录体重、身长、胸围，必要时进行胎龄评估。观察外貌、发育、营养状况、头部外观、面容、面色、神志、精神、反应、呼吸情况、姿势、体位、活动情况。

3. 皮肤及皮下组织　在保暖的前提下仔细观察身体各部位皮肤的颜色，有无苍白、黄疸、发绀、潮红、广泛瘀伤（瘀斑）、发灰或花纹、广泛黑色素沉着等；有无皮疹，如粟粒疹、中毒红斑、念珠菌皮疹、单纯疱疹、新生儿痤疮、暂时性脓疱性黑色素沉着症等。触摸皮肤的弹性、皮下组织及脂肪的厚度，如早产儿皮肤薄而透明，过期产儿皮肤较厚如羊皮纸样，小于胎龄儿缺少皮下脂肪，皮肤多皱等。有无水肿。

4. 头部　观察大小，头型是否正常，有无产钳或胎头监测电极所致的挫伤。注意触诊有无明显的颅骨骨折、软化（乒乓球感）、颅骨缺损和脑膨出。用食指平放头顶从后向前滑动，触诊囟门大小及紧张度。前囟过大多见于先天性甲状腺功能低下、先天性佝偻病、骨骼发育异常（如成骨发育不全、低磷酸酶血症）等；前囟过小多与甲状腺功能亢进、小头畸形有关；前囟隆起多见于颅内压增高、脑膜炎、脑积水、颅内肿瘤等，前囟凹陷见于失水。

5. 颈部　颈部有无抵抗感，有无斜颈、短颈或颈蹼畸形；触摸胸锁乳突肌检查有无血肿和甲状腺肿大，有无甲状舌骨囊肿。

6. 面部　注意有无先天畸形，鼻、口腔和下颌形状是否正常，注意有无眼距过宽或耳位过低。观察有无面肌的微小抽搐，有无面神经麻痹。

7. 耳　注意其形态、位置有无异常，耳位过低常见于各种先天畸形。耳前的乳突刺瘤常见，多为正常。毛状耳多见于糖尿病母亲婴儿，

8. 眼睛　用检眼镜检查有无红色光反射。先天白内障时可有晶状体混浊和光反射消失，常需要眼科专家早期进行评估。巩膜正常是白色的，早产儿由于巩膜较足月儿薄，故呈淡蓝色。如巩膜呈深蓝色，应除外成骨不全。Brushfield斑多见于唐氏综合征。创伤性分娩时可见结膜下出血。

眼睑水肿伴大量脓性分泌物是淋球菌感染的典型表现。

9. 鼻　如怀疑单侧或双侧鼻后孔闭锁时，应下鼻胃管证实。若双侧鼻后孔闭锁时，患儿出现严重的呼吸窘迫。鼻翼扇动提示呼吸窘迫。黏稠的鼻腔分泌物应考虑先天性梅毒的可能。

10. 口腔　检查软硬腭可以发现有无腭裂存在。舌系带过短常需外科手术治疗。小下颌、下颌萎缩、唇裂、腭裂、高腭弓、巨舌、舌前突等畸形可能是某些综合征的部分表现，如巨舌提示先天性甲状腺功能减退，舌前突提示唐氏综合征。唾液过多伴呛咳提示食管闭锁和食管气管瘘。鹅口疮提示白色念珠菌感染。

11. 胸部　观察两侧外形是否对称，不对称的胸廓常提示张力性气胸；有无桶状胸，肋间隙饱满、凹陷、增宽或变窄等；有无骨折。

12. 肺　视诊应注意呼吸频率和节律有无异常，有无呼吸困难和呼吸深浅改变，呼吸急促、呼吸费力、吸气性三凹征、呼气性呻吟提示呼吸窘迫。呼吸节律明显不整，伴呼吸浅慢、呼吸暂停、发绀等，为严重中枢性呼吸衰竭表现。注意听诊呼吸音是否存在和对称。最佳听诊部位为双侧腋下。呼吸音缺乏或不对称提示气胸或肺不张。肺部啰音可见于肺炎、吸入综合征、湿肺、肺透明膜病、肺水肿等。喘鸣常见于先天性喉软骨发育不良，插管后声门水肿、气管狭窄、喉蹼等；哮鸣由炎症、黏液痰块、胎粪颗粒等引起。如听不到呼吸音而能听到肠鸣音提示膈疝。

13. 心脏　视诊时观察心前区是否隆起，心尖搏动强弱和搏动范围，正常新生儿心尖搏动点位于左第4肋间左侧锁骨中线内侧。触诊主要检查心尖搏动位置及有无震颤、动脉搏动。听诊应在安静的环境下进行，注意心音的强度、节律，有无杂音、杂音的性质、响度、传导方向，与体位、运动、呼吸的关系。心音低钝常见于窒息或其他原因所致的心肌受损；心音遥远可见于胸腔积液或气胸。生理性杂音大多数不超过出生后48h，如杂音持续存在，响亮粗糙，或伴有其他心血管系统的其他症状，可能是病理性的，有必要进一步检查是否存在先天性心血管疾病。

14. 腹部　外形，有无肠型、肿块。正常新生儿腹部可稍隆起或稍凹陷。显著的腹胀常可见于腹腔包块、肠梗阻、巨结肠、坏死性小肠结肠炎、腹膜炎、腹腔积液等。舟状腹常提示食管闭锁和膈疝。明显的腹部缺损包括脐膨出和腹裂。肠型、蠕动波伴呕吐、便秘、肠鸣音亢进、气过水声等，则常提示肠道梗阻。上腹部蠕动波伴呕吐和右上腹橄榄形肿块提示肥厚性幽门狭窄。注意观察脐部有无渗血、红肿、脓性分泌物、脐疝。听诊肠鸣音。触诊腹部宜在新生儿安静或哺乳时进行。新生儿正常肝下界可达肋缘下2~2.5cm，稍可触及，如超过肋下3cm则为增大；脾在肋下可触及，如超过肋下缘1cm为增大。肝脏肿大多见于充血性心力衰竭、肝炎或败血症。脾大见于巨细胞病毒感染、风疹病毒感染或败血症。多囊肾、肾积水、肾静脉血栓、肾肿瘤时肾脏增大。腹腔包块多与泌尿系疾病有关。

15. 外生殖器和肛门　当新生儿外生殖器显示的性别特征不明确时应进行正规的内分泌检查，才能确定性别。①男婴：应注意观察阴茎大小及尿道口位置，有无尿道口下裂或上裂。检查睾丸是否在阴囊内，有无腹股沟斜疝，鞘膜积液常见，多在1岁左右消失。观察阴囊的颜色，如呈蓝紫色多提示睾丸扭转。②女婴：检查阴唇和阴蒂，如阴唇融合而阴蒂增大，应考虑肾上腺皮质增生症。由于母亲雌激素撤退的影响，阴道内可有血性分泌物。有无肛门闭锁、肛裂。

16. 脊椎四肢　脊柱有无畸形，任何异常的色素沉着或多毛斑均应除外脊柱畸形的存在。位于骶部多毛的凹陷区或窦道，提示小的脊膜膨出或其他异常的可能。四肢有无畸形，注意指（趾）数和手掌皱褶。一些畸形如肢体过短、变形、指（趾）过短、指（趾）分开、并指（趾）、多指（趾）等，常提示存在某些染色体异常或综合征，如通贯掌多见于唐氏综合征。对难产患儿应检查有无肱骨骨折或股骨骨折。有无髋关节异常。如臀部皱纹不对称或双下肢不等长，应进一步检查有无髋关节脱位或半脱位。

17. 神经系统　检查新生儿特殊反射，如觅食反射、拥抱反射、吸吮反射、握持续反射、交叉伸腿反射等。检查围巾征、肌张力、肌力，有无臂丛神经麻痹。

三、胎龄评估

胎龄是指胎儿在宫内的周龄或日龄。新生儿的胎龄通常按孕母的末次月经期计算，但如母亲末次月经期难以确定，则需要通过某些方法进行胎龄评估（assessment of gestational age）。胎龄评估一般应在出生后48h内最好是24h内进行。出生1周以后一般不再评估。胎龄评估量表比较多，目前国内常用的有石氏的简易评分法及新修订的Ballard评分法。

（一）简易评分法

计算方便，即总分加上常数27等于胎龄周数。其误差多在1周以内。但不能评估27周以下的极低胎龄儿（表1-1）。

表 1-1　简易胎龄评分法

	0分	1分	2分	3分	4分
足底纹理	无	前半部红痕不明显	红痕 > 前半部，褶痕 < 前1/3	褶痕 > 前2/3	明显深的褶痕 > 前2/3
乳头形成	难认，无乳晕	明显可见，乳晕淡、平坦，直径 < 7.5mm	点状乳晕，边缘不突起，直径 < 7.5mm	点状乳晕，边缘突起，直径 > 7.5mm	
指甲		未达指尖	已达指尖	超过指尖	
皮肤组织	很薄，胶冻状	薄而光滑	光滑，中等厚度，皮疹或表皮翘起	稍厚，表皮皱裂翘起，手足最著	厚，羊皮纸样，皱裂深浅不一

注：若某个体征的评分介于两者之间，可用其均值。胎龄周数=总分+27。

（二）新Ballard评分法

评分为10［经后龄（postmenstrual age，PMA）为20周］~50（PMA为44周）分，由6项体格成熟度标准和6项神经肌肉成熟度标准构成（表1-2），可将胎龄精确至2周以内。胎龄26周的新生儿最好在生后12h内进行评分，胎龄 > 26周者在生后96h内进行即可。

表1-2 新Ballard评分表

神经肌肉成熟度							
评分	-1	0	1	2	3	4	5
体位							
方窗（腕）	>90°	90°	60°	45°	30°	0°	
手臂反弹		180°	140°~180°	110°~140°	90°~110°	<90°	
腘窝成角	180°	160°	140°	120°	100°	90°	<90°
围巾征							
足跟触耳							
体格成熟度							
皮肤	黏胶样 薄 透亮	明胶状 红 透亮	光滑 粉红色 可见浅表静脉	表皮剥落和/或皮疹 可见少许浅表静脉	表皮皱裂 苍白区 偶见浅表静脉	羊皮线样 表皮皱裂深 不见浅表静脉	皮革样 表皮皱裂 有褶纹
胎毛	无	稀少	浓密	变稀	部分无	极大部分无	成熟度判断
足底	足跟－足趾 40~50mm：-1 <40mm：-2	>50mm 无皱纹	不清楚 红纹	仅前半部分 有横纹	前2/3有皱纹	整个足底 有皱纹	
乳房	难以察觉	勉强察觉	乳晕平坦 无乳头	乳晕点状 乳头1~2mm	乳晕隆起 乳头3~4mm	乳晕丰满 乳头5~10mm	
眼/耳	眼睑闭合 松：-1 紧：-2	眼睑睁开 耳郭平 易折叠	耳郭稍弯 软 弹回慢	耳郭弯曲 软但弹回快	耳郭成型 硬 立刻弹回	立刻弹回 耳朵挺立	
生殖器（男性）	阴囊平滑	阴囊空 无褶皱	睾丸在腹股沟上端 少量褶皱	睾丸下降 有些褶皱	睾丸已降 褶皱多	睾丸悬垂 褶皱深	
生殖器（女性）	阴蒂突出 阴唇平	阴蒂突出 小阴唇小	阴蒂突出 小阴唇增大	大小阴唇 同样突出	小阴唇大 小阴唇小	大阴唇遮盖阴蒂和小阴唇	

成熟度判断

得分	胎龄
-10	20
-5	22
0	24
5	26
10	28
15	30
20	32
25	34
30	36
35	38
40	40
45	42
50	44

1. 体格成熟度

（1）皮肤 仔细观察皮肤，参照表1-2进行评分。极度不成熟的早产儿皮肤呈黏液透明状，评分为 -1分。

（2）胎毛　检查新生儿背部和肩胛间的胎毛。

（3）足底　测量从大踇趾尖到足跟的长度，如果＜40mm，评-2分；40~50mm，评 -1分；＞50mm但足底无皱褶评0分，若有皱褶评分相应调整。

（4）乳房　触摸乳房组织，给予评分。

（5）眼和耳　这一部分已扩展到包括极不成熟新生儿的检查标准。闭合眼睑可被轻柔地分开，评为 -1分，眼睑闭合紧密不能被轻柔地分开评为-2分。依据睁眼和耳的检查进行其他评分。

（6）外生殖器　参照表1-2评分。

2. 神经肌肉成熟度

（1）体位　0分：四肢伸展，1分：膝关节和髋关节开始屈曲而上肢仍为伸展的。其他评分参照表1-2。

（2）方窗　在检查者拇指和示指间尽可能将患儿手向前臂弯曲，测量小鱼际隆起处与前臂腹侧形成的角度，参照表1-2进行评分。

（3）手臂反弹　屈曲前臂5s，而后抓住婴儿手使上臂完全伸直后松开，如果手臂在3s内弹回呈完全屈曲状，为4分，依据屈曲程度的减低参照表1-2给予评分。肌张力低下的表现是拉直肢体的阻力变小，弹回慢或无弹回动作。如拉直上肢阻力过大，弹回速度极快，且牵拉前后肢体过度屈曲，提示肌张力过高。

（4）腘窝成角　新生儿平卧位，检查者使小儿下肢呈膝胸位，固定膝关节在腹部两侧，然后抬起小腿，观察腘窝角度。正常足月儿腘窝角80°，过大提示肌张力低下。28周早产儿腘窝角150°。

（5）围巾征　使新生儿的颈部与头部保持正中位，将新生儿的手拉向对侧肩部，40周新生儿肘部不过或刚到中线，如越过中线是上肢肌张力低下的表现。如手向对侧拉时阻力大，是肌张力高的表现。28周早产儿围巾征检查时一只手可搭到对侧肩部。

（6）足跟触耳　婴儿骨盆平置台上，将婴儿足拉起，尽量接近头部，依据图表进行评分。

四、新生儿分类

（一）按出生时胎龄分类

1. 足月儿（term infant）　37周≤出生时胎龄＜42周（259~293天）。

（1）早期足月儿（early term infant）　37周≤出生时胎龄＜39周（259~272天）。

（2）完全足月儿（full term infant）　39周≤出生时胎龄＜41周（273~286天）。

（3）晚期足月儿（late term infant）　41周≤出生时胎龄＜42周（287~293天）。

2. 早产儿（preterm infant）　出生时胎龄＜37周（＜259天）；。

（1）晚期早产儿（late preterm infant）　34周≤出生时胎龄＜37周（238～258天）。

（2）中期早产儿（moderate preterm infant）　32周≤出生时胎龄＜34周（224～237天）。

（3）极早产儿（very preterm infant）　28周≤出生时胎龄＜32周（196～223天）。

（4）超早产儿（extremely preterm infant）　出生时胎龄＜28周（＜196天）。

3. 过期产儿（postterm infant）　出生时胎龄≥42周（≥294天）。

（二）按出生体重分类

1. 正常出生体重儿（normal birth weight）　2 500g≤出生体重≤3 999g。

2. 低出生体重儿（low birth weight）　出生体重＜2 500g。

3. 极低出生体重儿（very low birth weight） 出生体重＜1 500g。

4. 超低出生体重儿（extremely low birth weight） 出生体重＜1 000g。

5. 巨大儿（macrosomia） 出生体重≥4 000g。

（三）按出生体重与胎龄关系分类

1. 适于胎龄儿（appropriate for gestational age infant，AGA） 出生体重在同胎龄平均体重的第10~90百分位。

2. 小于胎龄儿（small for gestational age infant，SGA） 出生体重在同胎龄平均体重的第10百分位以下。足月小样儿：胎龄已足月，但体重＜2 500g。

3. 大于胎龄儿（large for gestational age，LGA） 出生体重在同胎龄平均体重的第90百分位以上。

（四）按出生后周龄分类

1. 早期新生儿 指出生后1周内的新生儿。

2. 晚期新生儿 指出生后2~4周的新生儿。

第三节 急危重症新生儿入院后的评估、监护和处理

一、基本原则

1. 根据C-B-C形成初步印象 根据患儿意识状态（consciousness，C）、呼吸（breathing，B）、肤色（colour，C）了解该患儿目前处于什么状态，初步判断患儿有无呼吸，有无反应，是否危及生命，有无呼吸、循环、心律失常，据此做出初步判断和处理：要否请求团队帮助？要否实施心肺复苏（cardiopul-monary resuscitation，CPR）？建立静脉通道？给予氧疗？进行心肺监测？分析心律？

2. 按照A-B-C-D-E进行初步评估 评估气道是否干净、通畅（airway，A），呼吸的频率、节律、做功、呼吸音及SpO_2是否正常（breathing，B），心率、心律、中心/外周脉搏、血压、毛细血管再充盈时间、肤温（circulation，C），意识是否清醒、对语言刺激有无反应、对疼痛刺激有无反应，瞳孔、血糖情况（disorder of consciousness，D），体温、皮疹等暴露情况（exposure，E）。

判断有无呼吸窘迫或呼吸衰竭，有无休克或代偿/失代偿休克，有无心律失常及过速/过慢。

有针对性地进行气道清理、雾化、镇静/安抚、降温、提高吸入氧浓度、扩容、进一步分析心律等。

3. 按照SAMPLE-P/E进行再次评估 根据症状、体征（signs and symptoms，S）、过敏史（allergies，A）、近期用药史（medications，M）、既往史（pertinent past/ present illnesses，P）、末次进食（last meal，L）、和疾病相关事件（events/environment related，E）及体格检查和实验室检查（P/E）进行再次评估，判断呼吸窘迫或衰竭源于上气道、下气道、肺实质抑或中枢？代偿或失代偿性休克是低血容量性、分布性、梗

阻性或心源性？快速或慢速心律失常是窦性、室性、室上性、心搏骤停？有针对性地进行抗感染、扩容、限液、强心、利尿、纠酸、洗胃、灌肠、无创正压通气、气管插管机械通气、电击复律等。

注意在任何时候、任何环节出现心搏骤停，均应立即开始高质量心肺复苏术。每一次评估后都要进行判断和处理，再评估、再判断、再处理，循环往复。

二、常见危险症状或体征的识别

1. 哭声变化　哭是新生儿寻求帮助的唯一方式。如果出现突然的短促的尖声哭叫（脑性尖叫）、阵发性哭叫伴面色苍白、持续哭吵且无法安慰、哭声无力或哭不出声，均提示病情严重。注意HIE、颅内出血、细菌性脑膜炎、败血症等可能。

2. 喂养困难　吸吮能力差，吃奶量不及平时的一半或拒奶、呛奶，应注意早产儿（胎龄≤34周）、感染、颅脑疾患、消化道畸形、代谢性疾病等可能。生后喂养困难、进奶少应考虑，是否腭裂，是否吸吮有力，吸吮和吞咽是否协调，吸吮时肤色和血氧饱和度是否改变。

3. 发热或体温不升　体温＞38℃，或体温＜35.5℃，常表示有严重感染、硬肿症等可能。

4. 嗜睡或不易唤醒意识障碍（意识迟钝、浅昏迷、昏迷）应注意严重疾病或颅脑疾病可能。

5. 青紫　中心性青紫的原因有：心肺疾患、中枢神经系统疾病、异常血红蛋白增多；周围性青紫原因有：局部受压所致、全身性疾病（如心力衰竭、休克、红细胞增多症等）。

6. 惊厥　首先应排除新生儿生理性的颤抖及非惊厥性的呼吸暂停。新生儿惊厥与婴幼儿、年长儿表现不同，以局灶性、轻微型发作多见，而典型的强直性、阵挛性发作较少见。注意惊厥的部位、性质、持续时间，能否自行缓解，是否伴有呼吸、心率、皮肤颜色的改变等。引起新生儿惊厥的常见原因有：窒息后引起的HIE、产伤性颅内出血、细菌性脑膜炎、宫内感染、代谢异常、核黄疸、先天性脑发育不全等。

7. 呼吸异常　安静时呼吸≥60次/min或≤30次/min，有三凹征、鼻翼扇动、呼气性呻吟或抽泣性呼吸等，甚至出现呼吸暂停，皮肤青紫，均提示呼吸异常，应及时处理。常见原因有：上呼吸道阻塞、肺部疾病、心脏疾病、先天性畸形，中枢神经系统疾病、重症感染、代谢酸中毒、低血糖及血液系统疾患等。

8. 呕血和便血　首先应排除母血咽下综合征和口鼻、咽喉出血吞入。消化道出血的可能原因有：新生儿出血症、应激性溃疡、急性胃肠炎、新生儿坏死性小肠结肠炎（necrotizing enterocolitis of newborn，NEC）、严重感染致DIC、血液系统疾病及先天性消化道畸形。

9. 反应低下　是新生儿严重疾病的一种表现，患儿可有意识障碍、哭声弱、吸吮无力、拒奶、肌张力减低、肢体活动减少等一系列表现。反应低下的临床症状缺乏特异性，病因复杂多样，常见病因有中枢神经系统疾病、败血症、低体温、低血糖、甲状腺功能减退、药物影响等。

新生儿出现任何一项或几项以上危险症状或体征，都表明病情危重，应给予及时处理。如果条件限制，无法做进一步处理，应立即转往有条件的上级医院治疗。

三、新生儿的部分危急值

1. 心率　持续＜80次/min或＞180次/min。

2. 呼吸　持续＜20次/min或＞100次/min。

3. 血压　收缩压<40mmHg或>100mmHg。

4. PaO_2<50mmHg。

5. pH<7.25或>7.55。

6. 血清Na^+<120mmol/L或>160mmol/L。

7. 血清K^+>9mmol/L或<2mmol/L。

8. BUN>14.3mmol/L。

9. 血细胞比容<0.2。

10. 胃肠表现　有腹胀并消化道出血。

四、监护与处理

1. 窒息或心搏骤停的抢救　见第二章“新生儿窒息和复苏”。

2. 体温监护　擦干羊水后置于远红外线辐射台或暖箱中，使皮肤温度维持在36.5～37℃，每1～2h监测体温。

3. 呼吸、心率监护　每小时监测并记录呼吸、心率。心肺监护仪或脉搏血氧饱和度监测仪可实时监测心率、呼吸频率和呼吸暂停的发生。

4. 血压监护　根据需要每2～4h测血压，使血压维持在相应胎龄新生儿正常参考值范围。

5. 血糖监护　可通过床旁快速纸片法或实验室生化检测。血糖浓度<2.6mmol/L应予干预。血糖稳定前可每1～2h监测一次，血糖稳定后可延长监测的间隔时间。

6. 动脉血气监护　可获得血氧分压和二氧化碳分压值，判断是否存在通气和换气异常、酸碱平衡情况、电解质平衡情况。出生窒息，生后有呼吸困难及青紫者，根据需要定期作血气检查，进行氧疗的早产儿应以无创性经皮测氧仪或血氧饱和度仪监测血氧，如需频繁监测血气者必要时可放置动脉插管（如脐动脉插管）。

7. 呼吸系统监测　临床观察呼吸频率、节律、做功、三凹征、鼻翼扇动、呼吸暂停，皮肤青紫等；经皮血氧饱和度（percutaneous oxygen saturation，SpO_2）、经皮二氧化碳分压（$TcPCO_2$）、经皮氧分压（$TcPO_2$）或动脉血气监测氧合状态；X线胸片或超声可了解心肺情况、判断气管插管位置及机械通气并发症等。可根据病情采用常压氧疗、无创正压通气、常频机械通气、高频振荡通气、一氧化氮吸入治疗、体外膜氧合等呼吸支持（见第三章“新生儿呼吸支持”）。

8. 循环系统监护　通过临床观察和生理指标监测来评估循环功能是否充分。临床观察肤色和温度、可触及脉搏的质量、呼吸、心率、心律、听诊心音、肝脏大小、毛细血管充盈试验等；采用心电监护仪进行24h实时监护、无创或有创血压监测、超声心动图监测心功能和肺动脉压力，有条件者可采用无创心输出量监测仪监测血流动力学参数。尿量也可用于评估器官灌注。

9. 中枢神经系统监护　临床观察哭声、意识状态、瞳孔、前囟、头围大小、肌张力、姿势、反射、有无惊厥等。床旁头颅B超对脑中线部位的病变有特异性诊断价值，是早产儿颅内出血首选的筛查手段，也能明确显示脑室周围白质损伤情况；脑电图或振幅整合脑电图、近红外光谱技术、脑干诱发电位等评估脑功能状态；必要时进行CT、MRI、功能MRI等检查。

10. 消化系统监护　临床观察腹壁颜色、呕吐、腹胀、胃潴留（颜色、性质）、大便情况（颜色、性质）、肠鸣音等；进行肝功能检查、胆红素监测、血氨监测；腹部X线、B超等影像学检查。

11. 血液系统监护　临床观察肤色、出血点或其他出血倾向、肝脾肿大等。进行血常规、出凝血功能检查，必要时行骨髓穿刺检查。

12. 肾功能监护　临床观察有无水肿、24h尿量等。常规监测血肌酐和尿素氮。

13. 感染管理和监控　疑感染入院时常规取

血培养，同时使用抗生素抗感染，用药3天后如血常规和C反应蛋白正常、血培养阴性则停药。停用抗生素后，每3~5天监测血常规和C反应蛋白，如继发院内感染则依据经验或药敏结果用药。对母亲产前胎膜早破、有发热或血常规异常者可适当延长抗生素使用时间。注意手卫生、NICU环境的清洁消毒、规范诊疗护理操作，预防和尽量减少医院感染的发生。

第四节　新生儿危重评分

为满足危重疾病诊断评估及研究的需要，国内外重症医学针对不同对象研制出的死亡风险评估系统也应运而生，这不仅关系到评价危重新生儿的一般状况，还能够对危重新生儿预后及诊治进行指导。各评分系统的评分项目及适用特点不同，了解相关新生儿疾病危重评分系统的适用条件及特点，为临床预测危重新生儿的死亡风险提供了一定的线索和依据。

实用的新生儿危重评分系统应具有以下特征：①方便使用；②可以在入院早期使用；③可以重复使用且可以对不同新生儿进行病死率预测；④在不同新生儿中应用都是有效的。国内现在主要使用“新生儿危重病例评分法”和“新生儿危重病例的单项指标”。

一、新生儿危重病例评分法（neonatal critical illness score，NCIS）

新生儿危重病例评分法于1995年制定，2001年由中华医学会儿科学分会急诊学组、新生儿组及中华医学会急诊学分会儿科学组在总结大量经验的基础上再次修订并发表，它作为判断病情和估计预后的工具，在国内广泛应用。可用于横向、纵向的NICU技术评估，而且能排除出生体重、性别、诊断等因素的干扰，使评估建立在相同的疾病危重度的基础上。评分分为极危重、危重、非危重3个等级，包含心率、血压、呼吸、血氧分压、pH、血清钠、血清钾、肌酐或尿素氮、血细胞比容、胃肠相关表现10个测量项目（表1-3）。

表1-3　新生儿危重病例评分法

检查项目	测定值	分值	入院时情况	病情1	病情2
			月　日　时	月　日　时	月　日　时
心率/（次·min^{-1}）	＜80或＞180	4			
	80~100或160~180	6			
	其余	10			
血压：收缩压/mmHg	＜40或＞100	4			
	40~60或90~100	6			
	其余	10			

续表

检查项目	测定值	分值	入院时情况	病情1	病情2
			月 日 时	月 日 时	月 日 时
呼吸/（次·min^{-1}）	<20或>100	4			
	20~25或60~100	6			
	其余	10			
PaO_2/mmHg	<50	4			
	50 ~ 60	6			
	其余	10			
pH	<7.25或>7.55	4			
	7.25~7.30或7.50~7.55	6			
	其余	10			
Na^+/mmol/L	<120或>160	4			
	120~130或150~160	6			
	其余	10			
K^+/mmol/L	<2或>9	4			
	2~2.9或7.5 ~9	6			
	其余	10			
Cr/（μmol·L^{-1}） BUN/（mmol·L^{-1}）	>132.6	4			
	114 ~132.6或<87	6			
	其余	10			
	>14.3	4			
	7.1 ~14.3	6			
	其余	10			
血细胞比容	<0.2	4			
	0.2 ~0.4	6			
	其余	10			
胃肠表现	腹胀并消化道出血	4			
	腹胀或消化道出血	6			
	其余	10			
评估医生签名					

注 ①分值：90分为非危重；70~90分为危重；<70分为极危重。如缺一项总分为90分，分值>81分为非危重；63~81分为危重；<63分为极危重。②选24h内最异常检测值进行评分。③首次评分，若缺项（≤2分），可按上述标准折算评分。如缺2项，总分则为80分，分值>72分为非危重；56~72分为危重；<56分为极危重（但需加注说明病情，何时填写）。④当某项测定值正常，临床考虑短期内变化不大，且取标本不便时，可按测定正常对待，进行评分（但需加注说明病情、时间）。⑤不吸氧条件下测PaO_2。⑥1mmHg=0.133kPa。

二、新生儿危重病例的单项指标

凡符合下列指标任何一项或以上者，可确诊为新生儿危重病例：

1. 凡需行气管插管机械辅助呼吸或者反复呼吸暂停对刺激无反应者。

2. 严重心律失常，如阵发性室上性心动过速合并心力衰竭、心房扑动和心房颤动、阵发性室性心动过速、心室扑动和颤动，房室传导阻滞（Ⅱ度Ⅱ型以上）、心室内传导阻滞（双束支以上）。

3. 有弥散性血管内凝血者。

4. 反复抽搐，经处理24h以上不缓解者。

5. 昏迷，弹足5次无反应者。

6. 体温≤30℃或＞41℃者。

7. 硬肿面积≥70%。

8. 血糖＜1.1mmol/L（20mg/dL）。

9. 高胆红素血症有换血指征者。

10. 出生体重≤1 000g者。

三、临床危险指数评分（clinical risk index for babies，CRIB）

临床危险指数评分首先于1993年在英国发表，它源于对1988—1990年4家英国新生儿病区的患儿资料的研究，适用于胎龄≤32周、出生体重≤1.5kg的早产儿。研究者利用逻辑回归确定预测其病死率的变量，最终该评分有出生体重、胎龄、先天畸形、出生12h最大碱剩余、出生12h最小的吸入氧浓度、出生12h最大的吸入氧浓度6个测量项目。研究认为该评分比出生体重更加准确（其应用受试者特征曲线范围为0.90，而出生体重的受试者特征曲线范围为0.78）。该评分是评价极低出生体重儿的临床危险性及疾病严重程度的简便工具，已被广泛推广使用。

四、临床危险指数评分Ⅱ（clinical risk index for babies Ⅱ，CRIB Ⅱ）

近年出现的CRIB Ⅱ是从CRIB基础上改进而得来，它是通过出生体重、胎龄、出生12h最大碱剩余、性别、入院体温5个变量来预测患儿病死率，同样适应于胎龄≤32周、出生体重≤1.5kg的早产儿。与CRIB评分比较，不受其他外在因素比如治疗的影响，但入院的体温被证实受一些护理因素的影响，因此CRIB Ⅱ需要进一步修正。

五、新生儿急性生理学评分（score for neonatal acute physiology，SNAP），新生儿急性生理学评分围产期补充（score for neonatal acute physiology perinatal extension，SNAPPE）

新生儿急性生理学评分源于1990年美国波士顿3个新生儿病区的患儿资料，报道显示该评分优于CRIB评分。SNAP是1993年美国多中心研究产生并获得通过的成熟可靠的评分方法，它与其他多种疾病严重程度指标进行对比研究，均具有高度相关性，是一种国际上公认的、准确可行的疾病危重度评分系统。

SNAP评分包括了出生24h内血压、心率、呼吸频率、体温、血氧分压、血氧分压/吸入氧浓度的比值、二氧化碳分压、氧合指数、血细胞比容、白细胞计数、未成熟中性粒比例、绝对中性粒数、血小板数、血尿素氮、肌酐、尿量、间接胆红素、直接胆红素、血清钠、血清钾、游离血钙、血糖、血清碳酸氢盐、血pH、惊厥、呼吸暂停、血便等27个项目的资料。

虽然SNAP评分可以评估患儿生理状况及预测其病死率，在国内外已有使用，但相比CRIB评分，其资料难以获得，并且不如CRIB适用于极低出生体重儿。

六、新生儿急性生理学评分Ⅱ（score for neonatal acute physiology Ⅱ，SNAP Ⅱ）和新生儿急性生理学评分围产期补充Ⅱ（score for neonatal acute physiology perinatal extension -Ⅱ，SNAPPE-Ⅱ）

由于SNAP和SNAPPE评分系统的资料难以收集，创始者利用北美30个新生儿病区的患儿资料于2001年研制了一种简单的评分系统即SNAPⅡ评分。其变化在于在患儿生后13h内收集资料且变量减少到6个项目（包含了平均血压、最低体温、血氧分压/吸入氧浓度的比率、血pH、多次惊厥发作及尿量），而这些因素统计学上与患儿病死率密切相关。

SNAPPE-Ⅱ是在SNAPⅡ的基础上增加了出生体重<749克、出生5min的Apgar评分<7分、小于胎龄儿围产期的相关因素。SNAPⅡ及SNAPPE-Ⅱ同CRIB一样，具有患儿资料容易获取的优点。Richardson等表示SNAPⅡ预测患儿病死率比较准确，SNAPⅡ及SNAPPE-Ⅱ在NICU中是有效的疾病危重和病死率风险评分系统，其简单而且准确。

七、新生儿治疗干预评分系统（national therapeutic intervention scoring system，NTISS）

新生儿治疗干预评分系统源于1992年美国波士顿的研究，是在成人重症监护评分的基础上进行了修改，包括了充足的氧、表面活性物质的使用、气管造口术的护理、气管造口术的安置、持续气道正压通气、气管内插管、机械通气、高频通气、体外膜氧合、消炎痛的使用、扩容、血管加压药、起搏器的使用、心肺复苏、抗生素、利尿剂、类固醇、抗惊厥药、氨茶碱、代谢性酸中毒的处理、心电呼吸监测、静脉切开术、环境的温度调节、非创伤氧监测、动脉压监测、中心静脉压监测、静脉用脂肪乳、静脉用氨基酸、光疗、胰岛素的使用、钾的使用、静脉用丙种球蛋白、输血、部分血液置换、输注血小板、输注白细胞、双倍输血、转运、小型手术、胸腔穿刺术、大型手术、心包放液管、透析、血管通道、外周静脉血管、动脉血管、中心静脉血管等60个项目。

第五节 新生儿神经行为和意识状态评估

脑的发育遵循固定的轨迹，有明显的规律性。正常的新生儿神经成熟水平与胎龄相符，在宫内暴露于各种危险因素的新生儿，脑的发育水平可落后于实际胎龄，成为后期智能发育落后的隐患。因此应对高危新生儿进行神经发育评估，及时发现异常并进行早期干预。

一、新生儿原始反射

新生儿存在多种原始反射，在疾病状态下，原始反射亢进、减弱或消失。原始反射长久持续存在，是神经系统异常的表现。

1. 吸吮反射　将乳头放入新生儿口中，甚至上下唇间，即可引出唇及舌的吸吮动作，且吸吮动作有一定的强度、节律。早产儿吸吮反射相对较弱。严重疾病、脑损伤可使吸吮反射异常。新生儿的吸吮反射在4个月左右消失，由主动的动作代替了原始的吸吮反射。

2. 握持反射　新生儿仰卧位，检查者的手指从尺侧伸入小儿的掌心，可感觉到新生儿手的抓握动作，足底也可引出。握持反射胎龄32周即出现，3个月后消失，由主动的抓物动作替代。不能抓握或抓握力弱为异常。严重脑损伤肌张力异常增高时握持反射过强。

3. 拥抱反射　在新生儿仰卧、头处正中位时，检查者拉住小儿双手并向上提拉，当颈部离开检查台面2~3cm时，即10°~15°，检查者突然松开小儿双手，恢复仰卧位，可见小儿双上肢向两侧伸展，手张开，然后上肢屈曲内收，有时伴啼哭、躯干和下肢有伸直动作。如无反应或动作不完全，应视为异常。肌张力增高或减低时都会对反射有不同程度的影响。拥抱反射在胎龄32周开始出现，4~5个月后逐渐消失，6个月时不应再出现此动作。

4. 踏步反射　新生儿躯干处于直立位时，使其足底接触检查台面，即可引出自动迈步动作，如扶小儿顺其方向移动，可见双足迈出数步。检查时还可观察新生儿放置时的反应，需用一手托住新生儿一侧下肢，使另一下肢自然垂下，并使足背接触检查台边缘，即见足尖上翘，随即向前伸展，似要迈上检查台。踏步反射胎龄32周出现，1~2个月后消失，如3个月后仍存在则属于异常。

5. 躯体侧弯反射　当新生儿俯卧位时，检查者用手指在其一侧脊柱旁轻轻划动，引起躯干向同侧侧弯。正常时双侧运动幅度对称。生后3个月反射即消失。脊柱损伤时不能引出躯体侧弯反射，或反射减弱。

6. 颈肢反射　新生儿安静、仰卧时，检查者突然将其头转向一侧，可见与头转向相同的一侧上下肢伸直，对侧上下肢屈曲。此反射胎龄35周出现，2~3个月后消失。

二、新生儿行为神经评分

新生儿行为神经评分法（neonatal behavioral neurological assessment，NBNA）分为5个部分，即行为能力（6项）、被动肌张力（4项）、主动肌张力（4项）、原始反射（3项）、一般评估（3项），共20项。每项评分为3个分度，即0分、1分和2分，35分以下为异常。具体方法见表1-4。NBNA只适用于足月新生儿，早产儿需PMA40周后测查。足月窒息儿可从生后3天开始测查，如果评分低于35分，7天后应重测，仍不正常者12~14天再测查，因为该日龄测查有评估预后的意义。测查应在新生儿两次喂奶中间进行，检查环境宜安静、半暗，室温宜25~27℃，检查在10min内完成。

表1-4　新生儿行为神经评分表

小儿姓名________　性别________　胎龄________　出生体重________g　编号________

项目		检查时状态	评分			日龄/天				备注
			0	1	2					
行为能力	1.对光习惯形成	睡眠	≥11次	7~10次	＜6次					
	2.对声音习惯形成	睡眠	≥11次	7~10次	＜6次					
	3.对“格格声”反应	安静觉醒	头眼不转动	眼或头转动＜60°	头或眼转动≥60°					
	4.对说话的脸反应	安静觉醒	头眼不转动	眼或头转动＜60°	头或眼转动≥60°					
	5.对红球反应	安静觉醒	头眼不转动	眼或头转动＜60°	头或眼转动≥60°					
	6.安慰	哭	不能	困难	容易或自动					
被动肌动力	7.围巾征	觉醒	环绕颈部	肘略过中线	肘未到中线					
	8.前臂弹回		无	慢、弱，＞3s	活跃，可重复≤3s					
	9.腘窝角		＞110°	90°~110°	≤90°					
	10.下肢弹回		无	慢、弱，＞3s	活跃，可重复≤3s					
主动肌动力	11.颈屈、伸肌主动收缩（头竖立）	觉醒	缺或异常	困难、有	好，头竖立，1~2s以上					
	12.手握持		无	弱	好，可重复					
	13.牵拉反应		无	提起部分身体	提起全部身体					
	14.支持反应直立位		无	不完全、短暂	有力，支持全部身体					
原始反射	15.踏步或放置	觉醒	无	引出困难	好，可重复					
	16.拥抱反射		无	弱、不完全	好，完全					
	17.吸吮反射		无	弱	好，和吞咽同步					
一般评估	18.觉醒度	觉醒	昏迷	嗜睡	正常					
	19.哭	哭	无	微弱，尖，过多	正常					
	20.活动度	觉醒	缺或过多	略减少或增多	正常					
总分										

三、可安慰性

对哭闹中的新生儿，检查者采用吸吮、抱起、晃动、触摸小儿胸腹部，令其听柔和的声音，或面部贴检查者的脸，应在15s内停止哭闹。但严重脑损伤新生儿难以安抚。

四、习惯形成

检查者对新生儿进行光和声的刺激后，引起小儿眨眼动作，但重复刺激4~5次后，反应减少或不反应。同样的刺激方法还有拍手，引起惊吓反应，重复刺激后反应同样减弱。如缺乏这种反应，是皮层功能减低的表现。一些高危儿，如母亲有药物滥用史的新生儿，往往有异常表现。

五、正常新生儿的6种意识状态（睡眠觉醒状态）

1. 深睡眠状态（慢动眼睡眠状态）　新生儿双眼紧闭，无眼球运动，面部肌肉放松，呼吸规则，间或有小的惊跳和轻微嘴动。此时婴儿很难被唤醒，是机体分泌生长激素的时段。

2. 浅睡眠状态（快动眼睡眠状态）　闭眼，偶尔眼球活动，呼吸不规则，面部时有微笑或怪相，有时还出现吸吮或咀嚼。这是婴儿觉醒前的睡眠状态，容易被唤醒。新生儿的睡眠循环周期是60min，深睡眠和浅睡眠时间约各占一半。

3. 瞌睡状态　新生儿眼半睁半闭，眼睑闪动。有平稳的身体活动，间或有面部表情。这种现象通常发生在刚醒后或入睡前，持续时间较短。

4. 安静觉醒状态　新生儿眼睛睁大，机敏安静，面部表情欢快，能专心听人讲话，喜欢看东西，喜欢注视人的脸，目光能随东西或人慢慢移动。

5. 活动觉醒状态　新生儿眼睛、面部及全身活动增加，能环视四周，发出声音。四肢和全身有节律地活动，但很快会烦躁起来。对噪声敏感。有寻乳行为，是最佳的哺乳时机。

6. 啼哭状态　新生儿一般会在睡前哭一会或需求没得到满足会进入啼哭状态，哭时双眼紧闭或睁开，四肢活动有力。哭一会就会进入睡眠。

六、新生儿意识水平（意识障碍分级）

1. 觉醒　正常的弹足底1～3次以后哭声响亮，持续时间长，肢体活动多，为正常觉醒状态。

2. 嗜睡　弹足底3次时有哭声但较弱，哭的时间较短，肢体活动少且无力，很快又入睡。很容易唤醒，但不易保持觉醒状态。

3. 迟钝　弹足底5次以上，哭一声或不哭或仅有哭的表情，但无肢体活动，很快又入睡。用非痛性刺激可以唤醒但醒来很迟而且不完全清醒、不能保持觉醒状态。

4. 昏睡（或称浅昏迷）　弹足底10次无反应或仅对针刺有反应，哭一声或仅有哭的表情。只有疼痛刺激才能唤醒。

5. 昏迷　对任何刺激均无反应，疼痛刺激也不能唤醒。

七、新生儿意识障碍的判断和临床意义

Volpe把新生儿的意识水平分为正常、意识模糊和昏迷3种状态，意识障碍包括意识模糊和昏迷（表1-5）。新生儿中枢神经系统的很多疾病或神经功能损害都会出现意识障碍。意识障碍程度重、持续时间长，往往提示病情重和预后不良。意识障碍的治疗主要取决于原发病的治疗。对于意识障碍程度较深的新生儿，需额外加强对生命体征和重要脏器功能的监护和支持，选择合理的营养途径，避免误吸、窒息等意外事件的发生。

表 1-5 新生儿意识水平的判断

意识水平		醒觉状态	唤醒反应	运动反应	
				数量	质量
1.正常		清醒	正常	正常	高
2.意识模糊	轻度	思睡	不易唤醒	轻度减少	高
	中度	睡眠	很难唤醒	明显减少	高
	深度	睡眠	无反应	显著减少	高
3.昏迷		睡眠	无反应	几乎消失	低

八、脑发育和脑功能检查

1. 神经影像学检查　通过直接观察脑的结构如脑容积的大小、脑沟回形态、脑室形态、脑整体影像背景来判断脑的发育与成熟。

2. 脑电生理检查　脑细胞的电活动是脑功能的基本形式。脑电图（electroencephalography，EEG）、振幅整合脑电图（amplitude integrated EEG，aEEG）的脑电活动背景（振幅、连续性）和睡眠周期等可用于不同胎龄新生儿脑成熟度的评价，并有助于区别新生儿不同的意识状态。

3. 功能磁共振（functional magnetic resonance imaging，fMRI）　能够记录神经传导的过程和大脑活动的细节，是评估胎儿和新生儿大脑发育和成熟的有价值的工具。但婴儿只能在静息状态下进行检查，限制了该方法在意识研究中的使用范围。

4. 脑磁图（magnetoencephalography，MEG）　可记录与大脑电活动相关的磁信号，但不能提供结构信息变化。常与颅脑超声或其他方法联合使用。还可用于研究胎儿的听觉和视觉反应。

5. 近红外光谱技术（near infrared spectroscopy，NIRS）　可进行新生儿视觉、听觉、嗅觉、言语觉察、疼痛反应、脑损伤评估预测等，可用于研究新生儿复杂的感觉信号传递过程。

（魏　谋　周　伟）

参考文献

[1] 中华医学会急诊医学分会儿科学组，中华医学会儿科学分会急诊学组、新生儿学组. 新生儿危重病例评分法（草案）[J]. 中华儿科杂志，2001，39（1）：42.

[2] 宋国维. 小儿危重病例评分[J]. 中华急诊医学杂志，2003，12（5）：359-360.

[3] 赖剑蒲，陈克正，吕回，等. 新生儿危重评分在新生儿转运中的应用[J]. 小儿急救医学，2001，8（2）：85-86.

[4] 贺娟，吕回，周伟. 新生儿疾病危重评分系统[J]. 国际儿科学杂志，2009，36（2）：140-141.

[5] 邵肖梅，叶鸿瑁，丘小汕. 实用新生儿学[M]. 5版. 北京：人民卫生出版社，2019：104-107，838-843.

[6] 汤亚南，童笑梅. 新生儿的意识发育和意识障碍[J]. 中国新生儿科杂志，2015，30（4）：309-311.

[7] BALLARD J L，KHOURY J C，WEDIG K，et al. New Ballard score，expanded to include extremely premature infants[J]. J Pediatr，1991，119（3）：417-423.

[8] AMERICAN ACADEMY OF PEDIATRICS，AMERICAN COLLEGE OF OBSTETRICIANS AND GYNECOLOGISTS. Care of the Newborn[M]// RILEY L E，STARK A R. Guidelines for Perinatal Care. 7th ed. Elk Grove Village：American Academy of Pediatrics，2012.

[9] SENGUPTA S，CARRION V，SHELTON J，et al. Adverse neonatal outcomes associated with early-term birth[J]. JAMA Pediatr，2013，167（11）：1053-1059.

[10] ANDERSON N H，SADLER L C，MCKINLAY C J，et al. INTERGROWTH-21st vs customized birthweight standards for identification of perinatal mortality and morbidity[J]. Am J Obstet Gynecol，2016，214：509.e1.

[11] OLSEN I E，GROVEMAN S A，LAWSON M L，et al. New intrauterine growth curves based on United States data[J]. Pediatrics，2010，125：e214.

[12] LISSAUER T. Physical examination of the newborn[M]//MARTIN R J，FANAROFF A A，WALSH M C. Neonatal-Perinatal Medicine：Diseases of the Fetus and Infant，9th ed. St. Louis：Elsevier Mosby，2011.

[13] DORLING J S，FIELD D J，MANKTELOW B. Neonatal disease severity scoring systems[J]. Arch Dis Child Fetal Neonatal Ed，2005，90（1）：11-16.

[14] VILLAR J，ISMAIL L C，VICTORA C G，et al. International standards for newborn weight，length，and head circumference by gestational age and sex：the Newborn Cross-Sectional Study of the INTERGROWTH-21st Project[J]. Lancet，2014，384（9946）：857-868.

[15] NORRIS T，SEATON S E，MANKTELOW B N，et al. Updated birth weight centiles for England and Wales[J]. Arch Dis Child Fetal Neonatal Ed，2018，103：F577.

[16] TWEITEN L，DIEP L M，HALVORSEN T，et al. Respiratory rate during the first 24 hours of life in healthy term infants[J]. Pediatrics，2016，137：e20152326.

[17] PASICK C，MCDONALD-MCGINN D M，SIMBOLON C，et al. Asymmetric crying facies in the 22q11.2 deletion syndrome：implications for future screening[J]. Clin Pediatr，2013，52（12）：1144-1148.

第二章 Chapter 2

新生儿窒息和复苏

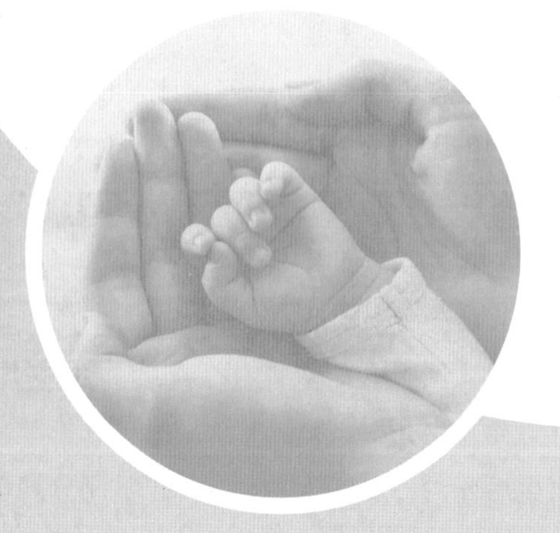

第一节 新生儿窒息

新生儿窒息（neonatal asphyxia）是指由于产前、产时或产后的各种疾病使新生儿出生后不能建立呼吸或呼吸抑制者，从而引起缺氧并导致全身多脏器损害的病理状态，主要由于胎儿期母-胎血流之间气体交换障碍，或在分娩过程中胎盘—胎儿血流气体交换受阻引起，胎儿娩出后可以表现为肤色青紫或苍白、呼吸微弱或无自主呼吸、肌张力弱、对刺激的反应减弱或消失、心动过缓或心脏停搏等一系列症状，严重的可在复苏后数小时至数日内出现多器官功能衰竭等并发症，窒息是围产期新生儿死亡和致残的主要原因之一。

新生儿出生后经过断脐及初步处理（即擦干、刺激和保暖），就完成了从胎儿到新生儿的转变。其中约5%的新生儿（全世界每年600万~700万）需要呼吸支持，0.1%的足月儿和10%~15%的早产儿需要心肺复苏，包括胸部按压和/或使用药物。全球每年有250万新生儿死亡，其中新生儿窒息占新生儿死亡原因的30%~35%，这意味着全球每年约有100万新生儿死于新生儿窒息，越是不发达地区，新生儿窒息的发病率越高，病死率也越高，因此，新生儿窒息仍然是欠发达地区新生儿早期死亡的主要原因之一。缺氧缺血性脑病（HIE）是新生儿窒息后可能发生的严重的神经系统后遗症，与认知、运动和神经感觉障碍相关。HIE在高收入国家发病率较低（1‰~3‰），但在低收入和中等收入国家中发病率达10‰~20‰。据估计，新生儿窒息患儿中，大约10%的严重窒息新生儿在出生后死亡，25%会发展为严重和永久性的神经功能障碍如脑瘫、智力低下、学习障碍和癫痫。因此，新生儿窒息是危害新生儿健康的重要原因。

一、新生儿窒息的病因

（一）产前因素

1. 母亲因素　①年龄：高龄初产（年龄＞35周岁），低龄初产（年龄＜18周岁）；②妊娠期合并感染（发热、绒毛膜羊膜炎等）；③妊娠合并高血压、糖尿病、心脏病等；④骨盆狭窄畸形。

2. 胎儿因素　宫内窘迫、发育畸形、早产、过期产、多胎。

3. 羊水因素　过多、过少、污染。

4. 胎盘异常　胎盘早剥、前置胎盘、帆状胎盘、胎-母输血等。

（二）产时因素

1. 异常分娩　急产、滞产、胎头吸引、高位产钳、臀位等。

2. 脐带异常　脱垂、绕颈、打结、扭转等。

3. 产时麻醉剂、镇静剂的使用。

（三）产后因素

1. 抢救人员技术不熟练。

2. 羊水或胎粪的误吸。

3. 新生儿本身发育问题　先天性气道及肺发育不良。

二、新生儿窒息的病理生理

正常刚分娩新生儿一般2s开始呼吸，5s后啼哭，10~60s出现规律自主呼吸。

（一）窒息发展过程

1. 原发性呼吸暂停（primary apnea）　缺氧初期，机体出现代偿性血液重新分布。重新分配的目的是保护更重要脏器如脑、心肌和肾上腺等，但会减少流向肾脏、肠道和皮肤的血流。在脑内，低氧血症可以导致脑血管阻力降低，脑血流量增加，这样可以改善窒息初始阶段的脑组织低血氧含量。原发性呼吸暂停，表现为肌张力存在，心率先增快后减慢，伴有发绀，此阶段的特点是对刺激有反应，一般经清理呼吸道、刺激后大多可以恢复自主呼吸，逆转缺氧缺血的过程。

2. 继发性呼吸暂停（secondary apnea）　当原发性呼吸暂停不能被及时阻断，窒息过程延长和/或加重时，此时婴儿出现全身血压下降到失代偿并随之发生循环衰竭。这个临界阈值因不同个体而异，低于该阈值，脑循环不能再扩张以维持血流量。此时，大脑及心肌供氧都不足以满足细胞代谢的需求，就会发生心、脑损伤，胎儿出现喘息样呼吸，继而呼吸停止。表现为肤色青紫或苍白，心率和血压下降，其特点是对刺激无反应，此时单纯的清理呼吸道、刺激并不能恢复自主呼吸，需要正压通气，甚至是胸外按压等紧急复苏。绝大多数新生儿（85%）会在出生后15s内开始自主呼吸，10%的新生儿对刺激和/或呼吸道清理有反应；另外有3%~5%的新生儿需要正压通气和/或气管插管，只有0.1%的新生儿需要胸外按压和/或药物治疗（例如肾上腺素）等才能存活下来。

（二）胎儿到新生儿呼吸的转变

出生时新生儿需从胎盘脐带供氧转变为新生儿自主呼吸，这一过程会因为各种宫内或先天因素发生改变。出生时啼哭，肺部迅速扩张，肺泡毛细血管床的开放，肺血管阻力下降。同时，在呼吸开始后的10~25s内，心率从大约120次/min迅速增加到150次/min，导致肺血流量迅速和显著地增加；同时随着脐带的结扎，全身血管阻力增加，体循环血压升高；当全身体循环血压高于肺动脉压时，宫内经动脉导管的右向左分流逐渐减少然后发生逆转。与此同时，随着肺泡毛细血管床的开放，肺静脉回流至左心房血流量增加，当左心房压力增加超过右心房压力时，卵圆孔也出现功能性关闭。分娩后的新生儿全身氧供完成从胎盘脐带供氧转变为由新生儿自主呼吸从肺的氧合来提供。

三、窒息的两个关键指标——Apgar评分及脐动脉血气分析

（一）Apgar评分

1953年美国医生Virginia Apgar提出了阿普加评分（Apgar score），至今仍是国际公认的评价新生儿出生时状态的最简单实用方法（表2-1）。新生儿窒息诊断的标准为生后1min Apgar评分≤3分为重度窒息，4~7分为轻度窒息；国内一直沿用这种诊断方法。但半个世纪以来的实践证明，这种诊断窒息的方法具有很大局限性，其诊断的敏感性较高，而特异性较低，尤其是早产儿，因为心肺功能未发育成熟，导致大部分早产儿出生时呼吸微弱、肌张力偏低、反应差，都被诊断了窒息，但这和实际的窒息发病机制不同。另外，尽管新生儿Apgar评分是获取新生儿整体状态及复苏患儿信息的重要手段。然而，复苏必须在1min评分前开始。因此，新生儿Apgar评分不能用来决定是否需要开始进行复苏、复苏必要的步骤有哪些以及何时进行。胎儿分娩后更强调出生后复苏，而不是根据Apgar评分诊断窒息后才开始复苏。我国从2011年发布的《新生儿复苏指南》，也将“新生儿窒息复苏指南”去掉了“窒息”两字，改为“新生儿复苏指南”。

表 2-1　新生儿 Apgar 评分标准

体征	0分	1分	2分
皮肤颜色	青紫或苍白	躯干红、四肢紫	全身红
呼吸	无	弱，不规则	正常，哭声强
肌张力	松弛	四肢有些屈曲	四肢活动好
对刺激的反应	无反应	有皱眉动作	哭，喷嚏
心率	无	＜100次/min	＞100次/min

在复苏过程中的Apgar评分并不等同于自主呼吸新生儿的评分。由于复苏可影响评分中的许多因素，所以关于复苏后患儿的Apgar评分至今没有公认的标准。有人提出关于复苏干预后的辅助评分概念，但其预测的可靠性尚未被证实。为了准确描述复苏新生儿，并提供精准的信息和数据收集，鼓励采用新生儿Apgar扩展评分方法（表2-2）。5min Apgar评分，特别是1min和5min评分之间的变化，是反映复苏效果的一个重要指标。如果新生儿Apgar评分5min＜7分，应每间隔5min重复评估一次，直至20min。

（二）脐动脉血气分析

患儿出生后肺血管阻力下降，心内和心外分流关闭，右心室输出定向进入肺部。动脉血氧分压（arterial partial pressure of oxygen，PaO_2）在出生后的前5~10min内从40~50mmHg突然上升至70~80mmHg。经皮血氧饱和度（SpO_2）反映了氧饱和的血红蛋白的百分比。在生理情况下，新生儿的SpO_2范围在95%~100%波动。足月儿血氧饱和度在出生后1min、3min、5min和10min分别达到60%~65%、70%~75%、80%~85%和90%~95%。脐动脉血能很好地反映患儿宫内缺氧情况。pH＜7.0时，称为严重的胎儿酸血症，反映了一定程度的酸中毒，增加了不良神经系统后遗症的潜在风险。

当脐动脉血pH＜7.0时，说明胎儿在宫内存在有较严重的缺氧情况，新生儿分娩后可能不能建立或极少有自主呼吸，肺不能足够扩张，肺动脉压不能下降，血管阻力增加。缺氧、高碳酸血症和酸中毒会迅速恶化，需立即开始复苏，否则可能导致死亡。在分娩过程中，两个要素至关重要，即脐血流中断的持续时间和缺氧的严重程度。持续监测胎儿心率是识别胎儿是否存在宫内窘迫的关键一步，而生后的脐动脉血气分析则成为窒息诊断的关键指标。

表 2-2　新生儿 Apgar 扩展评分标准

体征	0分	1分	2分	1min	5min	10min	15min	20min
肤色	青紫或苍白	四肢发绀	红润					
心率	无	＜100次/min	＞100次/min					
对刺激的反应	无反应	有厌烦动作	哭或者主动回缩					
肌张力	松弛	减弱	活跃					
呼吸	无	哭声微弱或换气不足	呼吸稳定，哭声大					
合计								

续表

体征	0分	1分	2分	1min	5min	10min	15min	20min
复苏								
备注：		时间		1min	5min	10min	15min	20min
		氧气						
		正压通气/无创辅助通气						
		气管插管						
		胸部按压						
		肾上腺素						

四、新生儿窒息的诊断

1996年美国儿科学会（American Academy of Pediatrics，AAP）和妇产科学会（American College of Obstetrics Gynecology，ACOG）将窒息定义为：

（1）脐动脉血气分析提示　严重代谢性酸中毒或混合性酸中毒，pH＜7.0。

（2）Apgar评分0~3分持续5min以上。

（3）新生儿复苏后早期出现神经系统症状，如抽搐、肌张力低下、昏迷等。

（4）出现早期多器官功能不全的证据。

中华医学会围产医学分会新生儿复苏学组鉴于单纯使用Apgar评分诊断新生儿窒息太过宽泛，而美国AAP和ACOG的窒息的诊断容易漏诊，因此于2016年，提出了国内新生儿窒息诊断的专家共识：

（1）轻度窒息　Apgar评分1min≤7分，或5min≤7分，伴脐动脉血pH＜7.2。

（2）重度窒息　Apgar评分1min≤3分，或5min≤5分，伴脐动脉血pH＜7.0。

如果未查脐带血血气分析，仅有Apgar评分异常的，则诊断为低Apgar评分。

第二节　复苏前的准备

在分娩时至少有1名合格掌握新生儿初步复苏、正压通气的医护人员在场，其职责是照料新生儿。高危孕妇分娩时需要组成有新生儿科医师参加的复苏团队，能全面掌握复苏技术。多胎妊娠孕妇分娩时，每名新生儿都应有专人负责。

一、产前咨询

分娩前需询问的4个问题：预估胎龄多少？羊水清吗？预估出生几个婴儿？母婴有任何高危因素吗？存在围产期高危因素（表2-3）的分娩新生儿需要复苏的可能性增加，了解这些高危因素可使参加复苏的人员对复苏的可能性有更好的预见性。

二、组成团队

每所医院必须培养和训练一支合格、熟练掌握复苏技术的队伍，当有围产高危因素的孕妇分娩时，复苏团队能立即到场。每次分娩所需人员取决于围产高危因素、团队成员的资质和现场情况（胎儿数量、医院条件等）；复杂的复苏现场将需要4个或以上的医务人员参与。复苏团队到场后需做产前咨询，确定团队负责人，进行复苏前讨论，预估可能遇到的问题，分配成员工作职责和做好复苏计划。团队负责人需要熟知新生儿复苏流程并有很强的领导能力，应站在能直接观察和指挥团队成员工作的位置。

三、准备物品

分娩现场应备有复苏所需的全部物品和设备，做到每日应对照“复苏物品核查表”（表2-4）检查，确保其功能正常。在每次高危分娩前再次确认物品齐备并处于正常待用状态。

表 2-3　可能增加新生儿复苏需要的围产期高危因素

产前高危因素	
孕周<36周 孕周≥41周 子痫或先兆子痫 妊娠高血压 多胎妊娠 胎儿贫血 羊水过多	羊水过少 胎儿水肿 巨大儿 胎儿宫内发育迟缓 严重的胎儿畸形或异常 无产前检查
产时高危因素	
急诊剖宫产 产钳或吸引器助产 臀先露或其他异常先露 胎监提示胎儿窘迫 产妇使用全身麻醉剂 产妇使用硫酸镁治疗 胎盘早剥	产时出血 绒毛膜羊膜炎 母亲在分娩前4h内使用麻醉剂 肩难产 羊水内有胎粪污染 脐带脱垂

表 2-4　复苏物品核查表

操作步骤	物品
保暖	预热的辐射保暖台及温度传感器、预热的毛巾或毛毯、婴儿帽子、塑料袋或保鲜膜（<32周）、预热的床垫（<32周）
清理气道	肩垫、吸引球、负压吸引器、10F和12F吸痰管、胎粪吸引管
监测及评估	听诊器、心电监测仪和电极片、脉搏血氧饱和度仪及传感器、目标血氧饱和度值表格
正压通气	自动充气式气囊、T-组合复苏器、足月儿和早产儿面罩、6F和8F胃管、注射器
给氧	氧源、空氧混合仪、吸氧导管
气管插管	喉镜、0号和1号镜片（00号可选）、导管芯（金属导丝）、气管导管（2.5 mm、3.0 mm、3.5 mm）、软尺和气管插管深度表、防水胶布、剪刀、喉罩气道
给药	1∶10 000（0.1 mg/mL）肾上腺素，生理盐水，1 mL、5 mL、10 mL、20 mL、50 mL注射器
脐静脉置管	脐静脉导管、三通、脐静脉置管所需其他物品（脐静脉穿刺包）

第三节　复苏的基本程序

“评估—决策—措施”的程序在整个复苏中不断重复（图2-1），评估主要基于3个指标：呼吸、心率、脉搏血氧饱和度。 通过评估这3个指标中的每一项来确定每一步骤是否有效，其中，心率是最重要的指标。2021年中国新生儿复苏流程见图2-2。

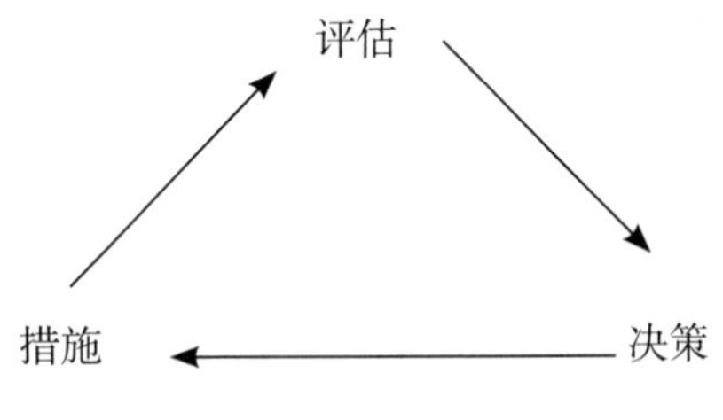

图2-1　新生儿复苏的基本程序

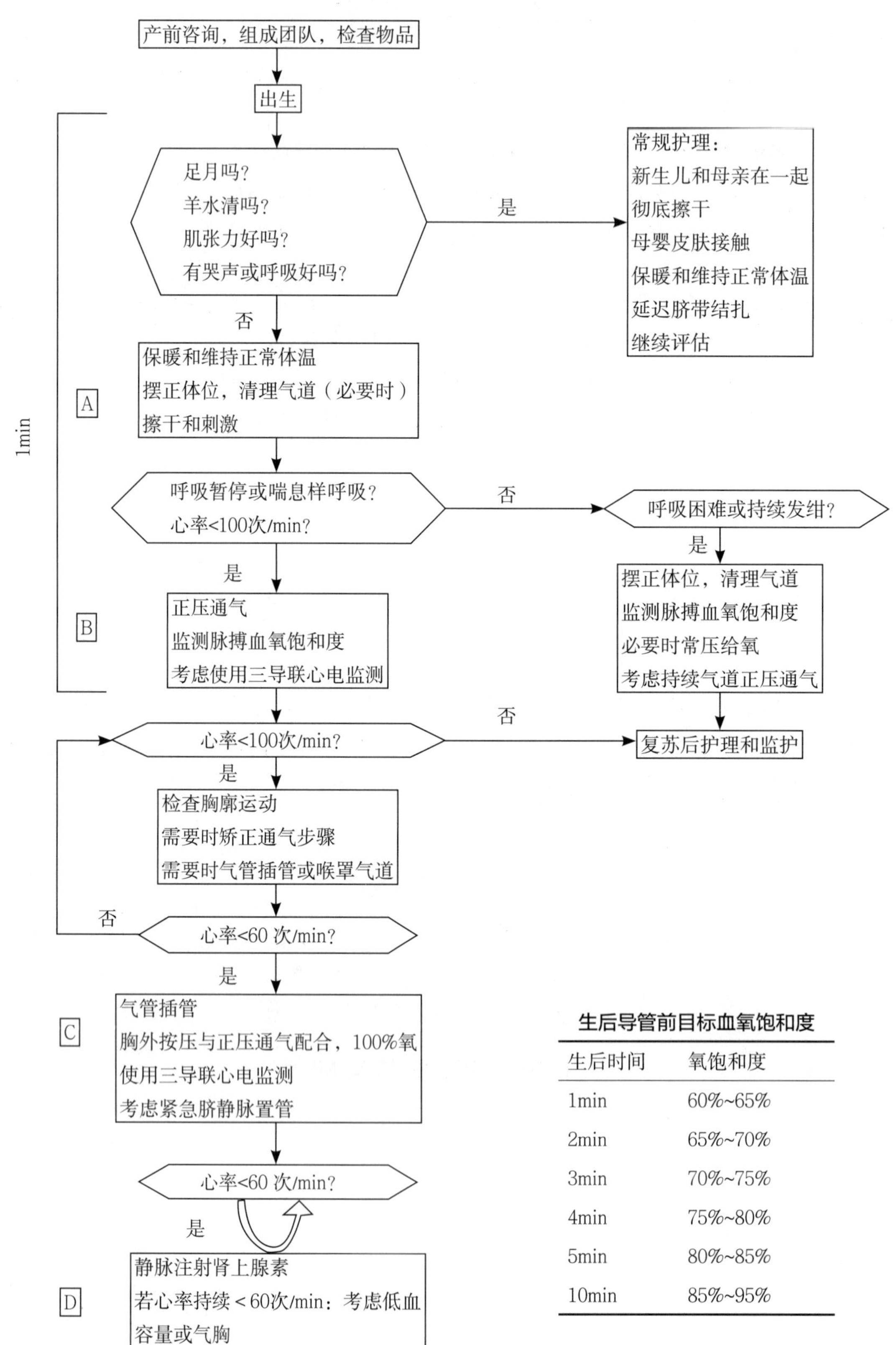

生后导管前目标血氧饱和度

生后时间	氧饱和度
1min	60%~65%
2min	65%~70%
3min	70%~75%
4min	75%~80%
5min	80%~85%
10min	85%~95%

图2-2　2021年中国新生儿复苏流程

第四节 复苏的最初步骤

一、快速评估

对每位新生儿出生后应立即评估4项指标：①足月吗？②羊水清吗？③肌张力好吗？④有哭声或呼吸好吗？

如4项均为“是”，则将婴儿和母亲放在一起、彻底擦干、母婴皮肤接触、保暖和维持正常体温、延迟脐带结扎，并继续评估，进行常规护理。

如4项中有1项为“否”，则需进入复苏流程，开始初步复苏。

如羊水有胎粪污染，则进行活力评估以决定是否需要气管插管进行胎粪吸引管吸引胎粪。

二、初步复苏

1. 保暖和维持正常体温　分娩间温度设置为24~26℃。提前预热辐射保暖台，足月儿辐射保暖台温度设置为32~34℃，早产儿根据中性温度设置。所有新生儿均需擦干头部并保暖。足月儿即用预热毛巾包裹、擦干后置于辐射保暖台上。对胎龄＜32周的早产儿可将其头部以下躯体和四肢包裹在清洁塑料袋内，或用塑料薄膜包裹后（均无需擦干）置于保暖台上，摆好体位后继续初步复苏。新生儿体温（腋下）应维持在36.5~37.5℃。

2. 摆正体位　置新生儿头部轻度仰伸位（鼻吸气位），避免过度仰伸及屈曲。为使新生儿保持正确体位，可在肩下放一折叠毛巾（约2cm高度）作为肩垫。

3. 必要时清理气道　不需常规进行口鼻咽部及气道吸引，避免诱发心动过缓和呼吸抑制。如新生儿气道有较多分泌物且呼吸不畅或有气道梗阻，可用吸引球或吸痰管（10F或14F）清理气道，先口后鼻。短暂轻柔的吸引足以清除分泌物，注意吸引不要过强和过深，吸引负压应为80~100 mmHg。

4. 羊水胎粪污染时的处理　当羊水粪染时，应首先做新生儿活力评估。新生儿有活力是指呼吸有力、心率＞100次/min、肌张力好；以上3项只要有一项不好，即评为新生儿无活力。如新生儿有活力则继续初步复苏；当新生儿无活力时，应在20s内完成气管插管及胎粪吸引管进行胎粪吸引；如第一次胎粪吸引时胎粪吸引管中可见有胎粪被吸引出，则观察患儿呼吸、心率、肌张力是否有好转，如有好转可以继续胎粪吸引；如较胎粪吸引前变差，则停止胎粪吸引，立即进行正压通气，以保证氧气的供应。如果不具备插管条件，即使新生儿无活力时，也应快速清理口鼻后立即用气囊面罩开始正压通气。

5. 擦干和刺激　判断气道通畅后需用预热毛巾快速彻底擦干新生儿头部、躯干和四肢，并拿掉湿毛巾。彻底擦干即是对新生儿的刺激以诱发自主呼吸。如仍无自主呼吸，可轻拍或弹其足底或摩擦背部2次以诱发自主呼吸，若仍无效，需要正压通气。

6. 评估呼吸和心率　经初步复苏后，应观察新生儿呼吸、心率以确定新生儿对初步复苏是否有反应。心前区听诊是最初评估心率的首选方法，一般采用6s听心率法评估心率，以免因过长时间听心率而耽误复苏过程。如果心前区听诊无法确定心率，需迅速连接脉搏氧饱和度仪或三导联心电监护仪评估心率。

第五节 正压通气

一、正压通气指征

新生儿复苏成功的关键是建立有效的通气。绝大多数新生儿经上述处理后在出生后30~60s内出现规律的自主呼吸。如果经初步复苏后患儿仍然出现呼吸暂停或喘息样呼吸，或心率＜100次/min，则需要立即实施有效的正压通气。如果新生儿有自主呼吸，心率＞100次/min，但有呼吸困难或持续发绀，应清理气道，监测脉搏血氧饱和度，可常压给氧或给予持续气道正压通气。早产儿更容易出现肺泡塌陷，功能残气量不能维持进而出现呼吸困难，因此，有自主呼吸的早产儿进行正压通气时建议使用带有呼气末正压的T-组合复苏器进行复苏。

二、正压通气的操作

在新生儿窒息中提供正压通气的最常用设备是新生儿复苏气囊和T-组合复苏器。使用T-组合复苏器进行面罩通气可能会减少新生儿窒息中的插管次数，并提高存活率。

（一）新生儿复苏气囊面罩正压通气

1. 压力　通气压力需要20~25cmH_2O[①]，少数病情严重的初生儿可进行2~3次30cmH_2O的压力通气，有利于肺膨胀。

2. 新生儿复苏气囊　国内主要使用自动充气式新生儿复苏气囊（图2-3），新生儿气囊容量为200~750mL。自动充气式气囊可在没有压缩气源时自动膨胀充气。不挤压气囊也一直处于膨胀状态，挤压气囊的力度和速度决定了吸气峰压，一般不能提供呼气末正压；有条件时最好使用具备呼气末正压的复苏气囊并配备压力表。使用前要检查减压阀是否打开。

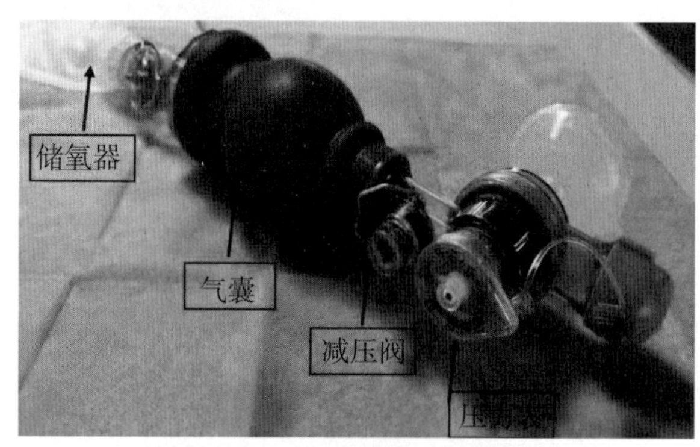

图2-3　自动充气式气囊

3. 手法及频率　以拇指和示指形成C形固定面罩，需选择适合不同胎龄新生儿的面罩，要求能够全部包住新生儿口鼻，贴合严密，但不要盖住眼睛，在正压通气期间最大程度减少面罩泄漏。不正确的面罩放置会导致气体在面罩周围泄漏，不能达到复苏效果；而对面罩施加过大的压力可能会导致面部软组织损伤。初始通气频率选择：40~60次/min，正压通气的吸气时间（inspiratory time，Ti）宜≤1s。

4. 用氧　复苏时推荐使用空氧混合仪和脉搏血氧饱和度仪。足月儿和胎龄≥35周的早产儿开始复苏时可用空气进行复苏，胎龄＜35周的早产儿开始可给予浓度21%~30%的氧进行复苏；再根据血氧饱和度值调整给氧浓度，使氧饱和度达到目标值。需要胸外按压时给氧浓度可提高到100%。无法配备空氧混合仪的医疗单位，可利用自动充气式气囊提供的供氧浓度进行调节；有4种

① 1cmH_2O=98Pa。

氧浓度可用：自动充气式气囊不连接氧源时，氧浓度为21%（空气）；连接氧源，不加储氧器，可得到浓度约40%的氧；连接氧源，加储氧器得到浓度100%（袋状）或90%（管状）的氧。

新生儿复苏时单纯肉眼观察很难准确判断患儿青紫改善情况，所以正压通气开始时，有条件的单位均需要连接脉搏氧饱和度仪，方便监测患儿血氧饱和度，并根据目标血氧饱和度值进行吸入氧浓度的调整。脉搏血氧饱和度仪的传感器应放在新生儿动脉导管前位置（即右侧的上肢，手腕或手掌的中间表面）。

5. 判断通气的有效性　有效的正压通气表现为胸廓起伏良好，心率迅速增加，肤色开始转红，血氧饱和度快速上升。如达不到有效通气，需进行矫正通气（MRSOPA）：快速检查面罩和面部之间是否密闭（mask，M）、重新调整头位为鼻吸气位（reposition，R）、清除分泌物（suction，S）、使新生儿的口张开（open mouth，O）、调高气道压力（pressure，P）或必要时进行气管插管（airway，A）正压通气。需特别注意宫内缺氧时间长会抑制胎儿的呼吸运动，并在出生后导致新生儿呼吸暂停和声门关闭，声门仅在自主呼吸运动期间打开，而在呼吸暂停期间保持关闭，这可能是导致正压通气效果不佳的原因，因此必要时可以通过调高通气压力或是改为气管插管进行正压通气。

6. 留置胃管　持续气囊面罩正压通气＞2min可导致胃充盈，而且容易将胃内容物（主要为羊水）反流至气管内，导致窒息加重，增加抢救难度。故应常规经口插入8F胃管，用注射器抽气并保持胃管远端处于开放状态，有利于正压通气时进入胃内的气体排出。

（二）T-组合复苏器（T-Piece复苏器）

T-组合复苏器（图2-4）是一种由气流控制、有压力限制的复苏装置，能提供恒定的吸气峰压和呼气末正压。临床上最早用于早产儿的复苏，更能提高效率和安全性。

1. 指征　用于足月儿和早产儿正压通气。

2. 用法　连接气源，最好是空氧混合仪，先设定初始参数：吸气峰压20~25cmH$_2$O、呼气末正压5cmH$_2$O（早产儿建议用6~9cmH$_2$O）。封闭气体出口，可以调节呼气末压的大小；封闭气体出口同时按压T形管的开口时，可以调节吸气峰压的大小。操作者通过拇指或示指关闭或打开T形管的开口，可人工控制呼吸频率及吸气时间，使气体由T-组合复苏器的新生儿气体出口经面罩或气管插管直接进入新生儿气道。恒定的呼气末压更适合早产儿的复苏，而且操作容易，使用灵活，压力输出稳定，不易疲劳。

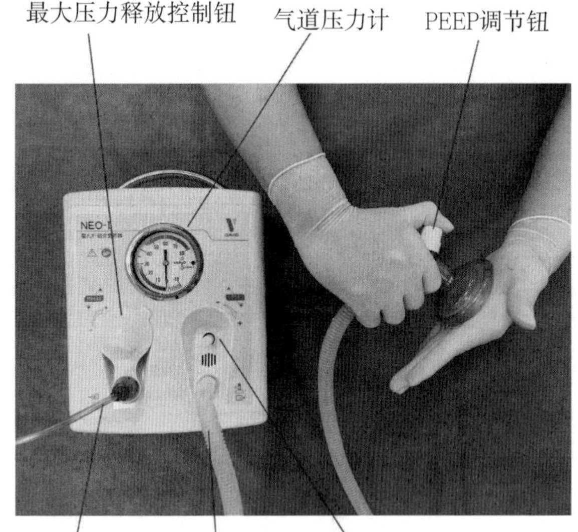

图2-4　T-组合复苏器

三、喉罩

喉罩气道（laryngeal mask airway，LMA）是一种小型面罩，带有连接到硅胶导气管的充气袖带（图2-5）。操作者右手拿LMA，经口插入并紧沿硬腭向下滑入，无需喉镜或其他器械。当装置完全插入时，喉罩腔正好位于喉部开口上方，袖带贴合下咽部的轮廓，给袖带充气后，不容易脱出。由于LMA直接贴合在喉部开口处，因此通气更直接，可为上气道梗阻（如小下颌畸形等）带来的通气困难提供正压通气。

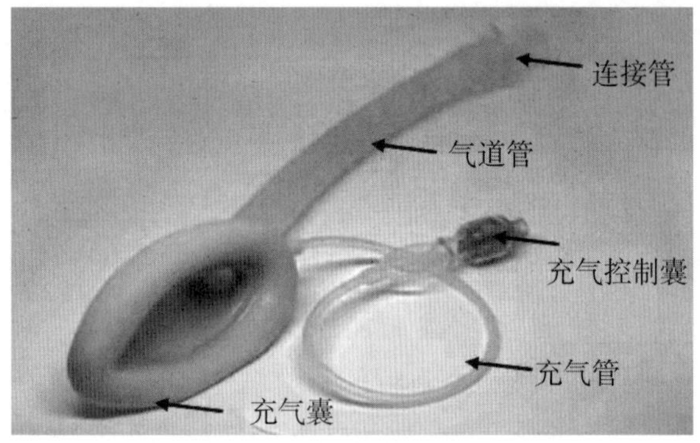

图2-5　喉罩气道

新生儿复苏指南推荐对胎龄＞34周的新生儿可以使用喉罩气道作为气管插管的替代方法。目前的证据表明，在对严重窒息的足月儿进行复苏期间，LMA可能是一个适当的替代方案。相比于面罩通气，在新生儿复苏过程中使用LMA，新生儿需要人工通气的总通气时间和平均出现自主呼吸时间较短。如果复苏团队在气管插管方面没有足够的技能和/或在资源匮乏的情况下，喉罩由助产士使用也是安全的，但在新生儿早期死亡或中度至重度HIE的发病方面并不优于面罩。

在紧急心肺复苏过程中，即使是经验丰富的复苏者有时也可能需要长时间的尝试才能成功地为新生儿气管插管。此外，对于气道阻塞和颅面异常（如Pierre- Robin序列征）的婴儿，可能气管插管比较困难。在这些婴儿中，喉罩气道可以替代气管内插管。特别推荐在欠发达地区、基层单位或没有足够气管插管技能的情况下使用。

第六节　气管插管

早产儿尤其是超未成熟儿、新生儿重度窒息、呼吸衰竭和先天性气道发育异常等，单纯的面罩正压通气效果可能不佳，需要立即气管插管以确保气道开放、提高氧合并获得足够的通气。而新生儿气道有其独特的解剖特点，如口腔和气道较小、舌体较大、分泌物多、声门外观不典型等，使插管过程复杂化。气管插管是每一位新生儿科医生需掌握的关键技术。

一、适应证

1. 如有羊水胎粪污染，且新生儿的呼吸、心率、肌张力受到抑制时，需要气管内吸引胎粪。

2. 气囊面罩正压通气无效或需长时间正压通气。

3. 胸外按压时，气管插管有利于胸外按压与正压通气更好地配合。

4. 需要经气管内注入药物时，包括肺表面活性物质、肾上腺素等。

5. 特殊复苏情况，如先天性膈疝、极低或超低出生体重儿、严重感染、严重心肺疾病等。

二、操作

（一）操作前准备

在产房、手术室、新生儿室和急救室应随时准备进行气管插管必需的器械和用品，并且能够随时组成掌握气管插管的抢救团队。

1. 气管导管及导丝　上下直径一致，有刻度标示，不带气囊，内径为2.0~4.0mm等不同型号的管径的气管导管。一般选用金属或含金属材质，有一定硬度，可弯曲的导丝；导丝插入气管导管时，前端不可超过管端，根据新生儿出生体重或胎龄选用不同规格型号的气管导管（表2-5）。

表 2-5　新生儿气管导管规格型号的选择

导管内径/mm	新生儿体重/g	胎龄/周
2.5	<1 000	<28
3.0	1 000~2 000	28~34
3.5	2 000~3 000	34~38
3.5~4.0	>3 000	>38

2. 普通喉镜　包含镜柄和镜片，新生儿常用镜片分为3种型号：00号主要用于超低出生体重儿，0号主要用于早产儿，1号主要用于足月儿（图2-6）。确定镜片后，将镜片连接到镜柄上，检查光源是否良好。

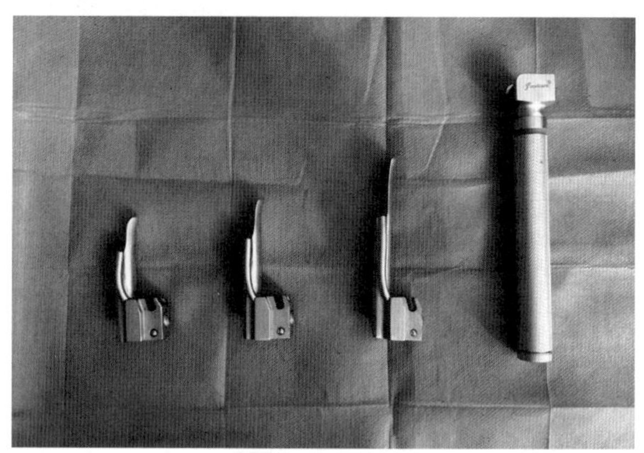

图2-6　喉镜

3. 其他物品　听诊器、胶布（固定气管插管）、吸引装置包括吸痰管、胎粪吸引管、脉搏氧饱和度仪等。

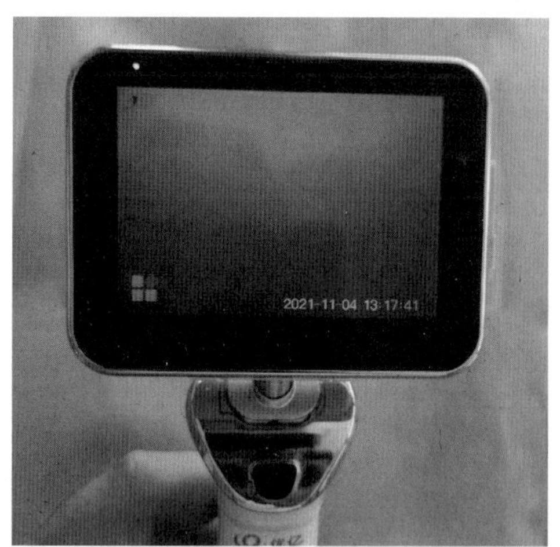

图2-7　可视喉镜

可视喉镜　因新生儿的呼吸储备少和高耗氧量，要求抢救时置管要快，而且因为视线阻挡，限制了喉镜在临床教学中的应用。可视喉镜可以帮助受训者识别气道中的解剖结构并提高插管的成功率。可视喉镜分为以下几类：集成通道喉镜、带视频管心针的喉镜和刚性刀片喉镜。可以在产房或NICU中紧急进行，也可以在非紧急情况下进行，优点是可以显示会厌是否上抬、声门是否打开，因此可减少插管尝试的次数（图2-7）。

（二）经口气管插管操作

1. 插入喉镜　选择合适的镜片，连接好，左手持喉镜。将喉镜柄夹在拇指与前3个手指间，镜片朝前。为保证喉镜不会晃动，将小指靠在新生儿颏部。最好有第二个人帮助控制头部，呈“鼻吸气”位。打开口腔，镜片沿着舌面右侧滑入，将舌推至口腔左侧，缓慢放入镜片直至其顶端达会厌软骨谷。

2. 暴露声门　能正确插入气管导管的关键在于很好地暴露声门。采用一抬一压手法。轻轻抬起镜片，上抬时需将整个镜片平行于镜柄方向轻轻上提，不要以上牙槽为支点上撬，使会厌软骨抬起即可暴露声门，否则容易损伤口咽部黏膜。如不能完全暴露，操作者可以用自己的小指或由助手向下稍用力压环状软骨使气管下移，有助于暴露声门。

3. 插管　插入含金属管芯的气管导管，将管端置于声门与气管隆凸之间，导管约进入声门下1cm时，退出喉镜，拔出管芯，继续将导管推至估算长度，插入深度见表2-6（也可按体重+5.5cm或6cm来估算）。连接气囊面罩或T-组合复苏器，确定导管是否在气管内及大致深度，使用胶布固定在口唇周围。如果在30s内，声门未张开或未成功插入，需暂停气管插管，实施气囊面罩通气，肤色和心率改善后再次插管。

4. 操作时限　整个操作要求在20s内完成。

5. 胎粪吸引　羊水污染伴无活力时，需要连接胎粪吸引管进行胎粪吸引，但每次插管吸引不要超过3~5s；如未见胎粪吸出，则无须重复操作；如首次吸引见有胎粪被吸出，可进行二次吸引；如前一次插管吸引后出现心率明显减慢、患儿情况变差，则应停止吸引，先行正压通气以保证患儿氧合避免缺氧；根据恢复情况待情况稳定后再考虑是否再行胎粪吸引。

表 2-6　不同出生体重新生儿气管导管插入深度

出生体重/g	插入深度/cm
<750	6
750~1 000	6~7
1 000~2 000	7~8
2 000~3 000	8~9
3 000~4 000	9~10

（三）经鼻腔气管插管

检查鼻腔有无畸形、异物堵塞；选择合适的导管，不需要管芯，从一侧鼻腔插入气管导管；左手持喉镜，缓慢放入镜片直至其顶端达会厌软骨，用Magill插管钳将穿过鼻后腔的气管导管缓慢送入声门下约1cm，退出喉镜，通气，并确定深度。

经鼻腔气管插管可用于长期气管插管的患儿，有利于固定，不容易脱管，减少口腔分泌物。但缺点是需要的管径偏小，容易损伤鼻腔，插管难度大于经口气管插管，一般不用于紧急抢救。

（四）判断气管导管位置

1. 声带线法　导管声带线与声带水平吻合。

2. 胸骨上切迹摸管法　操作者或助手的小指尖垂直置于胸骨上切迹上，当导管在气管内前进时小指尖触摸到管端，则表示管端已达气管中点。

3. 根据体重估算或计算　参照表2-6。

（五）确定插管成功的方法

1. 胸廓起伏对称，听诊双肺呼吸音一致，胃区无呼吸声或气过水声，无扩张。

2. 呼气时导管内可见气雾。

3. 心率、血氧饱和度快速上升，肤色转红，新生儿反应好转。

4. 新生儿心率、氧饱和度改善不明显时，需要注意是否导管插入太深，进入右主支气管，听诊时右肺呼吸音更响，可根据呼吸音调整管道位置。

第七节 胸外按压

对窒息新生儿进行初步复苏和有效的正压通气后，如仍无反应，心率＜60次/min，脉搏血氧饱和度未能达到目标血氧饱和度，可能伴有酸中毒，心肌功能受到抑制，心脏不能有力地收缩和泵血，此时单纯的正压通气并不能将氧气输送至全身，应开始胸外按压。胸外按压通过增加胸腔内压力，使血液循环至重要脏器，尤其是向大脑提供含氧血液。开始胸外按压前应进行气管插管并且吸氧浓度已逐渐提高至100%。

一、胸外按压指征

有效正压通气30s后心率仍＜60次/min。在正压通气同时须进行胸外按压。

二、胸外按压的方法

要进行有效的胸外按压需要两个人同时操作，一个人进行胸外按压，另外一个人继续正压通气。

1. 按压位置　胸骨下1/3（两乳头连线中点下方），避开剑突。

2. 按压深度　约为胸廓前后径的1/3。新生儿复苏过程中，主要困难是在胸外按压期间无法准确评估胸外按压深度。按压深度过小会导致心输出量不足，而按压深度过大会导致过度压缩，引起肋骨骨折、心脏挫伤和胸部损伤。按压和放松的比例为按压时间稍短于放松时间，放松时拇指或其他手指不能离开胸壁，不然会浪费时间重新定位、丧失按压深度的控制和损伤心前区皮肤。

3. 按压方法

（1）拇指法　操作者双手拇指重叠或并列，拇指的指腹部按压胸骨，与其余四指双手环抱胸廓支撑背部，拇指第一关节应弯曲，垂直按压在胸骨和脊柱间的心脏区域；拇指法能更好地控制按压深度，产生更高的血压和冠状动脉灌注压，操作者不易疲劳，加之采用气管插管正压通气后，拇指法可以从婴儿的侧面或从新生儿的头部上方进行，不影响脐静脉插管，是胸外按压的首选方法。但如果新生儿体型太大而操作者手太小时无法有效操作。

（2）双指法　操作者右手示指和中指2个指尖放在胸骨上用指腹部进行按压，左手支撑背部。方便脐静脉置管，适合手掌偏小的复苏者。但按压时间长时更容易疲劳，按压深度较难控制。

胸外按压时，需气管插管正压通气，同时将氧浓度上调至100%，并进行脉搏血氧饱和度和三导联心电监测，考虑脐静脉置管。

4. 胸外按压与正压通气的配合　新生儿复苏时，胸外按压需与正压通气配合进行。胸外按压与正压通气的比例应为3∶1，即每2s有3次胸外按压和1次正压通气，达到每分钟90次胸外按压和30次正压通气共120个动作。操作时，胸外按压者边按压边大声数“1-2-3-呼吸”，正压通气者，听到“呼吸”时，正压通气1次。

5. 胸外按压时心率的评估　胸外按压开始后60s新生儿的自主循环可能才得以恢复，因此在建立了协调的胸外按压和正压通气60s后再评估心率。尽量避免中断胸外按压，因为按压中断后，冠状动脉灌注减少，延迟心脏功能的恢复。

三、停止胸外按压时机

正确的胸外按压配合正压通气后，当心率＞60次/min时，可停止胸外按压，以40~60次/min的频率继续正压通气。如心率＜60次/min，检查正压通气和胸外按压操作是否正确，以及是否给予了100%氧气。如果通气和按压操作皆正确，做紧急脐静脉置管，给予肾上腺素。

第八节 药物

新生儿的复苏很少需要药物治疗，因为低心率通常是由于胎儿氧含量极低或出生后肺充气不足造成的。建立通气是纠正低心率的最重要步骤。但是，如果在通过气管插管提供100%氧气的正压通气和胸外按压后心率仍＜60次/min，需要建立血管通路以输注肾上腺素和/或扩容治疗。

一、肾上腺素

1. 使用指征　有效的气管插管正压通气和胸外按压60s后，心率仍持续＜60次/min。

2. 剂量　新生儿复苏应使用1：10 000的肾上腺素。静脉用量0.1～0.3mL/kg（相当于0.01~0.03mg/kg）；气管内用量0.5～1mL/kg（相当于0.05~0.1mg/kg）。必要时3～5min重复1次。但如果对气管内肾上腺素的反应差，可在获得脐静脉通路后立即静脉给药。

3. 给药途径　在产房环境中，建立血管通路的主要方法是脐静脉导管插入术，通过低位脐静脉导管注射肾上腺素可提供最快速、最可靠的药物输送，是首选方法。如果在脐静脉置管尚未建立，可以气管内快速注入。若需重复给药，则应选择静脉途径。如果静脉通路不可行，骨髓腔内途径可能是一个合理的选择，这取决于当地的设备、培训和经验的可用性。不推荐使用外周静脉穿刺给予肾上腺素。

二、扩容剂

1. 使用指征　有低血容量、怀疑失血或休克的新生儿在对其他复苏措施无反应时可考虑使用扩容剂。如经有效的正压通气和胸外按压后仍然持续性心动过缓，心率＜60次/min，同时怀疑有低血容量的可能，包括面色苍白、大动脉搏动微弱、毛细血管再充盈时间延长（＞3s），可考虑使用扩容剂。如无低血容量表现或急性失血史，不常规扩容。

2. 扩容剂　首选生理盐水。当大量失血时，也可在分娩现场选择未交叉配血的O型血液（或交叉配血后选择同型血）。不推荐使用碳酸氢钠。

3. 方法　首次剂量为10mL/kg，经脐静脉或骨髓腔内5～10min缓慢推入。因失血而休克的新生儿可能对通气、胸外按压和/或肾上腺素的初始复苏反应不佳，必要时可重复扩容1次。不推荐经外周静脉进行扩容处理。

三、脐静脉置管术

1. 脐静脉　是复苏时静脉给药的最佳途径，用于注射肾上腺素以及扩容剂。可插入3.5F或5F的脐静脉导管。新生儿复苏进行胸外按压时即可考虑开始脐静脉插管，为给药做准备。

2. 置管方法　常规消毒铺巾，沿脐根部用线打一个活结，如切断脐带后出血过多，可拉紧此结止血。在离皮肤约2cm处用手术刀切断脐带，可在11、12点位置看到大而壁薄的脐静脉。脐静脉导管连接三通和5mL注射器，注射器内预充以生理盐水，导管尖端深入脐根部以下2～4cm，抽吸有回血即可使用，注意防止穿破脐静脉（图2-8）。早产儿插入脐静脉导管要稍浅。

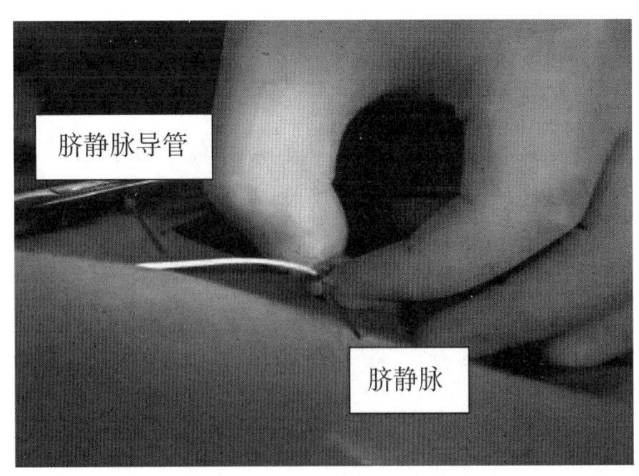

图2-8　脐静脉置管术

四、胫骨骨髓腔穿刺术

脐静脉置管过程可能需要几分钟，或脐静脉导管置管失败时，可以建立胫骨骨髓腔内（IO）通路。与脐静脉导管插入相比，IO插入速度更快；且即使在循环受损和休克期间，骨髓腔穿刺也容易成功。复苏时一般选用左、右胫骨，将骨穿针针头插入骨髓腔内即可将药物快速给至IO血管系统。2020年美国新生儿复苏指南指出，如果脐静脉通路不可行，IO途径是新生儿复苏期间血管通路的合理替代方案。

第九节　复苏后监护

接受正压通气、气管插管、胸外按压和/或肾上腺素的新生儿初步稳定后，需转新生儿重症监护病房接受密切监护和治疗。监护内容包括：体温管理，生命体征监测，早期发现并发症。注意监测血氧饱和度、心率、血压、血细胞比容、血糖、血气分析及血电解质等。及时对脑、心、肺、肾及胃肠等器官功能进行评估，早期发现异常并适当干预，以减少死亡和伤残。

一、体温监测

1. 预防体温过低　目前的新生儿复苏指南建议将非窒息新生儿的体温维持在36.5～37.5℃，直至稳定。如果出现体温过低（＜36℃）的新生儿应立即复温，以避免与体温过低相关的并发症发生（包括死亡风险增加、脑损伤、低血糖和呼吸窘迫）。有证据表明，升温可以迅速（0.5℃/h）或缓慢（＜0.5℃/h）完成，结果没有显著差异，应注意避免过热。预防体温过低仍然是新生儿复苏的重点。出生后体温过低仍较常见，在较低胎龄和出生体重的婴儿中发生率更高。

2. 亚低温治疗　复苏后，胎龄≥35周的新生儿应根据产前有无宫内窘迫、脐动脉血气和/或生后1h内血气分析、患儿有无神经系统症状，以确定是否符合亚低温治疗的标准。如果符合，应在出生后的前6h内开始亚低温治疗。对于胎龄≥37周的窒息足月儿，主动降温是可行且安全的，以达到33～34℃的目标体温。由于窒息婴儿的氧气消耗和能量产生减少、表面积大、皮肤潮湿而薄，窒息新生儿的体温调节受损，并且体温下降速度常高于非窒息婴儿。具有潜在较高脑损伤程度的婴儿降温可能会更快，因为他们的天然保护机制受到抑制。尽早开始亚低温治疗可能会防止脑组织损伤恶化。因此，应在初始稳定后或在新生儿转运期间开始亚低温处理。在社区医院或偏远地区，被动降温是尽早启动亚低温治疗的良好替代方案。然而，对于疑似HIE的窒息新生儿在新生儿复苏过程中如何处理体温，既没有证据也没有明确的建议。

3. 胎龄＜32周早产儿的体温管理　可置于合适的中性温度暖箱或采用体温伺服系统的暖箱保暖。对胎龄＜32周早产儿复苏时也可采用不擦干用塑料袋（薄膜）包裹进行保温。

二、监测血糖

需要新生儿复苏（尤其是重度窒息）的婴儿中低血糖很常见，并且与较差的结局相关，应监测这些婴儿的血糖并进行适当治疗。部分复苏后的婴儿也可能出现高血糖。

三、监测呼吸、循环、血压等生命体征

1. 早产儿由于肺发育不成熟，通气阻力大，不稳定的间歇正压给氧易造成肺损伤。因正压通气需要恒定的吸气峰压及呼气末正压，推荐使用T-组合复苏器进行正压通气。对于胎龄＜32周、有自主呼吸，或呼吸困难的早产儿，产房内尽早使用带加温加湿气体的持续气道正压通气。根据病情选择性使用肺表面活性物质。

2. 由于早产儿大脑生发层基质的存在，易造成室管膜下—脑室内出血。心肺复苏时要特别注意保温，保持头正中位，避免使用高渗药物，注意操作轻柔，维持颅压稳定，防止颅内出血。

3. 新生儿窒息后，早产儿因缺氧缺血易发生坏死性小肠结肠炎，应密切观察，延迟或微量喂养。注意尿量、心率和心律。

4. 早产儿对高动脉氧分压非常敏感，易发生氧损害。需要规范用氧，复苏开始时给氧浓度应＜65%，并进行脉搏血氧饱和度或血气的动态监测，复苏后应使血氧饱和度维持在90%～95%。

5. 保持血容量的稳定，多巴胺、多巴酚丁胺和肾上腺素经常用于窒息后新生儿血压的稳定，近年来米力农、去甲肾上腺素和加压素的使用有所增加。以上血管活性药物的使用效果常依赖于是否有足够的血容量。因此，在进行心血管支持治疗前通常应首先对低血压新生儿进行补液或扩容。对于出血性低血容量的新生儿，例如与胎盘早剥相关的窒息，可能需要先补充丢失的血容量，以对正性肌力药或血管加压药产生适当的血流动力学反应。因此，复苏后的新生儿必须仔细评估血管内容量状态。

四、终止复苏

研究发现，在出生后10min仍持续需要复苏的新生儿中，存活率约为40%，其中约有11%的存活者没有严重的神经系统损伤发生。2020年美国新生儿复苏指南提出：出生后20min仍没有检测到心率，很少可以存活。建议从伦理角度考虑，在“出生后约20min”可以考虑结束复苏。但应个体化决定是否终止复苏，经与团队和患儿监护人讨论，最终做出继续复苏或停止复苏的决定。

第十节　早产儿复苏

早产儿出生时的复苏更多的是“稳定”而非单纯的“复苏”，对于有发生早产可能的孕妇，应做好积极的产前准备工作，早产儿出生时和出生后早期做好各脏器结构和功能的保护，采取更为“温和”的复苏措施。早产儿出生时复苏应遵循常规的新生儿复苏指南的要求进行，此外，还需要注意采取恰当的保护性措施，以达到最好的复苏效果。

一、产前会诊和复苏团队的建立

导致孕妇早产的因素，如孕中晚期感染、母亲妊娠期疾病（如妊娠期糖尿病、妊娠高血压综合征等）、产道因素（如宫颈松弛）、习惯性早产或流产以及胎儿本身因素等。产前做好产、儿科医生会诊制度，提前做好分娩前的各项准备措施，包括给予产前糖皮质激素、抗分娩药物和抗生素的合理使用，适时终止妊娠。对于救治能力不足的分娩单位，应采取宫内转运的方式将存在早产高危因素的孕妇及时转运到有早产儿抢救经验的围产医学中心，可以显著减少早产儿的死亡率。

几乎所有的超早产儿在出生时均需帮助才能建立自主呼吸并维持正常的血氧交换，以度过生命的最初阶段。每个分娩现场均应有经验的复苏人员在场，如胎龄≤28周，则需要有2名以上复苏人员参加，尽可能进行“温柔”复苏。在施救的同时，应注意避免医源性损伤，以保证高质量的预后。

二、产前糖皮质激素的应用

有早产可能的孕妇接受一个疗程的产前糖皮质激素治疗，可以降低早产儿死亡和呼吸窘迫综合征（respiratory distress syndrome，RDS）风险、还可以降低早产儿脑室内出血以及NEC的风险。2019年欧洲RDS防治指南也明确提出：从有存活可能孕周到孕34周，有高危因素的孕妇应给予单疗程产前激素，第一疗程产前激素使用后超过1～2周，胎儿孕周仍＜33周，再次发生早产危险时，可以考虑使用第二疗程产前糖皮质激素。

三、产房中的体温管理

复苏时或复苏后的低体温不但可能引起代谢率增加、酸碱平衡紊乱、呼吸问题如RDS、喂养困难、水肿、低血糖及出血倾向等，在极低出生体重儿还易引起肺出血及颅内出血等问题，且早产儿的病死率显著增加。保持产房、手术室合适的室温，将辐射抢救台预热至32~34℃，或根据早产儿的出生胎龄置于中性温度下。对于胎龄＜32周的早产儿，复苏时可不擦干，立即将其头部以下躯体和四肢放在清洁的塑料袋内或用塑料薄膜包裹，戴棉绒帽子以减少头部散热；复苏完成后应使用转运暖箱或预热毯子包裹转运至NICU。需要供氧时，应注意气体的加温和加湿。建议早产儿体温应始终维持在36.5~37.5℃；注意监测体温变化，避免体温过高（＞37.5℃）或过低（＜36.5℃）。

四、延迟脐带结扎

胎儿从出生过渡到新生儿阶段，肺部有效通气的建立，随之出现的肺毛细血管开放，气体的交换从胎儿期的胎盘循环向出生后的肺循环过渡。如在肺通气开始之前过早结扎脐带，有30%~50%的血容量留在胎盘和脐带血管内，胎龄越小，胎盘脐带内滞留的相对血容量越大，可引起早产儿循环血量不足。延迟脐带结扎（delayed cord clamping，DCC）可以保持早产儿在脐带完整、通过胎盘的气体和营养交换不中断的情况下，先建立良好的通气。通过延迟结扎脐带，随着有效通气的建立，可使这部分血液进入初生婴儿的循环，减少生后低血压或器官低灌注的发生。早产儿DCC可增加胎盘输血，有助于血流动力学稳定，降低新生儿颅内出血（intracranial hemorrhage of newborn，ICH）和NEC等的发生风险，减少低血压的发生和早产儿的输血次数；此外，还可能增加转移各种高浓度的干细胞，这种与生俱来的干细胞疗法可能促进极早产儿的免疫功能和损伤修复能力。所有早产儿（包括极早产儿）在条件允许时，均可延迟至少1min结扎脐带。

某些情况下，如单绒毛膜双羊膜囊双胎、多胎妊娠、胎盘早剥、前置胎盘、严重胎儿窘迫等，DCC可能存在不确定的风险；可考虑采用脐带挤压（umbilical cord milking，UCM）的方法作为DCC的替代，沿着完整或游离的脐带从胎盘端向胎儿端重复挤压2~4次，进入胎儿循环中的血量可达到同样的效果，但可能存在血压或血容量在较短时间内剧烈波动的风险，实际应用中应慎重。不推荐对超早产儿实施UCM。

五、复苏时的用氧管理

早产儿复苏过程中，使用高浓度氧或低浓度氧复苏均可能造成组织器官的损害。特别是对于胎龄＜28周的早产儿复苏，使用较低浓度氧或空气复苏可能延迟心率恢复正常的时间并有可能增加死亡风险；而使用高浓度氧进行复苏，又可能造成组织器官的过氧损害，增加支气管肺发育不良（bronchopulmonory dysplasia，BPD）或早产儿视网膜病（retinopathy of prematurity，ROP）的风险。2019年欧洲RDS防治指南建议对胎龄＜28周者以30%氧浓度开始复苏，胎龄28~32周者可使用21%~30%氧浓度开始复苏，胎龄≥32周者可使用21%氧浓度开始复苏。2016年中国新生儿复苏指南建议，早产儿开始给21%~40%浓度的氧进行复苏。

在复苏过程或NICU的救治过程中，同样应避免血氧饱和度的波动，注意使用脉搏氧饱和度仪。复苏时如未达到目标血氧饱和度，应以每分钟10%的速度提高吸氧浓度，直至达到目标血氧饱和度；不可快速增加吸氧浓度，以避免血氧波动。

六、复苏时CPAP或PEEP的应用

早产儿由于肺发育不成熟，呼吸肌不能产生足够的收缩力将肺泡扩张。因此，早产儿早期规律呼吸的建立往往是通过数次微弱的呼吸逐渐打开肺泡；同时由于肺泡内表面活性物质不足，稳定的功能残气维持非常困难；因此需要给予一定的气道正压（CPAP或PEEP）以维持适当的功能残气量。包括胎龄23周、24周的超早产儿，大部分早产儿均有自主呼吸，因此并非需要常规气管插管；气管插管仅限于无自主呼吸或对面罩正压通气无效的早产儿。早产儿复苏时建议使用能产生PEEP的T-组合复苏器进行复苏，初始可给予6~9cmH_2O的PEEP，适当的PEEP不仅对维持适当的功能残气量相关，也对维持早产儿肺表面活性物质功能有益。对于出生时有自主呼吸的早产儿，即使吸入低浓度氧能够维持目标氧饱和度，也应早期使用经鼻持续气道正压通气（nasal continuous positive airway pressure，NCPAP）维持肺泡的持续开放，它可以降低气管插管率和使用肺表面活性物质的患儿数量。

七、产房中肺表面活性物质的应用

即使产前孕母使用了糖皮质激素，仍然有一部分早产儿肺泡内表面活性物质（pulmonary surfactant，PS）产生不足甚至缺乏，肺泡不能维持持续开放状态，肺毛细血管床也不能扩张，这部分早产儿需要在产房或手术室内分娩后尽快使用气管插管正压通气。产房中早产儿是否需要预防性使用PS，一般只针对严重的早产（孕周＜24～26周）和存在高危因素者应用（如未用产前糖皮质激素或疗程不足等）。如出生时早产儿有自主呼吸，应先给予NCPAP，当CPAP压力≥6cmH_2O，吸入气氧浓度（fractional concentration of inspired oxygen，FiO_2）＞30%，仍不能稳定达到目标氧饱和度的，可以尽早考虑给予气管内注入一剂PS。气管内注入的方法：采用气管插管，导管内注入PS，然后随即拔管改NCPAP（INSURE法），或微创注入法（LISA/MIST法）。目前的研究显示采用LISA/MIST法与INSURE法同样有效，且减少了气管插管过程可能造成的气道损伤。

八、持续性肺膨胀

由于早产儿，特别是小胎龄早产儿，其最初的自主呼吸能力不足以很好地扩张肺泡和清除肺液，虽然可通过正压通气，达到扩张肺泡的目的，但对于极其脆弱的早产儿，如果正压通气使用不当，仅几次过高潮气量的不当通气，即足以引起广泛的肺组织损伤。研究也发现，通过给予1～2次持续时间较长（15～20s）的恒定正压（20～25cmH_2O），可使闭陷的肺泡更快地打开，肺液被更快地清除，且对维持功能残气量有较好的作用。但也有研究发现，该操作显著增加了死亡和/或BPD的风险。因此，对于接受正压通气的早产儿，不建议常规使用超过5s的持续性肺膨胀措施。

总之，对于早产儿复苏，应在常规推荐的新生儿复苏流程基础上，注意流程以外的保护性复苏措施，做到产前适时处理，产时“温和”复苏，在抢救生命的同时，更应关注后续高质量的生存。

第十一节 重度窒息濒死儿的复苏

新生儿窒息是我国新生儿死亡的主要原因之一，而重度窒息濒死儿（简称“濒死儿”）又是其死亡的主要人群，其发生率占活产儿的0.25‰~1.3‰。50%～60%的濒死儿可复苏成功，且存活者中2/3都是正常的，即使是超低出生体重儿也有50%的存活机会。因此，对于“濒死儿”应采取积极复苏的态度，娩出时即刻实施有效、高质量通气和迅速恢复循环是“濒死儿”复苏的关键步骤。

一、重度窒息濒死儿的定义

重度窒息濒死儿是指出生时因窒息处于继发性呼吸暂停阶段的终末期，处于死亡边缘即“正在死亡（be dying）”的初生儿，亦称“近死产儿（near stillborn infant）”。临床表现为：在出生时面色灰暗苍白、无自主呼吸，全身瘫软没有肌张力、对复苏的刺激无反应，听诊完全无心跳或仅有偶尔的几次心跳；但经过有效的新生儿复苏后，患儿对复苏有反应，至1min、5min甚至更长时间，能缓慢恢复心跳，此时进行Apgar评分可能得分，即通常所说的Apgar 0～1分儿。但在临床上应注意区别并非所有的“Apgar 0～1分儿”均为濒死儿，更不能简单将重度窒息新生儿与濒死儿等同。另外，也应注意“死产儿”和“濒死儿”的区别。分娩过程中（无论是阴道分娩还是剖宫产）出现胎儿心跳停止，娩出后属于真正的“死产儿”还是“濒死儿”状态，在刻不容缓的复苏现场很难做出判断，此时采取即刻高质量的复苏是关键。濒死儿往往对复苏有反应，而真正死产儿则对复苏完全无反应。如果出生即刻，复苏医生犹豫、不作为或复苏不当，则往往将部分实际上属活产的“濒死儿”推入“死产儿”。全球每年有近3百万名所谓的“死产儿”，如果其中1%能得到积极正确的复苏，则每年将有3万名濒死儿得以最终抢救存活。

二、濒死儿的复苏流程

新生儿复苏流程图作为一个通常情况下对分娩时新生儿的复苏，确可以减少新生儿窒息及其并发症的发生，但对濒死儿则应作为一种极端情况进行特殊处理，不能墨守成规，应该灵活掌握。在常规复苏流程的基础上可参考濒死儿复苏流程图（图2-9），强调快而有序的复苏。

三、濒死儿复苏前的准备

1. 复苏器械的准备　濒死儿的复苏必须分秒必争，复苏过程中的任何耽搁和延误都可能造成无可挽回的后果。因此，第一个分娩现场均应预先配足新生儿复苏设备和药品，做到随手可得、随时可用；对相关的复苏设备、器具和药品应指定责任人每天例行检查，复苏前再由复苏人员亲自检查是否完好无缺，并处于待用状态（如喉镜电池，灯是否足够亮）；复苏完成后要及时做好有关清理、消毒和补充工作。

2. 人员准备　每个分娩医院应组成至少一支人员相对固定的新生儿复苏团队，定期开展新生儿复苏技能培训和团队合作训练，团队成员应明确负责人和各自的分工，做好复苏计划。在濒死儿复苏现场最好有3～4名分工明确、配合密切、技术娴熟的复苏人员在场。主复苏者预先站在患儿头侧，负责体位、快速气管插管和正压通气；一名助手站在左侧或右侧，负责协助主复苏者行气管插管并在正压通气的同时进行胸外按压；另一名助手负责放置心电监测的电极片、脉搏氧饱和度监测探头，并负责脐带处理、脐静脉置管或穿刺、给药（包括气管内和脐静脉）等；一名巡回医护人员负责氧气、吸引器、配药和传递物品等。

3. 识别产前高危因素　产前高危因素包括胎盘早剥、产前大出血、子痫或重度子痫前期、严重胎儿窘迫、多胎妊娠、双胎输血综合征、严重围产期感染、孕妇发生意外如外伤、昏迷，过量使用镇静剂、麻醉剂，以及产前已明确的母儿严重疾病等；产程中突发的高危因素如脐带脱垂、打结、扭转，以及各种难产、急产、产时大出血等。以上情况除了进行快速正确的产科处理外，应及时通知新生儿复苏团队提前到达分娩现场。

四、濒死儿的复苏

（一）濒死儿的判断和初步处理

除了分娩前和分娩时评估孕妇的高危因素外，产时的胎心监护和产科医生、助产士的临床经验和判断也非常重要。濒死儿娩出时几乎无任何反应，亦无肌张力和呼吸动作；按6s评估心率法，此时6s内仅仅只能听到微弱的0~1次心跳，因

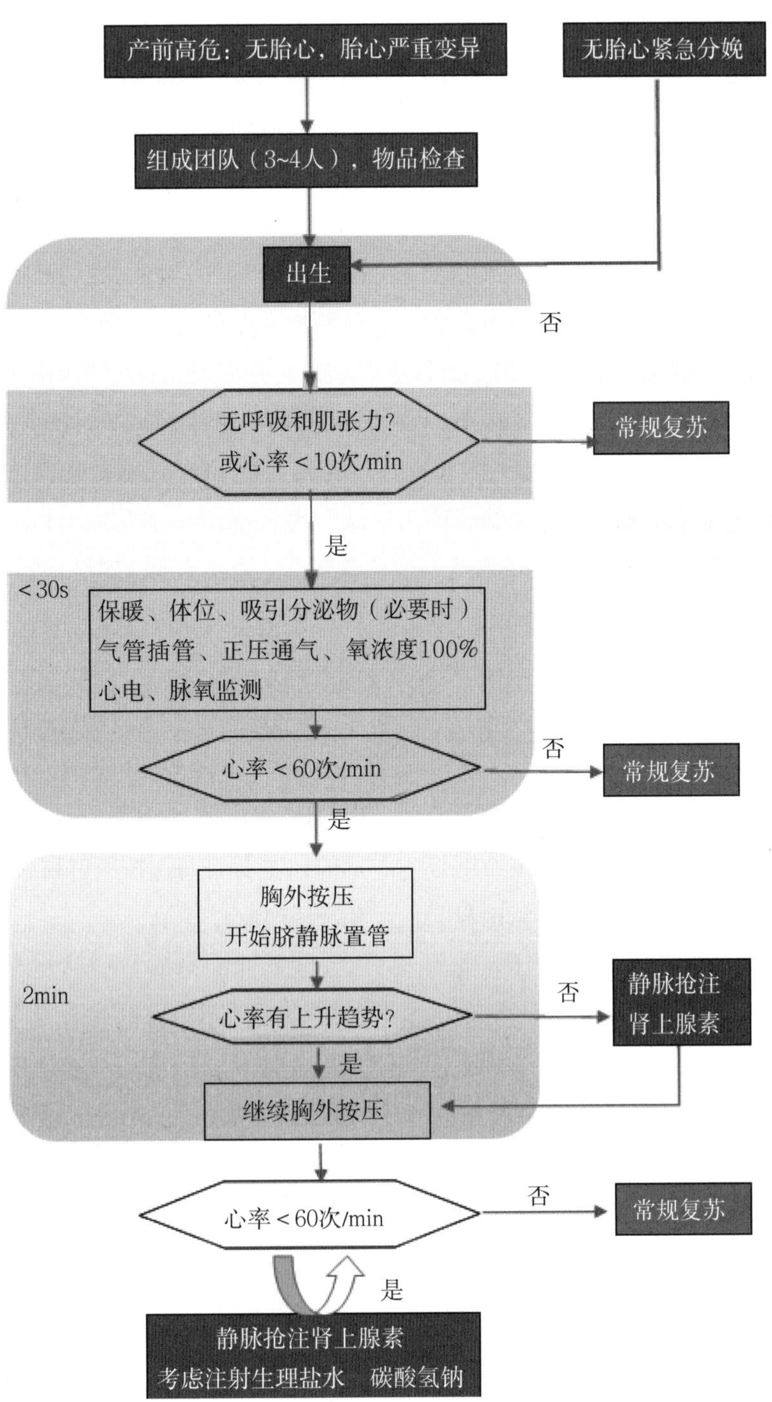
产前高危：无胎心，胎心严重变异
无胎心紧急分娩
组成团队（3~4人），物品检查
出生
否
无呼吸和肌张力？
或心率＜10次/min
常规复苏
是
＜30s
保暖、体位、吸引分泌物（必要时）
气管插管、正压通气、氧浓度100%
心电、脉氧监测
否
心率＜60次/min
常规复苏
是
胸外按压
开始脐静脉置管
2min
否
心率有上升趋势？
静脉抢注
肾上腺素
是
继续胸外按压
否
心率＜60次/min
常规复苏
是
静脉抢注肾上腺素
考虑注射生理盐水　碳酸氢钠

图2-9　濒死儿复苏流程

此，出生时常常心率＜10次/min，此时产科医生或助产士应该即刻断脐（用止血钳钳夹断脐，保留大部分脐带），同时迅速将患儿放在预热的辐射保暖台上，头部朝向主复苏者，此时喉镜已打开并灯亮，复苏者左手持镜，右手拿好带管芯的气管插管，站好位置，立即行气管插管。

（二）人工通气和胸外按压

1. 复苏顺序　气管插管正压通气是濒死儿复苏的关键措施，出生后即刻由技术熟练的复苏者完成气管插管人工通气，同时放置心电监护电极片和脉搏氧饱和度监测探头。此时常规的吸痰、擦干、刺激等动作均需暂缓；气管插管行数次正压通气后，评估患儿心率是否有改善；如快速改善或心率＞60次/min，则进入常规的复苏流程；如无改善或改善不明显（心率＜60次/min），则即刻行胸外按压；另一助手则迅速行脐静脉穿刺或置管；全过程所耗时间越短则成功率越高，一般勿超30s就应全部准确施行到位。胸外按压可以为心脏和大脑提供重要血流，强调2min无中断的正压通气配合胸外按压，操作过程中根据心电与脉氧监测评估复苏效果；如心率、脉搏氧饱和度无上升，可尽早使用气管内或脐静脉内注入肾上腺素；如有上升趋势则可继续2min不间断地正压通气和胸外按压。切忌先行胸外按压再插管正压通气，因为没有肺泡通气的胸外按压是无效的，可能耽误组织器官恢复氧供的时间。经2min不间断地正压通气和胸外按压，再次评估心率，如心率＞60次/min，则可转入常规复苏流程；如心率仍然＜60次/min，则考虑再次使用肾上腺素或必要时扩容等处理。

2. 给氧方法　建议濒死儿复苏开始即可使用100%的氧气。同时考虑到复苏时人工通气的速率可能较普通复苏时快，因此建议氧气流量增至10～15 L/min，以保证复苏囊的储气袋始终充满，有较高浓度的氧气输出。一旦循环恢复，根据目标血氧饱和度值将吸入氧浓度调整到适当浓度。避免组织内氧过多，但同时要确保输送足够的氧。

3. 清吸气道　对于濒死儿的复苏，口咽部吸引可暂缓，除非咽喉部有较多分泌物影响插管时。气管插管正压通气后，复苏者可根据经验判断是否需进行气管内吸痰，评估缺氧与气道堵塞情况，原则是“谁重谁先行”，目的是迅速恢复肺泡氧合。对羊水胎粪污染的患儿，若插管后见气管内有胎粪涌出，或感觉胎粪特别黏稠，堵塞气管导管，则应先行胎粪吸引管吸引。复苏团队应密切配合，尽可能缩短时间，以提高抢救成功率。

4. 高质量的心肺复苏　对于濒死儿的复苏，按90次/min的胸外按压频率和30次/min的正压通气频率，可能并不能达到最好的效果，可尝试提高各自速率，胸外按压按120～140次/min，更接近正常新生儿心率，人工通气按40～60次/min，以增加每分通气量，此时胸外按压与人工通气的比例不能按3：1配合进行。此外，要以足够的深度进行胸外按压，胸外按压深度为新生儿胸廓前后径的1/3，保证每次按压后胸廓回弹，并尽可能避免按压中断。

濒死儿的高质量心肺复苏还包括：①新生儿气管插管人工通气时，对于正压通气的压力设置，按复苏指南一般初始压力约20cmH_2O，无改善时增加至30cmH_2O，并小心地提高直至40cmH_2O，但对濒死儿逐渐提高压力的方法进行复苏可能会延误抢救时机。复苏者可根据个人经验（复苏时个人捏气囊的手感）和现场情况选择适当的初始压力，有效后再逐渐下调压力，维持适当的氧合；正压通气时也需注意避免发生气漏和过度通气。②强调围绕2min无中断的心肺复苏，建议新生儿分娩后尽早进行心率和氧饱和度的监测，不要因为“听心率、看呼吸”而中断正压通气和胸外按压。

（三）复苏用药

对于濒死儿复苏几乎一定会用药，且需要尽早使用。复苏前即应准备好相应药物，以备随时可用。一旦气管插管成功，在进行正压通气和胸外按压的同时，助产士就应处理脐带，行脐静脉插管。无论是气管内用药还是脐静脉给药，开始用药量要足够，气管内用药时每次使用1∶10 000肾上腺素1.0mL/kg；脐静脉内用药时剂量为1∶10 000肾上腺素每次0.3mL/kg，保证药物能充分进入血循环而发挥作用。如脐静脉置管不成功，可以考虑胫骨骨髓腔内用药，不建议外周静脉用药。

五、加强新生儿复苏后的处理

复苏后的治疗应包括继续进行适当的呼吸、循环支持，防治神经系统并发症等。其治疗的初始和长期目标包括：①转入有治疗能力的新生儿重症监护病房，在恢复有效循环后优化心肺功能和保证重要器官灌注；②加强呼吸、循环和脑功能的监测；③适当控制体温（包括亚低温）避免高温以促进神经功能恢复；④预测、治疗和防治多器官功能障碍，包括避免过度通气和用氧过多。

（余彦亮　林冰纯）

参考文献

[1] 桂永浩，薛辛东. 儿科学[M]. 3版. 北京：人民卫生出版社，2015：108-109.

[2] 桂永浩，申昆玲. 儿科学[M]. 2版. 北京：人民卫生出版社，2021：53-55.

[3] 韩玉昆，杨于嘉，邵肖梅. 新生儿缺氧缺血性脑病[M]. 2版. 北京：人民卫生出版社，2010：15-19.

[4] 中华医学会围产医学分会新生儿复苏学组. 新生儿窒息诊断的专家共识[J]. 中华围产医学杂志，2016，19（1）：3-6.

[5] 中国新生儿复苏项目专家组，中华医学会围产医学分会新生儿复苏学组. 中国新生儿复苏指南（2021年修订）[J]. 中华围产医学杂志，2022，25（1）：4-12.

[6] AZIZ K，LEE H C，ESCOBEDO M B，et al. Part 5：Neonatal resuscitation 2020 American Heart Association guidelines for cardiopulmonary resuscitation and emergency cardiovascular care[J]. Pediatrics，2021，147（1）：161-190.

[7] BRUCKNER M，LISTA G，SAUGSTAD O D，et al. Delivery room management of asphyxiated term and near-term infants[J]. Neonatology，2021，118：487-499.

[8] MOSHIRO R，MDOE P，PERLMAN J M. A global view of neonatal asphyxia and resuscitation[J]. Front Pediatr，2019，11：489.

[9] DANLADI J，SABIR H. Perinatal infection：a major contributor to efficacy of cooling in newborns following birth asphyxia[J]. Int J Mol Sci，2021，22（2）：707.

[10] JOYNT C，CHEUNG P Y. Cardiovascular supportive therapies for neonates with asphyxia—a literature review of pre-clinical and clinical studies[J]. Front Pediatr，2018，6：363.

[11] BAIK N，O’REILLY M，FRAY C，et al. Ventilation strategies during neonatal cardiopulmonary resuscitation[J]. Front Pediatr，2018，6：18.

[12] LINGAPPAN K，ARNOLD J L，FERNANDES C J，et al. Videolaryngoscopy versus direct laryngoscopy for tracheal intubation in neonates[J]. Cochrane Database System Rev，2018，6：CD009975.

[13] Andrew J. Grein, GM Weiner. Laryngeal mask airway versus bag-mask ventilation or endotracheal intubation for neonatal resuscitation[J]. Cochrane Database System Rev，2005，3：CD003314.

[14] ISABEL T C，ANNA P L，ANGEL S I. Oxygen and oxidative stress in the perinatal period[J]. Redox Biology，2017，12：674-681.

[15] CHEN X，LI H，SONG J，et al. The resuscitation of apparently stillborn neonates：a peek into the practice in China[J]. Front Pediatr，2020，8：231.

第三章

新生儿呼吸支持

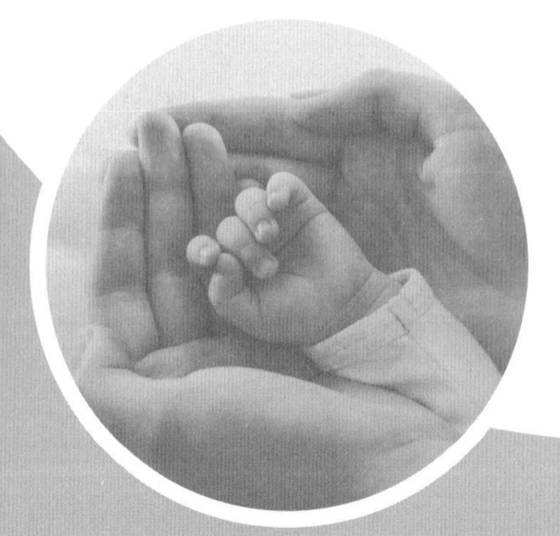

新生儿呼吸支持的主要目的是保证生理需要的通气量，改善机体的供氧，纠正呼吸性酸中毒，防止乳酸性酸中毒和休克，减少肺血管阻力增高所致的心脏或动脉导管水平的右向左分流。氧气疗法是新生儿呼吸治疗的重要组成部分，其作用是提供适当浓度的氧，以提高血氧分压和血氧饱和度，从而保证组织的供氧，消除或减少缺氧对机体的不利影响。新生儿低氧血症是新生儿呼吸功能障碍的常见表现，因肺和/或全身疾病导致通气和/或换气的任何环节障碍所致，严重者伴组织缺氧、细胞代谢和器官功能损伤，出现不可逆损伤及严重神经系统后遗症，甚至威胁生命。新生儿出现呼吸功能障碍及低氧血症时，应当积极治疗原发病，适当增加供氧提高肺泡氧分压（partial pressure of oxygen in alveolar gas，P_AO_2），改善通气、换气功能，纠正低氧血症。呼吸支持或氧气疗法的方式包括非机械通气的氧气吸入治疗、以机械通气方式递送给氧（如各种无创正压通气、常频机械通气、高频振荡通气等），以及体外膜氧合方式进行生命支持等。国内外的许多研究已证实，氧如同其他药物一样，若使用不当会发生多种不良反应和并发症，如ROP和慢性肺部疾病（chronic lung disease，CLD）等，甚至造成中毒引起严重后果。目前国内外对新生儿氧疗方法及并发症的预防都有了新的认识，提出了新的措施。本章主要介绍非机械通气的氧气吸入治疗（简称“氧疗”）、无创正压通气、常频机械通气和高频振荡通气。

第一节 非机械通气的氧气吸入疗法

一、缺氧的临床诊断与氧疗适应证

氧疗即用合适的给氧方式纠正机体因各种原因引起低氧血症的辅助治疗方法，是治疗各种原因引起的低氧血症和缺氧的重要对症措施，其目的是以适当的方式给患儿输送氧气，提高P_AO_2，改善肺泡气体交换和氧运输过程，从而提高PaO_2，纠正缺氧，防止缺氧对机体组织和器官的不良影响和损害，同时应注意避免发生氧的不良反应或氧中毒。正确诊断缺氧和掌握氧疗的指征，是正确应用氧疗的前提。

（一）缺氧的临床诊断

缺氧是一急症，严重时威胁患儿生命，在全面检查明确病因之前即需紧急处理，因此，临床医师判断患儿是否存在缺氧是非常重要的。可根据缺氧的症状、体征和血气分析进行判断。

1. 呼吸窘迫表现

（1）呼吸急促　足月新生儿安静时呼吸持续＞60次/min，早产儿安静时呼吸持续＞80～100次/min，是患儿氧供不足时最早的增加通气及摄氧的代偿方式。

（2）吸气三凹征　在增加呼吸频率仍不足以代偿氧的供需矛盾时，膈肌和辅助呼吸肌即加强做功，增加吸气力度和深度以增加潮气量，出现吸气时胸骨上、下及肋间隙凹陷。

（3）鼻翼扇动、鼻孔扩张　新生儿呼吸气流主要经过鼻道，呼吸费力时出现鼻孔扩张和鼻翼扇动。除鼻后孔闭锁、鼻塞等特殊情况外，张口呼吸罕见。

（4）呼气呻吟　是呼气相后期声门关闭气流冲击声带的声音。呼气相后期声门关闭是肺泡萎陷性疾病时的一种代偿方式，有利于增加功能残气量，防止肺泡进一步萎陷。

2. 呼吸衰竭表现

（1）呼吸困难　呼吸频率持续>60次/min，伴明显的三凹征和呼气呻吟，危重病例呼吸反而减慢（<30次/min），节律不整甚至呼吸暂停。

（2）青紫或发绀　动脉血氧饱和度（arterial oxygen saturation，SaO_2）<80%时可出现发绀；而严重贫血时，虽PaO_2已达8kPa（60mmHg）以下，由于还原血红蛋白未到5g/dL，发绀可不明显。需除外周围性及其他原因的发绀。

（3）神志改变　精神萎靡，反应差，肌张力低下。

（4）循环改变　肢端凉，皮肤毛细血管再充盈时间延长，心率<100次/min。

临床诊断呼吸衰竭时，（1）、（2）项必备，（3）、（4）项做参考。

3. 血气分析

血气分析是确诊有无低氧血症和缺氧的金标准，对鉴别病因、分析产生缺氧的机制和指导治疗均有重要意义。正常新生儿在海平面吸入空气时的PaO_2为10.7～13.3kPa（80～100mmHg），<10.7kPa（80mmHg）为低氧血症；<6.67kPa（50mmHg）为缺氧，称Ⅰ型呼吸衰竭，提示换气功能障碍。如伴动脉血二氧化碳分压（$PaCO_2$）升高>6.67kPa（50mmHg），称Ⅱ型呼吸衰竭，提示通气功能障碍。

（二）氧疗的适应证

凡低氧血症及有组织缺氧者，均为氧疗的指征。但由于机体具有一定的代偿适应能力，氧疗在临床上仅用于缺氧较显著及有临床症状者。

1. 临床指征

（1）发绀　新生儿出现发绀时缺氧已较严重，其PaO_2约相当于7.33kPa（40mmHg）或SaO_2<85%，是氧疗的明确指征。在分析新生儿发绀时，需注意以下因素所造成的影响：①血红蛋白（Hb）浓度：在Hb为200g/L，SaO_2降至85%时出现发绀；而在Hb为90g/L时，SaO_2需降到67%时才出现发绀；在严重贫血时，虽PaO_2<7.33kPa，由于还原血红蛋白未到50g/L，发绀仍可不明显；若Hb浓度过高，如红细胞增多症，即使PaO_2正常，皮肤亦可以出现发绀。②异常血红蛋白：在成人，Hb主要为HbA，PaO_2降至42～53mmHg时出现发绀；而在胎儿，因含有较多的HbF，PaO_2则需降至32～34mmHg时才出现发绀。高铁血红蛋白含量对发绀的观察有一定的影响，若碳氧血红蛋白含量较高和发生氰化物中毒，即使存在严重的低氧血症，发绀也可以不明显。③哭闹。④发绀部位：周围性发绀多见于四肢和口周（早期表现），中心性发绀则见于口唇和口腔黏膜；排除因局部和末梢循环欠佳所致的发绀。⑤其他如检查者的感觉差异、光线强度及患儿皮肤颜色（如种族差异、重度黄疸时）等均可影响对发绀程度的观察。

（2）呼吸异常　包括呼吸急促或过慢，呼吸费力、吸气三凹征、鼻翼扇动、呼气呻吟等呼吸窘迫表现，频繁呼吸暂停等。

（3）心血管功能不全及各种原因所致的休克　可造成组织、器官血液灌注障碍，影响氧的运输能力，导致组织缺氧，故应及早氧疗。

（4）严重贫血　贫血时血氧含量减低，可引起组织缺氧，因此对严重贫血患儿应给予氧疗。

（5）高热　高热时氧消耗量增加，有低氧表现时应给予氧疗。

（6）意识障碍　急性缺氧可引起患儿烦躁不安，甚至影响意识状态，对意识障碍伴有低氧血症患儿应予氧疗。

（7）心率过快　缺氧早期可表现为心率加快，但非特异表现，对同时存在低氧血症患儿应给予氧疗。

（8）有胎儿宫内窘迫或宫内窘迫趋势时，可考虑给予孕妇吸氧，可能对母儿均有一定的改善作用。

2. 血气指标　在吸入空气时，PaO_2＜50mmHg或SaO_2或经皮氧饱和度（SpO_2）＜85%者应给予氧疗。

（三）氧疗的目标

目标维持PaO_2为50～80mmHg，或SaO_2（或SpO_2）为90%～94%。正常出生1h内的新生儿和早产儿，其PaO_2为50～60mmHg，24h后＞70mmHg。一般来说，PaO_2为50～80mmHg足以维持机体代谢需要，对于一些特殊情况（如先天性心脏病），PaO_2维持在40～50mmHg也是可以接受的。

由于新生儿体内氧储备量少，缺氧仅数分钟即可耗竭。缺氧下器官的存活时间短暂，完全缺氧后脑组织约10s，心脏、肝脏、肾脏约5min将失去功能，缺氧时间更长将发生不可逆的损害。故应强调一旦发现缺氧表现，应及时给予氧疗，纠正低氧血症，改善组织供氧。

二、新生儿非机械通气的氧疗方法

氧疗的方法很多，不同方法各有利弊，在氧疗方式选择上应遵循的基本原则：从简单到复杂，从无创到有创，及时监测和调整，以能尽快达到改善缺氧为目的。在给氧前必须明确有无呼吸道梗阻，研究认为减轻呼吸道梗阻的辅助措施能使氧疗效果更好，特别是在疾病早期。

（一）鼻导管法

鼻导管法为最常用的低流量给氧法（高流量氧气亦可通过鼻导管方式输送，关于高流量鼻导管给氧将在第三章第二节“无创正压通气”中阐述），氧流量一般为0.5～1L/min，不要超过3L/min，包括单鼻导管、双鼻导管、鼻前庭及双鼻孔外置开孔式导管给氧法（图3-1），适用于轻度低氧血症患儿；对气管切开的患儿，可进行气管内套管给氧。先清洗鼻腔再放置导管，鼻导管氧浓度估计为：吸入氧浓度=21+4×氧流量（L/min）；但这种计算是粗略的，易受患儿潮气量和呼吸频率的影响，患儿哭闹、张口可减少氧的吸入；有研究认为双鼻导管法吸入氧浓度过高，但其所应用的氧浓度分析仪测定探头置于鼻前庭，与吸入的氧气接触过早，测定结果并不令人信服。鼻导管吸氧简单、方便，缺点是吸入氧浓度较低，难以充分温湿化，氧流量过大易刺激鼻咽部，造成患儿不适。若长期使用，鼻孔可能变干且易出血。

1. 鼻导管浅置法　将导管由一侧鼻孔送至鼻前庭。氧流量：婴幼儿为1～2L/min，新生儿为0.3～0.5L/min。FiO_2为25%～30%。

2. 鼻导管深置法　将导管插入鼻咽腔中，可以保障FiO_2＞30%。与鼻前庭吸氧比较，没有明显优势，且刺激性大，分泌物多，管口容易堵塞，部分小儿有时不能耐受。

3. 改良鼻导管法　将内径0.4cm乳胶管结扎一端，在距末端2cm处剪一长形缺口，将此管横置并固定于鼻孔下方，令缺口部位对准鼻孔，用胶布将其固定于鼻上，氧流量多用2～4L/min。此法方便、舒适，疗效亦佳。现已有更舒适的鼻导管，可经一侧鼻孔或双鼻孔鼻导管给氧（图3-1）。

4. 对气管切开患儿，在进行气管内套管给氧时，氧导管深置法（6cm）血氧饱和度明显高于氧导管浅置法（2cm），现多主张气管内吸氧导管插入6cm。

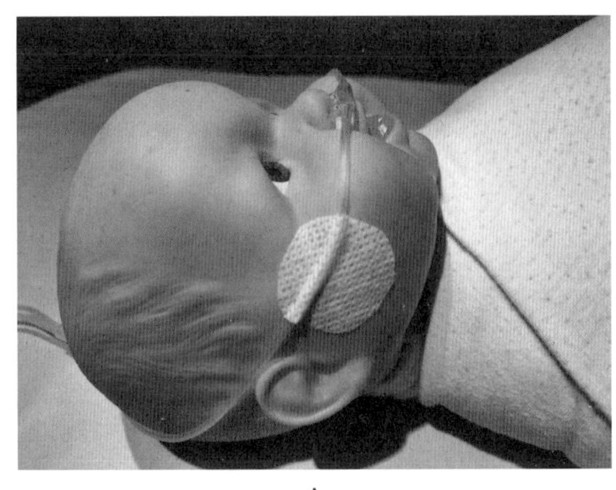

A

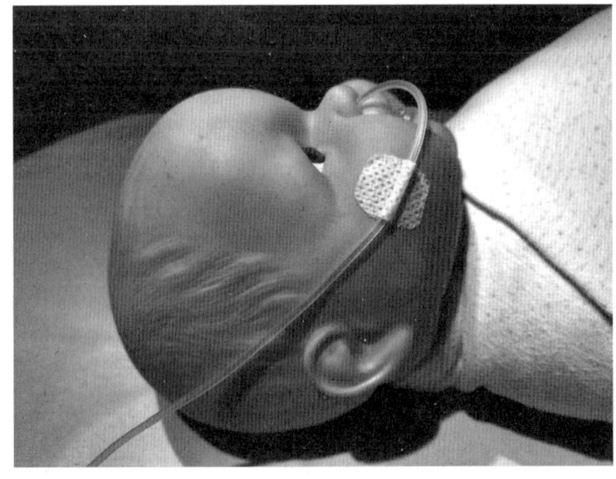

B

图3-1　鼻导管给氧法

A.经双侧鼻孔鼻导管给氧；B.经一侧鼻孔鼻导管给氧。

（二）鼻塞法

通常采用双侧鼻塞（常用硅胶制成）置于患儿两侧鼻前庭，深约1cm，用松紧带固定，适用于中度缺氧和需要较长时间吸氧的患儿，吸入氧浓度可调节。此法易固定，可确保供氧，在鼻塞密闭状态良好的情况下，FiO_2可达80%～90%。使用鼻塞法给氧时，应注意鼻塞不能与皮肤黏膜接触压迫太紧，一般每3h检查一次，以免引起组织损伤及坏死。

（三）面罩法

包括简易面罩、带贮氧囊面罩和Venturi面罩吸氧法，适用于中、重度缺氧。面罩输氧很少在产房复苏以外的情境中使用。但有时会用面罩输送自由流量的氧气，作为NICU中低氧饱和度期间或气管插管前的临时措施。面罩与面部的距离会影响输送的FiO_2。如果采用面罩缓解呼吸暂停，应尽量让FiO_2接近呼吸暂停发作前使用的水平。

1. 简易面罩　由塑料制成，氧气输入孔位于面罩底部，呼出气从面罩上多个出气孔排出；大小应以能罩住口、鼻为宜，两边以带子固定于头部，可连接于湿化加温器（图3-2）。吸入氧浓度的高低可通过氧流量大小及面罩的密封程度来调节。一般用氧流量为1～2L/min，FiO_2可达30%左右；当氧流量增至3～4L/min时，FiO_2可达40%。适用于中度低氧血症者。其优点是简单、方便，能达到较高吸入氧浓度，满足氧疗的需要。缺点为氧气消耗量大，面罩不易很好地固定。

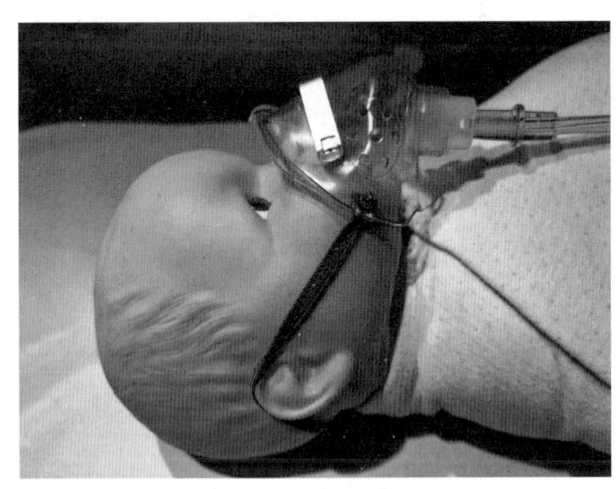

图3-2　简易面罩给氧

2. 带贮氧囊面罩　于面罩下端部位加一贮氧袋，与输氧导管相连，可提供高体积分数的氧气吸入。应用时要求氧流量4～8L/min，保持氧袋呈持续半充满状态。此类面罩又分为两类：①部分重吸收面罩：无活瓣，贮氧袋与输氧导管相连，氧气输入时，部分进入贮氧囊，另一部分进入面罩内。患儿吸气时吸入罩内及囊内气体，呼气时

1/3气体进入贮氧囊，2/3通过侧孔及面罩周围缝隙排出。当增加氧流量时FiO_2可达到60%左右。②非重吸收面罩：贮氧袋与面罩间及面罩两侧均有薄橡胶片制成的单向活瓣，吸气时贮氧袋与面罩间活瓣开放，面罩两侧呼气活瓣关闭，而呼气时贮氧袋与面罩间活瓣关闭，面罩两侧呼气活瓣开放（图3-3）。如面罩与面部放置紧密时FiO_2可达到90%～100%。

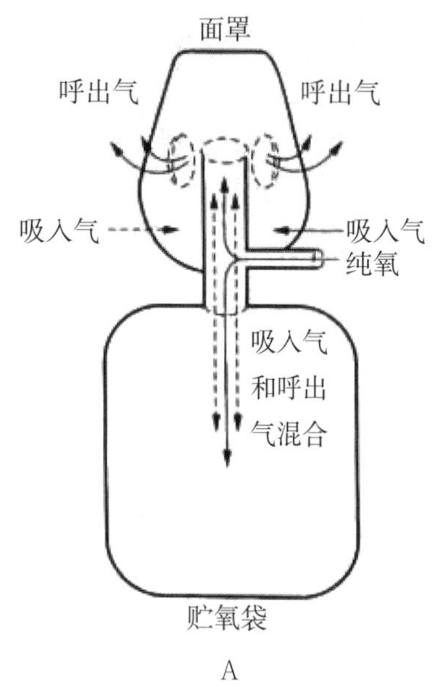

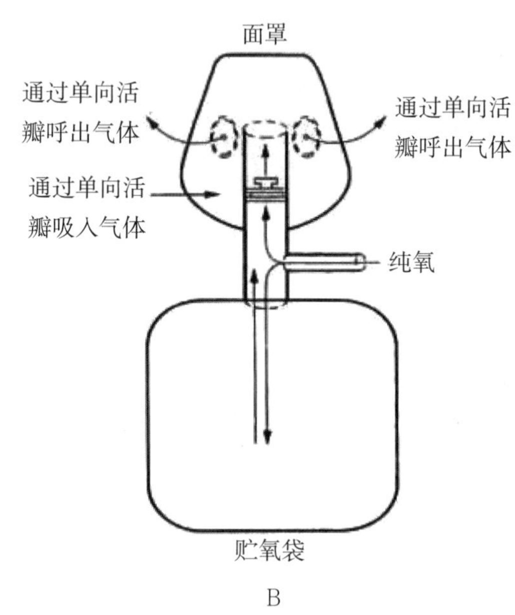

图3-3 带贮氧囊面罩

A.部分重吸收面罩；B.非重吸收面罩。

3. Venturi面罩 基本原理为在面罩下端装有一开孔的氧射流装置，利用氧射流产生的负压自开口侧孔带入一定量空气的面罩，用时调节不同氧流量可达到定量的FiO_2，当氧流量为4～6L/min时FiO_2可达到24%～28%；氧流量为8～10L/min时FiO_2可达35%～40%；氧流量为10～12L/min时FiO_2可达50%左右。由于高气流速，CO_2不易滞留。可用于中度以上缺氧患儿（图3-4）。注意要确保氧流量与Venturi装置标记一致，才能保证FiO_2准确；不应使用湿化瓶。由于流量太大，冷空气不断吹入易致新生儿面部降温，故不适用于早产儿。

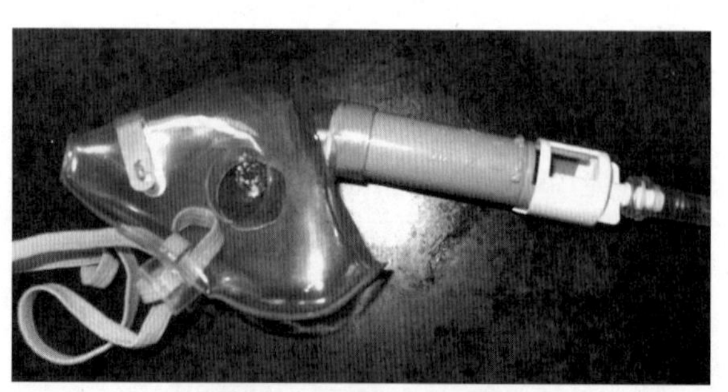

图3-4 Venturi面罩

（四）头罩给氧法

头罩是高透明度有机玻璃制成，将患儿头部置于头罩内吸氧。输气管由罩顶部气孔送入，通过调节氧流量和气孔开放数控制吸入氧浓度。头罩给氧法（图3-5）氧流量一般为5～8L/min，氧流量≥10～15L/min时，氧浓度可达80%～90%。氧流量过小易造成CO_2潴留在罩内。调节氧流量和气孔开放数，可改变FiO_2。采用流经式系统加湿氧气，以防皮肤和吸入气体干燥。对于＜1 500g的早产新生儿，应将氧气加温至与保温箱相同的温度。对于体重更重的婴儿，头罩内维持室温，以防呼吸过速。该法简单、方便，头部不需固定而能自由转动。头罩内氧浓度恒定，并保证了一定的湿度，可稀释气道分泌物以利排出，较面罩法吸氧更舒适；缺点是耗氧量大，罩内温度高，发热患儿及炎热夏季不宜使用；对长时间、高浓度头罩吸氧的患儿，应考虑改用呼吸机辅助呼吸。

头罩会妨碍护理人员接触婴儿的面部和头部，所以通常不用于为新生儿输氧，而仅在鼻导管不耐受的情况下使用。

进行头罩给氧时，可根据患儿体重及头颈大小选择合适的头罩（大、中、小号头罩），罩与患儿头颈部有一半圆形开口；纯氧吸入下，当氧流量＜3L/min时，FiO_2均＜35%，使用中、小号头罩吸氧者血气提示可有CO_2潴留；氧流量在3～5L/min时，使用中、小号头罩吸氧者FiO_2为35%左右，使用大号头罩者FiO_2接近30%，使用小号头罩者可有CO_2潴留；氧流量在5～7L/min时，使用中、小号头罩吸氧者FiO_2为40%～50%，使用大号头罩吸氧者FiO_2接近40%，均无CO_2潴留；氧流量＞7L/min时，FiO_2均在50%以上，均无CO_2潴留。提示在选择头罩吸氧及氧流量在3～5L/min时，选择大、中号头罩吸氧相对安全，对没有空氧混合器及氧浓度检测设备的基层医院具有一定的参考价值。

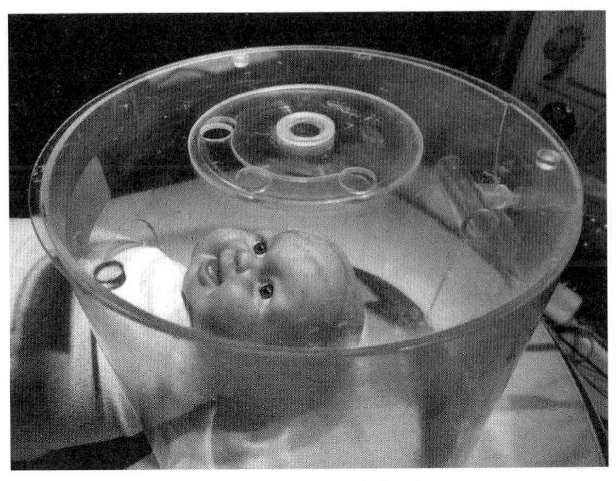

图3-5 头罩给氧法

（五）伺服控制保暖箱供氧

将输氧管直接放入暖箱，适用于需要暖箱保温的早产儿和低体重儿。伺服控制保暖箱供氧可实现氧浓度稳定。一般氧流量为6～8L/min时，氧浓度为28%～32%；氧流量为5L/min时，氧浓度为26%～30%；但亦有研究表明，在氧流量为2L/min、3L/min、4L/min、5L/min、6L/min时，氧浓度分别为21%～22%、23%～24%、24%～25%、25%～27%及28%～30%。一项单中心小型试验显示，对于接受辅助供氧的早产儿，采用伺服控制保暖箱供氧与采用鼻导管供氧相比，低氧血症发作更少。

较多研究已经证实，新生儿窒息复苏时吸入100%纯氧，复苏效果并不优于吸入空气，相反，对某些指标，如存活率、神经系统状况，却有可能差于后者；初步研究表明，应用30%或60%浓度氧进行复苏可能较空气或100%氧复苏更好。因此，对足月儿，窒息复苏开始时最好选用空气复苏，而非纯氧复苏，吸入的氧气应通过空氧混合器供给，氧浓度根据经皮氧饱和度调节；若选用空气进行复苏，也需备用氧气，以便能对在90s时窒息复苏效果仍不满意者立即改用纯氧复苏。早产儿在出生时即面临高氧化应激反应的危险，比足月儿更易受高浓度氧的损伤，临床上在对早产儿进行吸氧治疗时更应该谨慎小心；对胎龄≤32周的早产儿，空气复苏较难达到目标氧合，可谨慎给予空氧混合气体，最好能在脉搏血氧饱和度仪监测下进行，避免高氧及低氧血症；若无空氧混合气体，可首先应用空气进行复苏。

三、停止氧疗或改用无创正压通气的指征

氧疗的目的是纠正低氧血症，改善组织供氧。当患儿缺氧的病因已消除，氧疗后病情稳定，精神状况好转，发绀消失，心率较前减慢，呼吸较前平稳，足月儿PaO_2＞80mmHg和/或SpO_2＞97%时，应及时降低FiO_2；早产儿PaO_2＞70mmHg和/或SpO_2＞95%时，应及时降低FiO_2。当FiO_2＞60%时，按10%梯度递减；当FiO_2＜60%时，按5%梯度递减；当FiO_2＜30%时，按1%～2%梯度递减；当呼吸空气30min后，PaO_2＞60mmHg、$PaCO_2$＜50mmHg或SpO_2持续＞90%，即可考虑停止氧疗。停氧前先减少氧流量，观察病情是否平稳，再逐渐撤除。

当鼻导管、鼻塞、面罩或头罩吸氧，需FiO_2＞30%时，PaO_2＜50mmHg或SpO_2＜90%应改为无创正压通气或气管插管机械通气。

四、氧疗时的监护管理与注意事项

1. 氧气是一种特殊的“药物”，存在作用与副作用。临床上应严格掌握氧疗指征，对临床上无发绀、无呼吸窘迫、PaO_2或SpO_2正常者不必吸氧。对早产儿呼吸暂停主要针对病因治疗，必要时间断吸氧，尽量避免应用鼻管，尤其是双鼻管吸氧。

2. 氧气作为一种特殊的“药物”，也应注意剂量，如FiO_2和流量。在氧疗过程中，必须具备相应的监测条件，如氧浓度检测仪、血气分析仪或经皮氧饱和度测定仪等。任何接受氧疗的患儿均应使用无创性监测仪持续监测SpO_2。使用头罩给氧或暖箱给氧者不易评估吸入氧浓度，最好应用氧浓度检测仪测定，并适当调整后再进行氧疗，或使用空氧混合器进行氧疗。每小时检查FiO_2以确保可以维持预期的FiO_2，记录FiO_2增加超过10%的情况。无论选用哪一种呼吸支持技术，都应及时评估氧合状态，都应以最低的吸入氧浓度来维持患儿PaO_2在50～80mmHg，SpO_2在90%～95%。

3. 除在出生后复苏等紧急状态下给予100%的氧外，其余情况，包括在复苏后需要持续给氧，都应加温、加湿，并调节供氧浓度。吸入氧浓度必须以氧浓度计持续监测，或者至少每小时监测一次，以最低的氧浓度维持适当的动脉氧分压。

4. 头罩吸氧时，头罩内流量过低（＜5L/min）可引起罩内CO_2重吸收。此外，头罩内湿化不能过度，一般以罩内有少量均匀轻雾状感觉即可，如罩内存在大量冷凝集水分示湿化过度，如长期吸入可导致体内水潴留、气道细胞肿胀、气道阻力增加及肺表面活性物质损失。

5. 鼻导管吸氧时，旧教科书规定，将鼻导管插入深度为耳垂至鼻尖距离的2/3，但临床上常发现小儿哭闹不安。近年来，鼻咽部吸氧已逐步被鼻前庭输氧法代替；有研究对鼻前庭给氧和鼻咽部给氧进行比较，证实鼻前庭给氧完全可以达到同样效果，且能减少导管对新生儿鼻黏膜的刺激，管口不易堵塞，氧疗过程中新生儿无明显烦躁及哭闹。

6. 保证有效给氧　确定中心供氧站或氧气瓶气压充足；连接好通气管道，保证管道无破损，管道之间无漏气；将氧疗器具固定好，松紧适宜，避免脱落；及时清除患儿呼吸道分泌物，保证呼吸道通畅。若确定患儿对氧浓度需求高，长时间吸氧仍无改善，应积极查找病因，重新调整治疗方案，给予相应治疗。

7. 氧疗时应加用温化、湿化装置，以达到湿化氧气和气道，减少对气道刺激的目的，有利于气道分泌物排出。氧气是一种干燥气体，长期、持续吸氧易引起呼吸道黏膜干燥，但多年来，临

床上除机械通气时温化和湿化氧气外，其他方式的吸氧虽有部分湿化，但未采取温化措施，患儿容易产生不适的感觉。氧疗前氧气在充分温化与湿化后，可以增加氧分子的弥散能力，提高氧疗效果。目前临床上常用的湿化液包括无菌蒸馏水、无菌注射用水、生理盐水及0.45%氯化钠溶液等，前三者或增加气道感染机会，或引起气管黏膜细胞水肿，增加气道阻力，均不适宜作为长期氧疗的湿化液，而0.45%氯化钠溶液再浓缩后浓度接近生理盐水，对气道的刺激性比生理盐水小，增加气道感染的机会不高，适用于新生儿氧疗湿化。有研究认为，选用复方硼砂溶液、0.02%呋喃西林溶液或0.1%硫酸铜液作为氧疗湿化液，可降低气道感染机会，但并不适宜用于新生儿的氧疗湿化。氧疗时一般要求氧气湿化度为50%，湿化液的温度保持在（37±1）℃时可提高效果，减少并发症；机械通气吸入气体经加温湿化器处理后维持在37℃，可提供呼吸道合适的温度与湿度。

8. 切实做好氧气湿化瓶及供氧管道的消毒管理工作　湿化瓶的消毒用含有效氯1 000mg/L的含氯消毒剂浸泡30min后，再用无菌蒸馏水冲净，干燥备用。建议供氧管道采用环氧乙烷灭菌方法，既能达到灭菌效果，又能避免氯制剂残留。使用中的湿化瓶及湿化液必须每日更换，有条件者可使用一次性湿化瓶，从而减少湿化液污染，预防医院感染的发生。

9. 注意观察并发症　氧疗可发生多种并发症，如肺不张、氧中毒及呼吸道感染等，亦可因吸入氧压力过高导致肺泡破裂或气胸等，而部分氧疗方法，如鼻导管吸氧、鼻塞法给氧和面罩法吸氧等，可引起腹胀，进而引起腹压增高，降低呼吸效率，需注意鉴别和避免。

10. 使患儿头部处于过伸位以保持气道通畅。需要定时进行鼻腔和口腔的吸引。当患儿通过鼻导管吸氧时，可以从鼻腔滴入几滴生理盐水以保持湿化和通畅。至少每隔8h进行口腔护理。经常更换头罩下湿的铺巾。

11. 当患儿表现出呼吸困难征象时（如发绀、呼吸暂停、气促、三凹征、鼻翼扇动、血氧饱和度下降），氧管应放在患儿的鼻孔下。在保持头侧位的正中体位的同时，为患儿行鼻腔和口咽吸引。如果清理呼吸道和吸氧后患儿症状仍未改善，就要考虑做气囊面罩加压或行气管插管。

12. 需要用面罩或气囊加压给氧时，应严密监测血氧饱和度及吸气压力。对于需要长时间氧疗的患儿，经鼻导管给氧较为方便，并能在不影响氧浓度的情况下，经口喂养。要精确调节吸入氧气的浓度和流速，并严密监测患儿血氧饱和度，尤其在使用脉搏血氧监测仪时。对于反应较好的患儿，鼻导管容易移位，故需严密监护。同时，呼吸方式的改变可能会使经插管处吸入的空气量发生改变，从而影响吸入氧的真正浓度。

13. 注意体位对氧疗效果的影响。有研究表明，俯卧位可能对氧合有一定的改善作用。

14. 在吸氧过程中要加强对患儿的巡视，仔细观察患儿的面色，有无呼吸窘迫，并记录好血氧饱和度的波动值。新生儿血氧饱和度维持在90%～94%即可，在饱和度监测仪上设置上限（95%）报警；只要血氧饱和度在正常范围内，就应避免不必要的吸氧。此外，对早产儿可采用间歇给氧法。

15. 重视对用氧过程中的医疗文件的及时书写与登记　记录吸氧起止时间、间歇的时间、供氧的方式、流量和浓度，以及吸氧过程中各种参数的调节时间和患儿吸氧后的状况。

16. 早产儿家属知情权　对早产儿，尤其是极低出生体重儿，在用氧时，一定要告知家属早产儿发育不成熟的特点，以及早产儿用氧的必要性与可能的危险性。签署知情同意书。

五、新生儿氧疗合并症及预防

（一）氧疗合并症

氧中毒在低浓度（＜40%）吸氧时很少发生，主要发生于高浓度吸氧，这是因为：吸入气的氧分压高，肺泡气和动脉血的氧分压随之增高，使血液与组织细胞之间的氧分压差增大，氧的弥散加速，组织细胞获得过多的氧而中毒（主要是氧自由基对生物单位膜的破坏）。一般认为，常压下吸入浓度在40%以下的氧是相对安全的；氧浓度在40%～60%有可能引起氧中毒；氧浓度在60%以上可引起较严重但非致命性的毒性反应，如此高浓度氧疗必须限制在48h内；吸入氧浓度超过90%的氧疗只限于抢救时短期使用。机体较长时间暴露在高氧下，易造成肺（肺型氧中毒）、脑（脑型氧中毒）和视网膜（眼型氧中毒）等损害。

1. 呼吸抑制　发生于缺氧伴严重二氧化碳潴留者给予较高浓度氧疗时。这是由于高浓度氧疗消除了低氧对呼吸中枢的刺激作用，应立即降低氧浓度，使用呼吸兴奋剂，必要时采用机械辅助呼吸。

2. 氧中毒　氧中毒的发生取决于氧分压和氧浓度，当吸入气的氧分压过高时，因肺泡气和动脉血的氧分压随之增高，使血液与组织细胞之间的氧分压差增大，氧的弥散加速，组织细胞获得过多的氧而中毒。氧中毒的类型：肺型、脑型和眼型。

（1）肺型氧中毒　早产儿可引起支气管肺发育不良（bronchopulmonary dysplasia，BPD），这是由于吸入过高浓度的氧（FiO_2＞40%），使支气管肺泡上皮受损而致；可发生严重的慢性肺疾病，一直可延续到成人。研究表明，中等浓度及较高浓度的氧可能通过抑制肺血管的发育导致BPD的发生，而低浓度氧对新生大鼠肺血管内皮生长因子（vascular endothelial growth factor，VEGF）及其受体mRNA表达无影响，提示长期吸入低浓度氧也许对肺血管发育影响不明显，而持续吸入中等浓度及较高浓度氧可降低VEGF及其受体mRNA的表达。但现在研究认为，BPD的形成与发育未成熟、易感基因、围产期感染和炎症、动脉导管持续开放、微血管的发育，以及肺泡破裂的关系更为密切。

（2）脑型氧中毒　吸入高浓度氧可引起脑血管收缩，脑组织缺血缺氧，导致脑损伤；吸入2～3个大气压以上的氧，可在短时间内引起脑型氧中毒（6个大气压的氧数分钟、4个大气压氧数十分钟），患儿主要出现恶心、抽搐等神经症状，严重者可昏迷、死亡。高浓度氧疗时患儿出现神经症状，应区分脑型氧中毒与缺氧缺血引起的脑病。前者患儿先抽搐后昏迷，抽搐时患儿是清醒的；后者则先昏迷后抽搐。对氧中毒者应控制吸氧；但对缺氧性脑病者则应加强吸氧。

（3）眼型氧中毒　对早产儿来说，眼部血管后半段的发育只能留在出生之后完成。为了抢救其生命，氧气必须使用，但正是用于救命的氧气，长时间、高浓度（FiO_2＞40%）的血氧环境下，未发育完成的眼底血管不再向视神经盘边缘生长延伸，而是在原生长位膨胀、变粗、打结、纤维素渗出甚至出血，纤维膜形成，纤维收缩、牵拉，可使视网膜剥脱。吸氧浓度和持续时间可影响视网膜血管的发育，长时间高浓度吸氧可导致不可逆的血管增生性改变而发生ROP。

3. 脱氮性肺不张　氮是一种惰性气体，在正常状态下肺泡内的氮很少吸收，它在肺泡内起支架作用，维持肺泡的正常容积。当吸入高浓度氧气后，肺泡内氮被驱走，氮的比例减少。当氧被血液吸收，肺泡没有足够气体使其保持开放状态而萎陷，造成肺不张。由于这种肺不张是因脱氮引起，故称为脱氮性肺不张。

（二）氧疗合并症的预防

1. 严格掌握氧疗指征　虽然氧疗是抢救危重新生儿的必要措施，但也要严格掌握氧疗指征，要仔细观察病情变化和血氧饱和度监测情况，只要临床上无发绀、无呼吸窘迫，氧分压和血氧饱和度在正常范围内，就不应进行吸氧治疗。

2. 严格掌握吸入氧体积分数（即吸入氧浓度）　氧疗不良反应与吸入氧体积分数和持续时间密切相关，要以尽可能低的吸入氧体积分数维持正常的血氧饱和度，新生儿血氧饱和度维持在90%~95%即可，不必超过95%，要在血氧饱和度监测仪上设置上限（95%）报警。

3. 选择适当的给氧方式　根据病情需要以及治疗反应，选用最恰当的给氧方式，如鼻导管吸氧、面罩给氧、头罩给氧、暖箱给氧，以及机械通气等。

4. 规范用氧　使用氧气时先调节流量再使用，停氧时先拔出导管再关闭开关；所吸入的氧气应充分加温、加湿，以免造成鼻腔黏膜充血水肿；避免氧气直吹患儿，增加不显性失水；吸氧管道，应定时更换，避免诱发感染。

5. 监测和筛查氧疗并发症　患儿在吸氧过程中，应注意观察其精神状态、肤色、呼吸节律和呼吸频率等，定期复查血气分析和评估氧合状态，维持恰当的氧疗目标；监测可能的氧疗并发症，如肺泡破裂或气胸、神经系统损伤、肺不张、氧中毒，以及呼吸道感染等；按计划检查眼底，排除ROP。

6. 及时停氧　通过仔细的临床观察和必要检查，准确评估病情。当患儿病情稳定，呼吸空气30min后，能维持PaO_2>60mmHg、$PaCO_2$<50mmHg，即可停止氧疗，避免长时间吸氧；按计划筛查氧疗并发症，调整氧疗方案，及时停氧；临床上对早产儿，应尽量避免吸入氧浓度波动较大，在病情稳定而撤氧时应采取逐渐降低吸入氧浓度的吸氧方式，不能直接停氧。

7. 积极治疗原发病　采取综合治疗方法，积极治疗原发病和一些合并症，尽快使病情恢复，缩短氧疗时间。

8. 其他预防措施　药物预防氧中毒研究较多的有氧自由基清除剂、抗氧化剂和血红素加氧酶等，但临床疗效并不理想。

六、早产儿氧疗原则

早产儿氧疗应掌握一定的原则，目的是避免因FiO_2过高和时间过长出现的并发症。

1. 正确掌握氧疗指征，避免无指征时预防用氧、吸高浓度氧（给早产儿用氧时氧浓度一般不超过40%）。

2. 根据疾病考虑不同的用氧方式，除紧急情况外，均须加温湿化，以利于分泌物排出。

3. 与用药一样，也应注意剂量，如FiO_2和流量。

4. 在血气监测下，以最低的FiO_2维持PaO_2在50~80mmHg。

5. 病情好转后，应逐渐降低FiO_2，当PaO_2>70mmHg、SpO_2>95%时应逐渐降低FiO_2，但不能立即停氧。

6. 在无呼吸器的医院，给早产儿用NCPAP。给氧时必须用低浓度氧，不能用纯氧，若无条件，应送上级医院救治。

7. 进行早产儿氧疗时必须具备相应的监测条件，如氧浓度测定仪、血气分析仪或经皮氧饱和度测定仪等，如不具备氧疗监测条件，应转到具备条件的医院治疗。

8. 早产儿需要吸氧时，危重者必须用人工呼吸器或NCPAP。用较高氧浓度时需告知家属：①早产儿视网膜发育未成熟，初生的早产儿视网膜已经暴露在相对高氧环境中也有可能发生

ROP；②早产儿急救必须用氧，甚至需用较高浓度的氧，这就有可能引起ROP，需告知并取得家属的理解和同意。

9. 要按照指南要求，进行ROP筛查。凡是经过氧疗，符合眼科筛查标准的早产儿，应在出生后4～6周或PMA32～34周时请掌握ROP筛查技术的眼科医师或上级医院进行ROP筛查，以早期发现，早期治疗。

10. 早产儿复苏时用氧原则　使用空氧混合器控制复苏时起始FiO_2。胎龄＜28周，初始FiO_2用30%；胎龄28～32周，初始FiO_2用21%～30%；胎龄≥32周，初始用0.21。然后根据右手腕脉搏氧饱和度监测仪显示的心率及饱和度来调整FiO_2。复苏后应使血氧饱和度维持在90%～94%。复苏中，在逐渐调整吸入氧气浓度达到目标血氧饱和度同时，还应考虑出生后血氧饱和度动态变化规律。避免使用高浓度氧气开始早产儿复苏。但早产儿适宜或目标血氧饱和度仍有争议。如果开始使用正压通气，从空气到100%的氧均可使用，没有任何研究证明开始时使用哪种特定的氧浓度是最合适的。逐渐提高或降低氧浓度，使血红蛋白氧合逐渐增加至90%，如果心率没有迅速增加至＞100次/min，则需改善通气策略，用100%氧。如果没有空氧混合器和脉搏血氧饱和度监测仪，也没有足够时间将产妇转送，可按足月儿来给氧复苏，没有足够的证据证明在复苏时短时间给100%氧可以导致早产儿损害。

（周　伟）

第二节 无创正压通气

一、无创正压通气分类

目前有6种无创正压通气（non-invasive positive pressure ventilation，NPPV）模式用于新生儿，即经鼻持续气道正压通气（nasal continuous positive airway pressure，NCPAP）、双水平气道正压通气（bi-level positive airway support，BiPAP或SiPAP）、经鼻间歇正压通气（nasal intermittent positive pressure ventilation，NIPPV）、高流量鼻导管给氧（high flow nasal cannulae oxygen therapy，HFNC；亦称加热湿化高流量鼻导管给氧，heated humidified high-flow nasal cannula，HHHFNC）、经鼻高频通气（nasal high frequency ventilation，nHFV）及无创神经调节辅助通气（non-invasive neutrally adjusted ventilatory assist，NIV-NAVA）。NICU内由上述模式提供的无创通气，既可作为呼吸支持的主要方式，亦可作为一段时间间歇指令通气（intermittent mandatory ventilation，IMV）治疗拔管后的过渡性呼吸支持手段。NPPV还可与早期、营救性表面活性剂疗法联合应用。

（一）经鼻持续气道正压通气

经鼻持续气道正压通气（NCPAP）是在自主呼吸条件下，提供一定的压力水平，使整个呼吸周期内气道均保持正压的通气方式。在有创机械通气时这种气道正压称为呼气末正压（positive end-expiratory pressure，PEEP）。NCPAP可以抵抗上气道塌陷，稳定胸壁，保持气道通畅，增加功能残气量，通过产生抗水肿效应，保护外源性肺表面活性剂，防止肺不张，改善通气/血流比值，改善肺部氧合，增加肺顺应性。通过鼻实现呼吸支持，有可能避免患儿经气管插管机械通气。因此，NCPAP通常用于治疗早产儿呼吸暂停，拔管后的辅助呼吸和RDS等的治疗，也是早产儿最常用的无创通气模式。

（二）双水平气道正压通气

双水平气道正压（BiPAP），又叫DuoPAP（duo positive airway pressure），是一种用于辅助自主呼吸的压力限制、时间切换的无创通气模式，吸气相（高压相）和呼气相（低压相）中皆存在持续气流，并由持续气流完成整个机械通气，是正压通气的一种增强模式，允许患儿在通气周期的任何时刻都能进行不受限制的自主呼气。BiPAP有同步和非同步两种模式，目前国内外应用的多为非同步模式。与NIPPV不同，BiPAP并非提供叠加压力的辅助通气，而是交替提供两个压力水平（P_{high}，P_{low}），且在两种压力下新生儿均可自主呼吸，因此被称为双水平正压通气。P_{low}相当于NCPAP的PEEP，P_{high}为第二级压力水平，两者之间的转换由设定时间决定（高压力水平时间T_{high}），其使得新生儿气道压力及功能残气量在两个压力水平之间周期性转换。

由于自主呼吸参与整个通气过程，当自主呼吸程度不同时，BiPAP承担着不同压力型通气模式的作用。在自主呼吸不恒定时，自主呼吸可随意和间断出现在高压和低压两个压力水平，达到自主呼吸与控制通气并存，增加通气量，提高人机协调性。如果患儿完全没有自主呼吸，其相当于压力控制通气（pressure control ventilation，PCV）；如患儿自主呼吸仅出现在P_{low}相，BiPAP相当于间歇指令通气（IMV）；只有当患儿的自主呼吸贯穿整个P_{high}相和P_{low}相时，才是真正意义上的BiPAP；一旦患儿有稳定的自主呼吸，将P_{high}和P_{low}设置为相同数值时，又成了NCPAP。真正意义上的BiPAP，患儿吸气时，呼吸机同步送出较高的吸气相正压，帮助患儿克服气道阻力，增加吸气量，减少患儿呼吸做功；患儿呼气时，呼吸机同步将压力降到较低的呼气相正压，使患儿较易呼气，同时防止持续过度通气，增加功能残气量，改善氧合，减轻肺水肿。

与NCPAP相比，BiPAP的优点在于允许自主呼吸和控制通气同时存在，可使患儿呼气阻力降低，更好地防止人机对抗和CO_2潴留，气道压力稳定也可以减少肺部损伤，真正的BiPAP是多种通气模式的模糊总和，是万能通气模式，可以用于从急性期到恢复期不同患儿的呼吸支持，恢复期应用可以使患儿更容易撤机。

与CPAP时的自主呼吸比较，BiPAP通过呼吸道压力变化实现额外的肺泡通气，减少膈肌和辅助呼吸肌做功，从而减少氧消耗，降低呼吸频率。

（三）经鼻间歇正压通气

经鼻间歇正压通气（NIPPV）分同步和非同步模式，非同步模式即NIPPV，同步模式为经鼻同步间歇正压通气（SNIPPV）。NIPPV或SNIPPV是在NCPAP的基础上给予一定频率间歇正压的呼吸支持模式，两者的区别在于叠加的正压通气是否与患儿自主呼吸同步。SNIPPV通气效果可能更具有优势。由于无创通气管路的开放性，NIPPV同步技术仍是一个难题。NIPPV或SNIPPV可增加功能残气量、潮气量和每分通气量、提高平均气道压力、支持肺泡扩张，可用于替代气管插管有创机械通气。

所有无创通气模式均与导致肺力学改善的生理机制存在相似之处。NIPPV可通过适当的吸气峰压或气道峰压（peak inspiratory pressure，peak airway pressure，PIP）提供后备频率，从而减少呼吸暂停、改善通气，减少插管需求。NIPPV作为定时限压型通气模式，常用于提供双相压力，即PIP和PEEP，且可通过使用较长的吸气时间获得后备频率。除外具备上述NCPAP模式的所有优势，NIPPV模式尚可通过咽部膨胀进一步降低上气道阻力，通过头部反向运动反射增强自主吸气动力，重新开放及改善部分塌陷气道的顺应性，增加功能残气量、潮气量和每分通气量，且更高的平均气道压（mean airway pressure，MAP）可更好地募集肺泡、减轻胸廓变形，并通过降低呼吸功而提高呼吸储备。头部反向运动反射通常在肺部快速膨胀引起深吸气或喘气时出现，其由感受肺膨胀的大气道刺激性受体所介导。该反射最常见于第一天，可能有助于建立和维持功能残气量，亦可能有助于增加接受NIV-NAVA治疗患儿的中枢吸气时间。

（四）高流量鼻导管给氧

高流量鼻导管给氧（HFNC）是通过无须密封的特制鼻塞导管直接经鼻输入加温湿化的空气氧气混合气体，鼻导管吸氧流量为2～8L/min，产生一定呼吸道压力（压力 = 0.7 + 1.1 × 流量，Wilkinson方程式），达到呼吸支持功能。与NCPAP相比，HFNC临床应用方便、与患儿接触界面舒适，便于护理且很少导致鼻中隔损伤。通过提高吸氧流量产生呼吸道正压是HFNC应用的基本原理。其主要作用机制包括以下几个方面：①高流量气流冲洗鼻咽部，使解剖无效腔减少，降低CO_2重吸收；②降低上呼吸道阻力及呼吸功；③加温湿化的气体可增强肺顺应性，提高气道传导性和防御功能，减少气流阻力，减缓机体热量的耗散。气体传递过程中会对呼吸道产生正压，可使PEEP维持相对稳定水平，保证呼气过程中有足够的压力使肺泡保持开放，防止肺不张的发生。理论上HFNC可以减少吸气阻力；减少鼻咽无效腔体积；提供气道扩张正压。

尽管HFNC可降低吸气阻力和提供气道正压，然而临床医师既不能测量，也不能控制HFNC通气过程中产生的难以预测的压力。

（五）经鼻高频通气

经鼻高频通气（nHFV）主要有经鼻高频喷射通气（nasal high frequency jet ventilation，nHFJV）和经鼻高频振荡通气（nasal high frequency oscillation ventilation，nHFOV）。nHFOV是目前的主流无创高频模式，它是在NCPAP基础上叠加了压力振荡功能，呼吸机根据设定的振荡频率和振幅在发射器中形成高频振荡的气体，并提供有效的监测，实现了为有自主呼吸的患儿提供无创高频振荡通气的支持，减少创伤。与其他无创通气模式相比，nHFOV存在以下几个方面的优势：①有利于CO_2排出，减少CO_2潴留；②减少压力伤、容量伤的发生；③不需同步支持技术。其具体气体交换动力学机制尚不清楚。

nHFOV模式已越来越多地被用作治疗高碳酸血症的抢救模式，以减少其他NPPV模式无法支持的早产儿的插管需求。目前，nHFOV呼吸机种类有专用的无创高频呼吸机和传统的高频呼吸机接无创管路（如Leoni Plus、SLE5000、BabylogVN500等）。

（六）无创神经调节辅助通气

无创神经调节辅助通气（NIV-NAVA）是呼吸的时间和程度都由患儿控制的一种呼吸模式。持续监测患儿的呼吸节律，以膈肌电活动信号（electrical activity of diaphragm，EAdi）作为辅助通气的信号，更好地实现无创辅助通气的同步。NIV-NAVA的优势在于改善人机同步，可靠的呼吸监测、自主调节呼吸。理论上，这些优点使NIV-NAVA成为呼吸衰竭新生儿有效、理想的呼吸支持方式。神经调节辅助通气（neurally adjusted ventilatory assist，NAVA）利用EAdi信号代表了患儿的神经呼吸活动，以实现呼吸机与患儿每次呼吸同步。根据患儿的实际需求给予最理想的通气支持，NAVA使新生儿可以运用生理反馈机制来控制通气，改善通气的舒适度。膈肌电活动信号使得临床医师可获取患儿的神经呼吸信号，为诊断和撤机提供重要的信息，患儿可以自己决定呼吸支持的时间和深度。

目前并无足够随机对照研究的证据推荐NIV-NAVA进入无创辅助呼吸领域。然而，小样本的研究表明NIV-NAVA在胎龄小的早产儿，甚至是漏气量很大时仍有较好效果。NIV-NAVA可作为初始治疗模式，避免或减少早产儿气管插管，促进早期拔管，或者作为NCPAP失败的补救措施。诸多文献表明，NAVA在新生儿中应用良好，未见不良反应发生，然而NAVA能否改变新生儿的结局，需要多中心的随机对照研究来评估NIV-NAVA在降低患儿插管率、促进拔管、减少通气时间、降低BPD发生率、减少住院时间、改善长期结局等方面是否有效。

二、适应证和禁忌证

（一）适应证

主要适用于PaO_2＜8.0kPa（60mmHg）、SaO_2＜90%、$PaCO_2$＜9.3kPa（70mmHg）而自主呼吸尚有力的患儿。

1. 轻、中度呼吸困难，表现为呼吸急促、辅助呼吸肌用力，出现三凹征及鼻翼扇动。可首先考虑应用NIPPV。

2. 有呼吸窘迫，头罩吸氧时需要氧体积分数＞0.30。

3. 无呼吸窘迫，头罩吸氧时所需氧体积分数＞0.40。

4. 有自主呼吸的极早产儿（出生胎龄25～28周），产房早期预防性应用。

5. 可能发生RDS的高危新生儿（如胎龄＜30周不需要气管插管机械通气者）。

6. RDS应用PS后病情稳定，拔除气管插管后呼吸支持。

7. 早产儿呼吸暂停，可首先考虑应用NIPPV。

8. 鼻导管、面罩或头罩吸氧时，当FiO_2＞30%时，PaO_2＜50mmHg或经皮血氧饱和度（transcutaneous oxygen saturation，$TcSO_2$）＜90%。

9. 有创机械通气拔除气管插管后出现的明显吸气性凹陷和/或呼吸窘迫及气管软化的患儿，可优先考虑应用NIPPV。

10. NCPAP、NIPPV等导致鼻部受压损伤可尝试HFNC。

11. nHFOV可作为其他无创通气模式失败后的营救性治疗，在NCPAP或其他无创通气后FiO_2＞60%、PEEP＞8cmH_2O仍不能维持血氧饱和度90%以上，必要时考虑更换nHFOV。对于营救性治疗策略的定义为：其他无创通气模式治疗后出现以下5项中的至少2项则为使用指征：①呼吸窘迫进行性加重；②需要FiO_2＞5%，才能维持动脉氧分压PaO_2＞50mmHg，且持续维持30min以上；③频繁呼吸暂停发作（需要正压处理＞2次/h）；④间隔30min以上的2次动脉血气分析均显示pH＜7.25；⑤间隔30min以上的2次动脉血气分析显示$PaCO_2$＞55mmHg。

（二）禁忌证

1. 无自主呼吸或喘息样呼吸。

2. 继发性呼吸暂停。

3. 自主呼吸微弱，频繁呼吸暂停或顽固性呼吸暂停。

4. 心力衰竭、呼吸及心跳停止且复苏后未建立有效自主呼吸。

5. 气道分泌物多，咳嗽无力，误吸风险高。

6. 严重的上消化道出血或反复呕吐。

7. 未经引流的气胸或纵隔气肿，严重低氧血症和酸中毒。

8. 呼吸窘迫进行性加重，不能维持氧饱和度（FiO_2 > 40%，PaO_2 < 50mmHg），$PaCO_2$ > 60mmHg，pH < 7.25。

9. 先天畸形，包括先天性膈疝、气管—食管瘘、后鼻道闭锁、腭裂等。

10. 呼吸、循环系统严重不稳定，如存在严重脑室内出血、肺出血、低血压、休克、心功能不全、组织低灌注等。

11. 颅面创伤或畸形，或近期曾行颅面部、上气道、食管及胃部手术后。

12. 不推荐HFNC作为胎龄≤28周、体重 < 1 000g、中度和重度RDS的初始呼吸支持治疗。

13. 中枢性肺泡低通气综合征、脑损伤、深度镇静，膈肌病变，先天性食管闭锁、食管梗阻、穿孔、近期食管术后等不适合使用NIV-NAVA。极早早产儿、新生儿持续肺动脉高压不推荐使用NIV-NAVA。

三、参数设定与调节

（一）NCPAP

NCPAP参数在使用中应根据基础疾病以及疾病的不用阶段而进行精确的设置。通常NCPAP预设参数主要包括PEEP、FiO_2、部分呼吸机需要设置流速。根据要求初始设置PEEP范围为4 ~ 6cmH$_2$O（1cmH$_2$O=0.098kPa）；临床使用中，一般可以在0 ~ 20cmH$_2$O调节。FiO_2需要根据经皮氧饱和度的情况具体设置和调整，常规范围为21% ~ 40%；尽可能使吸入氧浓度 < 40%，维持$PaCO_2$ 35 ~ 50mmHg，PaO_2 50 ~ 70mmHg。气体流量应大于每分通气量的3倍，即6 ~ 8mL/kg × 呼吸次数/分 × 3，通常供气流量为4 ~ 8L/min。

针对不同疾病PEEP设置值不同，对于无明显肺部疾病的患儿，例如呼吸暂停，通常设置值为3 ~ 4cmH$_2$O；对于急性呼吸窘迫综合征（acute respiratory distress syndrome，ARDS）这类肺泡塌陷、气体交换存在障碍的疾病至少保证6cmH$_2$O的PEEP。肺部基础疾病越严重、肺泡塌陷越多的患儿，气道压力值要相应提高，但一般不超过8 ~ 10cmH$_2$O，过高可使肺泡过度扩张，降低肺顺应性和肺泡通气，影响静脉回心血流量和心排血量，反而使血氧分压减少，引起二氧化碳潴留。

在NCPAP使用时及使用后需要积极地监测生命体征及观察病情变化，通气0.5 ~ 1h后可测定动脉血气分析，或使用无创经皮氧分压监测氧分压及二氧化碳分压水平，根据监测结果进行参数复调。若在使用NCPAP后PaO_2仍然 < 50mmHg，可逐渐增加PEEP，每次以1 ~ 2cmH$_2$O的梯度增高，最高压力一般不宜超过8 ~ 10cmH$_2$O。也可按5% ~ 10%的幅度提升FiO_2，使PaO_2达到50 ~ 80mmHg。若在持续高PEEP情况下，FiO_2 > 60%，患儿PaO_2 < 50mmHg或$PaCO_2$ > 60mmHg，或频繁呼吸暂停、无自主呼吸等表现时，则表明NCPAP失败，则需要改用有创机械通气。若动脉血气分析中PaO_2、$PaCO_2$持续正常稳定，则逐渐降低FiO_2，每次递减5%，当FiO_2 < 30%时，PaO_2仍维持在50 ~ 80mmHg，可按每次以1 ~ 2cmH$_2$O的梯度逐减压力，降低到2 ~ 3cmH$_2$O直至撤离。

（二）NIPPV

在选用相关呼吸机进行NIPPV治疗时，应参考其使用说明或相关模式的治疗原理去进行选择，并在所选择的模式下对参数进行设置和调节。至于如何在SNIPPV和非同步NIPPV进行选择，目前关于两者疗效比较的证据仍较少。使用者在NIPPV模式下一般可以对PIP、PEEP、吸气时间（Ti）、呼吸频率（RR）、FiO_2、流速等进行设定。在维持目标氧饱和度的前提下应避免压力过高，根据患儿病情及时调整PIP与PEEP。

NIPPV的初始参数设置：通常PIP 10～20 cmH_2O，最高可达25 cmH_2O；PEEP 4～9 cmH_2O；Ti 0.3～0.5s；RR通常10～40次/min，最高可达60次/min；FiO_2 25%～50%。

作为有创通气拔管后的呼吸支持时，NIPPV的初始参数设置建议为：PIP比撤机前增加2～4cmH_2O，PEEP≤6cmH_2O，RR与撤机前相同，流速8～10L/min，调节FiO_2以维持血氧饱和度在90%～94%。

根据患儿出生体重、胸廓扩张程度、临床症状和动脉血气分析结果对参数进行调节。

（三）BiPAP

BiPAP有两种工作方式：自主呼吸通气模式（S模式，相当于PEEP+PSV）和后备控制通气模式（T模式，相当于PEEP+PCV）。当自主呼吸间隔时间低于设定值（后备频率设定）时，机器处于S模式，反之则转向T模式。而自主呼吸时，交替给予两种不同水平的气道正压，高压力水平（P_{high}）和低压力水平（P_{low}）之间定时切换，且其高压时间、低压时间、低压水平各自独立可调，利用从P_{high}切换至P_{low}时功能残气量（functional residual capacity，FRC）的减少，增加呼出气量，改善肺泡通气。如此模式下，对于存在高碳酸血症或呼吸困难不缓解的患儿，尤为重要。

可设置的参数：高压（吸气压）水平（P_{high}）、低压（呼气压）水平（P_{low}）、高压时间（T_{high}）、呼吸频率、触发敏感度。

P_{high}一般设置为8～10cmH_2O（至少高于PEEP+3cmH_2O）；P_{low}一般设置为4～6cmH_2O；T_{high}一般为0.5～1.0s（可调0.1～3.0s）；呼吸频率（双水平压力频率）一般为10～30次/min（可调1～120次/min）；FiO_2设置为可维持SaO_2 90%～95%的最低氧浓度。

对BiPAP模式，初始参数为P_{low} 4cmH_2O，P_{high} 8～10cmH_2O，在5～20min内逐步增加至合适水平。BiPAP提供较低的气道压力，且P_{low}和P_{high}之间压力差低（通常＜4cmH_2O）、有较长的肺膨胀时间，以及低压力转换频率。压力的设置主要根据临床医师对无创正压通气装置掌握的熟练程度，以及患儿肺扩张程度和临床状况。吸入氧浓度应根据肺部氧合、胎龄及日龄等情况调节，使经皮氧饱和度维持在理想范围，尽可能使吸入氧浓度＜40%，避免长时间吸入高浓度氧。

每次参数调节建议：P_{high} 1～2cmH_2O，P_{low} 1～2cmH_2O，T_{high} 0.05s，FiO_2 5%，频率5次/min，每次调节1～2个参数。当$TcSO_2$高于95%，则将FiO_2下调5%，直至21%；当$TcSO_2$低于90%，则将FiO_2上调5%，直至60%。

（四）HFNC

HFNC流量调定应根据患儿基础疾病及欲达目的设定，基于目前诊疗证据，推荐参数设定如下：

1. 初始氧浓度　从其他无创模式转换时，氧浓度不变；拔管后使用，氧浓度可在原基础上提高2.5%～10%。FiO_2一般为25%～40%，以后根据患儿的SpO_2（一般维持在90%～95%）及其他具体情况进行调节。

2. 初始流量　常用初始设定流量应根据体重大小调节。一般体重1.0～2.0kg选用3L/min；体重2.0～3.0kg选用4L/min；体重≥3.0kg选用5L/min。

常用气流量为5～8L/min，上述每一个体重段内流量最多可增加3L/min，不推荐气流超过8L/min。流量≤4L/min时可考虑试停，更低的流量，则在有效性方面存在疑问。在以下情况可考虑以1L/min速度递增流量：如FiO_2较起始高出10%，PCO_2较起始水平增加10mmHg，呼吸窘迫加重，或肺膨胀变差。在以下情况持续4h以上可以考虑以0.5～1L/min速度下调流量，如FiO_2<30%，$PaCO_2$、SpO_2正常；患儿一般情况良好，无明显窘迫症状；胸片显示肺膨胀适当。使用时每12～24h评估及检查气流。

（五）nHFOV

nHFOV主要设置的参数包括平均气道压（MAP）、FiO_2、吸呼时间比（I∶E）、振幅和频率。

1. 平均气道压　MAP初始设置为8cmH_2O，通常为8～16cmH_2O，最大应用值为18cmH_2O。拔管后一般为8～10cmH_2O，具有BPD风险者为10～16cmH_2O。如为CPAP通气失败后或有创呼吸机撤离后改用nHFOV时，初始MAP设置可等同CPAP中PEEP（6～8cmH_2O）或有创通气时设置的MAP或加1～2cmH_2O，再根据临床表现、血气分析等逐渐调整。如MAP≤7.5cmH_2O可考虑改为NCPAP模式。

2. 频率　频率初始设置10Hz（调节范围为8～12Hz），自主呼吸较强或拔管撤离有创呼吸机后的患儿，建议频率稍高为10～12Hz；自主呼吸较弱或有BPD风险的患儿为8～10Hz，严密及时监测血气分析或经皮二氧化碳分压，如通气不足，建议优先上调振幅，在振幅设置合理的情况下仍存在有明显二氧化碳潴留的情况，则再考虑下调频率；如出现PCO_2下降的低碳酸血症，则适当提高呼吸频率。无创高频频率低于4Hz时，可能会抑制呼吸中枢驱动。

3. 吸呼时间比　吸呼时间比一般设置为百分比（%），目前文献推荐I∶E为1∶（1~2），即Ti为33%～50%。在频率和压力恒定情况下，潮气量随I∶E增加而增加。

4. 吸入氧浓度　FiO_2根据$TcSO_2$和血气氧分压情况进行调节，一般初始范围为0.21～0.40，如果FiO_2>40%，才可维持血氧饱和度稳定，则需考虑其他原因，例如心脏循环因素、MAP设置未达到最佳的呼气末容积，应尝试进行肺复张策略寻找最佳MAP。先将MAP调节至6～8cmH_2O，FiO_2调节至40%，维持血氧饱和度90%～95%；然后每2～3min上调MAP 1～2cmH_2O，并同时降低FiO_2每次5%～10%，直到氧合不再改善或FiO_2已降至25%～30%，停止肺复张。不要盲目调整FiO_2。

5. 振幅　振幅一般初始设置为MAP的1～2倍，调节范围20～50cmH_2O，多数推荐为MAP的2倍；如为拔管撤离有创呼吸机后为20～35cmH_2O；具有BPD风险者为30～50cmH_2O。部分呼吸机振幅分为1～10级，振荡幅度依次增加，一般为15～25cmH_2O，如果振幅是1～10级，推荐以5～6级开始。因为无创高频排出的主要是上呼吸道无效腔内的CO_2，同时无创存在漏气可能，振幅程度不可能达到类似有创高频的胸壁或脐水平振动，故以能肉眼观察到患儿下颌抖动即为适宜。当二氧化碳潴留时可适当提高振幅1～2cmH_2O，提高了通气量，但过度的或不当的振荡幅度可能诱发颅内出血，同时可能引起新生儿的不适感，需谨慎使用。

在无创高频使用和治疗过程中，需根据患儿病情及血气分析变化随时调整通气参数，提高MAP和FiO_2可以改善氧合，提高吸气时间、振幅压力或降低频率可增加潮气量促进CO_2排出。营救性治疗策略［当吸入FiO_2>50%，频发呼吸暂停（每小时4次以上）或严重呼吸暂停需面罩加压给氧者，或氧分压低、二氧化碳潴留及无创使用失败者］：平均气道压10～16cmH_2O；振幅30～50cmH_2O；频率8～10Hz。预防性治疗策略（预计可能有撤离呼吸机困难者或无创使用失败者）：平均气道压8～10cmH_2O；振幅25～35cmH_2O；频率10～12Hz。

（六）NIV-NAVA

NAVA呼吸机输送的吸气压力基于膈肌产生的电活动生成PIP，新生儿通过生理反射机制控制膈肌活动，自主确定每次呼吸的峰值压力、吸气时间、呼气时间和呼吸频率。需要调定的参数是NAVA水平、PEEP、FiO_2。与CPAP或其他类型的无创通气所不同的是NIV-NAVA具有强大的漏气补偿功能，因此不需要对鼻塞或鼻罩接口进行密封，即使泄漏率高达90%～95%，NIV-NAVA似乎仍可以很好地发挥作用。

1. 选择合适比例的NAVA水平　NAVA水平是指将Edi信号转换为成比例压力的转换系数，对于每次呼吸，峰值压力由以下公式确定：气道峰压（PIP）= NAVA水平 × EAdi（EAdi peak-EAdi min）+ PEEP。初始NAVA水平的设定是以提供与传统通气相同的峰值压力为基础，这种方法的难度在于新生儿每一次呼吸的峰值压力的多变性，以及患儿有可能从未插管通气或首选了NIV-NAVA辅助通气。通常新生儿NAVA水平选择在1～3cmH_2O/mcV，随着NAVA值的增加，峰值压力将成比例增加，直到达到“断点”（break point，指呼吸机支持压力充分满足患儿通气需求，膈肌负荷得到充分卸载释放的NAVA水平），断点之后峰值压力将保持稳定，如果继续增加NAVA水平，EAdi峰值将进一步降低。在NAVA水平为1.5cmH_2O/mcV时呼吸机提供了足够的呼吸肌卸载支持，此处的NAVA水平即为“断点”；因此建议初始设定从低NAVA水平（0.5cmH_2O/mcV）开始，每隔几分钟调节一次NAVA，增量为0.2～0.5H_2O/mcV，并观察EAdi峰值和患儿的呼吸做功，当峰值压力不断增加，EAdi峰值随着NAVA水平的进一步增加而降低时，即为适当的NAVA水平。

2. 设定EAdi触发　EAdi触发是呼吸机开始支持自主呼吸所需的EAdi幅度，不是EAdi基线水平，如果EAdi触发值设置得太低，呼吸机响应小的EAdi信号并将其转换为小信号呼吸支持，这将阻止进入后备通气，并可能因此导致通气不足而致临床情况恶化。使用更高的EAdi触发会使小的EAdi信号被忽略，呼吸机将其解释为呼吸暂停，从而触发后备通气，使其获得充分呼吸支持，直到更强劲的EAdi信号出现以恢复NAVA。

3. 峰值压力报警设置　传统呼吸机通常将峰值压力警报设置为略高于设定的峰值压力以保护肺潜在的过度膨胀，而在NAVA中，新生儿能够调节每分通气量，并持续调整通气所需峰值压力和呼吸频率，如果将峰值压力设置为与传统通气相当的水平，则新生儿将被限制在允许的最大峰值压力之内，有可能存在通气不足和二氧化碳潴留的风险，因此压力上限（upper pressure limit，UPL）比最初设置的PIP高10cmH_2O，呼吸将在低于UPL的5cmH_2O处终止。如果“压力受限”报警频繁出现，则考虑以5cmH_2O的增量增加UPL，如果UPL继续发出警报并且极限似乎过高，需要重新评估患儿的临床状况，以允许患儿偶尔进行补充呼吸。

4. 后备通气参数设置　NAVA的应用是假设早产儿的呼吸中枢已经足够成熟，具有足够的EAdi幅度和最佳的吸气时间（Ti）和呼气时间（expiratory time，ET），能够随时驱动呼吸机。然而早产儿呼吸驱动力的不成熟通常会出现呼吸暂停和周期性呼吸，如果未检测到EAdi信号，则激活“备用通气模式”，以确保呼吸暂停时有足够的通气，因此设定备用压力支持很重要，尤其是在极低出生体重儿（VLBWI）中，经常切换到后备PS和PC模式，其参数设定与传统呼吸机无异，其中EAdi信号的监测可以为压力支持水平的设置提供更精确的参考，且可以帮助识别压力支持设置过高的情况。过高的后备压力支持水平可能会导致呼吸暂停，从而使EAdi信号出现“平坦”波形。早产儿可以无限制地在NAVA和备份压力支持之间来回切换，在有自主呼吸时用NAVA通气，在呼吸暂停时用压力控制通气，当自主呼吸恢复时回到NAVA模式；所以捕捉气体触发对NAVA的使用是必不可少的。

5. 设置呼吸暂停时间　这个设置是指新生儿在启动后备通气之前可能出现的最长呼吸暂停的时间，对于小早产儿来说，如果长时间没有任何通气，会导致临床恶化趋势，因此，呼吸暂停时间提供了不同于后备通气频率的最小保证速率，以保证临床不出现失代偿情况。如果切换到备用通气的次数很多并且氧饱和度不稳定，则当前呼吸暂停时间（无任何通气时间）可能太长，应考虑缩短呼吸暂停时间；如果切换到备用的次数很多并且新生儿稳定，则当前的呼吸暂停时间可能太短，新生儿应该可以忍受更长的呼吸暂停时间。临床上常通过延长呼吸暂停时间来作撤机前准备。

四、撤机指征

（一）NCPAP

目前NCPAP的撤离尚无统一标准，不同疾病存在一定差异，通常做法是待患儿临床状况改善后先逐渐降低PEEP，当PEEP为2～3cmH_2O，病情稳定及血气保持正常，观察2～4h，可撤离NCPAP，改用经鼻导管或头罩给氧。此时FiO_2可调高5%～10%，以维持正常功能残气量和防止PaO_2降低；再根据患儿病情及血气情况，缓慢降低FiO_2直至呼吸空气后，撤去头罩。对于FiO_2>40%或者临床情况尚未稳定时，存在撤离失败的风险。故目前认为撤离时机为：患儿病情稳定，FiO_2<30%，当压力<4～5cmH_2O时，无呼吸暂停及心动过缓，无SpO_2下降，呼吸做功未增加，可考虑撤离NCPAP。换为常压氧疗方式例如鼻导管给氧，若撤离后出现呼吸困难可重新实施NCPAP治疗。

（二）NIPPV

在患儿病情好转后，NIPPV治疗的参数应逐步调低。当FiO_2<30%、PIP<14cmH_2O、PEEP<4cmH_2O、RR<15次/min，患儿无呼吸暂停及心动过缓，无$TcSO_2$下降，动脉血气分析结果在可接受范围内（pH 7.35～7.45，PO_2 50～80mmHg，PCO_2 35～45mmHg）时可考虑撤离NIPPV，改用经鼻导管或头罩给氧。此时FiO_2可调高5%～10%，以维持正常功能残气量和防止PaO_2降低。再根据患儿病情及血气情况，缓慢降低FiO_2直至呼吸空气后，撤去头罩。撤离NIPPV后2h需要复查动脉血气分析，并密切监测患儿的各项生命体征及血流动力学变化。

（三）BiPAP

使用BiPAP辅助通气时，需要持续监测患儿状况，以明确通气是否有效。当呼吸困难和临床一般状况改善，无辅助呼吸肌用力，无胸腹反常呼吸，呼吸频率正常；循环稳定，无须正性肌力药物，无心动过速；血气分析pH>7.35，SpO_2>90%时，首先将压力转换频率下调，频率降至15次/min后，逐渐下调P_{high}至6cmH_2O、P_{low}至4cmH_2O，当FiO_2<30%且病情稳定、血气分析在正常范围，可考虑撤机。

（四）HFNC

HFNC撤离目前尚无统一标准。当患儿临床症状稳定，可逐渐下降FiO_2及以0.5～1L/min的速度下调流量，当流量为2L/min，FiO_2＜30%，患儿无呼吸窘迫、无呼吸暂停、无心动过缓、经皮氧饱和度稳定、呼吸做功未增加、血气分析良好者可考虑撤离改为头罩吸氧或温箱内吸氧。

（五）nHFOV

撤离nHFOV的原则和撤离其他无创通气的原则一致。患儿临床症状明显改善，病情趋于稳定，原发疾病缓解，可逐渐下调呼吸机参数，当FiO_2＜25%，MAP＜6～8cmH_2O，患儿自主呼吸稳定，$TcSO_2$＞90%，无明显呼吸暂停及心动过缓等特殊表现，动脉血气分析结果在可接受范围内（pH 7.35～7.45，PaO_2 50～80mmHg，$PaCO_2$ 35～55mmHg）时，可考虑撤离nHFOV。也可以选择序贯双水平或经鼻高流量序贯治疗，如病情稳定也可直接选择头罩或者鼻导管吸氧的常规氧疗方式。

（六）NIV-NAVA

EAdi信号最重要的目的是监测膈肌电活动本身，信号波幅的大小帮助调定合适的机械通气策略。EAdi的定量监测和演变趋势数据或趋势图可以用作撤机准备的附加参考，为临床医师判断患儿自主呼吸驱动能力提供可靠指标。撤机试验如果出现信号的严重增加或可以作为撤机失败的预测因素。相反，EAdi信号的“正常化”则预示着能够成功地撤机或拔管。如果NAVA设置合理，NAVA通气时会明显减少深度镇静剂的使用并缩短机械通气时间，随着病情的好转，患儿可自行减少压力、呼吸频率和吸氧浓度的需求。如果患儿临床稳定，逐渐延长呼吸暂停时间，减少后备通气支持力度，通常以0.2～0.5cmH_2O/mcV的速度逐渐减少NAVA系数来“加载”呼吸肌负荷，当降低至0.5cmH_2O/mcV时过渡至CPAP。

五、疗效判断

（一）NCPAP

新生儿NCPAP的治疗效果包括：呼吸困难的逐渐缓解，呼吸频率及心率逐渐正常，三凹征及鼻翼扇动减轻或缓解，听诊双肺呼吸音良好，发绀情况缓解，呼吸暂停消失或好转。在实施后综合评价治疗效果，确定参数并作出及时的调整和修正，并且在上机后1～2h，及时复查动脉血气分析或监测SpO_2，客观的判断治疗效果尤为重要。

以下情况需注意：①临床状态无好转，意识障碍加重或烦躁不安；②不能清除分泌物；③无法耐受连接方法；④血流动力学指标不稳定；⑤氧合功能恶化；⑥二氧化碳潴留加重；⑦治疗1～4h后$PaCO_2$无改善或加重，出现严重的呼吸性酸中毒（pH＜7.20）或严重的低氧血症（FiO_2＞50%时，PaO_2≤8kPa或PaO_2/FiO_2＜120mmHg），则表明该种无创通气无效，需更换其他更加合理有效的通气方式或进行气管插管有创机械通气。

（二）NIPPV

在开始NIPPV治疗后，应采取边治疗边观察的策略，严密观察患儿的临床症状，并在1～2h后复查动脉血气分析，然后综合患儿的临床症状改善情况和动脉血气分析指标对疗效进行判断。

NIPPV治疗后患儿呼吸暂停消失或次数明显减少，气促改善，辅助呼吸肌运动减轻和反常呼吸消失，呼吸频率减慢，心率改善；动脉血气分析结果提示PaO_2和氧合指数改善，$PaCO_2$下降，pH改善，提示NIPPV治疗有效。尽管允许性高碳酸血症（即动脉血pH≥7.25，$PaCO_2$ 45～60mmHg）是普遍存在和被接受的现象，但临床上仍应给予重视，严重高碳酸血症可能增加早产儿颅内出血的风险，以及导致肺循环血管收缩和阻力增高，从而继发或加重肺动脉高压。

通常采用气管插管率和病死率对最终治疗效果进行评估。

在NIPPV治疗期间，若出现以下情形之一时，应视为NIPPV治疗失败而及时改为气管插管下进行有创辅助通气治疗：①频繁的呼吸暂停（即可自行恢复的呼吸暂停每小时≥3次，或者24h内出现1次需要气囊-面罩正压通气的呼吸暂停），经药物（咖啡因或氨茶碱）或NIPPV治疗不能缓解；②气体交换无改善，呼吸困难加重；③出现频繁呕吐、消化道大出血；④意识恶化或烦躁不安；⑤气道分泌物增多导致引流困难；⑥血流动力学指标不稳定、低血压、严重心律失常；⑦FiO_2>40%时，呼吸困难无改善，肺部X线片示病变无改善，动脉血气分析示PaO_2<50～60mmHg，$PaCO_2$>60～70mmHg，pH<7.25或$TcSO_2$<85%。

（三）BiPAP

BiPAP治疗有效的表现：呼吸困难逐渐减轻，呼吸暂停减少或消失，呼吸频率及心率逐渐正常，三凹征及鼻翼扇动减轻或消失；血pH、$PaCO_2$和PaO_2改善。应在使用BiPAP 1～2h后复查血气以了解治疗效果。如使用BiPAP后呼吸困难无改善，血气进一步恶化等，应及时换用其他通气方式。

BiPAP通气失败的指标：气促、呻吟、吸气三凹征、青紫等无改善或加重；胸片无好转或加重；FiO_2≥50%时不能满足血氧饱和度维持在88%以上；或动脉血气分析提示：pH<7.20，PaO_2<50mmHg，$PaCO_2$>60mmHg；或反复发生呼吸暂停（24h>4次）；需要中等度刺激的呼吸暂停每小时≥4次或需面罩正压通气的呼吸暂停每小时≥2次。Kieran等认为符合以下指标中的2项或以上者考虑通气失败而需气管插管机械通气：①呼吸窘迫症状进行性加重；②发生呼吸暂停每小时>2次；③FiO_2>40%方能维持血氧饱和度≥88%且持续30min以上；④间隔30min以上的2次血气分析提示pH<7.20；⑤间隔30min以上的2次血气分析$PaCO_2$>68mmHg。

（四）HFNC

根据临床症状疗效可分为3种。①有效：患儿一般情况良好，安静舒适，呼吸平稳，面色红润，心率正常，四肢温暖，肌张力正常，经皮血氧饱和度≥90%，血气分析正常；②部分有效：患儿一般情况良好，安静舒适，呼吸情况较治疗前有所改善（呼吸频率、呼吸动度），发绀改善，经皮血氧饱和度上升，血气分析较前有所改善，pH>7.25，PCO_2<60mmHg；③无效：患儿临床症状无改善，病情恶化，血气分析无改善，pH<7.25，PCO_2>60mmHg。

（五）nHFOV

nHFOV治疗有效标准：①患儿呼吸困难较前缓解；②$TcSO_2$维持在90%～95%；③血气分析：PaO_2维持在60～80mmHg，$PaCO_2$维持在40～60mmHg；④PaO_2/FiO_2>300mmHg；⑤X线检查：膈面达到第8～9肋水平。

nHFOV治疗失败标准：①MAP>14cmH_2O或FiO_2>40%才能维持血氧稳定；②$PaCO_2$>70mmHg；③出现严重呼吸暂停：24h内发作>6次，或至少2次需要复苏囊正压通气才能恢复。

撤离后出现下列一项指征者，则代表撤离失败，需要重新使用无创高频通气或者气管插管有创通气：①呼吸困难加重，再次出现气促表现；②血气分析提示高碳酸血症，pH<7.20，PCO_2>60mmHg；③血气分析提示低氧血症，FiO_2>50%，$TcSO_2$<90%；④出现严重或频繁的呕吐、呼吸暂停或需要气管心肺复苏的患儿。

（六）NIV-NAVA

治疗有效的判断来自呼吸支持后血气的改善，以及患儿呼吸困难的改善、呼吸暂停的减少或消失。基于NAVA的工作原理，当给予恰当的呼吸支持后可见明显的人机同步状态，患儿机械通气舒适度明显改善。与其他无创呼吸支持一样，NAVA同样有其局限性，当NIV-NAVA支持后任何情况下如出现呼吸困难无改善、血气分析示高碳酸血症或低氧血症无改善，均应结合临床改为其他呼吸支持模式或气管插管有创呼吸支持。

六、并发症

（一）人工气道相关的并发症

1. 鼻塞/鼻罩移位　患儿由于烦躁、头部摆动、肢体运动等，导致鼻塞/鼻罩位置移动，甚至脱离了鼻前庭，罩住鼻梁或者眼睛，造成无效通气，甚至间接造成眼球损伤。

2. 鼻塞/鼻罩密闭性欠佳　由于头型、头围等原因，未能有合适的头套固定，或者鼻塞/鼻罩两翼固定不牢固，导致密闭性欠佳，出现通气不足。

3. 皮肤及鼻中隔损伤　鼻塞、面罩或鼻罩固定太紧，或压迫时间过长，局部皮肤黏膜可出现损伤；或者患儿躁动令鼻塞尖部反复摩擦鼻中隔，可造成鼻尖下塌，鼻中隔受损，严重者糜烂，甚至缺失。预防措施为选择大小形状合适的连接方式，不要固定太紧。在颜面部受压部位贴敷料有助于预防皮肤压伤。

4. 鼻腔出血　鼻腔反复吸引、负压力度不当、吸引时间过长、操作手法失当等，均可造成鼻黏膜损伤出现鼻腔出血。

（二）湿化、温化相关的并发症

1. 鼻腔出血　气流流速过大，湿化不足令鼻黏膜过于干燥；湿化罐加热异常导致气体温度过高。以上均可导致鼻腔出血。

2. 呼吸道分泌物增加　无创通气实施过程中由于气流速度快，频率高，导致气流湿度下降，出现口腔等呼吸道分泌物增加的情况，严重者可能导致气道阻塞。在使用过程中需要注意高流速气体的湿化温化处理，保持呼吸道通畅，防止分泌物聚集进一步阻塞气道。

3. 通气管路积水　湿化罐监测异常导致自动反复加湿；通气管路加热丝异常导致温度骤降产生冷凝水；加热方式有创/无创模式选择错误；以上均可造成通气管路积水，从而影响压力的传递，严重者造成气道阻塞。

（三）正压通气相关的并发症

1. 气压伤　压力设置不当，特别是压力过高时，可出现气胸、纵隔气肿、皮下气肿、肺间质气肿、心包积气等，严重的可发生张力性气胸，甚至危及生命。

2. 容量伤　压力设置不当，出现过大的吸气末容积，对肺泡上皮和血管内皮造成损伤，临床上表现为高通透性肺水肿。

3. 萎陷伤　呼气末压力的设定过低，或者在内源性PEEP存在时，没有及时调整呼气压力，造成肺泡周期性开放和塌陷产生的剪切力引起肺损伤。

4. 高碳酸血症　压力和/或流速设置不当时易造成二氧化碳潴留。

5. 肺不张　呼吸机通气不足，PEEP设置异常，造成肺泡未能有效通气，患儿长期仰卧，时间长出现坠积性肺炎或者肺不张。

6. 氧中毒　患儿病情加重时提高了FiO_2，随着患儿病情的改善，FiO_2没有及时调整，或者患儿气道吸引的时候提升了FiO_2增加氧储备，吸痰后没有及时下调，均可能造成长时间吸入高浓度氧。

（四）肺外器官的并发症

1. 腹部胀气 无创正压通气时患儿容易吞入空气，出现腹胀、肠道蠕动降低、便秘等，部分出现喂养不耐受，严重的可发生肠道缺血和应激，导致消化道出血、贫血、坏死性小肠结肠炎等。在保证疗效前提下避免使用过高压力；常规留置胃管行胃肠减压可有效防止该并发症发生。与其他无创通气模式相比，nHFOV不容易引起声门关闭，一定程度上可减少腹胀的发生。

2. 呕吐、误吸 无创正压通气实施过程中胃部进气或腹胀容易引起呕吐，甚至导致误吸，进而引起肺炎，严重的出现窒息，危及生命。所以在治疗中应采取适当的体位，例如头高位或半卧位，同时需要在保证治疗效果的前提下适当地降低压力，可以避免或减少误吸发生。对于围手术期尤其是胃造瘘的患儿，应该实施瘘管减压，避免预防性尝试经口喂养，从而减少呕吐误吸的风险。

3. 高胆红素血症 双水平正压通气，PEEP的应用，导致肝脏血液回流障碍和胆汁排泄障碍，可出现高胆红素血症和轻度转氨酶升高。

4. 对心血管系统和肾脏功能的影响 无创正压通气的压力会通过肺间质传达到胸膜腔，从而增加胸腔内压，阻碍静脉回流，可导致肺静态顺应性下降造成二氧化碳潴留；与此同时肺过度膨胀，使肺血回流到右心室减少，肺血管阻力增加，右心后负荷增加，最终减少心输出量，血流通过卵圆孔发生右向左分流。尽量设置合适的压力，可减少对心血管系统的影响。正压通气时，胸膜腔内压增加而使心输出量减少，且下腔静脉压力上升，导致肾脏血流重新分配，肾皮质血流量下降，出现尿量减少，钠盐排出减少。

5. 颅内出血 呼吸机使用过程中，过度通气或者通气不足等，可能导致$PaCO_2$的异常波动，从而影响脑血流的改变，易造成生发层出血，特别是早产儿。

七、操作流程

进行无创正压通气时：①首先要选择合适的无创正压通气装置。根据患儿的情况选择合适的通气装置，主要应考虑能够维持足够大的气流量，以便维持压力稳定。具体选择哪种呼吸机应根据医院条件和医护人员培训情况等确定。②选择连接方式。建立有效的无创通气连接是成功应用无创通气的关键。新生儿无创性通气连接方式主要有3种：鼻塞、鼻罩和面罩（图3-6）。选择鼻塞或鼻/面罩时应注意式样和规格，保证适合患儿的鼻腔大小和脸形。临床上早产儿多选用鼻塞。③选择通气模式。通气模式的选择与所要达到的通气目的有关，如：要增加功能残气量、保持气道通畅，可选用CPAP；要增加潮气量，改善

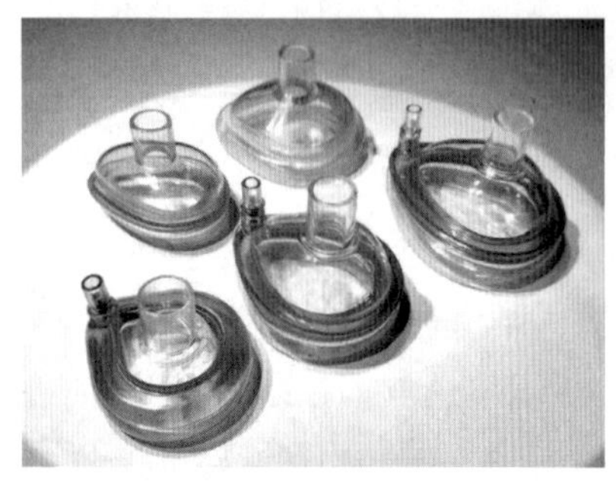
A

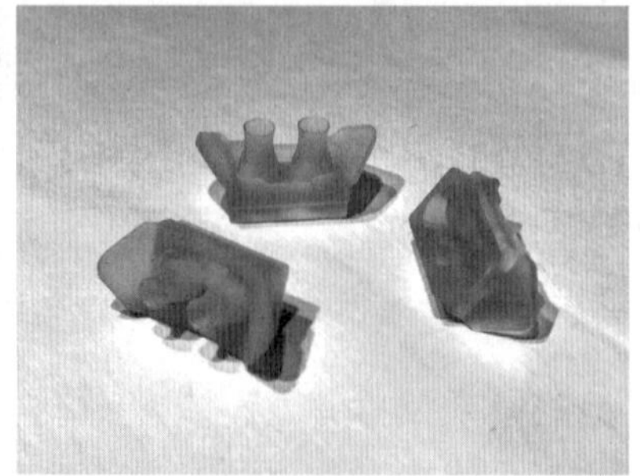
B

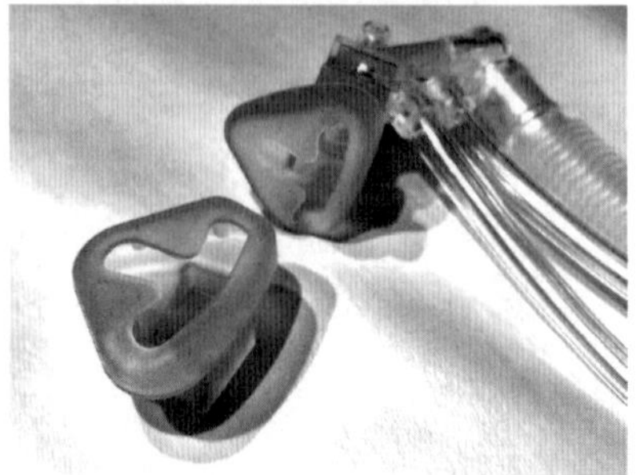
C

图3-6 面罩、鼻塞和鼻罩示意图

A.面罩；B.鼻塞；C.鼻罩。

肺通气，可选用BiPAP；要达到同步的目的可选用nSIPPV和nSIMV；对以弥散障碍为主的疾病如RDS，使用nHFOV疗效更为显著。④参数调节。通气参数按照患儿的具体情况来调节，原则是由低到高逐步调节。压力的设置主要根据临床医师对无创正压通气装置掌握的熟练程度以及患儿肺扩张程度和临床状况。吸入氧浓度应根据肺部氧合、胎龄及日龄等情况调节，使经皮血氧饱和度维持在理想范围，尽可能使吸入氧浓度＜40%，避免长时间吸入高浓度氧。⑤气体温化和湿化。一般使空气温化至37℃，相对湿度100%。⑥正压通气装置的撤除。到目前为止，尚没有共识或指南指导临床医师何时降低正压通气装置或停用正压通气装置。通常的做法是待患儿临床状况改善后先逐渐降低参数，然后撤离正压通气装置。

（一）使用前的准备

1. 患儿病情的评估　明确使用的适应证，排除禁忌证。

2. 呼吸机的选择　带各种无创模式的常频呼吸机或无创呼吸机。

3. 鼻塞或面罩的选择　测量鼻孔大小和间距，选择合适的鼻塞或面罩。

4. 固定帽子的选择　测量头围的大小，选择合适的固定帽子。

5. 呼吸机管道和湿化器的连接　正确选用和连接与呼吸机型号相匹配的管道，并连接加温加湿器和确定其功能正常。

6. 正确连接呼吸机的气源（空气和氧气）和电源。

7. 打开呼吸机电源开关，进行开机测试，选择所需通气模式。

8. 往湿化器内注入灭菌注射用水，并打开湿化器电源开关。

9. 检查从呼吸机到新生儿之间的管道连接是否正确，以及密闭性是否良好；放置排气管至温箱外。

10. 根据患儿疾病类型和具体病情，设置合适的呼吸机初始治疗参数和呼吸机的报警参数。

（二）人机的连接步骤

1. 将鼻塞或面罩与管道连接，然后固定在患儿的鼻上并形成密封圈，必要时粘贴护肤敷料加以保护局部皮肤黏膜。

2. 将管道的患儿端固定在帽子上，注意松紧度的调整，既要避免过松影响密闭性，又要避免过紧导致局部受压坏死。

3. 若要实现同步功能，则需要粘贴同步触发传感器至腹壁，或使用NAVA技术。

4. 观察患儿呼吸情况，注意胸廓是否起伏良好，听诊双肺通气是否对称。

5. 观察呼吸机监测参数是否偏离设定的参数。

6. 留置胃管并与外界相通，促使进入胃内的气体及时排出以减轻腹胀症状。

（三）参数设置

应根据患儿情况和疾病的严重程度进行参数（PIP、PEEP、Ti、RR等）的设置和调节。压力的设置主要根据临床医师对所实施的通气模式掌握的熟练程度，以及患儿临床、氧合和灌注情况个体化决定。FiO_2应根据肺部氧合情况调节，尽可能使吸入氧浓度＜40%，维持$PaCO_2$ 35～50mmHg，PaO_2 50～70mmHg。保证患儿血氧饱和度90%～95%，尽可能使用较低的参数维持最佳的氧合和通气状态。

（四）监测和参数复调

加强监测患儿呼吸状况、心率、血压、呼吸频率等情况，还需注意呼吸机参数情况，妥善地固定和护理鼻塞，预防并发症及意外情况发生。上机后1～2h或者调整参数后，需要监测动脉血气分析或者无创经皮监测，及时合理地调整参数，必要时需要拍摄胸部或胸腹X线片动态了解病情变化。

（五）无创正压通气装置的撤离

待原发疾病缓解，达到撤机标准时及时撤离无创正压通气装置，更换为常规氧疗。妥善处理呼吸机管路，一次性呼吸管路、加温湿化罐、鼻塞导管丢弃于黄色医疗垃圾袋，如采用重复用呼吸管路等按要求进行灭菌消毒后备用。全面消毒呼吸机后加防尘罩备用。

（六）关于NIV-NAVA

1. 根据患儿体重、身长选择合适的EAdi导管　EAdi导管外包装有依据身长、体重（早产儿）选择导管型号的说明。

2. 获取EAdi电缆并插入SERVO-n接口。

3. 检查EAdi模块功能　EAdi电缆一端插入SERVO-n接口，将另一端插入自身接口，EAdi模块功能检查将自动完成并提示通过。

4. 置入EAdi导管　测量从鼻梁（nose，N）经耳垂（earlobe，E）至剑突（xiphoid，X）的距离（NEX测量），根据相应公式（经鼻、经口不同，附于导管包装盒），计算预计EAdi导管放入的深度；或在EAdi设置界面输入体重、身长，由SERVO-n计算出初始深度。插入之前，将EAdi导管浸入无菌水中几秒钟以激活涂层，从而提高导电率并易于插入（除水外，请勿使用任何其他物质）。

5. 确认EAdi导管位置（图3-7）。

（1）打开EAdi设置访问菜单。

（2）选择“EAdi导管定位”。

（3）查看第1~4行ECG波幅递减的变化趋势，以及在第2行和第3行中可见交叉存在粉色的波形，5个粉红色圆圈（代表电极位置）在9个电极点的中间部分，根据图示精细调整。

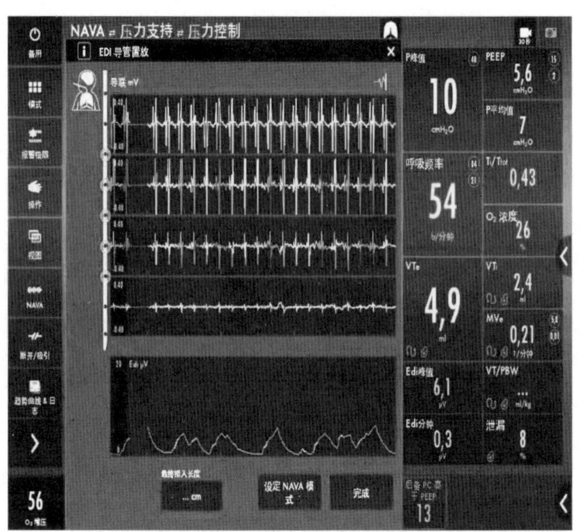

图3-7　EAdi导管正确放置的确认

（4）记录导管的最佳插入深度。

（5）将EAdi导管固定在面部，确保导管未弯曲。

6. 选择通气模式

7. 设置NAVA水平、PEEP和FiO_2（参考本节“三、参数设定与调节”）　初始设置参考来自之前有创通气的数值或医师临床经验；合理设置后EAdi的最高目标是5～15mcV，EAdi最小值通常＜3mcV。

8. EAdi触发设置　EAdi触发器的默认值为0.5mcV，这是一个很好的起点，避免在触发信号过低时发生“自我触发”（数字越小越敏感）。

9. 备用通气设置　如果患儿有呼吸暂停未检测到EAdi信号，超过设定的呼吸暂停时间，则激活“备用通气模式”。该设置同传统呼吸机，设置峰压、呼吸频率、吸气时间以确保有足够的支持。这些设置需要模拟以前的参数设置，但必须在启动NAVA的1h内重新进行评估，患儿可以根据需要在NAVA和备用通气之间自动转换，无需操作员干预或发出报警提醒。

10. 警报限制设置。

（1）压力上限（UPL）设置比PIP高10cmH_2O，达到UPL会报警，而吸气峰压将在低于UPL下5cmH_2O切换。如果UPL报警频繁出现，则考虑以5cmH_2O增加UPL，如果UPL报警继续出现且极限似乎过高，请重新评估患儿的临床状况。

（2）设置报警声音级别，以便床边护理人员能听到。

（3）设置呼吸暂停时间，以使患儿不会在临床上失代偿，从5s或更少开始，并根据临床症状进行调整。

（4）呼吸速率5～10次/min至90～100次/min。

在初始适应期过后，可能需要经常评估警报并进行相应调整。

（七）具体操作流程

请参考各呼吸机或无创正压通气装置提供的使用说明书

八、监护和注意事项

无创正压通气过程中需要对患儿进行密切持续地观察，包括患儿的呼吸状况、呼吸频率、心率、血压、尿量、皮肤情况、腹部体征等，同时还需要对呼吸机参数进行记录，包括压力及氧气浓度，频率为每4h一次。监测工作需要贯穿在整个无创通气的过程当中，从上机前准备，到上机中途的观察和监测，直到最后撤离呼吸机后。医护人员要对呼吸机、管路、鼻塞，以及患儿进行全程的密切观察和评估。

（一）监护

1. 进行24h心电呼吸监测　如果没有其他临床情况，应每小时监测生命体征，每隔4h监测血压。每小时评估血氧饱和度的趋势。仔细观察与血氧饱和度升降有关的情况。

2. 至少每隔4h听诊呼吸音，确认正压通气装置的压力释放，以及呼吸音的对称性和性质，警惕气漏现象发生。

3. 至少每隔4h评估肤色和呼吸情况，包括三凹征、胸廓起伏、呼吸暂停频率和情形。对气道分泌物的量和性质，吸引的需要，吸引效果及耐受性进行评估和记录。当正压通气装置被气道分泌物堵塞时，应及时清洁或更换设备。

4. 每隔2～4h变换体位，使气道分泌物松动。

5. 有发生装置头端损伤鼻腔或面部的情况，至少每隔4h评估皮肤、黏膜的完整性。检查鼻表面有无发红或表皮脱落。至少每隔24h用喉镜或笔式光源检查内鼻。检查外耳以确保其不会折叠。每隔4h用浸湿的纱块进行口腔护理。

6. 至少每隔8h测量腹围，如出现腹胀应用8号口胃管进行胃肠减压。提升管的位置以免分泌物或胃内容物的丢失。选择应用口胃管是由于鼻胃管会增加气道阻力。评估口胃管的功能，以及分泌物的性状和量。

7. 至少每小时检查正压通气装置的帽子和鼻塞是否合适，位置是否正确；评估装置及报警系统；评估和记录参数的设定（PEEP，FiO_2，平均气道压，湿化）。根据医嘱维持参数的设定，在吸痰或鼻塞操作后应检查压力水平。

8. 血气分析和胸部X线片　血气分析可提供调整通气参数的客观依据，使用无创正压通气前及后0.5～1h各查一次血气，以后每隔4～8h监测血气一次；当PaO_2稳定在60mmHg（FiO_2＜40%）以上，可按需监测（至少24h一次）。必要时使用无创正压通气前、后各拍摄胸片1次，以后根据情况复查。

（二）注意事项

1. 通气期间注意监测呼吸管路的密闭性，保证压力达到预设值，并保持稳定。正压通气装置的管道应保持松弛。使用辅助设备固定患儿。维持温箱床面在水平位置。

2. 推荐具有RDS高风险，胎龄＜28周的早产儿在产房出生后尽早应用NCPAP，但当心率＜100次/min，或自主呼吸功能不足，或有明显呼吸困难，则不宜应用NCPAP。

3. 生后早期应用NCPAP，根据氧合情况联合PS使用是极早产儿RDS优化管理的方案。

4. 应用NCPAP时可吞入较多空气，导致胃扩张，应留置胃管，定时抽出残留气体，必要时可保持胃管持续开放。如血流动力学稳定，进行NCPAP不是胃管喂养的禁忌证。

5. 注意保持呼吸道通畅和气体的湿化，及时吸除气道分泌物，注意痰液的性状；同时注意体位的摆放，避免颈部过度扭曲或拉伸，避免误吸和反流的发生；注意腹部体征，例如腹胀较明显的患儿可给予留置胃管或胃肠减压。

6. 注意选择大小合适的鼻塞，避免鼻塞太紧压迫或过松漏气，定时松动鼻塞和注意鼻部护理。及时调整和稳固鼻塞（鼻罩），保证压力的有效性。双侧鼻塞通气效果要优于单侧鼻导管，一般推荐双侧鼻塞，应根据患儿体重选择合适的鼻塞。

7. 注意调控NCPAP压力及安全范围，避免过高气道正压致使胸腔压力骤增，导致气胸、肺血回流到右心室减少，肺血管阻力增加，引起心排血量减少，血流通过卵圆孔发生右向左分流等情况。

8. 病情发生变化或者血气发生异常时，积极寻找原因，排除如机械故障、鼻塞脱落、上气道梗阻等问题，合理调整参数，并进行血气分析及X线检查了解疾病变化及并发症发生情况。

9. NCPAP与其他呼吸治疗方式的联合应用可增加治疗效果，例如NCPAP与PS联合应用治疗NRDS。

10. 观察患儿胸廓的起伏与呼吸机送气是否协调，人机配合是否良好，有无明显哭闹或者不适。

11. 使用时需注意预防鼻黏膜、鼻中隔损伤，鼻腔和口/咽部要每2～4h进行吸痰，注意体位变化。体重＜1kg的早产儿及使用正压通气装置超过24h，可以用棉质或纸质胶带作为皮肤和鼻塞之间的保护层（图3-8）。体重＞1kg的早产儿，可以在皮肤和鼻塞之间置一“T”形的水体胶敷料（图3-9）。一旦出现潮红，而且患儿在正压通气装置上至少停留24h，则应把“T”形水体胶敷料改为棉质或纸质胶带。一旦潮红进展而患儿交替使用正压通气装置和鼻导管时，可以涂百多邦，并使水体胶敷料仅贴在上唇位置。保持帽子在正常位置，帽子应在眉弓水平，不要盖过颈后。

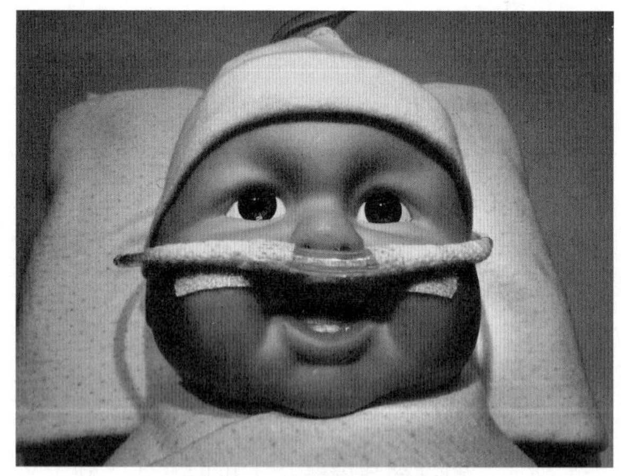

图3-8　棉质或纸质胶带

12. HFNC流量产生的气道压力不可监测，产生的气道压力不稳定，若出现漏气易产生通气不足，患儿实际吸入的潮气量因漏气而明显低于预设值，所以使用过程中应该注意以下几点：①HFNC气流需加温、加湿。②常用气流流量为5～8L/min。当流量≤4L/min时可以考虑试停。③应用过程中，每12～24h评估1次，可以按每次

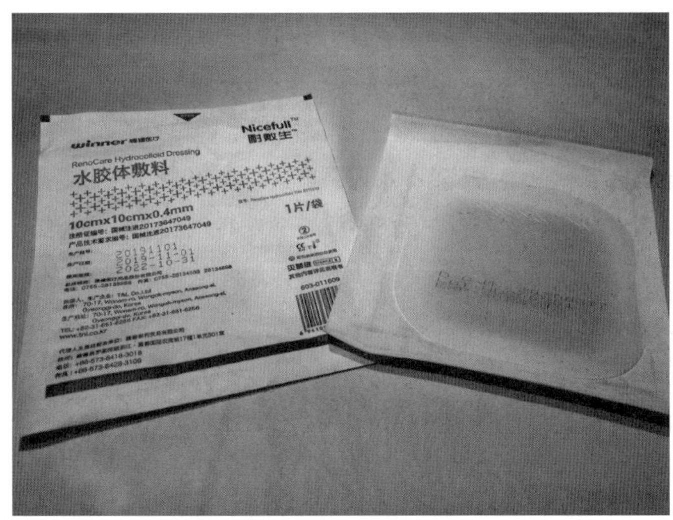

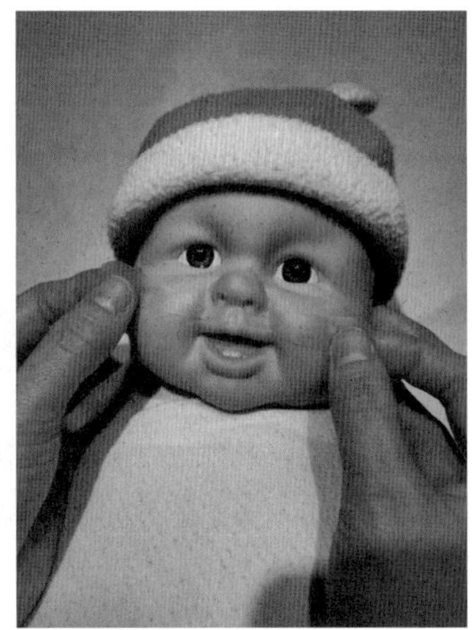

图3-9　水体胶敷料

0.5～1L/min的速度调节流量。④按照鼻腔直径大小选择合适尺度的鼻导管，允许导管周围适当漏气。⑤及时清理口鼻分泌物，对于吞咽困难、胃食管反流者需反复评估通气风险。⑥HFNC大多数不能做到压力监测，即使能在鼻塞导管处行压力监测也不等同于患儿气道呼吸末压，而且HFNC所产生的气道正压与患儿口张合情况有关，应避免过度张口及闭合。⑦不同的HFNC设备流量相同可能压力会有不同。HFNC在气道内产生的压力受多种因素影响，如吸气流量、鼻塞与鼻孔直径之比、口唇开合情况及患儿的体重等，应用HFNC时应结合患儿体重限定吸入的初始流量及最大流量，建议新生儿使用HFNC时流量最高不超过8L/min；鼻塞导管直径占鼻孔直径的50%～80%，避免产生压力不足或产生过高压力。⑧HFNC在使用过程中判断或设定有效、安全的最小流量和最大流量是有必要的，建议使用安全减压阀。⑨对于胎龄＜28周早产儿，其应用需要进一步研究。

13. nHFOV作为特殊的通气方式，鼻延长管（管径宜大一些）、振幅、吸气时间、泄漏等因素都可影响通气效果，宜使用合适的管路及鼻塞接口，注意尽量减少气体传导泄漏，维持呼吸道压力稳定，加上准确的参数设置及复调，及时纠正低氧等意外或并发症的发生。

14. nHFOV频率设置不应低于4Hz，否则会有抑制自主呼吸的风险。nHFOV作为其他无创通气模式失败后的营救性治疗手段时，原则上一般采取边治疗、边观察患儿反应的策略，治疗1～2h根据患儿的病情和治疗反应来决定是否继续应用nHFOV或改为有创通气。严格掌握指征，如果有插管或有创通气指征，应及时插管以免延误救治时机。

15. 相对于NCPAP/NIPPV，nHFOV作为初始模式是否能够减少早产儿RDS气管插管的比率？针对不同胎龄的新生儿如超早产儿、早产儿和足月儿，nHFOV的疗效是否有所不同？nHFOV是否可减少BPD发生等问题，尚需要更多的基础与临床研究，尤其需要高质量的多中心随机对照试验。

16. NIV-NAVA呼吸机的核心是膈神经触发，因此获取EAdi信号尤为关键。早产儿EAdi导管电极间隔相对密集，容易移位导致信号错误或缺失，需要导管固定技巧，并实时监测导管位置。如果导管位置良好且功能正常，而没有显示EAdi信号，通常表示中枢性呼吸暂停，此时呼吸机将启动备用通气，直到EAdi恢复。

17. 低水平NAVA会增加呼吸驱动力，随着NAVA水平的增加，呼吸支持力度进一步增加，则膈肌负荷下降，呼吸驱动减弱，EAdi信号减弱。这种无法人为控制的呼吸驱动反应，可能出现达不到可接受的潮气量、呼吸频率和气体交换，需要密切观察EAdi信号变化，及时做出合理的参数调整。

18. NIV-NAVA出现通气不足或低氧血症时注意如下情况分析：①呼吸暂停频繁出现，应考虑缩短呼吸暂停设定时间，以便较早得到后备通气的支持；②如果新生儿经常处在后备通气中，要考虑增加后备通气频率或峰值压力以在后备通气时提供更多支持；③如果新生儿呼吸困难（高EAdi信号），应考虑增加NAVA水平以进一步“卸载”呼吸肌负荷，让呼吸机进行更多的“呼吸工作”；④如果触发高压警报，应考虑增加峰值压力极限以募集更多的肺泡改善潮气量。

（周　伟）

第三节 常频机械通气

一、适应证与禁忌证

（一）适应证

1. 严重通气不足　由肺内、肺外原因引起严重通气不足而产生中枢性呼吸衰竭或周围性呼吸衰竭，均可应用机械通气治疗。肺内原因常见的有肺部感染、气道梗阻等；肺外原因包括中枢神经系统感染、严重脑水肿或颅内出血等，以及呼吸肌麻痹引起的通气不足。

2. 严重换气障碍　单纯换气功能障碍可通过提高吸入氧浓度来解决，若效果不佳或合并通气功能障碍，需用机械通气治疗，如呼吸窘迫综合征、肺出血、肺水肿等引起的严重换气功能障碍。

3. 神经肌肉麻痹　各种原因引起的神经肌肉麻痹，如重症肌无力、感染性多发性神经根炎、膈神经麻痹、麻醉剂或镇静剂过量抑制呼吸等，可使呼吸运动明显减弱，肺活量减少，导致明显缺氧，需要机械通气支持呼吸。

4. 心肺复苏　各种原因导致心跳呼吸骤停，如窒息、心室颤动或扑动等，经心肺复苏处理后，应尽早给予机械通气。

5. 反复呼吸暂停　反复呼吸暂停经药物治疗或无创正压通气无效，应给予机械通气治疗。

6. 胸部和心脏手术后　为预防呼吸衰竭的发生和加重，保护心脏功能，减轻呼吸和循环负担，可应用机械通气支持呼吸。

中华医学会儿科学分会新生儿学组制定的“新生儿机械通气常规”中，将适应证定为：

（1）在FiO_2＞60%~70%的情况下，PaO_2＜50~60mmHg或经皮血氧饱和度（$TcSO_2$）＜85%（发绀型先心病除外）。

（2）$PaCO_2$＞60~65mmHg伴有持续性酸中毒（pH＜7.20）。

（3）频繁的呼吸暂停，经药物或CPAP干预无效。

（4）RDS患儿需使用PS治疗时。

（5）全身麻醉的新生儿。

（二）禁忌证

无绝对禁忌证。但应用机械通气后可使病情加重的疾患，如肺大疱、皮下气肿等为机械通气的相对禁忌证。大量胸腔积液在穿刺引流前也不宜应用机械通气。对于已存在或预测易发生气压伤者可选用高频通气。

二、呼吸机参数及其调节

（一）呼吸机参数

1. 潮气量 足月新生儿的潮气量（volume of tidal，VT）为6～8mL/kg，早产儿为4～6mL/kg。使气道压保持在安全范围，以避免呼吸机所致的气道与肺损伤。

2. 呼吸频率（RR） 一般选用同年龄组正常呼吸频率的2/3即可，具体可根据血气分析结果调节；RR初调值，在肺部无病变者（如呼吸暂停、心脏病和脑病患儿）为20～25次/min；肺部有病变时，生理空腔增加，或$PaCO_2$>12kPa（70mmHg），RR可增至30～45次/min。

3. 吸呼时间比（I∶E） 根据I∶E的大小，通常将I∶E在1∶（1～3）称为正常吸呼比值通气，类似于自然呼吸的吸气、呼气比例。I∶E<（1∶3），称为延长呼气通气，可用于有空气陷闭的肺部疾病如胎粪吸入综合征和撤机过程。I∶E>1∶1，称为反比通气，在新生儿应用较少。

4. 流速（flow rate，FR） 机械通气所需的气体流速一般为4～10L/min或更高，称为高流速。高流速不仅可以使不张的肺泡张开，明显改善氧合，还可减少CO_2在呼吸机管道内的潴留。

5. 每分通气量（minute ventilation，MV） 为潮气量和呼吸频率的乘积。在改变呼吸频率、潮气量、吸呼时间比、通气压力时，要以每分通气量作为调节后的目标值来加以参考。

6. 吸气峰压（peak inspiratory pressure，PIP） 是指一个呼吸周期内，气道内压力达到的最大值。PIP的设定应考虑患儿的胎龄、体重、日龄、原发疾病严重程度以及肺顺应性和气道阻力等因素，以最低的PIP维持适当的通气，保持血气在适当范围。一般不超过30cmH_2O。

7. 基线压和平台压（或停顿压） 基线压与吸气峰压相对应，是呼气相最低气道压力水平。平台压（或停顿压）指吸气末、呼气前压力达到最大后维持的一段时间形成的一个平台压。

8. 平均气道压（mean airway pressure，MAP） 一个呼吸周期中施于气道和肺的平均压力，应用范围一般为0.49～1.47kPa（5～15cmH_2O）。影响MAP的参数较多，依次为PEEP、PIP、I∶E、流量及RR。一般在肺不张、肺顺应性差的患儿，需要较高的MAP（1.176kPa即12cmH_2O或更高），而在肺顺应性较好或疾病恢复期的患儿，需要的MAP较低。

9. 呼气末正压（positive end-expiratory pressure，PEEP） 一般根据其压力大小，将PEEP分为3类：①PEEP压力在2～3cmH_2O为低PEEP，常用于撤机过程；②PEEP压力在4～7cmH_2O为中PEEP，它可稳定肺容积，维持肺泡处于扩张状态，改善V/Q比值，适用于大多数新生儿疾病；③PEEP压力>8cmH_2O为高PEEP，可防止因肺表面活性物质缺乏引起的肺泡塌陷，改善气体分布。一般在氧浓度为50%时，血氧分压仍<50mmHg，且SpO_2<90%，应开始使用PEEP。

10. 吸入氧浓度（FiO_2） 呼吸机可提供FiO_2的范围为21%～100%，具体FiO_2的调节应根据患者的不同情况确定，一般情况下设置在30%～60%。临床应用氧气的原则是以最低的FiO_2保持血气在正常范围。由于FiO_2>60%～70%易引起氧中毒，故一般主张FiO_2在80%～100%的时间不超过6h，在60%～80%的时间不超过12～24h。

（二）不同疾病的初调参数

表3-1列出了几种常见疾病的机械通气参数预调值。

表 3-1 新生儿机械通气参数预调值

疾病	参数预调值						目标血气值		
	PIP/ cmH_2O	PEEP/ cmH_2O	RR/（次·min^{-1}）	FiO_2	Ti/s	FR/（L·min^{-1}）	pH	PaO_2/ mmHg	$PaCO_2$/ mmHg
呼吸暂停	10~18	3~4	15~20	25%	0.4~0.5	8~12	7.25~7.30	50~70	45~55
RDS	20~25	4~6	25~30	60%	0.3~0.4	8~12	7.25~7.35	50~70	45~55
MAS	20~25	3~6	20~25	60%	0.4~0.5	8~12	7.30~7.40	60~80	35~45
肺炎	20~25	2~4	20~40	50%	0.3~0.5	8~12	7.25~7.35	50~80	35~45
PPHN	20~30	2~4	50~70	80%~100%	0.3~0.5	15~20	7.35~7.45	70~100	35~45
膈疝	20~24	4~5	50~70	60%	0.3~0.5	8~10	7.25~7.35	50~70	45~65
肺出血	25~30	6~8	35~45	60%	0.3~0.5	8~12	7.25~7.35	50~80	45~55
BPD	10~20	4~5	20~40	25%	0.4~0.7	8~12	7.25~7.30	50~70	45~55

（三）呼吸机参数的进一步调整

根据疾病的性质和严重程度设定预调参数后，主要依据动脉血气监测来进一步调节呼吸机参数。

1. 动脉血气监测

（1）上机后或呼吸机参数调节后30min，应做动脉血血气分析，以此作为是否需进一步调节呼吸机参数的依据。

（2）若患儿血气保持在适宜范围，病情稳定，可隔4~6h复查血气。若血气结果异常，应立即调整呼吸机参数。

（3）呼吸机参数调节后，应根据患儿临床表现和复查血气结果，再确定如何进一步调节参数。

（4）若同时有肺功能监测，可使医师获得更多的指导呼吸机参数调节的依据。

2. 呼吸机参数调节的一般原则

（1）在保证有效的通气和换气功能的前提下，尽量以最低的PIP和FiO_2维持血气在适当范围，以减少气压伤和氧中毒的危险。如要提高PaO_2，可增加PIP、PEEP、Ti、FiO_2、RR；如要降低$PaCO_2$，可增加PIP、RR、FR，降低PEEP。

（2）当PaO_2<50mmHg时，可增加FiO_2或PEEP，若低氧血症为通气不足引起，则应增加每分通气量；若同时$PaCO_2$>50mmHg，则应增加PIP或RR。

（3）当PaO_2>80mmHg时，应降低FiO_2或PEEP。

（4）当$PaCO_2$>50mmHg时，说明患儿在机械通气过程中仍有通气不足，即每分通气量不足，在排除呼吸道不通畅因素以外，应增加每分通气量，可通过增加RR或潮气量来实现。应用定容型呼吸机可直接增加RR或预设潮气量；应用定时限压型呼吸机可增加RR或PIP。

（5）当$PaCO_2$<35~40mmHg时，应逐步降低RR或潮气量，应用定容型呼吸机可直接降低RR或预设潮气量；应用定时限压型呼吸机可降低RR或PIP。

3. 参数调节幅度

（1）一般情况下每次调节1~2个对患儿影响大的参数，一方面患者比较容易适应参数的变化，对机体生理功能的影响小；另一方面容易判断参数调节的效果。

（2）在调高参数时先调节条件低的参数，在调低参数时则先调节条件高的参数，但在血气结果偏差较大时，也可多个参数一起调节。

（3）各项参数调节的幅度每次不要过大，一般升降幅度为：FiO_2 5%，PIP 1～2cmH_2O，PEEP 1～2cmH_2O，RR 5次/min，Ti 0.1～0.2s，FR 1L/min。

三、常用通气模式及选择原则

（一）常用通气模式

1．间歇正压通气（intermittent positive pressure ventilation，IPPV）　也称传统指令通气（conventional mandatory ventilation，CMV），是呼吸机最基本的通气方式。在吸气、呼气过程中气道正压间歇出现，包括定压IPPV和定容IPPV。新生儿通常应用定压IPPV，但在气道阻力增加或肺顺应性下降时，可发生通气不足。有自主呼吸者，可发生人—机对抗。若调节不当，可发生通气不足或过度。此时可用药物抑制患儿自主呼吸。IPPV适用于复苏、呼吸肌麻痹及中枢性呼吸衰竭患儿。

2．间歇指令通气和同步间歇指令通气（intermittent mandatory ventilation/synchronized intermittent mandatory ventilation，IMV/SIMV）　IMV是指呼吸机以预设的频率对患儿进行正压通气，两次机械通气周期之间允许患儿自主呼吸。SIMV是指呼吸机按照患儿自主呼吸的要求，提供预设的正压通气，可避免患儿自主呼吸与呼吸机对抗。IMV/SIMV为目前新生儿机械通气的主导模式，可以预设容量（流量限制、容量或时间切换）或预设压力（压力限制、时间切换）的形式进行。常用于有较弱、不规则自主呼吸的患儿以及作为撤离呼吸机前的一种过渡性机械通气形式。

3．呼气末正压（positive end-expiratory pressure，PEEP）　在IPPV的前提下，于呼气末借助装在呼气端的限制气流活瓣，使气道压力大于大气压，此压力称为PEEP。在自主呼吸时，若患儿气道压力在吸气相、呼气相都是正压，就称为CPAP；若患儿气道压力在呼气时是正压，而吸气时降低为零或负压，称为呼气气道正压（expiratory positive airway pressure，EPAP）。主要用于低氧血症、肺炎、肺水肿及肺不张的预防和治疗。由于PEEP增加胸腔内压，压迫心脏，可对血流动力学产生影响，故禁用于严重循环功能衰竭、低血容量、肺气肿、气胸和支气管胸膜瘘患儿。

4．持续气道正压通气（continuous positive airway pressure，CPAP）　有自主呼吸前提下，由呼吸机或CPAP专用装置在呼吸周期的吸气相和呼气相均产生高于大气压的气道压力，使患儿在吸气相得到较高的供气气压和流量，降低吸气做功；同时在呼气相得到高于外界大气压的压力，避免肺泡塌陷。CPAP是临床常用的一种通气方式，通常应用鼻塞或气管插管进行CPAP治疗，适用于患儿自主呼吸较强、气道通气无障碍的情况。主要应用于呼吸暂停、RDS、肺水肿、肺不张、Ⅰ型呼吸衰竭及拔管撤离呼吸机后。

5．辅助-控制通气（assist-control ventilation，A/C）　将辅助通气与控制通气结合在一起，当患儿有自主呼吸时按辅助模式通气（A），患儿自主吸气可触发呼吸机送气，呼吸机按照预设的参数提供辅助通气；若患儿无自主呼吸或自主呼吸较弱无力触发呼吸机送气，或自主呼吸的频率低于预设频率，呼吸机则按预设的通气频率控制通气（C）。既可提供与自主呼吸基本同步的通气，又能保证为自主呼吸不稳定者提供不低于预设水平的通气频率和通气量。但在患儿自主呼吸较强时有产生过度通气的危险，应及时调低压力、容量或频率。

6．压力支持通气（pressure support ventilation，PSV）　是由患者吸气信号引发的，以预先调定的压力帮助患者吸气的一种辅助通气方式。在保持每分通气量相似的条件下，PSV时的MAP较A/C或IMV时降低30%～50%，明显降低气压伤的危险。临床常用于呼吸功能减弱者，可减少呼吸功；合理应用PSV可使呼吸频率减慢；对于有人—机对抗者，应用PSV有利于使呼吸协调，可减少镇静剂和肌松剂的用量；此外，PSV也可作为撤离呼吸机的一种手段。

7. 压力控制通气（pressure control ventilation，PCV） PCV通气频率等设定与定容IPPV相似，为指令通气，可伴有患者触发的同步通气。此通气方式，通气压力较低，没有峰压，出现气压伤少，其吸气流速依胸肺的顺应性和气道阻力的大小而变化。潮气量的供给比定压IPPV多，也随胸肺顺应性和气道阻力而变化，但变化幅度较小。有利于不易充盈的肺泡充气，改善V/Q比值，有助于气体交换。多用于新生儿、婴幼儿呼吸衰竭及严重V/Q比值失调的患者。

8. 患者触发通气（patient-triggered ventilation，PTV） 是呼吸机通过一定的控制装置来识别患者的自主呼吸并启动一次呼吸支持的过程。同步触发方式主要有压力触发、流量触发、胸壁阻抗触发和腹壁运动触发等。流量触发较压力触发敏感、反应更快、更减少呼吸做功，适于自主呼吸较弱的早产儿。在不抑制患者自主呼吸情况下仍能保持较高通气效率；避免了人—机对抗的发生，减少患者呼吸功和呼吸肌疲劳，有利于患者自主呼吸的锻炼和恢复；因矛盾呼吸而引起的患者不适和并发症显著减少；由于未抑制自主呼吸，患者自主排痰功能保持，减轻了气道护理工作量。

9. 双相气道正压通气（biphasic positive airway pressure，BIPAP） 通过调节高压、低压两个压力水平及其持续时间，以及触发灵敏度等通气参数来决定通气模式。可看成是压力控制通气和自主呼吸相结合的通气形式。优点在于允许自主呼吸和控制通气同时存在，避免了人—机协调性不良的缺点，气道压力稳定可减少肺损伤，而且对循环系统影响小，减少V/Q比值失调。真正的BIPAP是多种通气模式的模糊总和，是“万能”通气模式，可用于从急性期到恢复期不同病情患者的呼吸支持，恢复期应用可使患者更容易撤机。

10. 压力调节容量控制通气（pressure regulated volume control ventilation，PRVCV） 是一种将压力控制通气（PCV）和容量控制通气（volume control ventilation，VCV）的优点相结合的智能通气模式，是目前呼吸机中较科学和理想的一种控制通气模式，在治疗新生儿肺顺应性低和气道阻力高的疾病时特别有效，降低了机械通气造成肺损伤的危险性。PRVCV在一定范围内自动保持恒定的潮气量，部分避免了定压通气的缺点。但当肺顺应性和气道阻力明显变化时，同样不能保证恒定的潮气量，或潮气量不变而吸气峰压过高，这点与定容通气一样。

（二）机械通气模式的选择原则

1. 机械通气治疗前应首先注意患者呼吸衰竭的原因。

2. 根据患儿体重和日龄选择相应的呼吸机和通气模式。

3. 针对不同的个体条件，选择疗效最佳、对患儿产生不良影响最少的通气模式。

4. 衡量通气模式是否适宜的重要指标包括自主呼吸与机械通气是否协调、是否达到预期的组织氧合水平，以及各项参数是否在安全范围。

5. 常用通气模式有IPPV、CMV、A/C、IMV、SIMV、PSV、CPAP等，容量控制通气较少用于新生儿。

6. 对于早产儿呼吸暂停、RDS早期等呼吸功能不良患儿可先采用CPAP模式，若CPAP治疗无效改为A/C或IMV/SIMV模式。

7. 在疾病危重期，患儿病情多变，无自主呼吸或自主呼吸微弱，可选用IPPV、CMV、PCV、A/C、PTV、PRVC等模式，A/C、PTV模式可作同步呼吸，适用于有一定自主呼吸，但呼吸频率不是很快，或与呼吸机存在矛盾呼吸的患儿。

8. 对于各种心肺功能不全需要支持通气的患儿，可选用IMV、SIMV、PSV等模式，但在呼吸节律不整齐、病情尚未稳定的患儿，应用时应给予严密监护。

四、呼吸机操作的基本步骤

1. 确定是否有机械通气的指征。

2. 判断是否有机械通气的相对禁忌证，进行必要的处理。

3. 确定控制呼吸或辅助呼吸。

4. 确定机械通气方式（A/C、CMV/IPPV、IMV/SIMV、CPAP、PSV、PEEP）。

5. 确定机械通气的分钟通气量（MV）。

6. 确定补充机械通气MV所需的频率（F）、潮气量（VT）和吸气时间（Ti）。

7. 确定FiO_2　一般从30%开始，根据PaO_2的变化渐增加。长时间通气时不宜超过50%。

8. 确定PEEP　当$FiO_2>60\%$而PaO_2仍$<60mmHg$，应加用PEEP，并将FiO_2降至50%以下。PEEP的调节原则为从小渐增，达到最好的气体交换和最小的循环影响效果。

9. 确定报警限和气道安全阀　不同呼吸机的报警参数不同，参照说明书调节。气道压安全阀或压力限制一般调在维持正压通气峰压之上5～10cmH_2O。

10. 调节湿化器　湿化器加满蒸馏水，设置湿化温度。一般湿化器的温度应调至37～39℃。

11. 调节同步触发灵敏度　根据患者自主吸气力量的大小调整。一般为-4～-2cmH_2O或0.1L/s。

12. 检查呼吸机及通路功能，保证正常工作无漏气。

13. 检查氧气和空气源。

14. 检查报警值。

15. 保证心电监护已连接。

16. 检查和固定好气管插管。

五、呼吸机治疗中的监护与管理

（一）临床监护

1. 临床表现和生命体征监护　严密观察患儿面色、肤色、自主呼吸、胸廓运动、呼吸音、肺部啰音、心脏杂音及节律、肝脾大小、有无腹胀及水肿等情况，进行心电、呼吸、血压及经皮血氧饱和度（$TcSO_2$）监测，每2h记录1次心率、呼吸、血压（收缩压、舒张压、平均动脉压）及$TcSO_2$值。应注意维持心率、血压在正常范围，必要时做ECG监护。将患儿置于远红外线辐射式抢救台上或暖箱内保暖，同时监测体温，维持腋温在36.5～37.0℃，或肛温维持在37.0℃。

2. 记录24h出入液体量　每天精确计算24h出入量，并测体重（对有心力衰竭、水肿者尤为重要），以确定前一天入液量是否合适，有助于决定当天液体量，并据此作适当的调整。

3. 血气监测　呼吸机初调参数或参数变化后0.5～1h应常规检测血气，以作为是否需要继续调节呼吸机参数的依据，使血气维持在适当水平：pH 7.35～7.45，PaO_2 50～70mmHg，$PaCO_2$ 40～50mmHg。若患儿病情稳定，血气维持良好，可每隔4～6h监测血气1次；或根据病情变化随时测定。为减少抽动脉血的次数，可用经皮氧分压/二氧化碳分压监测仪或经皮脉搏/血氧饱和度监测仪进行监测，但动脉血的血气分析每天至少检查1次。

4. 床边X线胸片　呼吸机应用前后各摄X线胸片1张，可确定气管内导管的位置是否正常，了解肺部病变及肺部通气状况，以判断机械通气效果。有条件者以后应每天或隔天摄胸片1次，如有病情变化，随时摄片。

（二）呼吸功能监测

1. 通气功能的监测　包括呼吸频率、潮气量、每分钟通气量、无效腔与潮气量之比等。

2. 呼吸力学监测　患者—呼吸机系统包括呼吸机管路、气管内导管、患儿的气道、肺实质和胸腔，任何一部分发生变化，均可使其呼吸力学发生改变。呼吸力学监测的指标主要有吸气峰压、吸气末压力、平均气道压、气道阻力、内源性呼气末正压（PEEPi，也称为自动PEEP或Auto-PEEP）等。气道峰压与流速、呼吸系统阻力和顺应性具有函数关系，可以以数值的形式显示于呼吸机面板上，也可直接从压力计上观察到。对新生儿，一般应尽量把气道峰压控制在30cmH_2O以下，否则容易引起气压伤。吸气末压力又称平台压，为克服胸廓、肺的弹性阻力和使气体在通气管路中压缩的压力之和，其大小与弹性阻力有关，可影响平均气道压，进而影响心功能等。平台压出现在吸气末，此时气体流速为0，与之有关的黏性阻力不存在。在检测和分析平台压时，需注意呼吸肌的用力情况，主动吸气时可使平台压增加，用力呼气时降低。平均气道压（MAP）监测有助于调整呼吸机参数和发现呼吸机故障。如潮气量保持不变，MAP可直接反映呼吸道阻力和胸肺顺应性高低。MAP升高，说明有呼吸道阻塞、顺应性下降或肌张力增加；MAP降低，说明呼吸机管道系统漏气或脱落；另一方面，若气道压力和顺应性无明显变化，MAP下降，说明潮气量减少。对机械通气患儿来说，气道阻力由气管插管内阻力和患儿气道阻力两部分构成，两者的大小是相对的。气管插管内阻力与其自身口径大小和气体流速有关，口径越小、流速越快，则阻力越大；而气道阻力不恒定，肺容量较高时，气道因牵拉作用而扩张，可使气道阻力降低。当气体流速快，管腔狭小（如扭曲、牙齿咬合、分泌物），或气道病变（如支气管痉挛、分泌物堆积、低肺容积）时，可引起气道阻力增加。PEEPi的传统测量方法是在呼吸机上设置一个呼吸末阻断装置，在下一次吸气即将开始之前测压。由于在呼气末用力呼吸时也可产生PEEPi，主动呼吸时测得的结果不可靠，但有人认为平台压的变化可近似反映PEEPi的大小。PEEPi最常发生于气流阻塞和/或每分钟通气量过高所引起的呼气不完全，可引起肺部动态性过度充气。随着功能残气量进行性增加，肺弹性回缩力也不断升高，直至达到一个新的平衡状态，足以将下一次送入的潮气量完全呼出体外。PEEPi可降低肺顺应性，增加呼吸功耗和/或呼吸机触发难度，产生类似胸腔正压的作用，从而对血流动力学产生不利影响。

3. 压力—流速曲线监测　有助于直接观察患儿气道压力、气体流速的形式以及压力与容积变化的动态关系，亦可评价通气参数设置对波形的影响，最终为判断呼吸力学状况以及人—机协调性提供线索。

4. 压力—容积曲线监测　以不同的潮气量为纵坐标，顺应性（压力）为横坐标，就可以得到压力—容积曲线。机械通气时，压力—容积曲线可以出现以下几种改变：①静态曲线形态正常，仅动态曲线左移或平坦，说明呼吸道阻力增加。②两条曲线同时左移，变平坦，说明胸肺顺应性下降。③潮气量增大后或使用PEEP时，如果胸肺顺应性下降，静态曲线趋向平坦，说明肺泡已过度膨胀，此时易发生气压伤。

在高肺容积段，肺单位可能处于过度扩张的

状态，压力所能产生的容积变化很有限；而在低肺容积段，一些肺单位处于萎陷状态，需要一定的压力才能使之重新开放，此时即使达到临界开放压，增加压力也只能引起很小的容积变化。提示在临床应用上，应把PEEP水平设置在曲线下段弯曲点以上，这样可以开放所有能通气的肺单位，使之更能同步地吸气和呼气，预防在肺呼气时因小气道关闭而引起肺不张，从而预防呼吸机相关性肺损伤；吸气峰压应设置在曲线上段弯曲点以下，可有助于预防肺过度充气。

（三）气体交换功能的监测

1. 二氧化碳的监测　动脉血二氧化碳分压（$PaCO_2$）是判断酸碱平衡的重要指标，反映患儿的通气功能。经皮二氧化碳分压（$TcPCO_2$）在末梢循环功能良好时与$PaCO_2$相关性良好。呼气末二氧化碳分压和浓度近似于肺泡二氧化碳分压，可间接了解和推测$PaCO_2$的变化和体内二氧化碳的变化。二氧化碳波形图对帮助了解患儿呼吸功能状况、呼吸中枢功能或呼吸机状态有一定的指导意义。

2. 血氧的监测　通过动脉血氧分压（PaO_2）连续动态监测，反映动脉血氧合程度，但不能说明动脉血氧含量。PaO_2受肺通气量、血流量、V/Q比值、心输出量、混合静脉血氧分压、组织耗氧量和吸入氧浓度等多种因素影响。经皮氧分压（$TcPO_2$）与PaO_2相关性良好，但受周围血液循环情况的影响较大，并且随心输出量的减少而下降，故在休克、低血压和末梢循环不良的患者，两者相差甚远。另外，$TcPO_2$监测部位的皮肤应预热至44℃，否则结果准确性会受到影响。动脉血氧饱和度（SaO_2）反映血红蛋白与氧结合的程度及机体的氧合状态，受PaO_2、氧解离曲线以及能与氧结合的血红蛋白量的影响。监测方法有动脉采血进行血气分析和采用脉搏血氧计进行连续无创性SaO_2监测。

3. 有关气体交换监测的其他常用指标

（1）肺泡-动脉血氧分压差（$P_{A-a}O_2$）　在正常情况下，因气体在肺内的分布效应和解离曲线效应，存在着一定的$P_{A-a}O_2$；而新生儿由于存在轻度的生理分流，$P_{A-a}O_2$较大，可达3.33kPa（25mmHg）。$P_{A-a}O_2$反映血液从肺泡摄取氧的能力，受V/Q、弥散功能和动-静脉分流的影响，也受混合静脉血氧分压、心排出量及氧耗量等因素的影响。

（2）肺泡-动脉血二氧化碳分压差（$P_{A-a}CO_2$）　由于二氧化碳的弥散速度快，从理论上说，$P_{A-a}CO_2$应为零，但有人认为0.133~0.533kPa的差值亦为正常范围，增大时提示V/Q失调或死腔通气增加，与肺内分流的关系较小。

（3）动脉血氧分压与吸入氧浓度比值（PaO_2/FiO_2）　反映氧交换能力，随FiO_2增加而增加。

（4）动脉血氧分压与肺泡氧分压比值（PaO_2/P_AO_2）　可监测肺泡氧交换效率，正常时应＞0.75。

（5）肺内分流量与心输出量比值　反映肺内分流情况，正常时应＜5%。健康新生儿在生后头1h总分流量可达心输出量的24%，一周后仍有10%。若心输出量下降、肺循环阻力增加以及肺容量增加、萎缩气泡重新开放时，此比值减小。

（四）呼吸肌功能的监测

了解呼吸肌的功能状态，对呼吸机参数的调节、撤机时机的选择以及避免呼吸肌疲劳等有一定的指导作用。

1. 最大吸气压和呼气压　反映全部吸气肌和呼气肌强度，有助于判断撤机能否成功及患儿能否完成有效的咳嗽和排痰动作。

2. 跨膈压　指通过带气囊的双腔聚乙烯管在

吸气相测出的胃内压与食管内压的差值，反映膈肌收缩时产生的压力；而最大跨膈压指在功能残气位、气流阻断状态下，作最大吸气时所能产生的跨膈压最大值，反映膈肌作最大收缩时所能产生的最大压力。当膈肌疲劳时两者均明显下降，而在高肺容量时，仅最大跨膈压下降。

3. 膈肌张力－时间指数和膈肌限制时间　有助于了解膈肌的功能储备情况。

4. 膈肌肌电图频谱分析　频率分布的变化反映膈肌疲劳情况。

（五）血流动力学监测

除监测血压、脉搏和尿量等最基本的血流动力学项目外，有条件者可进行肺动脉导管插管，进行更详尽的血流动力学监测。

1. 肺毛细血管压（又称肺动脉关闭压）受机械通气，尤其是PEEP的影响，但对判断肺水肿的原因有很大帮助，因为充血性心力衰竭引起心源性肺水肿时，肺毛细血管压明显增高，而因血管通透性增高而引起肺水肿时，如RDS等，肺毛细血管压并不升高。肺毛细血管压监测对临床治疗亦有一定的指导意义。在治疗呼吸衰竭时，若肺毛细血管压增高，意味着肺间质液体增多，对气体交换不利；如血压偏低，肺毛细血管压＜1kPa，是补充血容量的指征；如血压无下降趋势，而肺毛细血管压又＞2~2.5kPa，则为应用利尿剂的指征。

2. 心输出量　应用PEEP时心输出量下降。

3. 混合静脉血气分析　可较好地反映组织器官的氧合情况，在机械通气时，应尽量维持混合静脉血氧分压＞4kPa，或混合静脉血氧饱和度＞70%。

4. 肺内血液分流率　正常情况下＜5%，而＞15%为进行机械通气的指征。

（六）呼吸机工作状态的监测

1. 呼吸机参数的调节和记录　医护人员应熟悉呼吸机参数的调节，并做好记录。日常需要记录的参数有：吸气峰压、呼气末正压、气道平均压、呼吸频率、吸入氧浓度、吸气/呼气时间比值及每分通气量等。每次调节呼吸机参数后，均应及时记录。

2. 通气效果评估　在机械通气过程中，应密切监测呼吸频率、潮气量、每分通气量、无效腔与潮气量之比等的变化，通过血气分析、经皮氧饱和度监测或经皮血气监测等结果来评估机械通气的效果。临床常用动脉血氧分压（PaO_2）、动脉血二氧化碳分压（$PaCO_2$）、动脉血氧饱和度（SaO_2）、氧合指数、肺泡-动脉血氧分压差（$P_{A-a}O_2$）、动脉血氧分压与肺泡氧分压比值（PaO_2/P_AO_2）等指标来评估通气效果，以指导呼吸机通气模式的选择和参数的调节。尽量以最低的通气压力、最低的吸入氧浓度，维持血气在正常范围。

3. 保持呼吸机回路管道通畅　若呼吸机回路管道接口处使用较细的管道引起局部狭窄，或呼吸机回路管道扭曲、折叠、受压、堵塞等，均可导致气道阻力增高，影响通气，呼吸机可出现高压报警。若呼吸机回路管道，尤其是接口处漏气，可出现低压报警，同样影响通气，患儿可表现呼吸困难加重，呼吸频率加快，人机对抗，经皮血氧饱和度降低。此时，应及时查找原因，尽快更换管道。有时呼吸机回路管道积水，或回路上储水瓶冷凝水过多，也是影响气道通畅的常见原因，可表现为机械通气时管道抖动，假触发或自动切换，人机对抗。故应经常清理呼吸机回路管道及储水瓶中的积水，使之保持清洁。

4. 正确设定报警限并及时处理报警信号　医护人员应掌握呼吸机各种报警信号的意义，以及正确设定各种参数的报警限，并及时处理报警信号。

（1）通气量报警 足月新生儿每分通气量为150~250mL/kg，可根据患儿具体情况设定报警限。一般呼吸机均有每分通气量上下限报警，若出现上限报警，可能因为通气频率加快（触发增加）或潮气量过大（定压模式）；若出现下限报警，可能为供气量不足，供气回路管道或接口漏气，潮气量过低（定压模式），或呼吸机主供气流不稳定（需检查压缩空气和氧气气源压力）。

（2）气道压力报警 气道压力报警限一般调在较峰压高5cmH_2O的水平，气道压力过高或过低，均可出现报警。若出现高压报警，主要见于肺顺应性降低（如阻塞性肺部疾病、体位不当、肺受压等）、呼吸道不通畅（如导管扭曲折叠或过深、黏稠分泌物多、支气管痉挛、气管异物堵塞等），或患儿烦躁，与呼吸机不合拍；若出现低压报警，可能为回路管道系统漏气或接口脱落、管道内积水，或气泵故障等。

（3）氧浓度报警 出现氧浓度过高报警，可能为压缩空气减少、气泵故障或空气管道脱落；出现氧浓度过低报警，可能为氧气不足或氧气供应故障，应检查氧气开关，与氧气控制站联系及时检修。使用瓶装氧气在更换时出现报警属正常报警。

（4）电源断电报警 机器出现尖鸣的报警，提示断电。应迅速给患儿换上复苏囊加压通气，专人守护。尽快连接备用电源，同时查找原因，恢复供电。

呼吸机常见报警原因及处理总结于表3-2。

表 3-2 呼吸机常见报警原因及处理

报警项目	常见原因	处理方法
气道压下限	①回路管道系统漏气或接口脱落；②管道内积水；③气泵故障	迅速接好脱接管道；套囊适量充气或更换导管
气道压上限	①呼吸道分泌物增加；②通气回路、气管导管曲折；③胸肺顺应性降低；④人机对抗；⑤叹息通气时	无菌吸痰；调整导管位置；调整报警上限；药物对症处理
气源报警	压缩空气和氧气压力不对称（压缩泵不工作或氧气压力下降）	对因处理
电源报警	外接电源故障或蓄电池电力不足	对因处理
VT或MV低限	①气道漏气；②机械辅助通气不足；③自主呼吸减弱	对因处理；增加机械通气量；增加机械通气量或兴奋呼吸
VT或MV高限	①自主呼吸增强；②报警限调节不适当	适当降低机械通气量；调整报警限
气道温度过高	①湿化器内液体过少；②体温过高	适当加蒸馏水；对症、对因治疗
吸入氧浓度过高或过低	气源故障（压缩泵或氧气）；调整FiO_2不当	对因处理
呼吸暂停	自主呼吸停止或触发敏感度调节不当	对因处理

5. 呼吸器故障及其排除 机械通气过程中，呼吸机可出现一些故障，应注意寻找其产生原因并及时处理，以保证患儿处于良好的机械通气状态。

七、机械通气意外情况及其处理

在机械通气过程中，由于医务人员经验不足、操作不当或患儿方面的因素，常会出现一些意外情况，影响机械通气的正常进行，甚至产生险情，应及时发现并迅速加以处理。

（一）堵管

通常为不完全性堵塞，堵塞物多是黏痰或凝血块，发生部位常在气管插管顶端前1~2cm处。堵管后，管腔变窄，阻力增加，潮气量减少，若患儿有自主呼吸，出现烦躁及明显人机对抗，可出现明显的吸气性呼吸困难和青紫，需加大FiO_2才有所缓解；用气囊加压给氧时有时出现阻力；此时呼吸机报警往往提示PIP升高、呼吸频率增加，血气分析可发现$PaCO_2$明显上升而PaO_2降低。管径越小越容易堵塞，若疑有堵管，应及早拔出气管导管重插。

产房内刚出生的新生儿，若羊水粪染，心率下降，给予正压通气后未见胸廓起伏，或者双肺呼吸音减弱甚至未闻及呼吸音，则应第一时间考虑堵管可能，此时应联合使用胎粪吸引管经气管导管负压吸引胎粪。

NICU中，在呼吸机辅助通气情况下，对于突然发生的窒息、血氧饱和度下降、甚至心率下降<100次/min，当立即分离呼吸机，给予球囊经气管导管加压给予，若胸廓起伏不满意，或者心率及血氧饱和度未见恢复，应第一时间考虑反流窒息可能，此时气管导管可能堵塞，需先予吸痰管常规负压吸引，若效果不满意，则经气管导管作为吸痰管直接负压吸引，随后重新气管插管。

（二）插管过深

多由气管内导管固定不牢、吸痰过程中或搬动患儿时气管内导管移位造成。导管前端的黑色粗线条为正常插管深度标记，插管后导管的深度标记正好在声门口部位，胸片上显示导管的顶端一般位于第二胸椎水平或气管分叉上1~2cm处。若插管过深，导管顶端易进入右侧支气管，通气时右肺进入气体过多，产生肺气肿，甚至气胸；而左肺因进入气体不足形成肺不张，此现象称为单侧肺通气。在机械通气期间，如发现两侧肺的呼吸音或胸廓运动不等（右侧强于左侧），应高度怀疑插管过深，立即摄片检查导管顶端位置并将导管适当拔出（一般为1.0~1.5cm），然后用气囊作抱球呼吸，以检查双侧肺的呼吸音是否对称。对称的呼吸音得以证实后，再重新将导管固定。

（三）脱管

产生原因同插管过深。此外，插管太浅、导管下端离声门太近也可引起脱管，但不常见。发生脱管时，患儿突然出现青紫，肺部听不到气体压入肺内的声音，从气管导管内可吸出胃内容物，双耳可闻及患儿哭闹声、呻吟声，有时口腔内可出现气过水声；PIP降低，用气囊接纯氧作抱球呼吸时，青紫不能缓解。此时，应立即将管全部拔出，重新插管。

（四）自主呼吸与呼吸机对抗

机械通气时，若患儿的自主呼吸很强，与呼吸器的频率不同步，可发生自主呼吸与呼吸机对抗（人机对抗）。此时，患儿烦躁不安，影响通气效果，PaO_2波动很大，常发生低碳酸血症，并有发生肺气压伤危险。处理方法：①提高呼吸机参数，主要是提高PIP和RR，以期血气尽快恢复至接近正常水平的适当范围。②同时静脉注射吗啡（0.05~0.2mg/kg）或镇静剂，如苯巴比妥钠（10~15mg/kg）、安定（0.5~1.0mg/kg）。③如吗啡或镇静剂无效，则改用肌松剂，尤其在PIP及呼吸频率较高者。常用本可松（Pancuronium Bromide）0.05~0.5mg/kg，静脉注射，必要时2~3h重复使用。

八、机械通气并发症

机械通气是治疗新生儿呼吸衰竭的重要手段，应用适当可挽救患儿生命。但它又是一项侵入性操作，如果使用不当，则可导致一些并发症的发生，不仅影响治疗效果和预后，甚至可能导致死亡。因此，正确应用机械通气，仔细观察病情变化，精心护理患儿，积极防治并发症，对提高疗效和改善预后非常重要。常见的机械通气并发症包括呼吸机相关性肺炎、肺气漏、肺不张、通气不足与通气过度、循环障碍、支气管肺发育不良（BPD）等。

（一）气管插管并发症

1. 插管初期的并发症

（1）插管操作时间过长。

（2）误插入胃内。

（3）插管过深误入一侧主支气管。

（4）插管用力过大。

2. 导管存留期间的并发症

（1）导管堵塞。

（2）导管误入一侧主支气管。

（3）导管脱出。

（4）气管损伤。

（5）喉损伤。

（6）颈部血管损伤。

3. 拔管后并发症

（1）喉、声门（下）水肿。

（2）坏死性气管、支气管炎。

（3）喉痉挛。

（4）声带麻痹。

（二）机械通气的直接并发症

1. 呼吸系统并发症

（1）过度通气。

（2）通气不足。

（3）氧中毒。

（4）呼吸机依赖。

（5）上呼吸道堵塞。

（6）肺不张。

（7）肺气漏。

（8）支气管肺发育不良。

（9）呼吸机相关性肺炎。

（10）弥漫性肺损伤。

2. 循环系统并发症

（1）低血压、休克。

（2）心律失常。

（3）深部静脉血栓形成。

3. 消化系统并发症

（1）胃肠胀气。

（2）上消化道出血。

（3）肝功能损害。

（三）关于呼吸机相关肺炎

新生儿呼吸机相关性肺炎（ventilator associated pneumonia，VAP）是指新生儿气管插管机械通气48h以上发生的肺部感染；或原有肺部感染使用呼吸机超过48h而新发的感染，并经病原学证实；或拔管后48h内发生的肺部感染。是应用机械通气新生儿的常见并发症。

一旦出现VAP则容易造成撤机困难，延长患者住院时间，严重者还会威胁患者生命，导致机械通气失败。

新生儿VAP常见细菌为肺炎克雷伯菌、大肠埃希菌、金黄色葡萄球菌、铜绿假单胞菌、凝固酶阴性葡萄球菌、链球菌属、鲍曼不动杆菌、嗜麦芽窄食单胞菌、念珠菌等，多为混合感染和多重耐药菌感染；临床表现往往不典型且缺乏特异性，缺乏有效评估VAP严重性的可靠指标。

目前尚无新生儿VAP的统一诊断标准，相对被广泛认可的是满足以下两点之一即考虑诊断VAP：体检有啰音或叩浊，且有以下之一者：新出现脓痰，血培养阳性，气管内吸引培养分离出流行菌株。若患者的影像学检查显示新发或进展性肺部浸润且有支持感染的临床表现（如发热、分泌物和白细胞增多），则应怀疑VAP。下呼吸道取样识别出病原体即确诊。

经验性治疗对VAP患者的预后至关重要，应根据流行病学监测资料及患者病原体易感性特征初步确定VAP的病原体、选择适当的抗菌素。VAP发生的时间和机械通气时间不同，病原体则可能不同。对多数致病菌而言，可采用广谱抗生素进行单药治疗，而高度耐药致病菌如铜绿假单胞菌（PSA）应联合β-内酰胺类和氨基糖甙类，再根据培养药敏结果对经验性抗生素进行调整以防止耐药性发生。疗程应个体化，其长短取决于感染的病原体、严重程度、基础疾病及临床治疗反应等。同时应注意人工气道的温、湿化和痰液引流；翻身、拍背促进排痰，必要时给予祛痰解痉药辅助排痰；保证足够热量供应，提高机体免疫力；保证水、电解质、酸碱平衡。

机械通气患者无须定期更换呼吸回路，除非破损或污染，机械通气患者的密闭式吸痰装置无须每日更换。应每天评价拔管指征，掌握拔管时机，减少插管次数，尽可能缩短人工气道留置和机械通气时间。建立人工气道患者应行声门下分泌物引流。加强医护人员手卫生可降低VAP发生率。

九、撤机指征及撤机后处理

1. 呼吸机撤离的指征

（1）应用呼吸机治疗的患儿，在原发疾病改善、病情好转、自主呼吸稳定的情况下，均应考虑撤机。

（2）自主呼吸稳定，咳嗽及排痰有力，能耐受吸痰，血压及心率均稳定。

（3）$FiO_2<40\%$，PIP 15～16cmH_2O，PEEP＜5cmH_2O，通气频率降至10次/min，血气维持正常，酸碱失衡及水、电解质紊乱已纠正。

（4）X线胸片提示肺部原发病变明显吸收或好转。

（5）若有条件进行肺功能测定，则应参考肺功能结果决定。

（6）综合以上情况进行临床评估，可以决定撤机。

2. 呼吸机撤离的方法

（1）直接撤机。

（2）经由SIMV撤机。

（3）经由PSV撤机。

（4）经由CPAP撤机。

3. 撤机步骤

（1）根据血气结果逐步降低呼吸机参数，当FiO_2降至50%，PIP降至15～16cmH_2O，PEEP降至2～3cmH_2O，血气仍在适当范围，再逐步降低呼吸频率。

（2）呼吸频率降至20次/min以下，此时吸气时间应在0.5～0.65s，在呼吸机的呼气时间内患儿可自主呼吸。IMV维持一段时间后，若呼吸率＜5次/min，患儿自主呼吸有力，血气仍在正常范围，可考虑拔管。

（3）拔管时先吸净口、鼻咽分泌物，再按吸痰操作常规吸净气管内分泌物，然后在负压吸引下拔掉气管内导管，吸净口咽部分泌物，气管内导管内分泌物送细菌培养。

4. 呼吸机撤离后的处理

（1）拔管后改鼻塞CPAP或头罩吸氧，密切注意观察呼吸情况及有无青紫。

（2）拔管后可用咖啡因或茶碱以降低气道阻力和增加呼吸驱动力。

（3）为减少喉头水肿，稀释呼吸道分泌物，有利于气道排痰，可在拔管后每隔2h超声雾化1次，内含肾上腺素0.5～1.0mg，生理盐水20mL，酌情连用2～3次，超声雾化后及时吸痰。

（4）定时改变患儿体位，加强胸部物理治疗，以保持呼吸道通畅。

（5）拔管后要摄胸片检查观察肺部病变恢复情况以及有无肺部并发症。

（6）心血管功能支持及代谢营养支持。

（刁诗光　周　伟）

第四节　高频振荡通气

高频通气（high frequency ventilation，HFV）是应用小于或等于解剖死腔的潮气量，高的通气频率（通气频率≥正常4倍以上），在较低的气道压力下进行通气的一种特殊的辅助通气方法。美国食品与药品管理局（Food and Drug Administration，FDA）将高频通气定义为频率>150次/min或2.5Hz（1Hz=60次/min）的辅助通气。高频通气基于呼吸机在气道内产生的高频压力/气流变化及呼气是主动还是被动等特点而分为高频喷射通气（high frequency jet ventilation，HFJV）、高频振荡通气（high frequency oscillatory ventilation，HFOV）、高频气流阻断（high frequency flow interruption，HFFI）和高频正压通气（high frequency positive pressure ventilation，HFPPV）4种类型。尽管没有实验数据能比较不同的HFV的有效性，但HFOV作为一种肺保护通气策略，能够在不增加气压伤的前提下有效提高氧合，近年来得到了重症医学界的广泛关注，已越来越多地应用于临床。HFOV是目前所有高频通气中频率最高的一种，可达15~17Hz；由于频率高，其每次潮气量接近或小于解剖死腔，其主动的呼气原理（即呼气时系统呈负压，将气体抽吸出体外），保证了机体CO_2排出；侧支气流可以充分温、湿化；因此HFOV是目前公认的最先进高频通气技术。据文献报道，美国三级医院中已有90%的新生儿监护病房和85%儿童监护病房应用HFOV，国内的应用也渐增多。

一、适应证和禁忌证

（一）适应证

HFOV指征尚无统一标准，常用于CMV失败后的补救性治疗（rescue therapy）：

1. 常频通气治疗中，FiO_2≥80%，MAP≥10cmH$_2$O，持续2h以上，SpO_2仍不能稳定在90%以上。

2. 气胸。

3. 持续高碳酸血症，不能撤机。

4. 持续肺动脉高压，特别是需联合吸入一氧化氮者。

5. 某些先天疾病，如膈疝、肺发育不良、严重胸廓畸形。

6. 严重非均匀性改变的肺部疾病，如胎粪吸入综合征、重症肺炎。

7. 早产儿呼吸窘迫综合征（NRDS）或严重肺疾病应用ECMO前最后尝试。

HFOV也可以作为选择性治疗（elective therapy）用于早产儿呼吸衰竭。

（二）禁忌证

HFOV无绝对禁忌证。以下情况为HFOV的相对禁忌证：

1. 气道阻力过大。

2. 颅内压过高。

3. 难以纠正的低血压。

4. 肺血流被动依赖（如：单心室畸形）。

二、参数设定及其调节

1. 平均气道压（MAP）　MAP主要决定肺容积，是影响HFOV氧合功能的主要参数；也会影响肺血管阻力，继而影响肺毛细血管血流。HFOV时肺容量保持相对恒定，吸气和呼气的周期性活动明显减少，而肺容量的改变主要是通过调节MAP来实现。但仅凭MAP并不可能精确预测肺容量。一般情况下，首先根据疾病性质、程度和新生儿胎龄选择合理的吸入气氧浓度（FiO_2），根据监测的氧饱和度（SaO_2）从5cmH_2O（0.490kPa）逐步上调MAP，直到氧饱和度满意为止（95%~96%），最后根据胸片肺膨胀情况和动脉氧分压（PaO_2，60~90mmHg即8.0~12.0kPa）确定MAP值。挽救性治疗时，起始MAP设置可遵循下列原则：若I：E为1：1，则使用与CMV模式相同的MAP；当I：E为1：2时，MAP较CMV的高2~3cmH_2O。以后每次增加1~2cmH_2O，直到FiO_2≤60%时，SaO_2＞90%。一般MAP最大设定值为30cmH_2O。增加MAP要谨慎，避免肺过度通气。恰当的MAP不仅可改善肺部氧合，而且可以减少肺损伤的发生。如MAP过高引起肺充气过度而导致肺泡毛细血管受压，反而降低肺部氧合。还应严密监测肺顺应性的变化，当肺顺应性改善时应降低MAP，以防肺过度扩张。开始HFOV后1~2h应行胸部X线摄片，此后至少每天复检一次。

2. 振荡频率（F）　不同的高频呼吸机振荡频率的意义不同。在Humming系列呼吸机，频率仅仅决定每分钟活塞振荡次数，而在Sensor Medics3100A，频率不但决定活塞—膜的振荡速率，而且还与吸气时间百分比共同决定膜的移动距离，相应地决定振荡压力幅度及振荡潮气量的大小。频率慢，吸气时间及呼气时间长，活塞移动距离大，振荡潮气量就大，则通气增加。由于HFOV时主动呼气是有时间限制的，当频率增加时呼气时间减少，活塞移动距离小，呼出气量即减少。HFOV和CMV不同，降低频率，可使潮气量（VT）增加（在关闭容量保证时），振幅传导增强（降低衰减），从而降低$PaCO_2$。但通常情况下HFOV不根据$PaCO_2$调整频率。范围为5~15Hz，初始设置与体重有关，体重越低选用频率越高：体重＜1 500g，为12~15Hz；体重1 500~2 500g，为10~12Hz；体重＞2 500g，为7~10Hz；早产儿间质性气肿使用低频率（5~7Hz）。在HFOV治疗过程中，一般不需改变频率。若需调整，以1~2Hz幅度进行增减。

减轻肺区域间的非均匀性、尤其是存在区域肺萎陷时，建议使用高频率（MAS早期除外）而非低频率。较高的频率有利于肺部通气均匀化，原因是流速增快，同时其加速度增加，使得正常通气的区域压力下降更明显，萎陷区域的压力增高到达阈值而促使肺复张发生。

理论上说，非均匀的肺部条件最好根据各区域的情况使用不同的频率治疗，但目前还没有设备可以实现。因此，需要根据病理情况的发生机制和临床转归来寻找合适的通气策略。

3. 吸气时间百分比　不同品牌的呼吸机吸气时间百分比不同。Humming V型和SLE5000型固定为0.5；Sensor Medics 3100A提供的吸气时间比为30%~50%，在33%时效果最好；其他高频呼吸机的吸气时间百分比一般由仪器根据频率的大小控制。合理增加吸气时间可增加每次振荡所提供的气体量，可以增加CO_2的排出，但此时呼气时间减少则增加了肺内气体滞留、肺过度充气的危险。如有严重氧合困难或顽固性的高碳酸血症可逐渐增加吸气时间百分比。

4. 振荡压力幅度（振幅，ΔP）　振幅是决定潮气量大小的主要因素，也是影响CO_2排出的最重要因素之一，为吸气峰压与呼气末峰压之差值。它是靠改变功率（用于驱动活塞来回运动的能量）来变化的，其可调范围为0~100%。临床上最初调节时以看到和触到患儿胸廓振动为度，一般可初调至MAP数值的2倍，或者调整ΔP使潮气量达到1.5~2.2mL/kg，或摄X线胸片示膈面位置位于第8~9后肋为宜，以后根据$PaCO_2$监测调节，$PaCO_2$的目标值为35~45mmHg，并达到理想的气道压和潮气量。当ΔP调节超过MAP数值的3倍时仍无法维持合适的$PaCO_2$，可以通过调节频率来维持合适的$PaCO_2$。

振幅的选择不宜过高，一般＜40%。选择振幅还要考虑不同品牌机器的特点。ΔP叠加于MAP之上。由于气体振荡本身的特点及气管插管、气道阻抗的影响，ΔP在向肺泡传递的过程中逐级衰减，其衰减程度与气管插管的直径、气道通畅情况、振荡频率、吸气时间百分比有关。气管插管的直径越细，ΔP的衰减越大。由于气管插管引起ΔP的衰减是频率依赖性的，因此降低频率时ΔP的衰减减少。改变ΔP只影响CO_2排出，而不影响氧合。增加ΔP可增加每分通气量，加速CO_2排出，降低$PaCO_2$。但Morgan等研究发现，当FiO_2＞40%时，ΔP不影响PaO_2，而当FiO_2＜30%时，提高ΔP可使PaO_2增加，降低△P可使PaO_2下降。增加ΔP可增加每分通气量，加速CO_2排出，降低$PaCO_2$。但是ΔP越大，引起压力损伤的可能性越大。如果选择的振幅已足够大，$PaCO_2$仍很高，最好的办法是监测潮气量究竟有多大，看是否存在痰堵、呼吸机不能有效振荡的情况。

压力控制下的HFOV，若HFOV起始频率为10Hz，那么HFO呼吸机的ΔP应为CMV模式下的1.5×（PIP－PEEP）较合理。若频率＞10Hz，则起始振幅需设置得更高；若频率＜10Hz，则起始振幅设置可相应降低。以后根据$PaCO_2$监测调节，$PaCO_2$目标值为35~45mmHg，并达到理想的气道压和潮气量。一旦开始HFOV，需通过潮气量来重新评估ΔP是否满足患者需求。若HFOV中无潮气量监测，可通过观察胸壁充分振动情况来指导振幅的设定。使用HFOV时可通过经皮PCO_2来监测$PaCO_2$水平。PCO_2的改变应是平缓的：快速波动的PCO_2水平会导致脑血流量出现突然改变，致使病情恶化。胸壁运动不足或过度都需重新调整ΔP，以避免发生高碳酸血症或低碳酸血症。若呼吸机可监测潮气量，则需保证充足潮气量和DCO_2。若开始使用HFOV时，患者存在明显高碳酸血症，此时呼吸机设置的ΔP水平应能确保经皮CO_2水平以2~3mmHg/min（0.3~0.4kPa/min）的速度缓慢下降，从而以避免脑血流量快速变化导致颅内出血的发生。

5. 振荡容量　振荡容量（oscillatory volume或stroke volume）是指每次振荡时活塞或膜运动所引起的容量变化，并不是进出肺内的气体容量。与ΔP一样，振荡容量也是影响CO_2排出的重要因素之一。

6. 偏置气流（bias flow）　又称持续气流（continuous flow），是呼吸机的辅助送气功能，指气路中持续存在一定量的气流，患者吸气时，气道压力下降，持续气流即进入呼吸道，可减少呼吸功。使用HFOV时偏置气流的作用是提供氧气，带走二氧化碳。偏置气流的流量必须大于振荡所引起的流量。如偏置气流不足，患者的有效死腔将增加，从而降低通气效果。早产儿一般设置10~15L/min，足月儿10~20L/min，体重越大，所需偏置气流也越大。对于一些严重气漏患者曾将偏置气流调节到最大，达60L/min。有CO_2潴留时可每隔15min增加流量5L/min。但当偏置气流达到一定流量后，再进一步增加流量并不能增加CO_2的排出。偏置气流与MAP、氧合、通气功能有关：在MAP恒定时，增加气流量，可增加肺氧合功能；增加偏置气流可以补偿气漏、维持MAP。

7. 吸入氧浓度（FiO_2） 初始设置为100%，之后应快速下调，维持SaO_2≥90%即可；也可维持CMV时的FiO_2不变，根据氧合情况再进行增减。当FiO_2＞60%仍氧合不佳则可每30~60min增加MAP3~5 cmH_2O。治疗严重低氧血症（SaO_2＜80%）时由于FiO_2已调至100%，故只有通过增加MAP以改善氧合。轻至中度低氧血症时从肺保护角度出发，应遵循先上调FiO_2后增加MAP的原则。机械通气时应尽量应用较低的FiO_2以减少氧中毒的危险。在HFOV时采用高肺容量策略可以改善肺部氧合，以降低FiO_2。

8. 参数调节 PaO_2低的可能原因：气管插管漏气，管内/接口处积水；气道阻塞；气漏；肺未复张；肺过度扩张；血压下降。$PaCO_2$高的可能原因：气管插管泄露、气胸；低通气，肺复张不充分。HFOV开始15~20min后检查血气，并根据PaO_2、$PaCO_2$和pH值对振幅及频率等进行调节。若需提高PaO_2，可上调FiO_2 10%~2%；增加振幅5~10cmH_2O（0.49~0.98kPa）；增加吸气时间百分比5%~10%；或增加偏置气流1~2L/min（按先后顺序，每次调整1~2个参数）。若需降低$PaCO_2$，可增加振幅5~10cmH_2O；降低MAP 2~3cmH_2O（0.20~0.29kPa）；或降低吸气时间百分比5%~10%。治疗持续性高碳酸血症时，可将振幅调至最高及频率调至最低。患儿生命体征稳定，面色红润；经皮血氧饱和度＞0.90；血气分析示pH为7.35~7.45，PaO_2＞60mmHg（8.0kPa）；X线胸片示肺通气状况明显改善；此条件下可逐渐下调呼吸机参数。当FiO_2＜60%~70%时方可调低MAP；偶尔为了避免过度充气和/或气压伤，在FiO_2＞70%时也得调低MAP，相对程度的低氧血症和高碳酸血症也必须接受。当MAP≤15cmH_2O时，先降FiO_2至60%，再降MAP；当MAP＞15cmH_2O时先降MAP再调FiO_2。参数下调至FiO_2≤40%，MAP≤8~10cmH_2O时可切换到CMV或考虑撤机。

三、撤机时机及撤离后的处理

若患儿生命体征稳定，面色红润；经皮血氧饱和度＞0.90；血气分析示pH为7.35~7.45，PaO_2＞60mmHg；X线胸片示肺通气状况明显改善；此条件下可逐渐下调呼吸机参数。

参数下调至FiO_2≤30%，MAP 8~10cmH_2O（早产儿6~8cmH_2O），ΔP 15~20cmH_2O（早产儿10~15cmH_2O）时，pH 7.25~7.45，$PaCO_2$ 35~50mmHg，PaO_2 50~80mmHg可切换到CMV或考虑撤机。

直接从HFOV脱机到无创呼吸支持是可行的，也常是临床上脱机的首选方式。HFOV脱机是一个直观的过程。脱机时将MAP缓慢下降至无创呼吸支持水平。振幅也逐步下调，直至患者主要通过自主呼吸来排出CO_2。

虽有研究认为在脱机过程中随着呼吸力学正常化和转角频率的下降，应逐步下调通气频率；但HFOV脱机阶段下调通气频率并非必要。脱机时间长短取决于肺部疾病本身。对于NRDS和PPHN，脱机可能非常迅速，只需数小时。而慢性病如BPD，可能需花费数天至数周，鉴于合并症不同，每个患者脱机时间也不尽相同。

四、操作流程

（一）从CMV转换至HFOV

1. 患者和监护准备

（1）根据监护结果调整和优化HFOV呼吸机设置。

（2）开始HFOV前进行气管吸痰操作。

2. 设置平均气道压。

3. 设置振幅（压力控制下的HFOV）。

4. 设置振荡潮气量（容量目标压力限制下的HFOV，HFOV+VG）。

（二）HFOV的维持

1. 氧合管理　根据病情和监护结果合理调整FiO_2和MAP。

2. CO_2管理　通过调整潮气量和频率改变DCO_2。

（三）湿化

充分、适当地加热和加湿（90%的相对湿度）。

（四）具体操作流程

可参考所用呼吸机附带的操作手册。

五、高频振荡通气与常频机械通气的比较

HFOV和CMV以两种不同机制进行气体交换，参数间互相影响的机制亦不同。

1. 基本特征　CMV时靠胸廓和肺的弹性回缩排气；而HFOV的基本特征是双相压力波形所导致的主动呼气，这可以提高CO_2的排出，减少肺内气体滞留。

2. HFOV和CMV呼吸参数比较　见表3-3。

表3-3　HFOV和CMV呼吸参数比较

参数	HFOV	CMV
频率（F）	180~900次/min	0~60次/min
潮气量（VT）	0.1~5mL/kg	5~15mL/kg
每分通气量	$f\times VT^2$	$f\times VT$
肺泡腔压力	0.1~5cmH_2O	很小至近端气道压
呼气末容量	趋于正常	降低

3. 平均气道压　CMV的MAP是气道打开状态下，呼吸周期的平均压力；HFOV的MAP是侧气流压（恒定）+振荡波压（瞬间压）。HFOV的MAP值高于CMV 2~4cmH_2O或10%~30%。HFOV的肺泡压力呈现低幅振荡状态，ΔP衰减到5%~20%，而CMV基本未变化（图3-10）。

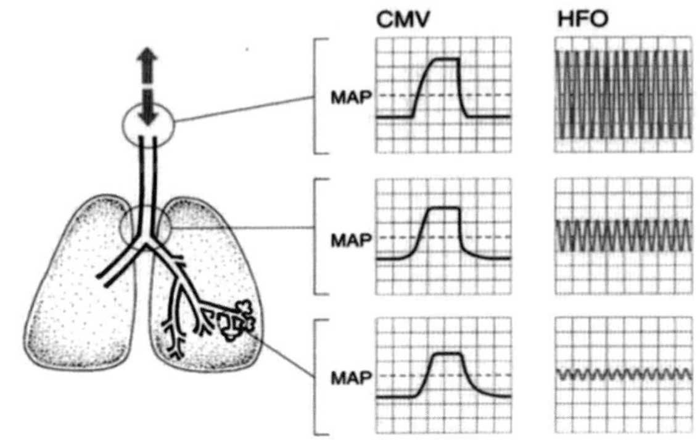

图3-10　HFOV与CMV的气道和肺泡内压力比较示意图

4. 通气量与急性肺损伤的关系　CMV时有两个肺损伤区，即PEEP以下的肺泡闭合时的损伤区和PIP以上的肺泡过度充胀时的损伤区；而HFOV时避开了肺泡萎陷时的损伤区和肺泡过度充气时的损伤区（图3-11）。

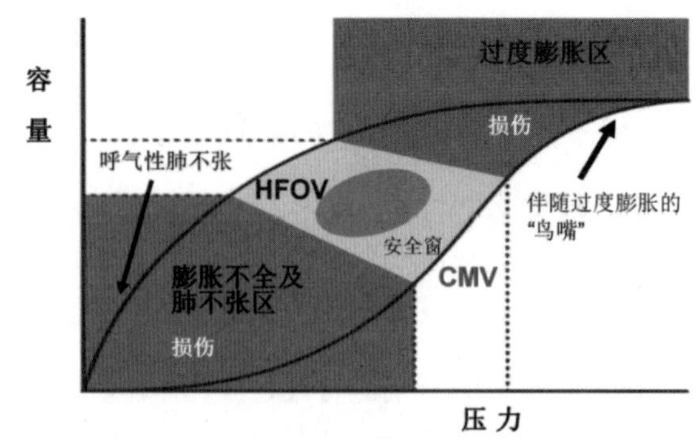

图3-11　通气量与急性肺损伤的关系

5. 提高通气能力的途径　见表3-4。

表3-4　HFOV和CMV提高通气能力的途径比较

HFOV	CMV
增加ΔP	增加潮气量和吸气峰压
提高ProximalΔP / DistalΔP（气道通畅，插管内径）	增加吸气时间
降低频率	增加频率
开放气管插管套囊	
参数间相互影响呈非线性关系：$V_{min}=f\times VT^2$	参数间相互影响呈线性关系：$V_{min}=f\times VT$

六、高频振荡通气中的容量保证通气

容量保证（volume guarantee，VG）是容量目标通气（volume targeted ventilation，VTV）的一种模式，即确定目标潮气量，呼吸机将自动、实时根据潮气量调节通气压力，实现以最低通气压力达到目标潮气量，从而减少容量伤和压力伤，减少低碳酸血症的发生。它兼有定时、限压、持续气流和容量控制的特点，患儿获得的目标潮气量不随顺应性、呼吸道阻力和自主呼吸的改变而变化。

治疗高碳酸血症/低碳酸血症的关键是维持CO_2的弥散系数（diffusion coeffificient of CO_2，DCO_2）的稳定。需密切监测输出潮气量（若有潮气量监测）和/或胸壁振动情况，因为肺部情况的改善或恶化都会导致DCO_2的大幅变化，最终导致高碳酸血症或低碳酸血症的发生。除非肺部疾病本身发生了改变，一般情况下可通过增加DCO_2水平来促进CO_2的排出。高频呼吸机上往往不能直接设置DCO_2水平，而是通过调整潮气量和频率来改变DCO_2。由于DCO_2与频率呈线性相关，但与潮气量的增加呈指数增加，通过增加潮气量提高CO_2的清除是效率最高的。相反，频率引起DCO_2的变化取决于是否使用VG：如果HFOV时没有用VG，频率增加会使得潮气量减少，除非振幅同时增加，不然DCO_2会减少；当使用VG时，只要振幅可以实现设定的潮气量，增加频率会增加DCO_2。当未使用VG模式通气时，改变振幅水平可改变潮气量，继而达到DCO_2水平的调整。当使用VG模式通气时，通过改变潮气量大小可直接调整DCO_2水平，最大振幅设置在不低于现有振幅的水平以保障容量传递。通过改变通气频率来调整DCO_2水平，可能会导致副作用的产生。当未使用VG模式通气时，若振幅不变，随着通气频率的降低，潮气量会相应增加；但是这也使得远端呼吸道压增加，出现气压伤的风险也相应增加。值得注意的是，呼吸机上显示的振幅并不能真实地反映远端呼吸道压力的变化情况。低振幅、低频率并不意味着远端呼吸道和肺泡腔内的振幅下降。相反，当使用VG模式通气时，若呼吸机其他设置不变，改变频率对潮气量大小的影响几乎是微乎其微的（若有的话）。因此，对于HFOV-VG，降低频率会导致DCO_2水平的下降和$PaCO_2$水平的上升。

HFOV-VG常需设置一个最大振幅（ΔP_{max}），等同于容量目标常频通气中的吸气峰压（peak inspiratory pressure，PIP）值。当患者上机稳定后，ΔP_{max}应高于在设定的频率下达到所需目标潮气量，且满足目标$PaCO_2$水平的ΔP约为5cmH$_2$O（即高于达到目标潮气量所需的平均振幅的10%~15%）。ΔP_{max}的5cmH$_2$O缓冲，有助于患者在短暂或持续病情轻度恶化时维持通气。应避免将ΔP_{max}设置在大于平均ΔP 5cmH$_2$O以上的水平，避免若患者肺呼吸力学出现明显恶化时（继而导致通气功能障碍），呼吸机不能及时提醒医护人员患者病情的改变。如果$PaCO_2$超出目标范围，可按0.1~0.2 mL/kg的幅度来调节设定的潮气量。由于HFOV的婴儿$PaCO_2$改变迅速，因此接受HFOV治疗的婴儿应进行持续经皮CO_2分压监测；而使用HFOV-VG可自动调控振幅，防止通气和CO_2清除的快速改变。

HFOV-VG是根据振荡频率设置合适的目标容量，而不是设置振幅。

HFOV的潮气量主要由振幅（ΔP）和频率产生，潮气量的大小也与气管内导管特性和导管顺应性以及呼吸机性能、肺的状况有关。因此，HFOV期间潮气量可能有大的变化，进而可能导致CO_2清除率产生意想不到的变化。尽管潮气量监测在日常临床工作中非常重要，但多数提供HFOV的呼吸机并不能显示或测定潮气量。当前有一些新的HFOV呼吸机由于使用VG有可能直接调节潮气量使其恒定。使用HFOV-VG时，临床医师设定目标潮气量，呼吸机能自动调节振幅以提供目标潮气量。当呼吸力学迅速改变时，潮气量的严格控制和振幅的自动调节可能特别有用。尽管肺容量复张和恰当的潮气量设置被认为是成功实施HFOV-VG的重要策略，但对于包括早产儿RDS在内的新生儿呼吸衰竭，最适潮气量参数还没有确认。为了最大程度减轻肺损伤，HFOV-VG有可能通过降低潮气量、增加频率来维持DCO_2和血正常碳酸水平。González-Pacheco等研究认为，超低出生体重儿恰当的潮气量为1.46mL/kg，1 000~2 000g的婴儿为1.57mL/kg，使用的频率可高达17Hz。在Tuzun等的研究中，与正常CO_2水平的血气相对应的平均潮气量为12Hz时1.5mL/kg左右，10Hz时1.65mL/kg，潮气量水平没有要超过2.4mL/kg的。Belteki等认为，潮气量或DCO_2与CO_2水平没有明显相关性，但很少需要＞2.5mL/kg的潮气量。Zimová-Herknerová等的研究也认为，进行HFOV通气的非均质性肺疾病新生儿在住院期间的任何时间保持CO_2水平正常的潮气量的中位数为1.67mL/kg。使用10Hz频率时潮气量变动于1.75~1.9mL/kg，很少有研究支持HFOV时需要更高的潮气量。除了频率，胎龄、HFOV开始时间、实施肺开放策略以及肺疾病严重程度等可能都是潮气量的决定因素。

为了获得最佳潮气量水平，一般对患儿实施最佳容量策略即肺开放策略。根据HFOV-VG开始时间，MAP的初始设置为6~8cmH$_2$O或较常频机械通气时的MAP高2~3cmH$_2$O，再按每2~3min 1cmH$_2$O的幅度增加，直至临界开放压（critical opening pressure），即氧合不再改善，或吸入气FiO_2≤30%，而动脉血氧饱和度（SaO_2）能维持在90%~94%。然后，每2~3min按1~2cmH$_2$O的幅度降低MAP水平直至SpO_2开始下降（提示肺泡萎陷），以确定关闭压（closing distending pressure）。最后，用先前定义的临界开放压重新开放肺，与最适持续膨胀压相对应，设定高于关闭压2cmH_2O的MAP。在VG模式下执行肺复张策略，允许振幅波动来获得稳定的潮气量水平。如果出现心动过缓（心率＜100次/min）或低血压则停止肺复张。

HFOV对CO_2的清除效率用DCO_2来描述。潮气量或频率的增加有助于CO_2的排出；另一方面，由于使用低的频率产生更高的潮气量，频率与DCO_2之间存在反比关系（无VG时）。因此，标准的HFOV呼吸机不可能维持固定的容量，随着频率的增加潮气量减少，因而降低DCO_2。故传统上，增加振幅或降低频率是为了增加潮气量，进而改善CO_2的清除。VG结合到HFOV方法的出现，使得潮气量可维持恒定，从而有可能独立调节潮气量和频率，进而使DCO_2增加，采用更高的频率，PCO_2也会随之下降。

为了维持更高频率下的潮气量，呼吸回路中要有更高的振幅，而这有可能传输到肺泡导致肺损伤（气压伤）。然而人工肺模型研究表明，采用VG模式增加频率后远端压力幅度并没有增加，而且还发现各种频率下潮气量保持恒定、振幅降低。因此，主张采用高频率、保持低的恒定的潮气量来防止未成熟肺的损伤。VG模式下可使频率增加，直接降低潮气量而能维持相似的DCO_2。然而，利用非常高的频率和很低的恒定的潮气量达到CO_2的清除，这在经典的HFOV是不可能的，经典HFOV中潮气量不能直接调控。呼吸机能维持恒定的DCO_2，因此使用VG策略可期望得到稳定的CO_2清除。

推荐使用尽可能低的潮气量。大多数高频呼吸机产生的可输送的潮气量在频率为10Hz以上时会减少，因此，大多数研究选择这个频率来治疗患儿。Belteki等建议HFOV-VG开始时可采用2.0~2.5mL/kg的潮气量，并密切监测CO_2水平，因为许多婴儿实际需要的潮气量＜2mL/kg，然后以较小幅度（每次不超过0.1mL/kg）逐步降低潮气量，因为与PCO_2更密切相关的仍然是潮气量而非经典HFOV期间的振幅。

七、疗效判断和安全性评估

HFOV氧合和通气的控制是彼此独立的。氧合取决于MAP和FiO_2，通气取决于振幅（心搏量）、呼吸机频率和吸气时间。

HFOV后24h内FiO_2可降低10%，氧合指数（OI）＜42（OI=100×FiO_2×MAP/PaO_2），表明氧合良好；HFOV后48hOI＞42提示氧合失败。$PaCO_2$维持在70mmHg以下，同时pH＞7.25，表明通气良好。如不能有效改善氧合，24h内FiO_2不能下降10%以上；不能保证足够通气量，$PaCO_2$＞70mmHg，pH＜7.15，提示HFOV治疗失败。

自HFOV在临床应用以来，其临床疗效和安全性一直为新生儿学者和呼吸治疗师们所反复提及。人们对HFOV安全性的担心，主要集中于HFOV是否会造成新生儿特别是早产儿颅内出血发病率的增高以及诱发慢性肺部疾病等。2002年8月新英格兰医学杂志分别发表了全球2个最大样本的HFOV在新生儿临床应用的多中心试验报告：美国的多中心对照试验结果表明，与CMV比较，HFOV在不造成更多并发症的同时疗效略显优势；英国和欧洲他国的多中心对照试验显示，应用HFOV后慢性肺部疾病的发生及病死率方面与CMV比较差异无显著性意义，在发生气漏、脑损伤等其他并发症方面亦无显著差别。但一些非多中心的研究报道中，对颅内出血及脑室周围白质软化发生的危险性问题意见仍不一致，争议尚较多，但多数报道否认HFOV会增加脑室出血的发生率。由Henderson-Smart等进行的一项荟萃分析表明，没有证据显示HFOV治疗可降低病死率，而且与CMV比较，没有确切的证据说明HFOV作为首选通气方案治疗早产儿急性肺功能不全更有效；但HFOV治疗，慢性肺部疾病的发生率似乎略有减少；虽然观察到了HFOV的一些短期的神经系统方面的副作用，但与CMV比较无显著性差异。关于HFOV对肺和神经发育的长期影响尚有待进一步观察和比较。

八、并发症及其处理

1. 激惹（irritation） 通常开始使用高频时患者往往变得不安。肺被动过度膨胀和过度的振幅使患者更为激惹。在HFOV下保持平静自主呼吸可增进氧合。通过调节振幅达到允许性高碳酸血症可促进患者自主呼吸。当患者出现不安或烦躁时，可以考虑加大镇静程度。一旦高碳酸血症缓解，肺复张完成或患者情况好转就应减少镇静程度。

2. 分泌物（secretions） 注意提供适当湿化避免分泌物聚积并阻塞气道。即便是少量分泌物或PS治疗后气道残余少量泡沫也会使HFOV效果大打折扣：气道阻抗（特别是气道阻力）的增加将显著减少振荡潮气量和DCO_2。另外，分泌物的聚积使得近端振荡压力上升，引起局部组织损伤。

3. 坏死性气管支气管炎（necrotising tracheobronchitis） 气管支气管长期刺激导致坏死性气管支气管炎使得HFOV更为复杂，这通常是由于湿化不充分或MAP过高造成的。但尚无证据显示坏死性气管支气管炎发生率在常频或高频下有何不同。

4. 血流动力学（hemodynamics） 在HFOV时迷走神经兴奋可能导致心率轻微下降。但高的MAP可能会减少回心血量和心输出量从而导致肺血管阻力增加。临床上，患者会通过增加心率代偿减少的回心血量。注意优化血容量和心肌功能，以及调整MAP可避免肺过度膨胀和肺动脉高压的进展，从而减少以上问题的发生。胸腔内压增加可能会引起周围组织水肿。

5. 颅内出血（intracranial hemorrhage） 系统性回顾研究表明HFOV与CMV在颅内出血发生率方面没有明显差异。避免颅内出血与使用适当的肺复张方法、监护参数的解读和呼吸机参数的调节密切相关。例如，HFOV下肺已复张，则需及时调节呼吸机的设置如ΔP或潮气量（在VG下）从而避免过度通气。随肺呼吸力学改变，每次呼吸的潮气量变化引起的$PaCO_2$的快速波动引发颅内血流的快速变化，这种波动可通过容量目标方式避免，如在HFOV下使用VG，如果没有VG，需根据经皮CO_2分压监测随时调节振幅。

6. 过度充气（overinflation） 过度充气是HFOV最常见并发症和失败的原因，最常发生于阻塞性肺疾病如胎粪吸入综合征、肺间质性气肿等。可根据疾病的性质和阶段选择合适的频率来预防。

九、监护和注意事项

HFOV实施过程中，应注意密切监护，并做好气道管理。监测指标主要包括呼吸机参数、气体交换、肺容量和呼吸机械力学、循环系统和全身灌注等几个方面（表3-5）。

表 3-5 HFOV 实施中的监测指标

呼吸机参数	频率 ΔP和ΔP_{max}（VG模式） MAP VT和delivered VT（VG模式） I∶E（吸呼时间比） DCO_2（频率×VT^2） FiO_2
气体交换	血气 经皮PO_2和PCO_2 SpO_2
肺容量和呼吸机械力学	胸部X线 呼吸自感应体积描记术 电阻抗体层成像术 振荡压力比（ΔP气管/ΔP呼吸机） C_{dyn}（动态顺应性）
循环系统和全身灌注	心率 体循环动脉压 中心静脉压 尿量

1. 血气分析　监测频率：HFOV治疗开始后45~60min；8h内每2h 1次；24h内每4h 1次；24h后每8~12h 1次。主要参数改变后，1h内须进行监测或根据临床表现进行无创监测。

2. 胸部X线摄片　HFOV治疗开始后的4h内；第1天时每12h 1次，2~5天内每24h 1次，以后隔天或酌情进行胸部X线摄片。

3. 经皮PCO_2监测　快速波动的PCO_2水平会导致脑血流量出现突然改变，致使病情恶化。若开始使用HFOV时，患者存在明显高碳酸血症，此时呼吸机设置的ΔP水平应能确保经皮PCO_2水平以2~3mmHg/min（0.3~0.4kPa/min）的速度缓慢下降，以避免脑血流量快速变化导致颅内出血的发生。HFOV时可通过经皮PCO_2来持续监测$PaCO_2$水平，避免发生高碳酸血症或低碳酸血症。

4. 听诊　在断开患儿与呼吸机的连接或把呼吸机设置在stand-by模式后，听诊呼吸音、心音和肠鸣音。根据患儿监护需要，听诊频率因人而异。在通气期间，对患儿胸部的听诊可能会有帮助，因为音调和节律的改变可能与气管导管位置改变或气道吸引的需要有关。

5. 气道湿化　充分加热和加湿（相对湿度90%）的吸入气体可有效避免呼吸道上皮细胞不可逆性损害的发生。当湿化不充分时，黏性分泌物会阻塞支气管导致实变及肺泡腔萎陷，气道阻抗（特别是气道阻力）的增加将显著减少振荡潮气量和DCO_2，影响气体交换。这也会使肺顺应性下降，气压伤风险增高。因为当肺部顺应性下降时，振荡压力更易向肺终末区域传递。反之，过度湿化会导致患者呼吸管路、气管导管和气道中冷凝水形成，继而导致潮气量输送不足。

6. 吸痰　肺复张后影响肺容积维持的最主要因素为气管内负压吸引。不管是“管内”或是HFOV分离钳夹式吸引，负压吸引均会使肺组织显著回缩而导致吸引后低氧血症出现，且无论是增加FiO_2或是MAP都无法改善这类低氧血症。因此建议HFOV开始的24~48h内尽量减少负压吸引，吸痰应根据患儿的自主呼吸情况（频率、强度）、心率、肤色、经皮氧饱和度及气管插管内是否有分泌物等具体情况决定，并对分泌物性状和量，气道吸引的需要，气道吸引耐受性及效果等进行评估。吸痰操作应迅速，吸痰后及时连接呼吸机。早产儿RDS和其他非感染疾病，在HFOV开始24~48h后或气道可见分泌物时开始吸痰，吸痰后有时需进行再充气过程。

（周　伟）

参考文献

[1] 周伟，吴本清. 新生儿无创呼吸支持技术[M]. 北京：人民卫生出版社，2021：55-168.

[2] 周文浩，程国强. 早产儿临床管理实践[M]. 北京：人民卫生出版社，2016：176-181.

[3] 中国医师协会新生儿科医师分会. 早产儿治疗用氧和视网膜病变防治指南（修订版）[J]. 中华实用儿科临床杂志，2013，28（23）：1835-1836.

[4] 周伟，周文浩. 新生儿治疗技术[M]. 北京：人民卫生出版社，2022：47-82，136-152.

[5] 杨晓燕，陈超，石晶，等. 中国新生儿无创辅助通气研究现状的可视化研究[J]. 临床儿科杂志，2015，33（9）：771-775.

[6] 中华医学会儿科学分会新生儿学组. 早产儿无创呼吸支持临床应用建议[J]. 中华儿科杂志，2018，56（9）：643-647.

[7] 中华医学会儿科学分会急救学组. 儿童无创持续气道正压通气临床应用专家共识[J]. 中华儿科杂志，2016，54（9）：649-652.

[8] 中国医师协会新生儿科医师分会，中华儿科杂志编辑委员会. 早产儿经鼻间歇正压通气临床应用指南（2019年版）[J]. 中华儿科杂志，2019，57（4）：248-251.

[9] 中华医学会儿科学分会急救学组，中华医学会急诊医学会儿科学组，中国医师协会儿童重症医师分会. 儿童双水平气道正压通气临床应用专家共识[J]. 中华儿科杂志，2017，55（5）：324-328.

[10] 马力，杨海波. 双水平正压通气在早产儿呼吸支持中的应用进展[J]. 临床儿科杂志，2018，36（9）：707-710.

[11] 黄佳，袁琳，陈超. 新生儿无创高频振荡通气的研究进展[J]. 中国当代儿科杂志，2017，19（5）：607-611.

[12] 陈正，杜立中. 神经调节辅助通气技术在早产儿呼吸支持中的应用[J]. 中国实用儿科杂志，2018，33（5）：324-327.

[13] 邱其周，程贵辉，陈虹余，等. 不同通气模式对新生儿呼吸窘迫综合征患儿临床康复的影响[J]. 中华妇幼临床医学杂志（电子版），2016，12（2）：206-210.

[14]《中华儿科杂志》编辑委员会，中华医学会儿科学分会新生儿学组. 新生儿机械通气常规[J]. 中华儿科杂志，2015，53（5）：327-333.

[15] 薛辛东，富建华. “新生儿机械通气常规”解读[J]. 中华儿科杂志，2015，53（5）：331-333.

[16] 中华医学会重症医学分会. 呼吸机相关性肺炎诊断、预防和治疗指南（2013）[J]. 中华内科学杂志，2013，52（6）：524-543.

[17] 周晓光，肖昕，农绍汉. 新生儿机械通气治疗学[M]. 2版. 北京：人民卫生出版社，2021：127-237.

[18] 刘芳. 高频通气[M]. //吴希如，李万镇. 临床儿科学. 北京：科学出版社，2005：796-805.

[19] 周伟.新生儿高频振荡通气中的容量保证[J]. 中华实用儿科临床杂志，2020，35（14）：1055-1059.

[20] DOYLE L W，CARSE E，ADAMS A M，et al. Ventilation in extremely preterm infants and respiratory function at 8 years[J]. N Engl J Med，2017，377（4）：329-337.

[21] CHAWLA S，NATARAJAN G，SHANKARAN S，et al. Markers of successful extubation in extremely preterm infants，and morbidity after failed extubation[J]. J Pediatr，2017，189（2）：113-119.

[22] ASKIE L M，DARLOW B A，DAVIS P G，et al. Effects of targeting lower versus higher arterial oxygen saturations on death or disability in preterm infants[J]. Cochrane Database Syst Rev，2017，4：CD011190.

[23] KAMERKAR A，HOTZ J，MORZOV R，et al. Comparison of effort of breathing for infants on nasal modes of respiratory support[J]. J Pediatr，2017，185（1）：26-32.e3.

[24] WHITE L N，THIO M，OWEN L S，et al. Achievement of saturation targets in preterm infants <32 weeks' gestational age in the delivery room[J]. Arch Dis Child Fetal Neonatal Ed，2017，102（5）：F423-427.

[25] CHANDRASEKARAN A，THUKRAL A，JEEVA SANKAR M，et al. Nasal masks or binasal prongs for delivering continuous positive airway pressure in preterm neonates-a randomised trial[J]. Eur J Pediatr，2017，176（3）：379-386.

[26] OEI J L，SAUGSTAD O D，LUI K，et al. Targeted oxygen in the resuscitation of preterm infants，a randomized clinical trial[J]. Pediatrics，2017，139（1）. pii：e20161452.

[27] SUGIURA T，URUSHIBATA R，KOMATSU K，et al. Oxygen delivery using neonatal self-inflating bags without reservoirs[J]. Pediatr Int，2017，59（2）：154-158.

[28] ROBERTS C T，OWEN L S，MANLEY B J，et al. Nasal high-flow therapy for primary respiratory support in preterm infants[J]. N Engl J Med，2016，375（12）：1142-1151.

[29] CUMMINGS J J，LAKSHMINRUSIMHA S，POLIN R A. Oxygen-saturation targets in preterm infants[J]. N Engl J Med，2016，375（2）：186-187.

[30] SHETTY S，SUNDARESAN A，HUNT K，et al. Changes in the use of humidified high flow nasal cannula oxygen[J]. Arch Dis Child Fetal Neonatal Ed，2016，101（4）：F371-372.

[31] OEI J L，VENTO M，RABI Y，et al. Higher or lower oxygen for delivery room resuscitation of preterm infants below 28 completed weeks gestation：a meta-analysis[J]. Arch Dis Child Fetal Neonatal Ed，2017，102（1）：F24-30.

[32] AVERSA S，MARSEGLIA L，MANTI S，et al. Ventilation strategies for preventing oxidative stress-induced injury in preterm infants with respiratory disease：an update[J]. Paediatr Respir Rev，2016，17（1）：71-79.

[33] SADEGHI FATHABADI O，GALE T J，LIM K，et al. Characterisation of the oxygenation response to inspired oxygen adjustments in preterm infants[J]. Neonatology，2016，109（1）：37-43.

[34] ROBERTS C T，OWEN L S，MANLEY B J，et al. A multicentre，randomised controlled，non-inferiority trial，

comparing high flow therapy with nasal continuous positive airway pressure as primary support for preterm infants with respiratory distress（the HIPSTER trial）：study protocol[J]. BMJ Open，2015，5（6）：e008483.

[35] SAUGSTAD O D. Hyperoxia and cerebral vasoconstriction in healthy newborns[J]. Acta Paediatr，2015，104（7）：645-646.

[36] FERGUSON K N，ROBERTS C T，MANLEY B J，et al. Interventions to improve rates of successful extubation in preterm infants：a systematic review and meta-analysis[J]. JAMA Pediatr，2017，171（2）：165-174.

[37] CUMMINGS J J，POLIN R A，COMMITTEE ON FETUS AND NEWBORN. Noninvasive respiratory support[J]. Pediatrics，2016，137（1）：e20153758.

[38] JASANI B，ISMAIL A，RAO S，et al. Effectiveness and safety of nasal mask versus binasal prongs for providing continuous positive airway pressure in preterm infants-a systematic review and meta-analysis[J]. Pediatric Pulmonology，2018，53（7）：987-992.

[39] BEHNKE J，LEMYRE B，CZERNIK C，et al. Non-invasive ventilation in neonatology[J]. Dtsch Arztebl Int，2019，116（11）：177-183.

[40] WAITZ M，MENSE L，KIRPALANI H，et al. Nasal intermittent positive pressure ventilation for preterm neonates：Synchronized or not[J]? Clin Perinatol，2016，43（4）：799-816.

[41] LEE B K，SHIN S H，JUNG Y H，et al. Comparison of niv-nava and NCPAP in facilitating extubation for very preterm infants[J]. BMC Pediatrics，2019，19（1）：298.

[42] GOEL D，OEI J L，SMYTH J，et al. Diaphragm-triggered non-invasive respiratory support in preterm infants[J]. Cochrane Database Syst Rev，2020，3：CD012935.

[43] TANG S，ZHAO J，SHEN J，et al. Nasal intermittent positive pressure ventilation versus nasal continuous positive airway pressure in neonates：a systematic review and meta-analysis[J]. Indian Pediatr，2013，50（4）：371-376.

[44] LEMYRE B，LAUGHON M，BOSE C，et al. Early nasal intermittent positive pressure ventilation（NIPPV）versus early nasal continuous positive airway pressure（NCPAP）for preterm infants[J]. Cochrane Database Syst Rev，2016，12：CD005384.

[45] IMBULANA D I，MANLEY B J，DAWSON J A，et al. Nasal injury in preterm infants receiving non-invasive respiratory support：a systematic review[J]. Arch Dis Child Fetal Neonatal Ed，2018，103（1）：F29-35.

[46] LAMPLAND A L，PLUMM B，WORWA C，et al. Bi-level CPAP does not improve gas exchange when compared with conventional CPAP for the treatment of neonates recovering from respiratory distress syndrome[J]. Arch Dis Child Fetal Neonatal Ed，2015，100（1）：F31-34.

[47] AL-ALAIYAN S，DAWOUD M，AL-HAZZANI F. Positive distending pressure produced by heated，humidified high flow nasal cannula as compared to nasal continuous positive airway pressure in premature infants[J]. J Neonatal Perinatal Med，2014，7（2）：119-124.

[48] ROBERTS C T，OWEN L S，MANLEY B J，et al. High-flow support in very preterm infants in Australia and New Zealand[J]. Arch Dis Child Fetal Neonatal Ed，2016，101（5）：F401-403.

[49] MOTOJIMA Y，ITO M，OKA S，et al. Use of high-flow nasal cannula in neonates：nationwide survey in Japan[J].

Pediatr Int，2016，58（4）：308–310.

[50] DEMIREL G，VATANSEVER B，TASTEKIN A. High flow nasal cannula versus nasal continuous positive airway pressure for primary respiratory support in preterm infants：a prospective randomized study[J]. Am J Perinatol，2019. DOI：10.1055/s–0039–1696673.

[51] SWEET D G，CARNIELLI V，GREISEN G，et al. European consensus guidelines on the management of respiratory distress syndrome – 2019 Update[J]. Neonatology，2019，115（4）：432–450.

[52] NISHIMURA M. High–flow nasal cannula oxygen therapy devices[J]. Respir Care，2019，64（6）：735–742.

[53] MANLEY B J，OWEN L S. High–flow nasal cannula：mechanisms，evidence and recommendations[J]. Semin Fetal Neonatal Med，2016，21（3）：139–145.

[54] YODER B A，ALBERTINE K H，NULL Dm Jr. High–frequency ventilation for non–invasive respiratory support of neonates[J]. Semin Fetale Neonatal Med，2016，21（3）：162–173.

[55] DE LUCA D，DELL' ORTO V. Non–invasive high–frequency oscillatory ventilation in neonates：review of physiology，biology and clinical data[J]. Arch Dis Child Fetal Neonatal Ed，2016，101（6）：F565–570.

[56] ZHU X W，ZHAO J N，TANG S F，et al. Noninvasive high–frequency oscillatory ventilation versus nasal continuous positive airway pressure in preterm infants with moderate–severe respiratory distress syndrome：a preliminary report[J]. Pediatric Pulmonology，2017，52（8）：1038–1042.

[57] BOTTINO R，PONTIGGIA F，RICCI C，et al. Nasal high–frequency oscillatory ventilation and CO_2 removal：a randomized controlled crossover trial[J]. Pediatric Pulmonology，2018，53（9）：1245–1251.

[58] MUKERJI A，SINGH B，HELOU S E，et al. Use of noninvasive high–frequency ventilation in the neonatal intensive care unit：a retrospective review[J]. Am J Perinatal，2015，30（2）：171–176.

[59] KARIKARI S，RAUSA J，FLORES S，et al. Neurally adjusted ventilatory assist versus conventional ventilation in the pediatric population：are there benefits[J]? Pediatr Pulmonol，2019，54（9）：1374–1381.

[60] GUPTA A，LUMBA R，BAILEY S，et al. Electrical activity of the diaphragm in a small cohort of preterm infants on noninvasive neurally adjusted ventilatory assist and continuous positive airway pressure：a prospective comparative pilot study[J]. Cureus，2019，11（12）：e6291.

[61] LONGHINI F，SCARLINO S，GALLINA MR，et al. Comparison of neurally–adjusted ventilator assist in infants before and after extubation[J]. Minerva Pediatr，2018，70（2）：133–140.

[62] PROTAIN A P，FIRESTONE K S，McNINCH N L. Evaluating peak inspiratory pressures and tidal volume in premature neonates on NAVA ventilation[J]. Eur J Pediatr，2020，6（1）：1–9.

[63] MALLY P V，BECK J，SINDERBY C，et al. Neural breathing pattern and patient–ventilator interaction during neurally adjusted ventilatory assist and conventional ventilation in newborns[J]. Pediatr Crit Care Med，2018，19（1）：48–55.

[64] TABACARU C R，MOORES R R，KHOURY J，et al. NAVA–synchronized compared to nonsynchronized noninvasive ventilation for apnea，bradycardia，and desaturation events in VLBW infants[J]. Pediatr Pulmonol，2019，54（11）：1742–1746.

[65] ODA A，KAMEI Y，HIROMA T，et al. Neurally adjusted ventilatory assist in extremely low–birthweight infants[J].

Pediatr Int，2018，60（9）：844–848.

[66] STEIN H，BECK J，DUNN M. Non–invasive ventilation with neurally adjusted ventilatory assist in newborns[J]. Semin Fetal Neonatal Med，2016，21（2）：154–161.

[67] GARCÍA–MUÑOZ RODRIGO F，URQUÍA MARTÍ L，GALÁN HENRÍQUEZ G. Neural breathing patterns in preterm newborns supported with non–invasive neurally adjusted ventilatory assist[J]. J Perinatol，2018，38（9）：1235–1241.

[68] KADIVAR M，SANGSARI R，SOLTANALIAN H. Clinical application of neurally adjusted ventilatory assist in neonates with respiratory distress：a systematic review[J]. Comprehensive Pediatr，2019，10（2）：e62634.

[69] MIYAHARA J，SUGIURA H，OHKI S. The evaluation of the efficacy and safety of non–invasive neurally adjusted ventilatory assist in combination with Intubation–Surfactant–Extubation technique for infants at 28 to 33 weeks of gestation with respiratory distress syndrome[J]. SAGE Open Med，2019，7：2050312119838417.

[70] CLOHERTY J P，EICHENWALD E C，HANSEN A R，et al. Manual of neonatal care[M]. 7th edition. Philadelphia：Lippin–cott Williams & Wilkins，2012：377–392.

[71] ARCA M J，UHING M，WAKEHAM M. Current concepts in acute respiratory support for neonates and children[J]. Semin Pediatr Surg，2015，24（1）：2–7.

[72] AZAB S F，SHERBINY H S，SALEHa S H，et al. Reducing ventilator–associated pneumonia in neonatal intensive care unit using "VAP prevention Bundle"：a cohort study[J]. BMC Infect Dis，2015，15：314.

[73] SCOPESI F，CALEVO M G，ROLFE P，et al. Volume targeted ventilation（volume guarantee）in the weaning phase of premature newborn infants[J]. Pediatr Pulmonol，2007，42（10）：864–870.

[74] TANG J，REID S，LUTZ T，et al. Randomised controlled trial of weaning strategies for preterm infants on nasal continuous positive airway pressure[J]. BMC Pediatr，2015，7（15）：147–149.

[75] COLOMBO D，CAMMAROTA G，BERGAMASCHI V，et al. Physiologic response to varying levels of pressure support and neurally adjusted ventilatory assist in patients with acute respiratory failure[J]. Intensive Care Med，2008，34（11）：2010–2018.

[76] RAMANATHAN R，SARDESAI S. Lung protective ventilatory strategies in very low birth weight infants[J]. J Perinatol，2008，28（Suppl 1）：S41–46.

[77] THOME U H，AMBALAVANAN N. Permissive hypercapnia to decrease lung injury in ventilated preterm neonates[J]. Semin Fetal Neonatal Med，2009，14（1）：21–27.

[78] BLANCH L，BERNABE F，LUCANGELO U. Measurement of air trapping，intrinsic positive end–expiratory pressure，and dynamic hyperinflation in mechanically ventilated patients[J]. Respir Care，2005，50（1）：110–123.

[79] KINSELLA J P，GREENOUGH A，ABMAN S H. Bronchopulmonary dysplasia[J]. Lancet，2006，367（9520）：1421–1431.

[80] COURTNEY S E，DURAND D J，ASSELIN J M，et al. High–frequency oscillatory ventilation versus conventional mechanical ventilation for very–low–birth–weight infants[J]. N Engl J Med，2002，347（9）：643–652.

[81] JOHNSON A H，PEACOCK J L，GREENOUGH A，et al. High–frequency oscillatory ventilation for the prevention of chronic lung disease of prematurity[J]. N Engl J Med，2002，347（9）：633–642.

[82] HENDERSON-SMART D J，BHUTA T，COOLS F，et al. Elective high frequency oscillatory ventilation versus conventional ventilation for acute pulmonary dysfunction in preterm infants[J]. Cochrane Database Syst Rev，2003，（4）：CD000104.

[83] ELLSBURY D L，KLEIN J M，SEGAR J L. Optimization of high-frequency oscillatory ventilation for the treatment of experimental pneumothorax[J]. Crit Care Med，2002，30（5）：1131-1135.

[84] BELTEKI G，MORLEY C J. High-frequency oscillatory ventilation with volume guarantee：a single-centre experience[J]. Arch Dis Child Fetal Neonatal Ed，2019，104（4）：F384-389.

[85] BERKENBOSCH J W，TOBIAS J D. Transcutaneous carbon dioxide monitoring during high-frequency oscillatory ventilation in infants and children[J]. Crit Care Med，2002，30（5）：1024-1027.

[86] ZIMOVÁ-HERKNEROVÁM，PILAVKA R. Expired tidal volumes measured by hot-wire anemometer during high-frequency oscillation in preterm infants[J]. Pediatr Pulmonol，2006，41（5）：428-433.

[87] MUKERJI A，BELIK J，SANCHEZ-LUNA M. Bringing back the old：time to reevaluate the high-frequency ventilation strategy[J]. J Perinatol，2014，34（6）：464-467.

[88] GONZÁLEZ-PACHECO N，SÁNCHEZ-LUNA M，Ramos-Navarro C，et al. Using very high frequencies with very low lung volumes during high- frequency oscillatory ventilation to protect the immature lung. A pilot study[J]. J Perinatol，2016，36（4）：306-310.

[89] TUZUN F，DELILOGLUI B，CENGIZ M M，et al. Volume guarantee high-frequency oscillatory ventilation in preterm infants with RDS：tidal volume and DCO_2 levels for optimal ventilation using open-lung strategies[J]. Front Pediatr，2020，8：105.

[90] BELTEKI G，LIN B，MORLEY C J. Weight-correction of Carbon dioxide diffusion coefficient（DCO_2）reduces its inter-individual variability and improves its correlation with blood Carbon dioxide levels in neonates receiving high-frequency oscillatory ventilation[J]. Pediatr Pulmonol，2017，52（10）：1316-1322.

[91] ISCAN B，DUMAN N，TUZUN F，et al. Impact of volume guarantee on High-Frequency oscillatory ventilation in preterm infants：a randomized crossover clinical trial[J]. Neonatology，2015，108（4）：277-282.

[92] LEE S M，NAMGUNGung R，EUN H S，et al. Effective tidal volume for normocapnia in very-low-birth-weight infants using high-frequency oscillatory ventilation[J]. Yonsei Med J，2018，59（1）：101-106.

[93] SAHETYA S K，MANCEBO J，BROWER R G. Fifty years of research in ARDS. Vt selection in acute respiratory distress syndrome[J]. Am J Respirat Crit Care Med，2017，196（12）：1519-1525.

[94] SÁNCHEZ LUNA M，SANTOS GONZÁLEZ M，TENDILLO CORTIJO F. High-frequency oscillatory ventilation combined with volume guarantee in a neonatal animal model of respiratory distress syndrome[J]. Crit Care Res Pract，2013，2013：593915.

第四章

新生儿营养支持

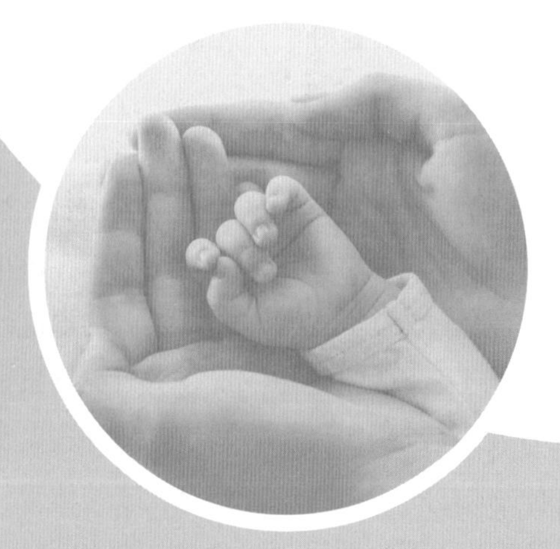

第一节 危重症新生儿营养评估

营养管理是危重新生儿救治中的重要课题之一。危重症新生儿的营养计划，既要预防营养摄入不足影响疾病康复和生长发育，又要防止营养过剩引起潜在的远期不利影响。因此，需要对其营养状态进行持续和动态的监测与评估，并根据评估结果及时调整营养治疗方案。监测和评估的指标，不仅要包括体重、身长、头围等体格指标，还应包括血液生化指标和骨骼矿化指标等。

一、体格测量

体格测量指标主要包括体重、身长和头围，尽管这些体格指标对婴儿营养状态的评估具有一定延后性，但由于操作简易，仍为目前使用最广泛的指标。危重症新生儿的体重应每天测量，身长和头围每周测量。但体重、身长和头围这些指标尚不能充分满足对新生儿的身体比例与营养状况的准确评价。新生儿体重/身长比、体质指数（body mass index，BMI）和重量指数是对常用的体重、身长和头围进行体格生长评价的有益补充，有利于更加全面地评价新生儿的生长发育和营养状况。

1. 体重　根据测量体重计算的每日体重增长速率［单位：g/（kg·d）］，是最常用的评估指标。但危重症新生儿常伴有水肿或脱水现象，应注意鉴别和合理评估。由于生理性体重下降的客观存在，足月新生儿常在生后7～10天才恢复到出生体重（最低体重时丢失应小于出生体重的10%），而早产儿甚至需要2～3周（最低体重时丢失可达出生体重的15%～20%）。生后初期体重的过度丢失和恢复缓慢，与早产儿宫外生长发育迟缓（extrauterine growth retardation，EUGR）的发生密切相关。参照胎儿宫内生长速率，早产儿理想的体重增长速率为：PMA＜28周，体重增长20.0g/（kg·d）；PMA 28～31周，体重增长17.5g/（kg·d）；PMA 32～33周，体重增长15.0g/（kg·d）；PMA 34～36周，体重增长13.0g/（kg·d）；PMA 37～38周，体重增长11.0g/（kg·d）；PMA 39～41周，体重增长10.0g/（kg·d）。生长曲线是在体格生长监测中必不可少的工具。除了关注其生长速度，更要关注其生长模式。当前早产儿最常用的是2013年版的Fenton早产儿生长曲线，包含PMA 22~50周，且区分性别；PMA足月后改用WHO儿童标准生长曲线或参照我国正常婴幼儿的标准生长曲线。

2. 身长　身长是反映线性增长的良好指标。早产儿在PMA3个月前每周约增长1.0cm，足月儿为每周增长0.69～0.75cm。由于身长测量时需要使用婴儿身长测量仪（或体重身长测量仪），危重新生儿住院期间不便搬动，这给准确测量带来困难。

3. 头围　极低出生体重儿（very low birth weight infant，VLBWI）的头围增长为每周0.89～1.00cm，并随出生后周龄的增长而增加。一般情况下，出生体重越低，头围增长曲线越陡峭。头围的追赶性生长，可以反映大脑的发育状况。有研究结果显示，早期、积极的蛋白质供给与更好的神经发育结局相关。但短时间内头围增长过快或与体重、身长增长不匹配时，应注意排除早产儿相关并发症（例如脑室内出血伴脑积水）或合并其他脑异常。体液状态的变化，如容量超负荷或不足导致的显著性水肿或脱水，也会影响头围测量的准确性。出现这些情况，应推迟将头围作为营养评估的一部分。此外，不推荐使用头围作为营养评估的主要独立指标。

4. 身体成分与体重/身长比　身体成分主要包括瘦体重（lean body mass）、脂肪、水和骨质。通过检测婴儿的身体成分，可以评估其体重的增长质量。早产儿的营养目标就是要达到与同胎龄正常胎儿相似的体重增长速度和身体成分。已有研究证实，生命早期的生长类型与远期的疾病风险相关（成人疾病的胎儿起源学说）。早产儿达到矫正年龄足月时，与足月出生的婴儿相比，瘦体重更少，全身脂肪百分比更高，内脏脂肪组织的相对数量和分布也存在差异，这很可能对心血管系统产生不利影响，并增加成年期患代谢性疾病的风险。精确地评估早产儿早期的身体成分，是进行适当营养干预的关键。目前，评估身体成分可采用直接法和间接法。直接法是指直接测量身体的成分，比如使用同位素稀释法和双能量X射线吸收测定技术（dual-energy x-ray absorptiometry，DEXA）。DEXA已被成功用于测定体重＞1 800g的早产儿和足月儿的瘦体重、脂肪和骨质含量。肱三头肌皮褶厚度、中臂围也能反映婴儿的身体成分，但其测量的准确性受到许多因素的影响，目前不推荐常规使用。而基于体重和身长的指数包括体重/身长比、BMI、重量指数，可间接用于评估新生儿身体成分，这些指数获取容易，方便应用于临床。研究结果显示，相对于BMI和重量指数，体重/身长比与身体脂肪和瘦体重的相关性更强，能更好地评估身体成分。2021年，我国学者建立中国出生胎龄24～42周新生儿不同性别的体重/身长比的标准化参照值（表4-1）。男性新生儿体重/身长比略高于女性新生儿，在不同出生胎龄P_{10}、P_{50}、P_{90}上差值范围为0～0.2kg/m。

5. 体质指数（BMI）　BMI是反映新生儿身体比例或匀称度的有效指标，较体重/身长比和重量指数能更好地反映新生儿身体比例。早产儿在出生后会经历不成比例的生长障碍，早产儿住院期间的体重增长速度会快于身长的增长速度，导致早产儿在出院时体重往往与身长不成比例。因此，对于早产儿，BMI是评估其身体比例的最好指标。近年来，美国建立了横向宫内BMI曲线和纵向BMI曲线。2021年，我国也建立了出生胎龄24～42周不同性别新生儿的BMI的标准化参照值（表4-2）。我国男性新生儿BMI略高于女性新生儿，在不同出生胎龄P_{10}、P_{50}、P_{90}上差值范围为0.1～0.3kg/m^2。与美国参照值比较，我国新生儿BMI曲线差异较为明显，在P_{50}上的差值范围为-0.47～0.17kg/m^2，出生胎龄≥37周时在P_{90}上低0.53～1.10kg/m^2，但≤28周时高0.17～0.45kg/m^2。横向宫内BMI曲线是评估早产儿在NICU期间最佳的生长曲线。

表 4-1　中国不同出生胎龄新生儿体重 / 身长比的百分数参照标准值

出生胎龄/周	男								女							
	人数	P_3	P_{10}	P_{25}	P_{50}	P_{75}	P_{90}	P_{97}	人数	P_3	P_{10}	P_{25}	P_{50}	P_{75}	P_{90}	P_{97}
24	23	1.5	1.8	2.1	2.3	2.5	2.7	2.9	14	1.6	1.8	2.0	2.2	2.4	2.6	2.8
25	40	1.7	2.0	2.2	2.5	2.7	2.9	3.1	16	1.7	1.9	2.1	2.4	2.6	2.8	3.0
26	78	1.8	2.2	2.4	2.7	2.9	3.1	3.3	40	1.8	2.1	2.3	2.5	2.8	3.0	3.2
27	136	2.0	2.4	2.6	2.9	3.1	3.4	3.6	106	20	2.2	2.5	2.7	3.0	3.2	3.5
28	303	22	2.6	2.8	3.1	3.4	3.6	3.9	211	2.1	2.4	2.5	2.7	3.0	3.2	3.5
29	351	2.4	2.8	3.1	3.4	3.6	3.9	4.2	278	2.3	2.6	2.9	3.2	3.5	3.7	4.0

续表

出生胎龄/周	男								女							
	人数	P_3	P_{10}	P_{25}	P_{50}	P_{75}	P_{90}	P_{97}	人数	P_3	P_{10}	P_{25}	P_{50}	P_{75}	P_{90}	P_{97}
30	494	2.7	3.0	3.3	3.6	3.9	4.2	4.5	354	2.5	2.8	3.1	3.4	3.8	4.0	4.4
31	630	2.9	3.3	3.6	3.9	4.2	4.5	4.9	456	2.8	3.1	3.4	3.7	4.1	4.4	4.7
32	773	3.2	3.6	3.9	4.2	4.6	4.9	5.2	515	3.0	3.4	3.7	4.0	4.4	4.7	5.1
33	714	3.5	3.9	4.2	4.6	4.9	5.2	5.6	494	3.3	3.7	4.0	4.4	4.7	5.1	5.5
34	947	3.8	4.2	4.6	4.9	5.3	5.6	6.0	708	3.6	4.0	4.4	4.7	5.1	5.5	5.9
35	1 085	4.1	4.5	4.9	5.3	5.7	6.0	6.4	909	3.9	4.3	4.7	5.1	5.5	5.9	6.3
36	1 452	4.5	4.9	5.3	5.7	6.1	6.4	6.8	1 106	4.3	4.7	5.1	5.5	5.9	6.3	6.7
37	1 020	4.8	5.2	5.6	6.0	6.4	6.8	7.2	857	4.7	5.1	5.4	5.8	5.9	6.3	7.1
38	1 232	5.2	5.6	5.9	6.4	6.8	7.2	7.6	1 209	5.0	5.4	5.8	6.2	6.6	7.0	7.4
39	1 547	5.5	5.8	6.2	6.6	7.0	7.4	7.9	1 439	5.3	5.7	6.0	6.4	6.9	7.2	7.7
40	1 379	5.7	6.0	6.4	6.8	7.2	7.6	8.0	1 376	5.5	5.9	6.2	6.6	7.1	7.4	7.9
41	926	5.8	6.2	6.6	7.0	7.4	7.8	8.2	1 005	5.7	6.1	6.4	6.8	7.2	7.6	8.0
42	46	6.0	6.4	6.7	7.1	7.5	7.9	8.3	66	5.9	6.2	6.6	7.0	7.4	7.8	8.2

注：出生前胎龄为整周对应数值，如24周参照值对应24^{-6}周数值：P为百分位数。

表 4-2　中国不同出生胎龄新生儿体质指数的百分数参照标准值

出生胎龄/周	男								女							
	人数	P_3	P_{10}	P_{25}	P_{50}	P_{75}	P_{90}	P_{97}	人数	P_3	P_{10}	P_{25}	P_{50}	P_{75}	P_{90}	P_{97}
24	23	5.1	5.8	6.5	7.1	7.8	8.5	9.4	14	4.9	5.5	6.1	6.8	7.5	8.2	9.1
25	39	5.4	6.1	6.7	7.4	8.1	8.8	9.7	16	5.2	5.8	6.4	7.1	7.8	8.5	9.4
26	74	5.6	6.4	7.0	7.7	8.1	9.1	10.0	39	5.5	6.1	6.7	7.4	8.1	8.9	9.8
27	136	5.9	6.7	7.3	8.0	8.7	9.5	10.4	105	5.8	6.4	7.0	7.7	8.5	9.2	10.1
28	301	6.3	7.0	7.6	8.3	9.1	9.8	10.7	211	6.1	6.7	7.4	8.1	8.8	9.6	10.5
29	349	6.6	7.3	8.0	8.7	9.4	10.2	11.1	277	6.4	7.1	7.7	8.4	9.2	9.9	10.9
30	494	7.0	7.7	8.4	9.1	9.8	10.6	11.5	353	6.7	7.4	8.1	8.8	9.6	10.3	11.3
31	628	7.4	8.1	8.8	9.5	10.2	11.0	11.9	455	7.1	7.8	8.5	9.2	10.0	10.8	11.7
32	773	7.8	8.5	9.2	9.9	10.7	11.4	12.3	515	7.6	8.3	8.9	9.7	10.4	11.2	12.1
33	712	8.2	9.0	9.6	10.4	11.1	11.9	12.8	494	8.0	8.7	9.4	10.1	10.9	11.7	12.6
34	946	8.7	9.4	10.1	10.8	11.6	12.4	13.2	707	8.5	9.2	9.9	10.6	11.4	12.2	13.1
35	1 085	9.2	9.9	10.6	11.3	12.1	12.8	13.7	909	9.0	9.7	10.4	11.1	11.9	12.7	13.6
36	1 452	9.7	10.4	11.1	11.8	12.6	13.3	14.2	1 106	9.5	10.2	10.9	11.6	12.4	13.1	14.0
37	1 020	10.2	10.9	11.6	12.3	13.1	13.8	14.6	857	10.0	10.7	11.4	12.1	12.9	13.6	14.4
38	1 232	10.7	11.4	12.1	12.8	13.5	14.2	15.1	1 209	10.5	11.2	11.8	12.6	13.3	14.1	14.9
39	1 547	11.1	11.8	12.4	13.1	13.9	14.6	15.4	1 439	10.9	11.6	12.2	12.9	13.7	14.4	15.2

续表

出生胎龄/周	男								女							
	人数	P_3	P_{10}	P_{25}	P_{50}	P_{75}	P_{90}	P_{97}	人数	P_3	P_{10}	P_{25}	P_{50}	P_{75}	P_{90}	P_{97}
40	1 379	11.4	12.1	12.7	13.4	14.1	14.8	15.6	1 376	11.3	11.9	12.5	13.2	14.0	14.7	15.4
41	926	11.7	12.3	12.9	13.6	14.3	15.0	15.8	1 005	11.5	12.1	12.8	13.5	14.2	14.9	15.6
42	46	11.9	12.5	13.1	13.8	14.5	15.2	15.9	66	11.8	12.4	13.0	13.7	14.4	15.0	15.8

注：出生胎龄为整周对应数值，如24周参照值对应24^{+6}周数值；P为百分位数。

二、血液生化指标检测

危重新生儿在住院治疗过程中，常需要使用肠外营养。为评估患儿对治疗的反应和及早发现肠外营养治疗的相关并发症，接受肠外营养治疗的新生儿必须定期监测血液的电解质（钠、钾、钙、磷、镁等）、葡萄糖、肝肾功能和血脂水平，并监测动脉血气分析和血常规，必要时监测微量元素。具体的监测频率可参考表4-3。

对于接受肠内营养的患儿，其实验室检查指标及监测频率，目前没有明确规定。考虑到频繁采血对患儿可能造成伤害（尤其是医源性贫血），如果患儿的临床情况稳定，生长速度正常，则没有必要进行频繁的实验室检查。

表 4-3　肠道外营养期间生长参数和实验室指标的监测频率

项目	第一周	稳定后
生长参数		
体重	qd ~ bid	qd
头围	qw	qw
身长	qw	qw
实验室检查		
血常规	biw ~ tiw	qw ~ biw
血钾、钠、氯	biw	qw
血钙	biw	qw
血磷、镁	qw	prn
微量元素	prn	prn
肝功能	qw	qw ~ qow
肾功能	qw	qw ~ qow
血脂	qw	prn
血糖	qd ~ qid	prn

注：血脂测定标本采集前6h内，应暂停输注含脂肪乳剂营养液；qd（每日1次），bid（每日2次），qid（每日4次），qw（每周1次），biw（每周2次），tiw（每周3次），qow（隔周1次），prn（需要时用）。

三、其他指标

1. 前白蛋白与白蛋白　不同的血清蛋白质具有不同的半衰期，可提供不同的时间信息。其中，前白蛋白的半衰期只有1.9天，能反映近期的蛋白质摄入情况和预估体重增长速率，可每周测定一次或根据临床需要进行监测；但血清前白蛋白水平可受应激、感染和糖皮质激素治疗等而迅速升高，故将其作为一种营养的标志物去使用时存在局限性。白蛋白的半衰期为10～21天，可作为慢性蛋白质营养不良状态的评估指标。

2. 视黄醇结合蛋白　视黄醇结合蛋白具有较好地转运维生素A的功能，通常在肝脏中合成。它的半衰期约为12h，低水平可能提示当前的蛋白质缺乏，但早产儿的视黄醇结合蛋白水平还可受到铁、锌或维生素A的影响。视黄醇结合蛋白提供的信息与前白蛋白相当，但其检测成本更高。早产儿视黄醇结合蛋白的参考值在出生时为1.3 ± 0.4mg/dL，出生后第14天为1.9 ± 1.0mg/dL，出生后第28天为1.6±0.8mg/dL。

3. 碱性磷酸酶（AKP） AKP是骨矿化的间接指标，其血清水平与骨的重塑呈正相关。然而，AKP可由肝和骨骼产生，正常生长、肝脏疾病或代谢性骨病时均可能升高。在VLBWI，AKP轻度升高（<800U/L）提示生长正常和成骨细胞活化。在肠外营养相关性肝病的患儿，AKP由于胆道排泄受损而升高；在代谢性骨病，AKP升高继发于骨细胞产生和钙在骨骼中的沉积，而血磷降低。如果血清AKP明显升高（>800U/L），进一步检测骨或肝的AKP同工酶将有助于区分肝脏和骨骼疾病。如果存在肝脏疾病，应当减少或停止肠外营养；如果存在代谢性骨病，应当提供足够的钙、磷、镁和维生素D。

4. 维生素D 接受长期肠外营养的患儿应定期检测血清维生素D水平，防止发生维生素D缺乏症。对于25-羟维生素D血清浓度<50nmol/L的患儿，应额外补充维生素D。

5. 甲状腺功能 甲状腺功能监测可反映体内的碘状态。此外，对于危重新生儿，尤其是超早产儿和极早产儿，极易发生暂时性甲状腺功能减退症（temporary hypothyroidism of premature infants，THOP），且可能与远期的神经系统不良结局相关，故应对高危患儿定期进行甲状腺功能测定。

第二节 危重症新生儿肠内营养

尽管新生儿重症监护和救治技术已取得较大进步，但对危重症新生儿实施肠内营养仍是一个挑战。早产/低出生体重儿由于胃肠道发育不成熟，喂养不耐受发生率高，生后早期常不能很好地耐受肠内喂养。危重症足月新生儿，由于疾病本身影响（如重度缺氧缺血性脑损伤、严重感染和血流动力学不稳定等），也影响了肠内喂养的实施。相对于肠外营养，肠内营养能有效避免败血症、肠外营养相关的不良反应和禁食相关的并发症，且能提供更加全面的营养供给。因此，为了满足危重症新生儿的营养需求，在患儿能耐受的情况下应尽早实施肠内营养，采用肠外和肠内营养相结合的方法，以满足危重症新生儿的营养需求。本节将结合国内外营养指南和最新研究进展，详细介绍危重症新生儿，特别是早产/低出生体重儿的肠内营养策略。

一、液体需要量

液体管理是危重症新生儿救治过程中的重要课题之一，合理的液体量补给有助于患儿疾病的治疗与康复，减少死亡。由于危重新生儿的临床状况不尽相同，液体需要量存在个体差异，需要根据实际情况进行调整（如光疗、暖箱、呼吸机、心肺功能、各项监测结果等），同时需要关注液体的渗透压和肾脏溶质负荷。

新生儿肠内能吸收的液体量为96～200mL/（kg·d），这是可耐受的下限和上限。2010年欧洲儿科胃肠肝病与营养学会（ESPGHAN）推荐135mL/（kg·d）为下限，200mL/（kg·d）为上限。早产儿使用专用配方粉或强化母乳喂养时，常规液体量150～180mL/（kg·d）可以保证各种营养素需求。支气管肺发育不良（BPD）的早产儿肠内摄入量140～150mL/（kg·d）可满足需求。但个别患儿需要根据摄入营养素的性质，适当调高总量。

二、能量摄入量

能量供应需要满足患儿的营养需求，包括基础代谢率、体力活动、生长、饮食诱导产热和纠正先前存在的营养不良。过量的能量摄入会增加短期和远期的并发症发生风险，如高血糖会增加感染风险，也会引起脂肪变性或代谢异常，从而导致肝功能损害。能量供应不足可导致生长落后，瘦体重丢失，运动、认知和行为发育障碍，免疫力低下等，并可增加新生儿发生严重疾病致死的风险。

整体来说，新生儿的能量需要主要包括消耗、储存和丢失三部分，且受输送途径和疾病状态的影响。由于大便中的能量丢失，肠内营养需要量比肠外营养高约10%，如经肠道喂养的早产儿平均每天需要能量120kcal/kg（1kcal=4.184kJ），胃肠外营养的婴儿能量需求可以减少至每天80~100kcal/kg。导致能量需要量增加的疾病包括BPD、先天性心脏病、败血症等，而能量需要量减少的新生儿疾病主要见于缺氧缺血性脑病。

大部分新生儿经肠道喂养达到105～130kcal/（kg·d），可实现体重增长良好。由于生长的特殊需求，早产儿需要提供的热量稍高，为110～135kcal/（kg·d）；对于超低出生体重儿（extremely low birth weight infant，ELBWI）或BPD患儿，甚至需要高达150kcal/（kg·d）才能取得较好的体重增长。

三、宏量营养素

（一）蛋白质

蛋白质是所有人类细胞的关键结构成分，并通过它们作为酶、激素和转运蛋白的作用参与关键的生理过程。在宫内发育期间，胎儿迅速获得蛋白质储备。当胎儿的生命被早产打断时，早产儿蛋白质储备不足，在出生后不久，当营养摄入量低而需求继续高时，早产儿利用自己的蛋白质储备进行必要的蛋白质分解代谢，从而导致早产儿可能出现严重的蛋白质缺失，超早产儿的蛋白质缺失量大约是足月儿的2倍。因此，早产儿对蛋白质的需求远远高于足月儿。

研究结果表明，在胎龄＜31周的早产儿中，蛋白质摄入量与早期大脑发育呈正相关。肠内蛋白摄入量与脑总容积增加有关，与小脑体积、基底节和丘脑体积呈正相关。此外，越来越多的证据表明，生命早期的蛋白质摄入量与改善神经发育结局相关。因此，为了达到最佳的生长发育结果，必须特别关注蛋白质或氨基酸的摄入。

我国与欧洲的指南推荐早产儿的肠内蛋白摄入量：体重＜1 000g者为4.0～4.5g/（kg·d），1 000～1 800g者为3.5～4.0g/（kg·d）。而美国建议完全肠内喂养的VLBWI，蛋白质摄入量为3.5～4.0g/（kg·d）（表4-4）。在增加肠内摄入量时，可减少肠外氨基酸摄入量，以使总蛋白质摄入量（肠外和肠内摄入量之和）不超过4.5g/（kg·d）。

蛋白质和能量摄入量都是体重增加的主要决定因素，但二者之间存在着相互制约的关系，某一方摄入过多会影响机体对另一方的吸收能力。例如能量摄入不足，蛋白质被用作能量来源而消耗，变成负氮平衡；增加能量的摄入可节省蛋白质的消耗并改善氮平衡，但如果能量摄入过多而又限制蛋白质的摄入，过剩的能量被用作脂肪沉积。在适宜的能量供给下，增加蛋白质的摄入量，才可促进患儿体重的增加。可见，足够的蛋白质摄入和适宜的蛋白/热量比是早产儿营养管理的重点，而不仅以提高能量来促进早产儿的体重增长。为使早产儿的体重增长速率及身体成分接近于正常胎儿在宫内的生长，目前推荐早产儿适宜的蛋白质与热量之比为3.2～4.1g/100kcal。

表 4-4 相关指南中 VLBWI 达全肠内喂养时宏量营养素的推荐剂量

项目	Klein 2002	Tsang 2005	Agostoni 2010	Koletzko 2014
蛋白质/（$g\cdot kg^{-1}\cdot d^{-1}$）	3.0～4.3	3.0～3.6	4.0～4.5（＜1kg） 3.5～4.0（1~1.8kg）	3.5～4.5
脂肪/（$g\cdot kg^{-1}\cdot d^{-1}$）	5.3～6.8	—	4.8～6.6（＜40% MCT）	4.8～6.6
亚油酸/（$mg\cdot kg^{-1}\cdot d^{-1}$）	420～1 700	—	385～1 540	385～1 540
α-亚麻酸/（$mg\cdot kg^{-1}\cdot d^{-1}$）	90～270	—	＞55	＞55
DHA/（$mg\cdot kg^{-1}\cdot d^{-1}$）	—	—	12～30	18～60
AA/（$mg\cdot kg^{-1}\cdot d^{-1}$）	—	—	18～42	18～45
碳水化合物/（$g\cdot kg^{-1}\cdot d^{-1}$）	11.5～15.0 乳糖4.8～15.0	乳糖3.8～11.8	11.6～13.2	11.6～13.2

注：AA-花生四烯酸，DHA-二十二碳六烯酸，MCT-中链脂肪酸。

（二）脂肪

脂肪是肠内营养能量的主要来源，占总能量的40%～50%。脂肪的需要量根据患儿的能量需求、蛋白质和碳水化合物的摄入、输送方法（肠内还是肠外）和饮食来源（母乳还是配方乳）而有很大的不同。肠内营养的足月儿，膳食脂肪推荐摄入量为5～6g/（kg·d），而早产儿可高达7g/（kg·d）（早产母乳），国外指南推荐VLBWI达全肠内喂养时的脂肪摄入量为4.8～6.6g/（kg·d）（表4-4）。

亚油酸和α-亚麻酸对于脑发育具有十分重要的作用，其衍生物分别为花生四烯酸（AA）和二十二碳六烯酸（DHA），又称长链多不饱和脂肪酸（long-chain polyunsaturated fatty acids，LCPUFA），是脑、视网膜和红细胞膜中磷脂的组成成分，与体格生长、视觉和认知功能发育密切相关。母乳中含有这些脂肪酸，而牛乳和植物油中没有。由于早产儿合成LCPUFA的能力较低，需要在早产儿的配方奶中添加这些脂肪酸。目前，国外指南推荐VLBWI达全肠内喂养时不饱和脂肪酸的摄入量见表4-4：亚油酸为385～1 700mg/（kg·d），α-亚麻酸＞50mg（kg·d），DHA和AA分别为12～60mg/（kg·d）、18～45mg/（kg·d）。2020年美国营养指南不推荐定期为VLBWI常规补充额外的DHA和AA制剂。

（三）碳水化合物

碳水化合物是能量的主要来源。葡萄糖是主要的循环碳水化合物，也是大脑的主要能量来源，以及脂肪酸和几种非必需氨基酸从头合成的重要碳源。母乳和许多配方乳都含有乳糖作为碳水化合物的来源，乳糖酶（β-半乳糖苷酶）是小肠内将乳糖水解为葡萄糖和半乳糖的一种肠道酶。尽管早产儿的肠道乳糖酶活性较低，但他们能够有效地消化乳糖。此外，许多为早产儿设计的婴儿配方奶粉都提供葡萄糖聚合物。葡萄糖聚合物被α-葡萄糖苷酶消化，α-葡萄糖苷酶的活性水平接近成人水平的速度比β-半乳糖苷酶快得多，理论上使葡萄糖聚合物比乳糖更容易被早产儿消化。葡萄糖聚合物还有一个优点，即它们增加了热量密度而不增加渗透压。目前，VLBWI达全肠内喂养时碳水化合物的推荐摄入量为11.5～15.0g/（kg·d）（表4-4）。这一摄入量可以提供足够的葡萄糖，以满足总能量消耗的需要。

四、电解质、微量元素和维生素

（一）电解质

1．钙和磷　钙（Ca）和磷（P）是骨骼的主要成分，在成年人体内至少99%的钙和85%的磷集中于骨组织。早产儿由于提前出生，矿物质转运突然中断、激素水平骤然变化，生后早期肠内肠外营养中钙、磷和维生素D的补充不足，或钙、磷比例不当，以及各种并发症影响钙、磷和维生素D的吸收与代谢，这些引起机体钙、磷代谢紊乱的因素，可导致早产儿代谢性骨病的发生。目前国外指南推荐的肠内钙、磷和维生素D摄入量见表4-5。各种专家共识或指南的推荐量之间存在较大的差异。最低摄入量的建议由ESPGHAN在2010年发布，钙的推荐摄入量为120～140mg/（kg·d），磷的推荐摄入量为60～90mg/（kg·d）。最高摄入量的建议是由AAP在2013年发布的，钙的推荐摄入量为150～220mg/（kg·d），磷的推荐摄入量为75～140mg/（kg·d）。这些专家共识或指南，尽管都一致认为钙和磷摄入量过低与早产儿骨矿物质缺乏有关，但对所有早产儿均使用相同的推荐摄入量，没有根据胎龄或体重分层的个体化推荐量。我国2021年早产儿代谢性骨病临床管理专家共识建议，具有代谢性骨病的高危儿达全肠内喂养后，每日钙摄入量100～160mg/kg，磷摄入量60～90mg/kg。然而，研究结果表明，胎儿在较慢的体重增加[15g/（kg·d）]时，理想的钙和磷平均累积量分别为125mg/（kg·d）和71mg/（kg·d）；在更快的目标体重增加[20g/（kg·d）]时，理想的钙和磷平均累积量分别为164mg/（kg·d）和94mg/（kg·d）。早产儿营养的目标是达到与宫内同胎龄胎儿相似的骨矿化水平，避免骨质减少和骨折。因此，为了让危重早产儿达到最佳的生长状态，应该采用个体化钙和磷补充策略。

表4-5　相关指南中VLBWI达全肠内喂养时钙、磷、维生素D的推荐剂量

项目	Klein 2002	Tsang 2005	Rigo 2007	Agostoni 2010	Abrams 2013	Koletzko 2014
钙/（$mg \cdot kg^{-1} \cdot d^{-1}$）	150～220	120～200	100～160	120～140	150～220	120～200
磷/（$mg \cdot kg^{-1} \cdot d^{-1}$）	100～130	70～120	60～90	60～90	75～140	60～140
维生素D/（$U \cdot d^{-1}$）	90～225	200～1 000	800～1 000	800～1 000	200～400	400～1 000

2．镁　镁（Mg）在骨基质生长和生物大分子（包括DNA、RNA、蛋白质和糖酵解）的合成中起着至关重要的作用。人体大约60% 的镁存在于骨骼中。胎儿对镁的需要贯穿整个孕期，且随着孕龄的增长而增加。由于早产错过了孕晚期在宫内利用、储备镁的机会，早产儿补充镁是必不可少的。早产儿对镁的需求量为8～15mg/（kg·d），早产母乳含镁约30mg/L，非强化母乳中镁的吸收量明显高于配方奶。有时，低镁血症会降低甲状旁腺激素的分泌和反应性，需要及时纠正才能维持正常血钙水平或纠正低钙血症。目前，VLBWI达全肠内喂养时镁的推荐摄入量为

7.9～20.4mg/（kg·d）。

3. 钠　钠（Na）在新生儿的生长、DNA合成、细胞增殖和营养吸收方面起着至关重要的作用。钠离子是细胞外液的主要阳离子，钠离子浓度影响血管内和间质的容量与渗透压，正常的血清钠离子浓度为135～145mmol/L。钠的排泄主要通过尿液，但也通过汗液和粪便。足月儿推荐的钠摄入量为2～3mmol/（kg·d），而早产儿为3～5mmol/（kg·d）。早产儿的肾功能通常在胎龄32～34周时建立。肾小管和髓袢调节钠的排泄和重吸收，在体内钠不足或过量的情况下，钠的重吸收和排泄会相应增加和/或减少。目前，VLBWI达全肠内喂养时钠的推荐摄入量为69～115mg/（kg·d）。

4. 钾　钾（K）在蛋白质合成、细胞生长和细胞体积调节中起着重要作用。钾离子是细胞内的主要阳离子，正常的血清钾浓度为3.5～5.5mmol/L。新生儿的钾推荐摄入量为2～3mmol/（kg·d）。研究结果显示，钾池与瘦体重有很好的相关性。人体中约10%的钾离子是不可交换的，存在于骨、结缔组织与软骨中。细胞内钾离子浓度取决于Na^+-K^+-ATP酶活性，但这易受缺氧缺血损伤的影响。此外，细胞内、外的钾离子浓度并不总是维持平衡，如酸中毒时，钾离子从细胞内转移到细胞外。目前，VLBWI达全肠内喂养时钾的推荐摄入量为66～195mg/（kg·d）。

（二）微量元素

微量元素通常是指成人需求量小于100mg/d的矿物质或人体内含量少于体重万分之一的元素，其中必需微量元素是机体不可缺少的元素，1973年WHO公布了14种人体必需微量元素，包括铁、铜、锰、锌、钼、铬、氟、硒、碘、镍、钴、钒、硅、锡等。大多在体内不能产生与合成，需由食物来提供。微量元素的生物学作用主要是参与酶、激素、维生素和核酸的代谢过程。

1. 铁　铁（Fe）是人体红细胞生成必不可少的元素。同时，铁对大脑的发育也是必要的，缺铁性贫血与神经发育不良结局相关。早产儿和低出生体重儿发生缺铁的风险很高。早产儿在妊娠晚期会失去母亲的铁输送，铁补充对他们的正常生长和早期红细胞生成至关重要。在补铁期间，应优化剂量，过量的铁会增加循环中的Fe^{2+}离子，导致活性氧自由基的产生，从而影响心脏、肝脏、胰腺和发育中的大脑功能。早产儿对铁的需求由出生体重、初始血红蛋白浓度、生长速度、缺铁量和/或输血量决定的。在整个哺乳期，母乳中的铁含量呈逐步下降，母乳喂养的早产儿处于负铁平衡状态。在不输注红细胞的情况下，可通过补充铁来纠正，肠内补铁比肠外补铁更安全。接受肠外营养的患儿，如能耐受，铁的补充应首先考虑经肠道而不是经肠外途径。短期（＜3周）静脉营养，不应在静脉营养中常规给予铁；接受长期静脉营养患者，如经肠道补充铁不能维持适当的铁状态，应给予静脉补充。如要每天给予，假定不能经肠道补充铁，常规肠道外铁补充量早产儿为200~250μg/kg，婴儿和儿童为每天50~100μg/kg，最大量5mg/d。长期静脉补充铁剂的患儿应定期监测血清铁蛋白和血清铁水平以防铁缺乏或超负荷。如果铁蛋白浓度升高则需减少补充量。当铁蛋白浓度达到500μg/L时应减少补充量，达到1 000μg/L则完全停止补充。

三价铁葡聚糖可使脂肪乳剂不稳定，不能添加到脂肪乳或全合一混合溶液中。儿童肠外营养时，铁补充的启动时机应基于潜在的发病率、之前的手术干预和潜在的失血。早产儿补充铁剂可从生后2周开始。铁缺乏的诊断标准：血清铁蛋白＜35μg/L；血清铁＜9.0~10.7μmol/L（50~60μg/dL）。

2. 锌　锌（Zn）是调节生长、细胞分化以及蛋白质、碳水化合物和脂类代谢的关键元素。此外，它还在激素结构、金属酶、肠成熟、免疫功能和遗传转录因子中发挥重要作用。足月胎儿体内2/3的锌在妊娠晚期由母体转移而来，早产儿锌的积累储存不足，加上不成熟的肠道会导致锌排泄增加，如果不能及早补充锌，则导致缺锌。

锌缺乏的典型症状包括黏膜、面部和四肢的红斑性皮炎。有症状的锌缺乏常表现为易受感染、伤口愈合受损和发育不良。血浆锌浓度＜50μg/dL时高度提示锌缺乏症，但这不是边缘锌缺乏的可靠生物标志物，而且锌水平可能在骨重构时升高。此外，血清碱性磷酸酶（锌依赖酶）活性极低，也提示锌缺乏。在极度危重的早产儿中，血液中的锌含量较低。锌缺乏的诊断标准：空腹血清锌水平＜10~11.47μmol/L（65~75μg/dL）。

接受肠外营养的患儿尿锌排出量大于接受肠内营养或正常经口摄食的患儿。早产儿常规补充量为每天400~500μg/kg；对年龄＜3个月的婴儿，经肠外营养补充锌的推荐量为每天250μg/kg，年龄＞3个月的婴儿每天静脉滴注补锌100μg/kg，儿童每天补锌量为50μg/kg（≤5mg/d）。长期静脉营养者应定期监测锌状态（血清锌、碱性磷酸酶）。

3. 铜　铜（Cu）是多种金属酶的组成部分，包括细胞色素氧化酶、超氧化物歧化酶、单胺氧化酶和赖氨酰氧化酶，在代谢过程中发挥着重要作用。超氧化物歧化酶和铜蓝蛋白分别作为血浆中主要的铜转运体，保护细胞膜免受氧化损伤。红细胞超氧化物歧化酶和细胞色素氧化酶是早产儿铜状态的重要生物指标。

新生儿铜总含量在约为12mg，母乳中含铜量为0.8~0.2mg/L。早产儿出生时血浆铜水平较低，出生后1周时血清铜平均在20～50μg/dL。VLBWI的肝铜含量低于足月儿，对铜的需求量高于足月儿。铜缺乏的症状包括全血细胞减少、对补充铁有抵抗力的低色素性贫血、伤口愈合不良和代谢性骨病等。接受肠外营养的患儿，若不存在胆汁淤积问题，可按照每天20μg/kg补充铜（早产儿加倍），常规补充最大量为0.5mg/d。烧伤、胃肠道丢失大量液体的患儿，可根据血浆铜和铜蓝蛋白水平将补充量增加为每天30~35μg/kg。对于需要长期接受肠外营养以及胆汁淤积症或静脉营养相关肝病的患儿，补铜应在常规监测血铜和铜蓝蛋白的前提下进行个体化调整。铁、锌都可与铜竞争，减少铜在肠道的吸收。铜缺乏的诊断标准：血清铜＜5.4μmol/L（35μg/dL）；血浆铜蓝蛋白＜1μmol/L（15mg/dL）。

4. 硒　硒（Se）是一种必需的微量元素，通过谷胱甘肽过氧化物酶进行抗氧化防御。谷胱甘肽过氧化物酶能清除氧自由基，保护身体免受氧化损伤。硒的宫内储存增加主要发生在孕晚期，在妊娠36周后，胎儿血浆硒浓度随着孕龄的增长而增加。早产儿血浆中硒的浓度低于足月婴儿。早产儿有发生氧损伤的风险，尤其是生后最初的数天，且与BPD、ROP和脑白质病变等并发症相关，故应注意生后早期的硒缺乏。硒缺乏的症状包括心肌疾病、骨骼肌疾病、红细胞增多症、指甲床异常和假性白化病等。国内调查结果显示，中国乳母的母乳中硒含量为8~18μg/L；约有80%能够被吸收。推荐接受肠外营养的早产儿硒补充量为每天7μg/kg，婴儿和儿童常规按照每天2~3μg/kg剂量补充硒（最大量为100μg/d）。长期静脉营养和肾功能衰竭患儿应常规监测血硒水平。

5. 锰　锰（Mn）是几种酶的辅因子，包括线粒体超氧化物歧化酶和丙酮酸羧化酶，还参与激活其他酶（如水解酶、激酶和转移酶）。锰在体内组织的浓度较高，尤其是在肝脏和大脑中。

在动物模型中，锰缺乏影响黏多糖和脂多糖的形成，并导致骨骼发育受损和共济失调。长期静脉营养应补充锰，建议每天锰摄入量≤1μg/kg（最多50μg/d）。肠外营养高锰摄入可致胆汁淤积或其他肝功能障碍。发生胆汁淤积应停静脉补充锰。由于很多患儿的锰沉积于中枢神经系统并不表现出阳性症状，因此对于接受长期肠外营养的患儿应定期监测血锰浓度和定期神经系统检查。

6. 铬　铬（Cr）在蛋白质、碳水化合物和脂质代谢中起着重要的作用。铬缺乏的症状包括体重减轻、血浆游离脂肪酸浓度升高和葡萄糖耐受不良等。接受肠外营养的患儿，每天摄入铬的剂量为0.2μg/kg（上限为5μg/d），但因肠外营养配制过程中普遍存在铬污染，多数情况下即使不额外添加含铬制剂，在配制过程中带入的铬已能满足机体需要量，因此一般认为没有必要另外补充铬。

7. 钼　钼（Mo）是下列几种酶系统所必需的，包括黄嘌呤脱氢酶/氧化酶、醛氧化酶和亚硫酸盐氧化酶。钼缺乏可能导致循环系统和神经系统出现症状，特别是心动过速和昏迷，以及高亚硫酸盐和尿酸盐血症。目前尚没有新生儿钼缺乏症的报告。尽管如此，低出生体重儿仍可能是钼缺乏症的高危人群，而钼过量则会干扰铜代谢。低出生体重的新生儿每天静脉补充钼1μg/kg[0.01μmol/（kg·d）]可满足需求。婴儿和儿童的推荐剂量为每天0.25μg/kg（最高5μg/d）。

8. 碘　碘（I）是甲状腺激素三碘甲状腺原氨酸（T_3）和甲状腺素（T_4）的组成部分，调节蛋白质代谢。碘缺乏时可致甲状腺功能低下、神经发育不良、甲状腺肿、呆小病等。接受肠外营养的患儿，建议每天碘剂量为1μg/kg，早产儿为1~10μg/kg。

（三）维生素

维生素是维持人体生命活动、保持人体健康所必需的一类重要有机物质。维生素在体内含量很少，日需要量常以毫克或微克计算，但不可或缺。一旦缺乏就会引起相应的症状，对人体健康造成损害。维生素的作用主要是参与机体代谢的调节。大多数的维生素，机体不能合成或合成量不足，不能满足机体需要，必须经常从食物中获得。维生素主要包括脂溶性维生素A、D、E、K和水溶性维生素B_1、B_2、B_6、B_{12}、C、烟酸、生物素、叶酸和泛酸等。

1. 维生素A　维生素A参与维持暗视感光物质循环；维持皮肤黏膜完整性；通过细胞核内类视黄酸受体，调节和控制细胞核内信使RNA的激活与表达；维持和促进免疫功能；促进生长发育和维持生殖功能；可能对抗维生素D活性影响骨骼代谢；抗细胞增殖作用；促进血红蛋白生成，增加食物中铁的摄取。维生素A缺乏可导致贫血；牙釉质易剥脱、易发生龋齿；皮肤干燥、易脱屑，上皮角化增生；毛囊角化致毛发干燥易脱落；指/趾甲变脆易折、多纹；夜盲症、眼干燥症、角膜损伤；BPD和呼吸道感染风险增加。

出生胎龄和出生体重越低，维生素A缺乏症发生率越高。在早产儿中，维生素A缺乏可导致呼吸道感染和BPD的发生率增加。一项包括8个试验、653例VLBWI的Meta分析表明，与没补充维生素A者比较，补充者（经胃肠道途径或胃肠道外途径）能降低死亡风险、1月龄时对氧的需要以及存活者PMA36周时对氧的需求；其中3个试验发现应用维生素A有减少ROP发生的趋势，但未能改善PMA18～24个月时神经系统的发育结局。我国指南建议婴儿在出生后补充维生素A 1 500～2 000U/d，早产儿、低出生体重儿、多胎儿在前3个月按照上限补充，3个月后调整为下限，持续至3岁。维生素A缺乏的诊断标准：①亚临床缺乏：血浆视黄醇水平0.7~1.05μmol/L；②缺乏：血浆视黄醇水平＜0.7μmol/L；③严重缺乏：血浆视黄醇水平＜0.35μmol/L。

2. 维生素D　维生素D的主要生理功能是调节体内的钙、磷代谢，促进钙、磷的吸收；促进骨骼矿化、牙齿的形成；参与细胞的信号传导。维生素D缺乏时易激惹、烦躁哭闹、汗多；易惊；手足搐搦；骨骼改变（如颅骨软化、前囟增大和闭合延迟、颅骨额部隆起、肋骨串珠、脊柱侧凸或过度前凸、牙齿萌出延迟等）。由于错过了妊娠晚期从母亲那里获得并储存维生素D的机会，在NICU治疗期间缺乏阳光照射，并面临早期建立肠内营养的困难，早产儿普遍存在维生素D缺乏，需要额外补充。我国2021年早产儿代谢性骨病临床管理专家共识建议，早产儿应每日摄入维生素D 400～500U（生后头3个月剂量加倍，维生素D经肠外途径给予最大量400U/d，经肠内途径最小量为400U/d），生后1～2周开始通过添加母乳强化剂、早产儿配方奶或维生素D制剂补充，需定期监测血清25-羟基维生素D_3的浓度以维持其水平＞50nmol/L。维生素D缺乏的诊断标准：血清25-(OH)D_3水平＜8~11ng/dL；并进行骨骼X线检查和血清钙、磷、碱性磷酸酶水平测定。

3. 维生素E　维生素E是一种自由基清除剂，能清除自由基、具有抗氧化功能；防止不饱和脂肪酸在细胞膜上产生过氧化反应，保护细胞膜免受氧化损伤；调节细胞基因表达和细胞增殖，维持免疫系统功能的正常稳定。维生素E缺乏可引起早产儿贫血；头发分叉干枯暗黄易脱落；脂褐素形成；免疫力下降；进展性的感觉运动神经病变；视网膜变性等。美国儿科学会（AAP）建议在所有早产儿配方奶粉和肠外营养中补充维生素E。单次肠内补充维生素E可提高早产儿血清中α-生育酚的水平，这是一种具有生物学活性的形式。足月母乳和早产母乳的初乳中都含有高浓度的α-生育酚。维生素E（α-生育酚）的推荐摄入量：3.3~16.4U（2.2~11mg）/（kg·d）。维生素E缺乏的诊断标准：血清维生素E水平＜11.6μmol/L（相当于0.5mg/dL）。

4. 维生素K　维生素K参与多种凝血因子合成，参与骨基质形成。维生素K缺乏常表现为皮肤瘀斑、脐残端渗血、胃肠出血、颅内出血。早产儿肝脏维生素K环氧化物还原酶活性低下，维生素K的回收效率较低，且母乳中维生素K的浓度极低。因此，母乳喂养的早产儿需要补充维生素K以避免缺乏的风险。此外，患严重肝脏疾病、长时间禁食和使用广谱抗生素治疗的患儿也应定期补充维生素K。维生素K_1的推荐摄入量：5~25μg/（kg·d）（第1天肌内注射500μg1次）；新生儿肠外营养时，维生素K_1对足月儿用量为200μg/d（出生时肌内注射500μg），早产儿用量为10μg/（kg·d）（出生时肌内注射500μg）。

5. 水溶性维生素　水溶性维生素B_1、B_2、B_6、B_{12}、烟酸、生物素、叶酸、泛酸、维生素C的推荐摄入量、生理功能、缺乏时临床表现、缺乏的诊断标准见表4-6。

表4-6　水溶性维生素的推荐摄入量、生理功能、缺乏时的临床表现、缺乏的诊断标准

维生素	推荐摄入量/每天每千克体重	生理功能	缺乏时的临床表现	缺乏的诊断标准
维生素B_1/μg	140~300	参与硫胺素焦磷酸酶代谢；协助碳水化合物的代谢和能量生成；维持正常神经功能	多发性神经炎；肌肉痉挛；组织水肿；心脏扩大；循环失调及胃肠症状；脚气病（消瘦、下肢麻木）	测定全血或红细胞转酮醇酶活性，若给予硫胺二磷酸盐后该酶活性增加15%，则提示体内维生素B_1缺乏

续表

维生素	推荐摄入量/每天每千克体重	生理功能	缺乏时的临床表现	缺乏的诊断标准
维生素B_2/μg	200~400	协助红细胞的产生；参与各种代谢过程	虚弱、疲倦、口痛和触痛、眼痒；唇炎、口角炎、舌炎、鼻及睑部的脂溢性皮炎，阴囊炎/阴唇炎，角膜血管增生，贫血和脑功能失调	红细胞核黄素测定＜270μmol/L（100μg）；尿核黄素测定，24h排出量＜320μmol/L（120μg）
维生素B_6/μg	50~300	参与脂肪代谢；参与红细胞、激素的合成，是蛋白质、神经系统、免疫系统功能正常发挥的基础	皮炎、舌炎、唇炎和口腔炎。食欲下降、骨短粗和神经症状。易发生感染，尤为泌尿生殖系统感染。亦可发生小细胞低血素性贫血和巨成红细胞性贫血	直接测定血浆B_6水平，正常一般＞40nmoL/L；血浆5-磷酸吡哆醛正常＞20nmol/L
维生素B_{12}/μg	0.1~0.8	参与红细胞的生成；碳水化合物、脂肪、某些蛋白质代谢过程中所必需；协助维持正常的神经功能；DNA合成所必需	巨幼细胞性贫血、神经障碍、舌炎和皮肤广泛对称性色素沉着（尤其是身体弯曲部位、手掌、足底、指甲及口腔等处）。毛发变灰白，指/趾甲可有色素沉着等	血清维生素B_{12}＜73.8pmol/mL，提示维生素B_{12}缺乏
烟酸/mg	1~5.5	又称维生素B_3、维生素PP、尼克酸。协助碳水化合物、脂肪、蛋白质中能量的释放（参与血糖控制）	消化不良、食欲不振、腹泻、便秘、淡漠困倦、四肢烧灼及麻木感；皮肤损害（红斑，疱疹及大疱，结痂，色素沉着，皮肤粗糙并有鳞屑）；神经系统症状	尿中尼克酸代谢产物N-甲基尼克酰胺与α-吡啶酮-N'-甲基尼克酰胺明显降低（正常人排泄量均＞5mg/d）。血浆色氨酸含量降低
生物素/μg	1.7~16.5	又称维生素B_7、维生素H。构成视网膜细胞内感光物质；维持上皮组织结构的完整和健全；增强机体免疫反应和抵抗力；维持正常生长发育	皮炎、湿疹，萎缩性舌炎，感觉过敏，肌肉痛，倦怠，厌食和轻度贫血，脱发，头皮屑增多，少年白发	血浆生物素水平＜100ng/L
叶酸/μg	35~100	又称维生素B_9。对预防神经管畸形和高同型半胱氨酸血症、促进红细胞成熟和血红蛋白合成均至关重要。叶酸对心脏也可能有保护作用	巨幼红细胞性贫血，精神萎靡，发育缓慢，唇炎、舌炎，面部、躯干、四肢伸侧鳞屑性丘疹和斑块，呈脂溢性皮炎样改变，暴露部位及掌跖处灰褐色色素沉着	叶酸缺乏：血清叶酸浓度＜7 nmol/L 叶酸营养状况不足：红细胞叶酸浓度＜305 nmol/L
泛酸/mg	0.5~2	辅酶A的组成部分，参与线粒体内的功能	泛酸缺乏在人当中极为罕见。一旦缺乏可有低血糖症状，疲倦、失眠、食欲不振、口腔溃疡等	

续表

维生素	推荐摄入量/每天每千克体重	生理功能	缺乏时的临床表现	缺乏的诊断标准
维生素C/mg	15~50	为结缔组织、骨骼、牙齿形成所必需；伤口愈合和牙龈健康的重要条件；协助脂肪分解；促进铁的吸收；抗氧化作用	易激惹、厌食、体重不增、面色苍白、倦怠无力，可伴低热、呕吐、腹泻等，易感染或伤口难愈合；长骨骨膜下、皮肤及黏膜出血，齿龈肿胀出血，亦可有鼻衄，眼眶骨膜下出血可引起眼球突出，消化道出血、血尿、关节腔内出血，甚至颅内出血	禁食后血浆维生素C＞6mg/L可排除坏血病；测定经草酸处理的血液离心沉淀出现的白细胞-血小板层（血块黄层）中抗坏血酸浓度，正常值为280～300mg/L

五、肠内营养喂养方案的选择

危重症新生儿的肠内营养建立，需要考虑以下问题：①选择何种乳类；②何时开始肠内喂养；③以怎样的速度增加喂养量；④喂养过程中的相关问题（如喂养不耐受、NEC等）处理。

（一）乳类的选择

1. 母乳　母乳是所有婴儿（包括早产儿）的首选喂养乳类。母乳喂养有助于早产儿尽快建立肠道营养，减少住院期间感染、NEC等疾病的发生，并有利于远期神经系统发育。早产儿亲生母亲的母乳（mother own milk，MOM）是早产儿喂养的首选，而主要来源于足月儿母亲捐赠的成熟乳（捐赠人乳，donor human milk，DHM）被推荐作为无MOM的早产儿和VLBWI早期喂养的选择。当MOM和DHM均无法获得时，早产儿可选择早产儿配方奶喂养。

（1）早产母乳与足月母乳的区别　早产母乳中的成分与足月母乳不同，其营养价值和生物学功能更适合早产儿的需求。①在出生后的最初几周内，早产儿母亲乳汁的蛋白质含量要高于足月儿母亲，但早产母乳和足月母乳的蛋白质含量都会随着时间的推移而下降，超过两周后，蛋白质含量会稳定到成熟母乳的水平。早产母乳含有70%的乳清蛋白和30%的酪蛋白，母乳中蛋白质的质量、乳清蛋白和酪蛋白的比例均特别适合早产儿。②在生后最初的2周，早产母乳的脂肪含量稍高于足月母乳（早产母乳为2.2～3.5g/dL，足月母乳为1.8～3.0g/dL）。③母乳中主要的碳水化合物是乳糖，早产母乳和足月母乳的乳糖含量相似，不像蛋白质和脂肪含量那样随哺乳时间而变化。④早产母乳中富含长链多不饱和脂肪酸，如DHA、AA和牛磺酸，是足月成熟乳含量的1.5~2倍。除了主要营养成分的不同，早产儿母亲分泌的初乳含有更高浓度的生物活性成分，如分泌型IgA（sIgA）、乳铁蛋白、寡聚糖、表皮生长因子等，胎龄越小，其母亲初乳中保护性因子含量越高。

（2）捐赠母乳　当早产儿的母亲无法提供母乳时，可选择人乳库经巴氏消毒的DHM喂哺早产儿和VLBWI。研究显示，尽管DHM的免疫活性物质（如淋巴细胞、溶菌酶、sIgA等）经巴氏消毒后会明显减少，但乳汁中的主要营养物质如蛋白质、脂肪、碳水化合物、维生素和矿物质等损失很小，绝大部分非特异性免疫物质不受影响。DHM同样对早产儿具有免疫保护和改善预后的益处，可显著降低其近、远期的合并症，包括肠内喂养不耐受、院内感染、NEC、BPD、ROP和远期神经发育落后等，是目前早产儿理想的MOM替代品。需要注意的是，DHM通常是由哺乳期后期的母亲提供的成熟乳，营养含量比早产母乳低，往往需要强化以促进高危早产儿的最佳生长。

关于母乳的保存条件和允许保存时间见表4-7。

表 4-7　吸出母乳的保存条件和允许保存时间

保存条件和温度	允许保存时间
室温保存（20~30℃）	4h
冷藏	
便携式保温冰盒内（15℃左右）	24h
冰箱保鲜区（4℃左右）	48h
冰箱保鲜区但常开关冰箱门（4℃以上）	24h
冷冻	
-15~-5℃	3~6个月
低于-20℃	6~12个月

（3）强化母乳　与早产儿配方奶相比，母乳存在明显的营养不足，如果只靠纯母乳喂养，大多数早产儿无法实现最佳生长，特别是VLBWI和ELBWI。因此，国内外指南建议，对母乳喂养的出生体重＜1 800g、出生胎龄＜34周的早产儿使用母乳强化剂（human milk fortifier，HMF）来进行强化喂养。此外，当早产儿因疾病状况（如BPD、PDA和心功能异常）需限制液体入量的时候，也可采用强化母乳喂养。母乳强化剂含牛乳清蛋白或其水解蛋白、母乳蛋白、葡萄糖聚合物或糊精—麦芽糖复合剂、维生素、微量元素和矿物质（如钠、氯、钾、钙、磷、镁、铁等）；部分强化剂添加有中链脂肪。在每次喂奶前按照配制要求将一定量的HMF加入母乳，混匀后喂养。

目前国内外针对HMF开始使用的时间尚未统一，大部分推荐在母乳喂养量达50～80mL/（kg·d）时开始使用。HMF会增加母乳的渗透压，主要发生在HMF加入后的2h内，且随时间推移而有所增加。因此，使用HMF时应现配现用。添加HMF使母乳能量达80～85kcal/100mL为足量强化，达72～74kcal/100mL为半量强化。在给早产儿添加HMF时，应从半量强化开始；如耐受良好，则在3～5天内达到标准的足量强化；如耐受性差，可适当延长达到足量强化的时间。由于母乳成分和早产儿营养需求的个体差异，标准强化的母乳喂养可能无法使所有早产VLBWI和ELBWI实现最佳生长。因此，针对经标准强化母乳喂养仍存在生长速率落后的早产儿，需进行个体化母乳强化。个体化母乳强化主要有两种方法：调整性强化和目标性强化。调整性强化以血液尿素氮（BUN）浓度为基础（BUN是蛋白质充分性的代谢标志物），BUN＜3.2mmol/L代表蛋白质摄入不足，BUN＞5.0mmol/L代表蛋白质摄入过量，HMF用量根据血液BUN值进行调整。这种方法易于临床应用，可逐步增加蛋白质摄入量，促进早产儿的体格生长。目标性强化以母乳成分分析为基础，这种强化方法需要昂贵的设备和专业的工作人员，限制了其在临床的应用。

当适于胎龄儿体重、身长及头围位于同性别同龄儿的P_{25}~P_{50}时，小于胎龄早产儿达P_{10}时，逐渐停止添加母乳强化剂。参考个体生长指标增长速率，注意避免身长体重比（体重/身长）＞P_{90}。减停期间需监测早产儿的生长状况和血生化指标。如生长速率和各项指标出现下降或血生化指标异常等，可酌情恢复部分母乳强化。欧洲儿科胃肠肝病与营养协会（ESPGHAN）建议，出院后对生长迟缓的早产儿，如果是母乳喂养，则应添加强化剂，至少持续到PMA40周，或根据生长情况持续到PMA52周。早产儿每日摄入180mL/kg的强化母乳能达到理想的营养状态。

2. 配方奶　除了母乳，在NICU中还使用以下几种配方奶：早产儿配方（premature formulas，PF）、早产儿过渡配方（premature transition formulas，PTF）、标准婴儿配方、深度水解蛋白配方、适度水解蛋白配方和游离氨基酸配方等。当母乳不足或无法获得时，胎龄＜34周或体重＜2kg的早产儿在住院期间可选择PF进行喂养；对于胎龄≥34周的早产儿或出院后早产儿，如长期采用PF可导致过多的能量、蛋白质及其他营养素的摄入，增加代谢负荷，可选用PTF以满足早产儿继续追赶生长的营养需要。足月新生儿，或生长发育良好的胎龄≥34周、体重≥2kg的早产儿可使用标准婴儿配方。对于牛奶蛋白过敏的新生儿，推荐使用深度水解蛋白配方或游离氨基酸配方。对于存在遗传代谢性疾病的患儿，可根据需要选用其他特殊医学用途的配方。需要强调的是，不应常规使用水解蛋白配方或氨基酸配方来预防和治疗早产儿喂养不耐受，仅在重度喂养不耐受、短肠综合征或牛奶蛋白过敏时选用。有多种能量等级的乳类适用于不同类型的早产儿或足月儿（表4-8）。

表 4-8　人乳或配方奶的能量等级

能量	人乳	配方奶
100⁺kcal/100mL	—	高能量配方
80⁺kcal/100mL	全量强化	早产儿配方
70⁺kcal/100mL	半量强化	早产儿过渡配方
60⁺kcal/100mL	未强化	普通配方

（二）开奶时间和奶量增加速度

对于危重症新生儿，特别是VLBWI和ELBWI，肠内喂养开始的时间和奶量增加速度在不同NICU之间仍存在较大差异。现都认为一旦临床上允许，应立即开始喂养。尽早肠内喂养有利于内分泌适应，增强免疫功能和尽早出院。不同机构具体操作方案可能不一样，但一般都在生后前3天开始，要求2~3周内达完全肠内喂养。在下列情况可考虑适当推迟开始肠道喂养的时间：①围产期重度窒息；②机械通气；③血流动力学不稳定（使用升压剂）；④败血症；⑤频发呼吸暂停和心动过缓；⑥出生前多谱勒检查示脐动脉舒张末期血流消失；⑦脐动脉置管（有争议）。

我国指南推荐：出生体重＞1 000g、病情相对稳定者可于出生后12h内开始喂养，有严重围产期窒息（Apgar评分5min＜4分）、脐动脉插管或出生体重＜1 000g可适当延迟至24～48h开奶。早期肠内微量喂养有助于促进VLBWI和ELBWI胃肠道成熟，缩短达全肠内营养的时间；当喂养耐受后，VLBWI和ELBWI可开始营养性喂养。

有研究显示，对于VLBWI，出生后给予5~7天不增量的微量喂养后，喂养增量较慢（即每天增加15~20mL/kg）和喂养增量较快（即每天增加30~35mL/kg）的两组婴儿比较，在NEC发生率方面无明显差异；喂养量增加慢的婴儿恢复至出生体重以及建立全胃肠道喂养所需时间更长。

（三）喂养不耐受的诊断与处理

1. 早产儿喂养不耐受的诊断　早产儿喂养不耐受（feeding intolerance，FI）是指在肠内喂养后出现奶液消化障碍，致腹胀、呕吐、胃潴留等情况。常发生于胎龄＜32周或出生体重＜1 500g的早产儿。病因可能与早产致肠道发育不成熟有关，也可能是NEC或败血症等严重疾病的早期临床表现。FI常通过胃残余量、腹胀及呕吐或喂养的结局等指标进行评价，但至今尚无国际统一的诊断标准。我国2020年的专家共识推荐符合如下情形之一可诊断FI：①胃残余量超过前一次喂养量的50%，伴有呕吐和/或腹胀；②喂养计划失败，包括减少、延迟或中断肠内喂养。

喂养的耐受性受多因素影响，如胃肠道的蠕动、胃排空、粪便排出量、消化酶、牛乳的类型、喂养量的多少、乳汁浓度、接受的药物、患病情况等。发生喂养不耐受，应首先进行仔细的临床评估，排除感染、NEC和其他外科情况。如未发现异常，则根据临床情况决定是否重新开始喂养。

2. 早产儿喂养不耐受的防治　合理运用以下措施可能减少FI的发生或减轻FI的严重程度。

（1）尽早开始经胃肠道喂养。

（2）合理的喂养途径　①通常采用间断胃管法，该方法可激发胃肠激素周期性释放，促进肠道较快成熟。有些患儿实施间断胃管法喂养出现喂养不耐受，可尝试持续胃管法。②持续胃管法使胃内容物排空更迅速更完全。③如仍有喂养不耐受，则考虑经口十二指肠喂养，此时进奶量可能增加，体重增加可能更明显，但操作技术要求较高，有可能导致肠损伤或肠穿孔，置管过深可造成部分营养物质的吸收障碍。④有人认为采用折中方法，即持续喂养2h，然后间断2h再持续喂养2h，如此循环往复，可降低喂养不耐受发生率，达完全喂养的时间缩短。

（3）适当的奶汁浓度　①有研究发现，当摄入比人乳高渗或低渗的溶液时，胃排空和肠转运都是减慢的；在给早产儿喂入稀释配方乳有胃内残留时，喂入不稀释配方乳能改善喂养的耐受性。②乳汁的浓度对胃肠动力有影响，予水喂养的婴儿只有少许甚至无十二指肠动力反应，而予全配方奶喂养时，动力活动显著增多。③不同热量配方奶喂养时，早产儿肠动力反应不同。高热量配方奶喂养对肠动力反应有抑制作用，这种抑制作用随日龄增加而减小。④应避免使用无菌水、5%葡萄糖和10%葡萄糖来开始喂养。如果使用配方奶在开始喂养时没有困难、能耐受，则可使用全奶，无须稀释。⑤也有人主张对于体重1 000g以上的早产儿，除非特殊要求，否则全浓度母乳或配方奶喂养；而1 000g以下的早产儿，从母乳或稀释的配方奶开始，逐步增加浓度。

（4）合理的喂养间隔时间及缓慢增加喂奶量（表4-9）。

表4-9　不同出生体重早产儿喂养间隔时间及加奶量

出生体重	~500g	~750g	~1 000g	~1 250g	~1 500g
每餐最小量	2mL	3mL	4mL	5mL	5mL
喂奶间隔时间	2~3h	2~3h	2~3h	2~3h	3h
非营养喂养	10~25mL/（kg·d），生后24h内开始				
营养性喂养	15~20mL/（kg·d）开始，每天增加15~20mL/（kg·d）			30mL/（kg·d）开始，每天增加30mL/（kg·d）	
喂养方法	经口胃管喂养			经口胃管，可尝试奶瓶喂养	
持续喂养	0.5~1.0mL/h开始，每12~24h加量0.5~1mL/h，能耐受10mL/h时改为间断喂养				

（5）早期微量喂养　主要用于出生体重＜1 500g的早产儿，即在生后24~48h开始给予喂养（全浓度母乳或70kcal/dL早产配方奶），奶量5~24 mL/（kg·d），在加量前维持5~10天。采用经口胃管喂养，有持续或间断喂养两种方式。多首选间断喂养，可从10~20mL/（kg·d）、2h 1次

开始，或从0.5~2mL/kg、6h 1次开始，然后渐加至4h 1次和2h 1次；持续喂养时，体重<1 000g者从0.5mL/（kg·h）开始，体重在1 000~1 500g者从1mL/（kg·h）开始。早期微量喂养可促进胃肠激素分泌，加速肠粘膜生长和胆汁分泌，促进肠蠕动，减少肠肝循环和黄疸光疗的时间；接受早期喂养VLBWI较少发生低血糖、脱水、高胆红素血症、氮质血症。

（6）非营养性吸吮　不能接受经口喂养的早产儿，在采用胃管喂养时，给其吸空的橡皮奶头，称非营养性吸吮。非营养性吸吮在不增加能量摄取情况下可使胃排空加快，缩短胃肠道转运时间；非营养性吸吮可能通过加快吸吮反射的成熟，并通过迷走神经使肝、胆、胰等活动，调节胃肠肽水平，刺激胃肠道生长发育和成熟，从而提高喂养耐受性，更快地从胃管喂养过渡到经口喂养，使早产儿体重增长加快，住院时间缩短。

（7）适当的药物干预　必要时可给予药物干预，如益生菌、谷氨酰胺或红霉素等。

（8）减少禁食次数和每次禁食持续时间。

（9）及时帮助排便。

不推荐常规使用水解蛋白配方（或氨基酸配方）、无乳糖配方（或添加乳糖酶）、胃肠动力药物（如多潘立酮、西沙比利、红霉素等）、经幽门喂养等措施来治疗FI。餐后右侧卧位有助胃排空，但可能会增加胃食管反流；俯卧位同时有助于胃排空和减少胃食管反流，但会增加婴儿猝死的发生，必要时应在密切监测中谨慎采用。

第三节　危重症新生儿胃肠外营养

胃肠外营养是无法耐受肠内喂养的危重症新生儿的生命线。几乎所有在NICU住院治疗的危重症新生儿，短期内都需要全胃肠外营养（total parenteral nutrition，TPN）或部分胃肠外营养（partial parenteral nutrition，PPN）。危重症新生儿的有效营养支持在很大程度上取决于胃肠外营养。对于大多数极低和超低出生体重儿，在出生后的前几周内，不能建立适当的胃肠道营养，所以需要进行胃肠外营养来纠正宫内发育迟缓，预防继发的生长不良。本节将结合国内外营养指南和最新研究进展，详细介绍危重症新生儿，特别是早产/低出生体重儿的胃肠外营养策略。

一、液体需要量

（一）新生儿不同日龄液体需要量

足月新生儿的体重丢失一般发生于生后2~5天，常在生后7~10天才恢复到出生体重，最大丢失体重不应超过出生体重的10%；对于ELBWI和VLBWI，由于身体含水量相对较高，体重丢失往往更多，恢复出生体重的时间也更长。为了避免新生儿的体重下降幅度过大和帮助其尽快恢复体重增长，同时避免液体超负荷带来动脉导管未闭、心功能不全、BPD等并发症发生率增加，新生儿生后早期的液体需要量随日龄增长而存在差异。新生儿在不同日龄的液体需要量详见表4-10。

表 4-10　新生儿不同日龄的液体需要量　　单位：mL/（kg·d）

出生胎龄与体重		过渡期（第一阶段）					中间期（第二阶段）	稳定生长期（第三阶段）
		第1天	第2天	第3天	第4天	第5天		
足月儿		40～60	50～70	60～80	60～100	100～140	140～170	140～160
早产儿	＞1 500g	60～80	80～100	100～120	120～140	140～160	140～160	140～160
	1 000～1 500g	70～90	90～110	110～130	130～150	160～180	140～160	140～160
	＜1 000g	80～100	100～120	120～140	140～160	160～180	140～160	140～160

注：过渡期指出生初期体重丢失的阶段；中间期指从体重丢失最大时至恢复出生体重的阶段；稳定生长期指恢复出生体重后的持续体重增长阶段。

（二）液体量恰当与否的判断

TPN期间应定时监测患儿体重、皮肤弹性、末梢循环、血压、心率，注意有无浮肿、呼吸急促、心跳加快等异常情况出现，并检测尿量、尿密度、尿渗透压、血生化、血渗透压、血细胞比容等，对指导液体供应有重要意义。

1. 监测血清钠　如血清钠为133~145mmol/L，按每天需要量给予；血清钠＞145mmol/L，增加20mL/（kg·d）再复查，血清钠＜133mmol/L，减少20mL/（kg·d）再复查。

2. 监测体重　新生儿在生后7~10天有生理性体重下降，为出生体重的7%~10%，每天下降可以按1%算，极低出生体重儿生理性体重下降每天可允许范围为出生体重的2%~3%（总的下降值可达10%~20%）。准备输液前首先计算当天应有体重，即出生体重减去生理性体重下降值；以当天应有体重为基础，测得当天体重较应有体重增加，提示前一天输入的液体过多；较应有体重减少，提示前一天入量不足；恰是当天应有体重时，则输入液体量只需计算当天生理需要量。

3. 根据体重、尿量、尿渗透压、病史、体征，调整每日静脉输液量　使溶质负荷和尿渗透浓度维持在生理范围是调节摄入液体和电解质的可靠依据。新生儿肾溶质负荷范围为15~30mmol/（kg·d），安全的尿渗透浓度宜维持300mmol/L左右。

尿量=溶质负荷/尿渗透浓度（尿中溶质主要来自蛋白质代谢后的含氮产物和液体中的电解质，每1g蛋白质可增加负荷4mOsm/L。食物中碳水化合物和脂肪代谢一般不产生必须排泄的溶质）。

二、能量摄入量

出生后早期胃肠外营养的最初目标是提供足够的能量摄入，至少与能量消耗率相匹配，以维持身体的能量储备。由于缺乏食物的热动力效应，胃肠外营养能量需求低于肠内营养。对于新生儿胃肠外营养能量的摄入要求，国内外指南的建议存在一定的差异（表4-11）。2013年版中国新生儿营养指南推荐足月儿70～90kcal/（kg·d），早产儿80～100kcal/（kg·d）。2016年版欧洲儿科肠外营养指南则按不同的疾病阶段给出了相应的推荐量，具体为足月儿在疾病急性期45～50kcal/（kg·d）、稳定期60～65kcal/（kg·d）、恢复期75～85kcal/（kg·d）；早产儿在疾病急性期45～50kcal/（kg·d）、恢复期90～120kcal/（kg·d），但早产儿在稳定期的具体推荐量未能给出。2020年版英国国家卫生与临床优化研究所（National Institute for Health and Clinical Excellence，NICE）新生儿肠外营养指南推荐早产儿的能量摄入量：

（1）单纯胃肠外营养　①日龄≤4天，起始范围为40～60kcal/（kg·d），逐渐增加至75～120kcal/（kg·d）；②日龄＞4天，直接给予75～120kcal/（kg·d）并维持。

（2）联合肠内营养　随着肠内营养能量的增加，胃肠外营养能量逐渐减少。对于危重症或术后足月儿则建议按早产儿单纯胃肠外营养时的能量要求。

表4-11　相关指南中新生儿胃肠外营养的能量需要量　　单位：kcal/（kg·d）

出生胎龄	2013中国	2016欧洲			2020英国	
		疾病急性期	疾病稳定期	疾病恢复期	起始量	维持量
足月儿	70～90	45～50	60～65	75～85	日龄≤4天，40～60[a]	75～120
早产儿	80～100	45～50	—	90～120	日龄≤4天，40～60 日龄＞4天，75～120	75～120

注：[a]为危重症或术后足月儿。

三、胃肠外营养液的组成

（一）氨基酸

胃肠外营养的最初目标是最大限度地减少损失并保留既有的身体储备，这对蛋白质尤为重要。在没有氨基酸摄入的情况下，所有新生儿的蛋白质损失都很显著，而这些损失在超早产儿中是最高的。研究表明，早期氨基酸摄入可弥补蛋白质的高损失率，即使在低能量摄入的情况下也能保存体内蛋白质。因此蛋白质（包括必需氨基酸）摄入量必须充足，以满足蛋白质的转化（蛋白质分解代谢）和组织的生长，从而维持机体的正氮平衡。早产儿接受50kcal/（kg·d）非蛋白热量及2.5g/（kg·d）蛋白质即可保持正氮平衡；如非蛋白热量＞70kcal/（kg·d），蛋白质2.7~3.5g/（kg·d），早产儿生长可达宫内生长速度。早产儿肠外氨基酸输注的最终目标是达到宫内同胎龄胎儿蛋白质增加的速度。 研究证实，ELBWI每天肠外氨基酸需求量是3.5～4.0g/kg；对于＞1 000g的早产儿，每天的肠外氨基酸需要量为3.0～3.5g/kg；足月儿的估算是2.0～3.0g/（kg·d）。目前国内外指南推荐氨基酸的供给量见表4-12。为达到合成代谢的需求，早产儿生后第1天就应给予氨基酸至少1.5g/（kg·d）；生后第2天起肠外营养中氨基酸供给量应达到2.5～3.5g/（kg·d），并保证非蛋白能量摄入＞65kcal/（kg·d）和充足的微量营养素。氨基酸的最大供给量，足月儿可至3g/（kg·d），早产儿可增至3.5～4.0g/（kg·d）。

在生后头24h内尽早联合输注葡萄糖和氨基酸的混合物可以弥补因蛋白质分解而从尿液中丢失的氮。美国有指南推荐，VLBWI生后2h内即可开始使用氨基酸3g/kg·d[最少1.5 g/（kg·d）]，增至3.5 g/（kg·d）。研究证明，即使在高氨基酸摄入组的婴儿都可能出现蛋白质和能量的累积缺失，提示为了达到宫内生长速度，有必要维持较高的氨基酸摄入量。另有研究表明，高氨基酸摄入组的血糖水平也可以得到很好的控制，因为氨基酸的摄入可刺激内源性胰岛素的释放。在生后的第1周内增加蛋白质和/或能量的摄入均与改善神经发育结局有关。一项对存活的148例ELBWI的研究表明，在生后第1周增加蛋白质和热量的摄入与纠正年龄18个月时Bayley神经发育指数（mental development index，MDI）评分的增加有关。

市售氨基酸浓度一般为5.5%~6.7%，需配成1.5%~2.0%氨基酸溶液输入，外周静脉TPN氨基酸浓度应≤2.0%，中心静脉TPN可达3%。

表 4-12　相关指南中新生儿肠外营养的氨基酸推荐量　　单位：g/（kg · d）

指南	足月儿		早产儿	
	起始量	最大量	起始量	最大量
2013中国	1.5 ~ 2	3	1.5 ~ 2	3.5 ~ 4
2016欧洲	1.5	3	≥1.5	3.5
2020英国	日龄≤4天，1 ~ 2 日龄＞4天，2.5 ~ 3	2.5 ~ 3 2.5 ~ 3	日龄≤4天，1.5 ~ 2 日龄＞4天，3 ~ 4	3 ~ 4 3 ~ 4

（二）脂肪乳

对于无法实施肠内营养的患儿，在肠外营养开始时即可使用脂肪乳剂。研究结果显示，早产儿出生当天即可耐受脂肪乳剂的输注。如需要肠外营养治疗，早产儿可在生后立即使用脂肪乳剂，最迟不应晚于生后2天；推荐剂量从1.0g/（kg · d）开始，按0.5 ~ 1.0g/（kg · d）的速度增加。基于担心输注脂肪乳剂带来的可能毒性，中国2013年版的新生儿营养指南推荐总量不应超过3.0g/（kg · d），但2016年欧洲和2020年NICE的肠外营养指南推荐早产儿和足月儿的肠外脂肪乳剂摄入量最高可达4.0g/（kg · d）。人体需要摄入小量的必需脂肪酸，大概占摄入热量的4%或者0.5g/（kg · d）来防止必须脂肪酸的缺乏。如果不予补充，患儿在生后第一周末就会表现出明显的脂肪酸缺乏的临床症状。

在需要同等剂量的脂类时，摄入20%脂肪乳的患儿血清中甘油三酯、胆固醇和磷脂的浓度较摄入10%脂肪乳患儿低，由此说明20%脂肪乳溶液比10%脂肪乳溶液更容易被婴儿所耐受和利用。

在给予相同剂量的脂质情况下，间断输注（总时间每日＜24h）较连续输注（持续24h）可致更高和更不稳定的血清甘油三酯浓度。因此，提倡在常规给予脂肪乳时采用24h连续输注的方式（一般输注时间应＞16h）。对VLBWI输注速度不应＞0.12g/（kg · h）[新生儿血浆脂类的最大清除率为0.3g/（kg · h）]。TPN时应按照先葡萄糖、再氨基酸、最后加用脂肪乳的顺序。

理论上脂肪酸能替换白蛋白结合位点上的胆红素导致血清中游离胆红素升高。因此如果存在严重高胆红素血症（即达需换血标准），脂肪乳输注量应控制在3g/（kg · d）以下。

相比于混合型脂肪乳剂，纯大豆油配方脂肪乳剂更易造成脂肪酸不均衡。因此，需长时间接受肠外营养的患儿，不应使用纯大豆油配方脂肪乳剂，含或不含鱼油的混合脂肪乳剂应作为首选。此外，为逆转患儿肠功能衰竭相关肝病（intestinal failure associated liver disease，IFALD），在治疗或处理其他危险因素的同时，亦应考虑停止大豆油配方脂肪乳剂，减少其他配方脂肪乳剂剂量和/或使用含鱼油的混合制剂。早产儿或肠外营养治疗超过4周的患儿，可根据病情考虑是否使用肉碱补充剂[肉毒碱10mg/（kg · d），最大不超过50mg/（kg · d）]。存在以下情形时，应调整脂肪乳剂用量：严重感染、严重出血倾向、不明原因的严重血小板减少、高脂血症（甘油三酯＞2.26mmol/L时减量，＞3.4mmol/L时暂停使用）、血浆间接胆红素＞170μmol/L、严重肝功能不全和严重肾功能不全等。脂肪乳剂减量时应保证满足患儿对必需脂肪酸的最低需要量。

（三）葡萄糖

葡萄糖是肠外营养中主要的能量来源，也是

应用最广泛的碳水化合物。在孕晚期（最后3个月），胎儿通过胎盘接受4～5mg/（kg·min）的葡萄糖输注速率。因此，国内外新生儿肠外营养指南均建议早产儿第1天的葡萄糖剂量至少为4mg/（kg·min）[相当于葡萄糖总量5.8g/（kg·d）]，以模拟子宫内的葡萄糖供应。对ELBWI，静脉补充葡萄糖的初始量一般为3.5mg/（kg·min），如能耐受，则每天增1~2mg/（kg·min）至最大量12mg/（kg·min）。由于过多的葡萄糖会导致高血糖、肝脂肪变性和甘油三酯水平升高，所以建议肠外营养的葡萄糖的最大量不要超过12mg/（kg·min）[相当于葡萄糖17.3g/（kg·d）]，除非患者存在一些本身因素如高胰岛素血症。较高浓度的葡萄糖摄入与更好的体重增加有关，但可能导致高血糖。高血糖会增加病死率，NICU的患儿应避免血糖＞8mmol/L（145mg/dL），若血糖反复＞10mmol/L（180mg/dL），经调整葡萄糖输注速率无效时，应使用胰岛素治疗。对于日龄＜28天的新生儿，如有感染或败血症等急性疾病时，可根据血糖水平暂时按照生后第1天的葡萄糖输注速率供给。目前国内外新生儿肠外营养指南推荐葡萄糖的起始剂量和最大剂量见表4-13。

表 4-13　相关指南中新生儿肠外营养的葡萄糖推荐量　　单位：mg/（kg·min）或 g/（kg·d）

指南	足月儿		早产儿	
	起始量	最大量	起始量	最大量
2013中国	4～8（5.8～11.5）	11～14（15.8～20.2）	4～8（5.8～11.5）	11～14（15.8～20.2）
2016欧洲	2.5～5.0（3.6～7.2）	12（17.3）	4～8（5.8～11.5）	12（17.3）
2020英国[a]	4.2～6.3（6～9）	6.3～11.1（9～16）	4.2～6.3（6～9）	6.3～11.1（9～16）

注：[a]日龄＞4天的新生儿，参照最大量开始。

（四）电解质

1. 钠和钾　　2016年版欧洲儿科肠外营养指南建议：电解质（Na^+、K^+、Cl^-）在细胞外液减少和/或体重开始降低时便应开始补充；Cl^-摄入量应略低于Na^+和K^+摄入量的总和1～2mmol/（kg·d），以避免Cl^-摄入过量和医源性代谢性酸中毒的风险。ELBWI和VLBWI在给予高推荐量的氨基酸和能量时，建议生后第1天即开始补充Na^+和K^+，同时监测尿量和关注非少尿性高钾血症的发生风险。患儿的个体化需要量可能因临床状况而与常规推荐摄入量范围有明显偏差，如液体潴留、脱水或水分过度流失等。新生儿胃肠外营养的电解质推荐量详见表4-14。

表 4-14　新生儿胃肠外营养的电解质推荐量　　单位：mmol/（kg·d）

出生胎龄与体重	过渡期（第一阶段）					中间期（第二阶段）	稳定生长期（第三阶段）
	第1天	第2天	第3天	第4天	第5天		
足月儿							
钠	0～2	0～2	0～2	1～3	1～3	2～3	2～3
钾	0～3	0～3	0～3	2～3	2～3	1～3	1.5～3
氯	0～3	0～3	0～3	2～5	2～5	2～3	2～3
早产儿（＞1 500g）							
钠	0～2（3）	0～2（3）	0～3	2～5	2～5	2～5	3～5

续表

出生胎龄与体重	过渡期（第一阶段）					中间期（第二阶段）	稳定生长期（第三阶段）
	第1天	第2天	第3天	第4天	第5天		
钾	0~3	0~3	0~3	2~3	2~3	1~3	1~3
氯	0~3	0~3	0~3	2~5	2~5	2~5	3~5
早产儿（<1 500g）							
钠	0~2（3）	0~2（3）	0~5（7）	2~5（7）	2~5（7）	2~5（7）	3~5（7）
钾	0~3	0~3	0~3	2~3	2~3	1~3	2~5
氯	0~3	0~3	0~3	2~5	2~5	2~5	3~5

2. 钙、磷和镁　钙、磷和镁是骨骼健康所必需的。由于溶解度有限，在肠外营养中提供钙和磷仍然是一个重大的临床挑战。新生儿肠外营养钙和磷的推荐量见表4-15。在肠外营养中以最佳比例提供钙和磷对早产儿的骨矿化至关重要，因为最大的钙和磷增长速率发生在妊娠的最后6周。对于早产儿代谢性骨病的高危者，特别是VLBWI或ELBWI，生后应尽快通过肠外营养补充钙和磷。VLBWI或ELBWI生后早期部分肠外营养期间，钙为24~40mg/（kg·d）[0.6~1.0mmol/（kg·d）]，磷为18~30mg/（kg·d）[0.6~1.0mmol/（kg·d）]，钙磷比为（1~1.3）：1；当肠外营养达全量后，钙为65~100mg/（kg·d）[1.6~2.5mmol/（kg·d）]，磷为50~80mg/（kg·d）[1.6~2.5mmol/（kg·d）]，钙磷比可至1.7：1。对于BPD高危儿，肠外营养液中钙为40~120mg/（kg·d）[1.0~3.0mmol/（kg·d）]，磷为31~71mg/（kg·d）[1.0~2.3mmol/（kg·d）]。

早产儿对镁的需求量为0.2~0.3mmol/（kg·d）。镁在远端空肠和回肠吸收，空肠或回肠切除后，镁吸收不足。因此，接受肠切除术的早产儿可能需要更多的镁。患有短肠综合征的婴儿甚至需要补充高达5.0mmol/（kg·d）的镁。新生儿肠外营养镁的推荐量见表4-15。

表 4-15　相关指南中新生儿肠外营养的钙、磷和镁推荐量　　单位：mmol/（kg·d）

指南	足月儿				早产儿			
	Ca	P	Ca/P	Mg	Ca	P	Ca/P	Mg
2013中国	0.5~0.6	1.2~1.3	–	0.4~0.5	0.6~0.8	1.0~1.2	–	0.3~0.4
2016欧洲	0.8~1.5	0.7~1.3	1.3	0.1~0.2	0.8~2.0[a]	1.0~2.0[a]	1.3[a]	0.1~0.2[a]
					1.6~3.5[b]	1.6~3.5[b]	1.3[b]	0.2~0.3[b]
2020NICE	0.8~2.0	1.0~2.0	0.75~1.0	–	0.8~2.0	1.0~2.0	0.75~1.0	–

注：[a]为生后初期，[b]为生长期。

（五）微量元素和维生素

见本章第二节。

四、胃肠外营养液的配置

传统的TPN将三大营养素分别输注，需多条输液通道同时进行或相继输入，前者须应用2条以上静脉通道，实施困难，后者则不符合机体正常代谢要求。后又主张将脂肪乳单独分装，在接近血管输入处以Y形管与另一营养液（含葡萄糖和氨基酸）管相接通，再混合输入体内。目前已推广使用“全合一”（all in one）营养液输注法，即将葡萄糖、氨基酸、脂肪乳和其他营养素在无菌条件下混合配伍，用同一个容器进行输注。

全营养混合液（total nutrient admixture，TNA）　在无菌操作台上将1天静脉营养所需的糖类、氨基酸、脂肪、电解质、微量元素及维生素等各种成分按需要量及一定比例混合，置于一个静脉营养袋中，然后在密闭的输液系统中连续输注。应严格无菌操作，带手套进行配制。配制区域、操作人员及物品应常规监测。

（一）配制顺序

1. 将电解质、水溶性维生素、微量元素加入葡萄糖溶液后放入营养袋。

2. 将氨基酸加入营养袋；充分混合，注意观察有无沉淀。

3. 将脂溶性维生素加入脂肪乳剂混合后注入上述配好的营养袋中，边注入边轻轻混匀。排气后备用。

（二）营养液的保存

1. 应用标签标明营养液成分、配制时间和保存时间。

2. 配好的营养液应在4℃避光保存，并在24h内输注完毕。最好现配现用。

（三）临床使用时注意事项

1. “全合一”营养液配制完成后，应常规留样，保存至输注完毕后24h。

2. 室温下TNA24h内脂肪颗粒不被破坏，如配制后暂不使用可置于4℃冰箱内保存，但不要超过48h。主张现用现配。

3. 高渗液体可破坏脂肪乳剂的完整性，故电解质、水溶性维生素、微量元素等不能直接加入脂肪乳中，应先将它们与葡萄糖或氨基酸溶液混合稀释。

4. 氨基酸液对脂肪乳剂的稳定性有保护作用，当氨基酸容量不足时，可引起脂肪乳颗粒裂解，配制TNA液不可无氨基酸。

5. 电解质浓度应有限制，一般控制一价阳离子总浓度＜150mmol/L，镁离子浓度＜3.4mmol/L，钙离子浓度＜1.7mmol/L（因脂肪颗粒表面带负电荷，阳离子浓度过高可引起脂肪颗粒破坏）。

6. 混合液中葡萄糖最终浓度为10%~20%，有利于混合液稳定。

7. TNA中不要加入其他药物。

五、胃肠外营养相关性并发症

（一）组织损伤

中心静脉插管技术不当可引起各种损伤，如血管损伤、出血、气胸、血胸、乳糜胸、皮下气肿，导管过深靠近窦房结可诱发心律失常、心脏骤停，臂丛神经或膈神经损伤，空气栓塞、静脉炎、静脉血栓形成等。预防血栓形成的主要措施有：①避免导管插入过深或打结；②尽量选用上腔静脉插入；③不要从导管处取血标本作检验，否则容易形成凝血及阻塞；④肝素，剂量为1U/mL TPN液。应强调插管时仔细耐心、操作轻柔，避免不必要的人为损伤。

（二）感染

接受胃肠外营养治疗的患儿都有发生中心静脉导管相关性血流感染（catheter related blood

stream infection，CRBSI）的风险。定期监测临床状态（例如体温、呼吸）和筛查生化指标（例如C反应蛋白、降钙素原）是必要的，TPN过程中凡不明原因发热、白细胞数增高或降低、核左移、葡萄糖耐受量突然降低（血糖波动不稳）等临床表现和/或实验室参数改变时，应警惕是否发生CRBSI，直至能证实排除CRBSI。CRBSI的经验性抗菌药物治疗应当覆盖革兰阳性的葡萄球菌，以及革兰阴性杆菌，必要时覆盖真菌。胎龄越低，肠外营养期间败血症的发生率越高，并且随着肠外营养持续时间的延长而增加。在接受肠外营养时出现胆汁淤积的婴儿，败血症的发生率会增加。目前，预防肠外营养相关性感染的最好方法是加强导管护理中的无菌技术，早期开始和推进肠内营养，并在获得足够的肠内营养后迅速拔除导管。

（三）代谢紊乱

1. 高血糖症　主要发生在应用葡萄糖浓度过高或短期内输注葡萄糖过多，尤其在早产儿，合并感染时更易发生。新生儿特别是早产儿对葡萄糖的耐受差，高血糖时可致高渗性利尿而脱水，甚至发生颅内出血。临床表现开始时有多尿，继而脱水，严重时出现抽搐、昏迷等。预防的方法是输入的葡萄糖要适量，注意从小剂量开始，早产儿初始量为4~6mg/（kg·min），足月儿初始量为6~8mg/（kg·min），如能耐受，每天增加1~2mg/（kg·min）至最大量12mg/（kg·min）；尽早补充氨基酸和脂类。血糖轻至中度增高（<16.8mmol/L或300mg/dL）时仅通过减慢输液速度或降低糖液浓度进行调节；血糖持续增高超过16.8mmol/L即300mg/dL时加用正规胰岛素，按每10g葡萄糖1U胰岛素计算，加入液体中均匀输入，并根据血糖浓度调整胰岛素用量。

2. 低血糖症　长期输注高浓度葡萄糖导致反应性胰岛素分泌增加，当输注突然中断时易发生低血糖，严重者出现抽搐、休克、昏迷。此时可用10%葡萄糖每次1～2mL/kg静脉注射至症状消失，然后改为常规用量持续滴注，并监测血糖至维持正常稳定水平。当结束静脉营养时，应有1~2天逐步减量的过程，不宜骤停。部分早产儿或糖代谢障碍者可有持续性低血糖，加用小剂量氢化可的松有助于调节稳定血糖水平，但应慎用。

3. 高氨基酸血症和高氨血症　均为与蛋白质代谢有关的并发症，长时间会影响肝脏和脑的发育。其发生主要与使用氨基酸剂量偏大、氨基酸溶液配方不合理、提供非蛋白热量不足等有关。肝功能不全及精氨酸缺乏时尤易发生。由于这两种并发症不一定表现出临床症状，且其临床表现与原发病症状容易混淆，故应选择小儿专用的氨基酸溶液，TPN过程中宜控制蛋白质总入量，并监测血氨和血尿素氮。可常规给予精氨酸预防高氨血症发生，每日用量1mmol/kg；一旦发生高氨血症，应立即减少复方氨基酸液入量并加大精氨酸用量至2~3mmol/（kg·d）。

4. 高脂血症、脂肪超载综合征及脂肪乳急性反应　脂肪乳剂量偏大、输注速度过快、合并严重感染、肝肾功能不全、脂类代谢失调等可致高脂血症［甘油三酯>2.3mmol/L（200mg/dl）］甚至脂肪超载综合征，临床特征为应用脂肪乳剂期间，患儿出现黄疸、发热、呕吐、贫血、血小板减少、凝血酶原时间延长、出血倾向及肝肾功能损害、弥漫性肺浸润、代谢性酸中毒等。因此在输注脂肪乳时应监测血清甘油三酯（输完后4~8h测），简易的监测方法是抽血1mL置小试管内，离心或静置一段时间后，如析出血清为卵白色，即证实高脂血症存在，出现高脂血症应即减少或停用脂肪乳，并可用肝素治疗，按10~25U/kg或100g脂质2 500U计算。预防为1mL TPN加1U肝素。有些患儿首次输注脂肪乳15～30min内，出现发热、呼吸困难、喘息、青紫、心动过速及皮疹等，为脂肪乳急性反应，症状类似急性过敏反应，还可发生血栓性静脉炎。严重者应立即停用脂肪乳并根据症状使用抗过敏药物。

5. 低肉毒碱血症　新生儿肉毒碱正常值为30.7μmol/L，低于20μmol/L为肉毒碱缺乏，临床表现为心肌病、脑病、非酮性低血糖、肌张力低下、体重不增及反复感染。早产儿常存在程度不一的低肉毒碱血症，TPN时常需补充肉毒碱，用量10mg/（kg·d），最大不超过50mg/（kg·d）。

6. 必须脂肪酸缺乏　必需脂肪酸是维持血小板和免疫系统正常功能、以及神经组织结构完整所需的营养物，并在保护皮肤、毛发，合成前列腺素及促进伤口愈合等方面起重要作用。长期施行TPN者（2周以上）如不用脂肪乳易发生必需脂肪酸缺乏。临床表现为上皮细胞功能异常、湿疹样皮炎、皮肤角化不全、伤口愈合不良、易感染、心肌收缩力降低、毛细血管脆性增加、红细胞脆性增加、血小板聚集能力增强、周围神经炎、生长停滞等。人体需要摄入小量的必需脂肪酸［约占摄入热量的4%或0.5g（kg·d）］来防止必需脂肪酸的缺乏。

7. 微量元素和维生素缺乏　多见于长期TPN未补充适量维生素和微量元素者，故持续TPN超过2周应常规加用水溶性/脂溶性维生素制剂，并适当补给微量元素。较小的早产儿TPN时可尽早加用维生素和微量元素制剂（参考本章第二节）。

8. 电解质紊乱　如高血钾、低血钾、高血钠、低血钠、低血镁、低血钙、低血磷等，与营养液配制时这些电解质的补充不当有关。低血钙、低血磷在早产儿TPN时较为常见，可能与营养液中磷的溶解度低有关。低血磷时组织对糖的利用下降；白细胞杀菌作用减弱而易致感染；红细胞内ATP和2，3-DPG缺乏，氧离曲线左移，造成组织缺氧，临床出现软弱无力、嗜睡，严重者可因抽搐、昏迷而死亡。静脉营养时应定期查血电解质，根据结果随时调整营养液中的电解质含量，尽可能避免上述电解质紊乱的发生。

9. 早产儿胃肠外营养相关性胆汁淤积症　早产儿胃肠外营养相关性胆汁淤积症（parenteral nutrition-associated cholestasis in premature neonates，PNAC）多见于早产儿、窒息缺氧时间长、重症感染败血症及长时期施行TPN的婴儿。国外报道PNAC在低出生体重儿发生率为10%~20%，国内报道早产儿或低/极低出生体重儿PNAC发生率为8.8%~20.9%；接受外科手术的新生儿发生率可高达60%；全静脉营养14~28天者发生率为14%；静脉营养超过100天者发生率为85%。PNAC的发生是多种危险因素共同作用的结果，如早产、胃肠道旷置、感染、营养缺乏和营养不平衡、污染成分和降解产物的毒性作用、PN时间、热量供给量等。

（1）PNAC的诊断　PN持续14天以上，临床出现皮肤暗黄、大便颜色变浅、肝脾大等表现不能用原发病解释，血清直接胆红素（DB）水平＞1.5~2.0mg/dL，伴或不伴有肝酶异常，除外其他明确原因导致的胆汁淤积。直接胆红素水平升高是PNAC的标志。总胆汁酸（TBA）及γ-GT水平可能是诊断胆汁淤积更敏感的指标，但尚无统一标准。对PNAC的诊断是排他性诊断，首先要除外败血症、代谢及内分泌疾病等急需得到治疗的疾病，其次要评估是否为胆道疾病。

（2）PNAC的临床特点　①尿色加深呈茶色；②大便颜色变浅，呈现淡黄色甚至白陶土样大便；③胆汁酸在皮肤沉积导致胆汁性瘙痒；④肝脏肿大、脾脏肿大和腹水陆续出现；⑤营养不良，脂溶性维生素缺乏，维生素A、D、E、K吸收不良；⑥钙缺乏，严重者出现惊厥、急性喉痉挛；⑦凝血因子缺乏导致出血。

（3）PNAC治疗原则　①尽快建立/恢复肠道喂养，停止/减少静脉营养。②采用最佳的营养配方，避免超负荷营养供给，热量110~120kcal/kg为宜，糖速11~12mg/（kg・min），蛋白2~4g/（kg・d），脂肪2~3g/（kg・d）（MCT 30%~50%）；首选含中链脂肪酸的配方奶（中链脂肪酸可不经胆汁酸盐溶解而直接被肠道吸收）；多聚葡萄糖为主，不含乳糖配方。③避免有毒物质污染，避免肝损伤药物等。④避免感染，特别是导管相关性感染。

（4）PNAC的药物治疗　①熊去氧胆酸：促进胆汁排出，改善胆酸的肠肝循环，调整脂质代谢，防止肝脏病理学改变。治疗2周后早产儿血清胆红素水平可持续降低，缩短病程，但无降肝酶作用。剂量10~30mg/（kg・d）。②腺苷蛋氨酸：用药后血浆中转硫化产物、半胱氨酸、牛磺酸、谷胱甘肽含量明显升高；谷胱甘肽是重要的肝细胞保护物质，可直接避免胆汁酸及其他肝毒性物质对肝细胞的损害；促进转甲基作用，使肝细胞膜磷脂生物合成能力提高，肝细胞膜流动性增加，清除胆管内的胆栓。体外实验发现，腺苷蛋氨酸可抑制胆汁酸诱导的肝细胞凋亡，明显降低血清胆汁酸、胆红素水平，减轻肝组织郁胆病理表现。剂量10~20mg/（kg・d）。③还原型谷胱甘肽：参与体内多种重要的生化代谢反应，有利于消化道吸收脂肪和脂溶性维生素；具有抗氧化作用和促进胆汁酸降解；提高胆汁流动性，降低血清总胆汁酸水平和γ-转肽酶，减少肝脏的病理损害，清除胆管内的胆栓。剂量0.1～0.2/（kg・d）。④益生菌：定植于肠上皮细胞后产生大量酸性物质降低肠道内的pH值，使致病菌不能定植、存活和繁殖，维护肠黏膜屏障的完整性；减少直接胆红素的分解，阻断胆红素肠肝循环，拮抗毒素的吸收；能降低肠黏膜通透性，避免产生肠道细菌移位和内毒素血症，保护肝功能。

（5）预后　PNAC致死的并发症包括门脉高压、肝硬化、肝功能衰竭、凝血因子缺乏引起的大出血和败血症。Willis等发现早产儿生后第一年病死率或肝移植发生率，在直接胆红素＜10mg/dL组和＞10mg/dL组分别为7%和38%。胆汁淤积一般在PNAC发生后4~25周内恢复，肝损持续的时间相对于胆汁淤积短，一般持续2~22周恢复，常随着胆汁淤积的减轻肝损逐渐好转。多数学者认为，PNAC患儿如能避免严重感染，并得到恰当的治疗，其胆汁淤积在停止PN后大部分会恢复，预后良好。

10.　早产儿代谢性骨病　见第十六章第十节。

（苏志文　吴　繁）

参考文献

[1] 宗心南，李辉，张亚钦，等. 中国不同出生胎龄新生儿体重身长比、体质指数和重量指数的参照标准及生长曲线[J]. 中华儿科杂志，2021，59（3）：181-188.

[2] 中华医学会肠外肠内营养学分会儿科学组，中华医学会儿科学分会新生儿学组，中华医学会小儿外科学分会新生儿外科学组. 中国新生儿营养支持临床应用指南[J]. 中华小儿外科杂志，2013，34（10）：782-787.

[3] 欧洲儿科胃肠肝病与营养学会，欧洲临床营养与代谢学会，欧洲儿科研究学，等. 儿科肠外营养指南（2016版）推荐意见节译[J]. 中华儿科杂志，2018，56（12）：885-896.

[4] 邵肖梅，叶鸿瑁，丘小汕. 实用新生儿学[M]. 5版. 北京：人民卫生出版社，2019：341-389.

[5] 常艳美，林新祝，张蓉，等. 早产儿代谢性骨病临床管理专家共识（2021年）[J]. 中国当代儿科杂志，2021，23（8）：761-772.

[6] 中华预防医学会儿童保健分会. 中国儿童维生素A、维生素D临床应用专家共识[J]. 中国儿童保健杂志，2021，29（2）：110-116.

[7] 张蓉，林新祝，常艳美，等. 早产儿支气管肺发育不良营养管理专家共识[J]. 中国当代儿科杂志，2020，22（8）：805-814.

[8] 早产儿母乳强化剂使用专家共识工作组，中华新生儿科杂志编辑委员会. 早产儿母乳强化剂使用专家共识[J]. 中华新生儿科杂志，2019，34（5）：321-328.

[9] 中国医师协会新生儿科医师分会营养专业委员会，中国医师协会儿童健康专业委员会母乳库学组，《中华儿科杂志》编辑委员会. 新生儿重症监护病房推行早产儿母乳喂养的建议[J]. 中华儿科杂志，2016，54（1）：13-16.

[10]《中华儿科杂志》编辑委员会，中华医学会儿科学分会儿童保健学组，中华医学会儿科学分会新生儿学组. 早产、低出生体重儿出院后喂养建议[J]. 中华儿科杂志，2016，54（1）：6-12.

[11] 中国医师协会新生儿科医师分会循证专业委员会. 新生儿经外周置入中心静脉导管操作及管理指南（2021）[J]. 中国当代儿科杂志，2021，23（3）：201-212.

[12] 中华医学会儿科学分会新生儿学组，中国妇幼保健协会医院感染控制专业委员会，国家儿童医学中心，首都医科大学附属北京儿童医院. 新生儿脐静脉置管相关并发症防控指南[J]. 中华新生儿科杂志，2021，36（2）：1-9.

[13] 中国医师协会新生儿科医师分会循证专业委员会. 早产儿喂养不耐受临床诊疗指南（2020）[J]. 中国当代儿科杂志，2020，22（10）：1047-1055.

[14] AGOSTONI C，BUONOCORE G，CARNIELLI V P，et al. Enteral nutrient supply for preterm infants：Commentary from the european society of paediatric gastroenterology，hepatology and nutrition committee on nutrition[J]. J Pediatr Gastroenterol Nutr，2010，50（1）：85-91.

[15] JOCHUM F，MOLTU S J，SENTERRE T，et al. ESPGHAN/ESPEN/ESPR/CSPEN guidelines on pediatric parenteral nutrition：Fluid and electrolytes[J]. Clin Nutr，2018，37（6 Pt B）：2344-2353.

[16] JOOSTEN K，EMBLETON N，YAN W，et al. ESPGHAN/ESPEN/ESPR/CSPEN guidelines on pediatric parenteral nutrition：Energy[J]. Clin Nutr，2018，37（6 Pt B）：2309-2314.

[17] MESOTTEN D，JOOSTEN K，VAN KEMPEN A，et al. ESPGHAN/ESPEN/ESPR/CSPEN guidelines on pediatric parenteral nutrition：Carbohydrates[J]. Clin Nutr，2018，37（6 Pt B）：2337-2343.

[18] VAN GOUDOEVER J B，CARNIELLI V，DARMAUN D，et al. ESPGHAN/ESPEN/ESPR/CSPEN guidelines on pediatric parenteral nutrition：Amino acids[J]. Clin Nutr，2018，37（6 Pt B）：2315-2323.

[19] LAPILLONNE A，FIDLER MIS N，GOULET O，et al. ESPGHAN/ESPEN/ESPR/CSPEN guidelines on pediatric parenteral nutrition：Lipids[J]. Clin Nutr，2018，37（6 Pt B）：2324-2336.

[20] DOMELLOF M，SZITANYI P，SIMCHOWITZ V，et al. ESPGHAN/ESPEN/ESPR/CSPEN guidelines on pediatric parenteral nutrition：Iron and trace minerals[J]. Clin Nutr，2018，37（6 Pt B）：2354-2359.

[21] BRONSKY J，CAMPOY C，BRAEGGER C，et al. ESPGHAN/ESPEN/ESPR/CSPEN guidelines on pediatric parenteral

nutrition：Vitamins[J]. Clin Nutr，2018，37（6 Pt B）：2366–2378.

[22] MIHATSCH W，FEWTRELL M，GoOULET O，et al. ESPGHAN/ESPEN/ESPR/CSPEN guidelines on pediatric parenteral nutrition：Calcium，phosphorus and magnesium[J]. Clin Nutr，2018，37（6 Pt B）：2360–2365.

[23] BHATIA J，MENA P，DENNE S，et al. Evaluation of adequacy of protein and energy[J]. J Pediatr，2013，162（3 Suppl）：S31–36.

[24] KOLETZKO B，POINDEXTER B，UAUY R. Recommended nutrient intake levels for stable，fully enterally fed very low birth weight infants[J]. World Rev Nutr Diet，2014，110：297–299.

[25] GIDREWICZ DA，FENTON TR. A systematic review and meta–analysis of the nutrient content of preterm and term breast milk[J]. BMC Pediatr，2014，14：216.

[26] MUSTAPHA M，WILSON KA，BARR S . Optimising nutrition of preterm and term infants in the neonatal intensive care unit[J]. Paediatrics and Child Health，2021，31（1）：38–45.

第五章

新生儿水、电解质及酸碱平衡紊乱

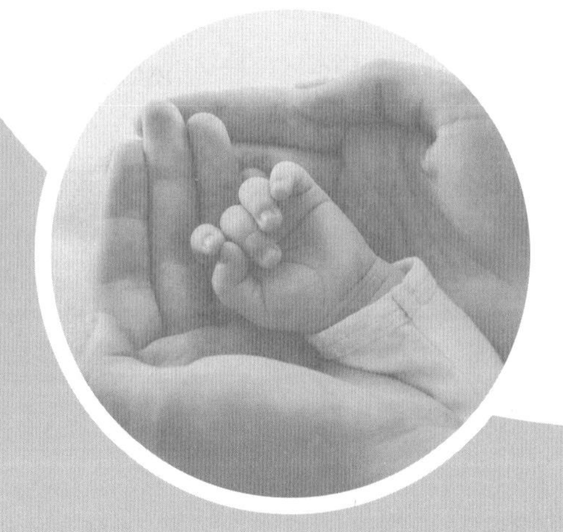

第一节 新生儿脱水及液体疗法

一、新生儿水平衡的特点

新生儿期液体平衡的处理与其他年龄组相比存在不同，新生儿的生理并非静止不变的。产后新生儿从水性的宫内环境转换到气态的出生后环境，分娩后生长发育变化持续存在，疾病及药物干预的影响，新生儿水和电解质平衡紊乱在新生儿中并不少见。短时间内细胞外液成分的显著下降是生后早期体重下降的因素，细胞外液丢失的发生与心肺适应性密切相关。新生儿水平衡的维持至关重要，应维持体内液体和电解质的含量相对的稳定，即水的摄入量大致等于丢失量。

（一）肾脏调节

肾脏是唯一能通过其调节来控制细胞外液容量与成分的重要器官。影响尿量的因素包括肾血流量、肾小球滤过率和肾小管功能成熟度。新生儿肾脏功能特点包括：肾小球滤过率低，尿液的浓缩和稀释功能不成熟，未成熟的肾小管远端浓缩和重吸收钠的能力低。过分地限制液体入量使新生儿，尤其是早产儿处于脱水及高钠血症的风险；而过多的液体摄入又使新生儿处于血管内容量负荷超载、水肿及低钠血症的风险。

（二）不显性失水

不显性失水（insensible water loss，IWL）主要经皮肤和呼吸道丢失，其中，大约70%经皮肤丢失，30%经呼吸道丢失，不含电解质。不显性失水量与胎龄、日龄、呼吸、环境温度及湿度、皮肤完整性等相关。

1. 胎龄和日龄　胎龄越小，皮肤角化层越不成熟，其抗蒸发的能力越差。皮肤角质层是防止水分丢失的屏障，经皮肤水分的丢失随胎龄和出生后日龄的增加而呈指数下降。

2. 呼吸　分钟通气量越大，经呼吸道的IWL越多。早产儿呼吸频率快，肺功能障碍，或代谢性酸中毒的新生儿、哭闹的新生儿，IWL会相应增加。呼吸支持时，如果吸入的气体未充分湿化，水分从呼吸道丢失的量就可能很大，故在使用呼吸机时应选择注意加温湿化。

3. 环境温度及湿度　环境温度高于中性温度，不显性失水增加，但环境温度低于中性温度时，并不伴IWL的降低。温度每升高1℃，代谢率增加1%，呼吸增快，IWL也会相应增加。比较高的环境湿度可以减少皮肤水分丢失，这种效应在胎龄越小的早产儿中就越显著（表5-1）。因此新生儿早期要维持环境湿度在60%以上，超早产儿甚至可达80%～90%。

表 5-1　早产儿生后 48h 内在不同环境湿度下的不显性失水

体重/g	不显性失水/mL·（kg·d）$^{-1}$	
	辐射保暖台	加温加湿暖箱
＜750	125～200	80～140
751～1 000	100～150	60～80
1 001～1 250	75～100	45～60
1 251～1 500	60～75	30～45
1 501～2 000	50～60	20～30
＞2 000	35～50	15～20

4. 皮肤　新生儿在生后最初几天内，皮肤是维持水平衡的重要因素，经皮肤水分丢失是其体液丢失的重要原因，对超早产儿的影响更大。若

新生儿裸露在辐射保暖设备下，皮肤水分的丢失可能会超过尿量。皮肤受损时，其抗蒸发的屏障作用会相应减弱，皮肤IWL增加。

（三）生理性体重下降

新生儿生后1周内因为奶量摄入不足，皮肤以及尿液水分丢失过多，胎粪的排出而出现暂时性体重下降的现象，称为生理性体重下降，在生后第3～4天达到最低点，生后第7～10天恢复到出生时的体重，主要与细胞外液（extracellular fluid，ECF）的收缩有关，是新生儿从胎儿到宫外生活的过渡进行适应的过程。胎龄越小，ECF占体重的比例越高，生理性体重下降越明显，足月儿可出现5%～7%的体重减轻，早产儿体重减轻可达10%～15%，在此期间过度地补液和补钠，人为阻止ECF减少可能会增加动脉导管未闭、支气管肺发育不良及新生儿坏死性小肠结肠炎的发生率。

（四）内分泌因素的影响

参与水平衡调节的激素主要有心房利钠肽（atrial natriuretic peptide，ANP）、抗利尿激素（antidiuretic hormone，ADH）和肾素—血管紧张素—醛固酮系统（renin-angiotensin-aldosterone system，RAAS）。

1. ANP　可促进利尿和尿钠排泄，容量负荷越大，ANP分泌相应增多，通常在生后48～72h达高峰。

2. ADH　可增加水的重吸收、减少尿量，当血渗透压增高或血容量下降时，ADH分泌增多，通常在生后24h内分泌增多，以后逐渐降低。

3. RAAS　当低血容量时心排血量和血压下降，RAAS激活，通过增加水、钠的重吸收使ECF容量增加，早产儿由于对醛固酮反应低下，增加了低钠血症和高钾血症的风险。

（五）大便丢失

新生儿正常排便量为5～10mL/（kg·d），需警惕新生儿腹泻导致液体丢失过多而引起脱水的风险。

（六）其他因素

近年来产前糖皮质激素的应用，加速了胎儿肺、肾脏、皮肤的成熟，因此从多方面影响水平衡，有助于水平衡的稳定；其他如创口渗液、胃肠引流液、造瘘液、腹腔渗液、胸腔引流液、失血及住院期间医源性失血等体液丢失的因素也应该考虑在内。

二、新生儿脱水

脱水是新生儿期常见的问题。因为新生儿体表面积大，呼吸频率快，不显性失水多，同时细胞外液所占比重高于儿童及成人，在水分摄入不足及丢失的情况下，代偿能力明显弱于儿童及成人，所以一旦体液丢失，可迅速表现为脱水。此外，由于新生儿肾脏浓缩功能较差，肾丢失水比丢失钠相对较多，因此发生高渗性脱水的概率较成人高。

新生儿脱水在临床上发病常较隐匿，多为其他疾病的并发症，且因为新生儿生理性体重下降的原因，早期诊断困难。新生儿生理性体重下降的程度一般为每日1%～2%，足月儿一般体重下降不超过出生体重的10%，早产儿一般体重下降不超过出生体重的15%，如果实际体重下降大于每日体重降低的最大值，或不能及时恢复至出生体重，则表明新生儿有存在脱水的可能。新生儿脱水危害较大，特别是容易发生神经系统损伤及休克，如临床忽视常易导致神经系统后遗症甚至死亡。因此，应重视新生儿脱水的诊断与治疗，早期给予积极干预，防止病情加重及发生严重并发症。

导致脱水的原因有：肠炎、喂养不当、光疗、先天发育异常、乳糖不耐受症、高血糖症、脱水热、应用过多高张性碳酸氢钠，脱水剂、利尿剂使用不当等。其中肠炎、喂养不当致摄入不足是新生儿脱水的主要病因。除丧失水分外，尚有钠、钾和其他电解质的丢失及酸碱失衡。

（一）脱水的程度

脱水的程度常以丢失液体量占体重的百分比来表示，同时结合前囟、眼窝凹陷与否、皮肤弹性、循环情况和尿量等临床表现综合分析判断。一般将脱水程度分为3度：

1. 轻度脱水　表示有3%～5%体重减少或相当于30～50mL/kg体液的减少。患儿精神稍差，略有烦躁不安。体检时见皮肤稍干燥，弹性尚可，眼窝和前囟稍凹陷；哭时有泪，口唇黏膜略干，尿量稍减少。

2. 中度脱水　表示有5%～10%的体重减少或相当于50～100mL/kg的体液丢失。患儿精神萎靡或烦躁不安。皮肤苍白、干燥、弹性较差；眼窝和前囟明显凹陷，哭时泪少，口唇黏膜干燥；四肢稍凉，尿量明显减少。

3. 重度脱水　表示有10%以上的体重减少或相当于100～120mL/kg的体液丢失。患儿呈重病容，精神极度萎靡，表情淡漠，昏睡甚至昏迷。皮肤发灰或有花纹、弹性极差；眼窝和前囟深凹陷，眼不能闭合，两眼凝视，哭时无泪；口唇黏膜极干燥。因血容量明显减少可出现休克症状，如心音低钝、脉搏细速、血压下降、四肢厥冷、尿极少甚至无尿。

（二）脱水的性质

脱水的性质常常反映了水和电解质的相对丢失量，因为渗透压在很大的程度上取决于血清阳离子，即钠离子，因此，临床常根据血清钠浓度对其进行评估。血清钠＜130mmol/L为低渗性脱水；血清钠在130～150mmol/L为等渗性脱水；血清钠＞150mmol/L为高渗性脱水。临床上以等渗性脱水最为常见。

1. 等渗性脱水　细胞内外无渗透压梯度，细胞内容量保持原状，临床表现视脱水的轻重程度而异，在很大程度上取决于ECF的丢失量。

2. 低渗性脱水　水从细胞外进入细胞内，使循环容量在体外丢失的情况下，因水向细胞内转移更进一步减少，严重者可发生血压下降，进展至休克。由于低渗性脱水时细胞外液的减少程度相对较其他两种脱水明显，故临床表现多较严重。由于有效循环血量减少，肾血流量相应减少，肾小球滤过率相应降低，尿量减少，易出现氮质血症；同时肾小管对钠离子的重吸收更加完全，尿钠、尿氯降低，尿密度降低。严重低血钠者可发生脑细胞水肿，因此多有嗜睡等神经系统症状，甚至发生惊厥和昏迷。当伴有酸中毒时常有深大呼吸；伴低血钾时可出现无力、腹胀、肠梗阻或心律失常；当伴有低血钙、低血镁时可出现肌肉抽搐、惊厥和心电图异常等。

3. 高渗性脱水　水从细胞内转移至细胞外，使细胞内、外的渗透压达到平衡，其结果是细胞内容量降低。而此时因细胞外液得到了细胞内液体的补充，使临床脱水体征并不明显，皮肤常温暖、有揉面感；神经系统可表现为嗜睡，但肌张力较高，反射活跃。由于细胞外液钠浓度过高，渗透压增高，使体内抗利尿激素分泌增多，肾脏回吸收较多的水分，结果使尿量减少。细胞外液渗透压增高后，水由细胞内渗出以调节细胞内、外的渗透压，结果使细胞内液减少。因细胞外液减少并不严重，故循环衰竭和肾小球滤过率减少都较其他两种脱水轻。由于细胞内缺水，患儿常有高热、烦躁不安、肌张力增高等表现，甚至发生惊厥。脱水后肾脏负担明显增加，既要尽量回吸收水分，同时又要将体内废物排出体外，如果脱水继续加重，最终将出现氮质血症。

三、新生儿液体疗法

（一）新生儿早期的液体管理

由于新生儿尤其是早产儿生后早期的液体管理与并发症及远期预后息息相关，因此生后早期液体平衡是超早产儿救治的基础，任何为早产儿提供液体和电解质的策略都必须灵活，考虑到上文讨论的影响水和电解质需求的多个变量，最佳液体管理需结合影响新生儿水、电解质平衡的因素，动态评估体重、尿量、血钠等因素，还必须解决新生儿的营养需求，灵活制订补液方案。

1. 正常新生儿液体需要量　新生儿早期液体需要量与环境温度和湿度、皮肤成熟度、尿量等因素密切相关。液体需要量的目标是生后最初几天体重下降不超过6%～12%（每天体重下降1%～2%），维持血钠稳定。

新生儿早期液体需要量可由以下公式计算：水的摄入量=不显性失水量+尿量+粪便失水+生长所需水分-负水平衡的水分-代谢产生水分。生后1周内生理性体重下降，允许负水平衡10mL/kg，由于生长还未开始，生长所需的水分可以忽略不计，代谢产生的水分和粪便失水相互抵消，因此可以简化公式：水的摄入量= 不显性失水量+尿量-负水平衡的水分（10mL/kg）。

通过对体重和尿量的监测，可评估不显性失水的丢失量，通过下列公式计算：不显性失水=液体摄入量-尿量+体重丢失量（或-体重增加量）。

表5-2提供了新生儿出生后每日液体需要量，通常以此作为参考，结合具体情况进行适当调整。

表5-2　新生儿每日液体需要量　　单位：mL/（kg·d）

出生体重/g	<750	750～1 000	1 000～1 500	1 500～2 500	>2 500
第1天	100～150	80～100	70～80	60～80	60～80
第2天	120～180	100～140	80～100	80～100	80～100
3～7天	150～200	100～150	100～150	100～150	100～150
2～4周	120～180	120～180	120～80	120～150	120～160

2. 液体疗法的监测指标

（1）体重　体重的改变直接反映了液体平衡的变化。早产儿需要每天称重，部分液体不平衡的早产儿需要每天称重2～3次。生理性体重下降期，一般每天体重丢失1%～2%比较合适，体重丢失总量控制在6%～12%。近年来，随着早产儿营养管理方案的改进，生后第1天开始胃肠外营养，使生理性体重下降的幅度减小。

（2）尿量　尿量也是反映液体平衡有价值的指标，尤其对于超早产儿早期的液体管理中，应6～8h评估一次尿量，保证尿量达到0.5～1mL/（kg·h）的最小量，若尿量>5mL（kg·h），多考虑为利尿期或多尿。

但尿量的多少不能直接反映液体平衡情况，需结合体重一起评价。若尿量减少，同时体重降低，往往考虑液体入量不足或不显性失水增多；若尿量减少，体重增加，则存在水钠潴留，应积极寻找病因；若尿量增多，体重降低，多考虑利尿状态或液体入量过多，需结合生理需要量进行动态评估。

（3）血清钠　新生儿早期的血钠水平是反映液体平衡的重要指标。血清钠升高往往提示液体摄入不足或丢失过多导致脱水；血清钠降低往往提示液体摄入过多而不是钠摄入不足。

生理性体重下降期ECF收缩减少的过程表现为尿钠排出和利尿，这种负钠平衡有利于早产儿生后的适应，生后24～48h内限制钠的摄入及避免发生高钠血症可降低支气管肺发育不良的发生率。但同时钠是生长所需的重要电解质，钠摄入不足可导致体重不增。由于早产儿肾小管重吸收钠功能差，因此，在体重增长期，早产儿需要比足月儿摄入更多的钠。

（4）血清肌酐　血清肌酐是反映肾功能的常用指标，新生儿早期的血清肌酐水平往往与母亲的肌酐水平有关，但对评估液体平衡仍有一定价值，当血清肌酐持续升高或不能降低时提示肾小球滤过率降低；若血清肌酐水平较低，提示可能液体摄入过多。

（5）尿液分析　尿钠在生后利钠利尿期暂时性升高，然后逐渐下降。尿钠也是新生儿，尤其是早产儿电解质平衡的常用指标，对于低钠血症的早产儿有助于判断低钠血症的病因。

3. 新生儿液体疗法的实施

（1）根据胎龄及环境湿度确定初始液体需要量（表5-3）。

（2）生后1周内通常每天增加10～20mL/kg（超早产儿例外），根据体重、血钠、尿量等指标及时调整液体入量。

（3）监测血糖应＜8mmol/L，给予全胃肠外营养时葡萄糖输注速度应≥4mg（kg·min），生后2h内即可给予氨基酸［≥1.5g/（kg·d）］。

（4）生后24～48h内（利尿期出现前）一般可不予补钠，当血钾＜4.0mmol/L时应开始补钾，通常补钠3～5mmol/（kg·d），补钾2～3mmol/（kg·d）。

（5）预计胃肠外营养＞1周时，需补充维生素和微量元素。

表5-3　早产儿初始液体和电解质管理指南

胎龄/周	总需要量/［mL·（kg·d）$^{-1}$］（辐射台）		总需要量/［mL·（kg·d）$^{-1}$］（加湿暖箱）		监测指标	
	第1～2天	第3～7天	第1～2天	第3～7天	Na^+、K^+、Cl^-	体重
22～23	150～225	150～180	100～150	100～140	3～6h 1次	每天1次
24～26	130～170	110～150	90～130	100～140	4～8h 1次	每天1次
28～30	80～120	100～130	80～120	100～130	6～12h 1次	每天1次
31～33	70～100	100～130	60～70	90～130	12～24h 1次	每天1次
＞34	60～90	100～150	60～70	90～150	24h 1次	每天1次

（二）特殊情况下的新生儿液体疗法

1. 超早产儿　由于超早产儿（extremely preterm infant）的不显性失水和肾脏发育不成熟，尿浓缩和稀释功能均较差，容易出现水丢失过多或水潴留，导致高钠血症、低钠血症、高钾血症、高血糖、代谢性酸中毒等内环境紊乱，使支气管肺发育不良（BPD）、新生儿坏死性小肠结肠炎、颅内出血及动脉导管未闭的发生风险增加，因此，超早产儿早期的血钠、尿量及体重监测，及时评估和调整液体入量尤为重要，1周内总液体入量以体重每天下降1%～2%为宜。在超早产儿出生后早期的液体管理中，不显性失水的评估及防止不显性失水的过度丢失十分重要，通过预防不显性失水过度丢失而不是补充过多液体可明显减少超早产儿的并发症。

2. 新生儿呼吸窘迫综合征　新生儿呼吸窘迫综合征（neonatal respiratory distress syndrome，NRDS）对液体平衡的影响主要是延迟ECF收缩、肾小球滤过率降低，易出现水钠潴留，利尿期延迟，因此，应适当限制早期液体入量。大多数新生儿的初始液体入量控制在70～80mL/（kg·d），利尿出现之前一般不补钠，根据体重、尿量、血清电解质水平进行个体化调整（表5-4）。

表 5-4　需要限制或增加液体的情况

需要限制液体的情况	需要增加液体的情况
尿量＞4mL/（kg·h）	尿量＜0.5mL/（kg·h）
血钠＜130mmol/L	血钠＞150mmol/L
出生3天内体重增加	体重减轻达15%或以上
水肿，但血流动力学（肤色、灌注、心率、血压）正常	出现脱水表现（肤色、灌注、囟门张力）

第一天开始肠外营养，氨基酸≥1.5g/（kg·d），并尽快增加至最大3.5g/（kg·d）；脂肪1～2g/（kg·d），最高可达4g/（kg·d）。

NRDS患儿使用呋塞米有导致血容量不足和症状性PDA的风险，因此，在出生五天内应避免常规使用呋塞米来治疗NRDS患儿的肺水肿。

3. 支气管肺发育不良　若生后第1周补液过多，ECF收缩不足，肺内间质液体含量过多，导致肺顺应性降低，需要更多的氧气和通气支持，可增加BPD发生的风险。

实现正常的生长速率是BPD患儿管理的主要目标，这需要摄入足够的水分、热量和营养。根据定义，发生BPD的婴儿至少在生后28天，此时BPD患儿的不显性失水量接近足月儿20～25 mL/（kg·d），肾脏排水65～70mL/（kg·d），粪便丢失水分10～15mL/（kg·d），生长所需的水量为10～15mL/（kg·d）（按每天增长20g/kg），因此，BPD婴儿的总液体摄入量应为120mL/（kg·d）。若此时达全胃肠内营养，考虑到胃肠道净吸收率为70%，总液体入量应达140～150mL/（kg·d）。

由于呼吸做功增加，BPD患儿的基础代谢率比非BPD患儿高约25%，再加之胃肠道净吸收率为70%，BPD患儿一方面需要限制液体入量，另一方面需要高热量，二者的矛盾需要给予更高密度的营养来解决。

BPD婴儿使用利尿剂时，肺力学可得到短期改善，但慢性利尿剂（袢或噻嗪类利尿剂）的使用导致钠、钾和钙的肾脏排泄增加，可导致低钠血症、低钾血症和低钙血症，因此，使用慢性利尿剂的同时应额外补充钠、钾、钙各2～3mmol/（kg·d）。慢性利尿剂治疗的其他潜在并发症包括耳毒性、一过性肾钙质沉着症和低钾代谢性碱中毒。

4. 围手术期　围手术期液体管理的目的是维持水、电解质的平衡，从而维持心血管的稳定。维持足够的有效循环血量对于维持心血管稳定、器官灌注和组织氧合至关重要。液体管理主要包括术前评估；维持液的管理；补充额外损失量。

（1）术前评估　目标是纠正脱水和电解质紊乱。同时术前禁食4h，不建议更长时间的禁食。

（2）维持液的管理　需提供足够的热量并维持血糖稳定，目前多数指南推荐使用1%～2.5%等渗葡萄糖液，糖速2mg/（kg·min）可维持正常的血糖水平同时防止脂肪动员。另外，术中需评估第三间隙液的损失，例如，在NEC手术中，第三间隙液损失可高达50mL/（kg·h）。

（3）额外损失量的补充　首选晶体液，15～20mL/kg，15～20min内静脉输注。当晶体液的输注量达30～50mL/kg时，可给予胶体液（首选5%白蛋白）以维持血管内渗透压。血浆在治疗新生儿低血压方面并不优于晶体液和其他胶体液，因此血浆不应作为常规扩容液体。

（三）脱水的液体疗法

新生儿脱水的补液原则：①首先尽快恢复血容量及组织灌注；②补充生理需要量：③补充累计损失量：根据脱水的程度、性质进行补液，纠正电解质紊乱及酸碱失衡；④补充继续损失量：密切评估病情，异常丢失的部分及时补充，随时调整补液方案。

1. 恢复血容量及组织灌注　当患儿出现面色苍白、肢端凉、股动脉搏动弱、毛细血管充盈时间延长等循环不良和休克表现时，应立即补充血容量，首选晶体液，如生理盐水10～20mL/kg，30～60min快速静脉输注，需注意输液量及输液速度，输液过量、过快可导致心肺功能损害，甚至发生超早产儿颅内出血。

2. 补充生理需要量　生理需要量取决于尿量、大便丢失及不显性失水。新生儿期每日生理需要量见表5-2。

每日电解质的生理需要量：钠3～4mmol/kg、钾2～3mmol/kg。若患儿能部分进食，进食量应计入生理需要量，对于不能给予全胃肠内营养的新生儿，需注意热量及蛋白质的补充。

3. 补充累计损失量

（1）补液量　主要依据脱水程度及性质补充：轻度脱水为30～50mL/kg；中度为50～100mL/kg；重度为100～120mL/kg。低渗性脱水细胞外液脱水严重，临床容易高估脱水程度，补充累计损失量可适度减少，反之，高渗性脱水补充累计损失量可适度增加。

（2）补液张力　通常低渗性脱水补2/3张液；等渗性脱水补1/2张液。高渗性脱水补1/3张液，如临床上判断脱水性质有困难，可先按等渗性脱水处理。

（3）补液速度　取决于脱水程度，原则上应先快后慢，见尿补钾。对于低渗性和等渗性脱水，通常在8～12h内补足。对于高渗性脱水，血钠迅速下降会引起脑水肿而出现惊厥等表现，因此需缓慢纠正高钠血症，24h血钠下降不超过10～15mmol/L，累计损失量可在48h内补足，即每日输液量为生理需要量+1/2累计损失量。

（4）补液途径　虽然口服补液最简便、经济、安全，但是对于新生儿一般不宜采用口服补液，通常采用静脉输液补充累计损失量。

（5）矫正酸碱平衡　临床上以代谢性酸中毒最常见，通常通过$NaHCO_3$进行矫正（参见本章第七节）。需要注意的是，随着组织灌注和肾灌注的恢复，机体产生的酸性代谢产物可经尿排出，酸中毒可自行矫正，此时若单纯根据公式计算补充$NaHCO_3$，反而可能引起代谢性碱中毒。

4. 补充继续损失量　开始补液后，腹泻、呕吐等体液异常丢失大多继续存在，以致体液继续丢失，如不及时补充将造成再次脱水，因此，应密切评估患儿情况，及时补充继续损失量。补充继续损失量的原则是异常丢失多少则及时补充多少。通常每4～6h评估一次，根据不同丢失液的性质进行电解质的补充。

（陈　诚　冯　婧）

第二节 低钠血症和高钠血症

血钠<130mmol/L称为低钠血症（hyponatremia），血钠>150mmol/L称为高钠血症（hypernatremia）。无论是低钠还是高钠，均可导致神经系统病变，甚至严重后遗症，因此，临床上应高度重视血钠的水平。

一、低钠血症

（一）病因

低钠血症的病因包括钠的摄入不足、钠的丢失过多、水潴留以及钠的代谢异常。

1. 钠的摄入不足　早产儿母亲的母乳早期含钠量高，但不能持续，加之生长发育快，肾小管对钠不能有效地重吸收，可导致早产儿迟发性低钠血症，往往需要在早产儿生后3～4周后给予额外的补钠治疗。另外，若产前母亲由于先兆子痫等因素使用过量利尿剂或母亲分娩时使用了大量的低钠补液，可导致新生儿生后低钠。

2. 钠的丢失过多　钠的丢失包括胃肠道丢失、肾脏丢失以及皮肤丢失。

（1）胃肠道丢失　各种原因导致的呕吐、腹泻、胃肠引流液丢失以及肠造瘘术后，肠梗阻、坏死性小肠结肠炎。

（2）肾脏丢失　利尿剂的使用及渗透性利尿、急性肾功能衰竭恢复时的利尿期；肾小管功能障碍（如肾盂肾炎、肾毒性药物使用、梗阻性泌尿系统病变）；早产儿肾小管发育不成熟导致肾小管对钠的重吸收减少。

（3）皮肤丢失　通过皮肤丢失钠盐在临床较少见，多见于大面积烫伤、皮肤缺如或大量出汗等情况。

3. 水潴留

（1）水摄入过多　新生儿生后最初几天的低钠血症多由于补液过多导致稀释性低钠血症，此时多伴有体重的不合理增加。

（2）水排出减少　①新生儿期比较常见的是抗利尿激素分泌异常综合征（syndrome of inappropriate secretion of antidiuretic hormone，SIADH），指在没有高渗血症或低血容量的生理刺激下，垂体或其他组织释放过多的抗利尿激素，导致肾小管对水的重吸收增加，细胞外液被稀释而引起低钠血症，患儿血容量正常，血压正常，肾功能及心功能正常。多见于急性脑损伤（如窒息、颅内出血）、中枢神经系统感染、肺部疾病（正压通气或气胸、肺部感染等）。②充血性心力衰竭、急性肾衰竭、肝硬化、淋巴引流异常等情况下，水潴留多于钠，引起稀释性低钠。③吲哚美辛多用于关闭症状性动脉导管未闭，在使用过程中可出现水、钠潴留和稀释性低钠血症。

4. 钠的代谢异常

（1）肾上腺盐皮质激素缺乏　如先天性肾上腺皮质增生症失盐型；肾上腺急性感染、出血、皮质激素使用或撤离不当等。

（2）醛固酮减少　醛固酮作用于远曲小管和集合管，保钠、排钾。因此，当醛固酮减少时，钠的排泄增多，血钠降低。

（二）临床表现

轻度的低钠血症可没有明显的临床表现，缓慢进展的低钠血症由于细胞内液部分电解质外移至细胞外液，症状往往不严重，但血钠迅速降低可导致神经系统损伤，症状则比较严重。

根据发生低钠血症时细胞外液的不同，其临床表现也不同。①钠丢失过多时，往往伴有细胞外液的减少，因低钠使水从细胞外流向细胞内，临床表现可出现低渗性脱水症状，表现为四肢凉、尿少、皮肤弹性差、前囟凹陷、心率增快、血压下降，严重者可出现休克。②水潴留时，往往伴有细胞外液增多，表现为皮下水肿，体重增加，同时由于细胞外液过多的水会进入细胞内，可导致脑水肿而出现嗜睡、惊厥等神经系统症状。

（三）诊断

通过血钠检测可以作出低钠血症的诊断。寻找病因的关键在于体重的评估。低钠血症伴体重下降或体重不增提示钠丢失过多；低钠血症伴有体重不恰当的增加提示水潴留，通过监测尿密度、尿钠排泄分数（fractioned excretion of sodium，FENa）有助于判断低钠血症的病因。怀疑钠代谢异常时，可检测血浆肾素、醛固酮、皮质醇水平。

（四）治疗原则

低钠血症治疗的原则是积极寻找病因，减少进一步的血钠降低。纠正低血钠的速度取决于发生低钠血症的紧急程度，由于快速纠正低钠血症有脱髓鞘风险，因此，对于慢性低钠血症补钠不宜过快，尤其是极低出生体重儿，快速纠正低钠血症导致痉挛性脑瘫、神经性听力损伤以及行为异常的发生率升高。但严重的急性低钠血症遗留神经系统后遗症的风险高于脱髓鞘风险，因此，在血钠＜120mmol/L或出现神经系统症状时，予3%氯化钠（1mL含钠0.5mmol）静脉输注，初始剂量1～3mL/kg，但应注意补液不宜过快，一般在4～6h内使血钠达到120mmol/L，当血钠已达120mmol/L，可在24～48h内缓慢纠正至正常，此时不适合使用高张氯化钠。

对于细胞外液减少的低钠血症，需补充累计损失量和继续损失量，如存在休克表现应紧急予生理盐水扩容。钠的摄入量=生理维持量+累计损失量+继续损失量。生理维持量足月儿2～3mmol/（kg·d），早产儿3～5mmol/（kg·d）；累计损失量=（135-血清钠）×体重（kg）×0.7；继续损失量根据患儿病情进行动态评估。

对于细胞外液过多导致的低钠血症，应积极治疗原发病，同时限制水、钠的摄入，改善心功能，在血钠＜120mmol/L或出现神经系统症状时，可使用利尿剂，每次用呋塞米1mg/kg，6h 1次，并适量补充经肾脏丢失的钠盐。

二、高钠血症

（一）病因

1. 水的丢失过多

（1）不显性失水　新生儿，尤其是超早产儿生后最初几天，若不显性失水过多，而补液不足时可导致高钠血症，这是超早产儿早期高钠血症的主要原因。

（2）胃肠道丢失　新生儿腹泻失水多于失盐时。

（3）肾脏丢失　中枢性或肾性尿崩症时。

2. 水的摄入不足　临床常见于胃肠外营养补液不足时，新生儿喂奶不足时也可发生高钠血症。

3. 钠的摄入过多　多见于医源性因素，往往由于纠正脱水时补充含钠液过多所致。

（二）临床表现

高钠血症使神经细胞脱水、脑组织皱缩、脑脊液压力下降、颅内小血管充血，易发生破裂，导致颅内出血，最终造成患者死亡或神经系统后遗症。患儿可有嗜睡、激惹、烦躁、呼吸增快、呕吐、心率加快甚至出现心力衰竭等。严重高钠血症者可发生惊厥及昏迷。

（三）诊断

通过血钠检测可以作出高钠血症的诊断。伴细胞外液正常或减少的高钠血症时，患儿可出现体重减轻、心动过速、低血压和代谢性酸中毒，尿量减少和尿密度增加，但如出现中枢性或肾性尿崩症时尿密度降低。

伴细胞外液增加的高钠血症时，患儿可出现体重增加和水肿，而血压、心率、尿量和尿密度可以正常，但钠排泄分数增加。

（四）治疗原则

对于细胞外液正常或减少的高钠血症，应增加补水的速度；通过观察细胞外液变化的体征来调整钠的入量，纠正高钠血症不能过快，血钠下降速度应＜1mmol/（kg·h），以免引起脑水肿和惊厥。

对于细胞外液增加的高钠血症，通过减少液体中的钠含量来减少钠摄入，或/和限制液体输入速度。

大多数高钠血症属于高钠性脱水，治疗常分为两个阶段。在急性阶段常用10～15mL/kg等张生理盐水恢复循环容量；在补液阶段，补充其余的游离水缺失和生理需要量，至少经过48h均匀补充。游离水的缺失可通过下列公式计算：

游离水缺失（mL）= 4mL × 体重（kg）×（实测Na^+mmol/L－预期Na^+mmol/L）

如上公式所述，每降低Na^+ 1mmol/L需要游离水4mL/kg；临床使用的0.9%NaCl溶液游离水为0，0.45%NaCl游离水为50%，而5%葡萄糖液游离水为100%。血清钠浓度的降低不应超过每小时1mmol/L，24h内不应超过15mmol/L，以免引起脑水肿的发生。

（陈　诚　冯　婧）

第三节 低钾血症和高钾血症

正常新生儿血清钾维持在3.5～5.5mmol/L，血清钾浓度＜3.5mmol/L时诊断为低钾血症（hypokalemia），血清钾浓度＞5.5mmol/L时诊断为高钾血症（hyperkalemia）。体内98%的钾离子存在于细胞内液，对于维持细胞内容量起重要作用。细胞外液钾离子含量仅占体内总钾含量的2%，但对维持神经、肌肉兴奋性及肌肉正常收缩非常重要。

一、体内钾平衡的调节

血钾浓度主要通过细胞内、外钾的分布和肾脏这两方面进行调节。

（一）细胞内、外钾离子的平衡

主要通过细胞膜的Na-K-ATP酶（即Na^+-K^+泵）调节，当血钾浓度升高时，K^+通过Na^+-K^+泵转移入细胞内液，H^+反向自细胞内液转移到细胞外液，导致细胞外H^+浓度升高，故高钾血症常伴有代谢性酸中毒。反之，血钾降低时常伴有代谢性碱中毒。一般血钾水平变化0.6mmol/L，血pH向相反方向变化0.1。

（二）肾脏调节

尿钾排出的量并不总与钾的肾小球滤过率一致，其受以下因素影响。

1. 血钾水平　血钾增高时，尿钾排出相应增加。

2. 醛固酮　醛固酮具有保钠排钾的作用，当血容量减少时，肾素-血管紧张素-醛固酮系统（RAAS）分泌增加，尿钾增多，同时血钾升高可促使肾上腺皮质分泌醛固酮，使尿钾排出增多。

3. 酸碱平衡　酸中毒时，尿H^+增高，通过肾集合管的K^+-H^+-ATP酶与K^+交换，使尿钾减少，血钾升高，反之碱中毒时，血钾降低。血钾水平也影响酸碱平衡，高血钾时集合管排钾增多，排H^+减少，可导致代谢性酸中毒，反之低血钾可引起代谢性碱中毒。因此，酸碱平衡紊乱时，可通过细胞内外钾离子和肾脏两方面影响血钾水平。

二、低钾血症

（一）病因

1. 钾的摄入不足　主要见于长期肠外营养的患儿。

2. 胃肠道丢失过多　各种原因导致的呕吐、腹泻、胃肠引流液丢失以及肠造瘘术后，肠梗阻。呕吐除直接丢失胃液中的钾之外，同时由于胃液（酸性物质）的丢失引起代谢性碱中毒及血容量减少（继发性醛固酮分泌增多），二者均导致肾脏排钾增多。

3. 肾脏丢失过多

（1）多尿　利尿剂的使用、渗透性利尿、急性肾功能衰竭利尿期。

（2）代谢性碱中毒　碱中毒时，体内H^+降低，肾小管重吸收H^+增多，K^+重吸收减少，导致尿钾丢失增多。

（3）肾小管功能障碍　肾小管酸中毒、Bartter综合征。

（4）盐皮质激素分泌增多　如Cushing综合征、原发性醛固酮增多症、肾上腺皮质增生症等。

4. 皮肤丢失　出汗过多可导致低钾，在新生儿少见。

5. 钾向细胞内转移

（1）代谢性碱中毒时，除了肾小管丢失钾之外，细胞内液的H^+与细胞外液的K^+交换，使细胞外液的K^+进入细胞内，导致低钾。

（2）钾在体内分布异常　如在家族性周期性麻痹，患者由于钾由细胞外液迅速地移入细胞内而产生低钾血症。

（二）临床表现

1. 神经肌肉　低血钾使细胞正常除极化受到影响，从而使神经传导性和肌肉收缩发生障碍，可累及全身骨骼肌、心肌、平滑肌。

（1）骨骼肌　轻症表现为四肢无力，腱反射减弱；重症可引起肢体瘫痪，腱反射、腹壁反射消失，甚至呼吸肌麻痹从而危及生命。

（2）心肌　由于低血钾时心肌复极化异常，可出现心律失常、心肌收缩力降低、血压降低、甚至发生心力衰竭；心电图表现为ST段下降、T波低平增宽、双向或倒置，出现U波、QT-间期延长。

（3）平滑肌　肠道平滑肌麻痹可引起腹胀、动力性肠梗阻、肠鸣音减弱甚至消失，膀胱平滑肌麻痹可引起尿潴留。

2. 肾损害　长期低血钾使肾小管上皮细胞发生空泡性改变，肾单位硬化、间质纤维化，病理上与慢性肾盂肾炎很难区分。肾浓缩和稀释功能均发生障碍。此外，慢性低血钾可影响蛋白质的代谢，使生长激素分泌减少。

（三）治疗

主要是消除低血钾的原发病因，减少肾脏和消化道的钾丢失；同时补钾治疗。轻度低钾可口服10%氯化钾溶液，口服钾安全、方便，在患儿口服困难或严重低钾时予静脉补钾，浓度不超过0.3%。正常新生儿钾的生理需要量为1～2mmol/（kg·d），低钾时一般每天可给钾3～5mmol/kg，严重低钾血症每天可给6mmol/kg。短时快速地补钾可导致致死性心律失常，因此补钾不宜过快，且见尿后再补钾。

三、高钾血症

（一）病因

1. 钾摄入过多　若新生儿肾功能及尿量正常，即使补充钾过多一般也不会引起症状性高钾血症；由于库存血液中钾浓度高，故输血可导致高血钾。

2. 肾脏排钾减少　是临床上高钾血症的主要原因。

（1）各种原因导致的少尿或无尿，如肾衰竭、有效血容量不足（休克、严重脱水）等情况。

（2）醛固酮水平降低。

（3）肾小管疾病。

（4）长时间使用保钾利尿剂。

3. 钾向细胞外液转移

（1）组织细胞损伤　如缺氧、组织损伤、溶血、内脏器官出血、严重感染等情况时。

（2）阴离子间隙（AG）正常的代谢性酸中毒　AG正常的代谢性酸中毒主要见于HCO_3^-丢失所致，HCO_3^-丢失使H^+进入细胞内，K^+被交换出细胞外致血钾升高。

（3）胰岛素不足　胰岛素能直接刺激Na^+-K^+-ATP酶，促进K^+向细胞内转移，当胰岛素分泌不足时，K^+向细胞内转移减少，导致血钾升高。

4. 非少尿性高钾血症　主要见于超低出生体重儿生后早期数天内，由于Na^+-K^+-ATP酶活性低而使K^+向细胞内液转移减少，同时肾小球滤过率低，不显性失水多等原因，均可导致暂时性高钾血症。

（二）临床表现

血钾＞6mmol/L时常出现临床症状，当＞7mmol/L，常出现肌无力症状及心电图改变。

1. 神经、肌肉、平滑肌症状　肌张力降低、肌无力、腹胀、腱反射减弱或消失。

2. 心脏症状　急性高血钾常诱发心律失常，如房室传导阻滞、窦性心动过缓、室性早搏、室性心动过速、甚至室颤。心电图早期可见T波高尖、变窄，ST段降低，QRS增宽，PR及Q-T间期延长，后期可见P波低平、增宽。

（三）治疗

1. 限制钾的摄入　首先停用所有的含钾补液及口服补钾。需输血的患儿可用洗涤红细胞。

2. 对抗心脏毒性

（1）钙剂　钙离子可提高心肌细胞阈电位，迅速改善心肌除极过程，从而稳定心脏传导系统。常用10%葡萄糖酸钙1～2mL/kg，在0.5～1h内缓慢静脉注射，同时密切监测心电图，一旦出现心动过缓，立即停止注射。若高钾导致的心律失常无改善，5min后可重复使用。

（2）抗心律失常药物　对于难治性心律失常，可使用抗心律失常药物。

3. 使钾向细胞内转移

（1）胰岛素　胰岛素能直接刺激Na^+-K^+-ATP酶，促进K^+向细胞内转移。常用10%葡萄糖5～10mL/kg，加胰岛素0.15～0.3U/kg，静脉滴注2h以上，同时密切监测血糖，防止低血糖的发生。

（2）碳酸氢钠　碱化细胞外液可使细胞内H^+与细胞外液K^+交换，使K^+向细胞内转移。常用1.4%碳酸氢钠1～2mmol/kg静脉滴注。

4. 减少细胞内钾外流　停用能引起溶血的药物，积极纠正缺氧、控制感染。

5. 促进钾的排泄

（1）若患儿存在脱水、血容量不足等情况，可先输注含钠液扩充血容量，增加肾小球滤过率，增加尿量。

（2）呋塞米有排钾作用，可使用1～2mg/kg静脉推注，但对于醛固酮减少所引起的高钾血症无效。

（3）腹膜透析或血液透析　对于上述治疗无效时可使用透析。

（陈　诚　冯　婧）

第四节　低钙血症和高钙血症

一、钙的代谢与调节

新生儿出生后由于胎盘的钙供给突然中断，在生后24~48h内，常出现生理性血钙降低的情况，然后逐渐升高，生后2周左右达成人水平。

人体内的钙99%存在于骨骼，1%存在于细胞外液，细胞外液中的钙50%为游离钙，40%与白蛋白结合，10%与阴离子结合。游离钙与总钙并非线性相关，白蛋白每降低1g/dL，总钙降低0.2mmol/L。总钙浓度及钙的代谢受1,25-$(OH)_2D_3$、甲状旁腺激素（parathyroid hormone，PTH）、降钙素的调节。1,25-$(OH)_2D_3$增加钙、磷在肠道的吸收，促进肾脏重吸收磷；PTH可增加肾脏的排磷，降低钙、镁的排出，促进1,25-$(OH)_2D_3$的合成，间接升高血钙。降钙素通过抑制骨骼重吸收钙、增加尿钙的排出而降低血清钙。

二、低钙血症

血清钙＜1.8mmol/L（7.0mg/dL）或离子钙＜1.0mmol/L（4.0mg/dL）诊断为新生儿低钙血症（hypocalcemia）。

（一）病因

1. 早发性低钙血症　发生于生后72h内，常见于早产儿、低出生体重儿、糖尿病母亲新生儿、新生儿窒息、感染、MAS、NRDS等可导致组织缺氧的疾病。健康足月新生儿生后24~48h血清钙生理性降低。新生儿生后早期血中降钙素水平较高、维生素D代谢异常及高血磷等均与早期低钙血症有关。

2. 晚发性低钙血症　通常在出生7天后出现，当出现症状性低血钙难以纠正、生后72h后持续存在的低血钙情况时，应积极寻找病因。

（1）维生素D缺乏　母亲摄入维生素D不足；吸收不良；肾功能不全或肝胆疾病导致维生素D缺乏，进而导致血钙降低。

（2）游离钙降低　代谢性或呼吸性碱中毒pH增高时，可导致血游离钙降低。

（3）尿丢失钙过多　如慢性肾功能衰竭、肾小管酸中毒、高磷血症时，可伴有尿钙丢失增多。

（4）人工喂养新生儿，磷摄入增加、肾小管排磷功能不成熟导致血磷增高、血钙降低。

（5）甲状旁腺功能减退　由于PTH分泌过少和/或效应不足可导致低钙血症、高磷血症。

主要原因有：①遗传因素和自身免疫性疾病：1型自身免疫性多发性内分泌腺病（autoimmune polyglandular syndrome type 1，APS-1）、DiGeorge综合征、甲状旁腺功能减退症-耳聋-肾发育不良综合征、1型和2型Kenny-Caffey综合征等；②镁参与调节PTH的分泌，高镁血症和严重的低镁血症均抑制PTH的分泌和作用，呈现低PTH水平和低钙血症；③颈前手术：甲状腺、甲状旁腺等手术均可导致术后甲状旁腺功能减退，新生儿期少见。

（二）临床表现

急性低钙血症可导致神经、肌肉兴奋性增高，表现为激惹、震颤、易惊、惊厥、伸肌张力增高、喉痉挛等。慢性低钙血症可有佝偻病表现，如骨钙化不良、骨骼畸形、自发性骨折等。

（三）辅助检查

血清钙＜1.8mmol/L（7.0mg/dL）或离子钙＜1.0mmol/L（4.0mg/dL）可诊断。因游离钙是钙唯一的生物活性形式，因此诊断价值更大，尤其是生后1周内的早发性低血钙。对于1周后的低钙血症，需完善血磷、血镁、碱性磷酸酶、PTH、1,25-(OH)D_3等检查，积极寻找病因。

心电图可见Q-T间期延长（足月儿＞0.19s，早产儿＞0.20s）。

（四）治疗

1. 对于具有早发性低钙血症高危因素的新生儿，应密切监测血离子钙（12h、24h、48h），推荐维持离子钙水平在1～1.4mmol/L（体重＜1 500g）或1.2～1.5mmol/L（体重＞1 500g），以预防低钙血症。

2. 对于发生惊厥、呼吸暂停等低钙危象时，立即予10%葡萄糖酸钙1～2mL/kg，以5%葡萄糖稀释一倍缓慢静脉注射，时间＞10min。若临床无效，可10min后重复用药1次。若惊厥仍未缓解，可给予镇静剂止惊，同时监测血镁水平。脐静脉推注钙若导管置于门静脉分支，可致肝坏死，脐动脉推注钙可导致动脉痉挛、肠坏死可能，故一般不用。外周静脉推注钙若发生外渗至皮下组织可引起严重坏死、皮下钙化可能，且快速静脉注射钙剂可导致血清钙突然升高，致心动过缓或心律失常，因此静脉推注仅限于低钙危象，同时密切监测心率。惊厥控制后需静脉持续补钙40～50mg/（kg·d），能耐受口服者可将10%葡萄糖酸钙分4～6次口服。

3. 晚发性低钙血症需长期治疗。应持续补充元素钙40～50mg/（kg·d），2～4周后根据血钙和血磷水平逐渐停用。早产儿长期胃肠外营养时应每天补充10%葡萄糖酸钙5～8mL/（kg·d），胃肠内营养患儿提倡母乳喂养或用钙磷比例适当的配方奶。同时应补充维生素D 800～1 000U/d。

4. 甲状旁腺功能不全者需长期口服补钙，并同时给予维生素D 1 000～2 500U/d或二氢速甾醇0.05～0.1mg/d，定期监测血钙水平，及时调整剂量。

三、高钙血症

血清钙＞2.75mmol/L（11mg/dL）或离子钙＞1.45mmol/L（6mg/dL）诊断为高钙血症（hypercalcemia）；血清钙＞4 mmol/L（16mg/dL）或离子钙＞1.8 mmol/L为严重高钙血症。高钙血症并不常见，但长期高钙可致肾结石、肾功能不全等后果，严重高钙血症可危及生命，需立即药物治疗。

（一）病因

1. 钙摄入或吸收增多

2. 磷摄入相对不足　主要见于长期胃肠外营养中磷摄入不足，磷缺乏时钙不易向骨沉着，导致血清钙增高。

3. 甲状旁腺功能亢进

（1）原发性　甲状旁腺增生、甲状旁腺肿瘤。

（2）继发性　母亲甲状旁腺功能低下新生儿；慢性肾功能衰竭、肾小管酸中毒。

4. 维生素D摄入过多　见于母孕期或新生儿维生素D摄入过多，因维生素D大量储存在脂肪，其毒性可持续数周甚至数月。

5. 遗传性疾病　如家族性低尿钙性高钙血症，又称良性高钙血症，由3q2染色体上基因突变所致，为常染色体显性遗传。如Williams综合征，患儿有特殊面容，智力障碍，运动发育迟缓、高血钙、主动脉狭窄或其他心脏畸形。如低磷酸酯酶血症，为常染色体隐性遗传骨发育不良，可致严重骨矿物质丢失甚至骨折。

6. 皮下脂肪坏死　见于窒息或创伤后，可引起高钙血症。

（二）临床表现

1. 神经肌肉症状　高血钙导致神经肌肉兴奋性降低，引起不同程度的神经、精神状态改变，肌张力降低。

2. 胃肠症状　喂养困难、呕吐、便秘，体重不增等。

3. 心血管系统　高血钙可引起心律失常，高血压。

4. 泌尿系统　高血钙可引起肾小管功能损害，引起多尿，严重者可致肾实质钙化、血尿、肾结石，严重者发展为不可逆性肾功能衰竭。

5. 高血钙危象　常发生在血钙急剧升高的患儿，除上述各系统症状加重外，还可出现脱水、发热、惊厥、昏睡或昏迷、心律失常甚至心力衰竭、高血压、急性肾功能衰竭，可遗留神经系统后遗症。

（三）治疗

1. 轻度高钙血症　停止钙和维生素D摄入、减少日照。

2. 重度高钙血症或高钙危象　可进行如下处理：①促进尿钙排出：心功能正常情况下，予生理盐水10～20mL/kg，15～30min输注。予呋塞米1mg/kg促进尿钙排出，每天1～2次，同时密切监测血电解质，以防电解质紊乱。噻嗪类利尿剂可引起肾小管重吸收钙，不宜使用。②抑制破骨细胞活性，减少骨钙吸收：氨羟二磷酸钠0.4～0.5mg/kg静脉推注，不宜用于血磷正常或增高的新生儿；降钙素4～8U/kg，皮下注射，6h 1次，可暂时降低血钙。

（陈　诚　冯　婧）

第五节　低磷血症

血清磷 < 1.6mmol/L诊断为低磷血症（hypophosphatemia）。根据血清磷下降的程度，进一步分为轻度低磷血症（1.0～1.6mmol/L），中度低磷血症（<1.0mmol/L），重度低磷血症（<0.6mmol/L），极重度低磷血症（<0.4mmol/L）。低磷血症多见于早产儿，尤其是超早产儿。

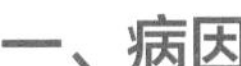

一、病因

1. 磷储备不足　正常胎儿75%的骨盐在妊娠后3个月储备，提前出生造成早产儿钙、磷储备不足。

2. 磷摄入不足　多见于长期胃肠外营养新生儿，尤其是超早产儿，由于常规胃肠外营养液配方中的磷含量远远低于宫内胎儿生长所需。也见于纯母乳喂养早产儿，母乳中磷、钙含量远不能满足早产儿的需要，未额外补充可导致低磷血症。生后生长发育迅速而磷补充相对不足也可导致低磷血症。

3. 某些药物的影响　新生儿使用糖皮质激素、呋塞米、抗惊厥药物可增加尿钙、磷排泄，肾小管重吸收磷减少，导致低磷血症。

二、临床表现

轻度低磷血症常无特异表现，当血磷 < 0.6mmol/L时，可出现肌无力、反射减弱、惊厥或昏迷、呼吸衰竭，常与多脏器功能障碍有关，提示低磷血症与危重病例死亡有关。慢性低磷血症以代谢性骨病的表现为主。

三、治疗

长期胃肠外营养时，应注意补磷，由于补磷可促进骨矿化，导致血钙降低和继发性甲状旁腺功能亢进，因此，通常补磷应同时补钙。早产儿尤其是超早产儿在生后早期即应进行钙、磷的补充，全胃肠外营养时补充甘油磷酸钠1～1.5mL/（kg·d），同时应补充10%葡萄糖酸钙5～8mL/（kg·d），合适的钙磷比为（1.14~1.3）：1（单位：mmol）或（1.5~1.7）：1（单位：mg）。

注：每1mL葡萄糖酸钙中含钙9.4mg，相当于0.22mmol，1mL甘油磷酸钠含磷31mg，相当于1mmol，同时含有2mmol钠。

（陈　诚　冯　婧）

第六节 低镁血症

新生儿血清镁正常值为0.8～1.15mmol/L（1.9～2.8mg/dL），当血清镁 < 0.6mmol/L（1.6mg/dL）时，诊断为低镁血症（hypomagnesemia）。低镁血症常与其他电解质紊乱如低钙血症、低钾血症并存。

一、病因

1. 镁储备不足　早产儿、胎儿生长受限、多胎、母亲低镁等原因均可导致胎儿镁储备不足；糖尿病母亲新生儿因肾脏重吸收镁障碍导致低镁血症，由于低镁血症可抑制甲状旁腺激素的分泌，同时降低肾脏、骨骼等靶器官对甲状旁腺激素的反应性，常与低钙血症并存。

2. 镁摄入减少　新生儿有肠道疾病、肝脏疾病或各种原因导致的肠切除术后均可影响镁的吸收；长期胃肠外营养的新生儿若镁补充不足可导致低镁血症；单纯牛乳喂养儿因磷摄入过多可影响镁的吸收。

3. 镁丢失增加

（1）消化道丢失　腹泻、肠瘘等可导致肠道丢失镁。

（2）肾脏丢失　有些药物如利尿剂、氨基糖苷类抗生素可导致肾脏排镁增加；急性肾衰竭多尿期肾脏排镁增加；肾小管疾病可导致肾小管重吸收镁障碍。

4. 内分泌及代谢紊乱　甲状旁腺功能低下时血磷增高的同时血清钙、镁均降低。

5. 遗传性低镁血症　原发性肾性低镁血症多由基因突变导致家族性低镁血症，伴高尿钙、肾钙化。

二、临床表现

1. 神经系统兴奋性增加　神经肌肉传导性增强，严重时可出现惊厥、呼吸暂停，与低钙血症不易区分，且常与低钙血症同时存在。

2. 心律失常　严重低镁血症可出现心律失常，心电图早期改变为T波高尖、QRS波增快，严重者PR间期延长，T波平坦、倒置，ST段下移，Q-T间期正常可与低钙血症鉴别。

三、治疗

1. 有低镁血症症状时应补镁治疗，25%硫酸镁0.2～0.4mL/kg稀释成2.5%硫酸镁，缓慢静脉注射（＜1mL/min），8～12h 1次。也可使用25%硫酸镁0.2～0.4mL/kg深部肌内注射，肌内注射过浅可导致局部组织坏死，不适用于早产儿。惊厥控制后可口服10%硫酸镁，每次1～2mL/kg，每天2～3次，多数病例治疗7～10天。口服高浓度硫酸镁易致腹泻。静脉补镁时，若出现肌张力低下，腱反射消失或呼吸抑制等表现时，立即静脉注射10%葡萄糖酸钙2mL/kg。

2. 对于长期肠外营养（1周以上）的新生儿，应注意额外补充镁，建议2.5%硫酸镁0.2～0.4mL/（kg·d）。

（陈　诚　冯　婧）

第七节　新生儿酸碱平衡紊乱与血气分析

人体的内环境必须维持适宜的酸碱平衡才能维持正常的生理和代谢功能。正常pH值在7.35～7.45。通过血气分析的判读，可了解肺的通气和换气功能，以及各种酸碱平衡紊乱的状况。此外，对酸碱平衡紊乱的判断，需同时结合患儿的临床症状及体征，区分酸碱平衡紊乱是原发性还是代偿性。

一、新生儿酸碱平衡的维持

新生儿的生长发育以及身体所有器官系统的正常运作都依赖于维持正常的血清pH值。与新生儿期酸碱失衡相关的因素包括呼吸窘迫、败血症、血容量不足、产时缺氧和早产等。酸碱平衡的维持和代偿主要通过体液调节、呼吸调节以及肾脏调节。其中，体液调节最快，数秒内发挥作用，通常10～20min完成；呼吸调节其次，数分钟发挥作用，12～24h完成；肾脏调节需数小时后起作用，作用时间持久，可长达1周。

（一）体液调节

HCO_3^-/H_2CO_3是细胞外液最重要的缓冲系统，机体新陈代谢产生的酸以H^+的形式释放，与HCO_3^-结合，形成H_2CO_3。在碳酸酐酶作用下，形成H_2O和CO_2。其方程如下：$H^++HCO_3 \leftrightarrow H_2CO_3 \leftrightarrow H_2O+CO_2\uparrow$

正常情况下，$HCO_3^-/H^2CO_3=20/1$，此比例的变化对血液pH值有显著影响。

（二）肺的调节

呼吸系统通过改变呼吸频率来调节CO_2的含量。过度通气是呼吸系统对酸中毒的代偿反应：在呼吸性酸中毒的情况下，PCO_2增加，H_2CO_3水平升高，消耗HCO_3^-并导致血液pH值下降，pH值下降刺激中枢的化学感受器，作用于脑干的呼吸中枢，导致呼吸频率增加。相反，通气不足是呼吸系统对碱中毒的代偿反应：呼吸系统通过减少CO_2的排出，增加H_2CO_3的形成来减轻碱中毒。

（三）肾脏调节

酸中毒时，肾脏通过增加HCO_3^-的重吸收来代偿；碱中毒时，肾脏通过增加H^+重吸收和HCO_3^-排泄进行代偿。

二、新生儿酸碱平衡紊乱

机体在正常生理情况下，能够维持酸碱平衡，使pH值维持在7.35～7.45。当pH＜7.35时称为酸中毒，pH＞7.45时称为碱中毒。机体的缓冲系统以HCO_3^-/H_2CO_3最重要，正常情况下，$HCO_3^-/H_2CO_3=20/1$，各种原因导致的HCO_3^-降低称为代谢性酸中毒（metabolic acidosis），反之HCO_3^-升高称为代谢性碱中毒（metabolic alkalosis）；各种原因导致的H_2CO_3升高称为呼吸性酸中毒（respiratory acidosis），反之H_2CO_3降低称为呼吸性碱中毒（respiratory alkalosis）。由于机体的代偿，临床上常出现混合性酸碱失衡，需要通过血气分析，结合病史及临床表现对酸碱失衡进行判断。

（一）代谢性酸中毒

1. 病因　即使在正常足月新生儿中，亦有表现代谢性酸中毒者，引起的原因包括：①新生儿时期无氧酵解代谢旺盛，相应产生的乳酸水平增高；②肾脏保碱排酸功能差；③生后骨骼快速生长过程中，可促进体内H^+生成，如1g钙沉积可放出20mmol的H^+等。

代谢性酸中毒尤多见于早产儿中，几乎所有的早产儿都有代谢性酸中毒，故有“生理性”酸中毒之称。新生儿时期代谢性酸中毒常见的病因见表5-5。

表 5-5　新生儿时期代谢性酸中毒的常见病因

AG增高（＞16mmol/L）	AG正常（8~16mmol/L）
急性肾功能衰竭	肾HCO_3^-损失
先天性代谢性疾病	肾小管酸中毒
乳酸性酸中毒	肾发育不良
晚期代谢性酸中毒	利尿剂应用
醇类中毒	胃肠HCO_3^-损失
	腹泻
	小肠吸收
	药物应用（消胆胺）
	稀释性酸中毒
	静脉营养

新生儿晚期代谢性酸中毒可发生于生后2~3周的配方乳喂养早产儿，原因有：①高蛋白饮食影响，特别是牛乳中的酪蛋白含硫氨基酸较多，服用后使小儿酸负荷增加；②肾脏排酸功能不完善；③小肠黏膜细胞双糖酶缺乏，造成进乳类食

物后肠道内乳酸增加，乳酸吸收人体后，可致乳酸性酸中毒。

晚期代谢性酸中毒一般是暂时性的，但可持续数周之久，轻者不一定需治疗，重者仍需采用碱性药物纠正。

2. 临床表现　除引起酸中毒的原发病症状外，酸中毒轻症可无特异的临床症状。较重时，体液pH值降低可刺激呼吸中枢，使患儿呼吸加深、加快；严重酸中毒，尤其是出现酸血症时，可致精神萎靡、嗜睡，甚至昏迷、惊厥等神经症状。也可降低心肌收缩力及周围血管阻力，引起低血压、心力衰竭等。

3. 实验室检查

（1）血气分析　HCO_3^-、$PaCO_2$及pH值均降低，碱剩余负值升高。

（2）阴离子间隙（AG）　①高AG代谢性酸中毒：常见于产酸过多如糖尿病酮症、缺氧性乳酸酸中毒等；②AG无明显增高的代谢性酸中毒：包括HCO_3^-丢失过多所致酸中毒及长时间或过多摄入含Cl^-酸性药物所致酸中毒，如氯化铵等。

4. 治疗　去除引起酸中毒的病因，改善循环、改善肾功能和呼吸功能。轻度酸中毒通过病因治疗一般可自行缓解，不一定要给碱性药物。对中、重度患儿宜补充碱剂，在新生儿首选碳酸氢钠。一般先给予计算量的1/2，等量稀释或稀释成等渗液（1.4%）静脉滴注，紧急情况下也可直接静脉注射。若无条件测定血气时，可按提高HCO_3^- 5mmol/L计算（每千克体重给予5%碳酸氢钠5mL，可提高HCO_3^- 5mmol/L）。

治疗过程应注意：①避免频繁或快速输给高张碳酸氢钠液，以免发生体液高渗状态。②因为HCO_3^- 进入细胞和血脑屏障比CO_2慢，故应避免过快完全纠正酸中毒，以使脑室pH值进一步下降，病情恶化。③纠正酸中毒时，细胞外液K^+内流，应注意补钾，必要时尚需补钙。

（二）代谢性碱中毒

1. 病因　新生儿时期代谢性碱中毒相对少见，但由于碱中毒可使氧离曲线左移，造成组织缺氧等危害，近年来已引起临床医生的重视。

代碱的病因根据尿氯的改变，又可分为两类，见表5-6。

表 5-6　新生儿时期代谢性碱中毒的病因

尿氯低（<10mmol/L）	尿氯高（>20mmol/L）
利尿剂应用（后期）	Bartter综合征
慢性呼吸性酸中毒纠正后	碱性药物应用
胃肠吸引	大量血制品输入
呕吐	利尿剂应用（早期）
分泌型腹泻	低钾血症

尿氯 < 10mmol/L的一类代谢性碱中毒，常伴有细胞外液减少，临床上使用生理盐水即可奏效，即盐水应答型（saline-responsive）；尿氯 > 20mmol/L的代谢性碱中毒者，除尿氯排出增多外，常伴有细胞外液正常甚至增高，应用生理盐水无效，即盐水无应答型（saline-unresponsive）。

近年来细胞外液与代谢性碱中毒的关系问题受到重视。这是因为任何因素致使细胞外液（主要指血液）容量减少时，都可促使代谢性碱中毒的发生和延续。其机制为：由于血容量减少，肾小球滤过率减低，HCO_3^-排出减少；血容量不足时，近曲肾小管对Na^+和HCO_3^-的重吸收增加，刺激了肾素-血管紧张素-醛固酮系统，致使潴Na^+和排K^+、排H^+。故对于代谢性碱中毒的纠正，在某种情况下要注意血容量的补充。

2. 临床表现　除原发病的临床表现外，患儿可表现呼吸浅慢（但临床实际并不常见），碱中毒可促进钙与蛋白结合，使游离钙浓度下降，可引起手足抽搐、腱反射亢进。合并低钾血症时，可表现为肌张力减弱。患儿常伴有脱水。

3. 诊断　血气分析：HCO_3^-、$PaCO_2$及pH值均升高，常伴有低氯及低钾血症。

4. 治疗　单纯治疗原发病常不能纠正代谢性碱中毒，对其需另予纠治。

生理盐水敏感类代谢性碱中毒只需静脉滴注生理盐水或者1/2～2/3张稀释液纠正脱水，代谢性碱中毒即可被纠正。对于伴有缺钾的患儿，需同时补充钾盐。对于生理盐水不敏感类代谢性碱中毒，如醛固酮增多症等，仅用生理盐水治疗无效，为减轻病情，除适当补充氯化钾治疗外，还可采用螺内酯治疗，以抵消盐皮质激素对肾小管的作用。

（三）呼吸性酸中毒

呼吸功能发生障碍，体内所产生的CO_2不能及时、充分地被排出体外，即可导致呼吸性酸中毒。其特点是原发性CO_2潴留，$PaCO_2$升高，pH值下降，经肾代偿可继发HCO_3^-增高，使pH值恢复至正常偏低程度，即为代偿性呼吸性酸中毒；呼吸性酸中毒严重，超过肾代偿能力，使$pH < 7.35$时，为失代偿性呼吸性酸中毒。

胎儿娩出时，由于多少会受到缺氧的影响，可出现呼吸性酸中毒，但一经换气，呼吸性酸中毒即得以解除。

（1）病因　凡能引起肺通气和/或换气障碍、CO_2排出受阻的各种原因，均可导致呼吸性酸中毒。例如中枢性呼吸衰竭、呼吸道阻塞、肺部疾病、呼吸肌麻痹等。

（2）临床表现　除原发病的症状和体征外，患者多伴有鼻翼扇动、三凹征等症状。呼吸性酸中毒本身缺乏特异性表现。有的患者可致血管扩张，引起皮肤潮红，颅内血流增多，头痛，偶致颅内压增高；$PaCO_2$中度增高时，可引起血压略升高；$PaCO_2$继续增高时，血压反而下降。呼吸性酸中毒持久且严重，可引起乏力、神志恍惚、烦躁等。

（3）实验室检查　血气分析特征：$PaCO_2$升高、HCO_3^-增多及pH值下降，可伴有血钾、血钙增高。

（4）治疗　根本的治疗是去除病因，恢复有效通气。患儿缺氧时，应给氧吸入。呼吸性酸中毒严重时，如动脉血$pH < 7.15$时，为防治室颤等心血管严重并发症的发生，可静脉滴注少量1.4%碳酸氢钠溶液，一般每次提高血HCO_3^- 5mmol/L为宜（相当于给1.4%碳酸氢钠溶液9 mL/kg）。

设法改善患儿的通气、换气，排出体内蓄积的CO_2。祛痰、解除支气管痉挛、应用呼吸兴奋药、控制肺部炎症及充血性心力衰竭等，常能使某些患儿情况有所改善。慢性呼吸性酸中毒如果同时合并代谢性酸中毒，pH值急剧下降，常可危及生命，故应注意脱水和缺氧的纠正以及热量的供给。酸中毒使外周静脉容量缩减，故输液不宜过多、过快。

慢性呼吸性酸中毒时，$PaCO_2$长期增高，呼吸中枢对CO_2刺激的敏感性降低，故给氧时，最初可采用鼻导管给氧，氧流量1~2L/min，氧浓度以25%左右为宜。

采用呼吸机辅助通气时，不宜使血$PaCO_2$下降过快，以2~3天降至正常为宜，否则呼吸性酸中毒时代偿性的HCO_3^- 增高，不能随之立即通过肾排出，可引发代谢性碱中毒。

（四）呼吸性碱中毒

各种原因所致的肺换气过度，使体内所产生的CO_2排出过多，即可引起呼吸性碱中毒。其特征是：动脉血$PaCO_2$原发性降低，引起pH值升高，通过肾代偿，可使HCO_3^-继发性减少，致pH值趋于正常偏低程度（为代偿性呼吸性碱中毒）；$PaCO_2$降低超过肾代偿能力，使$pH > 7.45$

时，即引起呼吸性碱中毒。

1. 病因　新生儿呼吸性碱中毒可出现于过度换气时，引起肺通气过度的常见原因有：呼吸中枢受刺激引起呼吸深快、肺部疾病、呼吸机通气过度等。

2. 临床表现　除原发病症状外，可表现为呼吸急促、快而浅、手足抽搐、脑电图缺氧改变。

3. 实验室检查　血气分析：$PaCO_2$降低、HCO_3^-代偿性降低及pH值升高。故急性呼吸性碱中毒时，HCO_3^-下降程度较轻，一般不低于18mmol/L，pH值升高相对较明显，否则应考虑同时合并有代谢性酸中毒。

4. 治疗　主要是治疗引起通气过度的原发病。短期吸入含3%CO_2的气体可有帮助。用呼吸机的患者应降低每分钟通气量或增加死腔。本病不宜采用酸性药物如氯化铵等治疗。患者发生手足抽搐时，可静脉缓慢注射葡萄糖酸钙。

三、血气分析

（一）血气分析的常用指标

血气分析中仅pH、$PaCO_2$、PaO_2是直接测定，其他数据都是根据这3项计算的。血气分析的指标包括酸碱成分、氧合指标、电解质指标3方面。

1. 血液酸碱度（pH值）　血液pH值由$PaCO_2$及HCO_3^-所决定。血液气体分析中最应受重视的是pH值的改变，因为其他指标只反映某一项原发或者继发改变的程度，而pH值所反映的则是包括机体调节作用在内的最终结果。新生儿出生时动脉血pH值为7.242 ± 0.059，5~10min pH值为7.207 ± 0.051，以后逐渐增高，生后1h pH值为7.332 ± 0.031，24h后达成人值，pH值为7.35~7.45。适于生命的pH值范围是6.80~7.80，大多数严重的临床变异pH值在7.00~7.25。pH值在正常范围内，可能为正常或完全代偿的单纯性酸碱平衡紊乱；pH值低于正常，为失代偿或部分代偿的单纯性酸中毒；pH值高于正常，为失代偿或部分代偿的单纯性碱中毒；但无论pH值是否在正常范围，都有可能是混合性酸碱平衡紊乱。由于CO_2潴留和缺氧所致的严重酸中毒，pH值可降至7.20以下，严重干扰细胞代谢及心、脑等重要脏器的功能，应紧急处理。

2. 动脉血氧分压（PaO_2）　PaO_2是指动脉血液中物理溶解的氧分子所产生的压力，正常值为10.7~13.3kPa（80~100mmHg）。新生儿出生时氧分压很低，生后迅速上升至8~12kPa（60~90 mmHg）。新生儿早期PaO_2偏低与右向左分流有关。早产儿有呼吸窘迫表现，需要治疗时目标为将PaO_2维持在50~80mmHg，应用呼吸机的早产儿适宜PaO_2为50~70mmHg。

3. 动脉血二氧化碳分压（$PaCO_2$）　$PaCO_2$代表物理溶解于血液内的CO_2分子所产生的压力或者张力，是衡量肺泡通气量的重要指标。新生儿出生时$PaCO_2$为6.55 ± 0.77kPa，以后逐渐降低，于1~6h达成人值4.7 ~ 6.0kPa（35~45 mmHg），平均5.33kPa（40mmHg）。小儿$PaCO_2$偏低，婴幼儿更低，这是因为婴幼儿肾功能较差，酸性代谢产物的排出需消耗体内较多的碱储备，使血液HCO_3^-处于较低水平，机体为了维持pH值在正常范围，$PaCO_2$代偿而处于较低水平。$PaCO_2$增高表示肺泡通气量不足，CO_2潴留，可为原发的呼吸性酸中毒或者为代谢性碱中毒的代偿，但也可能是混合型酸碱平衡紊乱。$PaCO_2$减低表示通气过度，CO_2排出过多，可为原发的呼吸性碱中毒，或为代谢性酸中毒的代偿。在新生儿，$PaCO_2$增高常见于胎粪吸入综合征、呼吸窘迫综合征等，肺通气量减少，常造成呼吸性酸中毒，$>$50mmHg为呼吸衰竭，70~80mmHg可引起肺性脑病；$PaCO_2$降低常见于机械通气过度，代谢性酸中毒所致通气过度产生的呼吸性碱中毒。

4. 动脉血氧饱和度（SaO_2）　SaO_2指在一定PaO_2条件下，红细胞中Hb结合氧的实际数量和Hb完全氧合后所能结合氧量之间的百分比。血氧饱和度的多少与PaO_2和氧合血红蛋白解离曲线（简称“氧离曲线”）有关，随着血氧分压的增加，血氧饱和度也随之增加，氧离曲线在PaO_2较高时反应呈平坦的变化，SaO_2在高值时并不能准确反映PaO_2，如SaO_2为97%时对应的PaO_2可能为90~135mmHg。PaO_2和SaO_2的关系呈“S”形曲线，即氧离曲线，多种因素如温度、pH值、$PaCO_2$可影响血红蛋白与氧的亲和力。SaO_2不但反映肺脏情况，还反映血液运输氧的能力，新生儿通常为90%~97%，氧疗情况下，早产儿适宜SaO_2为90%~94%。SaO_2 < 85%表示呼吸衰竭，SaO_2 < 80%（相当PaO_2 < 50mmHg）表示严重缺氧。

5. 标准碳酸氢盐（HCO_3^-，SB）和实际碳酸氢盐（AB）　SB是血液标本在38℃、$PaCO_2$为5.33kPa、血氧饱和度100%的条件下测得的血浆HCO_3^-浓度，为判断代谢性酸碱平衡紊乱的指标，正常值为22~26mmol/L。出生时为18.7 ± 1.8mmol/L，5~10min为16.7 ± 1.6mmol/L，24h为20.2 ± 1.3mmol/L，7天后为21.8 ± 1.3mmol/L。SB增高为代谢性碱中毒或呼吸性酸中毒时的肾代偿，SB降低为代谢性酸中毒或呼吸性碱中毒的肾代偿。但亦可能是混合性酸碱平衡紊乱。

AB是隔绝空气的血液标本，在实际的$PaCO_2$和SaO_2条件下，直接测得的血浆HCO_3^-浓度，受呼吸和代谢两方面影响，正常值为21~27mmol/L。

AB=SB，两者皆正常：为酸碱内环境稳定正常。

AB=SB，两者皆低于正常：为代谢性酸中毒未代偿。

AB=SB，两者皆高于正常：为代谢性碱中毒未代偿。

AB > SB：表示呼吸性酸中毒或代谢性碱中毒。

AB < SB：表示呼吸性碱中毒或代谢性酸中毒。

6. 剩余碱（BE）　BE是指在38℃、PCO_2为5.33kPa，Hb为150g/L且100%氧饱和的条件下，用酸或碱将人体1L血浆或全血滴定至pH=7.4时所用的酸或碱的摩尔数。BE反映代谢性的改变，不受呼吸的影响，但受血红蛋白及血浆蛋白含量的影响。其意义与SB大致相同，但较SB更全面。正常值为−3~3mmol/L，新生儿早期可为−10~2mmol/L。用血浆测定的BE是反映代谢性因素较好的指标。用全血测定的BE受血红蛋白的影响，需用血红蛋白进行校正。BE为正值加大，称碱超，表示代谢性碱中毒；BE为负值加大，称碱缺，表示代谢性酸中毒。

7. 全血缓冲碱（BB）　BB指血液缓冲系统中一切具有缓冲作用的阴离子总和，包括碳酸氢盐、血红蛋白、血浆蛋白及磷酸盐缓冲系统等。正常值为45~55mmol/L，新生儿较低为44.1 ± 1.82mmol/L。动、静脉血的数值相同。代谢性酸中毒时BB降低，代谢性碱中毒时BB升高，其临床意义与碳酸氢盐相同，但能更全面反映体内缓冲固定酸的能力。BB不受呼吸因素（$PaCO_2$）及血红蛋白氧饱和度的影响，但受血红蛋白及血浆蛋白浓度的影响。

8. 二氧化碳总量（$T-CO_2$）　$T-CO_2$为血浆中溶解的及结合的CO_2总量。$T-CO_2= HCO_3^- + (0.03 \times PaCO_2)$，主要反映$HCO_3^-$的变化。新生儿为13~22mmol/L，出生时为低值。其他年龄段正常值为23~28mmol/L。

9. 阴离子间隙（AG）　AG指血浆中未测定的阴离子量减去血浆中未测定的阳离子量的差值。由于血浆中阴、阳离子总量相等，而血清中Na^+、K^+及HCO_3^-、Cl^-分别为主要阳、阴离子，故

$AG=[Na^+ + K^+]-[Cl^- + HCO_3^-]$，又因在健康和疾病时$K^+$变化值很少，故一般用$AG=Na^+ - [Cl^- + HCO_3^-]$计算。AG测定对区分不同类型代谢性酸中毒和混合型酸碱失衡有重要意义。正常值为8~16 mmol/L。AG增高，提示存在代谢性酸中毒（但AG不高，不能排除代谢性酸中毒），AG在20~30mmol/L常为代谢性酸中毒，>30 mmol/L几乎都存在代谢性酸中毒。临床分为高AG酸中毒和正常AG酸中毒。高AG酸中毒见于乳酸性中毒、休克、低氧血症和有机酸血症等，予改善微循环、给氧、保证呼吸道通畅或有机酸血症特异性干预；正常AG酸中毒见于胃肠道丢失HCO_3^-等，用碳酸氢钠疗效显著。

10. 肺泡-动脉血氧分压差（$P_{A-a}O_2$） $P_{A-a}O_2$为肺泡氧分压和动脉血氧分压之差值，吸空气时儿童为5mmHg（0.66kPa），吸纯氧时明显增大。可用来判断肺换气功能，且有助于了解肺部病变进展情况，还可作为机械通气适应证或撤机的参考指标。

$P_{A-a}O_2$升高伴PaO_2降低：提示肺病变所致氧合障碍，多见于：①右向左分流或肺血管病变使肺内动静脉解剖分流增加；②弥漫性间质性肺疾病、肺水肿、ARDS等氧弥散障碍；③V/Q比例严重失调如肺不张或肺栓塞等。

$P_{A-a}O_2$升高不伴PaO_2降低：提示肺泡通气量明显增加。

11. 动脉/肺泡氧分压比值（PaO_2/P_AO_2） （PaO_2/P_AO_2）即动脉血氧分压与肺泡气氧分压的比值，主要反映弥散障碍、肺内分流及V/Q失衡等改变，正常值为0.75~1.0。比值越小，说明V/Q失衡及分流越严重；比值越大，提示氧合状态越好。可评价不同吸氧条件下的氧合状况，不受FiO_2变化的影响。动态观察可用来判断病情及预后，比值逐渐增高提示病情好转。

（二）新生儿血气特点

在宫内血氧分压相对较低，生后随着呼吸建立，PaO_2迅速上升。

新生儿出生时往往有混合性酸中毒，但随着呼吸建立，呼吸性酸中毒迅速纠正，代谢性酸中毒持续较久、呈代偿性。一般足月儿生后12h、早产儿24h即可恢复正常。

新生儿存在呼吸衰竭和低氧血症时，可出现呼吸性+代谢性（混合性）酸碱紊乱，常提示病情危重。新生儿酸碱失衡以代谢性酸中毒和代谢性酸中毒合并呼吸性酸中毒（或呼吸性碱中毒）为主，单纯呼吸性酸中毒或呼吸性碱中毒甚少。二重酸碱紊乱者占1/4左右。

早产儿还可发生晚发性代谢性酸中毒，常见于生后第2~3周、用配方奶喂养者，其发生原因可能与酸负荷增加，肾脏H^+排泄较差，HCO_3^-低有关。

在分析血气结果时，应考虑取血的部位（动脉导管前或动脉导管后；毛细血管、静脉或动脉），生后时间，取血时患儿的状态（哭闹、安静清醒或睡眠）以及可能的和已被证实的诊断。

新生儿出生阶段血气变化的特点与分娩过程及胎儿出生后呼吸、循环的改变密切相关。分娩时，尤其是第二产程以后，由于母亲屏气、子宫收缩、胎盘血液减少等因素，均可影响胎盘与胎儿气体交换。胎儿娩出前都有“生理性”窒息。脐静脉血反映胎儿接受母亲方面血液的PaO_2水平，均值仅为3.9kPa（29.2mmHg），明显低于出生后动脉PaO_2的数值。生后6h以内BE偏低，正是产程中缺氧造成代谢性酸中毒的结果。肺内残余液体于生后数小时内逐渐被吸收。初生后短时间肺内生理变化类似合并肺不张的肺水肿的恢复过程，这可解释初生阶段$PaCO_2$偏高和PaO_2偏低的特点。

（三）血气结果的分析

首先，要判断原发或继发（代偿）改变。酸碱失衡代偿必须遵循以下规律：①HCO_3^-、$PaCO_2$任何一个变量的原发变化，均可以引起另一个变量的同向代偿变化，即原发HCO_3^-升高，必有代偿的$PaCO_2$升高；原发HCO_3^-下降，必有代偿的$PaCO_2$下降（表5-7）。②原发失衡变化必大于代偿变化，原发失衡决定了pH值是偏碱还是偏酸；HCO_3^-和$PaCO_2$呈相反变化，必有混合性酸碱失衡存在；HCO_3^-和$PaCO_2$明显异常同时伴pH值正常，应考虑有混合性酸碱失衡存在。③pH值与$PaCO_2$同向变化为代谢性酸碱失衡；反向改变为呼吸性酸碱失衡。④单纯性酸碱失衡的pH值是由原发失衡所决定的。如果pH＜7.40，提示原发失衡可能为酸中毒；pH＞7.40，原发失衡可能为碱中毒。

表 5-7　原发性酸碱紊乱时可能出现的代偿机制及代偿程度

酸碱紊乱	原发事件	代偿反应	预计代偿公式	代偿程度
代谢性酸中毒	HCO_3^-↓	$PaCO_2$↓	$PaCO_2=HCO_3^-\times1.5+8\pm2$	$[HCO_3^-]$↓1mmol/L，$PaCO_2$↓1~1.5mmHg
代谢性碱中毒	HCO_3^-↑	$PaCO_2$↑	$PaCO_2=HCO_3^-\times0.9+9\pm2$	$[HCO_3^-]$↑1mmol/L，$PaCO_2$↑0.5~1mmHg
呼吸性酸中毒				
急性（＜12~24h）	$PaCO_2$↑	HCO_3^-↑	$\Delta HCO_3^-=0.1\times\Delta PaCO_2\pm3$	$PaCO_2$↑10mmHg，$[HCO_3^-]$↑1mmol/L
慢性（3~5d）	$PaCO_2$↑	HCO_3^-↑↑	$\Delta HCO_3^-=0.35\times\Delta PaCO_2\pm3$	$PaCO_2$↑10mmHg，$[HCO_3^-]$↑4mmol/L
呼吸性碱中毒				
急性（＜12h）	$PaCO_2$↓	HCO_3^-↓	$\Delta HCO_3^-=0.2\times\Delta PaCO_2\pm2.5$	$PaCO_2$↓10mmHg，$[HCO_3^-]$↓1~3mmol/L
慢性（1~2d）	$PaCO_2$↓	HCO_3^-↓↓	$\Delta HCO_3^-=0.5\times\Delta PaCO_2\pm2.5$	$PaCO_2$↓10mmHg，$[HCO_3^-]$↓2~5mmol/L

其次，分清单纯性和混合性酸碱失衡。①$PaCO_2$升高同时伴有HCO_3^-下降，肯定为呼吸性酸中毒并代谢性酸中毒；②$PaCO_2$下降同时伴有HCO_3^-升高，肯定为呼吸性碱中毒并代谢性碱中毒；③$PaCO_2$和HCO_3^-明显异常同时伴pH值正常，应考虑有混合性酸碱失衡存在，进一步确诊可用单纯性酸碱失衡预计代偿公式（表5-8，表5-9）。

表 5-8　单纯性酸碱失衡代偿预计值

原发失衡	原发反应	代偿反应	预计代偿值	代偿时间
代谢性酸中毒	HCO_3^-↓	$PaCO_2$↓	$PCO_2=40-(24-HCO_3^-)\times1.2\pm2$	12~24h
代谢性碱中毒	HCO_3^-↑	$PaCO_2$↑	$PCO_2=40+(HCO_3^--24)\times0.9\pm5$	12~24h
呼吸性酸中毒				
急性	$PaCO_2$↑	HCO_3^-↑	$HCO_3^-=24+(PCO_2-40)\times0.07\pm1.5$	几分钟

续表

原发失衡	原发反应	代偿反应	预计代偿值	代偿时间
慢性	$PaCO_2$ ↑	HCO_3^- ↑↑	HCO_3^-=24+（PCO_2-40）×0.4±3	3~5d
呼吸性碱中毒				
急性	$PaCO_2$ ↓	HCO_3^- ↓	HCO_3^-=24-（40-PCO_2）×0.2±2.5	几分钟
慢性	$PaCO_2$ ↓	HCO_3^- ↓↓	HCO_3^-=24-（40-PCO_2）×0.5±2.5	2~3d

注：HCO_3^-计量单位为mmol/L，$PaCO_2$为mmHg（1kPa=7.5mmHg，1mmHg=0.133kPa）

表 5-9　二重酸碱失衡的判断

主要酸碱失衡	$PaCO_2$	诊断	主要酸碱失衡	HCO_3^-	诊断
代谢性酸（碱）中毒	代偿预计值内	单纯型	呼吸性酸（碱）中毒	代偿预计值内	单纯型
	＞代偿预计值	合并呼吸性酸中毒		＜代偿预计值	合并代谢性酸中毒
	＜代偿预计值	合并呼吸性碱中毒		＞代偿预计值	合并代谢性碱中毒

再次，还应注意三重酸碱失衡（TABD）的问题。TABD多发生于病危新生儿中，其表现类型很多，但核心是在代谢性酸中毒与代谢性碱中毒同时存在的情况下合并呼吸性酸中毒或呼吸性碱中毒。一般将TABD分为呼吸性碱中毒型和呼吸性酸中毒型两大类：①呼吸性酸中毒型：心肺疾病缺氧→乳酸性酸中毒+$PaCO_2$增加→混合性酸中毒+补碱过量（代谢性酸中毒+呼吸性酸中毒+代谢性碱中毒）；或呼吸性酸中毒+利尿剂、钾、氯减少→代谢性碱中毒，血容量少→组织灌注不良→乳酸高→代谢性酸中毒（呼吸性酸中毒+代谢性碱中毒+代谢性酸中毒）。

②呼吸性碱中毒型：低氧→酸中毒+呕吐（失氢及氯）→代谢性碱中毒+呼吸机治疗通气过度→呼吸性碱中毒（代谢性酸中毒+代谢性碱中毒+呼吸性碱中毒）。

（四）血气结果判读注意事项

1. 评价酸碱失衡的指标较多，详细分析血气报告上的每一项指标对于一些复杂酸碱失衡诊断是有用的。

2. 临床上常用的方法是抓住pH值、$PaCO_2$、HCO_3^-、BE这4项主要指标进行分析。

3. $PaCO_2$作为判断呼吸性酸碱失衡的指标，而HCO_3^-及BE为代谢性酸碱失衡的指标。

4. 分清原发和继发（代偿）变化　一般来说，单纯性酸碱失衡的pH值是由原发失衡所决定的，如pH＜7.35，提示原发失衡可能为酸中毒，pH＞7.45，原发失衡可能为碱中毒。

5. 分清单纯性和混合性酸碱失衡　$PaCO_2$↑同时伴HCO_3^-↓，必为呼吸性酸中毒并代谢性酸中毒，$PaCO_2$↓同时伴HCO_3^-↑，必为呼吸性碱中毒并代谢性碱中毒。

6. $PaCO_2$和HCO_3^-同时增高或降低且pH值正常，应考虑有混合性酸碱失衡的可能。

（陈　诚　冯　婧）

参考文献

[1] 邵肖梅，叶鸿瑁，丘小汕. 实用新生儿学[M]. 5版. 北京：人民卫生出版社，2019：112-127.

[2] 周伟，吴本清. 新生儿无创呼吸支持技术[M]. 北京：人民卫生出版社，2020：27-37.

[3] 孙建华. 危重新生儿的液体疗法[J]. 中国实用儿科杂志，2008，23（10）：721-722.

[4] 江载芳，申昆玲，沈颖. 诸福堂实用儿科学[M]. 8版. 北京：人民卫生出版社，2015：391-411.

[5] 徐瑞峰，杨建华，王卫凯. 新生儿脱水临床特点分析[J]. 中国小儿急救医学杂志，2014，21（3）：163-164.

[6] LINDOWER J B. Water balance in the fetus and neonate[J]. Semin Fetal Neonatal Med，2017，22（2）：71-75.

[7] OH W. Fluid and electrolyte management of very low birth weight infants[J]. Pediatr Neonatol，2012，53（6）：329-333.

[8] CHOW JM，DOUGLAS D. Fluid and electrolyte management in the premature infant[J]. Neonatal Netw，2008，27（6）：379-386.

[9] WADA M，KUSUDA S，TAKAHASHI N，et al. Fluid and electrolyte balance in extremely preterm infants <24 weeks of gestation in the first week of life[J]. Pediatr Int，2008，50（3）：331-336.

[10] HARTNOLL G. Basic principles and practical steps in the management of fluid balance in the newborn[J]. Semin Neonatol，2003，8（4）：307-313.

[11] MODI N. Management of fluid balance in the very immature neonate[J]. Arch Dis Child Fetal Neonatal Ed，2004，89（2）：F108-111.

[12] SEGAR J L. A physiological approach to fluid and electrolyte management of the preterm infant：Review[J]. J Neonatal Perinatal Med，2020，13（1）：11-19.

[13] BHATIA J. Fluid and electrolyte management in the very low birth weight neonate[J]. J Perinatol，2006，26（1）：S19-21.

[14] BELL E F，ACARREGUI M J. Restricted versus liberal water intake for preventing morbidity and mortality in preterm infants[J]. Cochrane Database Syst Rev，2014，2014（12）：CD000503.

[15] SWEET D G，CARNIELLI V，GREISEN G，et al. European consensus guidelines on the management of respiratory distress syndrome-2019 update[J]. Neonatology，2019，115（4）：432-450.

[16] STEWART A，BRION L P，SOLL R. Diuretics for respiratory distress syndrome in preterm infants[J]. Cochrane Database Syst Rev，2011，（12）：CD001454.

[17] COSTARINO A，BAUMGART S. Modern fluid and electrolyte management of the critically ill premature infant[J]. Pediatr Clin North Am，1986，33（1）：153-178.

[18] MURAT I，HUMBLOT A，GIRAULT L，et al. Neonatal fluid management[J]. Best Pract Res Clin Anaesthesiol，2010，24（3）：365-374.

[19] ARUMAINATHAN R，STENDALL C，VISRAM A. Management of fluids in neonatal surgery[J]. BJA Educ，2018，18（7）：199-203.

[20] BOLAT F，OFLAZ M B，GRIVEN A S，et al. What is the safe approach for neonatal hypematremic dehydration? A retrospective study from a neonatal intensive care unit[J]. Pediatr Emerg Care，2013，29（7）：808-813.

[21] MARCIALIS M A，DESSI A，PINTUS M C，et al. Neonatal hyponatremia：differential diagnosis and treatment[J].

Matern Fetal Neonatal Med，2011，24（1）：75–79.

[22] GOFF D A，Higinio V. Hypernatremia[J]. Pediatr Rev，2009，30（10）：412–413.

[23] NASH P L. Potassum and sodium homeostasis in the neonate[J]. Neonatal Netw，2007，26（2）：125–128.

[24] JAIN A，AGARWAL R，SANKAR M J，et al. Hypocalcemia in the newborn[J]. Indian J Pediatr，2010，77（10）：1123–1128.

[25] QUIGLEY R，BAUM M. Neonatal acid base balance and disturbances[J]. Semin Perinatol，2004，28（2）：97–102.

[26] SHAW M A. Bicarbonate and chloride equilibrium and acid–base balance in the neonate[J]. Neonatal Netw，2008，27（4）：261–266.

第六章

新生儿疼痛管理

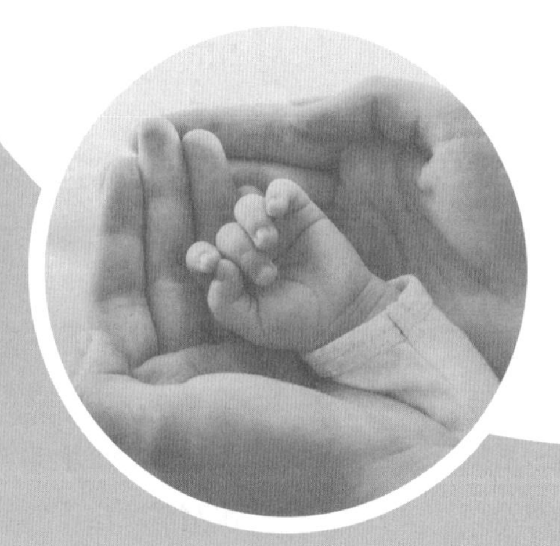

美国阿肯色州儿童医院的Dr. K.J.S. Anand曾经倡议："Management of pain must be considered an important component of the health care provided to all neonates，regardless of their gestational age or severity of illness（不管胎龄和疾病的严重程度，对所有新生儿来说，疼痛的处理必须被考虑为健康管理的一个重要部分）。"也有人认为，疼痛是除体温、呼吸、脉搏、血压四大生命体征之外的第五大生命体征。在许多国家，无论是门诊患者还是住院患者，接诊时都必须进行疼痛评估。疼痛对人体的健康和疾病的康复具有重要影响。国际疼痛研究协会将儿童和婴幼儿的疼痛定义为"一种不愉快的感觉和伴有实际或潜在组织损伤的情绪体验，或是一种伤害，属主观性感觉"，"无交流能力却不能否定一个个体有疼痛体验和需要适当缓解疼痛的可能性"。疼痛为新生儿的潜在特质，尽管新生儿不能自述，但新生儿期疼痛的生理和行为反应可替代主观自述而作为有效的评估疼痛的指标。

第一节 疼痛对新生儿的近期和远期影响

随着神经生理学研究的不断深入，发现神经系统中负责疼痛和疼痛刺激传导的解剖结构及相关神经内分泌物质早在出生前就已发育，且新生儿的感觉传导通路比抑制性通路更易兴奋，这意味着新生儿更易感知疼痛。疼痛是一种躯体或内脏不适感，个体对疼痛或应激的生理反应，以内分泌代谢反应、自主神经反应、神经生理反应和/或行为反应的改变为主要特征。评估和治疗新生儿疼痛的必要性已日益得到重视。

一、新生儿对疼痛的即时效应

新生儿受到疼痛刺激时，可即时表现出激惹、害怕、睡眠和觉醒状态紊乱、耗氧量增加、通气-血流灌注不匹配、营养摄入减少、胃酸增加等。

二、疼痛对新生儿的近期影响

疼痛刺激可导致新生儿代谢增加，灌注减少，呼吸、免疫改变，病情恢复慢，伤口延期愈合，情绪改变等全身反应。操作性疼痛所致的生理、行为变化可加重其病情，而且在多次静脉穿刺后可出现痛觉过敏；反复受到疼痛刺激会导致神经系统结构和功能的重组。早产儿生后早期的疼痛应激与脑室内出血和脑室周围白质软化有关。

近红外光谱检测（near infrared spectroscopy，NIRS）显示，早产儿脑部的躯体感觉区对疼痛刺激（如足跟采血或静脉穿刺）产生皮质激活增强；采用NIRS和脑电图的同步影像学和生理学检查具有更高的时间和空间分辨率，也证实了皮质激活。在不足7日龄的足月儿中，功能性磁共振成像（functional magnetic resonance imaging，fMRI）检查发现，在健康成人受到损伤性刺激后通常会激活的20个脑部区域中，有18个激活，杏仁核及眼窝前额皮质没有激活，这些结果证明新生儿疼痛的感觉性和情感性成分是被激活的，提示其疼痛体验与成人非常相似。

三、疼痛对新生儿的长期影响

有研究表明早期的疼痛经历会对日后行为产生影响，这种影响取决于疼痛的类型、持续时间及程度，新生儿反复遭受疼痛会引起痛觉改变。对足月儿疼痛刺激的长期随访研究表明，继发性的疼痛过敏能持续数月甚至数年，并可导致患儿日后出现慢性疼痛综合征和躯体不适、社交困难、发育迟缓、儿童期注意力不集中、自我调节能力差、学习困难等行为功能障碍。

出生时经历了包皮环切术疼痛的婴儿，在4~6个月后免疫接种时会感到更强烈的疼痛；而出生时经历过胃管引流的新生儿，证实在青春期或成年期发生肠易激综合征的概率增至3倍。早产儿在青春期表现出的躯体疼痛敏感性高于足月儿。这些发现和其他动物试验证实了一种理论，即新生儿反复经历疼痛会导致其疼痛过程的永久性改变。在经历过新生儿期疼痛的成年动物中，也报道了神经解剖学和行为改变。有研究显示，与对照组相比，新生小鼠经历持续性后爪疼痛诱发了其成年时主要传入神经元和脊神经元回路的改变，基线时和感觉刺激后均有改变。另一研究表明，神经元兴奋性毒性引起反复炎性疼痛后，神经解剖学和行为发生了改变，而该疼痛经氯胺酮镇痛可减轻。神经影像学、神经内分泌和神经行为学研究也显示，新生儿经历的反复疼痛会影响神经发育的远期结局。暴露于疼痛相关应激的频率与后续认知功能发育损伤、神经认知过程的改变、脑皮质厚度降低、下丘脑-垂体-肾上腺轴的调节异常有关。

第二节 新生儿疼痛评估

新生儿无法与医护人员或其他人交流，因此难以检测其疼痛及测量疼痛强度。但准确的疼痛评估是新生儿疼痛管理必不可少的部分，可用于确定是否启动治疗及评估疗效，也是实现最佳疼痛管理的必要前提。

一、新生儿疼痛的特点

新生儿临床表现不典型，其对疼痛的反应与对害怕、应激的反应难以区分。新生儿疼痛传导通路发育不完善，痛觉主要通过无髓鞘纤维传递，抑制性神经递质相对匮乏，缺乏良好的抑制作用，会产生夸大的疼痛反应。新生儿感知的疼痛比婴儿和成人更弥漫、强烈和持久。新生儿，尤其早产儿对疼痛较年长儿更敏感，但临床征象不典型，无明显的行为反应。早产儿疼痛调节系统的功能不成熟，但其疼痛反应会随着日龄和疼痛刺激程度的增加而增强。

二、新生儿表达疼痛的方式

1. 行为　疼痛刺激时，新生儿常会出现相应的行为变化（如皱眉、挤眼、努嘴、下颌抖动、舌肌紧张、恶心、呕吐、张口、呃逆、不规律的尖声啼哭等）和功能改变（如肌张力、睡眠模式和喂养方式）。对新生儿来讲，面部整体动作和一组特定的面部表现（皱眉、挤眼、鼻唇沟加深和张嘴）与急性疼痛和术后疼痛有关。

2. 生理指标　新生儿受到疼痛刺激后，还会引起一系列生理指标的变化，如心率增快或心律失常、呼吸增快或呼吸模式改变、血压升高、颅内压波动、氧分压/血氧饱和度下降、迷走神经张力改变、肤色改变、泌汗、瞳孔扩大等。

3. 生化指标　有研究显示，机体受到疼痛应激刺激后会激活下丘脑-垂体-肾上腺素轴释放皮质醇。可将测定唾液和血液中的激素水平作为疼痛的评估指标。

三、新生儿疼痛的分类

根据原发性或继发性痛觉过敏或诱发疼痛的发作情况、持续时间、特点和存在与否，以及与这些疼痛类型相关的典型行为和心理反应等，将新生儿疼痛分为急性阵发性疼痛、急性复发性疼痛、长期疼痛、持续性疼痛和慢性疼痛等几类（表6-1）。

表 6-1　基于临床指标的新生儿疼痛的建议分类

疼痛分类	发作	持续时间	特点	原发痛觉过敏	继发痛觉过敏	痛觉超敏	行为反应	生理反应
急性阵发性疼痛	即刻的	0~120min	锐痛，定位明确	存在，轻微，持续时间短	可能缺乏	可能缺乏	强烈反应性和反射性	高峰值（high peak），交感兴奋
急性复发性疼痛	即刻的	不定	锐痛，定位明确	存在，中度或重度	存在，轻度或中度	可能缺乏	弱反应性和反射性	持久峰值（prolonged peak），交感兴奋
长期疼痛	快速，可能渐进的	1~24h	锐痛，定位弥散	存在，中度或重度	轻度或缺乏	可能缺乏	对刺激强烈反应性	高平台值（high plateau），交感兴奋
持续性疼痛	快速或渐进性，累积性的	1~7d	钝痛/锐痛，定位明确	存在，中度或重度	存在，轻度或中度	也许存在，轻度或中度	起初反应过度，以后反应减退	正常或低的交感兴奋性
慢性疼痛	通常渐进性的	≥8d	钝痛，定位弥散	也许存在（轻度）或缺乏	存在，中度或重度	也许存在，中度或重度	更常见为反应减退，也可能反应过度	正常或抑制的交感神经激动

四、住院新生儿常见的有痛操作及疼痛分度

新生儿住院期间常不可避免的接受一些疼痛刺激，如足跟采血、动静脉穿刺、腰椎穿刺、气管插管及吸痰等。有研究显示，新生儿住院期间平均每天要经历14次疼痛操作，在NICU的新生儿频率则更高。不同的侵入性操作引起的疼痛程度可能不一样（表6-2），可针对疼痛程度的不同采取相应的镇痛措施。

表 6-2　住院新生儿常见的有痛操作及疼痛分度

疼痛程度	侵入性操作
轻微疼痛	足跟采血，鼻咽插管，脐动脉置管，下胃管
中等疼痛	气管插管，气管内吸引，动静脉穿刺，肌内注射
剧烈疼痛	胸腔导管穿刺，动静脉切开，腰椎穿刺，眼底检查
尚不清楚	胸腔导管留置/移除，鼻咽吸引，取出静脉套管

五、新生儿疼痛评估方法

疼痛评估不仅可确定疼痛的部位、强度和持续时间，还可作为疼痛干预及治疗效果的判断标准。新生儿疼痛的行为和生理指标都有其局限性，任何单一指标均不能成为金标准。疼痛复杂的本质和泛化的反应系统提示多个指标的综合评估才可靠。随着计算机和人工智能技术的发展，目前已开发出心率变异性分析、近红外光谱、功能磁共振成像、皮肤电传导、脑电图、哭声识别、肢体动作识别、表情识别等自动检测新生儿疼痛的技术，但这些创新评估方法距离真正的临床应用还需要更多的研究验证。神经生理学指标与行为表现相结合的多模式疼痛测量评估工具是将来努力的方向。

（一）一维性评估方法

以行为指标为基础。常用的一维性评估方法见表6-3。

表 6-3　一维性评估方法

方法	观察项目	适用范围
新生儿面部编码系统（NFCS）	皱眉、挤眼、鼻唇沟加深、张口、嘴上下伸展、嘴左右伸展、舌杯状、下颌颤动、嘴呈O形、伸舌（限用于早产儿）	早产儿和足月儿，可靠有效的方法，常规操作
婴儿和儿童术后疼痛评分量表（CHIPPS）	哭、面部表情、躯干姿势、下肢姿势、躁动不安	适于术后疼痛评估
婴儿躯体编码系统（IBCS）	通过手、足、上臂、腿、头和躯干的运动评分，评估婴儿粗大动作的活跃性	与NFCS联合应用

（二）多维性评估方法

采用生理和行为等多项指标综合评估。常用的多维性评估量表见表6-4。

表 6-4　多维性评估方法

方法	观察项目	适用范围
新生儿疼痛量表（NIPS）	面部表情、哭吵、上肢运动、下肢运动和觉醒状态以及呼吸形式	适用于早产儿和足月儿，常规操作
早产儿疼痛评分简表（PIPP）	面部表情、生理指标、行为状态、胎龄	早产儿和足月儿急性疼痛
新生儿疼痛、躁动与镇静量表（N-PASS）	哭闹、行为状态、面部表情、四肢肌张力、生命体征	足月儿和早产儿急性疼痛、术后或持续疼痛以及镇静水平

续表

方法	观察项目	适用范围
新生儿术后疼痛评分量表（CRIES）	面部表情、需氧程度、哭声、生命征、觉醒度	胎龄32周以上早产儿/足月儿术后疼痛
新生儿舒适评分量表（COMFORTneo）	运动、安静度、警觉度、面部紧张度、呼吸次数、肌张力、心率、血压	用于危重症监护、0~3岁术后婴幼儿
新生儿疼痛与不适量表（EDIN）	面部表情、肢体活动、睡眠质量、与护士接触的质量和可安慰性	适用于早产儿持续性疼痛

（三）常用的新生儿疼痛评分量表

1. 新生儿术后疼痛评分量表（CRIES量表）评估内容包括5个方面：crying（哭闹）；required O_2 for SpO_2＞95%（SpO_2＞95%所需氧浓度）；increased vital signs（生命体征如心率和血压升高）；expression（面部表情）；sleeplessness（失眠）（表6-5）。各项的分值为0~2分，总分为10分，＞3分则应镇痛治疗，0~3分为轻度疼痛（非药物性疼痛管理），4~6分为中度疼痛（蔗糖和非药物性疼痛管理），7~10分为重度疼痛（应通知医生并寻求治疗以缓解疼痛）。

表6-5 CRIES 量表

项目	0分	1分	2分
哭闹	无（或非高调哭）	高调哭但可安抚	高调哭不可安抚
SpO_2＞95%所需氧浓度	无	＜30%	＞30%
生命体征	HR和MBP≤术前值	HR和MBP增高但幅度＜术前值的20%	HR和MBP增高幅度＞术前值的20%
面部表情	无痛苦表情	痛苦表情	痛苦表情伴呻吟
睡眠障碍	无	频繁觉醒	不能入睡

2. 早产儿疼痛评分简表（PIPP量表）评估内容包括：3个行为指标（皱眉、挤眼、鼻唇沟），2个生理指标（心率和SaO_2）和2个相关指标（觉醒程度+面部运动、胎龄）（表6-6，表6-7）。每个指标评分值为0~3分。早产儿总分为21分，足月儿总分为18分。＞6分则应镇痛治疗，7~12分为中度疼痛（舒适措施），＞12分为重度疼痛（药物疗法）。

表6-6 PIPP 量表

项目	0分	1分	2分	3分
胎龄	＞36周	32~35周	28~31周	＜28周
行为状态	活动/觉醒，双眼睁开，有面部活动	安静/觉醒，双眼睁开，无面部活动	活动/睡眠，双眼闭合，有面部活动	安静/睡眠，双眼闭合无面部活动
心率变化值	增加0~4次/min	增加5~14次/min	增加15~24次/min	增加＞24次/min
SpO_2下降值	下降0.0%~2.4%	下降2.5%~4.9%	下降5.0%~7.4%	下降＞7.5%

续表

项目	0分	1分	2分	3分
皱眉动作	无（＜观察时间的9%）	最小值（观察时间的10%~39%）	中值（观察时间的40%~69%）	最大值（＞观察时间的70%）
挤眼动作	无（＜观察时间的9%）	最小值（观察时间的10%~39%）	中值（观察时间的40%~69%）	最大值（＞观察时间的70%）
鼻唇沟加深	无（＜观察时间的9%）	最小值（观察时间的10%~39%）	中值（观察时间的40%~69%）	最大值（＞观察时间的70%）

注：行为状态观察15s；皱眉、挤眼动作等观察30s。

表 6-7 PIPP 量表－修订版（PIPP-R）

项目	0分	1分	2分	3分
胎龄	＞36周	32~35周	28~31周	＜28周
行为状态	活动/觉醒	安静/觉醒	活动/睡眠	安静/睡眠
心率变化值	0~4次/min	5~14次/min	15~24次/min	＞24次/min
SpO_2下降值	0%~2%	3%~5%	6%~8%	＞8%或吸氧浓度增加
皱眉动作/s	无（＜3）	轻度（3~10）	中度（11~20）	重度（＞20）
挤眼动作/s	无（＜3）	轻度（3~10）	中度（11~20）	重度（＞20）
鼻唇沟加深/s	无（＜3）	轻度（3~10）	中度（11~20）	重度（＞20）

注：行为状态观察15s；皱眉、挤眼动作等观察30s。

3. 新生儿疼痛/激惹与镇静量表（Neonatal Pain，Agitation and Sedation Scale，N-PASS） N-PASS分为镇静和疼痛/激惹两大项目，每个项目共有5个条目，包括哭闹/易怒兴奋、行为状态、面部表情、肢体活动肌张力、生命体征（表6-8）。疼痛/ 激惹评分是在没有任何干预的情况下通过观察进行评估，每项评分0~2分，总分为0~10分。镇静评分通常用于使用镇静药物的患儿，每项标准为-2~0分，总分-10~0分；深度镇静目标分值为-5~-10分，轻度镇静目标分值为-2~-5分。不推荐患儿处于深度镇静状态，除非患儿需要机械通气支持。疼痛总分＞2分和镇静评分＜ -2分均需干预治疗。缺点是很难对疼痛和激惹加以区分，另外，用于早产儿需要根据胎龄纠正评分（胎龄＜28周加3分；28~31周加2分；32~35周加1分）。

表 6-8 新生儿疼痛 / 激惹与镇静量表

评估标准	镇静		镇静/疼痛	疼痛/激惹	
	-2	-1	0/0	1	2
哭闹/易怒兴奋	疼痛刺激后无哭闹	疼痛刺激后有轻微呻吟或哭闹	无镇静/无疼痛体征	间歇性激惹或哭闹；可安慰	高音调或不间断的无声哭泣；不可安慰
行为状态	任何刺激后均不觉醒； 无自主活动	轻微刺激后可觉醒；少许自主活动	无镇静/无疼痛体征	烦躁，扭动；频繁觉醒	身体呈弓形，踢腿，不间断地觉醒或轻微刺激后觉醒/无镇静状态下无动作

续表

评估标准	镇静		镇静/疼痛	疼痛/激惹	
	−2	−1	0/0	1	2
面部表情	口唇放松，无特殊面部表情	刺激后有轻微面部表情	无镇静/无疼痛体征	间歇性疼痛表现	不断地有疼痛表现
肢体活动肌张力	无握持反射；肌肉无力	微弱的握持反射，肌张力下降	无镇静/无疼痛体征	手指、脚趾间歇性收紧或张开；躯体放松	手指、脚趾不断收紧或张开；躯体紧张
生命体征	刺激后无改变；低通气或呼吸暂停	刺激后有少于基础生命体征10%的变化	无镇静/无疼痛体征	↑基础生命体征的10%~20%；刺激后$SpO_2$76%~85%，然后快速恢复正常	↑>基础生命体征的20%；刺激后SpO_2≤75%，然后缓慢恢复；呼吸不规则/人机对抗

需要注意，每种评估工具都是针对特定人群和临床情况所研发和验证的，因此没有哪一种是普遍适用的。例如，其中几种量表最初是针对早产儿研发的。对PIPP的血氧饱和度、面部表情和基线行为状态的评分方法做了简化修订，同时将其应用范围扩展到了25~41周胎龄的新生儿。不建议使用单一评估工具来解决所有新生儿的需求。疼痛评估工具的选择取决于需要评估的新生儿人群及疼痛类型。同时，由于观察者间差异性和主观性以及评估工具的效度，限制了现有评估工具实现准确评估的能力。

尽管现有工具存在局限，但仍应采用评估策略以检测疼痛，其中包括采用适合新生儿人群和临床情况的标准化疼痛评估工具，由经过训练的医护人员实施常规评估。然而，临床医生需要认识到这些评估工具的局限性，以及神经功能障碍、早产或神经肌肉阻滞所造成的患者反应改变。

临床实践中，建议每4h在测定生命征时评估一次疼痛，并在每次疼痛性或治疗性干预后也进行评估；对于急性或术后疼痛采用早产儿疼痛简表修订版（PIPP-R），对于长期/持续疼痛则采用新生儿疼痛、躁动与镇静量表（N-PASS）。

第三节 疼痛的非药物干预和药物治疗

为确保新生儿得到充分的疼痛控制，应定期评估患儿是否有急性和/或长期疼痛。在进行择期疼痛性操作前后及操作期间，均应给予镇痛，通常包括联用非药物和药物方法。根据操作的预期疼痛程度，以递进方式给予镇痛；预估并治疗术后疼痛；避免、减轻或限制长期连续疼痛/应激的持续。使用有效的评估工具监测患者对镇痛干预的反应，并根据需要提供额外的镇痛。尽量减少疼痛性操作和不必要的伤害性刺激。

新生儿疼痛治疗的目的为：控制疼痛；减轻

非特异性反应；防止早期疼痛对今后神经系统发育及行为功能的影响。

一、新生儿疼痛的非药物疗法

（一）喂食糖水法

在接受皮肤穿刺操作（如足跟采血或静脉穿刺）的新生儿中，喂食24%蔗糖或20%~30%葡萄糖液可减少总的哭闹时间、减弱心率、血氧饱和度的生理反应或增加迷走神经张力、减少面部痛苦表情、降低疼痛评分。主要机制可能为：通过甜味刺激，激活中枢内源性阿片样物质的释放，产生镇痛疗效。口中蔗糖的存在也可能刺激下丘脑释放内啡肽。用于缓解操作性疼痛，适用于健康足月儿或较大早产儿，对于胎龄或体重较小、病情危重、NEC新生儿不宜使用。治疗新生儿疼痛的最佳剂量尚未确定，一般为0.1~2mL（纠正胎龄24~26周，0.1mL，27~31周，0.25mL，32~36周，0.5mL，37~44周，1mL，45~60周，2mL）。有研究认为，能缓解早产儿操作性疼痛的最低有效剂量为24%的蔗糖0.2mL/kg；在足跟采血前给予新生儿20%葡萄糖2mL口服，可减弱或不引起大脑皮质的疼痛反应。

（二）非营养性吸吮

非营养性吸吮能有效减少早产儿和足月儿的疼痛相关性应激。主要机制可能为：通过刺激口腔触觉和机械感受器提高疼痛阈值，促进5-羟色胺的释放；同时通过吸吮使新生儿更好地处于安静状态，起到一种安慰治疗作用。与不干预、单纯襁褓包裹、单纯摇摆或感觉刺激相比，使用安抚奶嘴的婴儿在疼痛刺激下心率增幅更小，哭闹也更少。然而，单用安抚奶嘴的婴儿与使用蘸过蔗糖安抚奶嘴的婴儿相比，疼痛缓解较差。因此，对于接受轻微疼痛性操作的婴儿，口服蔗糖或母乳喂养优于非营养性吸吮。非营养性吸吮更适合于需限制奶量或禁食的新生儿。

（三）母乳喂养

母乳喂养可通过味觉、哺乳、肌肤接触等途径发挥止痛作用。直接母乳喂养比母亲环抱、母婴皮肤接触、表面麻醉剂及音乐疗法更有效，且效果与口服甜味溶液相同或比其更有效，但喂养挤出的母乳并不一定能减轻足月儿或早产儿的疼痛反应。有研究认为，口服葡萄糖联合母乳喂养或抚触镇痛效果更佳。

（四）袋鼠式护理

袋鼠式护理能通过温和的皮肤接触，刺激新生儿腹侧触觉、前庭和运动感觉系统，减轻新生儿的疼痛反应。有系统评价报道，皮肤接触能够安全有效地减轻单一疼痛性操作（如足跟采血或静脉穿刺）引起的新生儿疼痛。

（五）抚触

抚触一方面可改善新生儿末梢循环，提高一次采血成功率，避免反复多次采血所引起的操作性疼痛；另一方面大量温和良性的刺激通过皮肤感受器传到中枢神经系统，可增强迷走神经活动，提高体内β-内啡肽水平，降低皮质醇和肾上腺素水平而减轻疼痛。研究发现治疗性抚触可促进生理稳定性并降低疼痛评分，但一项盲法随机试验发现，其对胎龄<30周的早产儿无安抚作用或并未降低PIPP评分。

（六）感觉饱和刺激

感觉饱和刺激是指在疼痛性操作过程中进行多种感觉模式输入，如抚摸、按摩、味道、声音和气味。一些研究显示，与单用口服蔗糖相比，在疼痛性操作期间联用感觉饱和刺激（如，辐射保暖或接触熟悉的气味）和口服蔗糖更能减轻婴儿疼痛。但该方法比较耗费人力，并且很难确定适当的刺激量（刺激过多可能会引起不良应激并使婴儿对疼痛敏感，而刺激过少又可能无效），这种细微的界限又随胎龄的不同而变化。

（七）音乐疗法

在新生儿疼痛期间，音乐疗法可减轻疼痛反应并增加生理稳定性。但有系统评价发现这种干预措施和其治疗效果并不稳定。另有一项纳入胎龄＞32周新生儿的随机、对照、盲法、交叉临床试验发现，音乐疗法与口服蔗糖联用和单用其中任意方法相比，所有时间点的PIPP疼痛评分均显著降低，但单用音乐疗法组与单用口服蔗糖组的评分无差异。

（八）体位治疗

主要为保持屈曲体位和包裹襁褓。屈曲体位可同时对本体感觉、温度和触觉感觉系统予以柔和刺激；襁褓可给早产儿以窝巢感觉而提高自我调节能力。襁褓包裹后，结合摇晃或睡水床等前庭刺激，可稳定生理和行为状态，但对胎龄＜31周的早产儿无效。给新生儿实施致痛性操作时，护理人员将两手分别置于新生儿头部和双足，并使其呈屈曲体位，可显著降低各种致痛性操作所产生的疼痛。鸟巢式的体位是包裹襁褓方法之一，可降低新生儿自我调节能力，减轻疼痛。

二、常用的新生儿镇痛药物

（一）阿片类药物

阿片类药物是治疗所有年龄段患者中至重度疼痛最有效的药物。这类药物既有镇痛作用，又有镇静作用；其治疗窗宽，还能减弱生理应激反应。吗啡和芬太尼是最常用于新生儿的阿片类药物。尽管效力更强（如舒芬太尼）、作用时间更短（如阿芬太尼、瑞芬太尼）的阿片类药物或双重镇痛作用阿片类药物（如曲马多）的使用频率越来越高，但这些药物有显著的不良反应，仅用于正在接受侵入性操作的机械通气婴儿，或用于术后镇痛。

1. 吗啡（morphine） 吗啡是最常用于新生儿镇痛的阿片类药物。对于接受机械通气的婴儿或大手术后的婴儿，可采用持续输注的方式给药，或者间歇性给药（用量见表6-9）以减轻侵入性操作引起的急性疼痛。然而，持续输注吗啡有明确的严重不良反应。因此，根据现有资料，更倾向于将其作为单一的镇痛药用于术后或正在接受疼痛性介入操作的机械通气新生儿。对于接受机械通气的患儿，不主张常规持续静脉输注吗啡来镇痛。

2. 芬太尼（fentanyl） 仅在需要速效阿片类药物镇痛，同时又可恰当处理任何相关潜在副作用（如心动过缓、胸壁肌肉强直）的可控情况下（如择期插管）应用芬太尼或其衍生物。其他指征包括：应用芬太尼进行术后镇痛（特别是心脏手术后），或用于肺动脉高压患者（用量见表6-9）。尽管对于机械通气的足月儿或早产儿或者遭受术后疼痛或操作性疼痛的患儿，使用芬太尼镇痛的证据仍较少，但欧洲NICU已频繁且广泛应用该药。不良反应主要为呼吸抑制，成瘾性少见；若长时间使用后（＞5天），开始减量时每1~3天不应超过10%~20%；无远期不良反应。与吗啡相比，芬太尼的镇静或降压作用较小，对胃肠动力或尿潴留的影响也较小，但阿片类药物耐受和戒断反应更强。

当前不推荐对机械通气的早产儿常规持续输注吗啡或芬太尼。吗啡或芬太尼可作为单一的镇痛药用于手术后或出生窒息后接受机械通气的新生儿，或是需要接受中度侵入性操作的机械通气新生儿，如中心静脉置管、气管插管或放置胸腔引流管。对于出生胎龄23~26周且接受机械通气的早产儿或基线时已有低血压的患儿，由于发生相关不良事件的风险较高，使用阿片类药物必须特别小心。

表 6-9 新生儿使用吗啡和芬太尼起始注射速率的参考

病例	吗啡	枸橼酸芬太尼
早产儿	5~10μg/（kg·h）	0.5~1.0μg/（kg·h）
足月儿（≤28天，无心脏疾患）	10μg/（kg·h）	1.0μg/（kg·h）
足月儿（≤28天，有心脏疾患）	5μg/（kg·h）	0.5~1.0μg/（kg·h）
婴儿（>28天，无心脏疾患）	20μg/（kg·h）	1.0~2.0μg/（kg·h）
婴儿（>28天，有心脏疾患）	15μg/（kg·h）	0.5~2.0μg/（kg·h）

（二）非甾体类抗感染镇痛药

对乙酰氨基酚（acetaminophen） 对乙酰氨基酚通过抑制外周前列腺素的合成止痛。不抑制呼吸，不会产生长期依赖，新生儿使用相对更安全，但镇痛效力弱。对乙酰氨基酚不应单独用于急性疼痛，但该药（静脉、口服或直肠给药）可与阿片类药物联合用于术后疼痛，以减少阿片类药物的用量。对乙酰氨基酚也用于轻至中度炎症性疼痛或肢体疼痛。可静脉、口服或通过直肠途径给药。关于静脉用药，对于纠正胎龄32~44周的新生儿，在给予负荷剂量20mg/kg后6h开始采用10mg/kg的维持剂量，此后每6h给予1次；对于成熟度更低的新生儿（胎龄28~31周），给药间隔增至12h。根据胎龄和出生后年龄，推荐每日总剂量为：胎龄24~30周，20~30mg/（kg·d），胎龄31~36周，35~50mg/（kg·d），胎龄37~42周，50~60mg/（kg·d），出生后1~3个月，60~75mg/（kg·d）。口服或直肠给药剂量见表6-10。不良反应主要为肝脏损害，但新生儿极少发生。营养不良和低白蛋白血症的婴儿应谨慎使用。

表 6-10 早产儿和足月儿推荐使用对乙酰氨基酚的方法

病例	口服	直肠途径	每日最大剂量
早产儿（28~32周）	12mg/（kg·次），12h 1次	15mg/（kg·次），12 h 1次	30mg/（kg·d）
早产儿（32~36周）	10~15mg/（kg·次），8h 1次	先负荷量30mg/kg，随后20mg/（kg·次），8h 1次	60mg/（kg·d）
足月儿	10~15 mg/（kg·次），6~8h 1次	先负荷量30mg/kg，随后20mg/（kg·次），8h 1次	60mg/（kg·d）
婴儿	10~15mg/（kg·次），4~6h 1次	先负荷量30mg/kg，随后20mg/（kg·次），6~8 h 1次	80~90mg/（kg·d）

（三）利多卡因/丙胺卡因药膏

利多卡因/丙胺卡因药膏（恩那，eutectic mixture of lidocaine-prilocaine local anesthetics，EMLA）即乳膏状2.5%利多卡因-丙胺卡因两种局部麻醉剂的低共熔混合物，主要应用于足月儿的各种侵入性操作，如各种穿刺及浅表手术等，对于足跟采血引致的疼痛无效。用法即直接将其涂于未受损皮肤，60~90min产生麻醉效果，镇痛持续约1h。丙胺卡因可能诱导高铁血红蛋白血症，单次使用应＜2mg。由于其起效时间长（需1h以上），在一些需要紧急实施麻醉的情况下并不宜选用；EMLA常使血管收缩，导致静脉穿刺困难。EMLA比丁卡因更容易引起局部发红、肿胀或发白。

（四）丁卡因凝胶

丁卡因凝胶（tetracaine）在使用后30min内产生麻醉作用，药效最长可持续4~6h。与安慰剂相比，4%丁卡因凝胶更能减轻静脉置管或静脉穿刺引起的急性疼痛。与EMLA疗效相似，但丁卡因起效更快、作用时间更长，可能比EMLA乳膏更适用于繁忙的临床环境。4%丁卡因凝胶的耐受性良好；最常报道的不良反应是短暂的皮肤局部红斑，很少发生局部水肿与瘙痒，并且无全身中毒的征象。

（五）利多卡因

利多卡因（lidocaine）可局部注射以减轻动静脉穿刺、经皮静脉或动脉置管、腰椎穿刺及包皮环切术引起的疼痛。利多卡因浸润也用于外科手术，以减少术后痛觉过敏和对术后镇痛的需要。通常使用1%（10mg/mL）利多卡因溶液0.5mL/kg皮下浸润，或2%（20mg/mL）利多卡因溶液0.25mL/kg皮下浸润，最大剂量为3~5mg/kg。对于新生儿，应避免联用利多卡因和肾上腺素，以尽可能降低发生组织坏死和快速性心律失常的风险。对3月龄以下婴儿可使用无针设备进行利多卡因皮下注射。

三、常用的新生儿镇静药物

（一）苯二氮䓬类

1. 地西泮（diazepam） ICU内使用最久最广泛的药物，但药物为脂溶性，通过外周血管给药时，可导致疼痛和血栓性脉管炎；其活性代谢产物半衰期长，反复给药可使代谢产物堆积，从而延长停药后的镇静时间和清醒时间。

2. 咪达唑仑（midazolam） 水溶性，能快速透过血脑屏障，起效快，半衰期短；可通过口服、肌内、静脉等多种途径给药；无地西泮的不良反应，且镇静效力较地西泮强4倍，更适合儿科患者尤其是新生儿。使用时必须采用连续静脉给药方法以维持稳定的血药浓度，起始量为1~5μg/（kg·min）。仍应注意呼吸抑制的发生。新生动物模型的累积数据表明，对于发育中的大脑，咪达唑仑可诱导神经元和其他脑细胞凋亡和/或坏死，而这种作用与苯二氮䓬类受体无关；且接受咪达唑仑早产儿的神经系统不良结局增加。因此对NICU中足月儿或早产儿使用咪达唑仑镇静的长期影响值得关注。不推荐对早产儿使用咪达唑仑。

（二）异丙酚（丙泊酚）

异丙酚（propofol）是一种具有镇静催眠作用的麻醉药，起效迅速（注射5~10min起效）、作用时间短（5~10min），还可降低脑代谢率，并有一定的抗惊厥作用。在有呼吸道控制的情况下，可用于颅高压和严重人机对抗的患儿。不良反应有呼吸抑制、心血管抑制，与剂量相关。有学者对其药理动力学研究认为，对出生1周内的新生儿，无论单次静脉注射或持续给药，均会导致血药质量浓度的蓄积效应，因此不推荐在新生儿使用。

（三）巴比妥类

苯巴比妥（phenobarbital）能降低脑组织的耗氧量，具有保护脑组织及抗惊厥作用，在我国广泛用于防治早产儿脑室内出血和持续惊厥的患儿。有文献提出不推荐在早产儿预防性给予苯巴比妥防治脑出血，因为这可能会增加其需要机械通气的风险，而且对今后的神经发育可能也有影响。

（四）水合氯醛

水合氯醛（chloral hydrate）是最古老和最安全的镇静药物之一。其依从性和安全性好，使用方便，常用于非创伤性操作和影像学检查之前，可作为新生儿的镇静药物，尚未见有严重不良反应报道，缺点是镇静作用稍轻。

阿片类镇痛药也有一定的镇静作用，而镇静药物也可辅助镇痛，常联合应用于术后疼痛及操作性疼痛的治疗，如吗啡联合咪达唑仑持续静脉输注是目前ICU中最常用的镇痛镇静技术之一。

四、新生儿特异操作的镇痛

不同的侵入性操作导致的疼痛程度不同，可采用相应的干预措施，即阶梯式镇痛法（表6-11，图6-1）。

步骤1：非药物措施，包括母乳喂养、使用安抚奶嘴、襁褓式包裹或宁握安抚（即轻柔地将新生儿的手臂和双腿保持在屈曲位）、袋鼠式护理、感觉（抚摸、按摩、声音、气味）饱和刺激及口服蔗糖。

步骤2：表面麻醉剂，即局部用利多卡因、利多卡因-丙胺卡因乳膏、丁卡因凝胶。

步骤3：对乙酰氨基酚[口服（每次10~15 mg/kg）、经静脉（每次10~20mg/kg）或直肠给予（每次15~25mg/kg）]或非甾体类抗炎药（nonsteroidal anti-inflammatory drugs，NSAIDs）。操作后的止痛可按需要重复给予维持剂量。

步骤4：缓慢静脉输注阿片类药物，如芬太尼（0.5~2μg/kg）或吗啡（10~30μg/kg），仅作为控制疼痛的单次给药。

步骤5：利多卡因皮下浸润（1%利多卡因溶液0.5mL/kg或2%利多卡因溶液0.25 mL/kg，最大剂量3~5 mg/kg）或作为神经阻滞。

步骤6：采用芬太尼（每次2~4μg/kg）或吗啡（每次50~100μg/kg），联合异丙酚（每次1~2mg/kg，如有低血压要慎用）或氯胺酮（每次1~2mg/kg）深度镇静/止痛；对于简单的操作，优先选择瑞芬太尼（每次1~3μg/kg缓慢输注）或氯胺酮（每次1~2mg/kg）。

表 6-11　新生儿特异操作的镇痛

操作	逐步干预的措施
气管内吸引	步骤1；考虑经气管内导管给予1%利多卡因（每次0.3mL/kg）或静脉给予小剂量芬太尼（0.3μg/kg）
足跟针刺	步骤1和利用机械喷枪（mechanical lance）
去除黏胶	使用溶剂拭子或Aquaphor（阿夸弗尔，优色林）软膏；考虑步骤2
置入胃管	步骤1；考虑步骤2
静脉穿刺	步骤1和步骤2
动脉穿刺	步骤1和步骤2；考虑步骤5
静脉内置管	步骤1和步骤2
胸部理疗	轻柔定位；如果有胸腔引流管存在考虑步骤4
移除静脉导管	使用溶剂拭子；考虑步骤1

续表

操作	逐步干预的措施
伤口处理	步骤1；根据伤口范围考虑步骤2、步骤4、步骤5或步骤6
简单气管插管（如给PS）	步骤4；某些情况下考虑静脉给予小剂量氯胺酮（每次0.5mg/kg）或右美托咪定（每次0.2μg/kg）或瑞芬太尼（每次2μg/kg）。插管前可静脉予阿托品（0.02mg/kg）以避免迷走神经兴奋引起的心动过缓。如有经验的医生在场，可考虑使用短效肌松剂
持久气管插管（如机械通气）	步骤6，如有经验的医生在场，强烈建议使用肌松剂以避免置管损伤；可静脉予阿托品（0.02mg/kg）
中心动静脉置管	步骤1、步骤2、步骤5；考虑步骤6
手指针刺	步骤1和利用机械喷枪
脐静脉置管	步骤1、步骤2、步骤3或步骤5，避免在皮肤上缝合
膀胱挤压	考虑步骤1、步骤3或步骤4
气管插管的拔除	使用溶剂拭子或Aquaphor（阿夸弗尔）软膏；考虑步骤1、步骤3
皮下注射	如有可能应避免；如不能避免，使用步骤1和步骤2
肌内注射	如有可能应避免；如不能避免，使用步骤1和步骤2
换敷料	步骤1；考虑步骤3、步骤4或步骤6（如大范围的话）
腰椎穿刺	步骤1，步骤2、步骤3、步骤5，仔细定位
外周动脉置管	步骤1、步骤2；考虑步骤4、步骤5
包皮环切术	步骤1、步骤2、步骤5；术前考虑步骤4，术前和/或术后考虑步骤3
耻骨上膀胱穿刺	步骤1和步骤2；考虑步骤3、步骤4或步骤5
动脉或静脉切开	步骤1、步骤2、步骤3、步骤4、步骤5；考虑步骤6
PICC置管	步骤1和步骤2；考虑步骤3、步骤4和步骤5
ROP筛查	步骤4、步骤5、步骤6；如使用步骤6，可考虑联合氯胺酮和异丙酚治疗

注：表中所列药物剂量是针对足月儿的，如果是早产儿、低出生体重儿需要进行调整。

A　重度疼痛：切开式中心静脉置管、围手术期疼痛。多需使用局部及静脉联合镇静、镇痛、肌松药物，如EMLA霜、咪达唑仑、芬太尼、对乙酰氨基酚、吗啡，但目前我国尚缺少全国性大样本的多中心研究。

B　中至重度疼痛：腰椎、胸腔、腹腔、侧脑室穿刺，气管插管，胸腔引流管，ROP筛查。操作前需摆好体位，精准穿刺，操作前可局部应用麻醉药物，短暂应用静脉镇静及麻醉药物。

C　中度疼痛：静脉及动脉穿刺，肌内及皮下注射。除轻度疼痛所用措施外，选用合适套管针（24~26 G），精准穿刺是减少疼痛的重要前提；另外，穿刺部位应用局麻类药物（如EMLA霜、利多卡因霜），不推荐静脉用药。

D　轻度疼痛：如手指血及足跟血采样。主要以环境措施为主（温柔抚触、母亲亲喂），辅以非药物措施（舒缓音乐疗法、非营养吸吮联合蔗糖水喂养)。

E　慢性疼痛：各种深静脉、动脉、引流管、导尿管置管后慢性疼痛，术后后遗症及并发症期（如坏死性小肠结肠炎术后造瘘）等。可以应用中等至强效镇静镇痛药物，如吗啡、芬太尼、咪达唑仑，但有一定成瘾性，长期使用镇痛镇静药物，应注意药物不良反应的产生。目前缺乏有效且不良反应较少的举措。

图6-1　新生儿镇痛阶梯方案

（刘荣添　周　伟）

参考文献

[1] 中国医师协会新生儿科医师分会，中国当代儿科杂志编辑委员会. 新生儿疼痛评估与镇痛管理专家共识（2020版）[J]. 中国当代儿科杂志，2020，22（9）：923-930.

[2] 许婧，李冬. 非药物疗法缓解新生儿疼痛的研究进展[J]. 中华新生儿科杂志，2020，35（5）：393-395.

[3] 李梦婷，陈朔晖. 新生儿疼痛自动化评估技术的研究进展[J]. 中国护理管理，2020，20（4）：602-607.

[4] ANAND K J S. Defining pain in newborns：need for a uniform taxonomy[J]. Acta Paediatr，2017，106（9）：1438-1444.

[5] ANAND K J S. Assessment of neonatal pain[OL]. UpToDate，Topic 5021，Version 17.0.

[6] ANAND K J S. Prevention and treatment of neonatal pain[OL]. UpToDate，Topic 5018，Version 57.0.

[7] HARTLEY C，MOULTRIE F，HOSKIN A，et al. Analgesic efficacy and safety of morphine in the Procedural Pain in Premature Infants（Poppi）study：randomised placebo-controlled trial[J]. Lancet，2018，392（10164）：2595-2605.

[8] SHAHID S，FLOREZ I D，MBUAGBAW L. Efficacy and safety of EMLA cream for pain control due to venipuncture in infants：a meta-analysis[J]. Pediatrics，2019，143（1）：e20181173.

[9] HARRISON D，LAROCQUE C，BUENO M，et al. Sweet solutions to reduce procedural pain in neonates：a meta-analysis[J]. Pediatrics，2017，139（1）：e20160955.

[10] COMMITTEE ON FETUS AND NEWBORN and SECTION ON ANESTHESIOLOGY AND PAIN MEDICINE. Prevention and management of procedural pain in the neonate：an update[J]. Pediatrics，2016，137（2）：1-13.
[11] BRUMMELTE S，GRUNAU R E，CHAU V，et al. Procedural pain and brain development in premature newborns[J]. Ann Neurol，2012，71（3）：385-396.

第七章

新生儿高胆红素血症的管理

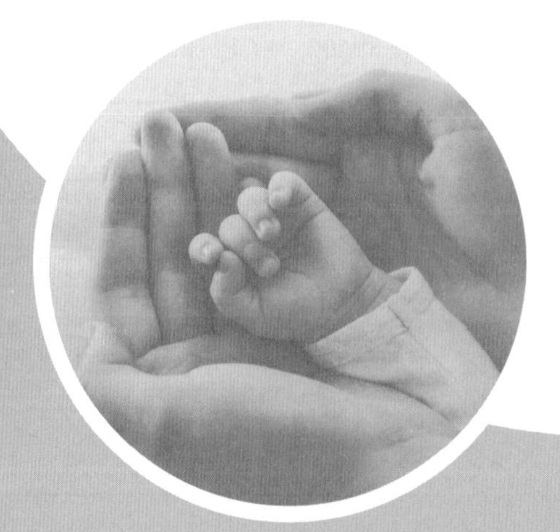

黄疸是新生儿期常见症状之一，它可以是正常发育过程中出现的症状，也可以是某些疾病的表现，严重者可致脑损伤。新生儿血中胆红素>5~7mg/dL可出现肉眼可见的黄疸；50%~60%足月儿和80%早产儿可出现所谓“生理性”黄疸。新生儿黄疸并不等同于新生儿高胆红素血症。针对新生儿黄疸，目前我国一些地方，一方面应用光疗指征过松，导致过度治疗；另一方面对黄疸不重视而使胆红素脑病时有发生。加强新生儿黄疸或新生儿高胆红素血症管理的目标是防止出现重度高胆红素血症，预防胆红素脑病。高胆红素血症的监测、高危因素的评估以及正确及时的处理对于防止重度高胆红素血症和预防胆红素脑病具有十分重要的意义。

第一节 新生儿高胆红素血症的诊断与干预指征

一、新生儿高胆红素血症的诊断

新生儿出生后的胆红素水平是一个动态变化的过程，故在诊断高胆红素血症时需考虑其胎龄、日龄和危险因素。对于胎龄≥35周新生儿，目前多采用美国AAP推荐的新生儿小时胆红素列线图，当胆红素水平超过95百分位时定义为高胆红素血症，应予以干预。根据不同胆红素水平升高程度，胎龄≥35周新生儿高胆红素血症还可以分为：①重度高胆红素血症：血清总胆红素（TSB）峰值超过342μmol/L（20mg/dL）；②极重度高胆红素血症：TSB峰值超过427μmol/L（25mg/dL）；③危险性高胆红素血症：TSB峰值超过510μmol/L（30mg/dL）。

（一）新生儿小时胆红素列线图

如上所述，诊断新生儿高胆红素血症时需考虑其胎龄、日龄和危险因素。危险因素主要包括同族免疫性溶血、G-6-PD缺乏、窒息、显著的嗜睡、体温不稳定、败血症、酸中毒或低蛋白血症等。新生儿高胆红素血症必定有肉眼可见的黄疸，但黄疸不一定是高胆红素血症，只有当血清总胆红素水平超过95百分位时才定义为高胆红素血症。新生儿小时胆红素列线图见图7-1。

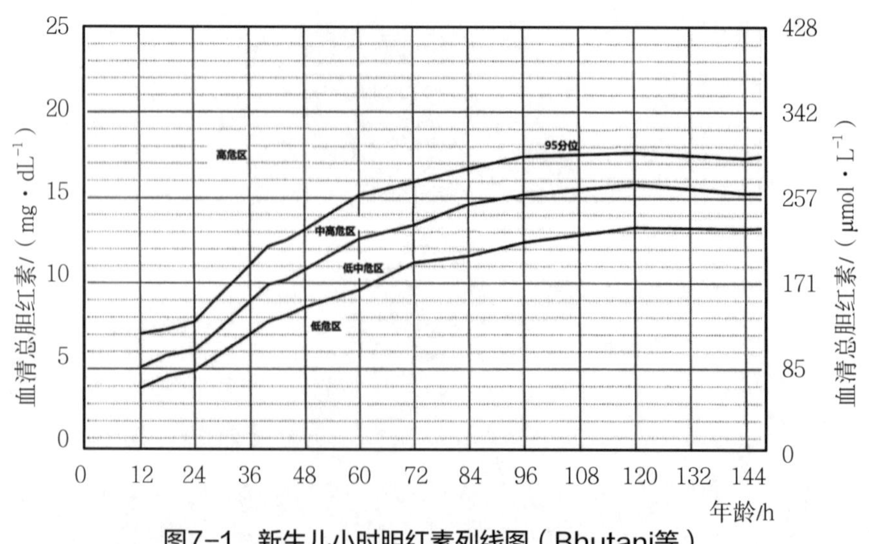

图7-1 新生儿小时胆红素列线图（Bhutani等）

（二）新生儿黄疸监测方法

1. 血清胆红素水平（TSB）测定　结果准确，是诊断金标准。检测方法有：偶氮试剂法、HPLC法、干化学检测法、酶学方法、氧化剂方法等。

2. 经皮胆红素水平（TcB）测定　无创，可动态观察胆红素水平变化以减少有创穿刺次数。但是当新生儿接受光疗以后其结果不能正确反映TSB水平。另外值得注意的是在胆红素水平较高时测得的TcB值可能低于实际TSB水平，且易受肤色、血色素、皮肤厚薄及检测部位等影响，因此建议在TcB值超过小时胆红素列线图的75百分位时测定TSB。还应定期对仪器进行质控。

3. 呼出气一氧化碳（ETCOc）含量测定　血红素在形成胆红素过程中会释放出CO。测定呼出气中CO含量可以反映胆红素生成速度，因此对溶血症患儿可用以预测发生重度高胆红素血症的可能。若没有条件测定ETCOc，检测血液中碳氧血红蛋白（COHb）水平也可以反映胆红素生成的情况。

（三）新生儿高胆红素血症的常见原因和临床特点

引起新生儿高胆红素的原因有很多（表7-1），需要认真识别，以便更有效地进行干预。

表 7-1　新生儿高胆红素血症常见原因和临床特点

病因	相关表现
新生儿高未结合胆红素血症	
• 溶血性疾病	
ABO血型不合	Coombs试验、抗体释放试验阳性
Rh血型不合	母亲抗Rh效价，Coombs及抗体释放试验阳性
其他少见的血型不合	Coombs试验阳性，红细胞形态学异常
• 红细胞结构或代谢异常	
G-6-PD	家族史、自发性溶血
遗传性球形红细胞增多症	家族史、脾大、球形红细胞增多
• 胆红素结合的遗传性缺陷	
Gilberts综合征	家族史、常染色体显性遗传，黄疸程度相对较轻
Crigler-Najjar综合征	病情重、持续终生
• 母乳性黄疸	母乳喂养、生长发育好、多为轻至中度，胆红素消退延迟
• 生理性黄疸	由新生儿胆红素代谢特点所致
新生儿高结合胆红素血症	
• 肝内外胆管疾病	
先天性胆管闭锁	肝内胆管扩张、生后黄疸渐加重、陶土样大便
胆总管囊肿	肝外胆管分支扩张形成
肝内胆汁淤积	常染色体隐性遗传，慢性持续性高结合胆红素血症
• 遗传性代谢缺陷	
半乳糖血症	常染色体隐性遗传，表现为胆汁淤积、肝大、低血糖和白内障
α1-抗胰蛋白酶缺乏	常染色体隐性遗传，表现为胆汁淤积性黄疸、肝功能损害
肝脑肾综合征	胆汁淤积、肝大、肌张力低下及畸形
•感染	有感染的病史和临床表现，可发生胆汁淤积
•特发性新生儿肝炎	缺少特异性的病原学指标，表现为黄疸、肝大
•静脉营养所致胆汁淤积	多见于超低出生体重儿，恢复肠内喂养后1~3个月可以改善
•其他	染色体病、新生儿血色病等

（四）新生儿高胆红素血症诊断思路

见图7-2。

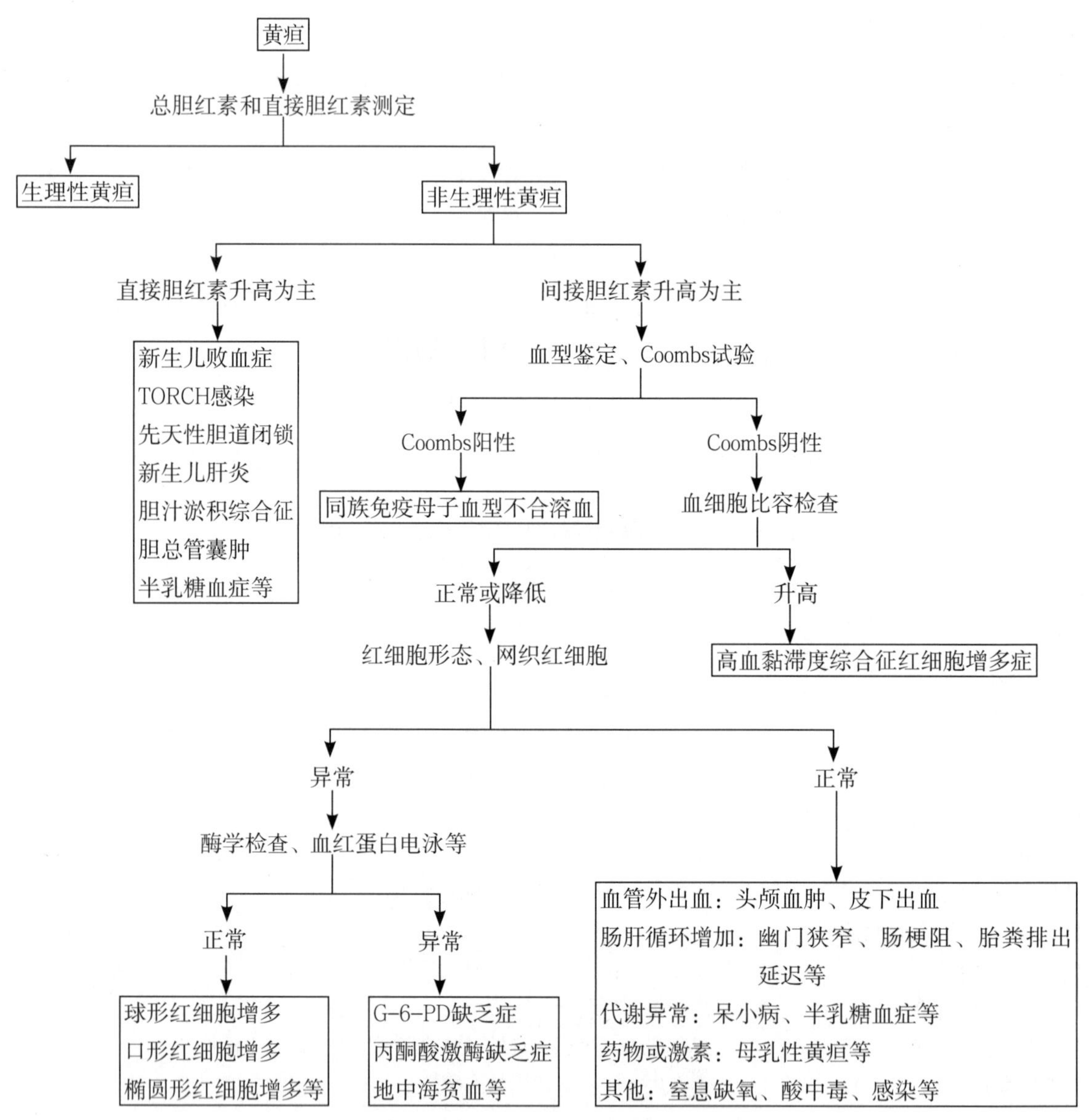

图7-2　新生儿高胆红素血症诊断思路

二、新生儿高胆红素血症的干预指征

防治新生儿黄疸不单是新生儿科医生或儿科医生的任务，产科、婴儿室医务人员和社区医务人员都有各自的责任和义务。各个不同单位的医务人员必需控制足月新生儿总胆红素在第40百分位值，40~75百分位需要短期随访，超过75百分位则作为密切观察对象，超过95百分位则要进行干预。

新生儿高胆红素血症的干预标准主要基于新生儿的胎龄、生后时龄及有无高危因素决定。目前尚无关于新生儿黄疸确切的干预标准，对于胎龄≥35周的新生儿，主要参照美国Bhutani等所制定的新生儿小时胆红素列线图或美国儿科协会推荐的光疗、换血参考曲线（图7-3，图7-4）；对于胎龄＜35周，或体重＜2 500g的新生儿可适当放宽光疗指征（表7-2）。

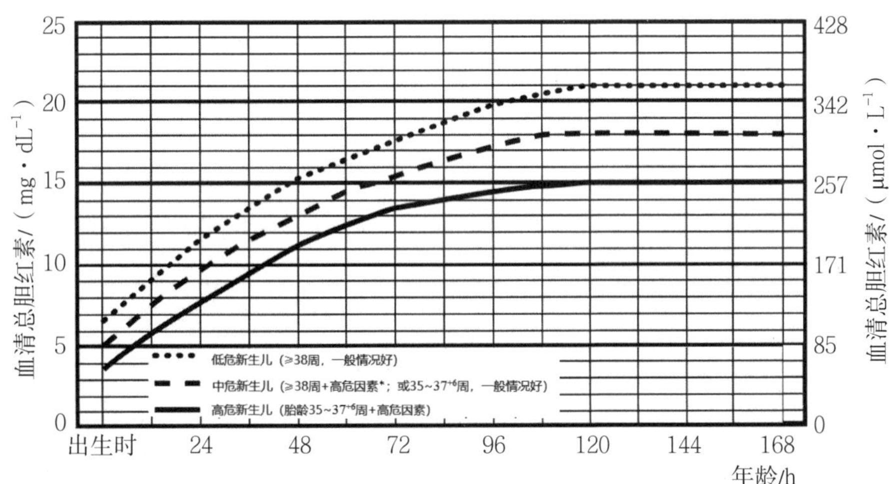

*高危因素：同族免疫性溶血、G-6-PD缺乏、窒息、显著的嗜睡、体温不稳定、败血症、酸中毒或低蛋白血症。

图7-3　胎龄≥35周新生儿光疗参考曲线

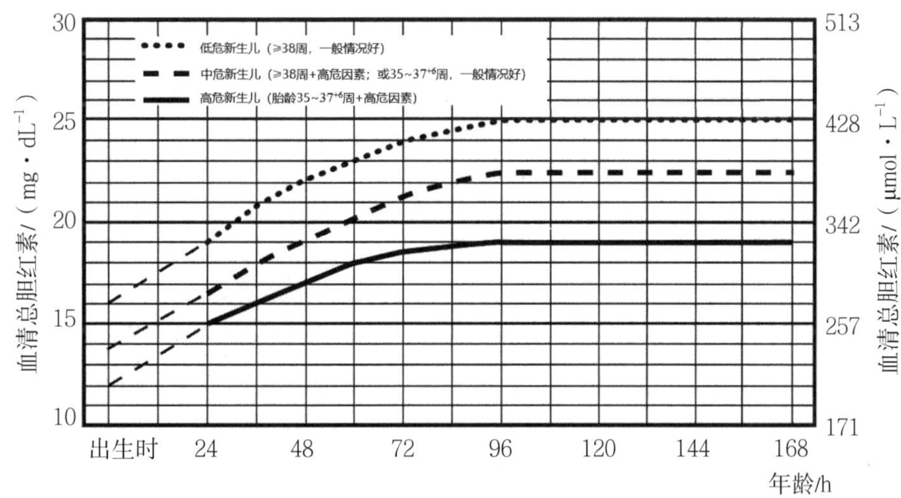

*高危因素：同族免疫性溶血、G-6-PD缺乏、窒息、显著的嗜睡、体温不稳定、败血症、酸中毒或低蛋白血症。

图7-4　胎龄≥35周新生儿换血参考标准

表7-2　出生体重＜2 500g早产儿光疗和换血参考标准

体重/g	血清总胆红素/（mg·dL⁻¹）											
	＜24h		24~48h		48~72h		72~96h		96~120h		≥120h	
	光疗	换血	光疗	换血	光疗	换血	光疗	换血	光疗	换血	光疗	换血
＜1 000	4	8	5	10	6	12	7	12	8	15	8	15
1 000~1 249	5	10	6	12	7	15	9	15	10	18	10	18
1 250~1 999	6	10	7	12	9	15	10	15	12	18	12	18
2 000~2 299	7	12	8	15	10	18	12	20	13	20	14	20
2 300~2 499	9	12	12	18	14	20	16	22	17	23	18	23

（杨乔焕　孟　琼）

第二节 胆红素脑病

严重高胆红素血症可能导致新生儿发生胆红素诱导的神经功能障碍（bilirubin-induced neurologic dysfunction，BIND），甚至急性胆红素脑病（acute bilirubin encephalopathy，ABE），如果ABE没有得到及时的处理，恢复期后可能会发展为慢性胆红素脑病（核黄疸），严重影响患儿日后的生存质量。胆红素脑病（bilirubin encephalopathy）是胆红素神经毒性引起相应的临床症状，而核黄疸（kernicterus）是一个病理学名词，用来形容脑干神经核和小脑被胆红素浸染的情况。在临床上核黄疸和急、慢性胆红素脑病常混为一谈。2004年美国儿科学会建议“急性胆红素脑病”用于描述生后1周内胆红素神经毒性引起的急性临床表现；而“核黄疸”则特指胆红素毒性引起的慢性和永久性损害，包括锥体外系运动障碍、感觉神经性听力丧失、眼球运动障碍和牙釉质发育异常等。

一、诊断要点

（一）病史和危险因素

1. 病史　胎龄、黄疸史、高胆红素血症持续时间、是否接受过治疗、急性期神经系统异常表现等。

2. 危险因素　早产、窒息、缺氧或呼吸困难、严重感染、溶血病、低白蛋白血症、低血糖、低体温、酸中毒等。

（二）临床特点和分类

胆红素脑病的典型临床表现，以往分为4期：警告期、痉挛期、恢复期、后遗症期，现多将前3期称为急性胆红素脑病，第4期称为慢性胆红素脑病。

1. 急性胆红素脑病　初期（警告期）主要表现为轻度反应低下、肌张力轻度减低、嗜睡、活动减少、吸吮弱、轻微高调哭声。极期（痉挛期）主要表现为易激惹、哭声高尖、拒乳、呼吸暂停、呼吸不规则、嗜睡、肌张力增高、角弓反张，可伴有惊厥，甚至昏迷、中枢性呼吸衰竭。存活者通常在1周后进入恢复期，肌张力转为减低，吸吮和对外界反射逐渐恢复，继而呼吸好转，1～2周后急性期症状基本消失。

2. 慢性胆红素脑病　慢性胆红素脑病的典型表现为：婴儿喂养困难，进而高调哭声和肌张力减低，但深腱反射增强，持续颈强直，运动发育迟缓。学龄期可转为肌张力增高。典型的核黄疸后遗症由四联征组成：①锥体外系运动障碍，如手足徐动、流涎、咀嚼和吞咽困难、发音困难等；②听力异常，通常高频听力丧失最严重，在极低出生体重儿可引起感觉神经性听力丧失；③眼球运动障碍，如眼球转动困难，特别是向上凝视受限；④牙釉质发育异常。

3. 胆红素相关的神经功能障碍　胆红素诱导产生的神经损害除了典型的严重的胆红素脑病外，也可因胆红素的毒性影响而表现为轻微的运动功能障碍、听神经功能障碍和/或认知功能异常，称为“胆红素相关的神经功能障碍（BAND）”或“胆红素诱导的神经功能障碍（BIND）”。累及的听神经功能障碍可导致感觉神经性听力损失或耳聋，也可发生听神经病或听同步不良（auditory dys-synchrony）。

4. 早产儿胆红素脑病的特点

（1）早产儿在较低的胆红素水平也可有核黄

疸的病理改变（尸检证实），但可无典型的急性胆红素脑病或核黄疸的临床表现。

（2）与足月儿比较，早产儿锥体外系异常较少见。

（3）与足月儿比较，早产儿对胆红素的血脑屏障通透性和代谢存在差异，早产儿的脑可通过重塑或修复来代偿。

（三）辅助检查

1. 游离胆红素水平及胆红素与白蛋白比值　未结合胆红素大部分与血清白蛋白紧密而可逆地联结和运输，未能与白蛋白联结的那部分未结合胆红素即游离胆红素，只有游离胆红素才能透过血脑屏障引起脑细胞损伤，因而理论上游离胆红素水平是胆红素神经毒性最直接、最敏感指标。但目前检测游离胆红素的方法较繁琐，且成本高、耗时长，未能在临床常规开展。血浆白蛋白与胆红素联结能降低胆红素对神经细胞的毒性，因而胆红素与白蛋白的比值（bilirubin/albumin，B/A）已成为评估胆红素毒性危险性高低的指标。当B/A（摩尔比）<1，胆红素与白蛋白联结牢固；B/A>1，部分胆红素与白蛋白联结疏松；B/A>3，部分胆红素为游离胆红素；B/A=1代表每克白蛋白约联结8.5mg胆红素。因此，正常情况下足月儿无内源性或外源性竞争物质竞争白蛋白同一位点，当血清白蛋白浓度为3～3.5g/dL时应能联结胆红素25～28mg/dL。早产儿、低出生体重儿白蛋白的胆红素联结能力较足月儿明显要低，且其血清白蛋白水平常较低。任何增加游离胆红素、降低白蛋白浓度或其联结能力的因素均可增加脑组织内游离胆红素水平，从而增加胆红素的神经毒性；而增加白蛋白浓度可降低发生胆红素神经毒性的风险。

B/A值现已成为评估胆红素神经毒性危险性的指标之一，且被美国儿科学会纳入评估胆红素严重程度的标准（正常约为0.33±0.08）。有研究显示，当B/A>1时，胆红素脑病发生率可达25.38%；当B/A>2时，胆红素脑病发生率高达88.46%。

2. 脑脊液中胆红素水平　目前临床上较少检测脑脊液中胆红素水平。但有研究报道新生儿胆红素脑病诊断时，脑脊液中未结合胆红素可作为可靠指标。针对胆红素脑病高危者，脑脊液中胆红素水平存在一定临床诊断价值，不仅能反映脑内胆红素水平，而且能反映血脑屏障功能。脑脊液中胆红素浓度正常值为0.24±0.10mg/dL。

3. 听性脑干反应（ABR）或脑干听觉诱发电位（BAEP）　胆红素神经毒性易侵犯脑干和第Ⅷ脑神经，听力损害是胆红素神经毒性的最早、最轻的突出表现之一。脑干听觉通路对胆红素的毒性作用尤为敏感，ABR的异常改变是胆红素脑病患者的常见表现之一，亦可为胆红素引起的神经功能障碍的唯一表现。ABR由一系列的正波（波Ⅰ～Ⅴ）组成，代表从内耳到脑干的听觉通路，波Ⅰ和Ⅱ表示周围的听觉神经通路，波Ⅲ~波Ⅴ代表听觉中枢在脑干水平通路的活动（耳蜗核和外侧丘系）。胆红素诱导的ABR变化主要涉及波Ⅲ和波Ⅴ，损害程度轻则可逆性波间期延长，进展可至振幅消失。ABR的变化可为暂时性的，也可发展成永久的变化。有研究显示，在胆红素损伤神经细胞的可逆阶段，ABR显示特殊波长的潜伏期延长，经治疗后可恢复正常。典型的胆红素脑病者，潜伏期延长，波间隙延长，反应阈值增高，而ABR无反应波者，提示预后不良，阈值超过100分贝者恢复较困难。脑干诱发电位异常（而非MRI异常）是神经系统不良预后的独立危险因素。

4. 磁共振成像　胆红素脑病时受累的神经核团分布与脑发育成熟度无明显关系，即无论是发生在早产儿，还是足月儿，受累区域是一致的。

常见受累核团包括基底节苍白球和底丘核，海马CA2、CA3区，黑质，小脑齿状核和蒲肯野细胞（早产儿易见）。

MRI的变化包括在早期阶段（生后的头3周）在T_1加权扫描（T_1WI）上的双侧苍白球高信号，弥散加权成像（DWI）等信号或稍高信号。慢性胆红素脑病即核黄疸期显示好发部位T_2WI高信号，而T_1WI无明显信号异常。双侧苍白球T_2WI对称性高信号是胆红素脑病的特征性改变，但新生儿期苍白球T_1WI对称性高信号并不一定与胆红素脑病的临床表现相平行。没有苍白球受累表现也不能完全除外急性胆红素脑病。有人认为，新生儿期苍白球T_1WI高信号仅为一种瞬态改变，1～3周后消失，可能与髓鞘化有关，与疾病的远期预后无必然联系。

另外，MRI的信号改变影响因素较多，如检查时间、扫描条件、高胆红素水平的持续时间等都可能与之有关，在分析结果时应注意。

二、治疗原则和措施

1. 胆红素脑病治疗的关键在预防，应及时采取措施，将血清胆红素控制在安全值以下。

2. 缺氧、酸中毒、感染可促使急性胆红素脑病的发生，应积极治疗。

3. 保持水、电解质平衡，供给足够能量，改善循环功能。

4. 急性胆红素脑病的换血治疗　尽管尚无资料证实换血可逆转已发生的神经系统损伤，但仍建议对急性胆红素脑病任一阶段的患儿均进行换血治疗，有可能减少胆红素的进一步脑损伤。

5. 急性胆红素脑病的光疗。

6. 其他对症处理。

7. 慢性胆红素脑病的康复治疗。

三、护理和监护要点

1. 注意监测体温、呼吸、脉搏等生命征及吸吮力、肌张力等。

2. 保证充足的水分和营养供应。

3. 严格无菌操作，防止医院感染。

4. 保持环境安静，各种治疗护理集中操作，减少对患儿的干扰和刺激，避免诱发抽搐，防止呕吐、误吸。

5. 光疗和换血的护理（见本章第四节、第五节）。

6. 对生命体征平稳的患儿尽早给予抚触和康复护理。

四、疗效和预后评估

胆红素脑病重在预防；一旦发生，特别是中重症急性胆红素脑病和慢性胆红素脑病者往往预后不良，存在或轻或重的神经系统后遗症。中重度急性胆红素脑病即使接受双倍换血治疗，仍可能预后不良。

脑干诱发电位异常（而非MRI异常）是神经系统不良预后的独立危险因素。MRI苍白球的信号转变与胆红素脑病的预后关系密切，有学者认为从双侧苍白球急性期T_1WI高信号与慢性期T_2WI高信号同时存在或由前者向后者转变时，标志着预后不良或是导致脑瘫的危险征象；而仅出现急性期T_1高信号，相应部位在慢性期并未出现T_2高信号，则提示预后良好。

五、诊疗关键点和难点

1. 新生儿高胆红素血症所致的神经系统损伤是完全可以通过早期对有风险的胆红素水平进行干预，如光疗而避免脑病的发生。因此极有必要对新生儿早期的胆红素水平进行风险评估和系统管理。

2. 诊断高胆红素血症时必须考虑其胎龄、日龄和危险因素。新生儿黄疸并不等同于新生儿高胆红素血症。

3. 对于早产儿、低出生体重儿或感染等致血脑屏障开放的黄疸患儿，若出现嗜睡、反应低下、肌张力低、凝视，即使血清胆红素水平不是很高，也要引起足够重视，进行严密监测及干预。

4. 对于极低和超低出生体重早产儿，建议出现皮肤黄染即给予预防性光疗，有可能减少高胆红素血症和低胆红素水平的胆红素脑病的发生。

5. 胆红素神经毒性并不是BAEP改变的唯一原因，还有各种原因所致脑损伤，如巨细胞病毒感染、脑发育畸形等。脑发育成熟度也与BAEP关系密切，注意波形变化规律以及不同胎龄和生后日龄的正常参考值。临床应用OAE进行听力筛查或耳蜗麦克风反应检查可评价内耳结构和内外毛细胞功能，但不能代替BAEP，急性胆红素脑病时BAEP严重异常，而OAE和耳蜗麦克风反应检查可正常，这是诊断听神经病或听觉不同步的客观依据。

（杨乔焕　孟　琼）

第三节　新生儿高胆红素血症的药物治疗

药物治疗主要是通过抑制胆红素生成、加强肝脏胆红素清除能力、减少肠肝循环、促进未结合胆红素转为结合型胆红素等四个环节而达到降低血清胆红素水平的目的。目前，被关注的药物有金属卟啉、安妥明、胆盐、胆红素氧化酶等，但药物因缺乏有效评估而尚未广泛应用。

一、减少胆红素产生

1. 金属卟啉类（metalloporphyrins）属合成类的血红素类似物，为血红素加氧酶（heme oxygenase，HO）抑制剂。HO是血红素转变为胆红素过程中的限速酶，金属卟啉类药物就是一类与血红素结构相似的化合物，简言之就是血红素中的铁原子被其他金属原子，如锌、锡、铬所替代。金属卟啉类药物竞争性抑制HO，使得血红素的降解和非结合胆红素的产生减少。

目前临床应用主要集中于锡-中卟啉（Sn-mesoporphyrin，SnMP）和锡-原卟啉。有些小样本临床研究显示可降低新生儿胆红素水平，减少光疗需要及缩短住院时间，临床副作用小。已获得美国FDA批准。但由于缺乏足够的证据来证明这些药物的长期安全性，金属卟啉类药物尚未被推荐应用于新生儿高胆红素血症的常规治疗。

2. 静脉用免疫球蛋白（intravenous immunoglobulin，IVIG）主要作用机制为通过阻断单核-巨噬细胞系统Fc受体发挥作用，阻断溶血过程，减少胆红素的产生。主要用于确诊为新生儿溶血病的患儿，有利于减少或避免换血疗法。IVIG推荐剂量为1.0g/kg，6~8h持续静脉输注，必要时12h后可重复使用1剂。

二、增加肝脏对胆红素的结合和排泄

主要通过以下途径：①提高肝细胞内配体蛋白（如谷胱甘肽S -转移酶，Y-蛋白）结合、储存

未结合胆红素能力；②提高催化未结合胆红素与葡萄糖醛酸连接的酶即胆红素-UDP-葡萄糖醛酸转移酶（bilirubin-UDP-glucuronosyltransferase，UGT1A1）活性；③提高促进结合胆红素分泌的ATP依赖性转运体（MRP2）活性；④提高核受体结构型雄甾烷受体（constitutive androstane receptor，CAR）活性（CAR是胆红素代谢关键调节因子，可增强配体蛋白、UGT1A1和MRP2功能）。

1. 苯巴比妥（phenobarbital） 属CAR激动剂，可增强配体蛋白、UGT1A1和MRP2功能。从20世纪60年代开始用于新生儿黄疸治疗。有研究表明，孕妇在产前1周给予苯巴比妥1g/d，可显著减少新生儿严重高胆红素血症的发生，以及降低新生儿换血的概率。近期又有学者认为苯巴比妥可能对可逆性中间阶段急性胆红素脑病具有一定治疗价值。此外，苯巴比妥还可用于Ⅰ/Ⅱ型Crigler-Najjar病鉴别，Ⅰ型Crigler-Najjar无UGT1A1产生，Ⅱ型仍有5%UGT1A1基础活性；苯巴比妥可使Ⅱ型血浆胆红素下降30%以上，但对Ⅰ型无效。虽然已有部分临床试验肯定了苯巴比妥的作用，但亦有学者提出相反观点。Murki等认为，G-6-PD缺乏症的新生儿出生后前3天预防性口服苯巴比妥5mg/（kg·d），并不能降低光疗及换血的概率。另外，有动物研究发现，苯巴比妥可削弱未结合胆红素在大鼠脑内的氧化代谢，进而增加胆红素的神经毒性。因此，在强调苯巴比妥治疗作用的同时，还需关注其有效性及潜在的不良反应，权衡利弊后再决定是否使用。

2. 安妥明（clofibrate） 又名氯贝丁酯，是过氧化物酶体增殖激活受体（peroxisome proliferators-activated receptors，PPARS）活化剂，属于降脂药物，同时它也可以通过诱导UGT1A1的产生而增强肝脏联结未结合胆红素的作用。有研究表明，剂量为100mg/kg安妥明单次口服治疗G-6-PD缺乏症，可有效降低胆红素水平，缩短光疗时间，无明显副作用；也可协同光疗降低胆红素水平。但安妥明远期安全性有待关注，短期不良反应包括呕吐、腹泻。

3. 中成药（traditional herbal medicine） 茵栀黄为茵陈、栀子、黄芩甙、金银花4种中药组成的混合剂型，由传统中医古方“茵陈蒿汤”衍生而来。目前已证实可通过诱导配体蛋白活性、促进UGT1A1/MRP2联结而发挥退黄作用，且具有清热利湿，保肝利胆，增加胆汁排泄，抑制β-GD活性（茵陈蒿），减少肠肝循环的作用。国内关于茵栀黄的研究较多，应用较广泛，用药过程中副作用较少，偶有便稀或大便次数稍多等情况出现，但一般情况尚好，无其他毒副作用出现。对于重度G-6-PD缺陷患儿，有引起溶血可能，如已明确存在G-6-PD缺陷，不推荐使用；如未确定是否存在G-6-PD缺陷，应慎用。

三、阻断肠肝循环

1. 胆盐（bile salts） 胆盐是胆汁的重要组分，通过增加胆道有机阴离子排出（包括胆红素）、降低甘油三酯分解而减少脂质吸收、肠道捕获胆红素而发挥退黄作用。临床常用熊去氧胆酸或胆酸。熊去氧胆酸在临床上常用来治疗胆汁淤积症，且患儿较易耐受。熊去氧胆酸偶有便秘、过敏、头痛、心动过速等不良反应。

2. 不溶性、难吸收性微粒 主要包括活性炭、磷酸钙、锌盐、消胆胺、琼脂、思密达等，这类药物的共同点为极少被肠道吸收，且能够吸附肠道胆红素而发挥胆红素捕获效应。

（1）活性炭（charcoal） 有临床试验证实生后4h口服活性炭，可阻止肠道吸收胎粪胆红素而降低血清胆红素水平，但生后24h后口服则疗效不显著。目前认为活性炭可与光疗联合，其疗效优于单一光疗。口服活性炭的副作用很少，主要见于呕吐和脱水，但由于其安全性和有效性尚需更多的临床资料支持，且它对正常肠道吸收的影响难以评估，所以目前仍较少用于临床。

（2）磷酸钙（Calcium phosphate）　非晶体的磷酸钙，可迅速沉淀未结合胆红素，并呈剂量依赖性，但游离的钙离子无此效应。动物及临床试验证实口服磷酸钙退黄的有效性，且其作用比较缓和。当Ⅰ型Crigler-Najjar综合征患者血清胆红素上升到危险水平时，口服磷酸钙可作为补充治疗手段，但对Ⅱ型Crigler-Najjar综合征无效。磷酸钙的副作用很少。

（3）锌盐（Zinc salts）　亦可迅速与未结合胆红素结合而发挥肠道胆红素捕获剂效应，并同样具有剂量依赖性。临床应用口服锌盐治疗Gilbert's综合征取得一定疗效，可中等程度降低血清胆红素水平。目前应用的有异丁烯酸锌、硫酸锌等。但由于硫酸锌可升高血清锌水平，进而诱发腹泻、呕吐，甚至贫血等不良反应，使其临床使用受限。

（4）消胆胺（cholestyramine）　是一种季铵盐，可结合小肠内的胆盐。口服消胆胺可使大鼠血中非结合胆红素水平明显下降，但在新生儿中效果不明显。消胆胺的副作用主要有高氯代谢性酸中毒、便秘和腹泻等，且目前其安全性和疗效尚未得到很好的证实，所以并不推荐作为临床用药。

（5）双八面体蒙脱石（dioctahedral smectite）微粉　具有层状结构及非均匀性电荷分布，为高效无毒的胃肠道黏膜保护剂和病原清除剂，且不影响肠道营养物质的吸收。它能吸收、固定和清除肠道未结合胆红素，减少小肠黏膜对未结合胆红素的吸收，减少肠肝循环，从而降低血胆红素浓度。目前国内有较多相关文献报道，但缺乏大样本、多中心、临床对照研究。

3. 脂酶抑制剂　20世纪70年代发现脂质能降低胆红素水平，现推测其退黄机制为可与胆红素的疏水部位结合而发挥肠道胆红素捕获剂作用。多个动物试验均证实脂酶抑制剂奥利司他（Orlistat）可使血浆胆红素水平下降40%，退黄效应与光疗相当，且两者联合有协同效应。奥利司他可降低维生素E水平，长期应用需补充维生素E。

4. 益生菌制剂　降低β葡萄糖醛酸苷酶活性，减少肠肝循环；刺激肠蠕动，促排便，增加胆红素的排泄；使结合胆红素还原成尿胆原、粪胆原随粪便排出。但一般为光疗的辅助治疗，且缺乏大样本、多中心、临床对照研究。未见相关临床副作用报道。

四、减少游离胆红素

游离胆红素升高可增加发生胆红素脑病的风险，1g白蛋白可与8.5mg未结合胆红素联结。白蛋白通过与未结合胆红素进行联结，以复合物的形式转运至肝脏，对于血清胆红素水平接近换血值，且白蛋白水平＜25g/L的新生儿，可补充白蛋白1g/kg，以增加白蛋白与胆红素的联结，从而减少游离胆红素的毒性作用。如无白蛋白，可用血浆10mL/kg静脉滴注。白蛋白或血浆一般每天用1次，视情况可重复使用1～2次。

（杨乔焕　孟　琼）

第四节 光照疗法

光照疗法（phototherapy）简称光疗，是目前治疗新生儿黄疸最常用、最简单和最有效的干预方法。但目前对于光疗治疗过度的担忧也越来越多，有部分研究表明光疗可能具有远期的不良反应，同时过度光疗也会导致新生儿住院时间延长和影响母乳喂养的建立。因此进行光疗时，应根据光疗对新生儿的利弊作出临床评估，以确保光疗方案适当，避免光疗过度或不足。

一、光疗的作用机制

光疗主要采用蓝光或蓝绿光，其发出的光子可使皮肤浅层毛细血管中的脂溶性胆红素分子发生光能量改变，转换为水溶性的无神经毒性的分子，从而降低非结合胆红素的水平。该过程主要的作用机制有：①结构异构化为光红素：光疗使胆红素不可逆地转化为光红素，光红素比胆红素的水溶性更强，无须结合可直接通过胆汁和尿液进行排泄。②光氧合为极性分子：在光疗作用下，通过光氧化反应将胆红素转化为无色的极性化合物，主要通过尿液进行排泄，该过程比较缓慢，清除胆红素有限。③光异构化作用：光疗的作用下，将结构稳定的非结合胆红素异构体4Z，15Z转化为水溶性更强的异构体4Z，15E，异构体4Z，15E不需经过肝脏处理，可直接通过胆汁和尿液排出。

光疗以波长为425~475nm的蓝光和510~530nm的绿光效果最佳，光疗主要作用于皮肤浅层组织，但光疗后皮肤黄疸消退不代表血清未结合胆红素已降至正常。

二、光疗指征

根据2014年《新生儿高胆红素血症诊断和治疗专家共识》，对胎龄≥35周的早产儿和足月儿可参照美国AAP推荐的管理标准，或根据Bhutani小时胆红素列线图，血清TSB超过第95百分位值作为光疗标准。出生体重＜2 500g的早产儿光疗标准可适当放宽，在极低出生体重儿或存在血肿等其他高危因素的新生儿，可以给予预防性光疗（见本章第一节图7-3、表7-2）。

三、光疗的方法

（一）光源设备

目前有多种光源可以选择，研究表明，蓝光发光二极管（蓝光LED）光源光疗安全性和效果最好，可作为光疗的首选，其他可选择的光源有蓝色或绿色荧光灯管、日光或卤素灯泡等。

1. 蓝光LED　蓝光LED采用高强度的氮化镓气体，发光的峰值波长为470±10nm，蓝光LED可以发出胆红素吸收范围内的高强度窄带宽管线，且使用过程中由于轻便、功率低、发热少且可以产生高辐射强度，是目前首先最安全有效的光疗光源。设备有冷光源LED治疗仪、治疗床（箱）、蓝光毯等。有研究显示对于出生体重≤1 000g的早产儿，同样治疗时间内使用蓝光LED治疗后TSB降幅最大，其次是聚光灯、蓝色荧光灯，最后是光纤毯。

2. 蓝色或绿色荧光灯管　是目前应用较广泛的光疗设备，适用于普通的新生儿黄疸，由于荧光灯管衰减较快，在使用2 000h后光疗强度逐渐减弱，应及时更换灯管，以免影响光疗效果。设备有蓝光治疗仪、蓝光治疗箱。

3. 卤素灯　高压汞蒸汽卤素灯在蓝光范围能提供良好的效能。卤素灯光疗仪能提供较荧光光源更高的光照强度，但辐射光谱窄，含红外、紫外波段，具有发热效应，容易造成烫伤。临床少用。

4. 光纤光疗毯　是基于光导纤维技术原理的毯式光疗仪。由一条1m长光导纤维连接一光垫，其反射器的高强度钨氯灯泡发出的光源，经金属光纤过滤器，可提供440~550nm蓝色冷强光，是治疗高胆红素血症的有效光线，通过毯式2 400束光导纤维传导，提供的能量高达55μW/（cm^2·nm）。光纤光疗毯光线未投照到头部，对眼睛无刺激，无须佩戴眼罩和遮盖会阴；且治疗时不影响母乳喂养，利于母乳喂养的推广；可在暖箱内进行，不易出现低体温；光纤几乎不导热，接触皮肤也不会致体温升高。

5. 日光或白炽灯　如没有以上光源的装置，也可采用白炽灯或日光进行光疗，也有一定的效果。

（二）光疗剂量

光照强度以光照对象表面所受到的辐照度计算，标准光疗光照强度（单位面积接收到的辐射功率称为光照强度）为8~10μW/（cm^2·nm），强光疗为30μW/（cm^2·nm）。照射时间可为连续24h，或间断照射，即6~12h后暂停2~4h再照，也有照8~12h后停止16h或12h再照，应按病情需要而定。有报道间断照射效果与连续照射无差异，可酌情选择。胆红素水平接近换血标准时建议采用持续强光疗。Rh溶血病或重度ABO溶血患儿，光照时间一般要48~72h或更长。普通高胆红素血症，只需要24~48h就可获得满意疗效。

（三）光疗方法

根据婴儿黄疸的程度，可以选择单面光疗或双面光疗。将婴儿以仰卧位置于光疗箱内或温箱内，使用遮光眼罩遮住双眼，尿布覆盖会阴部后进行光疗，注意要尽量减少尿布或其他物品对体表的覆盖，尽量暴露身体，以提高光疗的效果。

四、影响光疗效果的因素

（一）光源的选择

光疗作用的强弱与光源和设备有关。多种光源中特殊蓝光最常用，也有认为蓝光加绿光疗效最佳。白光含一定比例的各种光谱，其中蓝光是有效波段，但其波峰较低，疗效较差。组织中未结合胆红素吸收最强的光在光谱的蓝色区域，接近460nm。效果最佳的波长为420~490nm。可见光穿入皮肤深度随着波长的增加而加深。

（二）光照辐射强度

光照辐射强度采用μW/（cm^2·nm）表示。一般光波的波长相对固定为425~475nm。光照强度与光疗效果之间有明确的相关性。所以在光疗之前应使用分光测光仪测定光疗灯或光疗箱内光照强度，对于严重高胆红素血症波长430~490nm，光照强度在≥30~40μW/（cm^2·nm）才是最有效的。虽然光照强度与光疗效果有直接的关系，但有研究表明当光照强度达到或超过饱和点时，光疗的效果将不再增加。研究表明：光照强度不宜超过55μW/（cm^2·nm），强度过高会对婴儿产生副作用（脱水引发的系列问题、皮肤黑色素痣、染色体畸变等），最佳降解胆红素光照强度存在峰值，超过此峰值，治疗效果反而变弱。

（三）照射面积

暴露的体表面积也是决定光疗效果的关键因

素之一。通过皮肤接受光照射使胆红素光解而降低胆红素水平，充分暴露皮肤增加照射面积可提高疗效，因此，光疗时，婴儿应放置在有保暖环境的光疗设备中，洗浴后不要扑粉，尿布面积小，保持四肢舒展姿势更有效。必要时可采用多个光源和多面光源以增加光线与皮肤表面积的接触。位于培养箱中的早产儿使用单面光疗时2~4h翻身一次。如需增加照射面积，可加用光纤毯。

（四）照射距离

上方照射距离40cm较为合适，距离太近影响护理操作，且患儿易出现发热、脱水等不良反应，8根20W灯管照射距离40cm时为3443lx，而下方距离可缩短为20~25cm。光源上下方安装反光设备（如白漆、银白色铅皮等），可能有助于增加光强度。如光疗箱四周围以白布围蔽（至少三面），可使3443lx强度提高到4519lx。

（五）其他

患儿是否便秘亦影响疗效，因光疗后形成的4Z，15E异构体，经胆道排泄入肠腔后，如未能及时排出，又可转变为4Z，15Z，并经肠道吸收，形成胆红素肠肝循环，不利于血清胆红素的下降，因此应保持大便通畅。在溶血病进展快的阶段，光疗不能阻止溶血，总胆红素可能仍较高，切勿误认为无效。

五、光疗效果评价

严重高胆红素血症光疗后4~6h复查总胆红素值，判断光疗效果。根据光疗效果调整干预手段与方法。光疗后4~6h血清总胆红素水平仍上升8.6μmol/（L·h）［（0.5mg/（dL·h）］可视为光疗失败，如达到换血标准应准备换血。

六、停止光疗指征

对于胎龄＞35周新生儿，一般当TSB＜222～239μmol/L（13～14mg/dL）可停止光疗。具体方法可参照：①应用标准光疗时，当TSB降至低于光疗阈值胆红素50μmol/L（3mg/dL）以下时，停止光疗；②应用强光疗时，当TSB降至低于换血阈值胆红素50μmol/L（3mg/dL）以下时，改成标准光疗，然后在TSB降至低于光疗阈值胆红素50μmol/L（3mg/dL）以下时，停止光疗；③应用强光疗时，当TSB降至低于光疗阈值胆红素50μmol/L（3mg/dL）以下时，停止光疗。

七、光疗的不良反应及处理

目前认为光疗是一项安全有效的治疗新生儿高胆红素血症的措施，但光疗过程中也存在一些不良反应，一般停止光疗后可逐渐消退，也有一些光疗相关的远期不良反应需引起重视。

1. 发热与低体温　由于荧光灯产热，光疗最常见副作用为发热。体温可达38~39℃，天气炎热时更高。治疗时应监测体温，及时调整箱温，打开侧板通风散热，必要时暂停光疗或物理降温。天气寒冷室温低下时，双面蓝光箱保暖欠佳，可引起体温偏低，尤其低体重儿，应尽可能采用温箱内单面光疗加蓝光毯，以保持体温稳定。

2. 腹泻　光疗代谢产物经肠道排出时刺激肠壁，引起肠蠕动加快，腹泻较常见。大便稀薄呈绿色，每天可达4~5次，最早于光疗3~4h即可出现，光疗结束后不久即消失。腹泻可导致水分丢失，应及时补充液体。

3. 皮疹　光疗中部分患儿会出现丘疹或瘀点，常分布于面部、躯干及下肢，光疗结束后可消退不留痕迹。原因不明，严重皮疹应暂停光疗。

4. 核黄素缺乏与溶血　核黄素吸收高峰为

450nm，与蓝光光谱相近，因此，蓝光治疗时核黄素与胆红素同时分解。光疗24h以上，可造成体内核黄素缺乏。核黄素缺乏影响黄素腺嘌呤二核苷酸（FAD）合成，红细胞谷胱甘肽还原酶活性降低，导致溶血加重。光疗时予核黄素5mg，每日3次，光疗结束后改为每天1次，连续3天。光疗前30min肌注10mg核黄素可有效预防36h光疗造成的核黄素缺乏。也有人认为光疗结束后24~48h核黄素水平恢复正常，可不予补充。

5. 青铜症　严重高胆红素血症，血清结合胆红素＞68.4μmol/L（4mg/dL）时，且血清谷丙转氨酶、碱性磷酸酶升高，光疗后皮肤呈青铜色，应停止光疗。其原因可能是胆汁淤积，胆红素光化学反应产物经胆管的排泄障碍所致。铜卟啉浓度显著升高，铜卟啉经光照射易于形成棕褐色物质。光疗停止后，青铜症可以逐渐消退。

6. 低血钙　光疗中可引起低血钙的发生，一般无临床症状，可口服钙剂或暂停光疗。严重低血钙可导致呼吸暂停、青紫、抽搐甚至危及生命，应予注意并及时纠正。光疗导致低血钙原因未明，可能为光源中所含的紫外线通过新生儿皮肤产生大量的维生素D，使钙沉积于骨导致血清游离钙降低。

7. 贫血　母婴血型不合溶血病由于抗体存在，光照后可能继续有溶血性贫血现象。G-6-PD缺乏时，光疗使核黄素被氧化，红细胞内核黄素减少，抑制辅酶Ⅱ的产生，从而使G-6-PD与谷胱甘肽还原酶活性降低而加重溶血。有人证明光疗可使红细胞膜引起光敏感氧化性损伤，从而使溶血加重。

8. 视网膜受损。

9. 其他　有报道长时间光疗（＞72h）后患儿外周淋巴细胞姊妹染色单体交换率增加，提示DNA损伤。也有一些研究认为，新生儿时期使用光疗可能会导致：①癫痫发作增加，可能小幅增加新生儿及儿童期癫痫发作的风险，其中男孩的风险更大；②儿童期癌症发病增加；③儿童和青少年黑素细胞痣发生的风险增加。即使光疗只是发生这些远期并发症的危险因素之一，但出于对光疗远期不良反应可能存在的影响，也提醒我们要严格把握光疗的指征。

八、光疗过程的监护和注意事项

1. 光疗时应把婴儿仰卧置于光疗箱内，由于光疗采用的光波波长会对新生儿视网膜造成伤害，且长时间强光疗可能增加男婴外生殖器鳞癌的风险。因此光疗时应该用眼罩遮住眼睛同时使用尿布遮盖外生殖器，同时尽量多暴露其他部位的皮肤。

2. 持续的光疗会导致新生儿的不显性失水增多，同时光疗的患儿往往伴有大便次数增多，容易造成血容量的不足，因此需监测新生儿的出入量，必要时适当增加补液量。

3. 光疗过程中，肉眼难以区分新生儿是否存在发绀，光疗的过程中必须给予心电监护，监测生命体征，同时加强巡视，监测出入量，对存在发热、发绀、惊厥、呼吸暂停等病理状态及时处理，并严密监测胆红素水平变化情况，一般6～12h监测一次胆红素的变化情况，对于溶血症或TSB接近换血水平的患儿需在光疗开始后4～6h内监测，当光疗结束后12～24h应监测TSB水平，注意反弹情况。

4. 注意监测体温，光疗特别是荧光灯管光疗时可因环境温度升高引起发热。

5. 结合胆红素超过68.4μmol/L（4mg/dL）不宜光疗。

6. 观察患儿的皮肤情况，如出现大面积的皮疹或青铜症，可考虑暂停光疗。

（杨乔焕　孟　琼）

第五节 换血疗法

换血疗法（exchange transfusion）是治疗新生儿重症高胆红素血症最迅速有效的方法，主要用于同族免疫性溶血导致的胆红素生成增多，除了可去除过高的胆红素外，还可以清除循环中的抗体和致敏红细胞，纠正贫血、改善低氧血症、防止心力衰竭。同时也可用于其他原因所致的严重高胆红素血症。换血疗法还可用于治疗新生儿弥漫性血管内凝血、严重败血症、药物中毒以及用于去除体内各种毒素等。

一、换血指征

1. 出生胎龄≥35周的新生儿，参照2004年美国儿科学会推荐的换血参考标准（见本章第一节图7-4），出生体重＜2 500g的早产儿换血标准参考本章第一节表7-2。在准备换血的同时先给予患儿强光疗4~6h，若TSB水平未下降甚至持续上升，或对于免疫性溶血患儿在光疗后TSB下降幅度未达到34~50μmol/L（2~3mg/dL），立即给予换血。

2. 严重溶血、出生时脐带血胆红素＞76μmol/L（4.5mg/dL），血红蛋白＜110g/L，伴有水肿、肝脾大和心力衰竭。

3. 已有急性胆红素脑病的临床表现者无论胆红素水平是否达到换血标准，或TSB在准备换血期间已明显下降，都应换血。

4. 早产儿或存在缺氧、酸中毒、低蛋白血症等胆红素脑病的高危因素时，应适当放宽换血指征，给予积极干预。

美国儿科学会2004年指南中推荐，对于胎龄≥38周新生儿，血清胆红素/白蛋白（B/A）值＞8.0（mg/dL：g/L），要考虑换血；35~37周健康新生儿或38周以上有高危因素或G-6-PD等溶血性疾病的患儿，B/A＞7.2（mg/dL：g/L），要考虑换血；35~37周有高危因素或G-6-PD等溶血性疾病的患儿，B/A＞6.8（mg/dL：g/L），要考虑换血。我国的推荐方案中尚未将B/A纳入评估指标。

二、血源的选择和换血量的确定

1. 血源的选择

（1）Rh血型不合时，采用Rh血型与母同型，ABO血型与新生儿同型或O型血。在Rh（D）溶血病无Rh阴性血时，不得已也可用无抗D（IgG）的Rh阳性血。

（2）ABO血型不合时，最好用O型红细胞与AB型血浆混合的血，也可选用O型或与新生儿血型相同的血。

（3）其他疾病　如Coombs试验阴性的高胆红素血症、败血症等，用Rh及ABO血型均与新生儿相同的全血。

胎儿所有抗Rh、抗A或抗B IgG都来自母体，故换血用的血液应该与母亲血清无凝集反应。有关换血血型的选择次序见表7-3。

表 7-3　新生儿换血血液的选择

新生儿	换血的血型选择次序
Rh溶血病有抗D者	①Rh阴性，ABO型同患儿 ②Rh阴性，O型血 ③无抗D IgG的Rh阳性，ABO型同患儿 ④无抗D IgG的Rh阳性，O型血

续表

新生儿	换血的血型选择次序
Rh溶血病抗C、E等者	①Rh型同母亲，ABO型同患儿 ②Rh型同母亲，O型血 ③无抗C、E等IgG的任何Rh型，ABO型同患儿 ④无抗C、E等IgG的任何Rh型，O型血
ABO溶血病	①O型红细胞，AB型血浆 ②O型血 ③同型血
不明原因的高胆红素血症	①同型血 ②O型血

2. 对供血的要求

（1）献血员应经血库筛选（除外G-6-PD缺乏症、镰状红细胞贫血等）。同族免疫溶血病时献血员应与母血清及婴儿血作交叉配合。

（2）白细胞是嗜白细胞病毒载体，可能导致巨细胞病毒、人类T淋巴细胞白血病病毒和人类免疫缺陷病毒等经血传播。以去白细胞血（保存前用滤器去除白细胞）或低度放射线杀白细胞血换血可减少此类风险。

3. 抗凝剂的选择

（1）肝素抗凝血　每100mL血中加肝素3~4mg，换血结束时可用换入血中肝素半量的鱼精蛋白中和。肝素血的贮存不能超过24h。

（2）枸橼酸盐抗凝血　枸橼酸盐抗凝血100mL中含枸橼酸钠2.2g，枸橼酸0.8g，葡萄糖2.45g，保养液占血量的1/5。枸橼酸盐保养液可结合游离钙，引起低钙血症，故每换100mL血应缓慢注射10%葡萄糖酸钙1mL，换血结束时再注射2~3mL，但也有人认为没必要。因保养液中葡萄糖含量较高，可刺激胰岛素的分泌，使血糖降低，故换血后数小时内应密切观察有无低血糖症的发生。必要时每换100mL血补给25%葡萄糖液3mL。枸橼酸盐抗凝血最好为新鲜血，不应超过3天，以防止高钾血症。

现代输血观点认为保存血比新鲜血更为安全，有报道枸橼酸盐-磷酸盐-葡萄糖（CDP）或枸橼酸盐-磷酸盐-葡萄糖-腺嘌呤（CDPA）抗凝血，保存7天可看成新鲜血，能满足换血的需要，对内环境影响小，不会导致血钾过高。

4. 换血量的确定

换血量等于新生儿血容量时，可换出70%~75%的新生儿红细胞；换血量2倍于新生儿血容量时，可换出90%的新生儿红细胞。但所能换出的胆红素和游离抗体的量则显著低于红细胞，这是由于胆红素和游离抗体可进入血管外组织。

（1）双倍量换血　血型不合所致高胆红素血症，适宜的换血量为新生儿估计血容量的2倍，所需全血量（mL）为：体重（kg）×2×估计血容量或按150~180mL/kg体重计算。足月儿估计血容量为85mL/kg，而极低出生体重儿血容量约为100mL/kg。胆红素换出率约50%。采用2倍以上的换血量时，换血效果的增加非常有限。如用红细胞与血浆的“混合”血，按配制成的HCT为0.50计算，实际所用红细胞制品和血浆的量如下：所需绝对红细胞量（mL）=换血量/2；所需实际红细胞制品量=所需绝对红细胞量/红细胞制品的HCT；所需实际血浆量=换血总量-所需实际红细胞制品量。根据患儿的临床情况可以将红细胞和血浆配置成不同HCT的血液，并在换血过程中调节HCT。对于严重贫血的新生儿可以先用HCT≥0.70的浓缩血迅速纠正贫血，随后逐渐降低HCT。

（2）单倍量换血　适用于凝血缺陷病、败血症等。高胆红素血症时，单倍量换血的胆红素换出率约为28.75%。

（3）部分换血

1）贫血：多用浓缩红细胞进行部分换血。

$$所需浓缩红细胞量（mL）= \frac{血容量 \times [要求Hb（g/L）- 测得Hb（g/L）]}{浓缩红细胞Hb（g/L）- 测得Hb（g/L）}$$

注：浓缩红细胞Hb为220g/L（22g/dL）。

2）红细胞增多症：多用新鲜冰冻血浆或白蛋白进行部分换血。

$$换血量（mL）= \frac{血容量 \times [实际HCT-预期HCT]}{实际HCT}$$

注：新生儿血容量=85mL×体重（kg），预期HCT为0.60。

三、换血疗法的技术操作

1. 器材准备

（1）辐射加温床，输注泵，体温计，心电、血压、氧饱和度监测仪，复苏器等。

（2）婴儿约束带，胃管，吸引装置。

（3）放置动、静脉留置管的全套消毒设备，动脉、静脉留置针，静脉测压装置。

（4）换血用器皿　滤血器2~3个，20mL注射器20~30个，采血管若干个，延长管2条，静脉输液管3条，三通管3个，放置废血容器1个。

（5）药物　含6.25U/mL肝素生理盐水（100mL含肝素10mg），5%葡萄糖注射液及10%葡萄糖酸钙注射液（每100mL血备1mL可预防低血钙），硫酸鱼精蛋白1支，急救备用药品等。

2. 术前准备

（1）禁食3~4h，抽出胃内容物，肌注苯巴比妥钠10mg/kg，置患儿于辐射保温床上约束四肢，接上监护仪。

（2）如伴窒息、缺氧、酸中毒、心力衰竭、休克、低血糖、低蛋白血症等，须先纠正。如呼吸情况欠佳或呼吸衰竭，先行气管插管给予机械通气以改善呼吸功能。

（3）高胆红素血症，无心力衰竭者换血前1h用白蛋白1g/kg静脉慢注，Rh溶血病有严重贫血时应先以浓缩红细胞作部分换血，待Hb上升至120g/L以上再行双倍量全血换血。

（4）冲洗连接管道　抽吸肝素生理盐水（6.25U/mL）冲洗并充满管道，由活塞排净气泡。

3. 换血方法

（1）单管交替抽注法（Diamond法）　传统采用脐静脉插管单通道反复抽、输血，因其弊端较多，疗效不及双管同步法，现已逐步淘汰。

（2）双管同步抽注法　目前采用改良双管同步换血法，备有两条大动静脉血管通路，抽与注同时进行，同步、等量、等时。以桡动脉或颞浅动脉抽血，大隐静脉、腋静脉或股静脉输注血，血流较畅。应注意穿刺针套管较细、软、短（约1.6cm），抽血不及脐动脉顺畅，如固定不牢，有松脱出血危险。

也有报道采用外周静脉-静脉同步换血法，以股静脉抽血时，上肢或头皮静脉输血，以颈内静脉抽血时，下肢静脉输血方式换血。

（3）血液分离系统换血法　血细胞分离系统（例如，美国COBE公司生产的COBE Spectra血细胞分离机）是一种完全连续流动式的血液成分分离器，能从献血者或患者体内分离及收集血液成分。新生儿重度高胆红素血症可应用双针治疗性血浆交换（TPE）程序，通过采血泵与抗凝剂泵将患儿动脉血与抗凝剂混合后经采血管路进入采血室，当混合血经过TPE槽路时，血浆（含大量的胆红素）留在内部通过流出管进入收集袋废弃，细胞成分（红细胞、白细胞、血小板）通过红细胞回输管路退出槽路（回输体内），同时从回输管路将新鲜冰冻血浆（置换液）输入体内，从而换出胆红素又能保存部分白细胞、血小板。血液在封闭系统内运行可减少污染机会，应更为合理。胆红素换出率约为51.5%。

4. 换血步骤　作桡动脉穿刺，连接延长管和2个串联三通管，第1个三通管接含肝素盐水的注射器，第2个三通管作为抽出患儿血液用；作周围静脉穿刺，连接三通管，与血滤管及注射器相接。另一条周围静脉同时按每100mL供血输入稀释的10%葡萄糖酸钙1~2mL。

（1）手动法

1）换血速度　每次抽血速度为2~5mL/（kg·min）。

2）每次换血量　体重＞2kg者为每次20mL，1kg~2kg者为每次10mL，＜1kg者为每次5mL。

3）抽血次数　总换血量÷每次抽血量。

4）每次抽血间隔时间为5~8min，换血时间为2~4h。

（2）全自动法

1）排血装置　动脉留置针连接三通管，三通管一端接肝素盐水（6.25U/mL），速度30mL/h以保持排血管通畅，另一端接延长管至废血量筒，输液泵置于延长管上，排血速度为30mL/h加输血速度。

2）开始换血速度100mL/h，10min增至120mL/h，30min增至150~200mL/h。余血量30mL时停止排血。

3）换血时间约150min，总胆红素换出率为48.41%。

（3）血液分离系统换血法

1）用洗涤红细胞或洗涤红细胞加生理盐水预充一次性置换管道（285mL），以新鲜冰冻血浆为置换液（80mL/kg），血制品均用恒温箱复温37℃。

2）将动脉置管连接入管道，输入患儿性别、身长、体重、血细胞比容等。

3）设置采血P抗凝剂（ACD-A）比例为12∶1，设置程序终点为1.0血浆容积，即80mL/kg。

4）采血泵流速及血浆P红细胞泵速度按患儿具体情况而定。

四、换血中的监护与管理

1. 监测血压、血氧饱和度，记录呼吸、心率、体温、尿量、每次进出血量等各项临床参数。根据中心静脉压（CVP）或血压调节抽注速度，CVP＞0.78kPa（8cmH_2O）或血压偏高时多抽少注，CVP或血压偏低时多注少抽。

2. 换血前、后做血培养、血生化、胆红素、血糖、血常规检查，换血中检测血气、血电解质。

3. 肝素抗凝血的血糖水平低，易发生低血糖，术中每100mL血给予5~10mL的5%葡萄糖，以保持血糖稳定。

4. 枸橼酸抗凝血可导致低血钙，术中每100mL血给予1~2mL的10%葡萄糖酸钙，须经另一静脉通路注入。目前主张根据血钙水平调整。

五、换血疗法的并发症及其处理

1. 血制品所致并发症　血源性传播感染如乙型肝炎、巨细胞病毒感染、艾滋病、败血症；白细胞所致的非溶血性发热反应、HLA同种免疫、输血相关移植物抗宿主病。应严格按照国家标准经中心血站的血液筛选检测，包括HIV、HTLV、HBV、HCV和梅毒等项目。利用少白细胞血液换血。

2. 心血管并发症　心律紊乱、心力衰竭、空气栓塞导致心搏骤停。应严密监测心电节律，积极寻找并纠正可致心律紊乱原因（电解质紊乱、酸中毒、休克等），术中注意掌握输血与输液速度，根据中心静脉压及时调整速度。换血管道切忌有空气，静脉导管不可开口放置在空气中，以免患儿哭闹或深喘气时吸入空气导致空气栓塞。

3. 血生化改变

（1）血糖及电解质紊乱　术中或术后可出现低血糖、低血钙、低血镁、高血钾、低血钾、高血钠。术前应纠正血糖与电解质紊乱，术中注意监测血糖与电解质，保持其稳定。必要时检测供血血糖、电解质水平，以利于及时纠正。

（2）蛋白及甲状腺素改变　总蛋白、白蛋白、甲状腺素水平下降，可在术后3~5天恢复正常。术后12~24h血中IgG、IgA、IgM水平显著提高。可酌情输注白蛋白或静脉丙种球蛋白，短期口服甲状腺素。

（3）白细胞及血小板改变　白细胞、血小板数可下降，其与供血有关。严重败血症新生儿换血后，白细胞、血小板上升，可能与感染毒素清除后，骨髓抑制减轻有关。可酌情输入白细胞与血小板。

（4）血浆渗透压改变　术中或术后血浆渗透压可升高，其可能与高血糖、高血钠有关。术中、术后应避免高渗液体输注，以免引起严重中枢神经系统损伤。

4. 出血性并发症　可致血小板减少或出血。严重血小板减少症，应在术前和术后输入血小板。弥漫性血管内凝血（disseminated intravascular coagulation，DIC）患儿应采用肝素血并于术后给予半量的鱼精蛋白纠正。

5. 血管性并发症　可发生栓塞、血栓形成、坏死性小肠结肠炎。换血管道切忌有血凝块注入，及时更换易发生血凝块栓塞的三通管。避免选择脐静脉换血，减少坏死性小肠结肠炎的发生。

6. 早产儿并发症　早产儿有可能发生脑室内出血、极低出生体重儿视网膜病。注意换血速度，减少血流动力学的急剧变化，保持血压及内环境稳定。

六、换血术后的处理

1. 监测生命体征　观察血氧饱和度、呼吸、心率、心律，测血压每小时1次，共4次，以后改每2h测1次，共4次，注意心功能情况。

2. 监测血糖　换血后4h内每隔1~2h测血糖1次，及时纠正低血糖或暂时性高血糖。

3. 蓝光治疗　高胆红素血症换血后继续蓝光治疗，次日复查血清胆红素。如仍高于342μmol/L（20mg/dL），考虑再次换血。

4. 预防感染　术后3天可用抗菌药物预防感染。

5. 监测血常规　有报道换血后47.56%的患儿出现贫血，术后3~5天内每隔1~2天检测血常规，当Hb＜100g/L时需输入与换入血型相同的浓缩红细胞。白细胞及血小板的降低可望在3~5天恢复，酌情输注血小板。

6. 纠正电解质紊乱　监测电解质，常见高钠、低钾、低钙，应及时纠正；有报道甲状腺素、血清总蛋白和白蛋白降低。

7. 穿刺针处理　注意穿刺针的脱落及出血，每2h输注少量肝素生理盐水，以保持管道通畅，备再次换血之用。若不需要换血可拔管。

8. 喂养　情况稳定，换血后8h开始喂奶。

尽管换血能有效地改善患儿的病情，但换血可能影响机体内环境稳定。因此，应严格掌握换血指征，并严密监测患儿的病情变化，及时处理换血中和换血后相关问题，不断探索更好及更安全的方法，降低换血风险。

（杨乔焕　孟　琼）

参考文献

[1] 王箫，杜立中. 早产儿胆红素脑损伤的研究进展[J]. 中华实用儿科临床杂志，2018，33（14）：1041-1045.

[2] 中华医学会儿科学分会新生儿学组，《中华儿科杂志》编辑委员会. 新生儿高胆红素血症诊断和治疗专家共识[J]. 中华儿科杂志，2014，52（10）：745-748.

[3]《中华儿科杂志》编辑委员会，中华医学会儿科学分会新生儿学组. 新生儿黄疸诊疗原则的专家共识[J]. 中华儿科杂志，2010，48（9）：685-686.

[4] 刘义，杜立中. 新生儿黄疸诊疗原则的专家共识解读[J]. 中华儿科杂志，2010，48（9）：691-694.

[5] 李秋平，封志纯. 美国儿科学会最新新生儿黄疸诊疗指南[J]. 实用儿科临床杂志，2006，21（14）：958-960.

[6] 周伟. 实用新生儿治疗技术[M]. 北京：人民军医出版社，2010：315-336.

[7] 邵肖梅，叶鸿瑁，邱小汕. 实用新生儿学[M]. 5版. 北京：人民卫生出版社，2019：190-196.

[8] 童笑梅，韩彤妍，朴梅花. 新生儿重症监护医学[M]. 北京：北京大学医学出版社，2019：520-547.

[9] WICKREMASINGHE A C，KUZNIEWICZ M W，GRIMES B A，et al. Neonatal phototherapy and infantile cancer[J]. Pediatrics，2016，137（6）：e20151353.

[10] TYSON J E，PEDROZA C，LANGER J，et al. Does aggressive phototherapy increase mortality while decreasing profound impairment among the smallest and sickest newborns?[J]. J Perinatol，2012，32（9）：677-684.

[11] MORRIS B H，TYSON J E，STEVENSON D K，et al. Efficacy of phototherapy devices and outcomes among extremely low birth weight infants：multi-center observational study[J]. J Perinatol，2013，33（2）：126-133.

[12] TRIDENTE A，DE LUCA D. Efficacy of light-emitting diode versus other light sources for treatment of neonatal hyperbilirubinemia：a systematic review and meta-analysis[J]. Acta Paediatr，2012，101（5）：458-465.

[13] KUMAR P，CHAWLA D，DEORARI A. Light-emitting diode phototherapy for unconjugated hyperbilirubinaemia in neonates[J]. Cochrane Database Syst Rev，2011（12）：CD007969.

[14] AMERICAN ACADEMY OF PEDIATRICS SUBCOMMITTEE ON HYPERBILIRUBINEMIA. Management of hyperbilirubinemia in the newborn infant 35 or more weeks of gestation[J]. Pediatrics，2004，114（1）：297-316.

[15] BHUTANI VK，JOHNSON L，SIVIERI EM. Predictive ability of a predischarge hour-specific serum bilirubin for subsequent significant hyperbilirubinemia in healthy term and near-term newborns[J]. Pediatrics，1999，103（1）：6-14.

[16] MUCHOWSKI KE. Evaluation and treatment of neonatal hyperbilirubinemia[J]. Am Fam Physician，2014，89（11）：873-878.

第八章

新生儿重症感染和医院感染

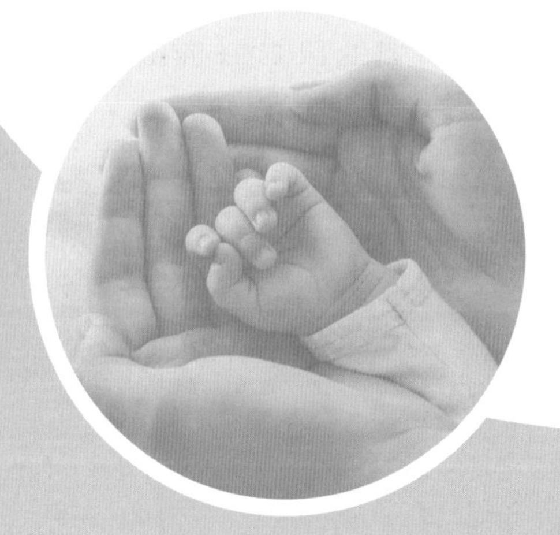

第一节 新生儿败血症

新生儿败血症（neonatal septicemia）是指致病菌（包括细菌和真菌）经过各种途径侵入新生儿血液循环，并在其中生长繁殖、产生毒素从而引起的全身炎症反应综合征。在存活新生儿中的发病率为4.5‰~9.7‰。根据发病时间，新生儿败血症又分为早发败血症（early onset sepsis，EOS）及晚发败血症（late onset sepsis，LOS）。EOS一般发病时间≤3日龄，LOS一般＞3日龄。新生儿败血症的临床表现缺乏特异性，其诊断要结合病史、高危因素、临床表现和实验室检查，分为疑似诊断（只针对EOS）、临床诊断及确定诊断。推荐疑似败血症的新生儿初始接受经验性抗生素治疗，其方案应广谱覆盖最可能的致病菌B组链球菌（group B streptococcus，GBS）和革兰阴性肠道菌（包括大肠埃希菌）。

一、诊断要点

（一）病史和高危因素

1. 新生儿早发败血症（EOS）的主要危险因素 ①早产和/或低出生体重儿；②胎膜早破（premature rupture of membranes，PROM）≥18h；③绒毛膜羊膜炎；④母体GBS定植；⑤其他危险因素，包括频繁的宫内检查、孕母的全身感染（如败血症、肺炎）等。

2. 新生儿晚发败血症（LOE）的危险因素是院内感染和社区获得性感染，常见高危因素 ①早产和/或低出生体重儿；②有创诊疗措施：机械通气、中心静脉置管、新生儿外科手术后等；③不合理应用抗菌药物；④不恰当的新生儿处理，如脐带清洁消毒不到位等。

（二）临床表现

新生儿败血症临床表现缺乏特异性，从轻微的症状到严重的脓毒性休克都有可能出现，常表现为发热或低体温，烦躁，嗜睡，呼吸道症状（气促、呼吸困难、低氧血症），喂养不耐受，心动过速，灌注不良和低血压等，详见表8-1。

表 8-1 新生儿败血症的常见临床表现

系统	临床表现
全身	发热或低体温，反应差，喂养困难，水肿
消化系统	厌食，腹胀，呕吐或胃潴留，腹泻及肝脾肿大，严重时可出现中毒性肠麻痹或坏死性小肠结肠炎（一般都并发新生儿败血症）
呼吸系统	呼吸困难、呼吸暂停、发绀等；其中早发败血症可以呼吸暂停或呼吸窘迫为首要表现且持续时间超过6h
循环系统	面色苍白，四肢冷，心动过速或过缓，皮肤大理石样花纹，低血压或毛细血管充盈时间＞3s
泌尿系统	少尿，肾功能衰竭
血液系统	可合并血小板减少，出血，紫癜
神经系统	易合并化脓性脑膜炎，表现为嗜睡、激惹、惊厥、前囟张力及四肢肌张力增高等

注意体温改变，有时生后24h内出现的黄疸（排除新生儿溶血病后）可以是新生儿败血症的唯一表现。此外还应注意，EOS早期可能缺乏临床表现（尤其早产儿），部分患儿刚出生没有表现，但很快出现休克、DIC甚至死亡，此时临床诊断将更多依靠产前高危因素及实验室检查。

LOS全身表现跟EOS相似，发热、烦躁、吃奶减少、腹泻、便血较常见，但LOS更多地表现为局部感染，如脑膜炎、肺炎、尿道感染、腹膜炎、中耳炎、结膜炎、感染性关节炎、骨髓炎或软组织炎。另外，不能用其他疾病解释的代谢性酸中毒、低血糖及代谢紊乱也要考虑新生儿败血症。

（三）实验室检查

1. 血液非特异性检查

（1）白细胞计数　白细胞计数在不同年龄段的异常值不一样，采血时间一般应等到出生6h以后（EOS）或起病6h以后（LOS），白细胞计数6h至3日龄≥30×10⁹/L，≥3日龄为≥20×10⁹/L，或任何日龄＜5×10⁹/L，均提示可能感染。注意中性粒细胞显著减少比显著增高更有价值。

（2）不成熟中性粒细胞（包括早、中、晚幼粒细胞和杆状核细胞）/总的中性粒细胞（immature / totalneutrophil，I/T）比值　出生至3日龄I/T≥0.16为异常，3日龄及以上≥0.12为异常。当与危险因素和/或其他检查结合使用时，可以作为初步筛查的方法。正常的I/T比值有助于排除败血症。然而，并不能以I/T比值升高来预测败血症，25%~50% 的未感染婴儿中也可能观察到该值升高。

（3）血小板计数　血小板计数减少多见于革兰阴性杆菌和真菌感染，提示预后差的可能。但要注意血小板反应较慢，不能用于抗菌药物效果的及时评判。

（4）C反应蛋白（C-reactive protein，CRP）　CRP在感染后6~8h升高，24h达到顶峰，因此，如产时感染发生的EOS，患儿刚出生时CRP值可能不高，6h龄内CRP≥3mg/L，6~24h龄≥5mg/L提示异常，24h龄或以上≥10mg/L提示异常。多种非感染性炎症也可引起CRP升高，包括母亲发热、胎儿窘迫、压力分娩、围产期窒息，胎粪吸入和脑室内出血。因此单次测定CRP对诊断新生儿败血症意义不大，如果CRP水平持续保持正常，则新生儿细菌性败血症的可能性不大，可作为停用抗菌药物的指征。

（5）降钙素原（procalcitonin，PCT）　PCT对新生儿败血症的检测灵敏度为72%~79%，特异度为72%~90%。PCT水平在生后1周与日龄有关系，≥0.5mg/L提示异常。PCT在EOS疑似病例更多作为抗菌药物停药的指征，而在LOS中PCT在诊断以及停药方面都有一定指导价值。

（6）血液非特异性检查的筛查组合　临床常采取组合来筛查败血症，间隔24h的2次5项组合筛查中，只要≥2项阳性就有诊断价值。

（7）脑脊液检查　新生儿败血症易并发细菌性脑膜炎，如果出现：①血培养阳性；②有临床表现且非特异性感染指标≥2项阳性；③抗感染治疗效果不佳；建议行腰椎穿刺检查脑脊液（见本章第二节“新生儿细菌性脑膜炎”）。

2. 病原学检查

（1）血培养　血培养阳性可以明确诊断新生儿败血症，但血培养一般至少需要2天，敏感度低，且阳性率跟采血部位、采血量、是否开始抗生素治疗等密切相关。应尽量在应用抗生素前严格消毒下采血做血培养，有实验条件者，疑为肠源性感染可作厌氧菌培养，有较长时间用青霉素类和头孢类抗生素者可做L型细菌培养。

（2）尿培养　对于EOS意义不大，因为生后72h内新生儿血源性引起泌尿系统感染的可能性极小。而LOS中，尿培养有诊断价值，可以认为是败血症致病菌，其灵敏度为100%，特异度为14%～84%，需要注意的是尿袋中细菌假阳性率较高，特异度较低，这是由于污染所致。需要采用耻骨上膀胱穿刺抽取尿液才能符合尿培养标本要求，不能做耻骨上膀胱穿刺的单位可用清洁导尿代替。

（3）核酸和抗原检测　目前，临床上开展研究较多的主要集中在核酸分析法上，包括病原特异性检测法（病原特异性PCR）或者基于细菌16S rRNA的广谱病原检测法。16S rRNA基因检测的突出优势在于快速诊断且具有更高的灵敏性，不受抗生素和标本中菌群数量的影响，克服了细菌培养假阴性的不足之处。

（四）诊断标准

根据我国2019年版新生儿败血症诊断及治疗专家共识，新生儿败血症分为疑似诊断、临床诊断及确定诊断。

（1）疑似诊断　出生72h内，不一定需要临床异常表现。有下列任何一项：①母亲有绒毛膜羊膜炎，或者全身性感染，或者泌尿系统感染；②异常临床表现；③早产胎膜早破≥18h。如生后72h内血培养阴性，间隔24h的连续两次血液非特异性检查＜2项阳性，则排除败血症。

（2）临床诊断　在临床异常表现的前提下，满足下列条件中任何一项：①血液非特异性检查≥2项阳性；②脑脊液检查异常；③血中检出特种细菌的DNA或抗原。

（3）确诊诊断　在临床异常表现的前提下，血培养或脑脊液（或其他无菌腔液）培养阳性。

（五）鉴别诊断

新生儿败血症需与其他全身性感染或非感染性疾病，包括呼吸系统疾病（如新生儿短暂性呼吸过速和呼吸窘迫综合征）、心脏病（如先天性心脏病和室上性心动过速）、神经系统损伤（如源自缺氧或出血）、遗传性代谢病、新生儿戒断综合征等相鉴别。

二、治疗原则和措施

1. 治疗原则　对疑似败血症的新生儿应接受经验性抗生素治疗，其方案应广谱覆盖最可能的致病菌（B组链球菌和革兰阴性肠道菌等）；对于有症状的新生儿，应收入重症监护病房给予支持性治疗，以便确保提供充足的氧合、灌注，预防低血糖和代谢性酸中毒，并维持正常的水、电解质平衡。

2. 经验性抗生素治疗的适应证　一般状况差；有相关症状，包括体温不稳定，或者呼吸、循环或神经系统症状；脑脊液（cerebrospinal fluid，CSF）细胞增多［白细胞计数＞（20~30）×10^6/L］；母亲确诊或疑诊绒毛膜羊膜炎；血液、尿液或CSF培养结果阳性。胃肠外抗生素的初始选择应基于婴儿的年龄、可能的病原体、该医院新生儿病房中微生物的药敏模式，以及有无明显感染源（如皮肤、关节或骨受累）。

3. 抗菌药物的选择

（1）EOS　西方国家最常使用氨苄西林+氨基糖苷类（主要是庆大霉素），但氨基糖苷类可能存在耳毒性和肾毒性，国内不主张对新生儿和婴幼儿使用氨基糖苷类，国内推荐用氨苄西林（或青霉素）+第三代头孢菌素（头孢噻肟）作为一线抗菌药物组合。头孢曲松可与白蛋白高度结合，置换出胆红素，有急性胆红素脑病风险的新生儿最好避免使用头孢曲松。

（2）LOS　经验性治疗的选择取决于婴儿是否从社区入院。若是，则多重耐药菌致感染的风险较低，经验性选用氨苄西林、苯唑西林或萘夫西林（针对表皮葡萄球菌）联用第三代头孢；若是自出生后一直住院，则多重耐药菌致感染的风险较高，推荐万古霉素联用第三代头孢。

（3）血培养阳性　原则上应根据药物敏感试验结果进行抗菌药物调整，能单用则不联用，如果经验性选用的抗菌药物不在药物敏感试验所选的范围内，临床效果好则继续用，否则改为药物敏感试验中敏感的抗菌药物种类。

（4）针对不同致病菌的治疗　治疗GBS感染的首选药物是青霉素。因此，若发现病原体为GBS且经重复血培养证实菌血症消退，或者对于GBS引起的CSF无菌性脑膜炎，推荐对这两类患儿停用第三代头孢，仅用氨苄西林或青霉素即可，合并脑膜炎者可考虑联合三代头孢。对于氨苄西林敏感性大肠埃希菌败血症患儿，若临床有改善且排除了脑膜炎，则给予氨苄西林单药治疗，持续10天。若为氨苄西林耐药性大肠埃希菌感染，则根据药敏结果来选择确定性治疗。若分离株对头孢噻肟敏感，则通常使用该药。对于克雷伯菌、变形杆菌、肠杆菌、沙雷菌、假单胞菌、沙门菌或志贺菌引起的感染，应根据致病菌药敏结果来选择抗生素治疗。单药疗法对大多数病例来说已足够。应使用美罗培南治疗耐多药革兰阴性杆菌引起的感染，其中包括产超广谱β-内酰胺酶的细菌或产大量β-内酰胺酶的细菌。对于金黄色葡萄球菌感染，在药敏结果回报前，应使用万古霉素治疗，若婴儿存在中毒性表现时，则使用万古霉素+萘夫西林，之后依据药敏结果调整方案。对于厌氧菌应当使用克林霉素或者是甲硝唑。铜绿假单胞菌需要使用头孢他啶或根据药物敏感试验调整。

（5）并发脑膜炎的治疗（见第二节新生儿细菌性脑膜炎）。

4. 抗感染疗程　抗菌药物疗程一般为10～14天，血培养在用药2～3天后应该转阴，持续阳性需要考虑换用抗菌药物。置管者导管相关感染如血培养出革兰阴性菌、金黄色葡萄糖球菌或者真菌，则应拔出导管，如果是凝固酶阴性葡萄球菌可应用抗菌药物后复查。GBS引发的脑膜炎通常疗程需要14～21天。革兰阴性菌则需要21天或者脑脊液正常后再用14天，少数有并发症（室管膜炎、脑炎、硬膜下积液等）者需要更长时间。

三、护理和监护要点

1. 密切观察病情变化，密切监测体温、呼吸、脉搏、血压等生命体征，观察面色、意识状态、外周微循环灌注和呼吸状况等变化。若患儿出现体温改变、少吃、少哭、少动、面色欠佳、四肢凉、体重不增或增长缓慢、生后24h内出现黄疸需高度警惕新生儿败血症。若新生儿败血症的患儿出现嗜睡、激惹、惊厥、前囟张力及四肢肌张力增高，提示合并新生儿脑膜炎。若新生儿败血症的患儿出现高热、体温不升、酸中毒明显，血乳酸明显升高，提示出现感染性休克。

2. 维持正常体温，每2～4h测体温一次，并观察热型及伴随症状。体温38.5℃以上及时予物理降温。体温偏低时注意保暖。采取措施后0.5～1h复测，观察并记录效果。

3. 保持呼吸道通畅，维持有效呼吸，及时清除呼吸道分泌物。侧卧位或平卧头侧位，防止呕吐窒息。

4. 保持安静，减少刺激，有惊厥发生时及时使用镇静剂、止惊剂，注意剂量正确，缓慢推注，防止呼吸抑制。

5. 加强营养，供给足够的热量和水分。少量多餐，耐心喂养，必要时胃管喂养。不能耐受喂养者，静脉补充液体和热量，维持水、电解质平衡。

6. 加强基础护理及严格无菌技术操作。严格执行手卫生，加强皮肤护理、口腔护理、脐部护理，及时处理局部感染灶，防止感染扩大。严格执行无菌技术操作，防止医源性感染。各种留置导管如出现局部异常（红、肿、热等），及时拔除导管并送导管头端培养。

四、疗效和预后评估

新生儿败血症是新生儿期常见的感染性疾病，早期诊断、规范治疗，及时发现并发症，早期进行干预对改善预后非常重要。因为抗生素发挥作用的时间至少需要6h，如果新生儿败血症未及早发现及治疗，可导致错过治疗时机。如果发生感染性休克及新生儿脑膜炎等并发症，则影响预后。新生儿败血症早期症状不典型，特别是早产儿，起病急，进展迅速，极易发生感染性休克，极易引起终末器官衰竭和死亡。有报道称25%的新生儿败血症患儿可能合并脑膜炎，脑膜炎病死率10%～15%。约20%的脑膜炎患儿存在重度残疾，包括智力障碍、中度或重度感音神经性聋或视力障碍、癫痫、致神经运动性残疾的脑积水等，另有35%的脑膜炎患儿存在轻至中度残疾，如认知低于平均值1～2个标准差。

五、诊疗关键点和难点

1. 新生儿败血症早期症状不典型，且非特异性，容易导致诊断延误或误诊。因此，需密切观察病情变化，争取早诊断、早治疗。

2. 血培养阳性率低，特别是在采血前已使用抗生素者。血培养时需注意以下事项：①采样部位。可通过静脉穿刺或动脉穿刺抽取血培养标本，也可通过新插入的脐动脉导管或血管通路导管抽取标本。但从脐动脉留置导管或中心静脉导管中抽出的血液获得的阳性培养结果很难得出明确结论，因为这可能提示污染或导管细菌定植，而不是真正的全身性感染。进行外周血培养有助于结果的解释。②培养次数。对于临床高度怀疑为败血症的新生儿，在开始经验性抗生素治疗之前应至少抽取1次血培养，最好2个部位。通常无需进行厌氧菌培养。③血量。理想血量取决于婴儿体重。如果使用单个血培养瓶，则得到理想的菌血症/败血症检测结果需要至少1mL的血量。对于体重≤3kg的婴儿，建议的最佳血量为2mL，而体重为3～5kg的婴儿则为3mL。不鼓励将上述血量分成两等分接种到厌氧培养瓶和需氧培养瓶，因为这可能会降低检测的敏感性。通常无须进行厌氧培养。④鉴别感染与污染。如果分离出已知的细菌性病原体，则血培养阳性可诊断败血症。如果分离出皮肤菌群（如类白喉菌），则提示污染而非感染。如果培养中有多个菌种生长，也提示污染。在有留置血管导管或其他侵入性装置的患儿中，凝固酶阴性葡萄球菌可能具有致病性，而在没有这些危险因素的足月儿中，单次血培养凝固酶阴性葡萄球菌阳性可能代表污染。

3. 诊断新生儿败血症后，应尽快使用抗菌药物治疗。血培养结果出来之前，根据患儿病史、体征，经验性选择有效且不良反应小的抗菌药物，药敏结果出来后，可根据药敏试验结果调整抗菌药物。在诊断败血症后的最初6h内，每延迟1h使用抗菌药物，病死率将相应增加几个百分点。

（莫文辉　周　杰）

第二节 新生儿细菌性脑膜炎

新生儿细菌性脑膜炎（neonatal bacterial meningitis）通常又称为新生儿化脓性脑膜炎（简称“化脑”），是指新生儿期由细菌引起的脑膜炎症，是新生儿期重症感染性疾病，在活产儿中的发病率为0.25‰~1‰（我国约0.7‰），早产儿中可高达3.0‰，极低出生体重儿中的发病率是足月儿的5~20倍。约25%的新生儿败血症可并发细菌性脑膜炎。自20世纪70年代以来，随着B族溶血性链球菌（group B streptococcus，GBS）筛查的开展及新生儿抗生素的使用，新生儿细菌性脑膜炎发病率有所下降，病死率也从20世纪70年代的50% 降低至目前的10%~15%。但由于感染容易造成脑损伤，影响脑发育，20%~60%的存活儿常遗留神经系统的后遗症，如听力障碍、癫痫、失明、脑性瘫痪、智力低下等，亦可表现为神经行为异常、孤独症。新生儿细菌性脑膜炎临床表现可不典型，常缺乏脑膜刺激征，早期诊断困难。

一、诊断要点

（一）病史和高危因素

新生儿脑膜炎的危险因素包括　早产和低出生体重、败血症、胎膜早破（≥18h）、孕母GBS定植或感染、孕母患绒毛膜羊膜炎等。对早产儿、胎膜早破、产程延长、脑脊膜膨出、腰骶部皮肤窦道的新生儿，要特别警惕脑膜炎的发生。一旦出现难以解释的体温不稳定，精神、哭声、吮奶、面色不好时，应仔细检查有无激惹、易惊、尖叫、嗜睡、凝视、前囟紧张、饱满、骨缝增宽等提示颅内感染的表现。

（二）临床表现

1. 通常无特异性，常不能与无脑膜炎的新生儿败血症相区别。

2. 可以是轻微的和/或仅限于发热/低体温、喂养困难/喂养不耐受，足月儿可能出现发热，早产儿体温不升更为常见。

3. 呼吸困难或呼吸衰竭常常是细菌性脑膜炎的最初表现。

4. 神经系统症状可表现为易激惹、烦躁、惊跳、嗜睡、肌张力低下，甚至惊厥（可仅眼睑抽动或面肌小抽动，亦可阵发性面色改变、呼吸暂停）。与革兰阳性菌相比，感染革兰阴性菌更易出现抽搐，通常为局灶性发作。新生儿脑膜炎还可表现为前囟饱满或者隆起、颅骨缝增宽、头围增大，亦可表现为项强直。

5. 败血症的表现，如黄疸、肝大、瘀点、腹胀、休克等可同时出现。

6. 常见的急性并发症包括　脑水肿、脑室（管膜）炎、硬膜下积液/积脓、脑积水、脑炎、脑脓肿、脑静脉血栓形成、动脉性脑卒中/脑梗死。慢性并发症：脑积水；多囊性脑软化；脑穿通畸形；脑皮质和白质萎缩。

（三）辅助检查

1. 脑脊液检查　对任何疑有或诊断败血症的新生儿、在接受抗生素治疗过程中病情加重的新生儿或持续发热超过5天的新生儿，均应及时做腰椎穿刺行脑脊液检查，除非有腰椎穿刺的禁忌证（如穿刺部位感染、呼吸功能不全、凝血异常、休克、惊厥未得到控制、局灶性神经征等）。

（1）常规　①压力　通常＞2.94~7.84kPa

（3~8cmH_2O）。②外观：不清亮或混浊，早期偶可清晰透明。③潘迪试验：常++~+++。④白细胞数（WBC）：>（20～30）×10^6/L，若将白细胞数>21×10^6/L作为新生儿细菌性脑膜炎诊断界值时，敏感度为79%、特异度为81%。脑脊液中白细胞数在正常范围，也不能完全排除细菌性脑膜炎；也不能仅凭脑脊液白细胞增多就诊断感染，应结合临床、脑脊液中糖和蛋白等进行综合判断。⑤白细胞分类：多核白细胞为主，>50%。李斯特菌脑膜炎单核细胞可达20%~60%。脑脊液细胞计数应在腰椎穿刺后立即检测，若检测时间超过1h，计数可能出现假性低值。新生儿腰椎穿刺损伤率较高，腰椎穿刺损伤由于血液污染使所获得的脑脊液中白细胞明显增高，从而影响是否存在脑膜炎的诊断。临床上常对腰椎穿刺损伤脑脊液中白细胞采用外周血红细胞（RBC）与白细胞比例校正，或以RBC/WBC=（500～1 000）/1校正。校正后的白细胞是否可以作为中枢神经系统感染诊断依据存在较大争议。脑脊液中红细胞增多亦影响脑脊液糖和蛋白值（红细胞每增1 000×10^6/L，脑脊液蛋白增加10~13mg/L，糖也会明显降低）。因此，当腰椎穿刺损伤时，脑脊液中白细胞、糖和蛋白水平仅作参考，尽可能重复行腰椎穿刺。另外，机体任何部位的感染都有可能导致脑脊液中白细胞计数增高。

（2）生化　①蛋白：早产儿>150mg/dL（1.5g/L）和足月儿>100mg/dL（1g/L）时提示细菌性脑膜炎。但是在新生儿，不管是否有脑膜炎，脑脊液蛋白含量波动范围很大。新生儿正常脑脊液蛋白水平明显高于儿童和成人，且早产儿明显高于足月儿；随着血脑屏障发育逐渐完善，新生儿脑脊液蛋白水平明显下降。脑脊液蛋白对新生儿细菌性脑膜炎预后的预测有较好价值，但脑脊液蛋白浓度增高在脑膜炎痊愈后可持续数周到数月，因此其升高对评估治疗反应没有意义。②葡萄糖：足月儿<30 mg/dL（1.7mmol/L）或早产儿<20mg/dL（1.1mmol/L），提示细菌性脑膜炎。另外，当存在颅内出血或腰椎穿刺损伤时，脑脊液糖水平明显减低。脑脊液糖/血糖比值<0.6作为诊断新生儿细菌性脑膜炎界值时，敏感度及特异度分别为85.7%、88.6%。但在新生儿和严重高血糖的患者中，脑脊液葡萄糖与血清葡萄糖比值的实用性有限，在继发于应激或在评估之前静脉给予葡萄糖时，其血清葡萄糖可能升高。③乳酸：新生儿期脑脊液乳酸正常值为0.9~2.5mmol/L，年龄越小乳酸正常值越高。细菌性脑膜炎时脑脊液乳酸值增高，有研究认为其诊断准确度优于脑脊液白细胞计数、葡萄糖和蛋白质浓度，但在腰椎穿刺前接受了抗生素治疗的患者中，其敏感度较低。④乳酸脱氢酶：通常>1 000U/L。

（3）培养和涂片　怀疑中枢神经系统感染的新生儿应常规留取>1mL脑脊液标本行细菌培养，并尽量在抗生素治疗前。一般不推荐常规进行脑脊液真菌培养，因真菌培养需要的标本量较大，培养时间长且阳性率较低。对于脑脊液培养阴性的病例，可进行脑脊液聚合酶链式反应（PCR）检测以确定病原。脑脊液离心沉淀做涂片染色检查能较快获得结果，细菌、真菌的阳性率也高于常规脑脊液培养，但存在染色误差。

（4）用已知抗体检测脑脊液中的相应抗原　脑脊液病原抗原检测（包括酶联免疫吸附试验、乳胶凝集试验、对流免疫电泳、协同凝集试验、免疫斑点法等）对某些病毒、细菌、隐球菌、结核分枝杆菌等感染引起的脑膜炎具有一定诊断价值。

（5）宏基因组高通量测序（metagenomic next generation sequencing，mNGS）　高度疑似中枢神经系统感染，但病原学诊断未明确且常规抗感染治疗无效，建议在进一步完善常规病原学检测、处理原发感染灶、调整经验抗微生物治疗方案的同时开展mNGS。另外，考虑出现疑似新发病原体，或某特殊病原体，缺乏传统技术或传统技术手段不能确定种属时，建议常规检测的同时或在其基础上开展mNGS；临床表现高度怀疑而多种传统技术反复检测不能明确致病微生物，但仍高度怀疑微生物所致，建议继续完善更多检测技术的同时或在其基础上开展mNGS；传统病原学检测的结果不能解释临床表现的全貌或/和抗感染治疗的反应，怀疑同时存在其他病原感染时，建议进一步完善更多检测技术，或同时在其基础上开展mNGS。不建议应用mNGS技术评估抗感染治疗效果。

2. 血培养和尿培养　在使用抗生素前，血培养阳性率可达40%~60%。亦可做耻骨上膀胱穿刺尿培养，阳性可作为晚发败血症并发细菌性脑膜炎的病原菌。

3. 脑影像学检查　如头颅B超、MRI（尽量不选择CT），对确定有无脑积水、脑脓肿、脑室管膜炎、硬脑膜下积液等有帮助，也可随访疗效。

4. 血常规、C反应蛋白（CRP）、降钙素原（PCT）等非特异性感染指标的检测　血常规白细胞总数可显著增多或降低，CRP、PCT多增高。

（四）鉴别诊断

新生儿细菌性脑膜炎需要与病毒性脑炎、结核性脑膜炎、真菌性脑炎、新型隐球菌脑膜炎等相鉴别。除病史和某些临床特征外，脑脊液检查（包括脑脊液涂片和培养）对于鉴别诊断具有重要意义。常见的几种中枢神经系统感染的脑脊液特点见表8-2。

表 8-2　常见中枢神经系统感染的脑脊液改变

	压力/cmH_2O	外观	凝固	细胞数/（$\times10^6L^{-1}$）	细胞分类	蛋白/（$g\cdot L^{-1}$）	葡萄糖/（$mmol\cdot L^{-1}$）	CSF糖/血糖比值
正常	3~8	清亮	–	<20		0.2~1.2	1.9~5.6	50%~66%
细菌性脑膜炎	↑↑	混浊	可有凝块	↑~↑↑↑	中性为主	↑↑~↑↑↑	↓↓	↓ <40%
结核性脑膜炎	↑或↑↑	混浊/黄色	薄膜形成	↑	淋巴为主	↑↑	↓	↓ ~↓↓ <30%
病毒性脑炎	↑	清亮	–	–/↑	淋巴为主	–/↑	–	–
真菌性脑炎	↑或↑↑	清亮/混浊	±	↑	淋巴为主	↑↑~↑↑↑	–/↓	–/↓
新型隐球菌脑膜炎	↑	清亮/微混	±	↑	淋巴为主	↑↑	↓	↓

（五）诊断标准

1. 细菌性脑膜炎　脑脊液细菌培养阳性或其他病原学检查是诊断细菌性脑膜炎的“金标准”，但脑脊液培养阳性率并不高，其他一些脑脊液病原学检查方法也未普遍开展，完全依赖脑脊液的病原学诊断并不现实。出现以下情况之一，在临床上也是可以确立新生儿细菌性脑膜炎的诊断的。①临床过程提示新生儿败血症和/或细菌性脑膜炎，脑脊液培养阳性，脑脊液白细胞计数＞20~30cells/μL；蛋白含量：早产儿＞150mg/dL（1.5g/L），足月儿＞100mg/dL（1g/L）；葡萄糖浓度：足月儿＜30mg/dL（1.7mmol/L），早产儿＜20mg/dL（1.1mmol/L）。②临床过程提示新生儿败血症或有全身感染的证据，已在使用抗生素，而血培养、脑脊液培养阴性，增高的脑脊液细胞数和蛋白浓度可以用来确立脑膜炎的诊断。③临床过程提示新生儿败血症和/或细菌性脑膜炎，脑脊液培养阳性，脑脊液常规和生化检查不符合典型细菌性脑膜炎改变。④血培养阳性，脑脊液培养阴性，但脑脊液细胞数、蛋白含量增高，葡萄糖浓度降低。

2. 脑室（管膜）炎　①脑室液细菌培养或涂片获阳性结果，与腰椎穿刺液一致。②脑室液白细胞≥50×10^6/L，以多核细胞为主。③脑室液糖＜1.66mmol/L（30mg/dL）或蛋白质＞0.4g/L。④腰椎穿刺脑脊液已接近正常，但脑室液仍有炎性改变。确诊只需满足第①条，或第②条加上③和④之一。

3. 硬膜下积液/积脓　硬脑膜下腔的液体超过2mL，蛋白定量＞0.6g/L，红细胞＜100×10^6/L。

二、治疗原则和措施

（一）抗生素治疗

1. 治疗原则

（1）早期、联合、足量、保证疗程、个体化治疗，经验性抗生素治疗。

（2）抗生素治疗2~3天后，根据药敏试验结果调整抗生素治疗；若培养结果非阳性，则继续经验性抗生素治疗。

（3）应选择敏感、可高浓度透过血脑屏障的抗生素，病原菌不明时，选用广谱抗生素（杀菌剂）。

（4）强烈建议急性细菌性脑膜炎患者尽早开始抗菌药物治疗，诊断至启动抗菌药物治疗的时间不应超过1h，无论因何故延迟腰椎穿刺，都必须在临床怀疑该诊断时立即开始经验性治疗，即使尚未明确诊断。

2. 抗生素的选择

（1）经验性抗生素治疗　疑诊细菌性脑膜炎的新生儿最初抗菌药物的选择是基于：新生儿的日龄，可能的病原菌，以及导致在特定保育机构持续监护的新生儿迟发感染的革兰阴性菌的耐药模式和疾病严重程度。我国最常见的病原菌是大肠埃希菌、凝固酶阴性葡萄球菌、B族溶血性链球菌、肠球菌及金黄色葡萄球菌。早发感染多指在生后1周内发生，与母亲的垂直传播相关，B族溶血性链球菌、大肠杆菌为主要致病菌，尤其早产儿更多见；晚发感染指出生1周后发生，主要由院内获得或社区获得，常见的致病菌有肺炎克雷伯杆菌、肠杆菌等。氨苄西林+三代头孢菌素（头孢噻肟或者头孢他啶），可覆盖李斯特菌；院内感染选择万古霉素+美罗培南，需关注血清血药浓度的峰值及谷浓度。

（2）调整治疗　一旦明确了致病菌及其体外的抗生素药敏模式，要对经验性抗生素治疗做出相应调整。

1）GBS　对青霉素和氨苄西林敏感。青霉素或氨苄西林联合1种三代头孢菌素，疗程14~21天。

2）革兰阴性肠道菌　氨苄西林联合广谱头孢菌素（头孢噻肟或者头孢他啶），疗程至少21天或在脑脊液无菌后14天，以两者中时间较长者为准。

3）肺炎克雷伯杆菌　美罗培南40mg/kg，每8h1次，疗程至少21天。

4）李斯特菌　氨苄西林联合三代头孢菌素，疗程14~21天。

5）凝固酶阴性葡萄球菌 万古霉素，每次20mg/kg，给药间隔随胎龄不同而异，胎龄30周以下每18h 1次，胎龄30~37周每12h 1次，胎龄37周以上每8h 1次，疗程21天。

3. 抗生素治疗疗程

抗菌治疗的疗程取决于致病菌种类和临床过程。通过反复神经系统检查、脑脊液评估、神经影像学检查来对治疗反应以及潜在并发症的发生进行临床监测。开始抗菌治疗后24~48h应常规再次行腰椎穿刺。在恰当的抗菌治疗开始后，革兰阳性菌通常能从脑脊液中迅速清除（24~48h内），而严重病例的革兰阴性菌可能滞留数天（常规使用三代头孢作为初始经验性治疗后亦不常见）。脑脊液延迟灭菌与神经系统后遗症的风险增加有关。无并发症的新生儿脑膜炎，治疗开始后24~48h获得的脑脊液培养通常是无菌的。

无并发症的革兰阳性菌引起的脑膜炎，疗程一般为14天；由革兰阴性菌引起的新生儿脑膜炎，疗程至少21天；伴有脑室炎、脓肿、多发性梗死区的新生儿可能需要长期治疗，有时需8周。

对于脑脊液培养阴性，脑脊液细胞增多和血培养阳性的新生儿，建议按血培养中分离出的病原体，持续脑膜炎剂量的抗生素疗程。新生儿期，对于可疑但未证实的细菌性脑膜炎，通常建议在脑脊液培养48~72h得出阴性结果时停用抗生素。对于那些脑脊液检查正常，血培养和脑脊液培养都是阴性的患儿，通常在培养48~72h后得出阴性结果时停止抗生素治疗。

在疗程近结束时，脑脊液葡萄糖浓度＜20 mg/dL（即1.1mmol/L），或中性粒细胞＞30%提示需要继续治疗。

（二）对症治疗

1. 降颅压 ①3%氯化钠溶液（sodium chloride solution）：以0.5~2.0mL/（kg·h）持续静脉滴注并间歇静脉注射，维持血清钠在155~165mmol/L。②甘露醇（mannitol）：起初0.25~1g/kg静脉滴注；维持量0.25~0.5g/kg静脉滴注，4~8h1次。③速尿，每次1mg/kg，可与甘露醇同时或交替使用。

2. 止惊 ①苯巴比妥（phenobarbital）：负荷量20~40mg/kg可在短时间内达到血清治疗浓度，有效治疗浓度为20~40mg/L（80~160μmol/L）。由于单剂负荷量40mg/kg对于非机械通气的新生儿可能引起呼吸暂停，在这种情况下通常分2次（每次各20mg/kg）给予。也有给予负荷量20mg/kg，如未能起作用，可每隔5min追加5mg/kg直至惊厥得到控制或总量达到40mg/kg。通常静脉注射。维持量每天3~5mg/kg，分2次给予，12h1次，可静脉注射、肌内注射或口服。②苯妥英（phenytoin）：负荷量15~20mg/kg，静脉单次或分次注射，维持量5~8mg/（kg·d）分2~3次静脉注射或口服。③丙戊酸（valproic acid）：10~15mg/（kg·d）分为12h1次静脉滴注。

3. 支持疗法 稳定心肺功能，维持氧合，防止脑血流波动，及时纠正水、电解质紊乱和酸中毒。

4. 地塞米松（dexamethasone） 新生儿不推荐使用，可能影响神经元发育，导致海马损伤。有研究报道，在使用第一剂抗生素前或同时或使用抗生素后4h内静脉给予地塞米松0.15mg/kg，6h 1次，连用2天，可显著降低病死率和神经系统后遗症的发生率。

5. 并发症的处理 硬膜下积液大多可自行缓解，硬膜下积脓可进行手术引流。脑脓肿需小儿神经外科医生穿刺或者手术切除，每周或者隔周进行影像学检查来监测脓肿的变化，抗生素疗程6~8周。一旦发生脑积水，首先行侧脑室外引流，即由神经外科医生床边手术，直接把脑脊液引流到体外，以延缓脑室扩张；或头皮下放置储液囊（Omaya囊）引流；若脑积水缓解，但停止引流后脑室依然进行性扩大，且脑脊液正常者，需考虑侧脑室腹腔分流的根治手术。脑室炎诊断可根据侧脑室穿刺和神经影像学检查，确诊后，抗生素疗程需延长至6~8周。

三、护理和监护要点

1. 密切观察病情变化　密切监测体温、呼吸、脉搏、血压等生命体征，观察面色、意识状态、瞳孔、囟门等变化。若患儿出现意识障碍、囟门紧张度增高或隆起、瞳孔改变、躁动不安、频繁呕吐、四肢肌张力增高，为颅内高压或惊厥先兆；若呼吸节律不规则，瞳孔忽大忽小或两侧不等大、对光反应迟钝，血压升高，应注意脑疝及呼吸衰竭的存在，应给予急救处理。

2. 维持正常体温　每2~4h测体温一次，并观察热型及伴随症状。体温38.5℃以上及时予物理降温。体温偏低时注意保暖。采取措施后0.5~1h复测，观察并记录效果。

3. 保持呼吸道通畅，维持有效呼吸　及时清除呼吸道分泌物。侧卧位或平卧头侧位，防止呕吐窒息。有颅内高压时，适当抬高头部30°，不要扭曲颈部，保持中线位。

4. 保持安静，减少刺激　有惊厥发生时及时遵医嘱使用镇静剂、止惊剂，注意剂量正确，缓慢推注，防止呼吸抑制。

5. 加强营养，供给足够的热量和水分　少量多餐，耐心喂养，必要时给予胃管喂养。不能耐受喂养者，静脉补充液体和热量，维持水、电解质平衡。

6. 注意头围变化　定期测量头围。

四、疗效和预后评估

在恰当的抗菌治疗开始后，革兰阳性菌通常能从脑脊液中迅速清除（24~48h内），而严重病例的革兰阴性菌可能滞留数天（常规使用三代头孢作为初始经验性治疗后亦不常见）。适当的抗菌药物治疗24~48h后临床上未能改善和/或脑脊液延迟灭菌必须考虑神经并发症的可能，应做神经影像学检查。有人建议，即使很典型的无并发症过程的新生儿细菌性脑膜炎，在疗程结束前48~72h也应进行神经影像学检查（如MRI、增强CT、头颅超声）。

脑膜炎症的神经影像学发现与神经系统结局无关；脑实质病变（如血栓、脑脓肿、脑软化）的存在及大小与神经系统后遗症相关。

以下情况是预示死亡和发生严重后遗症的危险因素：低出生体重（＜2 500g）；早产儿（胎龄＜37周）；住院前有症状病史超过24h；就诊时有白细胞减少（＜500/μL）和中性粒细胞减少；住院后超过72h仍有惊厥发生；局灶性神经功能障碍；需要机械通气支持或正性肌力药物；脑脊液无菌化时间延迟。另有研究显示，脑脊液糖＜1mmol/L、脑脊液蛋白＞2g/L是新生儿细菌性脑膜炎预后不良的独立危险因素。

总体而言，新生儿细菌性脑膜炎预后欠理想，虽然随着新生儿重症治疗的进步，近年来病死率已降至10%~15%。但约20% 的幸存者仍存在重度残疾，包括智力障碍、中度或重度感音神经性聋或视力障碍、癫痫、致神经运动性残疾的脑积水等。另有35% 的幸存者存在轻至中度残疾，如认知低于平均值1~2个标准差。脑实质病变（脑梗死、脑软化）的范围影响着预后，特别是脑脓肿与神经系统后遗症相关。对新生儿脑膜炎幸存者进行长期随访包括监测听力、视力和发育状况，听力、视力应在完成治疗后4~6周内采用视听诱发电位检查进行评估。

五、诊疗关键点和难点

1. 脑脊液检查报告的解读　在分析脑脊液检查结果时应注意：新生儿脑脊液异常值和正常值参考范围存在较大重叠；脑脊液参数可能受到腰椎穿刺损伤率高、抗生素的应用或其他部位感染等多种因素影响；不同胎龄、不同日龄的新生儿脑脊液参数参考值不同；不同研究采用的统计描述方法不一致也造成了脑脊液参数正常参考值的不同；国内外缺乏统一具体的新生儿脑脊液正常参考值范围；因此对脑脊液结果进行临床解释时，除参照正常参考值范围外，更需结合临床、其他辅助检查等综合判断。临床高度怀疑细菌性脑膜炎，而初次脑脊液结果不符合脑膜炎的诊断，应在24~48h后重复腰椎穿刺，但新生儿脑膜炎偶尔可能出现正常脑脊液参数。另外，抗感染治疗24~48h后应常规复查脑脊液，观察疗效。如果选择了敏感抗生素，复查的脑脊液细菌培养可转阴，继续原治疗。若培养阳性，则根据培养结果调整用药，选择敏感抗生素。

2. 脑脊液标本的及时送检　脑脊液标本应立即化验，收集后不要超过1h，放置时间过久，细胞可在破坏或沉淀后与纤维蛋白凝集成块，导致细胞分布不均而使计数不准确，也影响分类计数；葡萄糖也会迅速分解，造成葡萄糖浓度降低；细菌离体后易死亡，影响细菌检出率。

3. 抗生素停药时机的确定　常规疗程已够，临床相关症状、体征无，血液、脑脊液与感染相关的检测（包括细菌培养）指标正常，仅脑脊液蛋白和/或葡萄糖浓度尚未恢复正常，此时是否需要继续抗生素治疗？UpToDate（临床医生顾问）上提到“在疗程近结束时，脑脊液葡萄糖浓度＜20mg/dL（即1.1mmol/L），或中性粒细胞＞30%提示需要继续治疗”，即使脑膜炎已痊愈，某些病例脑脊液蛋白浓度增高还可持续数周到数月，因此不能用脑脊液蛋白浓度来评估治疗反应或决定抗生素停药时机。对于脑脊液提示细菌性脑膜炎，但脑脊液培养、PCR及血培养均未找到病原学证据的病例，ESCMID指南建议经验性应用抗生素治疗至少2周。另有一种情况，典型的细菌性脑膜炎经过敏感抗生素常规疗程的治疗，临床症状体征全消失，血、脑脊液培养转阴，脑脊液蛋白、葡萄糖浓度恢复正常，头颅MRI未显示有相关并发症，仅脑脊液细胞数虽有显著下降但一直维持或波动于30~80cells/μL，且以单核细胞为主，此时是否需要继续抗生素治疗？临床上有人尝试继续抗感染治疗1~2周后停药，随访观察2~3周，每周进行1次脑脊液检查，未见病情反复，脑脊液细胞数有逐渐下降趋势。

4. 细菌性脑膜炎治疗过程中的病情反复　临床上有时会碰到：①在抗生素治疗期间，疗程未到，患儿脑脊液指标出现复升或脑脊液培养结果转阳（病原菌一致）即“再燃”；②治疗疗程已足，在抗生素停用3周内，脑脊液指标再次升高或脑脊液培养结果阳性（病原菌与前次一致）即“复发”；③疗程足够、抗生素停用3周以上，脑脊液指标再次升高或脑脊液培养结果阳性（无论其病原菌是否与原菌一致）即“再发”。针对以上情况，在给予抗生素治疗的同时，应积极寻找导致“难治”的相关因素（如诊断不及时导致治疗延误，感染程度重、炎症反应强烈，脑脊液和血液中存在明确的致病菌，发生并发症，存在基础疾病等），积极处理并发症和基础疾病，消除致病因素。必要时可在抗感染基础上加用糖皮质激素。

（肖慧敏　周　伟）

第三节 新生儿病毒性脑炎

新生儿中枢神经系统病毒感染主要累及脑实质（脑炎，encephalitis），也可同时累及脑膜（脑膜脑炎）或脊髓（脑脊髓炎）。引起新生儿中枢神经系统感染的病毒主要有单纯疱疹病毒（HSV，多为2型HSV-2）、巨细胞病毒（CMV）、风疹病毒、肠道病毒（埃可病毒、柯萨基病毒等）、腺病毒、呼吸道合胞病毒、人类免疫缺陷病毒（HIV）、人类细小病毒B19、淋巴细胞性脉络膜丛脑膜炎病毒等。

新生儿病毒感染的获得途径有3种：①宫内感染。通过胎盘或宫颈逆行感染。②产时感染。胎儿通过阴道分娩时接触、吸入或吞入母亲带有病毒的产道分泌物或血液而被感染。③出生后感染。新生儿出生后与母亲及护理人员的含有病毒的皮肤、衣物、用具、分泌物接触，食用含有病毒的乳汁，与病毒感染的病儿接触，输入含病毒的血液、使用被病毒污染的医疗器械等均可使新生儿出生后发生病毒感染。病毒入侵中枢神经系统可通过以下途径：①病毒直接侵入中枢神经系统，例如HSV可经嗅神经侵入脑部。②血行播散，不少病毒如柯萨基病毒、埃可病毒、腺病毒等先在呼吸道或消化道上皮细胞及血管内皮细胞内繁殖，然后经过淋巴管进入血液，或直接经胎盘入血液，最后透过血脑屏障引起中枢神经系统的感染。依据发病机制，病毒性脑炎可分为急性病毒性脑炎和感染后脑脊髓膜炎。急性病毒性脑炎通常是病毒直接侵犯脑组织的神经细胞，产生细胞溶解，引起局部或弥漫性神经元丧失或白质脱髓鞘改变。感染后脑脊髓膜炎（如麻疹后、腮腺炎或注射狂犬疫苗后）是以周围小静脉炎及邻近部位白质脱髓鞘改变的一种自身免疫性疾病，其轴突脱髓鞘改变明显而神经元常保持完好，在新生儿期罕见，属于变态反应性脑炎。

一、诊断要点

（一）病史

1. 当前或最近是否有发热性或流感样疾病？
2. 有否行为或意识改变？
3. 有无新发生的惊厥发作（包括精细运动性发作，如口、指或趾、眼睑抽动）？
4. 有无局灶性神经症状？
5. 有无皮疹？
6. 家庭其他成员、邻居有无麻疹、腮腺炎或流感等？
7. 最近接种过疫苗？
8. 是否已知免疫功能低下？
9. 有无HIV风险因素？

（二）临床表现

各种病毒引起的病毒性脑炎的临床表现差异较大，决定于：①神经系统受累的部位；②病毒致病的强度；③病毒感染的获得途径，宫内感染抑或产时或出生后感染等。因此即使是同一种病毒引起的感染，临床表现亦可不一。且病毒性脑炎大多同时累及脑膜，如脑膜炎的表现较为明显则称为脑膜脑炎。

（1）前驱期症状　产时或出生后感染者可有前驱期症状，表现为上呼吸道或消化道的症状，如发热、呕吐、腹泻、拒乳或食奶量减少等。

（2）神经系统症状、体征。

1）意识障碍　轻者反应差或烦躁、易激惹、嗜睡；重者出现昏睡、昏迷。

2）颅内压增高　常表现前囟饱满、张力增高。

3）抽搐　可表现为局限性或全身强直性痉挛、角弓反张、去大脑强直状态等，也有表现为惊跳、震颤。

4）运动功能障碍　根据受损的部位可以表现为中枢性或周围性的一侧或单肢的瘫痪，肌张力障碍（增高或降低），亦可因颅神经受损而出现斜视、神经性听力损害、吞咽障碍等。

5）小头畸形　宫内孕早期感染可导致小头畸形，如CMV脑炎、风疹病毒脑炎及HSV脑炎等。

（3）伴随症状、体征　病毒感染为全身性疾病，多伴随有黄疸、肝脾肿大。但各种病毒感染也有其独特的临床表现。如风疹病毒感染常见于足月低出生体重儿，有特征性眼部改变，如青光眼或白内障、视网膜黑色素斑、小眼球，皮肤可有类似“乌饭树紫黑浆果松饼”样皮损（系皮内髓外造血组织）以及先天性心脏病、贫血、血小板减少性紫癜等；HSV感染时可伴随（亦可无）皮肤、眼、口的损害，如口腔黏膜疱疹溃疡、皮肤疱疹、出血、紫癜，角膜炎、结膜炎、视网膜炎、白内障等，视性眼阵挛可能是新生儿疱疹病毒性脑炎的一个早期征象；CMV感染时可有感觉神经性耳聋、间质性肺炎、肝炎、心肌炎、关节炎及血液系统损害、瘀点瘀斑等；肠道病毒感染时常出现细小的麻疹样皮疹或同时有心肌炎、肺炎、肝炎或败血症样表现。

（三）辅助检查

1. 脑脊液检查　当有上述临床表现而怀疑急性病毒性脑炎时应作腰椎穿刺，脑脊液送查。典型的病毒性脑炎改变为：脑脊液压力可增高，外观清亮，细胞数增多，以单核细胞为主，蛋白含量增高。少数肠道病毒脑炎患儿脑脊液改变类似化脓性脑膜炎改变。

2. 病原学检查

（1）病毒分离　新生儿HSV脑炎中50%可从脑脊液中分离出病毒，此外对新生儿的水疱、关节液、鼻咽分泌物、尿液、唾液的培养中亦可发现HSV反应为阳性，但新生儿HSV感染常无皮肤损害，在脑脊液分离到HSV的中枢神经系统感染的患儿仅20%有皮肤损害。EBV感染者可从唾液、血及淋巴组织中分离出EBV；肠道病毒感染者可从其鼻咽分泌物、尿、粪、血液及脑脊液等中分离出肠道病毒；风疹病毒感染者可从咽拭子、脑脊液、尿或其他病理组织中分离出病毒；CMV可从尿、唾液、脑脊液及活检组织中分离，尿液中较易分离到病毒。目前，从尿液分离病毒仍然是诊断先天性CMV感染最敏感和特异性的方法。

（2）电镜检查病毒颗粒　如将风疹病毒感染的细胞制成超薄片，电镜下观察到细胞胞浆内特征性空泡区域和直径50~70nm的含双层外膜的风疹病毒颗粒。

（3）病毒核酸检测　不同的病毒和同一种病毒的不同型毒株的基因组内都有其独特的核苷酸序列，检测的方法主要为核酸探针杂交法和聚合酶链反应（PCR）技术，前者特异性强，后者敏感性高，可检出单个受感染细胞内的病毒核酸，甚至单个分子的DNA。目前PCR在病毒性脑炎的诊断中，有肯定作用的主要是对HSV、肠道病毒和EB病毒的检测，而且侵犯神经系统的水痘-带状疱疹病毒和HSV-2在没有出现皮损等特异性症状以前就可用PCR方法检测出来。大多数HSV脑炎脑脊液用PCR方法检测阳性率可持续1~2周，可进行快速诊断，尤其对中枢神经系统感染的患儿，脑脊液PCR检测HSV DNA较病毒培养敏感性高（71%~100%）。采用PCR技术检测脑脊液中病毒DNA已成为实验室诊断HSV中枢神经系统感染的“金标准”。有研究表明，抗病毒治疗后1~2周，血和脑脊液中HSV DNA仍然可阳性。全身感染和中枢神经系统感染的患儿治疗结束后需进行脑脊液中HSV DNA检测，如仍然阳性，应继续抗病毒治疗。注意需对实验室进行严格的质量控制，标明检测的敏感性和特异性。另有研究显示，单纯疱疹病毒感染病毒血症较常见，因此可用PCR检测血浆和外周血单核细胞对单纯疱疹病毒感染进行早期诊断。采用PCR检测尿液中CMV-DNA可进行早期诊断，此外还可用PCR检测血液和脑脊液中的CMV-DNA。

（4）病毒抗原检测　用预先制备的病毒特异性抗体经过免疫标记技术检测脑脊液内特异性病毒抗原，此方法简单，可进行早期、快速诊断。

（5）病毒特异性抗体检测（血清学检查）　应用预先制备的病毒抗原通过免疫学方法如酶联免疫、血凝抑制试验、补体结合试验或中和试验等检测该病毒相应的特异性抗体。IgG抗体可因母亲血中IgG通过胎盘进入胎儿体内，且病毒抗体阴性不能排除感染，另在一些患儿感染后抗体可延迟产生或不出现，致诊断价值有限。特异性IgM抗体升高提示近期感染。血清学检查经胎盘来自母体的CMV IgG抗体半衰期为23天，如新生儿体内CMV IgG抗体持续升高提示新生儿感染。检测巨细胞病毒特异性IgM可有助于诊断。

无论是检测病毒性脑炎的脑脊液抗原或抗体滴度，若滴度进行性上升，可诊断为病毒急性期感染，如恢复期抗体滴度达到急性期滴度的4倍或更高，或急性期抗体阴性而恢复期阳性可作出回顾性诊断。

3. 影像学检查　对脑炎诊断最敏感的影像学检查是MRI。MRI对病毒性脑炎的病理改变具有较高的分辨力，可显示脑水肿及脑皮质、灰白质联结部位或基底节的炎症改变。CT检查对急性脑炎的价值有限。HSV脑炎的CT表现可有以下特点：①局灶性低密度区位于颞叶前内侧和岛叶，向外至豆状核外侧密度突然正常，此为特征性表现；②线条状强化，以外侧裂和岛叶最明显；③肿块反应。CMV脑炎头颅CT检查可发现脑室周围钙化或脑发育不全的改变，MRI发现50%左右患儿小脑发育不良，此外还可见无脑回、巨脑回、穿通脑畸形、脑裂和神经细胞异位等发育障碍，其他脑积水、局灶囊肿、髓鞘化障碍、弥漫性脑钙化、脑海绵状变性、脑软化、大脑动脉钙化等。MRI对诊断神经发育异常有重要价值，可发现神经细胞移行障碍、髓鞘化障碍、小脑发育不良等，但MRI对钙化的诊断不及CT敏感。钙化为最常见的CT异常发现，占77%，此外有脑白质异常时，MRI检查优于CT。头颅B超常见脑室周围囊肿，多见于室管膜下生发层基质，脑室扩大，脑室周围强回声，脑室周围钙化等，在基底节和丘脑可见分支状强回声，多普勒显示为感染引起的血管病变。

4. 脑电图　在病程早期脑电图即可有明显的节律异常或出现高幅慢波等，为非特异性改变，但结合临床对诊断及预后的估计仍有一定的价值。

（四）鉴别诊断

始于不明原因的惊厥，并出现急性神经系统损伤表现，除外颅内出血及代谢性脑病者，应注意有无病毒性脑炎的可能。本病还需与化脓性脑膜炎（包括未彻底治疗的）、结核性脑膜炎、真菌性脑膜炎及脑脓肿等鉴别。

二、治疗原则和措施

除某些病毒（如HSV、CMV）感染有较可靠的治疗效果外，大多数病毒性脑炎的治疗都是依靠支持治疗和经验治疗，应强调早期及时治疗，以降低病死率和减少后遗症的发生。

（一）抗病毒治疗

抗病毒治疗的目的是缩短病程，防止并发症，预防潜伏和复发的发生，减少传播，消除已存在的潜伏病毒。

1. 阿昔洛韦（acyclovir，ACV）　ACV是一种高效广谱的抗病毒制剂，主要对被HSV-1、2感染的细胞发挥作用，阻止胞内HSV DNA的合成，受感染的细胞可选择性摄取ACV，同时对正常细胞几乎无影响。ACV的抗病毒能力比阿糖腺苷强160倍，对疱疹病毒的毒性比对宿主的毒性强300~3 000倍，是治疗HSV脑炎的首选药物，并已取得了较肯定的临床疗效。研究显示静脉阿昔洛韦和法昔洛韦治疗新生儿单纯疱疹病毒感染疗效相同，但因安全性及使用方便，目前推荐用阿昔洛韦。美国儿科学会感染性疾病委员会推荐用大剂量ACV即每日60mg/kg分3次静脉用药，疗程21天，治疗新生儿HSV脑炎和播散性感染，对脑炎者应达到脑脊液中HSV DNA转阴性，如不能进行脑脊液检查，则推荐用较长的疗程。大剂量阿昔洛韦治疗较标准剂量［30mg/（kg·d）］病死率及后遗症发生率均降低。研究显示该剂量对新生儿安全，可提高存活率，对全身感染，低剂量治疗的存活率为39%，大剂量为69%。对中枢神经系统感染，低剂量治疗的存活率为81%，大剂量为94%，但后遗症发生率未降低。治疗结束应复查脑脊液直到脑脊液恢复正常，且PCR检测HSV-DNA转阴性。在新生儿HSV感染急性期过后，口服ACV是预防复发的一种选择性治疗，特别是对于播散性感染的新生儿，在接受常规14~21天的肠道外ACV治疗后，每天300mg/kg分3次口服，持续6个月，可防止发生神经系统后遗症，显著改善神经系统预后。对EB病毒脑炎或水痘—带状疱疹病毒所致的严重脑炎，亦可选用ACV治疗，可提高生存率，减少后遗症的发生率，剂量为每天30mg/kg分2~3次静脉输注，连用5~10天。有肾衰竭或同时使用其他肾毒性药物时应小心，应用中应注意肝、肾功能及骨髓抑制情况的监测。粒细胞减少是新生儿使用阿昔洛韦最常见的不良反应，使用上述大剂量治疗21天时，21%的患儿出现暂时性粒细胞降低，暂时停药或减量继续治疗，粒细胞可恢复，未见继发细菌感染发生。治疗中应密切监测患儿的粒细胞，如中性粒细胞绝对计数<0.5×10^9/L，则应减少阿昔洛韦剂量或使用粒细胞集落刺激因子。在全身播散型感染的患儿，粒细胞降低可能因感染对骨髓的抑制引起。所有单纯疱疹病毒感染的新生儿均要随访到儿童期。

2. 更昔洛韦（ganciclovir，GCV）　GCV是ACV的衍生物，能对抗所有的疱疹病毒，对CMV有强抑制作用，更昔洛韦对先天性巨细胞病毒感染有效，尤其是可避免发生进行性听觉损害。GCV具有ACV所没有的5′羟基，能竞争性抑制三磷酸鸟苷掺入宿主和病毒的DNA中，从而抑制CMV DNA的合成。体外及动物实验中的GCV抑制病毒作用较ACV强25~100倍。对CMV脑炎可首选GCV治疗，诱导治疗剂量为每次6mg/kg，12h 1次，静脉输注，每次输注时间在1h以上，连用2~3周后可改为口服缬更昔洛韦（valganciclovir）16mg/kg，12h1次。GCV可引起粒细胞减少或血小板减少，在用药期间需注意观察，当血小板≤25×10^9/L和/或粒细胞≤0.5×10^9/L或减少至用药前水平的50%则应停药，肾损害者应减量。另有报道，联合应用GCV和静脉丙种球蛋白（IVIG）或高效价HCMV免疫球蛋白（HCMV-IG）治疗免疫抑制患儿的危重CMV感染，可取得良好疗效。

3. 利巴韦林（ribavirin，三氮唑核苷，病毒唑，virazole）　为一种强的单磷酸次黄嘌呤核苷（IMP）脱氢酶抑制剂，抑制IMP，从而阻断病毒核酸的合成。对呼吸道合胞病毒、单纯疱疹病毒、腺病毒等有一定的抑制作用，但疗效不肯定，剂量为每天10~15mg/kg，分2~3次静脉输注或口服。

（二）抗惊厥治疗

目的在于预防再次的惊厥发作，消除临床和电发作活动。

1. 苯巴比妥（phenobarbital） 苯巴比妥负荷量20~40mg/kg可在短时间内达到血清治疗浓度，有效治疗浓度为20~40mg/L（80~160μmol/L）。由于单剂负荷量40mg/kg可能引起非机械通气的新生儿呼吸暂停，在这种情况下通常分2次（每次各20mg/kg）给予。也有给予负荷量20mg/kg，如未能起作用，可每隔5min追加5mg/kg直至惊厥得到控制或总量达到40mg/kg。通常静脉注射。维持量为每天3~5mg/kg，分2次给予，12h 1次，可静脉注射、肌内注射或口服。

2. 苯妥英（phenytoin或dilantin） ①抗惊厥（非紧急）：负荷量15~20mg/kg，分3剂每2~4h口服1次；维持量每天5mg/kg（通常每天4~8 mg/kg），分2~3次口服。癫痫持续状态：负荷量15~20mg/kg，单剂或分次静脉注射；维持量每天5mg/kg，分2次静脉注射。②控制强直-阵挛和复杂部分性发作：初始量：每天5~8mg/kg，8~12h给药1次，静脉注射或口服。

3. 安定（diazepam或valium） 6岁以下剂量超过0.5 mg/kg有潜在毒性，不推荐使用。6个月至5岁的癫痫持续状态最初可静脉注射0.2~0.5mg，根据病情每2~5min可重复，总量不超过5mg。新生儿必要时可酌情慎用。

4. 卡马西平（carbamazepine、tegretol、carbatrol或epitol） 复杂性部分发作的初始量：口服悬液每天10~20mg/kg，分4次，6h 1次；片剂分2~3次口服，8~12h 1次。维持量每天总量不超过35mg/kg，每天分3~4次给药。

5. 丙戊酸（valproic acid、depakote、depakene或depacon） 复杂性部分发作：一般每天10~15mg/kg，静脉输注，输注时间不少于1h，12h1次，每天最大量不超过60mg/kg，持续时间不超过14天（可改为口服）。口服剂量最初每天10~15mg/kg，每隔1周增加5~10mg/（kg·d），可增至60mg/（kg·d）。

（三）抗脑水肿治疗

1. 20%甘露醇（mannitol） 每次0.25~1.0g/kg，快速静脉滴注，4~8h1次，连用3~7天，可同时或交替使用速尿，每次1mg/kg。新生儿期宜慎用地塞米松。

2. 3%氯化钠溶液 以0.5~2.0mL/（kg·h）持续静脉滴注并间歇静脉注射，维持血清钠在155~165 mmol/L可获得满意疗效。

（四）其他对症处理

1. 高热的处理 新生儿以物理降温为主，可予头部枕冷水袋、温水擦浴或温水浴，亦可使用退热药物对乙酰氨基酚、布洛芬等。

2. 吸氧疗法 根据不同病情予鼻前庭给氧、头罩或面罩给氧或无创正压通气，若出现呼吸衰竭应予机械通气。

3. 改善脑功能，促进脑细胞恢复 可使用胞二磷胆碱、1，6-二磷酸果糖、神经节苷脂、神经生长因子等，但疗效不肯定。

4. 静脉丙种球蛋白 有报道认为静脉丙种球蛋白对病毒性脑炎具有一定的治疗作用。

5. 其他针对多脏器功能损害的对症治疗。

6. 康复治疗 对于恢复期或留有后遗症的患儿，可给予高压氧、抚触等治疗，以促进神经功能恢复。

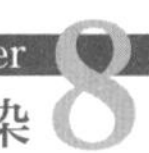

三、护理和监护要点

参考本章第二节“新生儿细菌性脑膜炎”。

四、疗效和预后评估

新生儿病毒性脑炎的预后与所感染的病原及病毒感染的获得途径密切相关。HSV脑炎病死率高达15%以上，存活者约2/3有不同程度神经系统受累的后遗症，如小头畸形、脑积水、视听觉损害、精神运动异常及智力低下；全身播散型合并脑炎者，病死率及后遗症发生率高达57%~90%。由CMV引起先天性感染脑炎者病死率较高，存活者大多数有后遗症，包括小头、智力障碍、发育迟缓、学习和行为问题、惊厥、神经肌肉疾病（如面部不对称、痉挛性四肢瘫、双瘫、偏瘫等），听力和视觉障碍等常见异常；部分听力和智力正常儿童可有语言表达障碍和学习困难；听力损害可呈晚发性或进行性加重；围产期感染者很少有后遗症，但早产儿和高危足月儿，特别是生后2个月内开始排病毒的早产儿发生后遗症的危险性增加。风疹病毒脑炎可有智力、语言、精神发育迟缓、运动障碍及脑性瘫痪等后遗症。肠道病毒脑炎、脑膜炎病死率较高，存活者可有脑积水、智力低下等后遗症。

五、诊疗关键点和难点

1. 多种病毒可引起新生儿中枢神经系统感染，且临床表现差异较大、缺乏特异性，早期诊断较困难。

2. 有效的抗病毒药物很少；有些病毒感染尚无针对性的抗病毒药物。

3. 需与化脓性脑膜炎（包括未彻底治疗的）、结核性脑膜炎、真菌性脑膜炎及其他原因导致的脑病相鉴别。

4. 新生儿病毒性脑炎的诊治可参考以下流程（图8-1）。

5. 脑脊液检查在病毒性脑炎的诊断、鉴别诊断和疗效判断等方面起到很重要的作用（图8-2）。

（黄维本　周　伟）

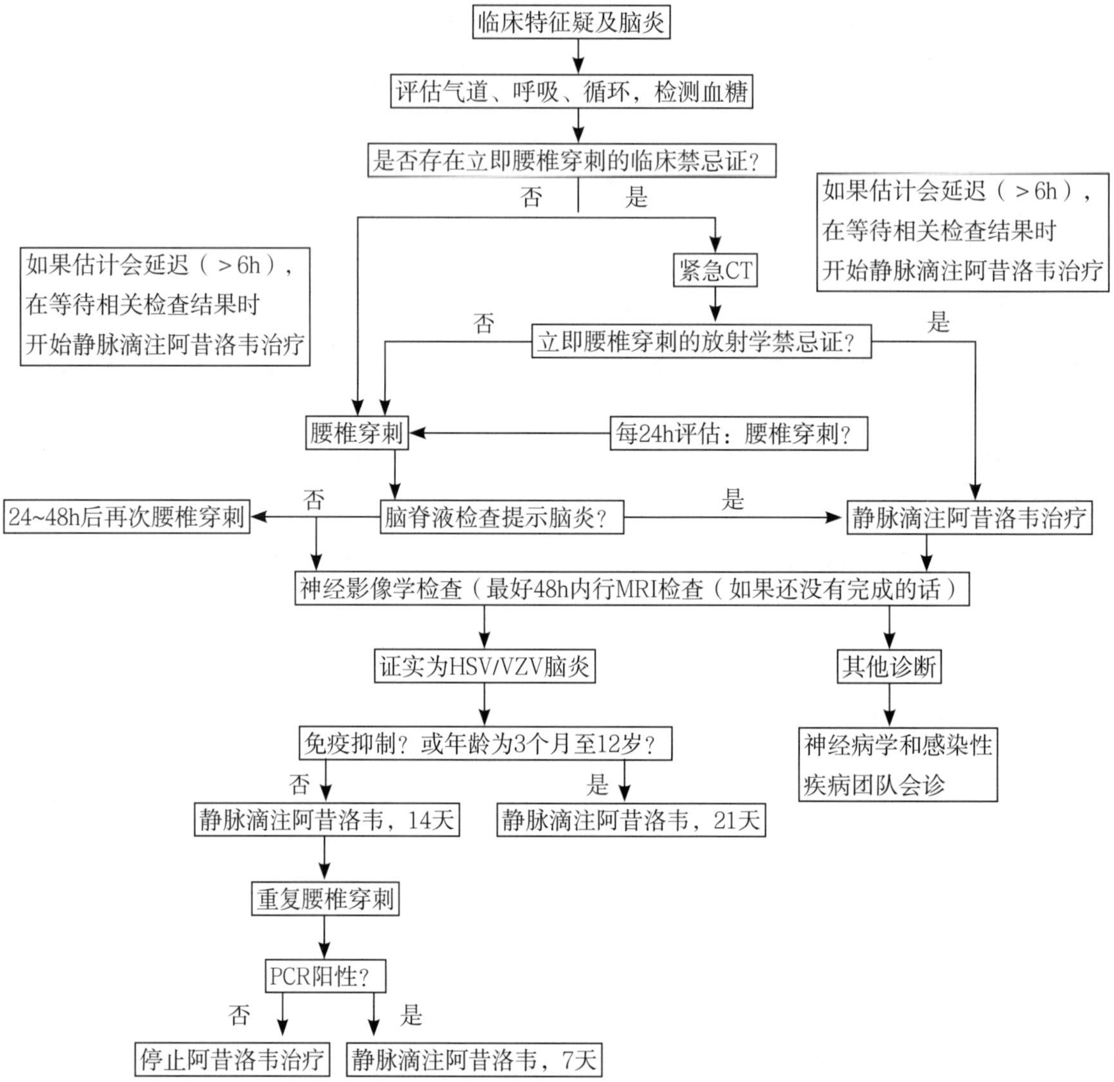

临床特征疑及脑炎

评估气道、呼吸、循环，检测血糖

是否存在立即腰椎穿刺的临床禁忌证？

否　是

如果估计会延迟（>6h），在等待相关检查结果时开始静脉滴注阿昔洛韦治疗

紧急CT

如果估计会延迟（>6h），在等待相关检查结果时开始静脉滴注阿昔洛韦治疗

否　立即腰椎穿刺的放射学禁忌证？　是

腰椎穿刺

每24h评估：腰椎穿刺？

24~48h后再次腰椎穿刺

否　脑脊液检查提示脑炎？　是

静脉滴注阿昔洛韦治疗

神经影像学检查（最好48h内行MRI检查（如果还没有完成的话）

证实为HSV/VZV脑炎

其他诊断

神经病学和感染性疾病团队会诊

免疫抑制？或年龄为3个月至12岁？

否　是

静脉滴注阿昔洛韦，14天

静脉滴注阿昔洛韦，21天

重复腰椎穿刺

PCR阳性？

否　是

停止阿昔洛韦治疗

静脉滴注阿昔洛韦，7天

图8-1　病毒性脑炎临床诊治流程（以HSV/VZV脑炎为例）

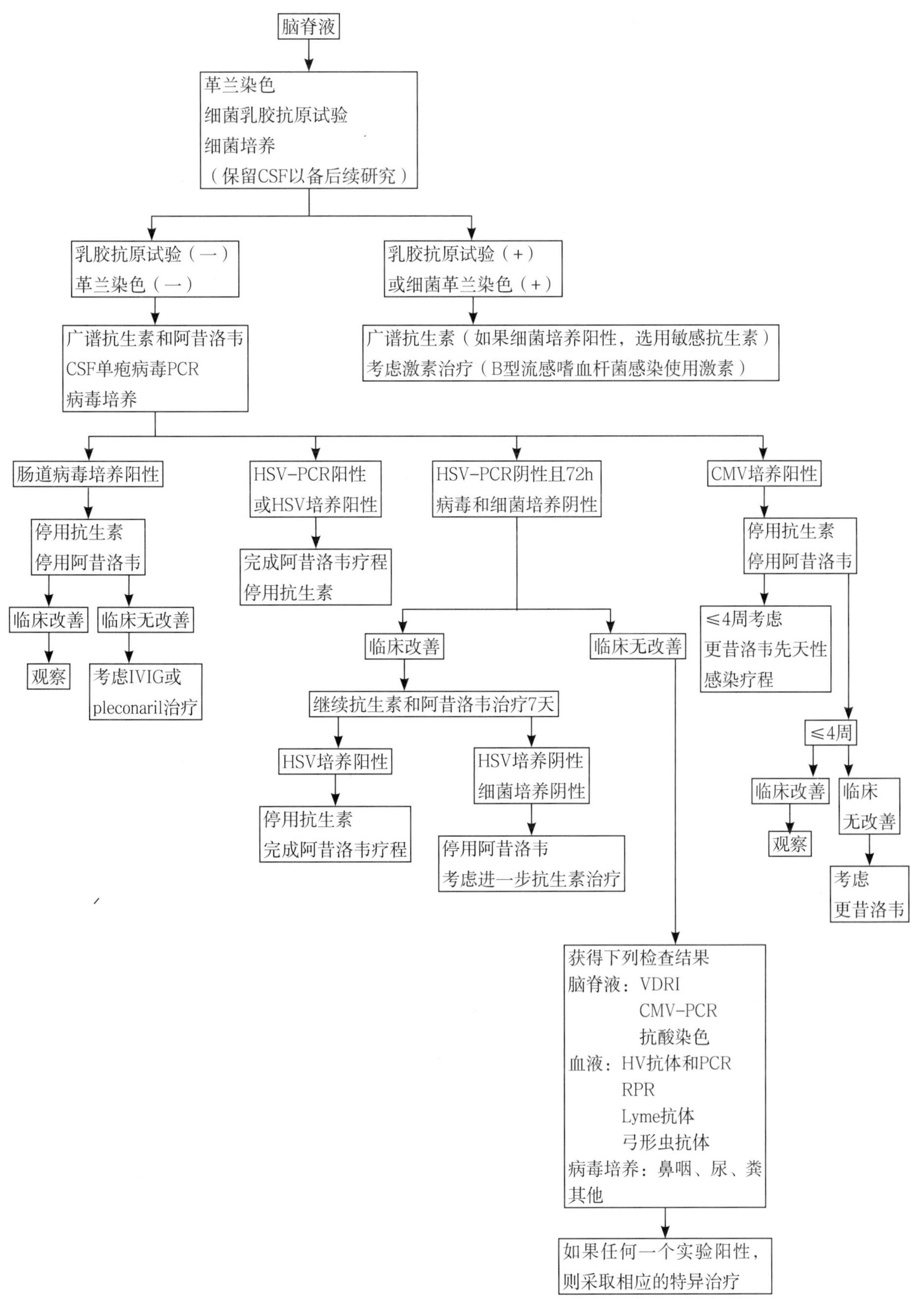

图8-2　根据脑脊液进行的病毒性脑炎的诊疗流程

第四节 新生儿先天性宫内感染

一、新生儿巨细胞病毒感染

巨细胞病毒感染（cytomegalovirus infection）是由人类巨细胞病毒（cytomegalovirus，CMV）引起，因受染细胞的典型改变是细胞变大，核内和胞浆内出现包涵体，故本病又名巨细胞包涵体病（cytomegalic inclusion disease）。新生儿CMV感染可发生在宫内（先天性）、分娩时和出生后。CMV感染可导致先天性发育缺陷和多器官的损害，是患儿听力丧失（感音性耳聋）和精神运动发育迟缓的主要原因。原发性或继发性免疫缺陷患儿易合并CMV感染，病情严重，病死率高。

我国为CMV感染高发区，孕妇初次感染（原发感染）或再发感染时，病毒可通过胎盘感染胎儿，引起宫内CMV感染。再发感染包括孕母潜伏感染重新激活（复燃）和不同抗原的CMV再感染。

CMV可通过胎盘垂直感染，引起胎盘炎症性病理改变如胎盘绒毛膜炎；胎儿时期首先受损的器官为肝脏，也可导致胎儿宫内发育迟缓，中枢神经系统、泌尿系统或血液系统受损。肝脏是先天性CMV感染最常累及的器官，病理表现为胆管炎、肝内外胆汁淤积等；中枢神经系统受损可引起严重后遗症如感音性耳聋和脉络膜视网膜炎；血液系统受损可引起贫血、血小板减少和灶性髓外造血等。新生儿也可于出生时经产道吞入含有CMV的分泌物，或出生后不久接触母亲含有CMV的唾液、尿液、乳汁以及输血等引起感染（围产期感染），其中喂养含CMV的母乳（排毒率为20%~70%）是生后感染的重要途径之一。

（一）诊断要点

1. 临床特点　本病的临床特征因患儿CMV感染时间、感染方式以及合并症不同而有差异。

（1）先天性（宫内）感染　母亲原发性感染、不同病毒株再次感染或潜伏期感染病毒激活，均可经胎盘垂直传播引起宫内感染。受染新生儿生后3周内有CMV从尿中排出。5%~10%患儿出现典型全身巨细胞病毒感染表现，另有5%患儿为非典型临床表现，其余85%~90%呈亚临床经过，无明显临床症状和体征。新生儿巨细胞病毒感染特征是单核-巨噬细胞系统和中枢神经系统受累，主要表现为早产、宫内发育迟缓、小头畸形、黄疸、肝脾大及肝功能损害、贫血、血小板减少、皮肤瘀点瘀斑、脉络膜视网膜炎、惊厥、脑积水、脑组织软化或钙化等，部分还可出现心肌炎、关节炎、肾炎、间质性肺炎和脑膜脑炎等。严重者多在生后数天或数周内死亡；幸存者大多留有后遗症，如精神运动发育迟缓、感音性耳聋、癫痫、牙釉质钙化不全、视力减退（视神经萎缩）等。

（2）围产期感染　主要由妊娠晚期经生殖道传播或喂养含CMV母乳引起。新生儿出生时多无感染症状，生后3~12周从尿中排出CMV。主要发生在早产儿，病变主要累及肝脏、呼吸系统、血液系统和中枢神经系统，出现相应临床表现，严重者引起脉络膜视网膜炎、心肌损害、脓毒症样综合征甚至多器官功能障碍综合征，病死率较高。足月儿常呈自限性经过，预后一般良好。

2. 辅助检查

（1）CMV特异性抗体检测　检测新生儿血清CMV-IgM和/或IgG有助于CMV的诊断。IgM抗体

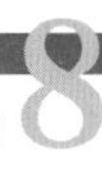

不能通过胎盘屏障，若新生儿出生时脐血或生后3周内血清CMV-IgM抗体阳性，则为先天性CMV感染；IgG抗体可以透过胎盘，故血清中出现CMV-IgG抗体，可以是来自母体，也可能由新生儿自身产生，只有在恢复期血清抗体效价增高4倍以上，才提示近期CMV感染。

（2）CMV-DNA及标志物检测　感染CMV的患儿经尿液和唾液排毒量高，血液和CSF中CMV量稍低，故PCR可快速、敏感而特异性检测尿液CMV-DNA，是早期诊断CMV感染的有效方法。CMV为细胞内感染，受染组织和细胞内存在典型包涵体、病毒抗原或颗粒等标志物，因此取新鲜晨尿，沉渣涂片查找CMV特异性标志物也有助于CMV感染诊断。

（3）病毒分离　是最可靠的直接诊断病毒感染的方法，从组织、体液或分泌物分离出CMV即可确诊，但需时间较长，临床上难以实现。由于含巨细胞包涵体的肾小管上皮细胞脱落，尿液中CMV量高，排毒时间长但多为间歇性，故反复多次尿培养分离可提高阳性率。

（4）影像学检查　胎儿或新生儿超声、CT或MRI等影像学检查可发现宫内发育迟缓、小头畸形、脑室扩大、脑积水、颅内软化或钙化（钙化具有特征性，主要为脑室周围钙化点）、肝脾肿大等表现，对CMV感染的诊断和神经发育评估有重要意义。

（5）其他　中枢神经系统受损时，脑脊液呈脑膜脑炎改变，即白细胞升高（以淋巴细胞为主）和蛋白质升高。早期听力筛查及脑干听觉诱发电位检测可早期发现并动态监测患儿听觉损害。眼底检查可发现CMV所致视觉损害。

3. 诊断标准　新生儿期出现不明原因的明显黄疸、惊厥、皮肤瘀点、肝脾大及肝功能损害者均应考虑有CMV感染可能。确诊需要实验室证据，存在下列4项之一者，即可确诊CMV感染：①尿液或脑脊液等体液中分离出CMV；②尿液、唾液或血液等体液中检测出CMV-DNA；③尿液、血液或CSF等体液中检测出CMV抗原；④血CMV-IgM阳性和/或双份血清CMV-IgG滴度超过4倍升高。

（二）治疗原则和措施

1. 治疗原则

（1）宫内感染胎儿出生前不常规进行抗病毒药物治疗。先天无症状性感染和轻度感染者（包括仅有感音神经性耳聋的新生儿）不需治疗，但需监测病毒负荷量和脏器损伤进展情况，如损伤进行性加重则考虑药物治疗。重度先天CMV症状性感染（症状性中枢神经系统病变或严重局部器官损害如肝炎、间质性肺炎、血液系统损害等）以及重度生后获得CMV感染的极低和超低出生体重儿应积极治疗，非重度感染者需监测病毒负荷量和脏器损伤进展情况，如损伤进行性加重则考虑药物治疗。任何感染级别的原发免疫缺陷病患儿，无论先天还是后天获得CMV感染均应积极抗病毒治疗。

（2）符合治疗指征的患儿尽早接受足量治疗，病情严重者初始治疗尽量选择静脉制剂，病情稳定后改为口服药物序贯治疗。严重CMV感染或不能经口喂养患儿选择更昔洛韦静脉制剂，序贯治疗和病情相对稳定的患儿可以口服缬更昔洛韦治疗。

2. 抗病毒治疗

（1）更昔洛韦（ganciclovir，GCV）　6mg/kg，每12h 1次，静脉缓慢滴注，建议深静脉给药，经外周静脉给药时药物浓度不超过1g/L，避免药物外渗。连续治疗至少6周。副作用有中性粒细胞减少、转氨酶和直接胆红素升高、血小板下降和脉络膜视网膜炎等。

（2）缬更昔洛韦（valganciclovir，

VGCV）：每次16mg/kg，口服，每12h1次。口服缬更昔洛韦和静脉更昔洛韦生物利用度相近，骨髓抑制和肾功能受损时需要调整剂量或暂停用药。有学者推荐静脉使用更昔洛韦2~3周症状明显改善后，可改为缬更昔洛韦口服完成6周的疗程，患儿依从性好；对全耳性的或严重的先天性CMV感染患儿或免疫缺陷患儿，疗程应达6个月。需要监测病毒负荷量并根据病毒负荷量决定疗程。非危及生命的感染，耐受经口喂养、体重增长良好、症状轻不需要呼吸支持的患儿，可在家口服缬更昔洛韦治疗。

3. 对症治疗。

（三）护理和监护要点

1. 治疗开始前和治疗中间隔1～2周进行血液CMV-DNA定量PCR监测疗效；同时需监测ABR、评估眼科情况、做必要的影像学检查，以评估病毒损伤进展情况。

2. 用药后间隔1～2周评估1次药物不良反应，检查包括全血细胞计数、白细胞分类、血小板计数、凝血功能、肝功能和肾功能等，药物使用中如出现丙氨酸转移酶＞250U/L、中性粒细胞绝对值＜0.5×10^9/L、血小板＜5×10^7/L，需要停药1周，缓解后可继续原剂量用药，如果不能恢复则需要停药。

3. 密切观察病情变化。监测患儿体温、呼吸、心率、血压、血氧饱和度等生命体征，注意患儿是否存在发绀、气促、黄疸、皮肤瘀点瘀斑、前囟饱满和惊厥现象；密切监测外周血小板数、血生化指标（如心肌酶谱、肝酶）和凝血功能变化，重视心、肺、肝、脑等重要器官功能的监护，及时发现和处理严重肺炎、肝炎、心肌炎和脑炎等。

4. 积极提倡新鲜母乳喂养，进行适当母乳处理以减少经母乳CMV病毒感染。早产儿喂养首选新鲜母乳，正常足月儿母乳不需常规监测病毒拷贝数；免疫缺陷患儿和VLBWI接受母乳喂养时，可监测母乳中的病毒拷贝数：母乳中病毒阳性但拷贝数＜1 000拷贝/mL者，建议冷冻至少24h；＞1 000拷贝/mL者，冷冻不少于72h或高温短时巴氏杀菌（72℃持续5min）。

（四）疗效和预后评估

目前，仅推荐治疗新生儿症状性CMV感染，首选更昔洛韦。在暂不治疗的非症状性新生儿CMV感染病例中，仍有10%~15%的病例在2岁前可发生听力障碍，故定期随访非常重要，可早期进行听力和智力评估，发现异常及早干预。

出生时即有临床症状的CMV感染患儿预后差，30%~50%的患儿可发生神经系统后遗症如小头畸形、智力运动发育迟缓、听力和视觉受损、学习困难和行为异常、惊厥或脑瘫等。出生时无临床症状的CMV感染患儿最常见后遗症是感音性耳聋，发生率高达7%~15%。先天性CMV感染是非遗传性耳聋的最重要原因，在非遗传性感音性耳聋儿童中，约1/3由CMV感染所致。

应重视新生儿CMV感染的长期随访：①先天CMV感染和VLBWI新生儿期感染者，在出生后前2年内接受多频次听力复查（42天—3个月—6个月—1岁—1岁半—2岁）；②先天CMV感染和VLBWI新生儿期感染者，在1岁、2岁和学龄期前后接受神经发育评估；③先天CMV感染和VLBWI新生儿期感染者，在婴幼儿期每年至少接受1次眼科检查。

（五）诊疗关键点和难点

1. 婴儿出生3周内尿液、唾液和/或血液样本中CMV-DNA阳性或快速病毒分离阳性提示先天感染；生后3周内病原学检测阴性者在3周后尿液、唾液和/或血液CMV-DNA阳性或快速病毒分离阳性，提示后天获得感染。

2. 国际上大多主张对所有新生儿进行CMV感染筛查，尽早发现先天性CMV感染造成的感音神经性耳聋及生长发育迟缓，从而尽早干预。我国目前尚未开展新生儿CMV感染筛查，所诊断的CMV感染多为有症状CMV感染患儿，确诊时间常大于生后3周，难以明确感染是先天性还是后天获得性，影响制定下一步治疗和随访方案。

3. 血清标本CMV病毒分离检测或定量PCR检测结果阳性提示活动性CMV感染，但血清标本检测阴性不能除外CMV局部感染和潜伏感染；脑脊液、腹腔液、气管灌洗液等体液病毒DNA阳性（≥1 000拷贝数/mL），提示脑、消化道、肺脏受累；PCR检测尿液CMV-DNA高度敏感而特异，但尿液CMV-DNA阳性提示CMV感染，不能确定为病毒活动性感染状态还是潜伏感染状态。

4. 多数新生儿CMV感染出生时无临床表现，或部分患儿虽有临床表现但不典型，易与其他新生儿时期并发症或其他病毒所致宫内感染的表现相重叠和混淆，早期诊断与鉴别诊断有一定难度。因此，当新生儿期出现不明原因的明显黄疸、肝脾大及肝功能损害、惊厥、皮肤瘀点者应考虑CMV感染可能，CMV病原学检查（尿液或血液中CMV-DNA检测）是CMV确诊的关键点。

5. 抗病毒治疗应充分考虑患儿的依从性和治疗的利弊性，制定合理的个体化治疗方案。

6. 后天获得性CMV感染不主张常规抗病毒治疗。败血症样综合征或严重器官受累病例可考虑更昔洛韦抗病毒治疗10~14天。

二、单纯疱疹病毒感染

新生儿单纯疱疹病毒（herpes simplex virus，HSV）感染主要经母亲生殖系统传播而发生，75%~80%由Ⅱ型HSV引起，其次为Ⅰ型HSV。Ⅰ型和Ⅱ型HSV感染后的临床表现相似，但Ⅱ型HSV感染后的预后较差。

HSV可长期存在于体内。HSV经4种途径感染新生儿：经感染的生殖道分娩、胎膜早破后上行感染、宫内感染和出生后接触感染。根据感染发生时间又可分为产前（宫内）、产时（分娩时）和产后（出生后）感染。分娩时感染最常见（85%），母亲初次感染对新生儿感染影响最大，胎膜早破可增加感染发生机会，母亲体内高滴度特异性抗体可保护新生儿免受感染；其次为出生后感染（10%），主要经父母口腔疱疹或经咬破损的乳头感染；经胎盘母婴垂直传播的宫内感染少见。母亲可无生殖器HSV感染病史，也无HSV感染表现。

（一）诊断要点

1. 临床特点

（1）产前（宫内）感染　少见，为先天性单纯疱疹病毒感染，主要累及皮肤、中枢神经系统和眼部，也可引起早产、胎儿水肿、先天畸形或智力发育障碍等，预后不良。出生时即存在或者出生后不久出现水泡样皮疹，可遍布全身，伴随各种先天畸形如皮肤发育不良、色素沉着或变浅、小头畸形、颅内钙化、积水性颅脑畸形、脑坏死、脑萎缩、小眼畸形、脉络膜视网膜炎和视神经萎缩等。

（2）分娩时和出生后感染　常见，新生儿感染HSV后可呈无症状隐性感染，也可引起不同形式或不同程度损害，根据临床表现可分为3种类型。

1）皮肤、眼和口腔感染（skin，eye and mouth infection，SEMI）　约50%患儿可出现SEMI，常于生后5~11天起病，主要表现为皮肤、口腔、眼部等部位疱疹。皮肤疱疹好发于皮肤黏膜交界处，以唇缘、口角和鼻孔周围等处多见；

口腔疱疹表现为口腔黏膜、舌部、齿龈、咽部出现大面积水疱，随之形成溃疡；眼部疱疹表现为单纯疱疹性角膜炎、结膜炎，大多为单侧性，常伴患侧眼睑疱疹或水肿及耳前淋巴结肿大。若未及时抗病毒治疗，30%~40%患儿可发生中枢神经系统损害，亦可发生角膜结膜炎、白内障、脉络膜视网膜炎等。

2）中枢神经系统感染　新生儿感染HSV后，约35%表现仅为单纯脑炎而无皮肤黏膜疱疹，感染主要累及额叶和颞叶，严重者可发展为出血坏死性全脑炎。常于生后10~14天发生，表现为不吃不哭、体温不升或发热、前囟饱满、嗜睡昏迷、激惹惊厥、肌张力低等。

3）全身播散型　为最严重的新生儿HSV感染临床类型，占新生儿HSV感染的25%左右，主要累及肺和/或肝，其次为心脏和肾上腺，也可合并脑炎。临床表现为发热、肺炎（气促、肺部啰音）、肝炎（黄疸、肝酶升高）、心肌炎（心率快、心肌酶升高）和脑炎（抽搐、意识改变）等多系统器官损害表现，严重者出现脓毒症样休克和DIC，病死率高。

2. 辅助检查

（1）实验室检查　直接免疫荧光检测HSV抗原、PCR扩增HSV特异性DNA片段、病原微生物mNGS分析或病毒培养等实验室检查，可确诊HSV感染。

1）病毒培养　取口腔、结膜、鼻咽部、肛周拭子标本，血液、脑脊液、尿液或皮损部位标本进行培养，特异性和敏感性高，为HSV感染的金标准，但操作有一定困难，限制其临床应用。

2）RT-PCR检测或mNGS分析　血浆、外周血单个核细胞或脑脊液RT-PCR检测HSV病毒DNA或mNGS分析病原体可快速诊断，特异性和敏感性高，阳性有助于HSV确诊。

3）疱疹皮损处刮取物镜检　可见典型的多核细胞及核内嗜酸性包涵体，以确定疱疹类疾病，有助于临床诊断，但不能与其他病毒感染鉴别。

4）HSV特异性抗体检测　由于新生儿HSV感染多发生在分娩时和出生后，自身还未产生特异性IgM和IgG，故检测意义不大。

5）脑脊液检查　病初时脑脊液无明显变化，随着病情进展（尤其合并脑炎时），脑脊液细胞数增加（以淋巴细胞为主）、蛋白升高、糖正常或轻度降低。

（2）影像学检查　头颅CT可表现为正常、弥漫性低密度或脑水肿改变；早期MRI表现为多个部位轻度受累，后期为全脑炎改变，其异常表现与神经系统预后相关。

（3）脑电图　中枢神经受累时，EEG呈弥漫性异常。

3. 诊断标准　根据典型的皮肤、眼和口腔黏膜疱疹临床表现，结合母亲感染史，可临床诊断新生儿HSV感染（SEMI）；在新生儿皮肤黏膜疱疹的基础上，若出现脓毒血症样表现，或严重肺炎、肝炎、惊厥、DIC时，应警惕HSV全身型感染的存在。此时应取皮损部位组织、口咽拭子、结膜拭子、肛周拭子、尿液等标本进行病毒培养，或取血液、脑脊液标本行RT-PCR检测HSV-DNA或mNGS寻找HSV，以明确病原学诊断。

新生儿疱疹性脑炎诊断依据　①急性脑炎、脑膜脑炎症状，但流行病学史不支持乙脑脑炎；②病毒性脑脊液表现，如为血性脑脊液或检出大量红细胞则高度提示本病可能；③脑电图、MRI提示病变以额叶和颞叶为主，呈弥漫性不对称损害；④脑脊液 RT-PCR检测HSV-DNA阳性或mNGS提示HSV存在，则可确诊。

（二）治疗原则和措施

1. 治疗原则　小范围浅表处皮肤黏膜的疱疹病损，可采用局部抗感染治疗；对病情严重者，尤其是重要脏器受累者（如全身播散型），应给予全身性抗病毒治疗和对症支持处理；对于疱疹性脑炎，除抗病毒治疗外，还应积极防治脑水肿。抗病毒治疗首选阿昔洛韦，其次为泛昔洛韦或缬更昔洛韦。

2. 抗病毒治疗　一般皮肤、黏膜或眼疱疹患儿，可用阿昔洛韦滴眼液或眼膏外用，每天3～4次，或口服阿昔洛韦每次300mg/m^2，每天3次，疗程5～7天。对于严重SEMI、HSV全脑炎和全身播散性感染等重症足月新生儿，应予以阿昔洛韦每次20mg/kg，静脉滴注，6～12h 1次（胎龄＜30周，12h 1次；胎龄30～35周，8h 1次；胎龄≥35周，6h 1次），SEMI疗程为10～14天，中枢神经系统感染或全身播散性感染疗程为21天。如不能进行脑脊液检查，则推荐用较长的疗程。进行连续性肾脏替代疗法（CRRT）或体外膜氧合（ECMO）治疗患儿，由于经肾排出增加，剂量可增至每次30mg/kg，每8h 1次。

治疗过程中需要根据体重调整剂量，通常在剂量变化超过5%～10%时，根据体重进行调整。中枢神经系统感染患儿最好在临近疗程结束时，复查脑脊液和PCR检测HSV-DNA，如仍为阳性，则需延长疗程直至HSV-DNA转阴；中枢神经系统感染或全身播散性感染患儿完成静脉疗程后，还需继续口服阿昔洛韦每次300mg/m^2，每天3次，疗程为6个月。

新生儿使用阿昔洛韦最常见的副作用是粒细胞减少，故治疗过程中应密切监测患儿白细胞和中性粒细胞数变化。如中性粒细胞绝对计数＜500/mm^3，则应减少阿昔洛韦剂量并加用粒细胞集落刺激因子。

3. 对症治疗。

（三）护理和监护要点

1. 严密观察病情变化　监测患儿体温、呼吸、心率、血压、血氧饱和度等生命体征变化，注意患儿面色、肢温、意识和肌张力等改变，以及是否存在气促、黄疸加重、出血、呕吐、前囟饱满和惊厥现象；密切监测血生化指标（尤其是心肌酶谱、肝酶）和凝血功能变化，重视心、肺、肝、脑等重要器官功能的监护，及时发现和处理严重肺炎、肝炎、心肌炎、脑炎和DIC。

2. 加强皮损部位护理　保持皮肤损害部位清洁，局部应用阿昔洛韦软膏抗病毒治疗，必要时应用抗生素软膏防止继发细菌感染，合并严重细菌感染时应采用抗生素治疗。

3. 做好消毒隔离措施，防止交叉感染　疱疹病毒感染可通过接触传播，对患有生殖器疱疹的产妇，宜行剖宫产，以避免胎儿分娩时感染；新生儿免疫功能低下，应单间隔离，应尽可能避免接触HSV感染者。

（四）疗效和预后评估

临床资料表明，延迟治疗与不良预后高度相关，故当母亲怀疑存在生殖道HSV感染（尤其初次感染或HSV-Ⅱ型感染）时，加之阴道分娩、破膜后剖宫产或胎膜早破超过4~6h，即使新生儿（尤其早产儿）出生时无症状，也需即刻进行实验室检查并静脉给予阿昔洛韦经验性治疗。

HSV全身型感染未治疗者病死率约为90%，其中肺炎病死率最高。按目前治疗方案进行抗病毒治疗，存活率可提高至70%左右，但仍有15%留有神经系统后遗症。中枢神经系统HSV感染未治疗者病死率为50%左右，与早产、脑干损伤、治疗开始时已有昏迷和惊厥、Ⅱ型HSV感染等有关，治疗后病死率降至15%，但多数存活者存在远期神经系统后遗症，包括小头畸形、积水性无脑畸形、脑穿通畸形、痉挛、失明、脉络膜视网膜炎和学习困难等。

（五）诊疗关键点和难点

1. 许多新生儿HSV感染的临床表现不典型、无特异性，易和其他合并症的表现混淆和重叠，在母亲感染史不确定的情况下，加之新生儿仅存在中枢神经系统和其他内脏性损害而不具典型的皮肤损害时，明确诊断有一定困难，易造成误诊或漏诊。因此，当患儿出现脓毒症表现而细菌培养阴性时，或出现严重肺炎、肝炎、惊厥、DIC时，应取口咽拭子、结膜拭子、肛周拭子、尿液等标本进行病毒培养；取血液、脑脊液标本行RT-PCR检测HSV-DNA或mNGS寻找HSV，尽早明确病原学诊断。只有早期正确诊断才能保证及时有效的治疗，这对降低新生儿HSV感染病死率和减少神经系统后遗症的发生至关重要。

2. 治疗应在HSV播散到全身或在中枢神经系统大量复制之前开始，以求达到最佳疗效。阿昔洛韦是目前推荐治疗新生儿HSV感染的首选药物，轻症SEMI可口服，HSV全身型感染和中枢神经系统感染需静脉给药，达到一定疗程和疗效后还需改口服维持半年；若阿昔洛韦疗效不佳，可改用泛昔洛韦或缬更昔洛韦等。

三、先天性风疹综合征

先天性风疹综合征（congenital rubella syndrome，CRS）是孕妇妊娠早期感染风疹病毒（rubella virus，RV）后，通过胎盘垂直传播感染胎儿，受染胎儿可出现严重的全身感染，可发生早产、各种先天畸形和脏器功能损害，如小头畸形、白内障和先天性心脏病等。

一般认为RV感染胎儿后，可在体内长期存在，随着胎儿细胞分裂，RV又可侵入下一代细胞，如此循环往复，不断增殖传代，形成多器官持续感染，阻碍细胞、组织和器官分化发育，导致多器官畸形。RV感染后导致严重先天性损害的另一重要原因是RV对血管内皮细胞的损伤如血管炎，导致肾、肺、视网膜和心冠状动脉等血管壁增厚和硬化等，相应组织器官受损；当累及小血管和毛细血管时，则组织供氧减少，组织细胞代谢障碍，组织和脏器发育不良，最终出现死产、流产、早产和CRS表现。

（一）诊断要点

1. 临床特点　婴儿可在生后即出现症状，亦可数周、数月甚至数年后才逐渐表现出来。先天感染RV后可发生早产、死产、有畸形的活产，部分新生儿完全正常，也可为隐性感染。胎儿几乎所有的器官都可发生暂时的、进行性的或永久性病变。这些临床表现可概括为：①一过性改变，如早产、低出生体重、肝脾肿大、黄疸、贫血、血小板减少性紫癜、间质性肺炎和脑膜脑炎等；②永久性损伤，如小头畸形、先天性心脏病、白内障、耳聋等；③慢性或晚发性疾病，如慢性进行性风疹全脑炎、糖尿病和自闭症等。

（1）血小板减少性紫癜　5%~10%的新生儿可发生血小板减少性紫癜，出生时皮肤即有紫红色、大小不一的散在性瘀点、瘀斑，多在生后1个月消失，但常伴其他严重畸形。

（2）先天性心脏畸形　最常见者为动脉导管未闭，其次为肺动脉及其分支狭窄、房间隔缺损、室间隔缺损、主动脉弓异常或更为复杂的畸形。有些病例生后杂音不明显，而呼吸困难、发绀等表现较常见，多数患儿于生后第1个月内即有心力衰竭，预后不良。

（3）听力损害　如RV感染发生在孕17周之前，失听则常见，可轻可重，见于一侧或两侧，多与其他畸形同时存在。其病变主要存在于内耳的柯替氏器或耳蜗，也可损害中耳和听觉中枢，引起感觉神经性或中枢性耳聋，可发生继发性语言障碍。失听亦可为CRS的唯一表现，多见于怀孕8周以后感染者。

（4）眼部改变　眼部损害较常见，表现各异，涉及角膜、晶状体和葡萄膜。梨状核性白内障为最具特征性改变，发生率高达55%~66%，多为双侧（70%），亦可单侧，常伴有小眼球畸形。出生时白内障可能很小或看不到，必须用检眼镜仔细窥查。除白内障外，亦可产生青光眼（与遗传性青光眼难以鉴别）和视网膜黑色素斑。CRS所致青光眼主要表现为角膜增大和混浊，前房增深，眼压增高，可发展为白内障并出现视网膜剥离。视网膜黑色素斑可以是CRS眼损害的唯一表现，散在于视网膜上，大小不一，对视力大多无碍，但其存在有助于CRS的诊断。

（5）神经系统损害　胎内感染风疹亦能导致中枢神经系统损害，除小头畸形外，约20%病例于生后数周出现脑膜脑炎，表现为前囟饱满、昏睡、易激惹、阵发性痉挛和肌张力异常等，脑脊液中淋巴细胞和蛋白常增高，有时可从脑脊液分离出RV。30%以上出现脑电图异常（1周岁左右消失），CT或MRI可发现脑钙化现象。少数患儿若干年后（10~30周岁）可发展为慢性进行性全脑炎，出现智力、行为和运动方面发育障碍，表现为智力衰退、语言和精神发育迟缓、运动失常、共济失调、痉挛抽搐或脑性瘫痪等，为先天性风疹感染的一大特点。

（6）其他改变　10%~20%病例X线可见类似于先天性梅毒骨骼改变，即股骨远端及胫骨近端的骨骺端密度减低。10%左右新生儿出生时为早产儿和/或低出生体重儿，50%以上有肝脾肿大、肝炎、溶血性贫血和黄疸加重等。5%的病例发生间质性肺炎，可呈急性、亚急性或慢性过程。此外，还可出现RV感染相关性自身免疫性疾病如糖尿病和甲状腺炎等。有资料表明，CRS患儿更易发生自闭症。

2. 实验室检查

（1）病毒分离或抗原检测　如疑有胎儿宫内感染RV，可早期采集羊水或胎盘绒毛作病毒分离，也可采用免疫印迹法检测绒毛中的病毒抗原，或应用PCR检测羊水、胎儿脐血或绒毛中病毒RNA。近年来，病原微生物mNGS也广泛应用于临床，有助于CRS的确诊。

CRS患儿出生后可持续带病毒数月，成为接触者的传染源。患儿的咽分泌物、尿液、脑脊液及其他组织可分离到RV，血液中难以分离出RV。先天性感染者RV分离阳性率随月龄而降低，至1岁时往往不能再分离到病毒。

（2）血清学检测　可应用化学发光免疫分析法、免疫荧光试验、血凝抑制试验、酶联免疫试验、补体结合试验及中和抗体试验等检测RV特异性抗体。

孕母风疹病毒感染所产生的血清RV-IgG可经胎盘到达胎儿体内，若胎儿无先天性风疹病毒感染，则来自母体的RV-IgG于生后2～3个月起滴度逐渐下降乃至消失；若胎儿存在先天性风疹病毒感染，除来自母体的RV-IgG外，生后1月内自身也可产生，抗体滴度逐渐升高，故生后5～6个月RV-IgG仍阳性且滴度较高，则高度提示CRS。

部分CRS患儿于5岁时就不再能测到血清血凝抑制抗体，但生后感染风疹病毒者，其产生的血凝抑制抗体可持续终生；一般易感儿注射风疹疫苗后，大部分皆有抗体产生效应，而抗体已阴转的CRS患儿经注射风疹疫苗后很少发生效应。基于这一点，若3岁以上小儿注射风疹疫苗后，不能测得血凝抑制抗体，在除外免疫缺陷病及其他原因后，加之母孕期感染风疹史及患儿其他的临床表现，应警惕CRS存在。

3. 诊断标准　WHO关于CRS的诊断标准如下：

（1）疑似病例　母亲妊娠早期有风疹感染史，新生儿出现：①白内障或先天性青光眼、先天性心脏病（如动脉导管未闭或周围肺动脉狭窄）、听力损害、色素性视网膜病变；②发育迟缓、紫癜、肝脾肿大、黄疸、小头畸形、脑膜脑炎、影像学骨病等任何一种情况时，应疑及CRS。

（2）临床诊断病例　尚未经实验室检查确认，但具有疑似病例①中的两种情况，或具有疑似病例①中的一种以及②中的一种情况。

（3）确诊病例　临床症状和体征符合，且具有实验室证据的病例：①分离出RV；②RV特异性IgM阳性；③婴儿风疹特异性IgG抗体持续保持较高水平，超过母传抗体消减的预计时间（如抗体滴度未达到每月下降50%的速度）；④RT-PCR检测到RV的核酸成分。

（4）RV感染病例　有RV感染实验室证据，但无任何临床症状和体征。

（二）治疗原则和措施

目前CRS尚无特殊治疗方法，主要是对症处理。预防至关重要，关键在于防止妊娠期内，尤其是在妊娠早期发生风疹病毒感染。

CRS新生儿和婴儿应予隔离，防治并发症。抗病毒药物及α-干扰素收效甚微。低丙种球蛋白血症者可考虑静脉注射免疫球蛋白。观察患儿生长发育情况，矫正心、眼等畸形，听力障碍患儿配戴助听器，精神、语言和运动发育迟缓者进行康复训练及进入特殊学校学习等。

（三）护理和监护要点

1. 严密观察病情变化　观察患儿体温、呼吸、心率、血压、血氧饱和度、面色和意识等变化，及时处理；定期检测RV-RNA拷贝数、RV-IgM和RV-IgG滴度，了解RV感染变化情况；密切监测外周血小板数、血生化指标、凝血功能及重要器官功能变化，防治出血和器官功能衰竭。

2. 做好消毒隔离措施，防止交叉感染　先天性风疹病毒感染由母婴垂直传播引起，后天性风疹病毒感染由呼吸道传播引起，故应单间隔离，保持室内空气新鲜，最好由具有风疹抗体的护理人员担任护理工作。风疹具有中度传染性，皮疹刚出现时传染性最强，在出疹前7天至出疹后5～7天或更久具有传染性，患CRS的婴儿排出风疹病毒的时间可长达1年以上。

（四）疗效和预后评估

目前，CRS尚无特殊治疗方法，妊娠期预防至关重要。本病常发生永久性损伤如小头畸形、先天性心脏病、白内障、耳聋、慢性进行性风疹全脑炎、糖尿病、自闭症等，并发器官损害和畸形以及精神、语言和运动发育迟缓者预后不良。

（五）诊疗关键点和难点

1. 其他宫内TORCH感染（如巨细胞病毒、单纯疱疹病毒和弓形虫感染等）也有类似于CRS的临床表现，早期难以鉴别。

2. 针对CRS缺乏特效治疗药物，干预关键点在于预防。提倡孕前进行风疹免疫力检测，对于缺乏免疫力者进行风疹疫苗预防接种；妊娠期妇女尽量避免与风疹患者接触，妊娠早期（妊娠3月内）妇女若存在风疹病毒感染，应考虑终止妊娠，以防CRS患儿出生。

四、先天性弓形虫病

弓形虫病（toxoplasmosis）是由细胞内寄生的刚地弓形虫（toxoplasma gondii）引起的一种人畜共患传染病，可分为先天性和获得性感染两类。一般认为，胎儿先天性弓形虫感染是母亲孕期原发性弓形虫感染的结果，但大多数母亲无明显临床症状。母孕期感染弓形虫后，形成原虫血症，经胎盘到达胎儿，然后通过血行播散至胎儿各组织器官。弓形虫感染传播率及胎儿受累程度与母亲感染时间相关：妊娠前3个月感染传播率较低（＜20%），但胎儿多为重型，易发生流产、死产、早产和先天畸形，幸存者大部分遗留中枢神经系统后遗症；妊娠中期感染，多出现死胎、早产和严重脑、眼、心、肝等损害；妊娠晚期感染，传播率较高（高达65%），因胎儿已逐渐成熟，损害较轻，胎儿可发育正常，新生儿多为轻型或无明显临床表现。获得性感染多发生于免疫缺陷或免疫受损者，以内脏器官受累和全身症状为主。

（一）诊断要点

1. 临床特点　新生儿先天性弓形虫病中，约20%为显性感染，主要表现为急性感染症状、内脏和系统病变（中枢神经系统和眼部病变等）症状，其中脑积水、脑钙化灶和脉络膜视网膜炎被称为“先天性弓形虫病三联征”。隐匿型先天性弓形虫感染约占80%，出生时可无症状，但在神经系统或脉络膜视网膜有弓形虫包囊寄生，而至数月、数年或至成人才出现神经系统或脉络膜视网膜炎症状。

（1）急性感染症状　多见于感染急性期，为多器官系统损害表现，如早产、宫内发育迟缓、发热、黄疸、贫血、发绀、水肿、皮疹、紫癜、肝脾肿大、肺炎、心肌炎、肾炎、体腔积液和淋巴结肿大等。

（2）内脏和系统病变症状　多见于慢性感染，包括：①中枢神经系统病变：脑膜脑炎存在且病情严重，可引起脑积水（有时为先天性弓形虫病唯一表现）、脑钙化和各种脑畸形等，表现为颅缝增宽、前囟隆起、抽搐、肢体强直、昏迷、脑脊液改变等。②眼部病变：较多见，一般发生在两侧眼球。常表现为脉络膜视网膜炎，其次为眼肌麻痹、虹膜睫状体炎、白内障、视神经萎缩，偶尔整个眼球被侵犯，以致眼球变小、畸形及失明。③其他：约50%存在肝损害，表现为肝酶升高、黄疸和肝脾肿大等。此外，还可出现肺炎、心肌炎、肾炎和肾病综合征等。

2. 辅助检查

（1）弓形虫相关检测　包括弓形虫特异性抗体、特异性核酸、循环抗原（TCAg）检测和病原学检查等。

1）特异性抗体测定　检测血清弓形虫特异性IgG、IgM简便快速，敏感性和特异性较高。一般来说，新生儿近期标本中，检测出特异性IgM和IgA抗体是急性先天性弓形体病的有力证据；IgG抗体逐渐降低或维持恒定而伴随IgM存在，提示存在弓形虫亚急性感染；病程中IgG逐渐升高且在临床症状出现后2~5月达高峰，则提示慢性感染。上述测定在免疫缺陷患者中可能会出现假阴性结果。

2）特异性核酸检测　检测弓形虫特异性DNA，敏感性和特异性高。检测标本包括血液、脑脊液、支气管灌洗液、羊水和胸腹水等。弓形虫DNA检测在感染早期和免疫缺陷症患者的诊断中具有优势。检测过程中应注意污染，否则易出现假阳性。

3）循环抗原检测　TCAg是弓形虫速殖子的代谢产物，感染后数日即可出现在血循环中。在血液或其他体液中检出TCAg，提示早期急性期感染存在。

4）病原学检查　应用胎儿羊水和脐带血，患儿血液、脑脊液等体液或病变组织直接涂片或沉淀涂片，找到原虫（滋养体和包囊）即确立诊断，但此法阳性率较低；也可应用易感动物接种或组织细胞培养分离病原体，但条件要求高且操作繁琐，临床应用价值有限。

（2）其他辅助检查　头部CT、MRI可发现皮质钙化、脑积水和各种畸形等；X线检查可见肺部病变；B超可发现肝、脾肿大。发生脑膜炎或脑炎时，脑脊液呈黄色，细胞数增多，以淋巴细胞增多为主，蛋白质增高；眼底检查可发现后极部局限性坏死和视网膜脉络膜炎等改变。

3. 鉴别诊断　应与引起TORCH综合征的其他病毒感染，或先天性梅毒、李斯特菌或其他细菌所致感染性脑病和败血症等鉴别。

4. 诊断标准　弓形虫病诊断需结合孕母感染史、临床表现和实验室检查，其中血清弓形虫特异性抗体测定、血液或其他体液DNA检测、TCAg和病原学检查是确诊新生儿先天性弓形虫感染的重要依据。此外，影像学、眼底检查和脑脊液分析在发现重要器官（脑、肺及眼底等）病变上具有重要意义。

（二）治疗原则和措施

对确诊为先天性弓形虫病患儿，不管有无症状，均应给予治疗。首选磺胺嘧啶和乙胺嘧啶联合治疗，这是因为磺胺嘧啶能竞争二氢叶酸合成酶使二氢叶酸合成减少，而乙胺嘧啶是二氢叶酸还原酶抑制剂，两药联用具有协同作用，使虫体核酸合成障碍而抑制其生长。由于乙胺嘧啶应用也可引起人体叶酸缺乏和骨髓抑制，磺胺嘧啶可致骨髓抑制、肾脏损害和结石形成，故联合用药期间应定期复查血、尿常规，并同时补充叶酸或甲酰四氢叶酸，以消除磺胺类药物的毒副作用，故实际上的联合用药是磺胺嘧啶和乙胺嘧啶+叶酸或四氢叶酸。此外，乙酰螺旋霉素、克林霉素、阿奇霉素也可选用。

传统用药方案是：磺胺嘧啶［100mg/（kg·d），口服，每天4次］+乙胺嘧啶［1mg/（kg·d），口服，12h1次；2~4天后剂量减半，每日1次］。同时补充叶酸（5mg/次，口服，每天3次）或甲酰四氢叶酸（10mg，每周肌内注射2~3次）。强调联用疗程最短4~6周，重复3~4个疗程效果最佳，每疗程可间隔1月。

美国治疗方案与传统方案有所差别：①对有症状的先天性弓形虫病，总疗程为1年，即每天应用磺胺嘧啶和乙胺嘧啶治疗6个月，7~12月起改为隔天服用；或每天应用磺胺嘧啶和乙胺嘧啶治疗6个月，然后7~12月改为乙酰螺旋霉素［100mg/（kg·d），口服，每天2~4次］与磺胺嘧啶+乙胺嘧啶交替应用（各用1个月）。②对于无症状的先天性弓形虫病，先用磺胺嘧啶+乙胺嘧啶6周，接着用乙酰螺旋霉素6周，最后再用磺胺嘧啶+乙胺嘧啶4周，总疗程约4个月。用药期间，应同时补充叶酸或甲酰四氢叶酸。

若发生眼弓形虫病，应在传统用药方案的基础上加用克林霉素，因后者易渗入眼组织中，局部组织浓度较高。具体用法：10～25mg/（kg·d），分3～4次口服，疗程4～6周，可间隔2~4周后再重复1个疗程。

（三）护理和监护要点

1. 严密观察病情变化　观察患儿体温、呼吸、心率、血压、血氧饱和度、面色和意识等变化，及时处理；密切监测外周血小板数、血生化指标、凝血功能及重要器官功能变化，防治出血和器官功能衰竭。

2. 做好消毒隔离措施，防止交叉感染。

3. 加强健康教育　尽量避免密切接触猫、狗等动物，做好人、畜粪便管理，饭前便后洗手，不吃未煮熟的肉类、蛋类和未消毒的乳类。对于孕早期（12周）原发性弓形虫感染，孕妇应及时终止妊娠；中晚期（13周后）感染者应治疗。

（四）疗效和预后评估

要取得良好疗效，必须强调早期、足量、联合和长期治疗。强调从孕期即开始治疗，对于妊娠13周后感染者应积极应用螺旋霉素（治疗16周）、乙胺嘧啶+磺胺嘧啶（治疗4周）序贯治疗。

先天性弓形虫感染的预后取决于宿主免疫功能状态以及受累器官。轻型或亚临床型预后良好，单纯淋巴结肿大型预后良好，眼部弓形虫病常反复发作，严重先天性感染预后不良，新生儿时期出现症状者约25%死亡，存活者多有严重神经系统后遗症，如智力障碍、惊厥、严重视力缺陷、听力障碍、脑性瘫痪、脑积水及精神发育障碍等。出生后无症状者，经3～20年后，也可能出现智力发育不全、听力障碍、视力缺陷和癫痫样发作等。因此，先天性弓形虫感染患儿应在出生后第1年内及时治疗，并定期进行随访检查。

（五）诊疗关键点和难点

1. 早期诊断和处理母孕期原发性弓形虫感染。母孕期一旦发生感染，可经胎盘侵犯胎儿，引起死胎、流产、死产、发育畸形或严重脑、眼、心、肝等损害，幸存者大部分遗留中枢神经系统后遗症。因此，及时应用血清学筛查和产前诊断方法，早期发现妊娠期弓形虫感染并及时采取相应的干预手段，即孕早期感染可终止妊娠，孕中、晚期感染应用抗生素治疗。

2. 弓形虫病临床表现复杂，诊断较困难。先天性感染的诊断首先应了解孕母感染史、阳性体征及实验室结果，以明确孕母有无感染存在，同时需确定新生儿有无先天感染。确诊必须依靠病原或抗原及血清学证据。

五、先天性结核病

先天性结核病（congenital tuberculosis，CT）为结核分枝杆菌经胎盘感染胎儿所致，在新生儿期并不罕见，由于临床表现不典型，往往漏诊或误诊，病死率高，如果诊断治疗及时，许多患儿可完全康复。

（一）诊断要点

1. 临床表现　新生儿先天性结核实质上是全身血行播散性结核病，病情凶险、进展快速。先天性结核患儿可早产，一般在生后数天至数周（多见于2~3周）出现临床症状，也有出生后即有症状者，表现为发热、吃奶不好、呕吐、体重不增和浅表淋巴结肿大等。因肺含氧丰富有利于结核杆菌生长，呼吸系统症状如咳嗽、气促和肺部湿啰音等明显。由于先天性结核原发灶大多在肝脏，故多有肝脾肿大、肝功能异常和黄疸加重。此外，吸入感染者常引起鼓膜穿孔出现耳流脓，合并结核性脑膜炎可出现呕吐、抽搐和前囟饱满等症状。

2. 辅助检查

（1）胸部影像学检查　X线检查可确定结核的范围、性质、类型和病灶活动或进展，也可以作为治疗过程中疗效的判断指标，反复检查有助于结核与非结核疾患的鉴别。值得注意的是，由于新生儿先天性结核的X线表现无特异性，异常X线征象有时出现较晚，故不能作为确诊性检查。胸部CT扫描的临床意义优于X线检查，先天性结核CT表现为双肺大量团块影。

（2）结核菌素试验　结核杆菌感染后4～8周，机体对结核蛋白处于过敏状态，此时用旧结核杆菌素作OT试验或结核菌素蛋白衍生物作PPD试验，局部可发生反应（明显硬结、水疱甚至坏死），提示受试者已被结核菌感染。

（3）T-SPOT试验　T-SPOT试验，即T细胞斑点试验，为结核感染的一种特异性试验。先天性结核患儿因感染结核杆菌，体内产生特异性记忆T淋巴细胞，通过刺激这些淋巴细胞产生干扰素，即T-SPOT试验阳性。

（4）其他检查　检查胎盘有无干酪样坏死灶等病变。多次留取痰液、胃液及周围淋巴结穿刺液涂片染色找结核杆菌是较好较快的诊断方法。应用血液、痰液、支气管灌洗液、病灶溢液、脑脊液或粪便，PCR扩增结核杆菌DNA或mNGS分析有助于先天性结核早期确诊。痰液或血液结核杆菌培养费时太长，临床上可操作性差。

3. 诊断标准　临床上，若存在下列证据3项以上，应考虑先天性结核的诊断：①母亲有活动性结核、子宫内膜结核或胎盘有干酪样坏死灶；②生后2～3周内发病；③肝有原发结核或肺内广泛结核病变；④影像学（X线和CT）改变；⑤OT/PPD或T-SPOT试验阳性。当体液（痰液、胃液或脑脊液等）、脓液中找到抗酸杆菌，或PCR或mNGS证实结核杆菌存在时，可以确诊先天性结核。

（二）治疗原则和措施

除加强营养支持和对症处理外，应及时应用抗结核药物，用药原则是早期、联合、规律、全程用药。常用药物为异烟肼和利福平，前者用1年以上，后者用9个月至1年，两药联用时应注意肝功能情况。具体治疗方案如下：①一般病例，异烟肼+利福平，均为10~20mg/（kg·d）；②重症除常规应用异烟肼+利福平外，需加用乙胺丁醇或吡嗪酰胺2个月，前者15~25mg/（kg·d），后者20~30mg/（kg·d），一日一次顿服；③结核性脑膜炎时，异烟肼+利福平的剂量为20mg/（kg·d），必要时加用链霉素20mg/（kg·d），但应警惕耳毒性，用抗结核药48h后，可加用泼尼松1mg/（kg·d）。

（三）护理和监护要点

1. 严密观察病情变化　观察患儿生命体征（体温、呼吸、心率、血压、血氧饱和度和意识等）变化和临床表现，及时处理；监测联合用药后的不良反应，外周血白细胞数、肝肾功能指标和凝血功能变化。

2. 做好消毒隔离措施，防止交叉感染　结核杆菌存在于血液、痰液和胃液中，经呼吸道传播，故应单间隔离，保持室内空气新鲜；温箱、呼吸机等医疗器械用后必须清洁消毒，使用一次性消毒奶具和药杯等。

3. 喂养问题　母亲有开放性结核者应予隔离，如母亲无传染性则鼓励母乳喂养，但必须接受抗结核治疗。所有抗结核药物均可从乳汁中排出但量小，对新生儿和婴幼儿影响不大。

（四）疗效和预后评估

先天性结核预后不良，及时有效的治疗可改善先天性结核的预后。由于存在多重耐药结核菌株（MDR-TB）和极度耐药结核菌株（XDR-TB），许多抗结核药均产生耐药，导致治疗失败和病死率增加。

（五）诊疗关键点和难点

1. 先天性结核的临床表现常无特异性，早期诊断困难，易发生漏诊和误诊，且病情凶险、进展快速，必须及早诊断和实施有效治疗。据文献报道，有40%左右的先天性结核病是死后通过尸检（肝、肺及淋巴组织干酪样结节和坏死为特征）确诊的。

2. 新生儿先天性结核是一种全身血行播散性结核病，及时正确诊断非常重要，要做到这一点，必须采取以下步骤：①详细了解母亲有无结核感染，仔细检查胎盘有无异常；②若存在疗效不明的肺炎，原因不明的发热和肝脾肿大，中耳流脓而普通细菌培养无细菌生长，常用抗生素治疗无效的全身感染，均应想到是否有先天性结核；③胸部X线和CT等影像学检查、OT、PPD

和T-SPOT试验有助于先天性结核的诊断；④体液（痰液、胃液和脑脊液）和病灶溢液（中耳脓液）涂片找抗酸杆菌、PCR扩增结核杆菌DNA或病原微生物mNGS分析有助于先天性结核的确诊。

3. 正确有效治疗的另一关键点和难点在于患儿用药的依从性和坚持用药原则，真正做到早期、规律和全程用药，并根据病情轻重合理调节用药剂量和联合用药；当疗效不佳时还必须考虑到MDR-TB和XDR-TB耐药株存在，及时更换敏感的抗结核药物。

六、先天性梅毒

先天性梅毒（congenital syphilis）是母亲患有早期梅毒或螺旋体血症后，梅毒螺旋体通过胎盘进入胎儿血循环，引起胎儿全身性感染，受累胎儿约有50%发生流产、早产、死胎或新生儿期死亡，幸存者可在小儿的任何时期发病。2岁以内发病者为早期先天性梅毒，2岁以后为晚期先天性梅毒。近年来，我国先天性梅毒发病率有明显上升趋势，病死率极高，必须高度重视。

（一）诊断要点

1. 临床表现　多数新生儿出生时症状和体征不明显，约2/3患儿于生后3周至3月出现临床表现。早期先天性梅毒如未及早诊断和及时治疗，2岁以后常发展为晚期先天性梅毒。由于患儿受染程度不同，临床症状和体征出现时间早晚不定并呈多样化表现，即从无症状感染（隐性先天性梅毒）到致死性并发症，可累及一个或多个脏器（骨骼、肝脏、肺、皮肤和脑等）。

（1）早期先天性梅毒　胎儿期先天性梅毒感染与母亲梅毒的病程以及妊娠期是否治疗密切相关：孕母早期患梅毒或螺旋体血症时更易传播至胎儿，可引起胎盘增大增厚、胎儿宫内生长迟缓、胎儿水肿、非免疫性溶血、肝脾肿大、死胎、流产、早产或小于胎龄儿等。多数患儿常于出生3周后逐渐出现如下临床表现。

1）全身情况　多为早产儿、低出生体重儿或小于胎龄儿，发育营养差，皮肤松弛，貌似老人；可有发热、黄疸、贫血和易激惹等。

2）肝脾及淋巴结肿大　几乎所有患儿存在肝肿大，1/3伴有梅毒性肝炎（肝功能异常），可持续数月至半年之久，部分患儿肝脾肿大同时存在；约1/2患儿出现全身淋巴结肿大，其中滑车上淋巴结肿大具有较大的诊断意义。

3）皮肤黏膜损害　占30%~60%，可于出生时即有，但常于生后2~3周出现，初为粉红或紫红色、圆形或多形性斑丘疹，以后变为紫褐色并脱屑。皮疹分布及其变化特征的诊断意义比形态更为重要：多见于口周、臀部、手掌或足跖，严重者渐及躯干，掌跖皮疹内含浆液或脓血（梅毒性天疱疮或天疱疹），数月后口周或臀部皮肤出现放射状裂痕以及足底脱皮等。此外，梅毒性鼻炎也为先天性梅毒早期特征表现之一，多于生后1周出现，可持续3月之久，表现为鼻塞或张口呼吸，分泌物初期清亮，继之呈脓性或血样，鼻黏膜受损破溃并累及鼻软骨时形成“鞍鼻”，累及喉部引起声嘶（喉炎）。

4）血液系统损害　可出现白细胞数减少或增多和血小板减少等；也可出现非免疫性溶血性贫血（Coombs试验阴性）。

5）骨损害　占20%以上，多发生于生后数周，多数无临床体征，少数因疼痛而造成“假瘫”。X线显示长骨多发性、对称性损害，且上肢最易受累，表现为骨干骺炎、软骨骨膜炎或骨髓炎等改变。

6）中枢神经系统损害　梅毒螺旋体感染可导致中枢神经系统受损，但新生儿期很少出现症状和体征（无症状性神经梅毒），多于生后约3个月出现急性梅毒性脑膜炎表现：发热、呕吐、惊厥、前囟紧张或颈项强直等，脑脊液检查发现白细胞数增加，但一般不超过200×10^{6}/L，以淋巴细胞为主，蛋白中度增高，糖正常。

7）其他改变　尚可见脉络膜视网膜炎、胰腺炎、肺炎、心肌炎、肾炎、非免疫性水肿、低蛋白血症或吸收不良综合征等。

（2）晚期先天性梅毒　可发生结节性梅毒疹（瘤）、马鞍鼻、楔状齿、骨膜增厚、马刀状胫骨、膝关节积液、神经性耳聋、间质性角膜炎、视神经萎缩和慢性梅毒性脑膜炎等后遗症。未治疗的慢性梅毒性脑膜炎常并发交通性脑积水、视神经萎缩、血管性脑梗死、脑瘫或癫痫等。

（3）隐匿性先天性梅毒　指无临床症状和体征，仅血清学反应阳性（需排除假阳性）的先天性梅毒。

2. 辅助检查

（1）病原学检查　取胎盘、脐带、皮肤或黏膜损害处渗出物墨汁涂片，暗视野显微镜下有时可见呈波浪状运动的梅毒螺旋体。近年来，PCR选择性扩增梅毒螺旋体DNA序列或蛋白印迹试验分析应用于梅毒的诊断，敏感度及特异性极高，是国际公认确诊试验中的“金标准”。

（2）血清学试验　感染梅毒螺旋体48h后，机体可产生特异性抗梅毒螺旋体抗体和非特异性抗心磷脂反应素（抗类脂质抗体），故可应用抗原抗体反应试验进行检测。

1）非特异性试验　包括性病研究实验室试验（VDRL）、快速血浆反应素试验（RPR）及甲苯胺红不加热血清试验（TRUST）。其检测原理是用心磷脂等作为抗原，检测患儿血清中是否存在抗心磷脂抗体（反应素），梅毒感染4周内即可出现阳性反应，阳性率高达90%；其他疾病（病毒感染、自身免疫性疾病等）、吸毒或妊娠也可能出现阳性反应，故特异性较差，仅作为梅毒的筛查试验，即阳性结果需用下列特异性试验进一步证实。反应素未经治疗者长期存在，经正规治疗后或疾病晚期减少或消失，因此可作为动态观察疗效、复发及再感染的指标。

2）特异性试验　梅毒螺旋体荧光抗体吸附试验（FTA-ABS）、梅毒螺旋体血凝试验（TPHA）和梅毒螺旋体乳胶凝集试验（TPPA）等为特异性试验，其检测原理是用梅毒螺旋体或其成分作为抗原测定相应的特异性抗体，特异性和敏感性高，可避免生物性假阳性，为确诊试验。这类特异性抗体在患儿经过有效治疗后仍长期存在，血清反应持续存在，故上述试验可确认患儿正在感染或既往感染梅毒螺旋体，但不能判断梅毒感染活动与否，不能作为疗效监测指标。

3）特异性TP-IgM检测　优化ELISA方法可检测血清特异性TP-IgM，用于早期先天性梅毒、梅毒螺旋体再感染的诊断。由于母体IgM不能通过胎盘，新生儿体内IgM为自身产生，故新生儿血清TP-IgM阳性可诊断先天性梅毒。

（3）脑脊液检查　梅毒患儿应常规进行腰椎穿刺，若脑脊液淋巴细胞增加、蛋白增高、VDRL阳性，无论临床有无症状，均可诊断神经梅毒。

（4）X线检查　病变累及肺部时，胸片可显示肺部炎性浸润影。先天性梅毒新生儿骨骼受损不多，随着日龄和年龄增加，骨损发生率增加且程度加重，表现为先期钙化带增厚致密、不规整，与其下方横行透亮带形成“夹心饼”征；对称性干骺端骨质虫蚀样或囊样破坏及增生；若出现对称性胫骨干骺端内侧骨皮质破坏缺损（Winberger征）则具有特征性。

3. 鉴别诊断　应与先天性弓形虫、巨细胞病毒、风疹病毒、疱疹病毒等感染，以及大疱性表皮松解症、新生儿天疱疮、败血症等进行鉴别。

4. 诊断标准　主要根据母亲病史及胎盘典型

改变、临床表现、实验室和X线检查进行诊断。实验室检查在先天性梅毒诊断中具有重要意义，其中VDRL、RPR或TRUST为快速筛查试验，梅毒螺旋体病原学检查，以及FTA-ABS、TPHA、TPPA或TP-IgM检测特异性强，常用于确诊。

（1）有症状先天性梅毒　新生儿和母亲梅毒血清学检查如RPR、TPHA或特异性TP-IgM抗体阳性，且新生儿具有下列2项或以上早期梅毒临床特征者可诊断。这些特征是：①皮疹及脱皮（尤其肢端掌趾脱皮）；②低体重、肝脾肿大和非生理性黄疸；③梅毒性假麻痹；④贫血、血小板减少和水肿。

（2）无症状（隐匿性）先天性梅毒　多见于母亲孕期筛查出梅毒且予以驱梅治疗，或妊娠晚期感染梅毒所生的新生儿。下列情况应考虑新生儿可能存在无症状先天性梅毒：①母亲有梅毒病史或不洁性生活史，梅毒血清学试验阳性；②新生儿无临床表现，但RPR和/或TPHA阳性。由于RPR检测的非特异性反应素和TPHA测定的特异性梅毒抗体均为IgG，可通过胎盘由母体而来，故新生儿时期RPR和TPHA阳性也不能立即确认诊断。对于这些疑似病例，应在生后进行血清学动态监测：如无梅毒感染，则RPR滴度渐降低并于6个月内转阴；如滴度未渐下降甚至升高，则先天性梅毒诊断成立。出生时和生后不久测定血清TP-IgM水平是早期诊断无症状先天性梅毒的重要手段，阳性可以作为梅毒感染标志。

（二）治疗原则和措施

对于诊断或高度怀疑先天性梅毒新生儿，应及时、规范首选青霉素治疗。

1. 青霉素治疗方案　水剂青霉素治疗时为避免因大量螺旋体被杀灭而释放出异种蛋白质所致的赫氏反应，应从小剂量开始使用，每次5万U/kg，静脉滴注，每12h1次；7天后改为每8h1次，剂量同前，继续用10天。也可应用普鲁卡因青霉素5万U/（kg·d），肌注，共10天。

2. 青霉素过敏者治疗　头孢曲松50~80mg/kg，静脉滴注，每天1次，共10天；也可选用红霉素每日15mg/kg，口服，每天4次，连用2周。

3. 神经梅毒的治疗　脑脊液异常者，应用水剂青霉素，出生7天内，每次5万U/kg，静脉滴注，每12h1次；7天后改为每8h1次，剂量同前，连用14天。头孢曲松可很好地通过血脑屏障，可减少治疗失败率和/或神经梅毒可能性。

4. 病情严重者治疗　在上述治疗措施基础上，加用肾上腺皮质激素和丙种球蛋白。

（三）护理和监护要点

1. 严密观察病情变化　观察患儿体温、呼吸、心率、血压、血氧饱和度和意识等生命体征变化；监测用药后的不良反应，外周血白细胞和血小板数、肝肾功能和凝血功能变化。

2. 做好消毒隔离措施，防止交叉感染　梅毒患儿应单间严格隔离，避免自身感染其他疾病或感染他人。温箱、呼吸机等医疗器械用后必须清洁消毒，使用一次性消毒奶具和药杯等。

3. 梅毒患儿治疗时间较长，疗程完毕后要定期随访密切观察非梅毒螺旋体抗体如VDRL、RPR或TRUST的滴度变化。

（四）疗效和预后评估

1. 疗程结束后须在第2、第4、第6、第9、第12个月追踪观察血清学试验，如治疗较晚者应追踪更久，直至非螺旋体抗体滴度持续下降最终呈阴性。治疗6个月内血清滴度未出现4倍下降，或滴度保持稳定或增高，应视为治疗失败或再感染，应重复治疗。神经梅毒应每6个月复查脑脊液1次，直至脑脊液细胞计数正常为止，如果2年后细胞计数仍不正常，或每次复查无下降趋势者，该婴儿应予重复治疗；如果脑脊液非螺旋体试验阳性，应予重复治疗。

2. 治疗妊娠梅毒是防治先天性梅毒发生的重要措施，首次治疗开始时间与先天性梅毒发生及不良妊娠结局密切相关，故先天性梅毒的防治从妊娠期开始。在分娩前30天完成青霉素规范治疗可以预防94%~99%的先天性梅毒。

3. 受染母亲的梅毒螺旋体通过胎盘进入胎儿血循环可使新生儿发生早期先天性梅毒，如未早期诊断和及时治疗，可发生一个脏器及多个脏器损害，严重者出现致死性并发症如梅毒性天疱疮、急性梅毒性脑膜炎等，2岁以后常发展为晚期先天性梅毒，出现骨损害、视乳头萎缩、神经性耳聋、慢性梅毒性脑膜炎、脑积水、智力低下、惊厥和瘫痪等多种器官和系统损害，预后不良。

（五）诊疗关键点和难点

1. 对于新生儿先天性梅毒，强调早期、及时诊断和治疗，以防发展成晚期。由于先天性梅毒新生儿时期症状常不明显甚至无临床表现（隐匿性先天性梅毒），早期诊断困难，因此，如怀疑母亲患梅毒，应做梅毒相关筛查试验（VDRL、RPR和TRUST）和确诊试验（FTA-ABS、TPHA或TPPA），生后不久血清TP-IgM阳性可早期诊断新生儿先天性梅毒。

2. 及早发现妊娠梅毒并早期规范治疗是防止新生儿先天性梅毒发生的重要措施。

3. 先天性梅毒新生儿出生后，应立即进行青霉素规范化治疗，青霉素过敏者可选用头孢曲松或红霉素。青霉素的治疗特别强调连续性，因为若治疗中断1天，梅毒螺旋体即可明显增殖，整个疗程需重新开始。疗程结束后，应定期监测VDRL，直至其滴度持续下降或转阴。

（肖　昕）

第五节　新生儿肠道病毒感染

肠道病毒（enterovirus，EV）属于小核糖酸（RNA）病毒科，是新生儿最易感的病毒之一，夏季和秋季最常见，主要通过粪-口途径传播。根据疾病表现将肠道病毒分为5类，包括脊髓灰质炎病毒、柯萨奇病毒A、柯萨奇病毒B和埃可病毒，以及新分离的肠道病毒68-71型等。引起新生儿肠道病毒感染的主要是柯萨奇病毒B和埃可病毒，其中埃可病毒6、9、11，柯萨奇病毒B2、B4、B5是新生儿中最常见的血清型，绝大多数致死性肠道病毒感染为埃可病毒11所致。在肠道病毒感染流行期间，新生儿感染率高达13%。新生儿肠道病毒感染病情往往较大儿童严重。临床症状通常表现为发热、纳差、嗜睡、易激惹、有或无皮疹，偶尔会导致败血症、心肌炎、肝炎和脑膜脑炎。轻症感染者病程往往呈自限性，重症感染者可合并多器官功能衰竭，病死率极高。

一、诊断要点

（一）临床表现

新生儿肠道病毒感染潜伏期为2~7天，多数患儿无临床表现或症状轻微，主要表现为发热、精神差、拒奶等，病程多呈自限性，严重感染有

毒症样表现，出现多系统损害，包括凝血功能障碍、肝损害、脑膜炎、脑炎、心肌炎等。不同血清型肠道病毒侵犯的脏器有所不同，柯萨奇B组病毒感染以心血管系统、神经系统症状和肝损害为多见；埃可病毒感染以神经系统、消化道和呼吸道症状多见，常致病情危重甚至猝死。

1. 一般表现　常包括发热或低体温、易激惹、嗜睡、纳差、皮疹、黄疸、呼吸道症状、呼吸暂停、肝肿大、腹胀、呕吐、腹泻和灌注不良。皮疹可在起病后3～5天内出现，为斑疹或斑丘疹。大多数患儿病程呈自限性，发热症状平均3天才能改善，其他症状多在1周后好转。

2. 重症感染表现

（1）中枢神经系统表现　约半数肠道病毒感染婴儿有脑膜炎或脑膜脑炎表现。临床可无任何表现，或仅有非特异性低至中度发热，但腰椎穿刺可有脑脊液常规、生化改变，考虑为无菌性脑膜炎；少数重症脑膜炎表现为嗜睡、癫痫发作、前囟饱满、意识改变和肢体运动障碍，可伴有心肌炎或肝炎，病死率约10%。并发症包括脑室旁白质软化或广泛的脑白质损伤，该病预后具有多样性，远期有可能会出现心理、运动、言语和语言发育障碍、视力缺陷和癫痫发作。因此，新生儿早期惊厥性疾病需注意排查肠道病毒感染。

（2）心血管系统表现　主要表现为病毒性心肌炎，占重症肠道病毒感染的25%，以柯萨奇病毒B组2～5型最常见。临床上起病急，出现心脏表现前2～5天有嗜睡、喂养困难和呼吸窘迫。约1/3有双峰热，可有心动过速、青紫、黄疸和腹泻，查体患儿有体温波动、心率快、心律失常、肝大和末梢循环不良。心电图可表现为室上速、ST段低平、低电压和其他异常，超声心动图常显示左心室或左、右心室功能不良。常合并脑膜脑炎，称之为脑炎—心肌炎综合征。单纯心肌炎患儿病死率一般为30%~ 50%，当合并其他器官受累时病死率更高。

（3）败血症样综合征　占肠道病毒感染的25%，严重病例多为埃可病毒11型所致，其他类型埃可病毒也有报道。常伴有心肌炎或全身感染表现。最初表现类似细菌性败血症，可出现发热、喂养困难、腹胀、腹泻、呕吐、皮疹、易激惹、嗜睡、肌张力低下、惊厥和呼吸暂停等非特异性表现。以肝脏弥漫性坏死和暴发性肝功能衰竭为特征。患儿可在1～2天内出现皮肤瘀斑和穿刺部位出血不止等凝血功能障碍表现，称之为出血—肝炎综合征。80%～100%的患儿于1～3周内死亡。尸检发现有大面积肝坏死和脑室、心包间隙、肾髓质和许多实质器官的间腔内广泛出血，炎症常局限于肝和肾上腺，也可见于心、脑、脑膜和其他器官。存活者可发展为肝硬化和慢性肝功能不全。

（二）实验室检查

1. 快速诊断　逆转录聚合酶链反应（RT-PCR）是目前诊断肠道病毒感染最常用的检测方法。与细胞培养相比更敏感（接近90%）、更快速，可用于检测血液、脑脊液、呼吸道分泌物、尿液及肠道分泌物。起病初期可进行咽拭子和大便/血液双份标本检查，因为早期粪便或血液RT-PCR可能呈假阴性，这与新生儿吞咽羊水或阴道分泌物，或手—口传播时病毒首先定植在咽部有关。

2. 病毒分离　可通过肠道病毒在培养的细胞中产生特征性致细胞病变效应（cytopathic effect，CPE）来检测肠道病毒，但细胞培养因需要大量的人力且价格昂贵，目前在临床上应用少。

3. 血清学检测　在起病3~4周后血液中出现抗体或抗体效价上升4倍以上，此时可运用血清学检测方法。其中以微量中和试验最可靠，能够确定和区分肠道病毒血清型，但相对不敏感、标准化程度低、耗费人力且不适合疾病早期及急性疾病的诊断。

4. 病毒RNA测序　可识别病毒的血清型，一般是通过基因组VP 1编码区进行测序。

5. 其他非特异性检查　C反应蛋白（CRP）正常或略升高；白细胞可增高，但不成熟中性粒细胞占中性粒细胞的比值（I/T）多≤0.16。可出现心肌酶增高、胆红素水平升高、肝功能异常、出凝血时间延长等。脑脊液白细胞可正常或轻度升高，蛋白及糖浓度正常或轻度异常。

二、治疗原则和措施

本病尚无特异性治疗方法。轻症多数为自限性，无需特殊治疗，临床管理以保护重要脏器功能，维持生命体征稳定为主；注意隔离，避免交叉感染。重症感染需在对症治疗基础上，防治并发症，并进行有效的器官功能支持；特别危重病例必要时需要实施持续肾替代治疗与体外膜肺氧合（extracorporeal membrane oxygenation，ECMO）治疗。合理的液体管理及营养支持对患儿的康复至关重要。

1. 呼吸支持　首选无创机械通气，病情无改善或血流动力学不稳定时应及时改为有创机械通气。

2. 循环支持　在充分液体复苏的基础上，改善微循环和使用血管活性药物，必要时进行血流动力学监测。

3. 静脉用免疫球蛋白（IVIG）　一般用量为400～500mg/（kg·d），疗程为4~5天。含有针对感染病毒血清型高效价抗体的IVIG效果最好，但临床上很少会检测IVIG中的抗体效价。

4. 抗病毒药物治疗　目前尚无特效抗病毒药物的文献报道，普可那利（pleconaril）为近年来研制的抗RNA病毒制剂，有防止病毒脱壳和RNA复制作用，早期应用效果好，但不能逆转已形成的器官损伤，国内目前尚未使用。此药对于新生儿肠道病毒感染治疗的有效性及安全性尚需更多资料证实。

5. 糖皮质激素　根据新生儿全身炎症反应程度、呼吸困难程度、是否合并急性呼吸窘迫综合征等情况，重症病例可短期（3~5天）使用糖皮质激素，建议地塞米松剂量不超过0.5～1.0mg/（kg·d）。

6. 抗凝治疗　肝功能受损出现凝血障碍时积极予血小板、新鲜冰冻血浆、纤维蛋白原等，同时可辅以维生素K。

7. 血液净化治疗　血浆置换及持续性肾脏替代治疗在危重患儿救治中都有使用，能清除炎症因子，阻断细胞因子风暴，从而减轻炎症反应对机体的损伤，可用于重型患儿细胞因子风暴早中期的救治。

8. ECMO　新生儿严重肠道病毒感染导致心肌炎可迅速发展为心力衰竭，传统支持治疗效果差，病死率高，此时有必要采用ECMO支持治疗。有报道ECMO支持后存活率为30%~35%。

三、护理和监护要点

1. 做好严格的隔离和防护措施　肠道病毒感染容易导致病房的暴发流行，疑似患儿和确诊患儿应当分开安置，疑似患儿需单间隔离，确诊患儿同种病原体感染可安置在同一房间，专人护理，流行期间应隔离2周。医护人员在接触患儿前需穿戴好口罩、帽子、手套及隔离衣，严格执行手卫生，患者的环境及物品应加强消毒。75%的乙醇不能灭活肠道病毒，可选择含氯消毒剂，有效氯0.48～0.52g/L的消毒剂对肠道病毒灭活率可达99%。由于肠道病毒患儿粪便排毒时间较长，对其排泄物应按医疗废物集中处理，清除过程中避免接触污染物。新生儿病区怀疑或确诊有肠道病毒感染暴发时，需要筛查所有住院的患儿，医院应及时通知当地疾控中心进行环境和物体表面采样。采样应在医院开展环境物表消毒之前和消毒之后分别进行。此外应采集与患儿接触的医护人员、护工、清洁工、患儿母亲的手样本和肛拭子样本送疾控中心检测。

2. 密切观察病情变化　密切监测患儿体温、呼吸、脉搏、血压等生命体征，每2～4h测体温一次，并观察热型和伴随症状，体温38.5℃以上及时予物理降温，体温偏低时注意保暖，于相应治疗措施后需0.5～1h复测体温。密切留意患儿皮肤变化，注意有无黄疸突然加重、皮肤淤点淤斑出现或增多以及有无皮疹出现，黄疸突然加重往往提示肝功能损害进展，淤点瘀斑或者穿刺部位难以止血提示凝血功能障碍。若患儿出现拒奶、易激惹、嗜睡、肌张力低下、惊厥和呼吸暂停等神经系统症状，需提高警惕，神经系统症状往往是肠道病毒感染合并脓毒症样综合征的前驱表现。

3. 保持呼吸道通畅　维持有效呼吸，及时清除呼吸道分泌物，密切留意患儿呼吸情况，如若出现呼吸窘迫情况，应提高呼吸支持力度。

4. 密切监测血糖及液体出入量　重症新生儿肠道病毒感染特别是合并急性肝细胞坏死的患儿，临床上常出现餐前低血糖，密切监测血糖变化情况，必要时缩短喂养间隔或给予胃肠外营养。对于有呕吐、腹泻等胃肠道症状的患儿，应准确记录出入量情况，维持水、电解质平衡。

四、疗效和预后评估

大多数新生儿肠道病毒感染病程呈自限性，临床症状多在1周左右改善，痊愈后不遗留后遗症。少数重症肠道病毒感染可发展为多器官功能衰竭，病死率极高，预后取决于感染病毒的血清型、接种量、侵入途径和是否被动获得母体抗体，男婴、低日龄、低体重、低胎龄、母亲抗体少可能与病死率高有关，存活者可伴有神经运动发育落后、脑瘫、类似小儿麻痹样后遗症或心脏后遗症。

五、诊疗关键点和难点

1. 新生儿肠道病毒感染容易导致病房的暴发流行，造成严重的后果，宜早期识别、早期诊断、早期隔离。

2. 在肠道病毒流行的季节（夏、秋季）和高发地区，对有发热和/或败血症表现的新生儿应常规行肠道病毒检测，特别是细菌培养阴性的患儿，应及时进行病毒学检测。

3. 在住院新生儿中，肠道病毒感染的主要传播方式是接触传播，通过手污染的设备和/或污染物经工作人员的手造成在婴儿室、新生儿病房及NICU快速传播，是造成医院肠道病毒感染暴发最主要的原因，应高度重视，及时采取有效的隔离防控措施。

4. 确诊肠道病毒感染且无同时合并细菌感染有效证据的患儿，应及时停用抗生素，特别需要避免长时间使用广谱抗菌药物。

（李雁彬　刁诗光）

第六节 新生儿破伤风

新生儿破伤风（neonatal tetanus）是由破伤风梭状芽胞杆菌侵入脐部，产生痉挛毒素而引起的急性严重感染性疾病。常在出生后7天左右发病，临床上以全身肌肉强直性痉挛和牙关紧闭为特征，病死率较高。随着我国城乡新法接生技术的推广和医疗水平的提高，本病发病率已明显降低。

一、诊断要点

（一）病史和高危因素

接生时用未经严格消毒的剪刀剪断脐带，或接生者双手不洁，或出生后未注意脐部清洁。

（二）临床表现

破伤风的潜伏期为2~14天，临床上多于生后1周左右发病，且发病时间越早，病情越重，预后越差。一般以患儿哭闹不安、难以张口及吸吮困难为首发症状，随后逐渐出现面肌紧张、牙关紧闭、“苦笑”面容和角弓反张等。严重者阵发性全身肌肉强直性痉挛，任何轻微刺激（如声、光、轻触、轻刺等）即可诱发痉挛发作，间歇期肌肉收缩仍然存在。呼吸肌和咽喉肌痉挛导致呼吸困难、面色青紫、唾液充满口腔而窒息。膀胱及直肠括约肌痉挛可导致尿潴留及便秘。早期尚无典型抽搐临床表现时，可用压舌板检查患儿咽部，若愈用力下压，压舌板反被咬得越紧，以至于无法看到咽部，即所谓“压舌板试验”阳性，也有助于诊断。

患儿痉挛发作时神志清楚为本病特点之一，早期多不发热，后期发热多因全身肌肉反复痉挛或吸入性肺炎、败血症等感染所致。经及时合理处理，有的患儿能度过痉挛期（一般需3周左右），表现为其痉挛发作强度逐渐减轻、次数逐渐减少，能吮乳，完全恢复需2~3个月。否则，痉挛越发越频，常因缺氧窒息或继发严重感染（肺炎和败血症）死亡。

破伤风的临床表现源于运动神经元放电的去抑制化，导致骨骼肌张力过高和痉挛，病情严重者还存在自主神经功能障碍。由于破伤风毒素不能中和与中枢神经系统结合的神经节苷脂，要恢复正常需等待生长出新的神经末端，以至于患儿恢复正常肌张力的时间较长。

（三）实验室检查

1. 血常规　可因脐带继发感染或持续痉挛引起的应激反应而出现感染性血象变化。

2. 细菌培养　部分患儿脐部分泌物可培养或分离出破伤风杆菌或芽孢。

3. 其他　为了明确有无继发肺部感染可做X线胸片检查；明确诊断者一般不做脑脊液检查；脑电图一般无明显异常；颅脑影像学（B超、CT或MRI）检查主要用于新生儿颅内疾病（新生儿颅内出血等）的鉴别诊断。

二、治疗原则和措施

要成功治疗新生儿破伤风，控制痉挛和破伤风抗毒素的应用是关键措施，积极防治感染和营养支持是重要手段，一般治疗及局部处理也不容忽视。

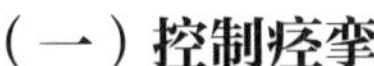

（一）控制痉挛

疾病初期，除应用破伤风抗毒素或破伤风免疫球蛋白外，合理应用止痉药控制痉挛尤为重要，是本病治疗成败的关键。常用药物有苯二氮䓬类、苯巴比妥类和水合氯醛等。

1. 苯二氮䓬类　首选地西泮（安定），其松弛肌肉和抗惊厥作用强而迅速，每次0.1~0.3mg/kg，静脉缓慢注射。该药脂溶性高，易进入脑组织，注射后5min内即可生效；因口服地西泮半衰期长达24h，故痉挛控制后，立即置入胃管，改用口服制剂从胃管注入以维持疗效，一般每次0.5~1mg/kg，4~6h1次，好转后逐渐延长间隔时间。地西泮效果欠佳时，可选用咪达唑仑，作用更强更快，2~5min即能控制惊厥，半衰期40min。一般负荷量0.15mg/kg，静脉注射5min以上，然后维持量以0.05~0.1mg/（kg・h）的速度微泵注入，惊厥变为小抽动且次数较少时，可逐渐减量直至停药。

2. 苯巴比妥类　苯巴比妥钠对呼吸中枢抑制性相对较小，半衰期长达120h，作用维持时间长但起效较慢，需30min后才能在脑内达到药物浓度高峰，故在地西泮等药物控制后作为长效药物协同使用。对于破伤风所致痉挛，苯巴比妥钠首次负荷量为20mg/kg，静脉缓注，维持量为5mg/（kg・d），静脉注射。有时苯巴比妥钠用此维持量往往难以控制，而增大剂量或增加次数又易出现蓄积中毒。临床经验表明，使用苯二氮䓬类（地西泮、咪达唑仑）静脉推注紧急控制破伤风痉挛后，再采用苯巴比妥钠静脉注射联合地西泮胃管注入或咪达唑仑维持静脉滴注能持续控制痉挛。

3. 水合氯醛　水合氯醛止惊作用快，不易引起蓄积中毒，常作为痉挛发作时的临时用药，或应用于负荷量苯巴比妥治疗效果不理想者，每次剂量为10%溶液0.5mL/kg（50mg/kg），经胃管注入或保留灌肠。

4. 其他　应用上述药物后痉挛不止时，可选用硫喷妥钠，按每次10~20mg/kg计算，用生理盐水配成2.5%溶液缓慢静脉注射，边推边观察，痉止即停；静脉注射时不能搬动患儿头部，以免引起喉痉挛，一旦发生，应立即静脉或肌内注射阿托品0.1mg。重症破伤风患儿实施机械通气时，应用肌松药泮库溴铵（pancuronium），每次0.05~0.1mg，每2~3h1次，可减少人机对抗，提高治愈率。

（二）应用抗毒素

诊断一旦确定，立即给予马血清破伤风抗毒素（tetanus antitoxin，TAT），愈早用愈好，但只能中和游离破伤风毒素，对已和神经节苷脂结合的毒素无效。用法：TAT 1万~2万U肌内注射，精制剂型可静脉滴注；3 000U作脐周注射。用前须做皮肤过敏试验，皮试阳性者需用脱敏疗法注射。也可用人破伤风免疫球蛋白（tetanus immuneglobulin，TIG），作用迅速持久，半衰期长达30天，血浓度高，且不会发生过敏反应，无需做过敏试验，新生儿一般500U肌内注射。

（三）应用抗生素

用于杀灭破伤风杆菌，首选青霉素，每天（10万~20万）U/kg，分2次用，共10天；也可选用甲硝唑，首剂15mg/kg，后以7.5mg/kg维持静脉滴注，每12h1次，疗程7~10天。存在混合感染时，加用其他敏感抗生素。

（四）对症支持疗法

保证足够营养。有痉挛窒息发作者，暂停胃管喂养，止惊后恢复；联合胃肠外营养；维持水、电解质平衡。必要时给予呼吸支持，做好呼吸管理。合并脑水肿，可用脱水剂或利尿剂。

三、监护和护理要点

1. 严密观察病情变化　监测患儿呼吸、心率、血压、血氧饱和度和意识等生命体征；观察患儿惊厥情况及用药后的止痉效果；监测外周血白细胞数、CRP和PCT等感染指标变化。

2. 做好隔离措施　应单间严格隔离，防止交叉感染，温箱、呼吸机等医疗器械用后必须清洁消毒，使用一次性消毒奶具和药杯等。

3. 环境安静避光　患儿置于安静、避光的环境中，尽可能减少刺激以降低痉挛发作。必要的诊疗护理操作应尽量集中进行，动作轻柔敏捷。

4. 保持呼吸道通畅，合理喂养　及时清除呼吸道分泌物；有缺氧或青紫时给予吸氧或机械通气；痉挛期禁食，通过肠道外营养保证能量供给，痉挛症状减轻后试用胃管喂养。在喂奶过程中应遵循少量多次的原则。

5. 脐部处理　脐部用3%过氧化氢或1：4 000高锰酸钾清洗，并涂抹碘伏或酒精以消灭残存破伤风杆菌。

四、疗效和预后评估

发病愈早，病情愈重，病死率愈高。若能通过破伤风抗毒素/破伤风免疫球蛋白和止痉药的应用及时有效控制痉挛，多数预后良好。

五、诊疗关键点和难点

1. 对于新生儿破伤风，除及早应用TAT或TIG外，早期、足量、联合使用抗惊厥药，及时控制痉挛非常重要。

2. 应用抗惊厥药物过程中，需严密监测呼吸和心率的变化。

3. 除破伤风杆菌感染外，患儿由于喉痉挛，痰液坠积在肺部，加之长期实施机械通气，肺部常并发严重混合细菌感染，是导致患儿死亡的重要因素。因此，应用敏感抗生素积极防治感染也非常重要。

4. 重症破伤风患儿常需要较长时间的机械通气，宜应用镇静、镇痛药或肌松药以减少人机对抗。

（肖　昕）

第七节　新生儿百日咳

百日咳（pertussis）是由百日咳杆菌或称为百日咳鲍特菌（Bordetella pertussis）感染引起的一种高传染性疾病，主要通过呼吸道飞沫传播，也可通过咳嗽、打喷嚏或长时间共用呼吸空间传播，平均潜伏期为7~10天，在我国法定为乙类传染病。尽管百白破混合疫苗的广泛使用明显降低了百日咳的发病率和病死率，但近十余年来，即使在许多疫苗高接种率的国家也出现了百日咳再现（pertussis reemergence）的特殊现象，即年长儿童和成人百日咳患病率上升。未被诊断及未接受治疗的成人、年长儿成为婴幼儿和新生儿的传染源，由此也可能导致新生儿百日咳发病率增加。新生儿百日咳临床症状可不典型，容易误诊；另外，新生儿感染后也可能同时合并其他感染，如呼吸道合胞病毒、腺病毒等，容易出现呼吸困难、呼吸暂停、肺动脉高压等严重情况，危及生命。由于百日咳患儿咳嗽症状突出，病原体主要通过飞沫传播，同时新生儿免疫力弱，住院新生儿若患有百日咳，如不尽早诊断、尽早隔离，易导致其他新生儿院内感染百日咳，甚至发生百日咳暴发流行。

一、诊断要点

（一）病史和高危因素

可有与长期咳嗽但无发热的个体亲密接触史，通常为家庭成员，常常是母亲或兄弟姐妹。但传染源常隐匿，故无明确百日咳患者接触史者也不能排除新生儿百日咳。

（二）临床特点

典型的百日咳分为卡他期、痉咳期和恢复期。新生儿和小婴儿（特别是<4月龄婴儿）卡他期短暂或没有，表现为轻微咳嗽、水样鼻卡他或打喷嚏，多无发热；痉咳期主要表现为恶心、呕吐、喘息、凸眼、发绀、心动过缓或心动过速，咳嗽可为阵发性或非阵发性，少有鸡鸣样回声（年长儿童百日咳典型临床表现为痉挛性咳嗽伴鸡鸣样回声）。容易发展为重症，并发症发生率和病死率相对较高，并发症主要包括呼吸暂停、癫痫发作、百日咳脑病、呼吸窘迫、肺炎并呼吸衰竭、肺动脉高压、低血压/休克、肾衰竭，出现这些并发症之一即为重症。

常常难以将百日咳与其他呼吸道感染特别是呼吸道合胞病毒感染相区别。

（三）实验室检查

1. 外周血常规和血涂片检查　发病早期外周血白细胞计数即明显增高，痉咳期最为明显，达（20~50）$\times 10^9$/L甚至更高，分类以淋巴细胞为主，比例60%~90%。白细胞计数、淋巴细胞计数与疾病严重程度正相关，淋巴细胞类白血病样反应和血小板增多常提示预后不良。白细胞增多可增加血液黏滞度，导致持续肺动脉高压、心脏失代偿，最终死亡。外周血涂片中见裂隙细胞可能为百日咳提供部分诊断依据。

2. C反应蛋白和降钙素原（PCT）　C反应蛋白对百日咳诊断无临床指导意义。有文献报道，采用淋巴细胞计数联合PCT结果区分新生儿百日咳、其他细菌和病毒感染，PCT<0.75ng/mL且淋巴细胞计数≥10.4$\times 10^9$/L，考虑诊断百日咳。

3. 鼻咽分泌物培养　咽拭子培养是目前诊断百日咳的金指标，特异度达100%，但由于百日咳杆菌生长要求特殊，其敏感度或培养阳性率较低（20%~80%），且其敏感性随咳嗽持续时间的增加（发病2周后）而降低，抗生素暴露也降低其敏感性。

4. 鼻咽分泌物PCR　据报道敏感性为61%~94%，特异性为88%~98%。其敏感性高于鼻咽分泌物培养。PCR方法的优势在于快速、敏感度和特异度均高，且不受使用抗生素、样本中细菌是否有活力的影响。PCR在国外已成为百日咳常规诊断方法，2014年世界卫生组织百日咳实验诊断指南已推荐其作为病原诊断的直接依据。但是患儿起病3周后，随着细菌DNA的消失，其敏感度会明显下降，另外咽拭子采集不到位也会导致假阴性。还需注意霍梅西博德特氏杆菌（*Bordetella holmesil*）和支气管败血波氏杆菌（*Bordetella bronchiseptica*）感染也可呈阳性。

5. 血液血清学检测（ELISA）　敏感性为60%~95%。由于百日咳杆菌感染后通常需要足够的时间才能产生免疫反应，血清学方法检测百日咳毒素（pertussis toxin，PT）IgG往往对于病程晚期（咳嗽发生后2~8周）的百日咳临床诊断更有意义。发病初期与恢复期双份血清PT-IgG滴度出现显著升高（＞2~4倍）是百日咳实验室确诊指标之一。但单份血清高于特定阈值的高滴度抗体可能已足够而无须检测急性期/恢复期滴度比值。

对于各检查结果不一致（例如，培养结果阳性而PCR结果阴性，培养结果阴性而PCR结果阳性，或者血清学结果阳性而PCR结果阴性）的患者，应推定诊断为百日咳。

（四）诊断标准

《中国儿童百日咳诊断及治疗建议》参考其他国家的标准及全球百日咳行动（Global Pertussis Initiative，GPI）建议，结合我国实际情况，对0~3月龄新生儿和婴儿百日咳的临床诊断标准和实验室诊断标准建议如下：

1. 临床诊断标准　无热或低热，频率或严重程度均进行性增加的咳嗽，加上鸡鸣样回声、呼吸暂停或咳嗽后呕吐、发绀、抽搐、肺炎、密切接触长期无热咳嗽的患者（多为家庭成员）中的1项即可诊断；也可不出现咳嗽，仅表现为阵发性呼吸暂停、发绀和抽搐。

2. 实验室确诊标准　符合临床诊断标准，实验室有以下之一即可确诊：①血常规检查提示白细胞计数升高（$\geq 20 \times 10^9$/L）伴淋巴细胞增多（淋巴细胞比例≥60%）；②PCR检出百日咳鲍特菌核酸；③培养检出百日咳鲍特菌；④发病初期与恢复期双份血清PT-IgG滴度出现显著差异（＞2~4倍）。单次ELISA检测PT-IgG不推荐在本年龄段使用。

二、治疗原则和措施

1. 隔离　对住院治疗的百日咳新生儿和婴儿采用标准防护措施和飞沫防护措施，直至已有效治疗5天或未经治疗的患者症状发作后21天。百日咳杆菌感染一般不需要采用接触防护措施，但鉴别诊断中的其他感染（如呼吸道合胞病毒、腺病毒或副流感病毒感染）可能需要采用，直至确定诊断。

2. 支持治疗　支持治疗是百日咳杆菌感染的主要治疗方法。若有频繁阵发性咳嗽，其液体和能量需求可能增加。有些需要静脉补液或肠外营养和经胃管喂养。

3. 对症处理　尚未证实对症治疗能有效改善百日咳患者的咳嗽，包括支气管扩张药、皮质类固醇类、抗组胺药和镇咳药。也有一些临床医生对呼吸功能受损的婴儿尝试吸入型β受体激动剂治疗。

出现呼吸衰竭或频繁呼吸暂停，经镇静、吸氧、雾化、吸痰等处理，呼吸功能不能改善时，需要无创或有创呼吸支持。目前缺乏统一的百日咳机械通气适应证，一般是基于临床经验，并参考其他严重疾病的机械通气适应证。白细胞显著升高的百日咳患儿更有可能需要机械通气。

4. 抗菌药物治疗　若在患者咳嗽发作6周内从分泌物培养中分离出百日咳杆菌或PCR结果阳性，推荐给予抗菌药物治疗；症状持续＜21天、临床诊断为百日咳（无论是否经实验室证实）也推荐抗菌治疗；症状＞21天的患者可能也需要抗菌治疗，但这一疗法在此类患者中的作用不如在症状持续＜21天的患者那么明显。

在百日咳病程早期（即症状出现后7天内）给予抗菌药物治疗，可缩短症状持续时间，减轻症状的严重程度，并减少将感染传播给易感接触者的机会。患者在卡他期和咳嗽发作后3周内最具有传染性。抗菌药物治疗能够有效根除鼻咽部百日咳杆菌，降低传播风险。

推荐用于治疗新生儿百日咳的大环内酯类是阿奇霉素［azithromycin，10mg/（kg·d），口服或静脉滴注，疗程5天］，其次为红霉素

（erythromycin）或依托红霉素［静脉滴注红霉素30~40mg/（kg·d），分3~4次，疗程7~14天］，不推荐克拉霉素（clarithromycin）。1月龄以上的婴儿和儿童可以使用任一种大环内酯类。＞2月龄婴儿若存在大环内酯类禁忌证或不能耐受大环内酯类，可选择复方磺胺甲噁唑（trimethoprim-sulfamethoxazole，TMP-SMX）。不推荐使用β-内酰胺类抗菌药物（氨苄西林、阿莫西林和头孢菌素类）。但有研究显示，哌拉西林-他唑巴坦和头孢哌酮-舒巴坦在体内、体外均具有抗百日咳鲍特菌活性，可作为对大环内酯类耐药菌株的替代选择。

阿奇霉素和红霉素都可增加婴儿肥厚性幽门狭窄（infantile hypertrophic pyloric stenosis，IHPS）的风险，尤其是＜2周龄婴儿。

5. 换血治疗和体外膜氧合技术　对存在以下任一情况的百日咳新生儿和婴儿可采取换血疗法：①白细胞≥25 000/μL伴淋巴细胞≥12 000/μL，且存在以下一种或多种情况：心源性休克；肺高压；器官功能衰竭（如肾衰竭）；总白细胞≥48 000/μL且淋巴细胞≥15 000/μL。②总白细胞≥30 000/μL、淋巴细胞≥15 000/μL，且上升速度为24h内升高≥50%。③换血疗法的其他指征包括脉率持续＞170次/min、呼吸频率持续＞70次/min，以及血氧饱和度＜80%。④其他措施无效的低氧血症、肺高压和心力衰竭，在换血疗法后有可能得到改善。目前最常采用双倍容量换血疗法，换血量一般约为160~200mL/kg，联合使用4.5%白蛋白和浓缩红细胞，以使换血治疗后的血细胞比容达到40%~45%。若经换血疗法未改善，或肺动脉高压经基础及扩张肺血管药物治疗后仍有低心排血量或严重呼吸衰竭，体外膜氧合技术（ECMO）可作为挽救生命的措施，不过，病死率可高达70%。

三、护理和监护要点

1. 应监测因百日咳（疑似或确诊）住院新生儿和婴儿的呼吸频率、心率、血氧饱和度和白细胞计数。持续心肺监测和白细胞计数监测（每12h1次），若白细胞计数在24h内增加≥50%，应转至NICU或PICU。

2. 对≤60日龄的婴儿行胸片检查以评估肺部感染情况，行超声心动图以评估肺动脉压力。

3. 记录经口摄入情况以及咳嗽发作的严重程度（例如，咳嗽发作是否伴有缺氧或心动过缓）和呼吸暂停发作的严重程度，有助于制订出院计划。咳嗽发作和呼吸暂停的频率降低先于严重程度的改善，因此，出院决策应根据咳嗽发作和呼吸暂停的严重程度，而不是频率。

四、疗效和预后评估

研究表明百日咳合并高白细胞血症与机械通气、肺动脉高压及死亡相关，而肺动脉高压是重症百日咳死亡的独立危险因素，并且提示重度高白细胞血症＞50×10^9/L）是发生恶性百日咳（危及生命的重症百日咳）的独立危险因素。国外多篇文献表明如百日咳患儿外周血白细胞＞100×10^9/L，仅予以常规治疗，未予降低白细胞措施，其结局均为死亡。

百日咳经治疗后出院的最低标准为：①能够耐受咳嗽发作且不会出现缺氧和/或心动过缓（因百日咳而住院治疗的大多数婴儿在出院后继续有阵发性咳嗽）；②能够充分进食使体重增加；③有可靠的看护人，其在家中能够轻松照护婴儿；④能确保出院后的密切门诊随访。

五、诊疗关键点和难点

1. 注意与呼吸道合胞病毒感染相鉴别　由于呼吸道合胞病毒感染的患儿存在呼吸道平滑肌痉挛导致临床有喘憋症状，与百日咳痉挛性咳嗽相似，需对二者进行鉴别，不同研究均已发现百日咳患儿可以合并呼吸道合胞病毒感染。因此，对于呼吸道合胞病毒感染的患儿，如果治疗效果不佳同样需要考虑百日咳的可能。

2. 关于痉咳症状的处理　有研究报道使用丙种球蛋白和/或糖皮质激素3~5天后痉咳明显缓解，但也有报道采用上述措施后痉咳并未见明显好转。如何缩短痉咳期病程，尚需进一步研究。

3. 关于治疗时机　鉴于小婴儿有发生严重并发症的风险，在小婴儿中考虑百日咳的阈值应较低。对于婴儿，尤其是4月龄以下婴儿和新生儿，若临床怀疑为百日咳，应立即予抗生素治疗，不应该因等待实验室确诊而延迟开始治疗。早期诊断、及时治疗以及采取其他预防措施是防止传播的关键。换血疗法或白细胞去除术可能有助于治疗百日咳相关的呼吸衰竭、肺高压和心力衰竭，但必须是在婴儿发生重度窘迫或多器官功能衰竭之前。

4. 关于新生儿免疫接种　新生儿百日咳病情严重，最好的处理措施是初级预防。目前，大多数国家使用世界卫生组织推荐的免疫程序，基础免疫第1剂在6周龄接种，后续剂次应间隔4~8周，最后一剂在6月龄前完成；我国接种程序为3、4、5月龄时完成初次免疫接种。但此方案不能有效保护免疫力低下的新生儿。针对这个问题，国外已建议实施更积极的预防策略，给妊娠27~36周的孕妇接种疫苗，给能够接触婴儿的人员均接种疫苗（“蚕茧保护”战略），以及新生儿在出生时就开始接种DTaP疫苗（百白破混合疫苗），前3次接种在出生后3个月内完成。但这项早期新生儿免疫接种的策略正在研究中，尚未推荐采用。

5. 关于鼻咽标本的采集　鼻咽样本必须从百日咳鲍特菌寄居的后鼻咽部的呼吸道纤毛上皮通过拭子或抽吸采集，推荐采用抽吸方法获取样本。喉拭子和前鼻拭子的细菌培养阳性率较低，不应该用于百日咳的诊断。获取鼻咽标本进行细菌培养时，应使用带可曲性金属杆的海藻酸钙拭子或聚对苯二甲酸乙二醇酯（polyethylene terephthalate，PET，又称Dacron）拭子。棉拭子或人造丝拭子含有对百日咳鲍特菌有毒的脂肪酸。获取用于PCR的鼻咽拭子标本时，应使用聚酯纤维（如PET）、人造丝或尼龙植绒拭子。棉和海藻酸钙可能会干扰PCR分析。

（刘荣添　周　伟）

第八节　新生儿侵袭性真菌感染

侵袭性真菌感染（invasive fungal infection，IFI）是指包括深部组织（内脏）的感染及真菌败血症，是新生儿特别是极低出生体重儿院内感染的常见原因。有研究表明NICU日龄超过3天的新生儿中真菌败血症发生率约1.2%，VLBWI约3.1%，ELBWI约5.5%，总病死率22.9%，IFI已成为NICU感染相关死亡的主要原因之一。新生儿IFI的主要病原菌有念珠菌（占真菌感染的80%以

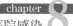

上，分为白色念珠菌和非白色念珠菌，非白色念珠菌包括近平滑念珠菌、光滑念珠菌、热带念珠菌、可柔念珠菌、葡萄芽念珠菌等）、隐球菌、曲霉菌、毛霉菌等。近年来NICU侵袭性真菌变迁的特点为念珠菌败血症以白色念珠菌为主，但非白色念珠菌呈上升趋势，隐球菌、曲霉菌感染的比例也在上升，病死率增加；不同科室的患者发生感染的真菌可能不同，在同一个体内可能发生两种或两种以上真菌感染；对氟康唑、两性霉素B耐药菌株有增加趋势。新生儿IFI临床症状缺乏特异性，血培养阳性率较低，容易与晚发型细菌败血症混淆，诊断较困难，且预后较差，病死率高，存活者有50%存在神经发育损害后遗症，所以早期识别IFI对及时控制病情、改善预后至关重要。

一、诊断要点

（一）病史和高危因素

早产儿尤其极低出生体重儿；胸腺发育不良、营养不良等机体免疫功能低下；长时间肠外营养；机械通气、中心静脉置管等侵入性操作；长时间使用H_2受体阻断剂、质子泵抑制剂、糖皮质激素和广谱抗生素等；皮肤黏膜屏障功能受损；曾有过念珠菌移生（特别是胃肠道移生）或多部位真菌定植或母亲有霉菌感染等。

（二）临床表现

缺乏特异性，常见的临床表现包括低体温或发热、嗜睡、喂养不耐受、高胆红素血症、呼吸困难、呼吸暂停、心血管系统不稳定（如心动过缓及低血压）等。多器官损害也较常见，如肾、脑（脑膜）、眼、骨、关节损害。当住院患儿出现各种抗菌治疗无效的发热或再次发热、病原体不明的发热、粒细胞减少患者的发热、非典型的肺部浸润、原因不明的肝功能损害、不明原因的精神或神志障碍、无明显原因的病情迅速恶化等，均应警惕侵袭性真菌感染可能。

急性播散性念珠菌病累及主要器官的临床表现：①肾脏：症状性念珠菌尿。②脑：大脑功能性障碍，脑部大面积损伤引起的神经系统体征。③眼：眼内炎，特征性视网膜棉絮样损伤，视力丧失或改变。④心脏：心内膜炎、心肌炎并发心律失常导致的心力衰竭。⑤骨骼：骨髓炎伴有特征性严重疼痛，椎骨破坏并引起神经系统并发症，骨质破坏及关节炎。⑥皮肤：红色结节性皮肤损害。⑦肝脏：腹痛、胆管阻塞、多发性脓肿。⑧脾脏：CT扫描可见的脓肿形成。⑨肺：肺炎。⑩骨骼肌：肌炎伴特征性严重肌肉疼痛。

（三）实验室检查

1．血或其他体液培养　是诊断IFI的金标准。在血或其他无菌体腔培养阳性或体液中发现菌丝。如：导管及管尖培养阳性，脑脊液、无菌体腔穿刺液、眼、心内膜、骨、关节、皮肤、肝脾组织中、痰液及尿液中有菌丝或培养阳性，即可诊断IFI。血液、脑脊液等培养阳性诊断价值较高，但培养阴性并不能排除真菌感染。血培养敏感性为50%～75%，假阴性率较高（约50%）。单纯痰培养念珠菌阳性意义不大，如镜检发现大量念珠菌的假菌丝，说明念珠菌处于致病状态，结合临床症状具有诊断意义。尿道内有真菌寄居，尿检阳性时要结合临床考虑。组织中发现真菌可明确诊断。对可疑肺部真菌感染可用10%高渗盐水超声雾化吸入诱导痰液培养，可提高诊断的阳性率。新生儿血液或尿路念珠菌培养结果阳性时，建议行腰椎穿刺和散瞳视网膜检查；血培养持续阳性时，应当对泌尿道系统、肝、脾进行CT或超声检查。

2．G试验　主要是对真菌的细胞壁成分（1，3）-β-D-葡聚糖（BDG）进行检测，适用于除隐球菌、接合菌外的所有深部真菌感染早期诊断，但不能确定菌种。静脉输注免疫球蛋白、白蛋白、凝血因子或血制品，链球菌血症，操作者处理标本时存在污染等可呈假阳性。

3. GM试验　ELISA法对半乳甘露聚糖（GM）抗原的检测是目前国际上公认的一项侵袭性曲霉菌感染的诊断方法，适合早期诊断，但阳性结果要再次检测。GM是曲霉菌特有细胞壁成分所释放。使用半合成青霉素尤其哌拉西林他唑巴坦、血液透析、自身免疫性肝炎等可呈假阳性；已使用抗真菌药物、真菌入血数量较少、抗原释放水平低等可呈假阴性。

4. 乳胶凝集试验　利用乳胶凝集试验检测隐球菌荚膜多糖抗原是隐球菌感染最快速的诊断方法，敏感性可达99%，但应注意假阳性的出现。

5. 定量PCR　直接检测血、肺泡灌洗液标本中的真菌DNA，但不能区分感染和定植。

6. 组织病理学检查　是诊断侵袭性真菌感染的“金标准”。

二、治疗原则和措施

（一）一般预防

对于有侵袭性真菌感染高危因素的患儿，需采取主动预防措施，包括：做好手卫生，避免水平传播，环境物品消毒隔离，制定严格的中心静脉置管护理规范，推行中心静脉导管集束式管理，制定严格侵入性操作规范，尽早移除静脉置管，缩短静脉营养时间，尽早实现肠内喂养，提倡母乳喂养，合理使用抗生素，特别应慎用3、4代头孢菌素及碳青霉烯类抗生素，严格限制H_2受体阻滞剂、质子泵抑制剂、激素等的使用。

（二）药物预防

尽管多项研究证实预防性使用氟康唑可使早产儿念珠菌定植和侵袭性感染发生率下降，但对病死率和致残率的影响还缺乏有说服力的随访资料。不推荐对所有极低和超低出生体重儿常规使用氟康唑来预防IFI。美国传染病协会（IDSA）2016年指南推荐，如NICU侵袭性念珠菌感染发生率＞10%，则应在出生体重＜1 000g的早产儿中预防性使用氟康唑，剂量每次3~6mg/kg，静脉滴注或口服，每周2次，连续6周。2012年欧洲临床微生物学传染病协会（ESCMID）指出预防性使用氟康唑的前提为：①出生体重＜1 000g的早产儿中IFI发生率＞5%，氟康唑3~6mg/kg，每周2次，静脉滴注或口服；②如果IFI发生率＜2%，对出生体重＜1 000g的早产儿，有中心静脉置管或应用第三代头孢菌素和碳青霉烯类药物的高危因素时，需预防性使用氟康唑。如果没有氟康唑，也可次选两性霉素B脂质体5mg/kg，每周1次，连用4~6周。

（三）经验性早期治疗

真菌感染的诊断和病原体的检测技术十分复杂且耗时，而延迟治疗可明显增加病死率，因此，在临床实践中若有真菌感染高危诱发因素，应警惕侵袭性真菌感染，一旦出现临床特征怀疑真菌感染，在取痰、尿、血、胸水、脑脊液等标本作涂片直接镜检并做培养的同时，就需行经验性早期治疗。一般经验性治疗首选氟康唑，氟康唑抗菌谱相对较窄，主要用于治疗大部分念珠菌与隐球菌属感染，但对克柔念珠菌及光滑念珠菌效果较差，治疗效果不佳时可考虑及时更换为伏立康唑、两性霉素B脂质体、卡泊芬净等。伏立康唑的抗菌谱较广，对常见深部真菌感染的抗菌活性明显高于氟康唑，可用于对氟康唑耐药的克柔念珠菌、光滑念珠菌甚至曲霉菌的治疗。两性霉素B脂质体对念珠菌、新型隐球菌、曲霉菌、毛霉菌、组织胞浆菌均显示较强的杀伤力，是目前认为最有效、起效最快的治疗真菌败血症的首选药物。棘白菌素类药物包括卡泊芬净、米卡芬净等可有效治疗侵袭性念珠菌病，对非白色念珠菌抗菌效果好，但是在新生儿使用的有效性和安全性方面研究的证据尚不足，一般在传统治疗无效时才选择使用卡泊芬净或米卡芬净。

（四）靶向治疗

从无菌体液/组织中分离出真菌或经腰椎穿刺、眼底检查或影像学检查确定感染部位，可考虑采用靶向治疗。抗真菌药物选择需要考虑氟康唑的预防治疗、抗真菌药物抗菌谱、药代动力学、生物膜渗透性、组织浓度等。新生儿真菌脓毒症尿液真菌培养阳性或出现脓肿或真菌培养持续10天阳性，可联合使用两性霉素B及氟康唑；新生儿真菌脑膜（脑）炎出现中枢神经系统脓肿或持续性脑脊液培养阳性时，联合使用易于通过血脑屏障的氟康唑是较好选择。靶向治疗持续时间一般在最后一次体液培养阴性后2～3周，中枢神经系统感染则至少治疗6周，深部脏器感染，根据侵犯脏器不同用药6周至1年不等。

1. 抗真菌药物分类

（1）作用于真菌细胞膜的药物　①多烯类抗真菌药：两性霉素B及其脂质体。②吡咯类抗真菌药：咪唑类（酮康唑）；三唑类（氟康唑、伏立康唑、伊曲康唑）。③丙烯胺类抗真菌药：特比萘芬（用于浅部感染）。

（2）作用于真菌细胞壁的药物　棘白菌素：卡泊芬净、米卡芬净、阿尼芬净。

（3）抑制真菌核酸合成的药物　5-氟胞嘧啶。

2. 常用抗真菌药物的用法

（1）两性霉素B（amphotericin B，AmB）　首选两性霉素B脱氧胆酸盐及其脂质体，对白色念珠菌、近平滑念珠菌、光滑念珠菌、霉菌和毛霉菌均敏感，但土曲霉菌、葡萄牙念珠菌、枝顶孢霉、尖端赛多孢、足分支霉、白吉利毛孢子菌对两性霉素B天然耐药。两性霉素B的不良反应包括发热、寒战、恶心、呕吐，肝、肾功能损害，低钾，血栓性静脉炎，心肌损害、心律失常、血压下降、心脏停搏，贫血，抽搐等。

两性霉素B脱氧胆酸盐（AmB-D），首剂0.25~0.5mg/kg，静脉滴注2~6h，维持量0.5~1mg/kg，静脉滴注，间隔24~48h，疗程4周左右（美国新生儿药物手册推荐），在新生儿其肾毒性和输注相关不良反应较少。两性霉素B脂质体（L-AmB）具有广谱、快速杀菌、肾毒性小、耐受性较好的特点，第1天（初始用量）0.5mg/kg，第2天1.0mg/kg，第3天2.0mg/kg，第4天及以后2.0~5.0mg/kg，每天1次，每天滴注6~8h。此外，还有两性霉素B脂质复合体（ABLC）和胶质分散体（ABCD）。在真菌尿路感染患儿中慎用。两性霉素B在中枢神经系统感染具有较高的抗菌活性，其中脂质体在脑脊液浓度更高。美国感染病学会（IDSA）指南推荐首选两性霉素B脱氧胆酸盐治疗新生儿侵袭性念珠菌病，特定部位的感染（如腹膜炎、心内膜炎）考虑手术治疗。

（2）氟康唑（fluconazole，大扶康）　氟康唑具广谱抗真菌作用，对白色念珠菌和新型隐球菌效果最好，而克柔念珠菌、光滑念珠菌、曲霉菌、毛霉菌、荚膜组织胞浆菌对氟康唑天然耐药。不良反应包括恶心、呕吐、腹泻、皮疹、肝功能损害等。

氟康唑首剂负荷量25mg/（kg·d），维持量12mg/（kg·d），持续治疗3周。美国新生儿药物手册推荐：首剂12mg/kg，以后每次6mg/kg，口服或静脉滴注，滴注30min左右；用药间隔时间：足月儿生后＜7天，隔天1次，＞7天，每天1次；早产儿胎龄30~36周，生后＜14天，隔天1次，＞14

天，每天1次；胎龄≤29周，生后＜14天，隔2天1次，＞14天，隔天1次。

（3）伏立康唑（voriconazole，威凡） 伏立康唑是治疗新生儿IFI安全有效的抗真菌药物，临床主要用于治疗对氟康唑耐药的念珠菌引起的严重侵袭性感染（包括克柔念珠菌）、侵袭性曲霉病，以及由足放线病菌属和镰刀菌属引起的严重感染，但接合菌对伏立康唑天然耐药。不良反应包括恶心、呕吐、腹痛、头痛、皮疹、肝功能损害、视觉异常等。

不推荐2岁以下儿童使用。2~12岁儿童7mg/kg，静脉滴注，每12h1次，如不能耐受，减量到4mg/kg，静脉滴注，每12h1次。使用浓度5mg/mL，滴注速度不超过每小时3mg/kg。

（4）卡泊芬净（caspofungin）和阿尼芬净 卡泊芬净具广谱抗真菌活性，对耐氟康唑念珠菌、曲霉菌和孢子菌等真菌均有较好活性，对新型隐球菌天然耐药。一般限用于抢救治疗，或由于两性霉素B去氧胆酸盐或氟康唑耐药或无法耐受。不良反应包括发热、过敏反应、头痛、恶心、肝转氨酶增高、组胺类反应等。卡泊芬净在年龄较大的儿童中使用安全有效，但在新生儿安全性尚不明确。卡泊芬净用量为1mg/（kg·d），静脉滴注。阿尼芬净在治疗新生儿IFI也有成功的案例，且无药物相关不良事件，新生儿剂量0.75~1.5mg/（kg·d）。

（5）5-氟胞嘧啶 5-氟胞嘧啶的清除率与肾小球滤过率成正比，由于早产儿肾功能仍不成熟，可增加新生儿血药质量浓度。毒副作用大：肝肾功能损害、骨髓抑制、胃肠道反应、过敏反应等，在新生儿使用较少。5-氟胞嘧啶单药治疗可迅速导致耐药性，故不能单独使用，常与两性霉素脂质体B合用，透过血脑屏障强。用量50~150mg/（kg·d）［1.5~4.5g/（m^2·d）］，分4次静脉滴注。

三、监护和护理要点

（一）严密观察患儿的生命体征

新生儿侵袭性真菌感染的临床表现缺乏特异性，容易延误诊断及治疗。与其他细菌感染或新生儿期的其他常见征象难以区别，因此要严密床边观察病情，重视患儿细微的体征变化。如高危患儿有临床感染表现，且经积极抗菌治疗无效，需警惕可能发生真菌感染。

（二）加强基础护理及营养支持

因新生儿抵抗力弱，要增加营养和能量的摄入，增强机体抵抗力，加强早产儿眼部、口腔、脐部、臀部和皮肤护理，避免感染。提倡发展性照顾，减少不良刺激。保持口腔清洁，可预防性使用弱碱性溶液，如2%~3%碳酸氢钠溶液清洁口腔，可有效减少侵袭性真菌感染率。如有鹅口疮的患儿，可用制霉菌素甘油或混悬液涂抹口腔。加强臀部护理，每次大便后清洗干净，必要时使用护臀霜或鞣酸软膏。促进母乳喂养的建立，以满足早产儿的营养需求，增加自身的抗感染能力。

（三）避免交叉感染

把真菌感染的新生儿安置在隔离间，与其他患儿隔离，暖箱上有隔离标识。医务人员严格执行手卫生，必要时穿隔离衣，避免交叉感染。尽可能固定护理人员，避免集体性的治疗操作。物品单独使用。

（四）加强无菌观念，减少侵入性操作

加强护理人员的感控知识培训，严格执行无菌操作规程。接触患儿时要严格执行手卫生和戴口罩，做好医疗物品的消毒灭菌，减少机会性、医源性污染。对早产儿、低出生体重儿要尽量减

少侵入性操作。对机械通气的患儿要保持呼吸道通畅，及时翻身、拍背、吸痰。对必须进行气管插管、胃管、导尿管、深静脉插管的患儿应严格无菌操作。对插管时间做好记录，定时更换管道。疑有感染应送检培养，明确病原菌，并争取早日拔管。

（五）规范留取检验标本，为诊断提供依据

新生儿侵袭性真菌感染的诊断比较困难，对存在真菌感染高危因素、怀疑有真菌感染的患儿，应进行血清学检查，留取大便、尿、痰、咽拭子等标本进行常规检查和培养。在留取化验标本时一定要遵守采集原则。使用无菌容器，防止污染。有的病例需多次送检，才能发现真菌。

（六）观察药物不良反应

使用抗真菌药时应密切观察尿量，注意肾功能、肝功能和血常规等有无异常。

（七）中心静脉导管管理

严格掌握PICC适应证，并尽量缩短导管留置时间。诊断或怀疑IFI时须立即拔除PICC，导管相关性真菌性败血症的病原菌多为假丝酵母菌，而假丝酵母菌血症早期即易出现感染性休克，迅速发展至多脏器功能衰竭至死亡。在连续血培养均为阴性前不要重置新的深静脉导管，延迟移去或过早重新置管都可能使真菌血症时间延长并且可能增加真菌播散至各脏器或出现神经系统并发症的危险性，导致病死率增高。念珠菌具有黏附特性，导管在血管内作为异物，真菌可在导管上形成生物膜而使抗真菌药物难以发挥作用，因此，诊断或怀疑IFI时须立即拔除PICC。

四、疗效和预后评估

侵袭性真菌感染对各器官均有影响，包括肾脏、大脑、心脏、四肢、皮肤、眼睛、肝脏、脾脏、胃肠道等。一旦怀疑IFI，应尽早抗真菌治疗，早期治疗可改善结局。延迟治疗则明显增加病死率。肾脏真菌感染累及集合管可出现微小真菌球，进而出现局部坏死，临床表现出严重的急性肾功能衰竭。累及肾盂，引起梗阻性肾积水，出现少尿及尿性腹水，通过肾造瘘术可改善预后。心脏的累及常表现为赘生物的形成，二尖瓣后叶由于其血流速度低，常出现赘生物，通过心脏彩超容易确诊，但出现在二尖瓣后叶的心内膜炎容易漏诊，常被认为是正常的左心耳。中枢神经系统的累及很常见，作为全身真菌感染的局部表现之一，曲霉菌感染表现为多灶性的出血性脑梗死，念珠菌血症出现脑部微脓肿；致死性放线菌病出现四肢及脑转移，表现为腿部的占位性病变及脑脓肿。较之未受真菌感染的早产儿来说，超低出生体重儿侵袭性念珠菌感染更可能发展为中等或严重程度的脑瘫及听觉损害。大约有73%的念珠菌病的超低出生体重儿死亡或有神经发育受损的表现。肝脏侵袭性真菌感染常出现肝脓肿。眼部侵袭性真菌感染可引起眼内炎，多表现为脉络膜视网膜炎，主要是通过血行播散途径传播。真菌性眼内炎可加重ROP的进展，可能与其诱导了细胞活素或血管因子有关。侵袭性真菌感染胃肠损害的临床表现类似于坏死性小肠结肠炎，但放射学上却没有坏死性小肠结肠炎的典型改变，损害全肠道包括阑尾。有研究显示，NICU中接受抗真菌治疗的新生儿，尽管已治愈，但18月龄时神经认知和感觉表现仍不正常。因此新生儿侵袭性真菌感染不仅会增加住院患者的病死率，也会增加新生儿各器官不良预后的发生率。

五、诊疗关键点和难点

1. 新生儿IFI重在预防，一旦发生真菌感染，及时、有效和针对性抗真菌治疗并不能防止极不成熟新生儿的不良预后，所以真菌感染诊疗的关键点是采取各种预防措施保护新生儿避免感染。

2. 由于新生儿IFI临床表现无特异性，血培养和体液培养经常出现假阴性，而间接诊断实验如真菌葡聚糖的测定，在新生儿临床实践中的可靠性仍不确定，所以真菌感染的确诊有一定困难。在临床实践中若有真菌感染高危诱发因素，应警惕侵袭性真菌感染，一旦怀疑真菌感染，应在取痰、尿、血、胸水、脑脊液等标本作涂片直接镜检并做培养的同时，行经验性早期治疗。

3. 对于经验性抗真菌治疗的方案需结合当地流行病学和真菌生物学信息，制定适合自己NICU的方案。

4. 新生儿血脑屏障薄弱，在抗真菌治疗时需考虑到真菌性脑膜炎的可能，要对中枢神经系统感染及生物膜有效。

（李雁彬　黄维本）

第九节 新生儿医院感染及防控

医院感染（nosocomial infection或hospital infection）是指住院患者在医院内获得的感染，对于无明显潜伏期的感染，是指入院48h后发生的感染，不包括入院前已开始或入院时已处于潜伏期的感染。美国疾病预防和控制中心将分娩时、患儿住院期间及出院后48h内获得的感染作为新生儿医院感染（但需排除垂直传播感染如梅毒、弓形体病、风疹病毒、巨细胞病毒、乙型肝炎病毒、单纯疱疹病毒、HIV病毒感染等）。医院感染暴发则是指在医疗机构或其科室的患者中，短时间内发生3例以上同种同源感染病例的现象；其中同种同源指易感人群同时或先后暴露于同一感染来源（同种医疗护理操作使用相同批号的一次性物品，同一批血液/输液制品，使用同一种消毒灭菌方法的物品、经同一医师或护士治疗的患者，耐药表型相同或相近的同种微生物感染怀疑同一来源等）。若在医疗机构或其科室的患者中，短时间内出现3例以上临床症候群相似、怀疑有共同感染源的感染病例；或者3例以上怀疑有共同感染源或感染途径的感染病例现象称为疑似医院感染暴发。在医院感染的人群中，新生儿是需要格外关注的群体。有调查表明，我国医院感染暴发事件中，新生儿医院感染暴发占整个医院感染暴发事件的60%。据文献报道新生儿监护病房医院感染发生率为4.5%~11.4%。导管相关血流感染（catheter related blood stream infection，CRBSI）或中央导管相关血流感染（central line associated blood stream infection，CLABSI）、呼吸机相关肺炎（ventilator associated pneumonia，VAP）分别达到NICU感染患者中的55%和30%。传播源主要包括产妇或患儿带菌、暖箱污染、医务人员手交叉感染等，由于医务人员手卫生落实不到位，医用设备器械、患儿生活用品被污染，医护人员手将病原菌通过直接或间接接触传播给其他患儿，导致交叉感染。新生儿医院感染暴发传染源和感染途径复杂，易感因素多，感染来源广，环节多，具有暴发性、聚集性、传播速度快、病情变化快等特点，且病原多样，耐药菌、条件致病菌较多，导致病死率高，社会影响大。所以应该不断强化医院感染防控意识，早期识别新生儿医院感染，一旦发生医院感染暴发，立即采取应急措施。

一、新生儿医院感染常见感染部位和病原菌

1. 常见感染部位　①消化道感染；②呼吸道感染；③泌尿道感染；④血液感染；⑤脐部感染；⑥皮肤感染；⑦手术部位感染；⑧其他感染。

2. 常见病原体　国内NICU医院感染一直以来以葡萄球菌和大肠杆菌多见，其中以表皮葡萄球菌及金黄色葡萄球菌为主。近年来革兰阴性杆菌所致的医院感染报道不断增多，以肺炎克雷伯菌及大肠埃希菌为主，鲍曼不动杆菌、铜绿假单胞菌、嗜麦芽窄食单胞菌等非发酵革兰阴性杆菌的多重耐药性也呈快速增长之势。侵袭性真菌（主要为假丝酵母菌）感染也成为NICU医院感染的重要病原，国外报道真菌是引起NICU医院感染的第三种常见病菌。NICU院内病毒感染越来越受到重视，相比于其他病原学，病毒传播速度更快，并且很难监测，短时间内可引起院内感染的暴发流行，肠道病毒、呼吸道合胞病毒、轮状病毒、诺如病毒等已成为NICU内重点隔离和防控的病原。

二、新生儿医院感染的早期识别

原有病情稳定或好转的住院新生儿，特别是早产儿，突然出现或在原有疾病的基础上出现：①体温不稳定（发热或低体温）；②呼吸窘迫，轻则轻度呼吸过速，重则呼吸衰竭；③呼吸支持增加（如机械通气患儿所需通气支持增加）；④嗜睡或肌张力减弱；⑤呼吸暂停增加或新发呼吸暂停；⑥喂养不耐受；⑦低血压或有组织灌注不良的证据；⑧心率增快或心动过缓；⑨血糖不稳定等应高度疑及发生医院感染的可能，可有选择地进行相关实验室检查，如全血细胞计数和分类，CRP、PCT，快速血糖测定，动脉血气分析，血清乳酸，血清电解质（钾/钠/钙/镁），血尿素氮和血清肌酐，血清总胆红素和ALT、PT和PTT，国际标准化比值（INR）、纤维蛋白原和D-二聚体，血培养、尿培养、其他体液培养，尿液分析，诊断性血清学检查（包括酶联免疫吸附试验、乳胶凝集实验、对流免疫电泳、协同凝集实验、免疫斑点法等）等，以尽快明确诊断。

高度疑似医院感染，但病原学未明确且常规抗感染治疗无效，建议在进一步完善常规病原学检测、处理原发感染灶、调整经验抗微生物治疗方案的同时开展宏基因组高通量测序（mNGS）。另外，考虑出现疑似新发病原体，或某种特殊病原体，缺乏传统技术或传统技术手段不能确定种属时，也可在常规检测的同时或在其基础上开展mNGS；临床表现高度怀疑而多种传统技术反复检测不能明确致病微生物，但仍高度怀疑病原微生物所致，可以在继续完善更多检测技术的同时或在其基础上开展mNGS；传统病原学检测结果不能解释临床表现的全貌和/或感染治疗的反应，怀疑同时存在其他病原学感染时，可在进一步完善更多检测技术的同时或在其基础上开展mNGS。不建议用mNGS技术评估抗感染治疗的效果。

三、医院感染监测与报告

（一）常规监测

1. 对医院感染散发病例，临床医生24h内报

告感染控制科。医院微生物检验部门短期内在同类标本中多次检出同一病原体，或检出特殊的、重要的、多重耐药的病原体，应及时报告感染控制科。

2. 感染控制科在常规收集、分析、保存医院感染监测资料的基础上及时发现医院感染暴发的相关信息，当发现医院感染暴发的迹象时应及时进行有针对性的调查分析，必要时组织专家核实。

3. 怀疑医院感染的病例，明确病原体后，临床医生应每日在交班时对院感病例进行重点交班。科室负责人及感控医生应对医院感染暴发预警病例进行核查。

（二）医院感染暴发预警报告

1. 同一部门中，短时间内出现2例以上临床症候群相似、怀疑有共同感染源的感染病例，或出现相同病原体感染病例（急性感染性疾病一般定义短时间为3天）时，临床科室的医生、护士应在医院感染实时监控系统上报病例，并立即电话报告感染控制科。

2. 科室立即启动医院感染暴发应急预案，遵循“边救治、边调查、边控制、妥善处置”的基本原则，分析感染源、感染途径，及时采取有效的控制措施，积极实施医疗救治，控制传染源，切断传播途径，并及时开展或协助相关部门开展现场流行病学调查、环境卫生学检测以及有关标本采集、病原学检测等工作。

3. 密切观察至最后一例发病后7～10天，无新发病例，确认预警状态解除。

（三）疑似医院感染暴发报告

1. 同一部门中，短时间内出现3例以上临床症候群相似、怀疑有共同感染源的感染病例，或者3例以上怀疑有共同感染源或感染途径的感染病例（急性感染性疾病一般定义短时间为7天）时，临床科室的临床医生、护士应在医院感染实时监控系统上报病例，并立即电话报告感染控制科。

2. 科室立即启动医院感染暴发应急预案，遵循“边救治、边调查、边控制、妥善处置”的基本原则，分析感染源、感染途径，及时采取有效的控制措施，积极实施医疗救治，控制传染源，切断传播途径，并及时开展或协助相关部门开展现场流行病学调查、环境卫生学检测以及有关标本采集、病原学检测等工作。

3. 同时启动医院感染暴发应急预案（详见图8-3）。

4. 本科室3日内合计转出、转入3名及以上相似临床症状或相同病原学诊断，或高度怀疑发生医院感染的危重新生儿应及时上报医务管理部门及医院感染管理部门。

四、医院感染预防与控制具体防控措施

（一）手卫生

1. 洗手槽设计应保证洗手时不溅水、不积水，距离病床、清洁用品存放处或柜台不应小于1m，至少每天使用含有效氯500mg/L消毒液刷洗1次。

2. 病区入口设置洗手池或速干手消毒剂，治疗车、清洁车、B超机、床尾等配备快速手消毒剂。

3. 隔离病房、无缓冲区的隔离区，应确保在病床6米范围内设置流动水洗手池。

4. 工作人员洗手宜过肘，洗手方法正确。

5. 科室每月对工作人员的手卫生依从性及洗手正确率进行监督检查、反馈，并有整改措施。

6. 诊疗护理某些病毒（如肠道病毒、诺如病毒、轮状病毒等）感染的患儿时，工作人员应戴

手套，脱手套后流动水洗手，再手消毒；如使用速干手消毒剂，必须是符合能有效灭活肠道病毒标准的产品。

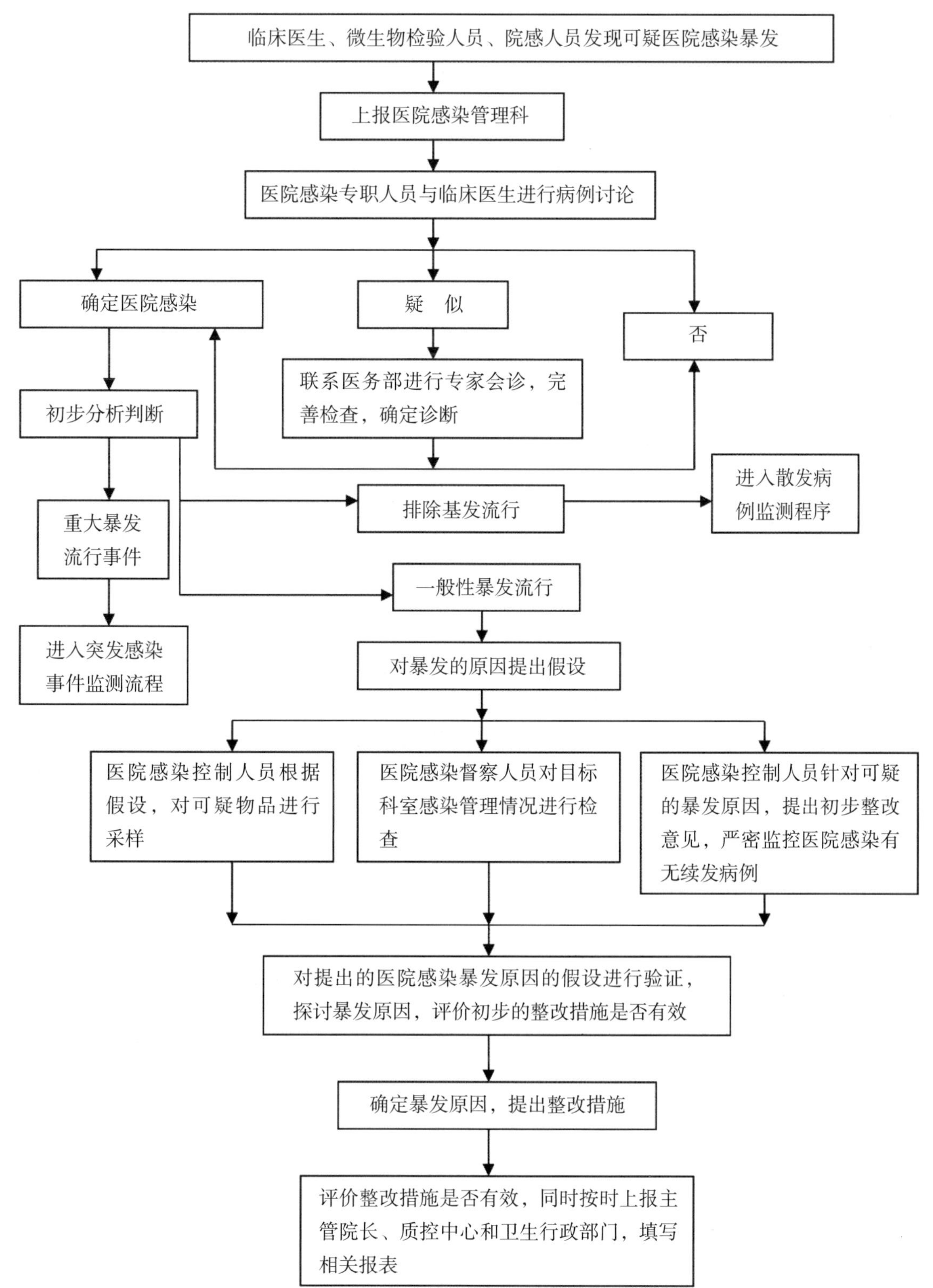

图8-3　医院感染暴发应急处置流程图

（二）诊疗与卫生用品的清洁与消毒

1. 一般性诊疗器械（听诊器、体温计、软尺、血压计腕带等）宜专床专用，每周消毒，严格做好终末消毒（达到高水平消毒）。

2. 普通患儿持续使用的医疗设备（监护仪面板、输液泵和支架、呼吸机控制面板、监护导线等）每天≥2次中、低水平消毒。

3. 普通患儿交叉使用的医疗设备（超声诊断仪、除颤仪、心电图机、体重计等）直接接触患者的部分应在每位患儿使用后立即中水平消毒，不直接接触患儿的部位应每周至少1次中水平消毒。

4. 隔离单元用品（包括所有医疗器械、设备及物品）应尽可能专人专用，用后执行终末消毒（达到高水平消毒），不能专用的物品须严格执行一人一用一消毒。

5. 喉镜一人一用一消毒，根据其材质选择热力消毒或化学消毒，干燥、清洁、密封保存备用。氧气湿化瓶应当每天更换清洗消毒。

6. 雾化器管道、呼吸机湿化器一人一用一更换，同一患者连续使用，建议每7天更换1次。

7. 黄疸检测仪、血糖仪一人一用一消毒。

8. 婴儿秤每天消毒。

（三）婴儿保暖箱的清洁消毒与管理

1. 严格落实婴儿保暖箱流动登记制度，登记内容包括：婴儿保暖箱区域位置、使用患儿的姓名、住院号、时间等。

2. 婴儿保暖箱的日常清洁消毒　①清洁顺序为：先普通婴儿培养箱，后感染患儿培养箱；②使用中培养箱内表面，日常清洁应以清水为主，每天2次，不应使用任何消毒剂，内表面污染严重时需及时更换；③外侧每天消毒2次，高频接触的把手、按钮、抽屉把手等每班消毒1次；④隔离患儿使用中的培养箱外表面用含有效氯1 000mg/L消毒剂擦拭消毒，每天2次；⑤培养箱湿化水应用灭菌注射水，每天更换，水槽每天擦拭清洁；⑥新生儿使用的被服、衣物等应当保持清洁，每天至少更换1次，污染后及时更换；⑦床垫使用时应保持清洁，每位患儿使用后用含有效氯500mg/L消毒液毛巾擦拭消毒。

3. 婴儿保暖箱的终末消毒　①同一患儿连续使用时间≥1周时，需更换终末消毒婴儿保暖箱；②婴儿保暖箱的清洁消毒顺序为：先普通婴儿保暖箱、后特殊感染新生儿使用后的婴儿保暖箱，先轻度污染、后重度污染；清洁消毒后应对周围物体表面及地面进行清洁消毒；③清洁消毒过程中需避免将液体通过设备的各孔隙流入设备的内部，空气过滤网根据厂家使用说明定期更换，破损时及时更换，做好记录；④为避免有机玻璃出现银丝裂纹，不能使用酒精、丙酮或其他的有机溶液进行清洁；⑤婴儿保暖箱开始使用时应记录好开始时间，报废的婴儿保暖箱应在进行终末清洁消毒后再进行报废；⑥备用状态下的婴儿保暖箱有效期1周，使用前需擦拭恒温罩内、外表面；⑦婴儿保暖箱滤网按说明书定期更换，传染病患儿应一人一用一更换，并做好登记；⑧有使用湿化罐的婴儿保暖箱要每天擦拭清洁并更换无菌湿化液，用后终末消毒；⑨用于转运的婴儿保暖箱，每次使用后执行终末消毒。

（四）无菌物品与药品管理

1. 抗菌药物、注射用水、生理盐水、肝素盐水、注射器等禁止共用。

2. 抽出的药液、配制好的静脉输注用的无菌液体放置时间不应超过2h。

3. 启封抽吸的各种溶媒不应超过24h。

4. 无菌棉球、纱布等灭菌包一经打开，使用不应超过24h。

5. 无菌持物钳、无菌盘使用时间不应超过

4h。

6. 各种消毒剂开启后注明开启日期和失效日期，并在有效期内使用。

（五）沐浴

1. 沐浴室/沐浴间应当保持清洁，每日消毒，适时开窗通风、保持空气清新。

2. 患儿病情不允许时，可采用床边擦浴，所有沐浴用具一人一用一消毒。

3. 新生儿沐浴用品宜专人专用（沐浴液无法执行专人专用需开启后1周内使用），沐浴池一人一用一消毒或使用薄膜覆盖，每人更换，每天使用后彻底清洁消毒。

4. 新生儿沐浴前后应当放置在不同的区域。

（六）配奶、喂奶

1. 喂养用具一婴一用一消毒或使用一次性用品。

2. 温奶水浴箱每天清洁消毒，每周彻底消毒1次。

3. 配奶水须煮沸，冷却至所需温度使用。

4. 奶粉开启后需注明启用时间，保存时间根据说明书要求，密闭保存于清洁干燥处。

5. 接母乳时应用75%酒精擦拭容器外表面，防止交叉污染。

6. 取用奶瓶、奶嘴时注意手卫生，取用奶嘴需用无菌镊子夹取。

7. 安装奶嘴、配置牛奶和使用奶瓶时注意手不可触及瓶口及奶嘴，避免污染。

8. 奶制品现配现用，确保2h内完成喂养，剩余奶液不得再用。

（七）病室管理

1. 早产儿与足月儿分区，感染、疑似感染与非感染患儿应分室或分区安置；宜设置（过渡）隔离室/区，如因条件所限无法设置（过渡）隔离室/区，应严格进行床边隔离。同种病原体感染患儿可安置在同一房间或集中安置、集中护理。

2. 疑似感染患儿确诊前尽可能单间/专门区域床边隔离安置；特殊或不明原因感染患儿，宜实施单间隔离，专人护理。

3. 新生儿病房/NICU的通道及出入口应设置门禁，防止无关人员随意进出。

4. 新生儿病房/NICU应当保持空气清新与流通，每天通风不少于2次，每次15～30min。

5. 建议采用机械通风，每小时换气次数≥6次，隔离病室机械通风每小时换气次数≥10次。如使用空气净化设施、设备需做好温湿度管理，室温应维持在（26±2）℃，相对湿度应维持在55%～65%。

五、常见医院感染及其防控措施

（一）常见医院感染

1. 中央导管相关血流感染（central line associated-bloodstream infection，CLABSI）和血管导管相关感染（vessel catheter associated infection，VCAI）　CLABSI是指患者在留置中央导管期间或拔除中央导管后48h内发生的原发性，且与其他部位存在的感染无关的血流感染。VCAI是指留置血管导管期间或拔除血管导管后48h内发生的原发性，且与其他部位感染无关的感染，包括血管导管相关局部感染和血流感染。患者局部感染时出现红、肿、热、痛、渗出等炎症表现，血流感染除局部表现外还会出现发热（＞38℃）、寒颤或低血压等全身感染表现。血流感染血培养细菌或真菌阳性，或者从导管尖端和外周血培养出相同种类、相同药敏结果的致病菌。

2. 呼吸机相关肺炎（ventilator-associated pneumonia，VAP）　建立人工气道（气管插管或

气管切开）并接受机械通气时所发生的肺炎，包括发生肺炎48h内曾经使用人工气道进行机械通气者。

3. 导尿管相关尿路感染（catheter-associated urinary tract infection，CAUTI） 患者留置导尿管期间或拔除导尿管后48h内发生的尿路感染。

（二）常见医院感染的防控措施

1. 中央导管相关血流感染或血管导管相关感染的预防和控制措施

（1）应严格掌握中央导管或血管导管留置指征，每日评估留置导管的必要性，尽早拔除导管。

（2）操作时应严格遵守无菌技术操作规程，采取最大无菌屏障。

（3）宜使用有效含量≥2g/L氯已定-乙醇（70%体积分数）溶液局部擦拭2～3遍进行皮肤消毒，作用时间遵循产品的使用说明。

（4）选择能够满足病情和诊疗需要的管腔最少、管径最小的导管。

（5）置管部位不宜选择股静脉。

（6）应保持穿刺点干燥，密切观察穿刺部位有无感染征象。目视观察穿刺点，或者隔着敷料触诊穿刺点，根据患者具体情况确定观察频率和方法。一般无菌纱布至少每2天更换一次，无菌透明敷料至少每周更换一次。如果患者出现穿刺点触痛、不明原因的发热，或者其他局部或者血流感染的症状体征，此时应该移去敷料，仔细、彻底检查穿刺点，及时做微生物送检并更换敷料。

（7）如无感染征象时，不宜常规更换导管，不宜定期对穿刺点涂抹送微生物检测。

（8）当怀疑中央导管或血管导管相关性血流感染或出现静脉炎、皮肤发炎或化脓或感染的早期征象时，应立即取得合适的细菌培养标本和/或无菌技术抽取血液培养，如无禁忌，应立即拔管，剪取导管尖端5cm放入无菌试管送检；更换导管及导管注射部位。

（9）中心静脉导管及PICC，尽量减少三通等附加装置的使用。保持导管连接端口的清洁，每次连接及注射药物前，应当用符合国家相关规定的消毒剂，按照消毒剂使用说明对端口周边进行消毒，待干后方可注射药物；如端口内有血迹等污染时，应当立即更换。

（10）中心静脉导管及PICC置管后应当记录置管日期、时间、部位、置管长度，导管名称和类型、尖端位置等，并签名。

2. 呼吸机相关肺炎的预防和控制措施

（1）每天评估呼吸机及气管插管的必要性，尽早脱机或拔管。

（2）若无禁忌证应将患者头胸部抬高20°～30°，并定时或必要时翻身拍背及震动排痰。

（3）使用有消毒作用的口腔含漱液进行口腔护理，每6～8h一次。

（4）在进行与气道相关的操作时应严格遵守无菌技术操作规程。

（5）宜选择经口气管插管。

（6）呼吸机管路湿化液应使用无菌水。

（7）做好呼吸机内外管路清洁消毒。

（8）应每天评估镇静药使用的必要性，尽早停用。

（9）进行有创性呼吸机治疗的患儿，插管48h内采集呼吸道分泌物标本一份，以后按临床指征进行病原学采样。首次采样阴性，在定期监测过程中任何一次送检阳性，停止定期送检，按照检验结果和临床指征进行治疗和观察，随时采样送检；首次采样检出阳性菌的患儿，结合临床症状、体征和阳性结果+药敏结果进行治疗和观察，随时采样送检。

（10）可酌情执行定植筛查 凡入室患儿入

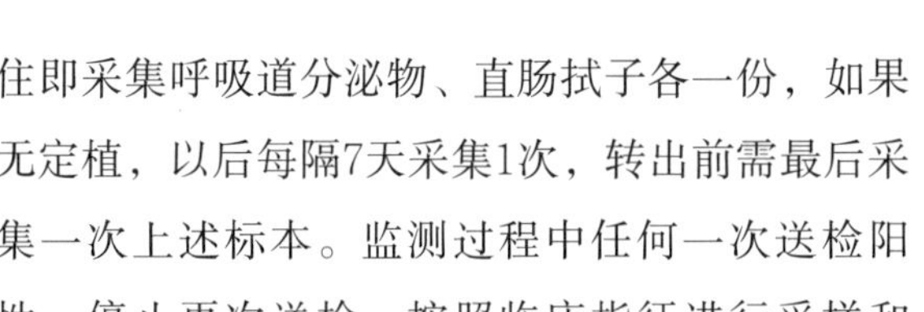

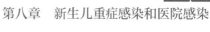

住即采集呼吸道分泌物、直肠拭子各一份，如果无定植，以后每隔7天采集1次，转出前需最后采集一次上述标本。监测过程中任何一次送检阳性，停止再次送检，按照临床指征进行采样和治疗。

3. 导尿管相关尿路感染的预防和控制措施

（1）应严格掌握留置导尿指征，每日评估留置导尿管的必要性，尽早拔除导尿管。

（2）操作时应严格遵守无菌技术操作规程。

（3）留置导尿管时间＞3天者，宜持续夹闭，定时开放；第4天、第7天必须留尿常规，根据临床症状、体征和尿常规报告决定是否需要进行尿培养及用药等。若超过1周者每周查尿常规1次，至最终拔除导尿管。对留置导尿管＞3天的患儿，拔除导尿管时可酌情做尿常规、尿液培养及导尿管细菌培养（不管是否有临床症状）。

（4）应保持尿液引流系统的密闭性，不应常规进行膀胱冲洗。

（5）应做好导尿管的日常维护，防止滑脱，保持尿道口及会阴部清洁。

（6）应保持集尿袋低于膀胱水平，防止反流。

（7）长期留置导尿管宜定期更换，普通导尿管7～10天更换，特殊类型导尿管按说明书更换。

（8）更换导尿管时应将集尿袋同时更换。

（9）患者出现尿路感染时，应当及时更换导尿管，并留取尿液进行微生物病原学检测。

（10）采集新鲜尿标本做微生物检测时应在导尿管前端侧面使用碘伏棉签消毒2次后用无菌注射器抽取尿液放到无菌容器中送检，其他目的采集尿标本时应从集尿袋开口采集。

六、抗感染治疗原则

1. 恰当的抗生素治疗方案必须考虑的因素　①感染的解剖学位置，考虑典型病原谱和某个抗菌药物渗透到该感染部位的能力；②社区、医院甚至医院病房的流行病原体；③流行病原体的耐药谱；④是否存在特殊免疫缺陷；⑤是否存在损害感染防御机制的侵入性装置（如中心静脉导管或尿管）；⑥是否有合并症。

2. 经验性抗菌药物治疗的选择取决于患者既往病史、临床状态和当地的流行病学特点，以及潜在的药物不耐受和药物毒性。

3. 一旦确定病原体及药敏结果和/或临床体征充分改善，需将经验性抗生素治疗转变为窄谱的针对性治疗。

4. 推荐在识别败血症及感染性休克1h内经验性静脉应用抗生素。在应用抗生素前行血培养，但不应因检查耽误抗生素治疗时机。延迟抗生素使用与增加疾病严重程度、器官功能障碍及病死率之间存在显著相关。有资料显示，对于成人，在入院后6h内，每延迟1h使用抗菌药物，病死率增加7.6%。一项儿科病例系列研究显示，抗菌药物延迟超过3h，病死率显著增加。

5. 对感染性休克患者早期进行针对最可能的病原体的经验性联合用药，以覆盖所有可能的病原体（包括细菌和有可能的真菌或病毒）；但对于多数其他类型的严重感染，包括菌血症和不合并休克的败血症，不推荐常规持续联合用药。如果感染性休克早期采用联合用药，则在临床症状有所改善和/或感染症状有所缓解后几天内停止联合用药。

6. 对于败血症或感染性休克患者优化抗菌药物的给药策略需基于公认的药代动力学/药效动力学原理以及每种药物的特性。

7. 大多数败血症或感染性休克相关的严重感染的抗生素疗程为7~10天。对临床治疗反应慢、感染灶无法清除、金黄色葡萄球菌菌血症、一些真菌和病毒感染或包括粒细胞减少在内的免疫缺陷患者延长治疗疗程。

8. 每天评估是否可以行抗生素降阶梯治疗。

9. 推荐监测PCT水平以缩短败血症患者的抗生素治疗疗程（PCT和其他生物标志物只能对临床评估提供支持和补充，绝不能仅仅基于包括PCT在内的任何生物标志物的变化，来决定抗生素治疗的启动、调整或停用）。

七、疗效和预后评估

尽管不同病原体感染预后不一样，但能肯定的是医院感染可导致新生儿病死率显著增加，住院时间延长，机械通气持续时间增加，不良神经发育结局的风险增加，抗生素耐药的风险增加，医疗资源的使用和医疗成本显著增加。所以应尽量防止医院感染和医院感染暴发的发生，尽早识别医院感染，及时采取有效防控措施，从而改善患儿预后，降低病死率。

八、诊疗关键点和难点

由于多种因素的影响，新生儿医院感染还难以完全避免。而且新生儿医院感染耐药菌和多重耐药菌感染在增加、感染部位和类型多样、早期临床表现不典型或缺乏特异性，因而早期诊断和治疗都比较困难。应在做好防控的同时，密切观察病情变化，尽早识别医院感染，及时采取干预措施，防止医院感染暴发，减少不良结局。

（李雁彬　周　伟）

第十节　新生儿多重耐药菌感染

耐药（resistance）是指病原菌对临床治疗（常规）使用的关键药物的敏感性减弱、丧失；多重耐药（multidrug-resistant，MDR）指对可用药物中3类或更多（每类中的1种或更多）不敏感；广泛耐药（extensively drug-resistant，XDR）指对可用药物除了2类或1类之外，其余（每类中的1种或更多）均不敏感；全耐药（pan-drug-resistant，PDR）指对可用药物均不敏感。各种病原菌可在人与人之间传播，且主要通过接触传播，新生儿患者往往是多重耐药菌的易感人群。多重耐药菌（multidrug-resistant organism，MDRO）和非耐药细菌均可引起全身各类型感染。MDRO感染患者病死率高于敏感菌感染或未感染患者；感染后住院时间延长；用于感染诊断、治疗的费用增加；抗菌药物不良反应的风险也增加。并且，MDRO感染者和定植者均是传染源，医务人员也可能因为多重耐药菌的定植而成为新的传染源，导致在一定范围内的暴发流行。因此宜采用包括病原菌监测、手卫生、接触预防、患者隔离、环境消毒等综合措施防控MDRO感染和传播。

一、新生儿常见MDRO和MDRO感染的高危因素

（一）NICU内常见MDRO

NICU内常见MDRO为耐甲氧西林金黄色葡萄球菌（methicillin-resistant staphylococcus aureus，MRSA）、耐万古霉素肠球菌（vancomycin-resistant enterococci，VRE）、

耐碳青霉烯类鲍曼不动杆菌（carbapenemase-resistant acinetobacter baumannii，CRAB）、耐碳青霉烯类肺炎克雷伯菌（carbapenemase-resistant klebsiella pnenmoniae，CRKP）、产超广谱β-内酰胺酶（extended-spectrum beta-lactamase，ESBL）肠杆菌目细菌、耐碳青霉烯类肠杆菌目细菌（carbapenemase-resistant Enterobacterales，CRE）、耐碳青霉烯类铜绿假单孢菌（carbapenemase-resistant pseudomonas aeruginosa，CRPA）、耐亚胺培南铜绿假单胞菌（imipenem-resistant pseudomonas aeruginosa，IPM-R-PA）、耐亚胺培南鲍曼不动杆菌（imipenem-resistant acinetobacter baumannii，IPM-R-AB）、多重耐药艰难梭菌（multidrug-resistant clostridium difficile，MDR-CD）等。这些病原菌能长时间分布于诊疗环境内，包括空气、各类器械表面等，能很好地通过医务人员手进行传播，在患儿机体处于较差状况时，易并发医院感染。新生儿MDRO临床表现无特异性，且随着抗菌药物的广泛应用及新的医疗干预，病原菌在不断发生变化。及时准确地从患儿血液中分离出病原菌，合理谨慎地选用抗生素，减少耐药菌的产生，减少侵入性操作，缩短各种管道的留置时间，严格遵守手卫生操作规范，有助于减少新生儿MDRO的发生。

（二）新生儿MDRO感染的危险因素

1. 早产、低出生体重。

2. 使用多种抗菌药物或长时间使用抗菌药物治疗。

3. 接受中心静脉置管、机械通气、泌尿道插管等各种侵入性操作。

4. 长期使用免疫抑制剂治疗。

5. 既往有MDRO定植或感染史等。

二、多重耐药菌监测和实验室检测方法

（一）MDRO监测

MDRO监测是MDRO医院感染防控措施的重要组成部分。通过病例监测，可及时发现MDRO感染/定植患者；通过环境卫生学监测，可了解环境MDRO污染状态；通过细菌耐药性监测，可以掌握MDRO现状及变化趋势，发现新的MDRO，评估针对MDRO医院感染干预措施的效果等。

常用的监测方法包括日常监测、主动筛查和暴发监测。日常监测包括临床标本和环境MDRO监测；主动筛查是通过对无感染症状患者的标本（如鼻拭子、咽拭子、肛拭子或大便）进行培养、检测，发现MDRO定植者；暴发监测指重点关注短时间内一定区域患者分离的同种同源MDRO及其感染情况。

临床标本MDRO监测中需注意排除影响监测结果的各种因素：①感染患者标本送检率高低；②应用广谱抗菌药物后采集标本将影响目标MDRO株的检出率；③血标本的采集套数和采集量会影响培养阳性率；④培养基的种类、质量和培养方法也会影响目标MDRO株的检出率；⑤不同药敏试验方法（如纸片法、MIC测定、E-test等）及判定标准也会影响细菌药敏检测结果。MDRO主动筛查通常选择细菌定植率较高，且方便采样的2个或2个以上部位采集标本，以提高检出率。MRSA主动筛查常选择鼻前庭拭子，并结合肛拭子或伤口取样结果；VRE主动筛查常选择粪便、肛拭子样本；多重耐药革兰阴性菌主动筛查标本为肛拭子，并结合咽喉部、会阴部、气道内及伤口部位的标本。有条件的医院可开展对特定MDRO的分子生物学同源性监测，观察其流行病学特征。

除科学研究需要，不建议常规开展环境

MDRO监测，仅当有流行病学证据提示MDRO的传播可能与医疗环境污染相关时才进行监测。环境标本的采集通常包括患者床单位，诊疗设备设施，邻近的物体表面，可能接触患者的医护、陪护、清洁等人员的手，必要时应包括地面、墙面等。

（二）MDRO实验室检测方法

1．耐甲氧西林金黄色葡萄球菌（MRSA）　对受试葡萄球菌使用头孢西丁纸片法药敏试验，或头孢西丁或苯唑西林稀释法药敏试验，也可使用苯唑西林盐琼脂筛选MRSA。一些商品化的显色培养基也可用于MRSA的筛查。由于绝大多数MRSA携带mecA基因，可采用PCR扩增mecA基因检测MRSA，也可采用乳胶凝集法测定PBP2a检测MRSA。

2. 耐万古霉素肠球菌（VRE）　采用纸片扩散法、E-test法、脑心浸液琼脂筛选法和显色培养基法等。脑心浸液琼脂筛选法测定万古霉素MIC和动力试验及色素产生，可区别万古霉素获得性耐药（如VanA和VanB）与固有、中介水平耐药（VanC），万古霉素对鹑鸡肠球菌和铅黄肠球菌最低抑菌浓度（MICs）8～16μg / mL属于固有、中介水平耐药，而对获得性耐药的VRE进行筛查，则是以预防感染为目的。

3. 产超广谱β-内酰胺酶（ESBLs）肠杆菌目细菌　可使用纸片扩散法或微量肉汤稀释法进行ESBLs的初筛及确证。此外，三维试验、双纸片协同试验、E-test法和显色培养基法也可检测ESBLs。也可使用分子生物学方法检测blaCTX-M、blaSHV和blaTEM等ESBLs基因。

4. 耐碳青霉烯类革兰阴性杆菌（CR-GNB）　主要包括耐碳青霉烯类肠杆菌目细菌（CRE）、耐碳青霉烯类鲍曼不动杆菌（CRAB）和耐碳青霉烯类铜绿假单胞菌（CRPA），可采用纸片扩散法、自动化仪器法、微量稀释法或E-test法及显色培养基法等，也可采用分子生物学方法检测blaNDM、blaKPC、blaIMP、blaOXA-48等耐药基因。目前，实验室检测碳青霉烯酶的方法众多，主要包括CarbaNP试验、改良碳青霉烯灭活试验（mCIM）、碳青霉烯酶抑制剂增强试验、免疫层析试验以及分子生物学方法等。其中酶抑制剂增强试验使用3-氨基苯硼酸和EDTA可判断被测菌株是否产生A类碳青霉烯酶（主要为KPC酶）、B类金属酶或同时产两种类型的碳青霉烯酶，操作简单、结果易读。免疫层析试验采用抗原抗体反应的技术，可在15min内快速检测碳青霉烯酶并可分型，总体灵敏度和特异度可分别达97. 31%和99.75%。

5. 多重耐药艰难梭菌（MDR-CD）　可采用环丝氨酸-头孢西丁-果糖琼脂（CCFA）培养基或艰难梭菌鉴定（CDIF）培养基对艰难梭菌（CD）进行培养，但单纯的细菌培养不能用于诊断CD的感染，仅用于菌株分型和耐药性的后续检测。实验室常使用酶联免疫法或层析法测定CD毒素、CD高水平表达的代谢谷氨酸脱氢酶（GDH）以及分子生物学方法联合检测CD的感染。亦可使用分子生物学方法检测tcdA、tcdB、cdtA、cdtB等毒素基因。CD的耐药性检测可采用琼脂稀释法或E-test。

三、耐药菌感染防控通用要点

1. 手卫生　正确执行手卫生可减少手部微生物（包括耐药菌）污染，从而降低医院感染发生的风险。手卫生被认为是预防和控制耐药菌传播的最基础、最有效、最经济的策略。

2. 接触预防　MDRO感染或定植的患者需在标准预防的基础上采取接触预防措施。 标准预防措施对于防止潜在定植患者的传播也至关重要，MDRO定植通常不易被检测到，即使是主动监测也可能由于缺乏敏感性、实验室缺陷，或由于抗菌药物治疗导致间歇性定植而无法识别。因此，采取接触预防措施的同时不能忽略正确实施标准预防。

（1）患者隔离　对于CRE、CRAB、CRPA、MRSA、VRE、CD感染或定植者需要隔离。如果条件有限，则优先对CRE感染者或定植者隔离。应优先将CRE、CD感染或定植者安置于单人病室，尤其是传播风险大的患者，如有气管插管机械通气、大小便失禁、伤口持续有分泌物等情形的患者；隔离病室入口处应有明显隔离标识，隔离病室诊疗用品应专人专用，医务人员和探视者进入隔离病室应执行接触预防措施和手卫生。当不具备实施单间隔离的条件时，应将同一种耐药菌感染或定植者安置在同一间病室或隔离区域，保证与其他患者有足够的床间距。划定集中安置患者护理活动限制区域，可设物理屏障或划线标注。接收隔离耐药菌感染或定植者，需安排专门的照护工作人员。原则上应隔离至耐药菌培养连续两次阴性。对于部分长期携带耐药菌患者，可以至疾病症状消失出院时。

（2）接触隔离　对实施接触预防的患者进行诊疗护理时，医务人员可能接触患者或患者周围环境中可能受污染的区域时需穿隔离衣和戴手套。在进入患者病房之前穿好隔离衣和戴好手套，离开病房前摘掉手套并脱隔离衣。医务人员对患者实施诊疗护理操作时，将MDRO感染或定植患者安排在最后进行，转诊或外出检查之前通知接诊或接待检查的科室，提醒其采取相应防控措施。

（3）诊疗用品处理　与患者直接接触的相关医疗用品，如听诊器、血压计、体温表、输液架等要专人专用，并及时消毒处理。轮椅、担架、床旁心电图机等不能专人专用的医疗器械、器具及物品要在每次使用后擦拭消毒。

（4）环境清洁消毒　清洁和消毒可能被病原体污染的环境表面和设备，包括邻近患者的物体表面（如床栏杆、床头桌）、患者诊疗环境中经常接触的表面（如门把手、病房中厕所的表面和周围）；优先清洁实行接触隔离措施的房间，并重点清洁消毒患者经常接触的表面（如床栏杆、床头桌、病房浴室的设备、门把手）和临近患者的设备。

（5）医疗废物管理　在患者床头放置医疗废物桶。在MDRO感染患者或定植患者诊疗过程中产生的医疗废物，以及沾有患者痰液、体液等的生活垃圾，应当按照医疗废物进行处置和管理。

3. 加强管理　制定MDRO感染防控相关制度，包括抗菌药物合理应用管理、MDRO预防和控制措施、手卫生制度等；开展相关科室的教育培训，对所有医生、护士、医技人员、保洁人员、外送人员分层次分别进行培训和宣教，提高工作人员对MDRO的重视，严格执行工作人员工作过程中涉及的MDRO防控措施；与微生物室合作，规范标本送检；获取上级行政支持，提高医院领导层面对MDRO防控工作的重视程度，配备合格、充足的隔离用品；专人负责MDRO的监测并监督各科室执行各项措施。

4. 感染患者监测　对于有感染症状的患者，应及时送检相应的微生物标本进行检测（如培养、核酸检测等）。当从标本中检出临床重要耐药菌时，实验室应将结果及时通知相应的临床医务人员和感控人员。

5. 环境监测　怀疑医院感染暴发或疑似暴发与医院环境有关时，应进行目标微生物检测；应每季度对重症监护病房物体表面、医务人员手和空气进行消毒效果监测，当怀疑医院感染暴发、NICU新建或改建以及病室环境的消毒方法改变时，应随时进行监测。

6. 环境清洁消毒　应对地面、床单元及各种物体表面，重点在于床单位及高频接触的设备进行定期清洁消毒，或者在遇到污染时及时消毒，患者出院时应进行终末消毒。当医院感染暴发或检出MDRO时，应强化清洁与消毒，主要是增加清洁与消毒的频率。常用含有效氯400~700 mg/L消毒剂，作用时间10min，每天≥2次；被患者血液、体液、分泌物等污染的环境表面，应先采用可吸附的材料将其清除，然后采用含有效氯2 000~5 000mg/L的消毒剂作用30min；非艰难梭菌耐药菌感染环境也可以采用季铵盐，或采用季铵盐加紫外线消毒。重复使用的清洁工具应及时清洗消毒、干燥保存。

7. 去定植（decolonization） 去定植是一种基于循证依据的干预措施，可用于预防CHAI。去定植分为普遍性去定植和目标去定植，后者往往通过筛查临床重要的MDRO而采取相应的干预措施。葡萄糖酸氯己定（chlorhexidine glueonate，CHG）是最具有循证依据的皮肤去定植剂，在交叉对照临床试验中，每天CHG洗浴能降低原发血流感染（BSI）。在重症监护病房（ICU）中，CHG洗浴已被证明能减少MRSA和VRE的交叉传染率，但广泛使用莫匹罗星和氯己定可能会加速耐药。因此，作为加强的MRSA控制措施，CDC建议只对特定人群实施有限的去定植。肠道CRE和VRE去定植一般是比较困难的。在血液病患者中，黏菌素选择性肠道去定植可能有利于在短期内降低MDR/广泛耐药革兰阴性杆菌（XDR-GNB）肠道定植率和BSI风险，但不具有长期持续的效果。CDC不推荐对肠道VRE或多重耐药革兰阴性杆菌（MDR-GNB）定植患者去定植。对于CRAB、全耐药革兰阴性杆菌（PDRGNB）和泛耐药铜绿假单胞菌（XDRPA）等定植患者，目前证据还不足以提供任何干预的建议。粪菌移植（fecal microbiota transplantation，FMT）是一种非常有效的治疗难治性CD感染的方法，有希望用于肠道MDR细菌去定植。

8. 临床应用的管理 为有效遏制耐药菌的快速增长，持续做好临床抗菌药物合理应用管理工作，医疗机构应成立抗菌药物合理应用与管理小组，按照安全、有效、经济的原则，制定医院抗菌药物目录，优先选择循证医学证据充分的品种，并在实践中不断优化与动态调整。对围手术期及非手术患者预防用药应严格掌握指征。治疗用药应充分考虑患者、微生物以及抗菌药物三要素，医疗机构要制定详细的抗菌药物合理应用培训及考评方案，并严格培训落实。医生应掌握各类抗菌药物的抗菌谱、药代药效学参数、药物的不良反应，在启用抗菌药物前尽可能送检微生物标本，积极查找病原体，以开展针对性治疗。治疗过程中综合考虑患者的感染部位、基础疾病、发病场所、病理生理状态来选择抗菌药物。充分发挥临床药师在抗菌药物管理中的技术支撑作用，将抗菌药物管理纳入处方审核和点评，推荐信息化手段实现处方的前置审核、过程干预，不断加强重点抗菌药物以及联合用药的监管。推荐开展重点抗菌药物的治疗浓度监测，指导临床精准用药。感控部门专业技术人员应当参与抗菌药物临床应用、耐药菌的管理以及感染性疾病多学科会诊。感染性疾病科医生应发挥专业优势，对临床其他科室抗菌药物的临床应用提供技术指导。检验学科积极探索快速诊断技术，以提高感染性疾病诊断效率，促进抗菌药物精准使用。信息部门通过信息化手段实现抗菌药物临床使用的动态监测。加强多学科合作。

四、几种主要耐药菌感染防控个性化要点

1. 耐甲氧西林金黄色葡萄球菌（MRSA） ①根据当地MRSA流行病学和患者人群易感性，

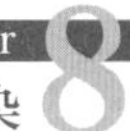

针对性地应用实时PCR从鼻拭子中快速筛查MRSA无症状定植患者。②对于无症状MRSA定植患者，使用洗必泰沐浴和鼻腔莫匹罗星对MRSA进行去定植治疗，可降低MRSA感染风险。③医护人员接触MRSA定植患者或处理被MRSA污染的器材可能造成手部被MRSA污染甚至短期定植。提高医护人员和患者手卫生依从性，可减少MRSA医院内播散。④医护人员在护理MRSA定植患者时使用接触预防措施（如使用一次性隔离衣和手套）。⑤MRSA可污染患者周围环境中接触过的物品和器械，并持续存在，故有效的清洁和消毒是常规策略的重要部分。

2. 耐万古霉素肠球菌（VRE）　①VRE的临床筛查：针对VRE的筛选方法，国内多数临床实验室采用临床拭子培养，主动筛查的标本包括粪便、肛门或肛周拭子。除此之外，还有选择性富集肉汤、显色琼脂以及微阵列法直接从临床拭子中鉴定VRE。②VRE的接触预防措施：维持和改善感染预防和控制措施，如手卫生和表面消毒，对于进一步减少VRE感染的数量和保护脆弱的患者群体至关重要。③环境清洁与消毒：加强环境清洁与消毒可降低VRE传播风险。清洁措施包括紫外线清洗系统、使用荧光标记评估的微纤维和蒸汽技术、室内消毒（含有效氯1 000mg/L的消毒剂）与医院范围内改进的手卫生相结合等。VRE感染患者使用专用或一次性护理设备，所有重复使用的设备均应在使用后进行彻底清洁和消毒。④VRE的去定植：针对高危患者的VRE去定植化，目前还没有标准的或公认的去定植方案。曾使用过的去定植方法包括粪菌移植、使用杆菌肽或口服利奈唑胺和达托霉素。⑤抗菌药物管理：了解和监测抗菌药物的使用模式，尤其与VRE感染病例相关的抗菌药物使用更应受到重视，限制诸如万古霉素和头孢菌素之类广谱抗菌药物的不必要使用，减少住院时间，以防止VRE的出现和扩散。

3. 产超广谱β-内酰胺酶肠杆菌目细菌（extended-spectrum beta-lactamase-producing Enterobacterales，ESBL-PE）　①及时发现与诊断ESBL-PE感染，对高危人群及时取肛拭子，筛查ESBL-PE定植状况，酌情予益生菌或噬菌体去定植，对高危人群根据感染部位，适时采集合格标本送培养，尽量早诊、早防、早治。②对妊娠妇女及时筛查尿液与粪便ESBL-PE携带状态，有助于早诊、早防、早治。③ESBL-PE医院感染发病者，规范防控医院交叉感染、植入物相关感染，尽量规范使用各种置管（动静脉置管、鼻胃管、气管插管等），酌情拔除导管或去除植入物。④研发床旁快速检测试条，尽快明确定植或感染，临床应力争合理使用各类抗菌药物。一旦出现ESBL-PE感染，若为血流感染或免疫功能低下人群，宜选碳青霉烯类药物。若非危及生命或免疫功能相对正常者感染，可选用酶抑制剂复合制剂，如含克拉维酸、他唑巴坦、阿维巴坦的制剂。ESBL-PE感染应慎用头孢哌酮/舒巴坦，不宜选用氨基糖苷类、磺胺类、喹诺酮类，禁用不含酶抑制剂的青霉素类、头孢菌素类及氨曲南，及时清除感染者的ESBL-PE也能防止传播。

4. 耐碳青霉烯类肠杆菌目细菌（肺炎克雷伯菌及大肠埃希菌等）　①以危急值管理CRE。用过碳青霉烯类药物者肠道携带CRE发生CRE血流感染的概率高于未携带者4倍，40%CRE携带可≥1年，故对使用碳青霉烯类药物者，应常规筛查粪便CRE携带情况，促进早知早防，可探讨益生菌或噬菌体去定植的可行性。②在NICU或CRE高发病区对CRE定植和感染者进行主动监测，并对CRE携带者进行隔离，有助于降低病区内CRE发生率。主动监测标本类型推荐直肠拭子。

5. 耐碳青霉烯类鲍曼不动杆菌（CRAB）和耐碳青霉烯类铜绿假单胞菌（CRPA）　侵袭性操作和环境卫生均可以影响NICU中CRAB和CRPA

的感染发生和克隆传播。降低中心静脉导管、气管导管和导尿管等侵入性医疗器械的使用率，严格执行有创操作的适应证和无菌技术，留置患者体内的医疗器械应定期评估使用的必要性，不需要时应立即终止器械使用。呼吸机应严格按照规范清洁消毒，呼吸机管道、湿化器应规范更换。高效的口腔护理可降低感染发生。医护人员应促进ICU环境管理体系建立，加强空气和环境消毒。加强医护人员的接触预防知识，加强抗菌药物管理，提高手卫生依从性，实施不同操作前手部均应严格消毒，使用一次性或专用的患者护理设备。

6. 艰难梭菌（clostridium difficile，CD） 艰难梭菌感染（clostridium difficile infection，CDI）可导致严重的腹泻甚至死亡。无症状感染者也可排出CD芽孢，但传染性较有症状的CDI患者轻。由于缺乏足够的证据，不建议对无症状感染者进行筛查和隔离。合理使用抗菌药物是预防和控制CDI的最有效手段之一。为防止医院内传播，发现CDI患者时，将患者安排在病房。医护人员或陪护者在进入病房时应穿戴好隔离衣和手套。对疑似CDI患者也应做好预防性接触隔离措施。在接触CDI患者前后及脱下手套后应严格执行手卫生。CD芽孢对乙醇类消毒剂存在很强的抵抗性，在常规环境中可使用乙醇类消毒剂执行手卫生，在暴发或高流行环境中应优先使用软肥皂和清水洗手。建议使用合法有效的杀芽孢消毒剂或含有效氯浓度为5 000mg/L的消毒剂进行环境的每天清洁消毒与CDI患者病房的终末消毒。不推荐利用非接触式消毒技术（如紫外线照射、过氧化氢蒸汽消毒）预防CDI。

五、抗菌药物的合理应用与管理

（一）抗菌药物合理应用原则

1. 严格掌握应用指征 根据患儿症状、体征及血/尿常规等实验室检查结果，初步诊断为细菌性感染者以及经病原学检查确诊为细菌性感染者方有指征应用抗菌药物。由真菌、结核分枝杆菌、非结核分枝杆菌、支原体、衣原体、螺旋体、立克次体及部分原虫等病原微生物所致的感染，亦有应用抗菌药物的指征。

2. 尽早实施目标性治疗 尽量在抗菌治疗前及时留取相应合格标本送病原学检测，尽早查明感染源，争取目标性抗菌治疗。在获知病原学检测结果前或无法获取标本时，可根据患者个体情况、病情严重程度、抗菌药物用药史等分析可能的病原体，并结合当地细菌耐药性监测数据，及时开始经验性抗菌治疗。获知病原学检测结果后，结合临床情况和患者治疗反应，调整给药方案，进行目标性治疗。

3. 正确解读临床微生物检查结果 对于细菌培养结果，需综合标本采集部位和采集方法、菌种及其耐药性，以及抗菌治疗反应等鉴别感染菌和定植菌。由于细菌耐药监测数据可能高于临床实际情况，须遵循以循证医学证据为基础的感染诊治指南，结合患者实际情况作出客观分析，合理选择抗菌药物治疗方案，减少广谱抗菌药物的应用或联合使用抗菌药物。

4. 结合药物PK/PD特点选择合适的抗菌药物 根据抗菌谱、抗菌活性、药物经济学、药物PK/PD特点以及患儿胎龄、体重和日龄等，合理选择抗菌药物品种、剂量、给药间隔、给药途径以及疗程。优先选择窄谱、高效、价廉的抗菌药物，避免无指征联合用药和局部用药，尽量减少不必要的静脉输注抗菌药物。

5. 规范预防用药 严格掌握预防性使用抗菌药物的指征和围手术期预防应用抗菌药物的指征。

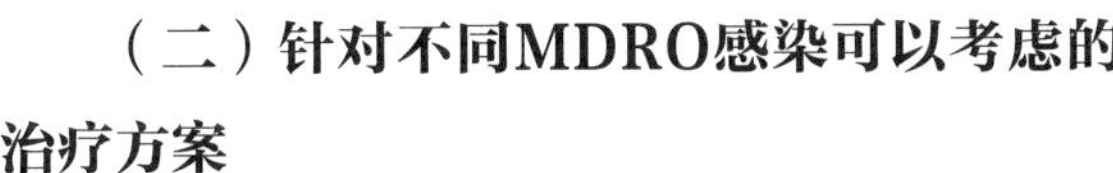

（二）针对不同MDRO感染可以考虑的治疗方案

1. MRSA　宜选药物：糖肽类（万古霉素、去甲万古霉素、替考拉宁）；备选药物：头孢洛林、夫西地酸、利奈唑胺、特拉万星、替加环素、利福平、达托霉素、多西环素和米诺环素、磷霉素。各感染部位的药物推荐方案不同。脓肿、疖、痈等局部病灶需注意切开引流。

2. VRE　宜选药物：无明确有效的治疗，可考虑达托霉素；备选药物：替考拉宁、氨苄西林、利奈唑胺、红霉素、利福平、多西环素、庆大霉素、米诺环素和喹诺酮类、呋喃妥因、磷霉素（仅用于泌尿系感染）。根据药敏结果及抗菌药物在感染组织的聚集浓度，决定用药方案。

3. 产ESBLs肠杆菌　宜选药物：碳青霉烯类抗生素等；备选药物：β-内酰胺类/β-内酰胺酶抑制剂复合制剂、氧头孢烯类、多黏菌素、替加环素、头霉素类、磷霉素和呋喃妥因、喹诺酮类和氨基苷类。氟喹诺酮类和氨基糖苷类不适于产ESBLs菌株的经验性治疗，可作为重症感染的联合治疗；磷霉素可作为非复杂性尿路感染的治疗药物，呋喃妥因可用于轻症尿路感染或尿路感染的序贯治疗或维持治疗。

4. 多重耐药鲍曼不动杆菌　宜选药物：多黏菌素B或E、替加环素；备选药物：舒巴坦及含舒巴坦的复合制剂、碳青霉烯类、头孢菌素类、氨基苷类、喹诺酮类。XDR-AB感染：①舒巴坦或含舒巴坦复合制剂联合米诺环素（或多西环素）、或多黏菌素E、或氨基苷类等；②多黏菌素E联合含舒巴坦的复合制剂（或舒巴坦）、碳青霉烯类；③替加环素联合含舒巴坦复合制剂（或舒巴坦）、或碳青霉烯类、或多黏菌素E、或喹诺酮类、或氨基苷类；④含舒巴坦复合制剂（或舒巴坦）+多西环素+碳青霉烯类；⑤亚胺培南+利福平+多黏菌素或妥布霉素等。

5. 多重耐药铜绿假单胞菌　宜选药物：多黏菌素；备选药物：抗假单胞菌青霉素类及酶抑制剂复合制剂、抗假单胞菌头孢菌素及其酶抑制剂复合制剂、抗假单胞菌碳青霉烯类、单环酰胺类、抗假单胞菌喹诺酮类、氨基苷类。MDR-PA肺炎治疗联合用药：①抗假单胞菌β-内酰胺类+氨基糖苷类；②抗假单胞菌β-内酰胺类+抗假单胞菌喹诺酮类；③抗假单胞菌喹诺酮类+氨基糖苷类；④双β-内酰胺类治疗，如哌拉西林/他唑巴坦+氨曲南；⑤PDR-PA肺部感染，推荐在上述联合的基础上再加多黏菌素治疗。

六、诊疗关键点和难点

新生儿多重耐药菌感染诊疗的重点是在于预防感染的发生及传播，包括严格保持用手卫生，对携带流行性耐药微生物的患者采取接触防护措施，及尽量减少不必要的住院治疗和干预措施。NICU中最常见的感染是那些与留置导管有关的感染，即导管相关泌尿道感染（CAUTI）、呼吸机相关肺炎（VAP）及血管内导管相关血流感染（CRBSI）。除尽量减少留置导管的使用外，针对留置导管放置和维护的某些策略也可降低感染的风险；其次，由于新生儿感染早期症状极不典型，识别难度大，因此对于胎龄小、体重轻、住院时间长，有导管留置的患儿需加强监护，一旦有感染征象应尽快完善病原学检查，根据分离的病原菌及其药物敏感性严格、谨慎地使用抗菌药物。目前新生儿感染耐药问题十分严峻，多重耐药菌的种类和数量仍在增加，由多重耐药菌引起的医院感染导致的患儿病死率明显增加，因此对本地区病原菌和耐药性进行监测具有重要意义，有助于了解病原菌的流行分布和抗生素的耐药情况，对于经验性抗感染治疗有指导价值。

（肖慧敏　周　伟）

参考文献

[1] 邵肖梅，叶鸿帽，丘小汕. 实用新生儿学[M]. 5版. 北京：人民卫生出版社，2019：480-549.

[2] 中华医学会儿科学分会医院感染管理与控制专业委员会. 血清降钙素原检测在儿童感染性疾病中的临床应用专家共识[J]. 中华儿科杂志，2019，57（1）：9-15.

[3] 中华医学会儿科学分会新生儿学组，中国医师协会新生儿科医师分会感染专业委员会. 新生儿败血症诊断及治疗专家共识（2019年版）[J]. 中华儿科杂志，2019，57（4）：252-257.

[4] 曹云，程国强，侯新琳，等. 新生儿细菌性脑膜炎病因、诊断与治疗[J]. 中华围产医学杂志，2016，19（12）：881-884.

[5] 李珊，王颖. 新生儿细菌性脑膜炎的诊治及观点更新[J]. 中国小儿急救医学，2017，24（5）：326-329.

[6] 中华医学会检验医学分会临床微生物学组，中华医学会微生物学与免疫学分会临床微生物学组，中国医疗保健国际交流促进会临床微生物与感染分会. 宏基因组高通量测序技术应用于感染性疾病病原检测中国专家共识[J]. 中华检验医学杂志，2021，44（2）：107-120.

[7] 刘梦迪，徐发林，段稳丽，等. 新生儿细菌性脑膜炎预后不良的危险因素分析[J]. 中国当代儿科杂志，2019，21（11）：1064-1068.

[8] 蒋虹，万朝敏. 病毒性脑炎的研究进展[J]. 国外医学儿科分册，2003，30（2）：86-88.

[9] 毛健. 新生儿单纯疱疹病毒感染[J]. 中国实用儿科杂志，2004，19（4）：197-198.

[10] 张菊，方峰. 先天性巨细胞病毒感染研究新进展[J]. 中华实用临床儿科杂志，2013，28（22）：1747-1750.

[11] 刘菲，李金. 单纯疱疹病毒感染新生儿口服阿昔洛韦抑制治疗的神经系统预后[J]. 中华围产医学杂志，2012，13（9）：558-560.

[12] 苏文雁，刘欣菊. 更昔洛韦治疗新生儿巨细胞病毒感染临床疗效分析[J]. 国际病毒学杂志，2013，20（3）：134-136.

[13] 中国医师协会新生儿科医师分会，中国医师协会新生儿科医师分会感染专业委员会，中华新生儿科杂志编辑委员会. 新生儿巨细胞病毒感染管理专家共识[J]. 中华新生儿科杂志，2021，36（6）：1-7.

[14] 中国医师协会新生儿科医师分会感染预防与控制专业委员会. 新生儿肠道病毒感染诊疗与预防专家共识[J]. 临床儿科杂志，2021，39（3）：161-167.

[15] 叶鸿瑁. 积极防治新生儿肠道病毒医院感染[J]. 中华围产医学杂志，2012，15（8）：449-451.

[16] 郦红艳，李晖，虞萍. 重型新生儿破伤风的治疗[J]. 中国医药导报，2010，32（30）：106-108.

[17] 李晓文，王雪秋，李禄全. 新生儿百日咳临床特征[J]. 临床儿科杂志，2017，35（3）：170-172.

[18] 中华医学会儿科学分会感染学组，《中华儿科杂志》编辑委员会. 中国儿童百日咳诊断及治疗建议[J]. 中华儿科杂志，2017，55（8）：568-572.

[19] 吴小英，李丽君，姚开虎，等. 儿童重症百日咳治疗策略研究进展[J]. 中国当代儿科杂志，2021，23（2）：192-197.

[20] 徐发林. 新生儿侵袭性真菌感染[J]. 中国小儿急救医学，2021，28（2）：86-91.

[21] 李秋平，高昕，黄捷婷，等. PNICU内早产儿真菌性败血症临床特点分析[J]. 临床儿科杂志，2010，28（6）：531-534.

[22] 韩俊彦，曹云，蒋思远，等. 76例新生儿侵袭性真菌感染回顾性分析2004年至2014年[J]. 中华围产医学杂志，2016，19（8）：586-591.

[23] 戎荣，吴本清. 新生儿侵袭性真菌感染研究进展[J]. 中华实用儿科临床杂志，2015，30（10）：790-792.

[24] 游楚明，陈历鳌，傅万海，等. 早产儿真菌性败血症的临床研究[J]. 中华围产医学杂志，2013，16（10）：614-615.

[25] 李秋平，封志纯. 早产儿侵袭性真菌感染的防治[J]. 临床儿科杂志，2011，29（9）：801-806.

[26] 中华医学会儿科学分会新生儿学组，中国医师协会新生儿科医师分会感染专业委员会. 新生儿败血症诊断及治疗专家共识（2019年版）[J]. 中华儿科杂志，2019，57（4）：252-257.

[27] 邢燕，童笑梅，韩彤妍，等. 新生儿重症监护室极低出生体重儿院内感染的变迁[J]. 实用儿科临床杂志，2010，25（2）：99-102.

[28] 徐焱，张乐嘉，戈海延，等. 新生儿重症监护病房的院内感染638例分析[J]. 中华儿科杂志，2007，45（6）：437- 441.

[29] 麦菁芸，董琳，林振浪，等. 新生儿医院感染的调查分析[J]. 中华儿科杂志，2011，49（12）：915-920.

[30] 杜立中. 新生儿败血症诊断和预防面临的挑战[J]. 中华儿科杂志，2019，57（4）：241-243.

[31] 杨启文，吴安华，胡必杰，等. 临床重要耐药菌感染传播防控策略专家共识. 中国感染控制杂志，2021，20（1）：1-15.

[32] 黄勋，邓子德，倪语星，等. 多重耐药菌医院感染预防与控制中国专家共识[J]. 中国感染控制杂志，2015，14（1）：1-9.

[33] 许莉，王仁媛，陈贝贝，等. 新生儿重症监护病房多重耐药菌感染的危险因素及防控措施[J]. 中华全科医学，2018，16（8）：1314-1317.

[34] 徐豪，王云凤，司沛茹，等. 新生儿病区多重耐药菌分布及耐药性分析[J]. 儿科药学杂志，2018，24（5）：39-42.

[35] 刘尊杰，崔志刚，马建荣，等. 新生儿重症监护病房早期新生儿肠道细菌定植影响因素及抗生素耐药性研究[J]. 中华新生儿科杂志，2020，35（2）：118-122.

[36] 李燕，姚丽平，姚家艳. 新生儿重症监护病房多重耐药菌筛查及耐药性分析[J]. 中华临床医师杂志（电子版），2019，13（10）：754-757.

[37] WYNN J L，WONG H R，SHANLEY T P，et al. Time for a neonatal-specific consensus definition for sepsis[J]. Pediatr Crit Care Med，2014，15：523-528.

[38] RAJU T N K，HIGGINS R D，STARK A R，et al. Optimizing care and outcome for late-preterm（near-term）infants：a summary of the workshop sponsored by the National Institute of Child Health and Human Development[J]. Pediatrics，2006，118（3）：1207-1214.

[39] VERANI J R，MCGEE L，SCHRAG S J，et al. Prevention of perinatal group B streptococcal disease—revised guidelines from CDC，2010[J]. MMWR Recomm Rep，2010，59（1）：1-36.

[40] FLEISCHMANN-STRUZEK C，GOLDFARB D M，SCHLATTMANN P，et al. The global burden of paediatric and neonatal sepsis：a systematic review[J]. Lancet Respir Med，2018，6（3）：223-230.

[41] MATHUR N B，GARG A，MISHRA T K. Role of dexamethasone in neonatal meningitis：a randomized controlled trial[J]. Indian J Pediatr，2013，80（2）：102–107.

[42] BROUWER M C，MCINTYRE P，Prasad K，et al. Corticosteroids for acute bacterial meningitis[J]. Cochrane Database Syst Rev，2015，（9）：CD004405.

[43] VAN DE BEEK D，CABELLOS C，DZUPOVA O，et al. ESCMID guide–line：diagnosis and treatment of acute bacterial meningitis[J]. Clin Microbiol Infect，2016，22（Suppl 3）：S37–62.

[44] TOTH C，HARDER S，YAGER J. Neonatal herpes encephalitis：a case series and review of clinical presentation[J]. Can J Neurol Sci，2003，30（1）：36–40.

[45] KHETSURIANI N，LAMONTE A，OBERSTE S，et al. Neonatal enterovirus infections reporterd to the national enterovirus surveillance system in the United States，1983–2003[J]. Pediatr Infect Dis J，2006，25（10）：889–893.

[46] KIMBERLIN D W，WHITELEY R J，WAN W，et al. Oral acyelovir suppression and neurodevelopment after neonatal herpes[J]. New Eng J Med，2011，365：1284–1292.

[47] GHEKIRRE S，ALLEGAERT K，COSSEY V，et al. Ophthalmological findings in congenital cytomegalovirus infection：when to screen，when to treatment? [J]. J Pediatr Ophthalmol Strabismus，2012，49（5）：274–282.

[48] ELSHEIKHA H M，MARRA C M，ZHU X Q. Epidemiology，pathophysiology，diagnosis，and management of cerebral toxoplasmosis[J]. Clin Microbiol Rev，2020，34（1）：e00115–19.

[49] DOLLARD S C，DREON M，HERNANDEZ–ALVARADO N，et al. Sensitivity of dried blood spot testing for detection of congenital cytomegalovirus infection[J]. JAMA Pediatr，2021，175（3）：e205441.

[50] KADAMBARI S，POLLARD A J，GOLDACRE M J，et al. Congenital viral infections in England over five decades：a population–based observational study[J]. Lancet Infect Dis，2020，20（2）：220–229.

[51] WALKER G J，WALKER D，FRANCO D M，et al. Antibiotic treatment for newborns with congenital syphilis[J]. Cochrane Database Syst Rev，2019，2（2）：CD012071.

[52] LI C，LIU L，TAO Y. Diagnosis and treatment of congenital tuberculosis：a systematic review of 92 cases[J]. Orphanet J Rare Dis，2019，14（1）：131.

[53] GRANT G B，Desai S，Dumolard L，et al. Progress toward rubella and congenital rubella syndrome control and elimination–Worldwide，2000–2018[J]. MMWR Morb Mortal Wkly Rep，2019，68（39）：855–859.

[54] DUNAY I R，GAJUREL K，DHAKAL R，et al. Treatment of toxoplasmosis：Historical perspective，animal models，and current clinical practice[J]. Clin Microbiol Rev，2018，31（4）：e00057–17.

[55] PEELING R W，MABEY D，BENZAKEN A S，et al. Syphilis[J]. Nat Rev Microbiol，2004，2（6）：448–449.

[56] MALDONADO Y A，READ J S. Diagnosis，treatment，and prevention of congenital toxoplasmosis in the United States[J]. Pediatrics，2017，139（2）：e20163860.

[57] MELVIN A J，MOHAN K M，SCHIFFER J T，et al. Plasma and cerebrospinal fluid herpes simplex virus levels at diagnosis and outcome of neonatal infection[J]. J Pediatr，2015，166（4）：827–833.

[58] ROJEK N W，NORTON S A. Diagnosis of neonatal infection with herpes simplex virus[J]. JAMA，2014，311（5）：527–528.

[59] LV X Q，QIAN L H，WU T，et al. Enterovirus infection in febrile neonates：a hospital-based prospective cohort study[J]. J Paediatr Child Health，2016，52（8）：837-841.

[60] MIDGLEY C M，WATSON J T，NIX W A，et al. Severe respiratory illness associated with a nationwide outbreak of enterovirus D68 in the USA（2014）：a descriptive epidemiological investigation[J]. Lancet Respir Med，2015，3（11）：879-887.

[61] YEN M H，HUANG Y C，CHEN M C，et al. Effect of intravenous immunoglobulin for neonates with severe enteroviral infections with emphasis on the timing of administration[J]. J Clin Virol，2015，64（1）：92-96.

[62] ABZUG M J，MICHAELS M G，WALD E，et al. A randomized，double-blind，placebo-controlled trial of Pleconaril for the treatment of neonates with enterovirus sepsis[J]. J Pediatric Infect Dis Soc，2016，5（1）：53-62.

[63] TZIALLA C，CIVARDI E，BORGHESI A，et al. Emerging viral infections in neonatal intensive care unit[J]. J Matern Fetal Neonatal Med，2011，24（Suppl1）：156-158.

[64] YUSUF N，RAZA A A，CHANG-BLANC D，et al. Progress and barriers towards maternal and neonatal tetanus elimination in the remaining 12 countries：a systematic review[J]. Lancet Glob Health，2021，9（11）：e1610-e1617.

[65] CHERRY J D，WENDORF K，BREGMAN B，et al. An observational study of severe pertussis in 100 infants≤120 days of age[J]. Pediatr Infect Dis J，2018，37（3）：202-205.

[66] ROWLANDS H E，GOLDMAN A P，HARRINGTON K，et al. Impact of rapid leukodepletion on the outcome of severe clinical pertussis in young infants[J]. Pediatrics，2010，126（4）：e816-e827.

[67] CHERRY J D，TAN T，WIRSING VON KÖNIG C H，et al. Clinical definitions of pertussis：summary of a global pertussis initiative roundtable meeting，February 2011[J]. Clin Infect Dis，2012，54（12）：1756-1764.

[68] TASCINI C，CARANNANTE N，SODANO G，et al. Neonatal pertussis diagnosis：low procalcitonin level and high lymphocyte count are able to discriminate pertussis from bacterial and viral infections[J]. New Microbiol，2019，42（1）：49-51.

[69] SWAMY G K，WHEELER S M. Neonatal pertussis，cocooning and maternal immunization[J]. Expert Rev Vaccines，2014，13（9）：1107-1114.

[70] STOLL B J，HANSEN N. Infections in VLBW infants：studies from the NICHD Neonatal Research Network[J]. Semin Perinatol，2003，27（4）：293-301.

[71] ALIAGA S，CLARK R H，LAUGHON M，et al. Changes in the incidence of candidiasis in neonatal intensive care units[J]. Pediatrics，2014，133（2）：236-242.

[72] MOLYNEUX E. Severe neonatal bacterial infections：when numbers matter[J]. Lancet Infect Dis，2014，14（8）：665-667.

[73] SEALE A C，BLENCOWE H，MANU A A，et al. Estimates of possible severe bacterial infection in neonates in sub-Saharan Africa，south Asia，and Latin America for 2012：a systematic review and meta-analysis[J]. Lancet Infect Dis，2014，14（8）：731-741.

[74] VISWANATHAN R，SINGH A K，BASU S，et al. Multi-drugresistant，non-fermenting，gram-negative bacilli in neonatal sepsis in Kolkata，India：a 4-year study[J]. Paediatr Int Child Health，2014，34（1）：56-59.

[75] HOCEVAR S N，EDWARDS J R，HORAN T C，et al. Deviceassociated infections among neonatal intensive care unit patients：incidence and associated pathogens reported to the National Healthcare Safety Network，2006–2008[J]. Infect Control Hosp Epidemiol，2012，33（12）：1200–1206.

[76] VERSTRAETE E，BOELENS J，DE COEN K，et al. Healthcare associated bloodstream infections in a neonatal intensive care unit over a 20-year period（1992–2011）trends in incidence，pathogens，and mortality[J]. Infect Control Hosp Epidemiol，2014，35（5）：511–518.

[77] ALONSO-OJEMBARRENA A，MARTÍNEZ-DÍAZ J V，LECHUGA-SANCHO A M，et al. Broad spectrum antibiotics in newborns increase multi-drug resistant infections[J]. J Chemother，2019，31（2）：81–85.

第九章

呼吸系统疾病

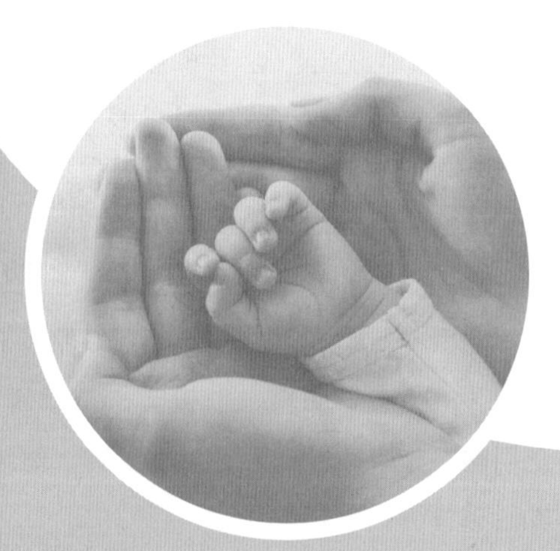

第一节 早产儿呼吸暂停

早产儿呼吸暂停（apnea of prematurity，AOP）主要是由呼吸调控中枢发育不成熟导致。目前最广泛接受的定义是指胎龄<37周出生的婴儿中，呼吸气流停止≥20s或不足20s但伴有心动过缓（<100次/min）或青紫、氧饱和度下降，随着呼吸暂停的持续，婴儿会出现面色苍白和肌张力降低，对触觉刺激没有反应。AOP的发生与胎龄有关，胎龄越小、发生率越高。常于生后第1、2天出现，持续时间不等，通常于PMA37周停止。呼吸中枢不成熟的程度以及临床症状的严重程度均与胎龄呈负相关。呼吸暂停可以分为中枢性（占10%~25%）、阻塞性（占10%~25%）或混合性（占50%~75%），大部分早产儿的呼吸暂停是混合性的。无论何种形式，呼吸暂停导致的低氧血症和/或心动过缓，可能导致不良的长期后果，包括早产儿视网膜病和神经发育障碍。

一、诊断要点

（一）病史和高危因素

1. 早产　胎龄越小，发生率越高。所有胎龄<28周的早产儿几乎都有AOP，>28周后，随胎龄的增加，发生率从30周时的85%下降至34周时的20%左右，超过34周后下降到10%。92%的婴儿在37周时呼吸暂停发作停止。

2. 贫血、高胆红素血症、酸中毒、胃食管反流、睡眠状态（如快速眼动睡眠期间，呼吸暂停发作似乎更为频繁）、环境温度、噪音等都可诱发或加重早产儿的呼吸暂停。

（二）临床特点

1. 呼吸暂停常伴心动过缓和氧饱和度下降。

2. 呼吸暂停出现的时间通常发生在出生后的前2天，最晚发生在出生后的第7天，超过1周后不常见。

3. 呼吸暂停持续的时间　在胎龄>28周出生的早产儿，呼吸暂停通常在PMA 37周前缓解；胎龄<28周出生的早产儿，其呼吸暂停可持续到PMA 43周。

4. 如果婴儿在出生后头1~2周未发生过呼吸暂停，之后才出现，或1~2周没有呼吸暂停之后复发呼吸暂停，均提示可能存在严重的基础疾病，如脓毒症、低血糖、新生儿坏死性小肠结肠炎（NEC）或脑室内出血等。这些婴儿需接受全面评估，以明确是否存在诱发因素并可给予相应的治疗。

5. 足月或晚期早产儿，如出现呼吸暂停发作通常认为是异常的，且可能与严重的、明确的病因有关，如出生窒息、颅内出血、惊厥或药物引起的抑制。在没有药物抑制或窒息的情况下，出生时不能呼吸通常是由中枢神经系统不可逆的结构异常引起。

（三）辅助检查

通过观察及对NICU中的早产儿常规应用心电监护仪和/或脉搏血氧饱和度监测仪，通常可识别出呼吸暂停、氧饱和度下降及心动过缓。

（四）鉴别诊断

尽管早产是早产儿呼吸暂停最常见的原因，但它是一种排除性诊断，在诊断确定前需考虑或排除呼吸暂停的其他原因（如败血症、脑膜炎、侵袭性真菌感染、先天性心脏病、缺氧缺血性脑病、颅内出血、先天性中枢性低通气综合征、先天性肌病或神经病变、呼吸系统疾病、低血糖症、电解质紊乱等）。因为早产儿的呼吸暂停可能是原发性的，也可能是其他疾病的症状之一。呼吸暂停还可能是新生儿惊厥的一种表现形式，称为脑性呼吸暂停，通常见于中枢神经系统疾病，如颅内出血、缺氧缺血性脑损伤等。

二、治疗原则和措施

（一）一般措施与常压给氧

一般措施通常是预防性的，适用于所有胎龄<35周并有呼吸暂停风险的婴儿。应注意环境温度控制，消除诱发呼吸暂停发作的温度波动；避免婴儿颈部过屈或过伸，确保上气道开放；保持鼻腔通畅；注意诱发呼吸暂停或使呼吸暂停加重的潜在原因。必要时予常压给氧以维持氧饱和度（SpO_2）在90%~95%，避免缺氧。

（二）药物治疗

1. 枸橼酸咖啡因（caffeine citrate）　是首选的甲基黄嘌呤药物，其半衰期长，药物治疗浓度范围大，不易达到中毒剂量，只需每天给药一次。与其他甲基黄嘌呤（尤其是茶碱）相比，副作用相对少，不需要监测血药浓度。此外口服咖啡因可完全吸收，因此从静脉注射过渡到口服时，婴儿能够耐受肠道用药。

枸橼酸咖啡因负荷量为20mg/kg，维持量为5~10mg/kg，每天1次。推荐的治疗范围血药浓度为5~25mg/L。一般达到PMA 34周并且持续5~7天未出现需要干预的呼吸暂停发作时可停用咖啡因。咖啡因需要长达7天才能从新生儿体内消除。

应用咖啡因治疗也是提高早产儿无创通气成功率的策略之一。除有效降低呼吸暂停频率，减少IPPV和机械通气的需要，以及提高拔管成功率外，咖啡因治疗的新生儿支气管肺发育不良（BPD）、颅内出血（IVH）的发生率较低，对肺功能和神经发育有积极的长期影响。

2. 氨茶碱　首剂负荷量5mg/kg，20min内静脉滴注，12h后给维持量，2~3mg/kg，每12h1次，静脉滴注或口服，因中毒浓度与最大有效治疗浓度接近，应监测有效血药浓度，为5~15mg/L。氨茶碱副作用较大，已不再推荐用于早产儿呼吸暂停的治疗。

（三）无创正压通气和机械通气

呼吸暂停频繁发作者可用经鼻持续气道正压通气（nasal continuous positive airway pressure，nCPAP）治疗，初始压力为4~6cmH_2O。加温湿化高流量鼻导管吸氧（HHFNC）也可用于呼吸暂停的治疗，可减少患儿的不舒适感，但超早产儿不推荐使用。对于接受咖啡因治疗和nCPAP后，仍有呼吸暂停发作的婴儿在气管插管前可先尝试经鼻间歇气道正压通气（nasal intermittent positive pressure ventilation，NIPPV），有些患儿症状可得到改善，有研究显示NIPPV疗效优于nCPAP。药物或nCPAP/NIPPV治疗无效者常需气管插管机械通气，常将吸气峰压置于14~18cmH_2O，吸气时间为0.35~0.45s，呼吸频率20次/min，呼气末压置于3~4cmH_2O，调整吸入氧浓度使SpO_2维持在90%~94%。

（四）其他治疗

对于血细胞比容<25%~30%且接受咖啡因治疗后仍存在频发和/或严重的呼吸暂停的婴儿，可输注浓缩红细胞。文献报道1~2月龄时发生明显贫血的早产儿，呼吸暂停发生的频率和严重程度会增加。输血可减少呼吸暂停的发生频率以及间

歇性低氧血症的发作频率和严重程度。抗反流药物也可考虑用于呼吸暂停的婴儿。有报道称呼吸暂停和反流是暂时或因果相关的，或者抗反流药物可以降低呼吸暂停的频率。

三、护理和监护要点

对所有＜35周的早产儿，在生后1周内都应常规监测有无呼吸暂停。多功能监护仪的设置可同时监测心率、血氧饱和度和呼吸频率，并与呼吸波形和趋势记录的视觉显示相结合；如细心观察，可能在呼吸暂停报警之前，便发现呼吸波形和趋势的改变。一般需监测至无呼吸暂停至少5天。监护仪的报警设置一般采用以下阈值设定来发现呼吸暂停发作以及相关的心动过缓和低氧血症：呼吸暂停≥15s或20s、心率≤70次/min或80次/min、血氧饱和度（SpO_2）＜80%或85%。当监护仪报警响时，应对婴儿（而不是监护仪）进行检查，观察患儿是否存在心动过缓、发绀和气道阻塞。

在第一次呼吸暂停发作后，应进行病因评估，即排除继发性呼吸暂停。明确原因后，应采取具体的治疗措施。

四、疗效和预后评估

AOP相关症状随着生后年龄的增加、呼吸中枢成熟而改善，临床症状的缓解通常在PMA 34～36周。如能及时诊断和处理，一般预后良好。若反复发作，反复出现低氧血症，则可能导致缺氧性脑损伤等。如为继发性呼吸暂停，疗效和预后则取决于原发疾病。

五、诊疗关键点和难点

1. 首先要确定是原发性呼吸暂停还是继发性呼吸暂停，如为继发性呼吸暂停应治疗原发病。

2. 即使AOP诊断成立，但监测呼吸暂停的强度和严重程度比较困难或不客观，主要取决于报警的限制、暂停的平均时间，以及不同胎龄对平均暂停时间的主观选择。这种技术异质性可能导致不同的治疗决定。即使全程监护的条件下，也有可能不能及时发现早产儿呼吸暂停的发生，取决于NICU人力的配备、医护人员观察是否及时、监护仪报警的设置是否恰当、对报警是否及时反应等。

3. 早产儿氧疗时，需注意预防早产儿视网膜病（ROP），氧饱和度或血氧分压达到目标值即可。

（李晓瑜）

第二节 新生儿呼吸窘迫综合征

新生儿呼吸窘迫综合征（neonatal respiratory distress syndrome，NRDS）是不成熟的肺缺乏肺表面活性物质（pulmonary surfactant，PS）所致的一种临床综合征，主要临床特征为生后不久出现进行性呼吸困难、青紫和呼吸衰竭。因其病理特征为肺泡内透明膜形成，故又称之为肺透明膜病（hyaline membrane disease，HMD）。该病多见于早产儿，其发病率和胎龄成反比，胎龄越小，发病率越高，如胎龄≤26周发病率几乎为100%。随着产前糖皮质激素的使用、生后PS及无创通气的早期使用，NRDS发病率降低，疾病严重程度有所减轻。但现阶段，NRDS仍是引起早产儿并发症和死亡的主要原因，早期正确诊断和规范化治疗是改善其预后的关键。

一、诊断要点

（一）病史和高危因素

早产儿（特别是＜32周的早产儿）、产前未规范使用糖皮质激素促胎肺成熟、糖尿病母亲婴儿、择期剖宫产儿等，这些患儿PS的合成和分泌相对低，肺泡内的PS水平不足，容易合并NRDS。另外，围生期窒息、低体温、前置胎盘、胎盘早剥、孕母低血压所致的胎儿血容量不足等也会诱发RDS。

（二）临床特点

1. 多见于早产儿，生后不久（一般6h内）出现呼吸急促，呼吸60次/min以上，呼气性呻吟、青紫、鼻翼煽动、吸气性三凹征，病情呈进行性加重，其中呼气性呻吟是本病的特点。严重病例出现呼吸不规则、呼吸暂停、呼吸衰竭。对于未使用PS的早产儿，如呼吸窘迫发生在生后12h以后，一般不考虑NRDS的可能性。

2. NRDS通常在生后24～48h病情最重，能存活72h以上者，随着自身PS合成增多，病情逐渐恢复。随着PS及无创呼吸支持的早期使用，NRDS的病情减轻、病程缩短。

3. 随着病情逐渐好转，肺顺应性改善、肺血管阻力下降，30%~50%的患儿于RDS恢复期出现动脉导管开放（PDA），表现为原发病明显好转但突然出现对氧气需求量增加、难以纠正和解释的代谢性酸中毒、喂养困难、呼吸暂停、周身发凉、皮肤出现花斑及肝脏短时间内进行性增大；同时脉压差增大、水冲脉、心前区搏动增强、胸骨左缘第2肋间可听到收缩期或连续性杂音。如分流量大，患儿可合并肺水肿、心力衰竭。

4. 体格检查可见患儿上胸廓隆起、双肺呼吸音减弱，部分病例可以闻及细湿啰音。

5. 常见合并症　PDA、持续肺动脉高压（PPHN）、肺出血、支气管肺发育不良等。

6. 足月儿NRDS（主要为选择性剖宫产儿）表现与早产儿相比，起病稍迟，临床症状可能更重，易并发PPHN，PS的治疗效果不如早产儿。

（三）辅助检查

1. 血气分析　pH值及PaO_2降低，$PaCO_2$升高，BE负值增加。

2. X线检查　本病X线检查有特征性改变，是确诊NRDS的手段之一。多次床旁摄片动态观察变化。按病情程度可将胸片改变分为4级：

（1）Ⅰ级　两肺野普遍透亮度降低（通气减少），可见均匀散在的细小颗粒（肺泡萎陷）和网状阴影（细支气管过度充气）（图9-1）。

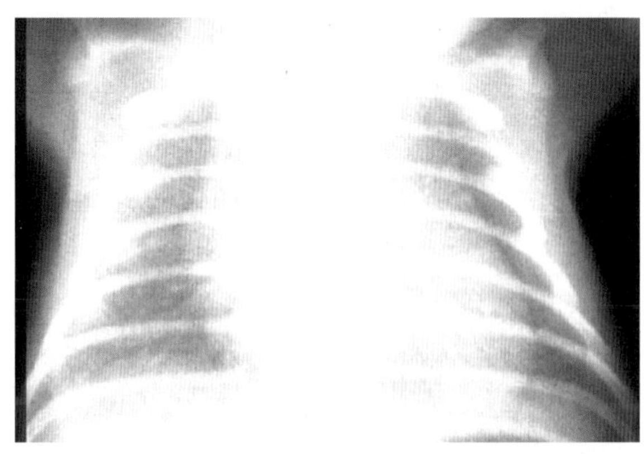

图9-1　双肺普遍性透过度降低，可见弥漫性均匀一致的细颗粒网状影

（2）Ⅱ级　除Ⅰ级变化加重外，可见支气管充气征（支气管过度充气），延伸至肺野中外带（图9-2）。

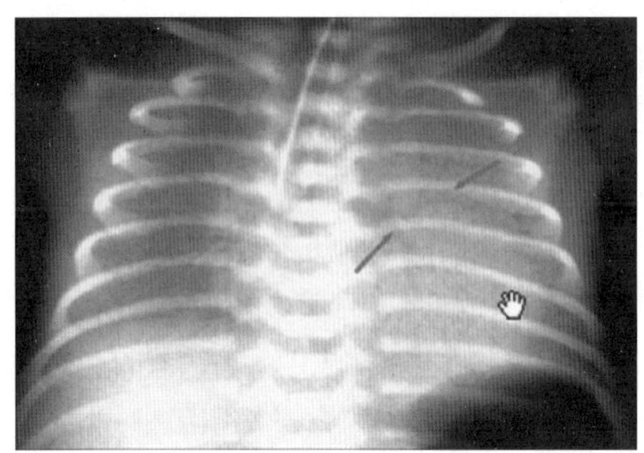

图9-2　肺野颗粒状阴影和支气管充气征

（3）Ⅲ级　病变加重，肺野透亮度更加降低，心缘、膈缘模糊。

（4）Ⅳ级　整个肺野呈白色，肺肝界及肺心界均消失（图9-3）；支气管充气征更加明显，似秃叶树枝。

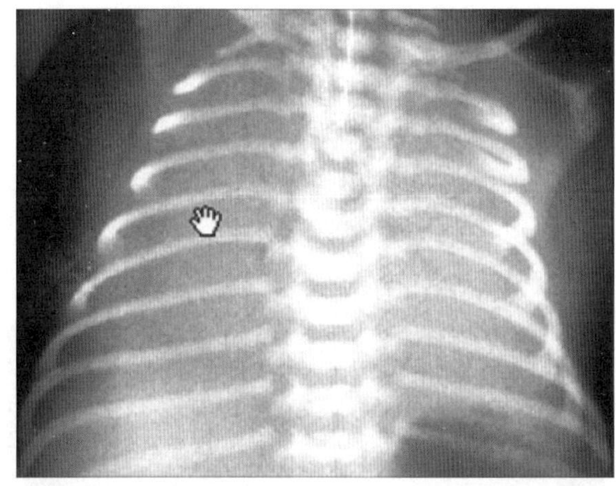

图9-3　双肺野均呈白色，肺肝界及肺心界均消失

3. 肺部超声检查　在一定程度上可以替代X线检查。根据RDS的超声表现及是否导致了严重并发症，将其分成轻度、中度、重度。具体标准如下：

（1）轻度　即RDS早期，肺实变在超声影像上表现为磨玻璃样（图9-4），累及范围不限。

（2）中度　肺实变在超声影像上表现为雪花征（图9-5），且尚没有累及全部肺野。

（3）重度　具备以下任何一项或以上者：①肺实变在超声影像上表现为雪花征，但已累及所有肺分区；②肺实变程度和范围不限，但已引起气胸、肺出血、PPHN大面积肺不张（至少累及1个肺分区）（图9-6）等严重并发症。

4. 心脏超声心动图　有助于PDA和PPHN的诊断。

5. 肺成熟度检测　产前取羊水，产后取患儿气道吸取物，检查PS的主要成分。

（1）卵磷脂/鞘磷脂（L/S）比值　L/S＜1.5表示肺未成熟，L/S在1.5～1.9表示肺成熟处于过渡期，L/S在2.0～2.5表示肺基本成熟。

（2）泡沫实验　取羊水或气道吸引物1mL，加等量95%酒精，用力摇荡15s，静置15min后观察试管液面周围泡沫环的形成。无泡沫为（-），表示PS缺乏，肺未成熟，易发生RDS；泡沫少于1/3试管周围为（+），泡沫多于1/3试管周围为（++），表示有一定量PS，但肺成熟度还不

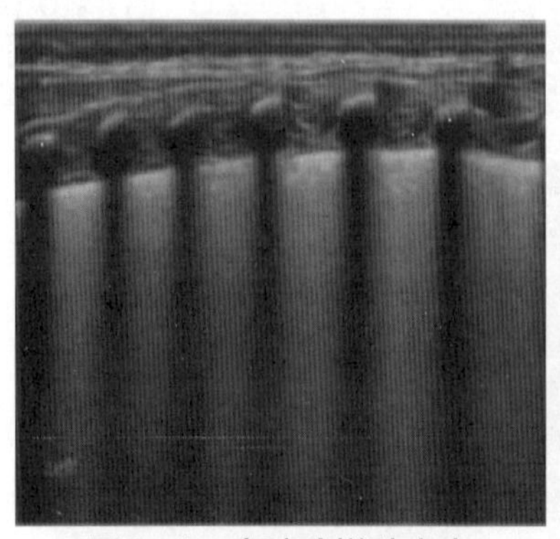

图9-4　磨玻璃样肺实变

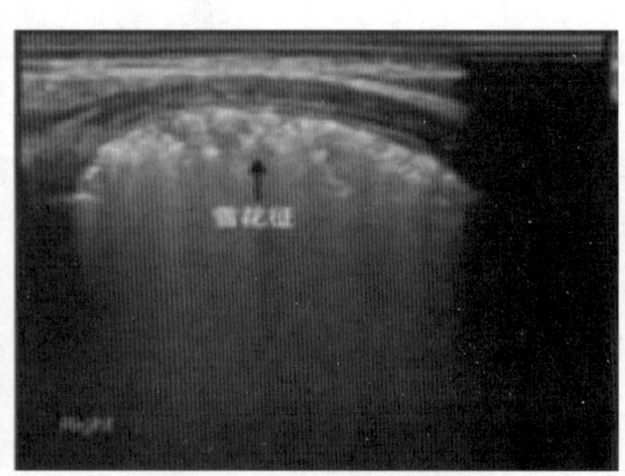

图9-5　雪花征样肺实变

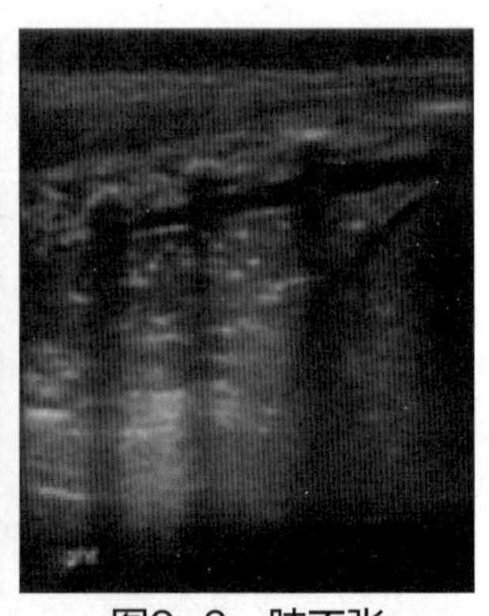

图9-6　肺不张

够，试管周围一圈或双层有泡沫为（+++），表示PS较多，肺已成熟。

（四）鉴别诊断

对于生后早期出现呼吸窘迫表现的新生儿，要注意与B组溶血性链球菌（GBS）感染、湿肺、感染性肺炎、先天性膈疝等相鉴别。

二、治疗原则和措施

1. 一般治疗　保持皮肤温度在36.5~37.0℃。在湿化培养箱中的大多数婴儿静脉补液应自60~80mL/（kg·d）开始，尽管有些非常不成熟的婴儿可能需要更多。必须根据血清钠水平、尿量和体重丢失来个体化制定补液量。肠外营养应该自出生后即开始。氨基酸应从第一天的1~2g/（kg·d）开始，并迅速增至3.0~3.5g/（kg·d）。脂质应从第1天开始，如果耐受，最高可达4.0g/（kg·d）。如婴儿血流动力学稳定，应从第1天开始母乳或配方乳喂养。轻症时输液只需生理维持量，第一天总量为60~80mL/（kg·d），第3~5天总量为80~100mL/（kg·d）；每天增加10~20mL/（kg·d），第一周末可增至120~150mL/（kg·d）。液体量需依据临床情况及血生化来调整。合并动脉导管未闭时应严格限制入液量，液体总量应＜100~120mL/（kg·d），以防发生肺水肿和肺出血。如有较明显的代谢性酸中毒可用5%碳酸氢钠稀释后静滴纠正。血压低者可用多巴胺和/或多巴酚丁胺，剂量为5~10μg/（kg·min）。在败血症或感染性肺炎被排除前，可常规使用抗生素。

2. 氧疗和辅助通气

（1）常压吸氧　吸入空气时PaO_2＜50mmHg或经皮氧饱和度（$TcSO_2$）＜ 90%可首先予常压吸氧，如鼻塞、鼻导管、面罩或头罩吸氧，维持$PaO_2$50~80mmHg、$TcSO_2$90%~95%为宜。

（2）无创正压通气　当FiO_2＞40%（有自主呼吸，$PaCO_2$≤60mmHg）时，PaO_2＜50mmHg或$TcSO_2$＜90%（发绀型先天性心脏病除外）或轻型RDS或频发呼吸暂停应给予无创正压通气，如nCPAP、NIPPV、BiPAP、HHHFNC或NHFV。所有具RDS风险的婴儿（例如那些胎龄＜30周不需要插管稳定者）生后即应开始nCPAP。nCPAP+早期挽救性PS被认为是RDS婴儿的最佳治疗方法。由呼吸机提供的同步NIPPV，可减少拔管失败但也许无远期益处如降低BPD发生率。

（3）常频机械通气（CMV）　当FiO_2=60%时，PaO_2＜50mmHg或SpO_2＜90%（发绀型先天性心脏病除外），或$PaCO_2$＞60~70mmHg伴pH＜7.25或严重和药物治疗无效的呼吸暂停，应予气管插管机械通气。在保证足够呼吸支持的同时应尽量避免或减少机械通气相关肺损伤，可采用小潮气量（4~6mL/kg）、短吸气时间（0.3~0.4s）、高频率（30~60次/min），并提供足够的PEEP（5~8cmH_2O），同时注意避免肺过度膨胀。

（4）高频振荡通气（HFOV）　对于CMV治疗失败的RDS患儿，HFOV可作为补救性治疗；也可作为RDS患儿的首选方式即选择性治疗。

3. PS替代治疗

（1）剂型选择　目前国际上有10多种PS药物，根据来源不同将PS药物分为两类：一类是天然型PS或称动物来源PS，从猪肺、牛肺灌洗液或肺匀浆中提取；另一类是人工合成PS。天然型PS治疗效果明显优于人工合成PS。目前国内使用的主要为猪肺磷脂注射液和牛肺表面活性剂（粉针剂）。

（2）应用指征和时机　对早产儿RDS应强调早期给药，建议早期使用nCPAP，如nCPAP压力≥6cmH_2O，FiO_2＞30%，建议给予PS治疗（nCPAP+早期挽救性PS）。对病情进展快，需要机械通气的严重RDS，应立即给予PS治疗。对剖宫产尤其是择期剖宫产出生新生儿和糖尿病母亲新生儿，生后密切观察呼吸变化，如发生呼吸困难进行性加重，需及时气管插管机械通气，同时行X线胸片和/或肺部超声检查，如显示RDS变化，即给予PS治疗。

（3）使用剂量

1）根据药物推荐剂量和病情严重程度选择PS剂量，对重症病例建议使用较大剂量（猪肺磷脂注射液：治疗剂量200mg/kg，预防或重复用药100mg/kg；牛肺表面活性剂：治疗剂量70～100mg/kg，预防或重复用药40～70mg/kg）。

2）轻症病例仅需要无创通气者一般给1次即可，较少需要重复使用PS。

3）重症通常需要多次给药，如给予首次PS后病情改善不明显或缓解后又加重，应根据临床表现和肺部影像检查，对病情进行重新评估，如判断RDS病变仍比较严重，可考虑重复给予PS治疗，间隔时间一般6~12h。

4）剖宫产出生新生儿RDS两肺渗出非常严重，肺泡内渗出的血浆蛋白抑制PS活性，PS疗效维持时间较短，可能需要多次使用PS。

（4）使用方法　PS传统给药方法为仰卧位，经过气管插管注入气道（图9-7，图9-8），通过间歇正压通气（手动通气或机械通气）使PS分布于两肺，然后持续机械通气，病情改善则撤离机械通气。但气管插管可能对新生儿造成损伤。近年对较小的早产儿（出生胎龄＜32周）尤其是对出生胎龄＜28周的早产儿开展微创给药方法，包括LISA（less invasive surfactant administration）或MIST（minimally invasive surfactant treatment）技术（图9-9，图9-10），即通过侵袭性较小的胃管（借助Magill钳）或者16G静脉留置套管（或专用管）插入声门下进入气道给药。微创给药方法的目的是尽可能减少气管插管所致损伤。可采用INSURE（intubation-surfactant-extubation）技术或nCPAP+早期挽救性PS，尽可能在不需要插管的情况下实现PS给药。

4. 关闭动脉导管　见第十一章第二节。

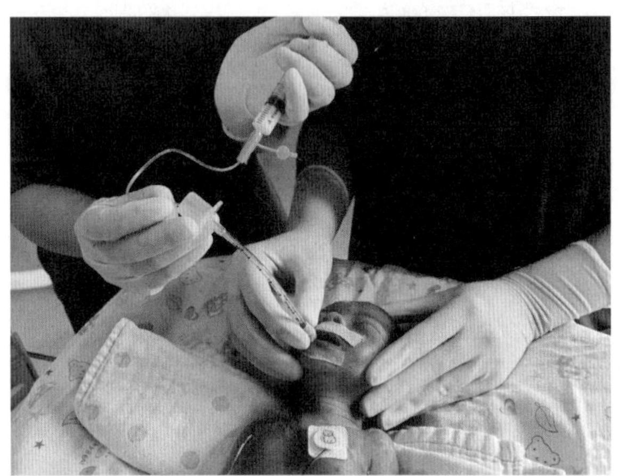
图9-7　经双腔气管导管注入肺表面活性物质

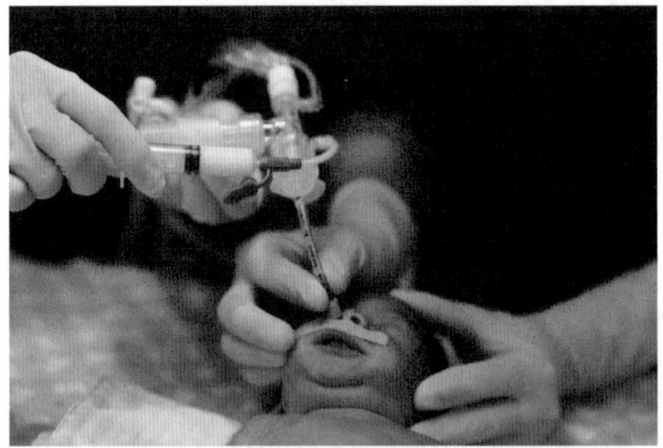
图9-8　经细导管注入肺表面活性物质

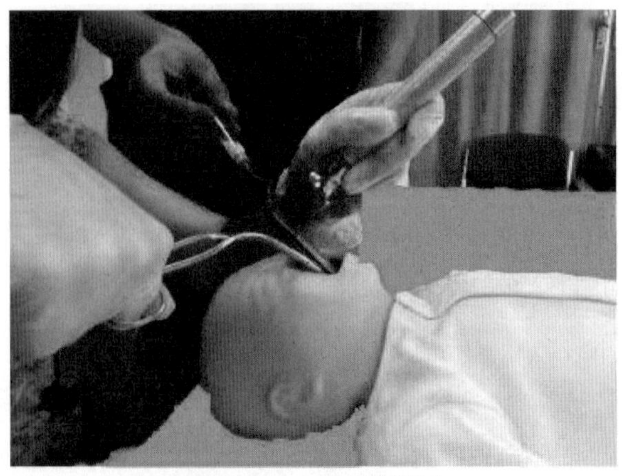
图9-9　LISA给药法

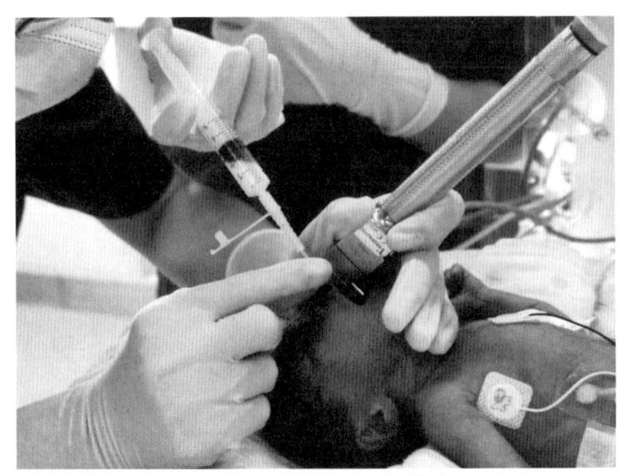

图9-10　MIST给药法

三、护理和监护要点

1. 置患儿于适中温度的保暖箱内或辐射式红外线暖床上，用监护仪监测呼吸、心率，经皮测$TcPO_2$和$TcPCO_2$。核心温度应始终维持在36.5~37.5℃使体内耗氧量维持在最低水平。相对湿度以50%左右为宜（胎龄＜30周的早产儿特别是在生后2~3天温箱湿度可以相对高一些）。记录患儿24h出入量。应根据血清钠水平、尿量和体重下降情况调整液体量。

2. PS治疗后应密切监护病情变化，观察临床表现、血气分析和呼吸力学变化，随访床旁胸部X线片和/或肺超声检查，反复评估PS疗效和病情变化。如病情改善，SpO_2稳定在90%～95%，应适时下调FiO_2和呼吸机参数，减少和减轻可能发生的并发症。

3. 使用PS治疗后数小时（一般6h内），肺顺应性显著改善，血流动力学发生快速变化，肺血管阻力下降，动脉导管开放出现左向右分流、肺血流量增加，少数病例可能发生并发症，主要有过度通气、高氧血症、气漏、肺水肿和肺出血等。

4. 动态监测患儿血气、胸片和/或肺部超声，指导患儿呼吸支持模式及参数调整，了解有无合并气漏综合征。

5. 注意监测患儿导管前后经皮血氧饱和度变化，结合床旁心脏超声了解患儿有无PDA及PPHN。

四、疗效和预后评估

影响疗效的因素主要包括胎龄，有无合并PDA、PPHN、气漏综合征等并发症。少数RDS患儿PS疗效不理想，需考虑有可能存在并发症如持续肺动脉高压、休克、心功能不全等；可能存在感染如感染性肺炎或败血症等。对于治疗效果欠佳的足月儿NRDS，应注意有无SP-A或SP-B基因变异或缺陷可能。

五、预防措施

1. 孕期＜28~30周的孕妇应转诊至有RDS管理经验的围产中心。

2. 孕期＜34周有早产风险的孕妇应接受1个疗程产前糖皮质激素治疗（ANCS），理想情况下至少在分娩前24h。

3. 如果孕期＜32周即将分娩，而ANCS在1~2周前完成，可考虑重复使用一次糖皮质激素。

4. 孕期＜32周即将分娩的孕妇应该给予硫酸镁（$MgSO_4$），有可能起到神经保护作用，降低婴儿脑瘫风险。

5. 延迟脐带结扎至少60s以促进胎盘-胎儿输血。

6. 在有自主呼吸的婴儿中，通过面罩或鼻塞用至少6cmH_2O的CPAP来稳定。

7. 应使用空氧混合仪控制用于复苏的氧气。对于胎龄＜28周的初始FiO_2用30%，28~31周的用21%~30%，对于胎龄≥32周者使用21%。FiO_2上调或下调应由脉搏血氧仪指导。

六、诊疗关键点和难点

1. 详细询问患儿胎龄、有无窒息、呼吸窘迫出现的时间、程度、是否进行性加重及母孕期情况。

2. RDS虽多见于早产儿，但在其他原因导致PS缺乏的情况下，如糖尿病母亲婴儿、窒息、低体温、剖宫产儿等，也可导致RDS的发生。

3. 本病通常在生后6h内出现呼吸窘迫，生后24~48h病情严重，72h后明显好转。若生后12h后出现呼吸窘迫，一般不考虑本病。

4. 呼吸窘迫呈进行性加重是本病特点；胸部X线检查是目前确诊RDS的最佳手段。

5. 查体时重点关注呼吸窘迫的程度、胸廓是否扁平及肺部听诊情况。

6. 及时进行血气分析、血常规、胸部X线检查，有条件可行心脏彩色多普勒超声检查。

7. 对确诊RDS或产房内预防RDS应尽早使用PS替代疗法，根据患儿RDS的严重程度行氧疗或辅助通气。

8. 随着治疗后肺顺应性的改善，对出现动脉导管开放的患儿需根据病情决定是否采取措施关闭动脉导管。

9. 若以上处置后患儿呼吸窘迫仍无明显改善，需注意动态拍摄胸部X线，明确有无肺气漏发生；还需完善其他实验室检查，注意有无其他可导致呼吸窘迫的病因存在，如B组链球菌感染性肺炎等。

（李易娟　周　伟）

第三节 急性呼吸窘迫综合征

新生儿急性呼吸窘迫综合征（acute respiratory distress syndrome，ARDS）是由严重原发疾病引起的肺部急性炎症反应，以顽固性低氧血症、呼吸窘迫、肺顺应性下降为主要特征的临床综合征，是新生儿临床危急重症。根据国际新生儿ARDS研究中期报告，新生儿ARDS病死率大约为20%。国内研究报道，在NICU收治的新生儿中，ARDS病例占2.7%，ARDS病例占危重病例的3.2%，占机械通气患儿的16.5%，病死率为32.0%。目前新生儿ARDS仍然是导致新生儿死亡的重要原因之一，新生儿ARDS的触发因素和临床特征不同于其他年龄段，一般可根据病因将新生儿ARDS分为肺内和肺外两型。

一、诊断要点

（一）病史和高危因素

母孕期感染，妊娠合并症，宫内感染，新生儿窒息，选择性剖宫产，胎粪吸入综合征，新生儿重症监护室中的各种干预措施引起的肺损伤如呼吸机相关性肺损伤、高氧/低氧性肺损伤等，败血症，休克，DIC，坏死性小肠结肠炎等。

（二）临床特点

起病急，呼吸症状明显，如气促、呻吟、青紫、吸气性三凹征等，严重者出现呼吸不规则、呼吸暂停、气道出现血性分泌物；两肺呼吸音减弱，部分病例可在两肺闻及湿性啰音；全部患儿均有明显低氧血症，部分伴有高碳酸血症。主要合并症为IVH、休克、PDA、缺血缺氧性心肌损害、NEC和PPHN等，严重者可发生多器官功能衰竭。

（三）辅助检查

1. 胸部X线检查　新生儿ARDS的胸部X线片典型表现类似NRDS，分为4级。Ⅰ级：双肺纹理增多、增粗、模糊，可见弥漫小片状浸润影伴代偿性肺气肿；Ⅱ级：双肺野大片状、不对称边缘模糊浸润影，以肺门部最为浓密；Ⅲ级：双肺透亮度普遍降低，呈磨玻璃样，伴粗大支气管充气征；Ⅳ级：双肺野普遍密度增高，心影不清，呈白肺，为最重度表现。

2. 血气分析　结合血气分析进行疾病严重程度的分级。轻度、中度、重度ARDS的诊断标准为氧疗或无创通气情况下动脉血氧分压/吸入氧浓度比值分别为200~299、100~199和＜100mmHg（1mmHg=0.133kPa），或有创通气时氧合指数（oxygenation index，OI）4.0~7.9（轻度ARDS）、8.0~15.9（中度ARDS）和≥16（重度ARDS）。

3. 床旁超声　新生儿肺部超声联合心脏超声检查，有助于ARDS诊断和病因鉴别，特别是肺水肿的病因鉴别诊断。目前肺部超声是急性呼吸窘迫综合征诊治中的新手段。ARDS肺部超声特点为病变的不均一性，除了肺水肿，还包含肺不张、肺实变、胸腔积液、气胸等病变，而心源性肺水肿的肺部超声特点为病变均一性，主要为弥漫分布的B线。

（四）鉴别诊断

NRDS、ARDS和遗传性RDS的临床诊断与鉴别诊断见表9-1。

表 9-1　NRDS、ARDS 和遗传性 RDS 的临床诊断与鉴别诊断

项目	NRDS（原发性）	ARDS（继发性）		遗传性RDS
		轻中度	重度	
病因	暂时性PS减少/缺乏	继发性PS减少/缺乏	继发性PS减少/缺乏	持续性PS减少/缺乏
临床损伤因素	无	有或可疑，1周内出现	有或可疑，1周内出现	无
症状	进行性呼吸窘迫	进行性呼吸窘迫	进行性呼吸窘迫	进行性呼吸窘迫
X线胸片	不同程度透光度下降	不同程度透光度下降	不同程度透光度下降	不同程度透光度下降
对首剂PS反应	持续、完全和迅速的反应	不需要	一过性/无效	一过性/无效
对第二剂PS的反应	通常不需要	不需要	常需要（为对因治疗争取时间）	常需要
对肺复张策略的反应	持续、完全和迅速的反应	有效	通常需要有创通气	需要长时间呼吸支持
对抗生素的反应	无效	往往有效	往往有效	无效
对氧气的需求	低，常＜30%	低，常＜30%	高，常＞30%	高，常＞30%
撤离有创通气	快，通常3天内	通常7天内	通常7～10天内	难以撤机
并发PPHN	轻	易，轻	重	重
并发BPD	少	少	多	多

注：RDS：呼吸窘迫综合征；ARDS：急性呼吸窘迫综合征；PS：肺表面活性物质；PPHN：新生儿持续肺动脉高压；BPD：支气管肺发育不良。

（五）诊断标准

目前针对新生儿ARDS的诊断依然没有形成广泛共识，2012年欧洲危重症协会在德国柏林主持修订了ARDS诊断标准，直到2017年在欧洲儿童与新生儿重症监护协会（ESPNIC）和欧洲儿童研究协会（ESPR）的支持下，国际性多中心多学科协助组在回顾儿童与成人ARDS诊断标准的基础上，比较了新生儿与其他年龄段ARDS在生物学、病理生理学及组织学上的特征，制定了相应的新生儿ARDS诊断标准（蒙特勒标准）：

1. 明确或可疑诱因（窒息、呛奶、胎粪吸入和感染等）后出现的急性发作（1周内）。

2. 排除NRDS、新生儿暂时性呼吸增快（TTN）、PS相关遗传性缺陷或先天性畸形等引起的呼吸困难。

3. 肺部影像学表现为双侧弥漫性不规则的透光度下降、渗出或白肺，这些改变不能用其他原因解释（如局部积液、肺不张、RDS、TTN或先天性畸形等）。

4. 出现先天性心脏病无法解释的肺水肿，心脏超声可用于证实肺水肿原因。

5. 出现氧合障碍，以OI高低评估氧合障碍程度。根据OI高低将新生儿ARDS严重程度分为：轻度（OI为4～8）、中度（OI为8～16）和重度（OI≥16）。

二、治疗原则和措施

1. 原发病治疗　积极控制原发病是遏制ARDS发展的必要手段。如败血症诱发的ARDS，积极控制感染，遏制其诱导的全身失控性炎症反应是关键。

2. 机械通气　在机械通气中实施肺保护性通气策略，符合机械通气指征的患儿，给予机械通气多模式序贯疗法，要求应用持续充气使肺泡复张，即以高的平均气道压20～25cmH_2O持续通气30～60s，然后改用能保持肺泡开放的最小吸气压力进行小潮气量通气（5～8mL/kg），间隔4～6h重复持续充气一次，同时根据呼吸机压力容积曲线的拐点相对应压力值持续增加PEEP达最佳水平，维持血气pH＞7.25，PO_2 60～80mmHg，PCO_2 45～60mmHg，上机与撤机指征参照新生儿常频机械通气常规标准执行。对于伴有气漏、膈疝、MAS、肺发育不良等肺部病变不均一的患儿可使用高频振荡通气。若病情允许，可考虑俯卧位通气。

3. PS治疗　对于PS治疗新生儿ARDS的疗效，目前尚无统一的结论。有研究显示PS可以改善34周以上新生儿肺炎诱发的ARDS的氧合情况。肺内因素如肺炎、吸入等原发病所致新生儿ARDS，施以呼吸支持和PS替代治疗可能见效。肺外因素如缺氧缺血、脓毒症、创伤等原发病所致新生儿ARDS，全身多脏器功能损伤叠加于RDS之上，即使应用PS或者体外膜肺氧合（ECMO）也仅能在一定时段改善低氧血症，而难以改善包括呼吸功能在内的多器官功能不全。此类新生儿ARDS需要对因治疗、高级呼吸支持技术和多器官支持手段的综合运用，才有可能真正改善预后。

4. ECMO　据ELSO的统计资料显示，新生儿PPHN、MAS、先天性膈疝、RDS、脓毒血症等疾病是ECMO应用的主要适应证。国内外研究资料表明，新生儿应用ECMO的呼吸支持指征为满足下列一项：①PaO_2＜60mmHg持续12h，或＜35mmHg持续2h；②OI＞40超过4h；③酸中毒或休克，pH＜7.25持续2h或伴有低血压或血乳酸≥5mmol/L；④PaO_2/FiO_2＜100，且使用常规机械通气治疗效果不理想；⑤肺动脉高压导致右心室功能障碍，需要持续大剂量正性肌力药物维持心功能，呼吸衰竭病因可逆。

5. 其他基础治疗　对合并肺动脉高压患儿可

考虑NO吸入；急性期糖皮质激素减轻肺部炎症反应和渗出；对存在低蛋白血症的RDS患儿，通过补充白蛋白等胶体溶液和利用利尿剂，有助于实现液体负平衡并改善氧合。

三、护理和监护要点

参考本章第二节。

四、疗效和预后评估

影响疗效的因素主要包括原发病、肺部病变程度、有无合并其他脏器功能损伤及患儿的氧合情况等。对于如何使用新生儿ARDS蒙特勒诊断标准中的严重程度分级，目前尚无定论。对于初生的新生儿来说，使用PS前的OI值可用于评估是否需要PS的初步参考，如轻度、中度常不需要给予PS，重度则往往提示需要使用PS；同时，OI值尚不能作为是否需要有创通气和拔管的依据，如OI值虽高，但对PS反应好的新生儿则往往可以不需要有创通气或可以顺利拔管。

五、诊疗关键点和难点

1. NRDS和ARDS有时难以鉴别（见表9-1），临床上也可能NRDS和ARDS同时存在，称之为混合型RDS（mRDS）。

2. 诊断新生儿ARDS需要同时满足诊断标准（蒙特勒标准）的5条。

3. 与儿童和成人ARDS类似，透光度下降或渗出不必涉及所有肺野，但局部改变引起的急性低氧性呼吸衰竭，如局灶性肺炎或支气管炎，不符合ARDS诊断标准。

4. 对于无创呼吸支持治疗的新生儿，精确的平均气道压计算比较困难。此种情况下，平均气道压的估计只能在呼吸道泄漏最小化时进行，可以通过在颌部施加压力并使用适当大小的鼻塞来实现。动脉血气分析可应用于计算OI。然而，在临床中，部分新生儿获得动脉血比较困难；经皮氧分压的应用可作为一种替代的测量方法。因此，经皮氧分压可以在缺少动脉血的情况下用于计算OI。

5. 在新生儿ARDS定义中，SpO_2不被常规推荐用于评价新生儿的氧合情况，其原因在于胎儿血红蛋白浓度变化大以及新生儿监护室可能存在频繁的输血治疗。这些因素能够影响氧解离曲线和临床评估。因此，在新生儿中，氧饱和度指数或SpO_2/FiO_2不被推荐应用。

6. 存在PPHN和PDA的新生儿，可以用导管前PaO_2计算OI。PPHN的存在并不影响新生儿ARDS的诊断。

7. 注意监测患儿病情变化，特别是OI、原发病及脏器功能的变化，及时调整呼吸支持方式，避免呼吸机相关肺损伤。

（李易娟）

第四节 新生儿呼吸道感染

一、急性上呼吸道感染

急性上呼吸道感染（acute upper respiratory infection）是指由各种病原体引起的上呼吸道的急性感染，包括鼻、咽和喉部的呼吸道炎症，根据感染部位的不同可诊断为急性鼻炎、急性咽炎、急性喉炎等。新生儿上呼吸道感染是临床常见病和多发病，病原体以病毒为主，其次为细菌、支原体、衣原体等。由于新生儿特别是早产儿免疫功能还没有发育成熟，抵抗力低下，感染不容易被局限，病原体易向邻近器官组织蔓延引起支气管炎、支气管肺炎等，或通过血液循环播散到全身引起败血症、中枢神经系统感染。

（一）诊断要点

1. 病史和高危因素　新生儿由于免疫功能低下容易发病。当天气突然变化或空气污染时，上呼吸道感染患儿会明显增多。而居住环境潮湿闷热、拥挤、通风不好、密切接触者（含照护者）有呼吸道感染史，容易引起新生儿上呼吸道感染。

2. 临床特点

（1）早期表现无明显特异性，但病情的发展可以很迅速。

（2）局部症状　鼻塞、流涕、喷嚏，偶咳。因鼻塞及鼻塞所致的症状较突出，如哭闹不安、张口呼吸、吸吮困难、拒奶。

（3）全身症状　轻型患儿发热轻微或无发热。严重者通常有发热，体温高低不一，持续数日不退，伴拒食、呕吐、不安，有时可能伴腹泻。

（4）可并发中耳炎、结膜炎、颈（或下颌下）淋巴结炎。

（5）病程　一般1周左右。

（6）体格检查　可见咽部充血，肺部听诊一般正常。肠道病毒感染者可见不同形状的皮疹。

3. 实验室检查　可行血常规，血C反应蛋白、降钙素原检测；鼻咽、咽拭子培养。

4. 鉴别诊断　新生儿急性上呼吸道感染主要与流行性感冒鉴别。后者有相应的流行病史，全身症状重，局部症状轻，流感抗原检测有助于鉴别诊断。

（二）治疗原则和措施

1. 注意居室通风，防止交叉感染。

2. 抗感染治疗　病毒感染可用0.5%利巴韦林或α-干扰素滴鼻、喷鼻或喷喉，每天3～4次，连用3～5天；对流感病毒感染者可以使用奥司他韦口服，每次2mg/kg，每天2次。细菌感染可以选用适当抗生素治疗如青霉素类或头孢菌素类。

3. 对症治疗　包括止咳、祛痰，缓解鼻塞、流涕等。鼻部阻塞严重，可滴入生理盐水或氯化钠、丙酮酸钠溶液洗去分泌物，短期少量滴入地麻滴鼻剂。

（三）护理和监护要点

注意观察患儿的生命体征及有无出现严重并发症如败血症、中枢神经系统感染等。鼻塞严重患儿注意避免反流误吸，及时清理鼻腔分泌物。

（四）疗效和预后评估

一般预后良好，部分可发展为气管支气管炎

或肺炎。

（五）诊疗关键点和难点

1. 急性上呼吸道感染多由病毒感染引起，但早期难以与细菌感染相鉴别。病毒感染引起的上呼吸道感染如3～5天无好转或病情反复或出现新的症状，要警惕继发性细菌感染的可能。

2. 对于因鼻塞出现呼吸困难的患儿要注意和下呼吸道感染进行鉴别，同时注意清理鼻腔，保持呼吸道通畅。

二、急性喉气管支气管炎

急性喉气管支气管炎（acute laryngo-tracheo-bronchitis）是指由病毒或细菌感染所致的喉、气管、支气管急性弥漫性炎症。以喉部及声带下水肿、气管支气管渗出物以及中毒症状为特征。以犬吠样咳嗽、声嘶、吸气性呼吸困难或混合性呼吸困难为临床特征，严重者可致气道梗阻甚至呼吸衰竭，是新生儿的急危重症，但新生儿期不常见。

（一）诊断要点

1. 病史和高危因素　参考本节第一部分“急性上呼吸道感染”。

2. 临床特点　大多先有上呼吸道感染症状，后出现刺激性咳嗽和吸气性喉鸣，继之呈犬吠样咳嗽、声嘶，常伴发热和呕吐、腹泻等全身症状，易发生严重的呼吸困难如发绀、烦躁、面色苍白等。体查三凹征明显，可闻及不固定的干啰音和粗湿啰音、痰鸣音。

3. 辅助检查

（1）血气分析　pH值及PaO_2可降低，气道阻塞严重时$PaCO_2$可升高。

（2）胸部X线检查　可见支气管炎、肺不张或肺气肿等征象。

（3）血常规、CRP、PCT　有助于鉴别细菌或病毒感染。

（4）直接喉镜或气管支气管镜检查　反复或长时间不愈者可进行此项检查，可见喉、气管、支气管黏膜红肿，声门及声门下狭窄，气管及支气管内有稠厚的分泌物。

4. 鉴别诊断　新生儿急性喉炎需与先天性疾病如喉软化、喉囊肿、喉蹼等鉴别，可通过直接喉镜或气管支气管镜检查鉴别。

（二）治疗原则和措施

治疗原则是保持呼吸道通畅，控制感染，维持水、电解质平衡及预防严重并发症。

1. 一般治疗　保持呼吸道通畅，缺氧者给予氧疗或无创正压通气。合理喂养，适当补液以维持水、电解质平衡。

2. 糖皮质激素　喉梗阻严重患儿可以静脉使用糖皮质激素如甲基泼尼松龙联合吸入型糖皮质激素如布地奈德。

3. 控制感染　如考虑细菌感染，及时使用抗菌药物，如青霉素、头孢菌素类药物。

4. 对症治疗　烦躁不安的患儿可适当给予镇静，痰多患儿可选用化痰药物。

5. 经上述处理仍有严重缺氧征象或喉梗阻加重者，应及时气管插管机械通气。

（三）护理和监护要点

1. 注意保持呼吸道通畅。

2. 监测患儿生命体征及经皮血氧饱和度和/或血氧分压，动态评估喉梗阻程度。

（四）疗效和预后评估

一般预后良好。部分可发展为肺炎或并发败血症。

（五）诊疗关键点和难点

对存在梗阻性呼吸困难患儿要注意和先天性疾病如喉软化、喉囊肿、喉蹼、气道软化等鉴别。及时评估呼吸困难程度，及时调整氧疗和呼吸支持的模式。

三、感染性肺炎

感染性肺炎（infectious pneumonia）是指宫内、分娩过程中或生后获得的累及肺泡的炎症，为新生儿常见病，是引起新生儿严重并发症及死亡的重要原因，尤其在发展中国家，可由细菌、病毒、衣原体、真菌等病原体引起。

（一）诊断要点

1. 病史和高危因素　宫内感染有孕母妊娠晚期感染史、母亲绒毛膜羊膜炎，胎膜早破或破膜时间过长（＞24h），母亲有B组链球菌定植，母亲产时发热等。产时感染有产程中吸入被病原菌污染的产道分泌物或不洁断脐史。生后感染多因密切接触者有呼吸道感染。新生儿有脐炎、败血症、皮肤感染、胃食管反流、反复接受侵入性操作史。

2. 临床特点　宫内感染多于生后3天内出现症状；产后及生后感染多于出生3天后出现症状。常先出现鼻塞、流涕、体温不升或发热、反应低下、拒奶等一般感染症状，随后出现咳嗽、吐沫、呛奶等。严重者出现喘息、气促、呼吸窘迫、发绀、鼻翼扇动、吸气三凹征，呼吸暂停、心动过速及灌注不良，甚至呼吸衰竭和心力衰竭。两肺可闻及细湿啰音。可合并ARDS、PPHN、DIC、休克等。

3. 辅助检查

（1）肺部影像学检查

1）胸部X线检查　双侧肺纹理增粗，边缘模糊，两肺广泛点状浸润影或中、下野内带斑片状阴影，常伴肺气肿、肺不张，偶见大叶实变伴脓胸、脓气胸、肺脓肿、肺大疱；也可表现为密度深浅不一的弥漫性模糊影（细菌感染较多见）或两肺门旁及内带肺野间质索条影，可伴散在肺部浸润及明显肺气肿（病毒感染较多见）。存在胸腔积液可支持肺炎的诊断，因其常见于新生儿肺炎，而较少见于呼吸窘迫综合征或胎粪吸入综合征。

2）肺部超声检查　特征性表现是实变区呈低回声且边缘不规则，伴支气管充气征。

（2）病原学检测　可以送检血、气道分泌物、肺泡灌洗液、胸腔积液培养，荧光抗体、血清特异性抗体检查，有条件可取肺泡灌洗液送检mNGS。

（3）血常规、CRP、PCT　有助于鉴别细菌或病毒感染。

（4）血气分析　判断有无呼吸衰竭。严重病例pH值及PaO_2降低，$PaCO_2$升高。

（5）血生化检查　了解有无肝肾功能损伤、心肌损伤及电解质紊乱。

4. 鉴别诊断　新生儿肺炎的鉴别诊断包括新生儿期可能出现的呼吸窘迫的其他原因，如NRDS、TTN、气胸、先天性膈疝、先天性心脏病等。结合患儿临床病史、微生物学检查及影像学检查结果通常可鉴别肺炎与呼吸窘迫的其他病因。

（二）治疗原则和措施

1. 支持治疗　维持中性温度环境，预防低血糖和代谢性酸中毒，纠正循环障碍和水、电解质平衡紊乱，供给足够的能量和营养，喂奶宜少量多次，不足可予静脉营养。

2. 氧疗及呼吸管理　保持呼吸道通畅，必要时给予雾化吸入。根据病情选择适宜的氧疗，如常压给氧、无创正压通气或气管插管机械通气，使PaO_2维持在6.65~10.7kPa（50~80mmHg），经皮血氧饱和度维持在90%~95%。部分严重患儿可能需要ECMO治疗。

3. 抗感染治疗　细菌性肺炎以早用抗生素为宜，起初可经验性选择广谱抗生素，一旦确定病原菌后，即根据药敏试验结果调整治疗方案。多先采用青霉素类和头孢菌素类。病毒性肺炎可根据情况选用α-干扰素、更昔洛韦或阿昔洛韦等。

4. 其他对症治疗。

（三）护理和监护要点

1. 注意保持呼吸道通畅。可采取侧卧位，头偏向一侧，利于呼吸道分泌物的排出；定期翻身、拍背，及时吸净口鼻分泌物。

2. 监测患儿生命体征及经皮血氧分压、经皮血氧饱和度，动态评估患儿呼吸困难严重程度。

3. 注意口腔、皮肤、脐部、臀部护理。

4. 如使用呼吸机，按机械通气常规加强护理。

（四）疗效和预后评估

新生儿肺炎的预后取决于病情严重程度、患儿胎龄、基础疾病以及致病菌。在资源丰富地区接受治疗的足月新生儿，大多数恢复良好且无长期后遗症。早产儿以及原有肺部疾病（如BPD）或免疫缺陷的新生儿发生并发症及死亡的风险增加。

（五）诊疗关键点和难点

1. 新生儿期早期出现的呼吸窘迫不一定就是肺炎，应与NRDS、胎粪吸入综合征、新生儿湿肺、先天性膈疝、先天性心脏病等鉴别。

2. 胸部X线表现在不同的病原感染时有所不同，细菌性肺炎表现为两肺弥漫性模糊影，多为支气管肺炎征象，或点片状浸润影；病毒性肺炎以间质病变或肺气肿多见。

3. 重症肺炎要监测动脉血气，呼吸功能不全时出现低氧血症、高碳酸血症和酸碱平衡紊乱。

（李易娟）

第五节　先天性喉软骨发育不良

先天性喉软骨发育不良又称先天性喉软化症（congenital laryngomalacia）或先天性喉喘鸣（congenital laryngeal stridor），是新生儿喘鸣最常见的原因，也是早产儿最常见的喉部异常之一。确切的病因目前尚不清楚，其特征是吸气时声门上结构（杓状软骨、杓会厌皱襞和会厌）软化及塌陷，脱垂进入气道，导致呼吸阻塞和进食困难，表现为高调的吸气性喘鸣音，伴有胸骨上窝、肋间及剑突下凹陷。可于生后或生后数周发病，症状呈间歇性，进食、哭闹、活动、仰卧位或上呼吸道感染时喘鸣声加重，甚至发绀、呼吸困难。大多数婴儿（90%）症状轻微，2岁内自行缓解，小部分患者的症状严重，需要医疗和/或外科干预。

一、诊断要点

（一）临床特点

可于生后或出生后数周发病，出现间断的高音调吸气性喘鸣音，在进食、哭闹、活动时喘鸣声明显，安静或睡眠时可无症状。重症者症状为持续性，哭吵及入睡后症状更为明显，并有三凹征。有些患儿症状与体位有关，仰卧时明显，侧卧或俯卧时喘鸣声减轻。喘鸣音在4~8月龄时最响。患儿哭声与咳嗽声正常，常在发生呼吸道感染时症状加剧，因呼吸道分泌物增多，可使呼吸困难加重，有痰鸣声或出现发绀。部分婴儿的喘鸣音可能仅在睡眠或放松时出现（状态依赖性喉软骨软化症）。约20%的患者将患有严重阻塞性呼吸暂停、肺心病和/或发育不良，需要手术治疗。

对于喂养状况和生长良好的婴儿，若存在间断性喘鸣音，则考虑为轻度喉软骨软化症；但若婴儿有明显喘鸣，且伴有喂养困难、生长不良、呼吸暂停或发绀，则考虑为重度喉软骨软化症。

有30%的喉软骨软化症婴儿可能存在其他气道异常，包括声带麻痹、气管软化和声门下狭窄，但危及生命的异常较少见。喉软骨软化症可单独发病，也可能伴随先天性综合征，如唐氏综合征、DiGeorge（22q11缺失）综合征，或其他非气道异常。

（二）辅助检查

1. 喉镜检查　清醒状态下纤维喉镜或直接喉镜检查可直接、直观地检查喉部的动态变化，吸气时可见会厌和杓会厌皱襞向喉内卷曲使喉入口呈裂隙状，若挑起会厌，喉鸣声可消失，该项检查对婴儿喉软化症的诊断价值极高。对于伴有缺氧或可能需要插管的危重新生儿可选择全麻下直接喉镜或支气管镜检查。

2. 影像学检查　包括CT、MRI和气道透视，由于有计算机断层扫描和透视相关的辐射风险，在诊断婴儿喉软化症方面的应用有限。

3. 喉部B超　无辐射风险，尽管没有被广泛使用，但这种技术可在没有镇静的情况下进行动态评估，有学者报道该项检查的阳性和阴性预测值均大于90%。

（三）鉴别诊断

在有症状的婴儿中，诊断时需评估有无其他先天性气道异常，如声门下气道狭窄、喉裂、气道囊肿、声门下血管瘤和声带麻痹等，并排除相关综合征或潜在的神经疾病。

二、治疗原则和措施

喉软骨软化症的处理取决于其严重程度。对于大部分其他方面健康的患儿，喉软骨软化症并不危险，且可自行缓解。轻度喉软骨软化症婴儿，只需临床随访监测及密切观察，确保体重增长正常，喘鸣往往到12~18月龄时消退。中、重度喉软骨软化症婴儿应转诊耳鼻喉科，以进行全面内镜评估和可能的干预。对于一些中度喉软骨软化症婴儿，内科或保守治疗可能足矣；但是重度喉软骨软化症婴儿常需要外科治疗。

1. 保守治疗　尽可能将婴儿置于俯卧位，抑酸治疗防反流，喂养不佳者吞咽训练，体重增长不佳或营养不良者可给予高热量配方奶粉。必要时予无创正压通气呼吸支持。

2. 外科治疗　重症患者可采用声门上成形术，手术移除多余的声门上组织。声门上成形术可显著改善患儿的呼吸、喂养和生长，且并发症发生率较低。但大多数患儿术后仍有残留症状。手术的潜在并发症包括声门上或声门瘢痕形成，以及后续的慢性误吸或发音障碍。对于有基础神经肌肉疾病的患儿，应仔细考虑声门上成形术的利弊。如手术失败，必要时可行气管切开。

三、护理和监护要点

由于患儿在进食、激动、哭泣或仰卧时的喘鸣呼吸声音加重，母乳喂养可能有一定困难；喂养时患儿往往难以协调呼吸，容易出现窒息或反流，导致喂养时间长；而且由于呼吸做功的增加，体重增加不良，严重者在喂养过程中会出现氧饱和度下降以及口周发绀。因此在上述情况下，护理需特别注意患儿有无颜面或口周发绀，如有监护的条件下，注意血氧饱和度是否下降；喂奶时注意患儿吸吮和呼吸的协调，防止误吸及胃食管反流，必要时胃管喂养。

四、疗效和预后评估

对于大多数其他方面健康的患儿，喉软骨软化症的症状一般到12~18月龄时自然消退。临床上仅对重症患者采用声门上成形术。严重未经治疗的喉软化症可导致肺动脉高压、心力衰竭、发育障碍和/或发育迟缓。

五、诊疗关键点和难点

1. 对于有先天性喉喘鸣的婴儿，往往通过病史和体检可做出初步诊断。但临床医师仍需要进行全面评估，包括了解患儿的出生史、有无外科手术或插管病史。同时应询问患儿喘鸣音出现的时间、频率以及加重因素（如喂养、激动、哭泣、仰卧时或上呼吸道感染时）；根据喂养有无困难，体重增长情况以及喂养时有无口周发绀、呼吸暂停事件发生来确诊和决定采取何种干预措施。

2. 声音嘶哑不是喉软骨软化症的特征性表现。许多有潜在危险的其他气道异常也可能有相似的临床表现。在确诊的同时一定要排除其他气道异常。新生儿喘鸣的其他原因包括：声门下狭窄、声带麻痹、血管环、喉部肿块（如囊肿或血管瘤）、声门下血管瘤和气管软化。

（李晓瑜　刘王凯）

第六节 新生儿湿肺

新生儿湿肺（wet lung）又称新生儿短暂性呼吸增快（transient tachypnea of the newborn，TTN），是胎儿肺泡内液体吸收和清除延迟导致肺水肿的一种肺实质疾病。临床特点以生后数小时内出现呼吸急促为特征，伴有轻度呼吸窘迫症状，包括吸凹和发绀；症状多在48h内缓解。血氧饱和度下降通过吸氧可缓解，而吸氧浓度通常不会超过40%。TTN是晚期早产儿和足月儿早期呼吸窘迫最常见的原因之一，发病率为0.5%~4%。虽然TTN被认为是一种良性、自限性疾病，但是越来越多的资料表明TTN可增加新生儿在日后早期发生喘息综合征的风险。

一、诊断要点

（一）临床特点

足月儿或晚期早产儿通常在出生后6h内出现呼吸急促，呼吸频率可达60~120次/min。可能伴有轻度至中度的呼吸窘迫，包括吸凹、呻吟、鼻翼扇动。听诊双肺呼吸音可减弱或闻及湿啰音，或双肺呼吸音清。TTN可以出现轻度发绀，需要吸氧，但吸氧浓度（FiO_2）多不会超过40%。出现呼吸衰竭和需要机械通气的情况比较少见。患儿可能因肺过度膨胀而胸廓前后径增大（呈桶状），轻症TTN症状通常持续12~24h，但较严重的病例可持续72h。

（二）辅助检查

1. 影像学检查

（1）X线胸片　①肺泡积液征：肺野呈斑片状、面纱或云雾状密度增高，或呈小结节影，或呈磨砂毛玻璃样片絮阴影。②间质积液：网状条纹影。③叶间胸膜（多在右肺上、中叶间）和胸膜腔积液。④其他征象：肺门血管淤血扩张，肺纹理自肺门呈放射状向外周伸展；肺气肿征；可能存在胸腔积液。

如果临床病史提示胎粪吸入综合征或新生儿肺炎或呼吸状况恶化，则可能需要进行后续胸部X线检查。

TTN的影像学表现通常在12~18h后改善，并在48至72h内消失。这种快速的改变有助于区分肺炎及胎粪吸入。胸片也可用于排除其他诊断，如气胸、RDS和先天性畸形。

（2）肺部超声　双肺点是湿肺的特异性声像图。有研究报道，肺部超声是诊断TTN的一项准确可靠的工具，敏感性和特异性可达100%。

（3）心脏彩色多普勒　对于持续性呼吸急促超过5~6天的患儿，要考虑进行超声心动图检查排除先天性心脏异常。

2. 实验室检查　TTN的患儿需根据新生儿的临床情况和感染危险因素，进行相关的实验室检查，包括全血细胞计数（CBC）、C反应蛋白（CRP）、动脉血气分析、乳酸和血培养等。

（三）鉴别诊断

TTN是一种良性情况，必须要排除病理情况。因为这些病理情况中的大多数与TTN有重叠的临床及放射影像学特征。尤其是症状持续24h以上的病例要考虑肺炎或脓毒症；如果持续吸氧浓度超过60%或需机械通气时，则不太可能为TTN。此外临床上要评估是否存在心脏疾病，若怀疑存在，应行进一步检查。

需注意的是，在早产儿中，可能同时出现TTN和RDS，TTN会使RDS患儿的呼吸状态变得更差，但RDS通常有特征性胸片表现并且更明显需要呼吸支持。RDS患者的肺容量略有减少，但TTN患者的肺容量正常或轻度膨胀。

二、治疗原则和措施

TTN是一种良性、自限性疾病，主要采取对症支持治疗。

1. 轻症无须特殊处理，注意保暖，加强监护和对症治疗。

2. 氧疗　呼吸急促和发绀时给予氧疗、无创正压通气或气管插管机械通气。

3. 抗生素　如果呼吸增快持续超过4~6h或者最初的全血细胞计数和分类计数异常，需进行血培养检查，并在等待血培养结果的同时，开始广谱抗生素治疗。

4. 利尿　肺内湿啰音多时，可用呋塞米0.5~1mg/kg，并注意纠正心力衰竭。

三、护理和监护要点

1. 持续心电监护；维持中性温度环境；适当的液体平衡；监测血糖；注意有无感染征象。

2. 呼吸频率＞60~80次/min或者呼吸功增加妨碍经口喂养，可经胃管喂养或静脉营养。

3. 如在基层，护理患有呼吸窘迫的足月新生儿的合适方法是“2h原则”。新生儿呼吸窘迫出现2h后，如果病情没有改善或恶化，例如需要的FiO_2>40%，或胸部X线检查结果异常，应考虑将婴儿转诊到能够提供更高水平新生儿护理的中心。

四、疗效和预后评估

TTN新生儿的总体预后一般良好。绝大多数婴儿的症状会在48~72h内消失。少数情况下，呼吸急促可持续1周。但有研究表明TTN与哮喘的后续发展之间存在关联，提示潜在的遗传易感性。如果新生儿通过剖宫产分娩，哮喘的风险进一步增加。此外，也有关于“恶性TTN”的报道，在这些患儿中，可出现新生儿持续性肺动脉高压；早期使用nCPAP可以缓解这种严重TTN的病程。

五、诊疗关键点和难点

TTN的临床表现与大多数新生儿呼吸系统疾病重叠，通常情况下，TTN的症状在出生后的最初几小时内出现，考虑有TTN的患儿都应进行胸片检查。如果症状持续超过出生后72h，必须考虑其他诊断的可能，而只有症状完全缓解后才能确诊TTN。即使治疗过程中也需注意排除其他呼吸、感染、心脏或神经病因引起的呼吸急促，常见的如RDS、败血症、肺炎、窒息、MAS、先天性心脏病、PPHN、气胸等，少见的如遗传代谢性疾病导致的酸中毒等。

（李晓瑜）

第七节　胎粪吸入综合征

胎粪吸入综合征（meconium aspiration syndrome，MAS）是指胎儿在宫内或娩出过程中吸入被胎粪污染的羊水，发生气道阻塞、肺内炎症和一系列全身症状，生后出现以呼吸窘迫为主，同时伴有其他脏器损伤的一组综合征。其症状不能用其他原因解释，且具有典型的放射学特征，多见于足月儿和过期产儿。MAS的严重程度不一，轻则出现轻度呼吸窘迫，重则出现危及生命的呼吸衰竭，易并发肺动脉高压和肺气漏，是需要重症监护的足月新生儿低氧性呼吸衰竭的最常见原因之一。随着产科技术的提高，MAS的发病率有下降趋势。

一、诊断要点

（一）病史和高危因素

有10%~15%的分娩出现胎粪污染羊水，其中有3%~4%者出现胎粪吸入综合征。发生MAS的危险因素与剖宫产、过期产、种族、出生时Apgar评分低、胎心率异常（胎儿宫内窘迫）和脐动脉血pH值低等有关，其中过期产儿和小于胎龄儿发生MAS和胎粪污染羊水的风险最高。

（二）临床特点

常见于足月小于胎龄儿或过期产儿，多有宫内窘迫史和/或出生窒息史。临床症状差异很大，与宫内暴露程度、吸入胎粪的时间、量和胎粪的黏稠程度等有关。若吸入少量或混合均匀的羊水，可无症状或症状轻微；若吸入大量或黏稠胎粪者，可致死胎或生后不久即发生死亡。

1. 有胎粪污染羊水病史或体格检查时发现婴儿有胎粪污染的证据　吸入混有胎粪的羊水是诊断的必备条件。如分娩时可见羊水混有胎粪，患儿皮肤、脐带和指（趾）甲床留有胎粪污染的痕迹，口鼻腔吸引物中含有胎粪以及气管插管时声门处或气管内吸引物可见胎粪，即可确诊。

2. 呼吸系统表现　通常在生后即可出现呼吸窘迫的表现，但也有部分患者表现为呼吸抑制的征象。随病情的进展，胎粪逐渐吸入远端气道，12 ~24h呼吸困难更为明显，表现为呼吸急促（通常＞60次/min）、青紫、肋间隙和剑突下凹陷以及腹式（反常）呼吸，常伴有呼气呻吟和鼻翼扇动等。查体可见胸廓饱满似桶状胸，听诊早期有鼾音或粗湿啰音，继之出现中、细湿啰音。部分患儿出生时可无症状，但当胎粪从大气道进入下级气管支气管树时，就会出现肺部失代偿的恶化体征。

由于小气道活瓣阻塞和远端肺段气体不能排空的原因，可出现气胸。若呼吸困难突然加重，听诊呼吸音明显减弱，应疑及肺气漏的发生，严重者可发生张力性气胸。气胸和纵隔积气是常见表现，并可出现呼吸衰竭。

3. 其他常见相关发现　包括代谢性酸中毒、心功能不全、低血压、PPHN、ARDS。严重的MAS可并发红细胞增多症、低血糖、低钙血症、HIE、多器官功能障碍及肺出血等。

国外有学者将MAS的严重程度定义为：①轻度：FiO_2＜40%＞48h；②中度：FiO_2＞40%超过48h且无气漏；③重度：机械通气超过48h和/或肺动脉高压。

（三）辅助检查

1. 实验室检查　动脉血气分析示pH值下降，PaO_2降低，$PaCO_2$增高；还应进行血常规、血糖、血钙和相应血生化检查，气管内吸引物及血液的细菌学培养。

2. X线检查　轻度仅表现为肺纹理粗，轻度肺气肿。中度可表现为粗颗粒影或片状、团块状阴影或有节段性肺不张及透亮区，心影常缩小。重度表现为两肺广泛粗颗粒或斑片状阴影及肺气肿现象，有时可见肺不张和炎症融合的大片状阴影；常并发气漏，表现为气胸和纵隔气肿。上述改变在生后12~24h更为明显。但部分MAS患儿，其胸片的严重程度与临床表现并非成正相关。部分患儿最初的影像学表现较轻微，随着时间的推移，进展为实质性病变，可能与继发性表面活性物质功能障碍有关。

3. 超声检查

（1）心脏超声　彩色多普勒可用于评估和监测肺动脉的压力，若探测到动脉导管或卵圆孔水平的右向左分流，以及三尖瓣反流征象，有助于PPHN的诊断。

（2）肺部超声　MAS的主要声像图特点包括胸膜下局灶性实变伴或不伴支气管充气征、病变区胸膜线模糊或消失、A线消失、肺泡-间质综合征或“白肺”等。由于其实变范围较小及程度较轻，胸膜线可不完全消失，主要表现为增粗、模糊等。两侧肺脏及同一侧肺脏不同肺野的超声改变可以不一致。

（四）鉴别诊断

MAS需与引起呼吸窘迫的其他疾病进行鉴别，包括新生儿暂时性呼吸增快（湿肺）、脓毒症或肺炎、PPHN及其他疾病如肺水肿、气胸、低血容量等。

二、治疗原则和措施

及时识别和治疗MAS患者可降低并发症发生率和病死率，尤其是对于病情严重者。产科和新生儿科团队协同合作对有效治疗MAS婴儿至关重要。

1. 促进气管内胎粪的排出　有羊水胎粪污染时，在胎头娩出而肩未娩出时，应立即用较粗的吸管吸净口咽及上气道内的胎粪和羊水，尽量避免吸引鼻腔。胎儿娩出后，对病情较重，即有胎粪污染但“无活力（无呼吸或呼吸不规则、肌张力不好、心率＜100次/min，以上3项中有1项）”的新生儿，应立即在直接喉镜下气管插管，做气管内吸引，以尽量吸净气道内的胎粪，有助于减轻病情和预防PPHN的发生。

2. 呼吸支持　呼吸管理的重点在于维持最佳氧合和通气，特别是因为低氧血症、酸中毒和高碳酸血症可能增加肺血管阻力，并促发PPHN。应避免过度通气、呼吸性碱中毒和空气潴留。

（1）常压给氧　轻症可予常压鼻导管、鼻塞或面罩给氧，保证充分的组织氧合，动脉氧分压应维持在55~90mmHg（动脉血氧饱和度在90%~95%），同时要避免持续高浓度供氧导致的肺损伤。

（2）辅助通气

1）无创正压通气　当FiO_2＞40%时，可尝试性使用nCPAP、NIPPV或NHFOV。但肺过度充气时，应慎用nCPAP，因nCPAP可加重肺内气体潴留，诱发肺气漏的发生。

2）常频机械通气　①FiO_2=60%，PaO_2＜50mmHg或$TcSO_2$＜85%（发绀型先天性心脏病除外）；②$PaCO_2$ ＞60mmHg伴pH＜7.25；③严重或药物治疗无效的呼吸暂停。具备上述任意一项者予气管插管机械通气。为防止气漏或气体潴留，一般选择中等呼吸频率（40~60次/min），保证胸廓起伏有效的最小PIP及足够的呼气时间（0.5~0.7s），PEEP在3~5cmH_2O。

3）高频振荡通气（HFOV）如常频机械通气无效，可尝试HFOV，尤其是合并严重肺气漏和PPHN（需联合吸入NO者）时，HFOV可作为呼吸机治疗的首选。

4）体外氧合膜治疗（ECMO）若机械通气和药物治疗均无效，则采用ECMO治疗，可作为危重MAS在HFOV治疗失败后的补救性治疗。

（3）肺表面活性物质（PS）治疗　由于本病可继发性PS失活，补充外源性PS可改善肺顺应性和氧合，减少机械通气MAS患儿的ECMO需求，可用于严重的MAS患者。对于MAP＞10~12cmH_2O、所需FiO_2＞50%的机械通气重症患者，可考虑给予肺表面活性物质150~200mg/kg。稀释肺表面活性物质进行肺灌洗是否有益，目前循证医学证据不足，但对于不具备进行ECMO的单位，可尝试采用这一手段治疗重症MAS。

3. PPHN治疗　应使用多巴胺将体循环压保持在肺压以上（应避免使用多巴酚丁胺，去甲肾上腺素可作为二线正性肌力药物），平均动脉压应保持在45~50mmHg，此时，NO有助于降低肺动脉压。碱化血液，通气时给予较高频率（＞50~60次/min），维持血液pH在7.45~7.55（参考第十一章第一节）。有条件的单位可使用ECMO治疗。

4. 循环支持　确保充分心输出量和组织灌注，具体治疗措施如下。

（1）维持足够的血容量　低血压和组织灌注不足时予生理盐水扩容，病情严重可暂禁食。循环充足时，生后24h内肠外补液量限制在65mL/kg，不额外补充电解质；根据患儿需要，调整补液量、限制钠的摄入，尽量减轻外周水肿和肺水肿。

（2）必要时输注红细胞　输血可使组织氧输送达最佳状态，特别是氧合处于边缘状态的患儿。对于重度MAS患儿，维持Hb＞150g/L（血细胞比容＞0.4~0.45）。

（3）应用血管活性药物维持充足的血压　多巴胺2.5~10μg/（kg·min），根据需要调定速度，维持平均动脉压在正常水平，PPHN患儿可能需要更高的水平，以尽量减少右向左分流。

5. 其他对症支持治疗　纠正缺氧、酸中毒和代谢异常如低血糖；经验性抗生素治疗；同时注意保暖、保证足够的热量、保证电解质平衡及适当限制液体入量等。脑水肿、气胸等并发症的处理。

三、护理和监护要点

1. 密切监测患儿生命体征　注意呼吸频率，有无青紫、鼻翼扇动、吸气三凹征；注意患儿胸廓是否对称，听诊双肺呼吸音是否对称，有无呼吸音减弱，有无啰音。

2. 持续监测患儿的氧合情况　如脉搏血氧饱和度测定（动脉导管前和后）或多功能心电监护，有条件者进行经皮二氧化碳分压、氧分压监测。

3. 保持气道通畅，及时清理呼吸道分泌物。

4. 密切监测可能出现的并发症如肺气漏、PPHN、感染等，尽早发现，及时处理。

5. 如使用机械通气或NO吸入治疗，做好相关常规护理和监护。

四、疗效和预后评估

与死亡相关的独立危险因素包括：生后1minApgar评分＜3分、生后最初48h内需通气支持、需重复使用血管活性药、存在严重先天畸形等。幸存者的短期并发症包括出生后28天时仍需要辅助供氧、抽搐，极少数患者发生坏死性小肠结肠炎。

远期肺部后遗症主要为气道高反应性疾病，如生后6个月以后出现哮鸣、接受支气管扩张剂治疗的比率、发生运动性支气管痉挛等较无MAS者高。部分幸存者远期随访出现神经发育损害。宫内缺氧和慢性感染可能是MAS患者神经发育不良结局的主要原因。

五、诊疗关键点和难点

1. MAS的诊断需要有明确的吸入胎粪污染的羊水病史（气管插管时声门处或气管内吸引物可见胎粪，同时生后出现呼吸窘迫的表现）。

2. 查体时应注意患儿指（趾）甲床、脐带和皮肤是否留有胎粪污染的痕迹；口、鼻腔吸引物中是否含有胎粪，特别是气管插管时声门处或气管内吸引物是否可见胎粪。

3. 及时进行X线检查以及血常规、血气和相应血生化检查，血培养及气管吸出物培养。

4. 在产房，如果羊水混有胎粪，胎儿娩出后，若心率＜100次/min，无自主呼吸或肌张力低，应立即气管插管喉镜直视下吸净气道内的胎粪。生后早期正确处理，减少胎粪的吸入和促进胎粪的排出可能减轻疾病的严重程度。

5. 对于早期无症状的胎粪吸入患儿，必须密切监护，观察呼吸窘迫症状和体征，保持患儿安静，减少不必要刺激；对于呼吸困难进行性加重，符合机械通气指征的患儿，应尽早予机械通气，避免因长时间低氧诱发或加重PPHN。MAS患儿机械通气时通常需要肌松剂或镇静剂。合并肺气漏或PPHN，应积极处理。

6. MAS患儿经常在宫内有缺氧缺血的过程，因此生后有缺氧缺血性脑病（HIE）和肾损害的风险。治疗中需要非常谨慎，避免液体过多。使用镇静剂或肌松剂后，抽搐发作在临床上可能不明显，应考虑床旁脑电图监测。如果正在考虑ECMO，中枢神经系统的评估尤其重要。虽然亚低温治疗是中、重度HIE患儿的标准方案，但它也可能加重肺动脉高压，因此在MAS合并重度PPHN中禁用。

（李晓瑜）

第八节 新生儿气漏综合征

新生儿气漏综合征（air leak syndrome）是由于肺泡过度膨胀和肺泡壁破裂导致气体漏出至肺泡外间隙而引起的一组疾病，所导致的疾病取决于气体漏出的位置，最常见的为气胸（pneumothorax）、纵隔气肿（pneumomediastinum）、间质性肺气肿（pulmonary interstitial emphysema，PIE）和心包积气（pneumopericardium），少见有气腹（pneumo peritoneum）和皮下气肿（subcutaneous emphysema）。通常与过高的压力或不均匀的换气有关，但亦可为自发性。确切发病率很难确定，据报道自发性气胸发生率在活产儿为1%~2%，早产儿的发病率可增至6%左右。患有基础肺部疾病（如RDS、MAS、肺炎和肺发育不全）且正在接受通气支持以及出生时进行强力复苏的婴儿，气胸的发病率可增加到9%~10%。但近年来随着PS的应用和广泛采用肺保护通气策略，其发生率有明显的降低。

一、诊断要点

（一）病史和高危因素

大多数发生气漏的新生儿有肺部的基础疾病，尤其是需要机械通气的患儿。因此，气漏综合征在新生儿期比任何其他年龄段都更常见。早产儿因为常有RDS需要辅助通气，气漏的风险增加。胎粪吸入综合征、肺发育不良（通常是双侧）、肺炎和新生儿暂时性呼吸增快（TTN）等均容易并发气漏。

此外Apgar评分低，需要复苏、正压通气、机械通气时吸气峰压高、潮气量大、吸气时间长、呼气末正压过高等都是发生气漏的危险因素。

（二）临床特点

1. 气胸

（1）气胸可以是自发的（包括无明显诱因的原发性自发性气胸和发生于有肺部疾病的继发性自发性气胸），也可以是医源性损伤或正压通气所导致。

（2）少量气胸可无症状，但呼吸窘迫的表现如气促、呻吟、苍白和青紫通常会伴随疾病表现出来。气胸早期的表现可能是心电显示器上QRS波的电压突然下降。胸部体格检查发现：①胸廓不对称，患侧增大；②患侧呼吸音降低；③心尖搏动点向病变对侧移位。气胸常在肺间质气肿或少见纵隔气肿之后出现。

（3）张力性气胸可出现以下症状　发绀、缺氧、呼吸急促、心率突然下降伴心动过缓、收缩压突然升高，随后脉压变窄和低血压、胸部不对称（受累侧鼓起）、腹部扩张（继发于横膈膜向下移位），患侧呼吸音降低，心尖搏动移位。可见上半身发绀，下半身苍白。

2. 纵隔气肿　纵隔气肿即纵隔腔出现气体。大部分患者是无症状的，但大量气体或伴有气胸时可引起气促和发绀。体查时如听诊心音遥远通常要怀疑纵隔气肿。

3．间质性肺气肿　间质性肺气肿（pulmonary interstitial emphysema，PIE）是气体积聚在肺血管周围组织，导致肺顺应性下降和过度膨胀。间质的气体也可挤压气道，引起气道阻力增加。PIE通常出现在机械通气的极低出生体重儿，可累及单侧或双侧肺。常在生后96h内出现，并伴低氧血症和高碳酸血症进行性加剧。因气体交换不佳，呼吸机参数常增高，加剧气体的积聚导致氧合和通气的进一步恶化。肺过度膨胀导致血管受压，引起静脉回流减少、心搏出量受损。PIE也可出现在气胸或其他气漏之前。

4. 心包积气　心包积气即心脏周围间隙积气，临床少见，但可引起心包填塞危及生命。心包积气常出现在患严重RDS的机械通气早产儿，这些患儿常同时合并气胸或PIE。典型表现为由于心包填塞导致突然发作的循环衰竭。急性循环衰竭前可出现心动过速和脉压差缩小。体格检查发现心动过缓、低血压、呼吸窘迫加重和青紫；心音低钝或遥远，某些患儿可闻心包叩击音或典型的水磨轮样杂音。心电图显示低电压和小QRS波群。

5. 皮下气肿　皮下气肿常出现在面部、颈部或锁骨上区域，典型表现为触及捻发感，一般情况下临床症状不重，但颈部大量积气时可引起气管受压。

（三）辅助检查

1. 胸部透光试验　可在无X线检查的情况下诊断气胸。将光纤探头或手电筒放置在婴儿胸壁上，患侧胸部出现透光区域。在紧急情况下应用，但不能取代胸片作为诊断手段。

2. 胸部X线检查

（1）气胸　①肺部出现高透亮无肺纹理区；②患侧肺叶塌陷；③纵隔向对侧移位；④膈肌向下移位。如果大量胸腔内空气正好位于胸骨前方，正位片可能无法显示典型的X线表现。这种情况下，侧位片将在胸骨正下方显示一个大的透光区域，或侧卧位X线片（患侧朝上）将显示游离气体。

（2）纵隔气肿　如有大量气体，胸部正位片可见心脏周围透亮的气体阴影，或侧位胸片胸骨后或纵隔上透亮影。在左前斜位片上看最可靠，胸腺周围纵隔腔有很少量的气体可使胸腺与心影之间出现透亮影，出现“三角帆征”的特点。

（3）间质性肺气肿　间质气体表现为囊样或线样透亮影，线样透亮影是粗糙的、非支气管样透亮影，见于肺野外带和中带。需与支气管充气征（如RDS时）鉴别，后者为光滑的、规则的支气管结构样，见于近肺门处。

（4）心包积气　正位胸片上可见心包内心脏周围气体阴影，气体影不超过主动脉和肺动脉影之上。心包积气与纵隔气肿难以鉴别，如心脏下面有气体对前者诊断有意义。在等待胸部X线检查时用高强度光纤探头进行胸部透照有助于诊断，胸骨下随心率而闪烁的透亮区往往提示心包积气的存在。但用此技术常很难鉴别心包积气、纵隔气肿或内侧气胸。在危及生命的情况下又高度怀疑心包积气的诊断，可以通过治疗性心包穿刺来确诊，但术后应进行胸片检查。

二、治疗原则和措施

（一）气胸的治疗

1. 患儿如无持续气漏或呼吸窘迫、无肺原发疾病或无须辅助通气，可密切观察，无须特异性治疗，气胸通常可在1~2天缓解。

2. 有呼吸窘迫症状者要严密监测，必要时予氧疗维持正常的氧饱和度。氧疗并不能提高自发气胸的缓解率。考虑到高氧的危害，不推荐常规吸氧以致氧分压超出维持合适氧饱和度的需要。对机械通气的患儿，呼吸机参数需调整，尽量降低吸气峰压、呼气末正压和缩短吸气时间减少平均气道压。HFOV治疗一般优于常频机械通气。

3. 胸腔穿刺术　胸腔穿刺术用于症状性气胸的紧急治疗。在没有进行机械通气的患儿，它可能是唯一的干预措施，也是机械通气患儿暂时性的治疗措施。胸腔穿刺时用注射器连接23或25号头皮静脉针或18~20号的血管穿刺针进行穿刺操作。

4. 胸腔闭式引流　需要机械通气的张力性气胸和气胸患儿通常需要放置胸腔闭式引流管。大部分病例引流管放置在前胸膜腔并连接水封瓶，持续吸引压力在10~15cmH_2O。引流管的位置及气胸是否缓解均应行胸部X线检查确认。气胸通常在2~3天内缓解，但有时气漏会再发。放置胸腔引流管的并发症包括纵隔结构的损伤、肺损伤、出血、心包填塞，也可出现膈肌损伤。

（二）纵隔气肿的治疗

常可自发缓解，无须特异治疗。应严密观察患者心肺受累和气漏发展的情况，尤其是有无气胸。张力性纵隔气肿的患儿应在超声引导下经皮穿刺减压排气治疗。对于孤立性纵隔气肿，需要密切观察，因为它可能发展为气胸。纵隔置入引流管没有益处，还可能引发更多问题。

（三）间质性肺气肿的治疗

对PIE无明确的治疗方式。予以支持治疗，保证合适的气体交换，减少气漏发展的风险。尽可能减少平均气道压，可通过降低吸气峰压、呼气末压和吸气时间达到此目的。吸入氧浓度应适当增加以代偿平均气道压的降低。对PIE患儿常应用高频振荡通气以避免潮气量大的循环波动。

如果一侧PIE，婴儿可以向患侧卧位，改善健侧肺的通气，减少患侧肺的通气；减少胸部物理治疗和气管内吸痰；如果可能则减少机械通气的压力和吸气时间。在严重单侧PIE患儿，对支持治疗无效，通过对侧肺选择性气管插管或用Swan-Ganz导管堵塞受累侧肺的支气管可改善患侧肺塌陷程度和促进康复。

（四）心包积气的治疗

无症状患儿无须干预治疗，但需严密观察，监测生命体征，可行多次胸片检查。一旦机械通气患儿有气漏发生时，尽可能减小通气压力。

有症状患儿需行心包穿刺引流术，心包填塞患儿应立即行心包穿刺术抽出心包腔内气体。此操作既是诊断也是治疗，当气体抽出后生命体征应改善，但常可再次积气及出现心包填塞，因此需要放置心包引流管持续减压。

三、护理和监护要点

（1）密切监测生命体征，给予心电监护、血氧饱和度监测，动态监测血气指标。

（2）重点观察患儿面色、意识状态、胸廓运动、呼吸音变化。

（3）观察引流液的颜色、性质。引流瓶液面要低于胸腔出口平面60~100cm，观察引流瓶长管内的水柱波动，正常为4~6cm，咳嗽时有无气泡溢出。水封瓶长管要没入无菌生理盐水中3~4cm，并保持直立。定时挤压引流管。保持胸壁引流口处敷料清洁干燥，每天换药一次，防止伤口及胸腔感染。夹闭引流管24h后患儿呼吸平稳，双侧呼吸音对称，皮肤无青紫，拍胸片显示已无气体，可考虑拔除胸腔闭式引流管。

（4）做好机械通气常规护理和监护，应根据病情的变化及时调整呼吸机参数。

四、疗效和预后评估

发生气漏患儿的预后取决于潜在病因。一般来说，如果气漏得到迅速有效的处理，气漏本身不会对患儿造成严重影响。但必须注意，早发PIE（＜24h）与高病死率有关，支气管肺发育不良也与严重的肺气漏综合征有关。气胸也是脑室出血、脑瘫和智力发育迟缓的危险因素。张力性气胸和心包积气如未经及时有效的处理，可引起严重的呼吸、循环衰竭，甚至死亡。气胸时出现的脑血管压力显著波动、静脉回流受阻、低氧、高碳酸血症和酸中毒等可导致脑室内出血发生率增加。纵隔气肿预后良好，通常无须治疗即可自行恢复。

五、诊疗关键点和难点

1. 对有气胸或气漏综合征发生高危因素的患儿，要严密观察病情变化，及时发现并采取有效干预措施，对挽救生命至关重要。

2. 新生儿气漏可表现为胸部急症，需要紧急干预。紧急治疗可采取胸腔穿刺术。

3. 接受呼吸机辅助通气的患儿，需根据病情随时调整呼吸机参数。

4. 需要机械通气的气漏新生儿，优先选择高频振荡通气。

5. 应用PS后应及时降低呼吸机参数或撤离辅助通气支持，因PS治疗后肺顺应性明显改善，应及时调整通气策略；同时需密切观察患儿动脉血气的改善情况，并根据需要确定是否停止通气支持。

（李晓瑜）

第九节 支气管肺发育不良

支气管肺发育不良（bronchopulmonary dysplasia，BPD），既往也称为慢性肺部疾病（chronic lung disease，CLD），多见于早产儿，尤其是超未成熟儿（extremely preterm infants，EPI）和超低出生体重儿（extremely low birth weight infants，ELBWI）。支气管肺发育不良最初由Northway等人于1967年提出。2000年6月，美国国家儿童健康与人类发展中心（NICHD），国家心脏、肺和血液研究院及少见病委员会共同举办的BPD研讨会上，一致通过仍用“支气管肺发育不良”这一名词替代慢性肺部疾病，以在流行病学、发病机制和预后等方面与发生在婴儿期的其他慢性肺疾病区别；同时制定了BPD新定义，并根据病情的严重性进行分度。

随着早产儿救治技术的提升，越来越多的超早产儿得到救治，BPD的发生率在过去数十年间未明显下降，但其严重程度总体上已得到减轻。

一、诊断要点

（一）病史和高危因素

了解围生史，生后呼吸支持情况，是否有间歇性低氧发作，喂养情况及胃食管反流病史，感染史和用药史。高危因素包括产前因素（胎儿宫内发育迟缓、异常血管信号通路、绒毛膜羊膜炎等）、早产和低出生体重、吸入高浓度氧、机械通气（气压伤、容量伤等）、宫内和出生后肺部感染、动脉导管开放、营养不良、易感性和遗传倾向。

（二）临床特点

该病临床症状和体征根据疾病的严重程度而有所不同，部分小早产儿早期症状不明显，在生后数周才发生进行性的呼吸困难，表现为发绀、喘息及三凹征，肺部可闻及干湿性啰音，患儿出现氧依赖、撤机困难。该病的早期症状无特异性，难以和其他原发疾病相鉴别，需待患儿达到评估时间点时根据氧依赖情况方可确诊。

（三）辅助检查

1. 血气分析　低氧血症、高碳酸血症，严重者发生酸中毒。

2. 肺功能试验　肺组织纤维化、气道阻力增加导致肺顺应性降低、残气量增加、通气/血流比例失调。生后第1年的肺功能试验结果仍提示有轻度到中度的气流阻塞、气体滞留和高气道反应性。

3. 影像学表现

（1）胸部X线　主要表现为肺野模糊、透光度降低，可见心影模糊、双肺纹理增粗，支气管充气征、絮状影、多发囊泡影以及斑片影。其中肺野和心影的模糊以及斑片影的占比随病变严重程度而加重。但也有研究表明部分患儿的胸片检查结果未见明显异常。

（2）胸部CT　主要表现为双肺囊泡影或网格状影，为肺充气过度病灶，病变可累及多个肺叶，肺部纹理紊乱，肺野可见磨玻璃样改变。此外可有胸腔积液及胸膜增厚的表现。

（四）诊断标准

2001年美国NICHD发布了BPD的定义和诊断标准（表9-2），至今在临床仍广为采用。

表 9-2　美国 NICHD 的 BPD 定义和诊断标准（2001 年）

BPD分级	出生胎龄＜32周	出生胎龄≥32周
轻度BPD	PMA36周或出院时不需要氧疗	生后第28~56天或出院时不需要氧疗
中度BPD	PMA36周或出院时需用氧，浓度＜30%	生后第28~56天或出院时需用氧，浓度＜30%
重度BPD	PMA36周或出院时需用氧，浓度≥30%和/或需正压通气	生后第28~56天或出院时需用氧，浓度≥30%和/或需正压通气

注：对出生胎龄＜32周者，评估时间点为PMA36周或出院时；
对出生胎龄≥32周者，评估时间点为生后第28～56天或出院时；
评估时患儿已用氧（＞21%）至少28天，加上评估时氧依赖程度分别进行BPD分级。
PMA：postmenstrual age，经后龄。

2018年美国NICHD针对出生胎龄＜32周的早产儿提出了新的BPD诊断标准，较2001年标准增加了影像学诊断依据，并将轻度、中度、重度这种较为模糊的概念依据一定的通气条件及临床转归，细化成了Ⅰ、Ⅱ、Ⅲ、ⅢA四个分度。评估时间点仍为PMA 36周。具体诊断标准为：胎龄＜32周的BPD早产儿，有持续的间质性肺病，影像学证实有间质性肺病，在PMA36周时为维持SaO_2在90%~95%需要以下FiO_2连续3天或更长时间（见表9-3）：

表 9-3　美国 NICHD 修订的 BPD 诊断标准（2018 年）

分级	侵入性IPPV*	N-CPAP，NIPPV，鼻导管≥3L/min	鼻导管1~3L/min	头罩给氧	鼻导管＜1L/min
Ⅰ		21	22~29	22~29	22~70
Ⅱ	21	22~29	≥30	≥30	＞70
Ⅲ	＞21	≥30			
ⅢA	由于持续的间质性肺病和呼吸衰竭，且不能归为其他发病（如NEC、IVH、变更照护、败血症反复等）导致的早期死亡（生后＜14天和PMA36周期间）				

注：*除外因原发气道疾病或中枢性呼吸衰竭行呼吸机治疗；IPPV：有创正压通气；N-CPAP：经鼻持续气道正压通气；NIPPV：经鼻间歇气道正压通气；表中数值均为吸入氧浓度（FiO_2）。

二、治疗原则和措施

（一）RDS阶段的呼吸管理

1. 极早产儿和超早产儿出生后尽早建立并维持功能残气量（PEEP或CPAP，初始压力可设置为5~6cmH_2O）。

2. 补充PS　对于极早产儿和超早产儿尽量采用LISA或MIST给药法以减少气道损伤。

3. 早期可采用INSURE或nCPAP+挽救性PS疗法。无创呼吸支持也可选用NIPPV、BiPAP、nHFV、HFNC，尚无证据显示哪种无创呼吸支持模式在减少BPD发生率上更具优势，对于出生胎龄＜28周的超早产儿不建议在初始治疗时选择HFNC。

4. 如使用气管插管机械通气，在保证足够呼吸支持的同时尽量避免或减少机械通气相关肺损伤，宜采用目标潮气量通气（volume targeted ventilation，VTV），小潮气量（4~6mL/kg）、短吸气时间（0.3~0.4s）、高频率（30~60次/min），并提供足够的PEEP（5~8cmH_2O），同时注意避免肺过度膨胀。也可直接选择高频振荡通气。

5. 合理用氧　在复苏过程中和生后最初1周内尽量避免用高浓度氧；以后需要用氧时，应注意用最低吸入氧浓度维持SPO_2在90%~94%，经常用氧浓度仪监测吸入氧浓度。推荐使用空氧混合仪控制复苏时起始FiO_2为21%~30%，对于胎龄＜28周的初始FiO_2用30%，28~32周的用21%~30%，对于胎龄≥32周者使用21%。复苏中，在逐渐调整吸入气氧浓度达到目标血氧饱和度的同时，还应考虑出生后血氧饱和度的动态变化规律。

（二）BPD发展阶段的呼吸管理

目的主要是维持正常气体交换，减少呼吸做功，促进肺的生长和愈合，同时避免进一步肺损伤。

1. 应尽早改无创呼吸支持。

2. 动态评估肺部病理及呼吸力学。

3. 早期感染的防治　宫内感染和生后感染均与BPD的发生、发展密切相关。宜及时诊断与治疗早发败血症；合理应用抗菌药物，避免不必要的广谱抗菌药物长时间暴露。

（三）已确诊BPD的管理

1. 呼吸管理　严重BPD常伴有生长迟缓、肺动脉高压、气管-支气管软化、胃食管反流和反复微吸入、气道高反应性等。若患儿呼吸机支持下仍存在明显的呼吸窘迫、氧饱和度反复下降、不能耐受吸痰、给予充足营养后仍生长缓慢，提示患儿应继续机械通气并尽可能用最低参数维持。对于肺部病变不均一的严重BPD患儿，呼吸机参数设置宜采用“大潮气量（10~12mL/kg）、长吸气时间（0.5~0.8s）和低呼吸频率（10~25次/min）”的设置；PEEP一般设置为6~8cmH$_2$O，但肺泡募集困难和/或存在气管-支气管软化、CO$_2$潴留明显者可能需要10~15cmH$_2$O甚至更高；常用的通气模式为SIMV，叠加PSV或SIMV叠加PSV和VG。将氧饱和度维持在92%~95%，pH≥7.3的前提下，PaCO$_2$在55~65mmHg可以接受。长期气管插管的患儿可考虑气管切开。气管切开有助于建立稳定的气道，减少呼吸做功，减少镇静剂应用，更利于神经发育。

2. 间歇性低氧发作的管理　间歇性低氧发作的原因主要有：气管软化塌陷、支气管痉挛、肺高压加剧、气道内分泌物阻塞、胃食管反流等。应及时清理呼吸道、调整呼吸支持参数、给予支气管扩张剂等。胃食管反流治疗上不主张使用抗酸药，严重反流可尝试经幽门置管至远端十二指肠或空肠进行喂养，若1~2周没有明显效果，考虑行胃造瘘术联合胃底折叠术。

3. 药物治疗

（1）枸橼酸咖啡因　可提高拔管成功率，缩短机械通气时间；减轻肺部炎症；抑制TGF-β信号传导，减轻其对肺分支过程的阻碍；促进肺表面物质合成与分泌。用法：首剂负荷量每天20mg/kg，以后每天5~10mg/kg维持，可酌情使用至PMA34周。

（2）利尿剂　利尿剂可减轻肺间质水肿，降低肺血管阻力，增加血浆胶体渗透压及淋巴循环，可短期改善肺顺应性，减少早产儿对呼吸支持和氧疗的依赖。但目前仍无可靠证据证实利尿剂可降低BPD发生率。出现下列情况可短期使用利尿剂（短期使用可改善肺功能）：①生后1周出现呼吸机依赖，有早期BPD表现；②病程中因输入液量过多致病情突然恶化；③需增加热量、加大输液量时。首选呋塞米（速尿），每周用2~3天，至能停氧，常用剂量为每次0.5~1.0mg/kg，静脉推注；氢氯噻嗪和螺内酯的剂量均为1~2mg/(kg·d)，分2次口服。

（3）吸入性支气管扩张剂　BPD患儿的气道高反应性主要由于小气道狭窄及平滑肌痉挛所致，阵发性喘憋发作时支气管扩张剂吸入有助于使喘憋缓解。临床常用沙丁胺醇气雾剂。用有贮雾化器装置的沙丁胺醇计量吸入器（MDI）或0.5%喷雾剂（5mg/mL），0.02~0.04mL/kg，渐增量至总量0.1mL（2mL生理盐水），6~8h1次。机械通气时可将贮雾装置的沙丁胺醇MDI连接在机械通气内导管的近端雾化吸入。支气管扩张剂并不能预防BPD或缩短BPD机械通气时间、降低病死率或再入院率，因此不建议长期使用。

（4）肺表面活性物质　对于RDS或有RDS风险的早产儿，给予PS后可降低需氧浓度及减少机械通气时间，理论上可减少BPD的发生。机械通气持续1周以上可引起PS继发性灭活，理论上长时间机械通气的早产儿晚期补充PS可能会减少BPD的发生。但基于该理论的两项RCT均未发现有意义的结果。PS的应用未能减少BPD的发生可能与常规PS治疗需要气管插管和正压通气，而这样的操作会增加早产儿肺损伤有关。无创给予PS以期降低BPD发生率已取得令人鼓舞的初步结果。

（5）糖皮质激素　糖皮质激素可抑制炎症反应（抑制前列腺素、白介素）；减轻支气管痉挛及肺水肿、抑制肺纤维化；促进肺抗氧化酶及PS生成、增强肾上腺功能改善BPD患儿肺功能、降低通气参数及促进气管插管的拔除；抑制花生四烯酸释放并阻止其代谢物产生，通过影响动脉导管对前列腺素的反应从而降低PDA的发生；出生早期通过抗炎作用可预防BPD；出生3~6周有促进肺修复作用，可减轻各年龄段BPD患儿气道高反应性及炎症。

许多RCT研究显示，地塞米松用于生后不同时间机械通气依赖的早产儿，可促进拔管、降低BPD发生率、减少随后激素应用及家庭用氧，并提高日龄28天时的生存率。但同时可能发生的不良反应如高血糖、高血压、胃肠穿孔、感染、肥厚性心肌病、抑制下丘脑-垂体-肾上腺轴及长期神经发育延迟如脑瘫和严重ROP。因此，目前仅推荐小剂量、最短时间谨慎用于长期不能撤离呼吸机患儿。对于机械通气超过2周、体重＞1 000 g的早产儿，作为撤离呼吸机的准备，可尝试用地塞米松0.15mg/（kg·d），连续3天，大部分可以顺利拔除气管插管。

关于发生BPD后的激素治疗，何时开始使用、多大剂量、疗程多久、用多少个疗程、最适合人群是哪些，都尚无定论，也无公认的推荐方法。目前应用较多的是短疗程低剂量的地塞米松随机试验（dexamethasone：a randomized trial，DART）方案：地塞米松起始剂量为0.15mg/（kg·d），静脉注射，持续3天；减量至0.1mg/（kg·d），持续3天；再减量至0.05mg/（kg·d），持续2天；最后减量至0.02mg/（kg·d），持续2天；一个疗程持续10天，累积应用地塞米松剂量0.89mg/kg。至于氢化可的松的静脉推注和糖皮质激素的吸入治疗，目前均无充分的循证医学证据显示可以减少死亡或BPD发生。多数文献报道氢化可的松开始治疗剂量为1~4 mg/（kg·d），总量6~18mg/kg，疗程7~15天。晚期糖皮质激素仅用于不能停止机械通气者（机械通气超过2~3周、高碳酸血症或血氧不稳定需要提高机械通气参数）并以最小剂量及最短疗程，无足够证据推荐小剂量氢化可的松用于全部BPD风险新生儿，也未见其降低BPD的报道。有研究报道超早产儿在生后24h内即开始雾化吸入布地奈德，或布地奈德（0.25mg/kg）联合PS（100mg/kg）雾化或气管内滴入治疗，有助于尽早脱氧或提高PMA32周时拔管成功率、降低BPD发生率。

4. 循环管理

（1）PDA的处理　早产儿若存在hsPDA，尤其持续超过1周者，BPD风险显著增加。hsPDA的干预包括药物治疗和手术结扎。非甾体类抗炎药吲哚美辛、对乙酰氨基酚和布洛芬是目前常用的，均属于环氧化酶抑制剂，能减少前列腺素合成。环氧化酶抑制剂治疗的禁忌证包括活动性出血或凝血功能障碍、NEC或可疑NEC、血肌酐水平≥15mg/L、尿量＜1mL/（kg·h）、血小板计数≤60×10^9/L、达到换血水平的高胆红素血症。若hsPDA经2个疗程药物治疗后仍无法关闭，或存在药物治疗禁忌证者考虑手术结扎（参考第十一章第二节）。

（2）BPD相关肺动脉高压的处理

1）临床表现　14%~25%的BPD患儿合并肺动脉高压，严重BPD患儿肺动脉高压发生率甚至高达30%~50%，BPD相关肺动脉高压患儿2岁内的病死率高达40%。BPD相关肺动脉高压的临床表现有长期呼吸机或氧依赖、呼吸支持的需求进行性增高、对氧浓度的需求与肺部疾病本身的严重程度不成比例、反复发绀、能量供应充分的情况下仍体重增长缓慢、明显高碳酸血症、持续肺水肿等。

2）筛查与诊断　心脏超声是肺动脉高压筛查首选工具。首次心脏超声筛查通常在PMA36周进行，若此前患儿已经出现肺动脉高压相关症状，可更早进行筛查。一般通过测量三尖瓣反流流速来评估肺动脉压力，将肺动脉收缩压（sPAP）超过体循环收缩压（sBP）1/3（sPAP/sBP＞1/3）定义为BPD相关肺动脉高压。轻度sPAP/sBP为1/3~1/2，中度sPAP/sBP为1/2~2/3，重度sPAP/sBP＞2/3。部分早产儿心脏超声不能测到三尖瓣反流，此时可通过右心房增大、右心室肥厚或扩张、肺动脉扩张、室间隔变平坦或凸向左心室等间接指标来诊断BPD相关肺动脉高压。通过心导管检查评估肺动脉压力是诊断BPD相关肺动脉高压的金标准。

（3）治疗　供氧，避免反复发作或持续性低氧血症，维持目标SpO_2 0.90~0.95。急性肺动脉高压危象时可予NO吸入，初始浓度（10~20）$\times 10^{-6}$，待稳定后渐降低NO浓度至撤离。患儿稳定后联用西地那非有助于NO成功撤离。西地那非：常用初始口服剂量0.3~0.5mg/kg，8h1次，渐增加至2mg/kg，6~8h1次（婴儿最大剂量每天不超过30mg）。波生坦：初始口服剂量为0.5~1mg/kg，12h1次，可在2~4周后增加至2mg/kg，12h1次。曲前列尼尔：开始剂量2ng/（kg·min），静脉或皮下注射，每4~6h逐渐增至20ng/（kg·min），若耐受良好，剂量还可逐渐增加。

5. 营养支持　BPD患儿对能量的需求高于一般早产儿，在病情不稳定阶段一般需要120~130 kcal/（kg·d）的能量摄入才能获得理想的体重增长。尚无研究证实限制液量对BPD治疗有效，一般将液体量控制在130~150mL/（kg·d）。肠内营养首选强化母乳，其次早产儿配方乳。足够的呼吸支持可以避免频繁低氧发作和呼吸做功增加所致的额外能量消耗，对于改善严重BPD的营养状况十分重要。BPD患儿中代谢性骨病很常见，应尽早开始补充足量的钙、磷和维生素D，并注意监测血钙、血磷、碱性磷酸酶、甲状旁腺激素等。

部分sBPD患儿由于前期反复气管插管、吸痰、插入鼻饲管等负性口腔刺激导致显著的“口腔厌恶（mouth disgust）”（口腔厌恶是指由于反复或长期气管插管、吸痰、插入鼻饲管等负性口腔刺激导致经口喂养困难如吸吮不能、吞咽困难或喂养时拒乳、恶心、呕吐等）。另外，长时间气管插管引起上腭沟形成、呼吸吞咽不协调、胃食管反流或气管、支气管软化等也是不能顺利建立经口喂养的常见原因。对于这部分患儿，尽早开始康复训练。

6. 干细胞治疗　已有大量研究证明间充质干细胞（MSCs）具有多向性作用，对于氧诱导的新生啮齿类动物肺泡和肺血管损伤有预防和保护作用，可保护肺泡上皮细胞免受氧诱导的细胞凋亡，加速受损伤细胞愈合，减轻肺的炎症和纤维化，促进肺血管内皮细胞网络在基底膜基质形成，增加远端上皮祖细胞数目。常用于临床研究的是各种来源的间充质干细胞，人脐带血有丰富的MSCs来源，最适合于治疗新生儿疾病。目前干细胞治疗BPD已进入Ⅰ~Ⅱ期临床研究阶段。

三、护理和监护要点

1. 密切观察患儿病情变化　密切监测患儿呼吸情况、血氧饱和度、血气分析以及体重、头围、身长等生长指标。若患儿出现憋喘、发绀、三凹征等情况，应及时调整用氧方式及呼吸机参数。若患儿肺水肿需使用利尿剂时，需注意其血气分析，避免低钾血症等电解质紊乱。

2. 加强营养　BPD患儿的热量需求较一般早产儿大，应供给充足的能量，耐心喂养，避免胃食管反流。对于“口腔厌恶”，尽早开始康复训练。

3. 呼吸道管理　保持气道通畅，及时清除分泌物，降低通气阻力。患儿可采取俯卧位，减轻心脏对肺部的压迫，也有利于肺内分泌物的引流。使用nCPAP时应配备空氧混合仪，避免患儿吸入纯氧，加重肺损伤。

四、疗效和预后评估

轻症患儿数月后可逐渐恢复。重度BPD病死率约为25%，其中第1年占10%，引起死亡的主要原因为反复下呼吸道感染、持续肺动脉高压、肺心病以及猝死。幸存者第1年再住院率高达50%，反复下呼吸道感染是再入院的主要原因。神经系统发育障碍高出非BPD儿2~3倍，儿童早期病死率也高。有研究显示，BPD患儿的哮喘发生率较高且其机制与儿童哮喘不完全相同，提示其肺部结构异常长期存在且有可能发展为慢性阻塞性肺疾病。

五、出院后的管理与随访

（一）出院后随访

1. 监测体重、头围、身高等生长指标，监测血液生化代谢指标。

2. 接受家庭氧疗的患儿，通常需要监测SpO_2，氧饱和度应维持在90%以上。

3. 每2~4个月行心脏超声检查，若出院前已经诊断肺动脉高压，可适当增加检查频次。

4. 定期进行神经发育评估。

5. 各种营养补充剂和药物剂量的调整。

6. 随访方式　以NICU医生为主的多学科协作的随访团队。

7. 随访时间　至少3年。

8. 随访频率　校正月龄6个月内，每月随访1次；校正月龄6~12个月，每2个月随访1次；12个月后每半年随访1次。

（二）出院后的家庭氧疗及呼吸管理

1. 启动家庭氧疗需满足的条件　①患儿住院期间需要$FiO_2 > 25\%$才能保持$PaO_2 > 55mmHg$；住院期间监测血气$PCO_2 < 55mmHg$。②患儿喂养耐受性良好，体重已稳定增长。③患儿家长同意出院并具备家庭氧疗和护理的基本知识与能力，能按出院计划完成继续治疗的方案。④患儿出院后能够真正及时得到专业医生的指导。

2. 护理人员的准备　如何观察缺氧情况及出现缺氧症状的紧急处理。

3. 家庭氧疗设备的准备。

4. 家庭氧疗的方法　依靠观察口唇和肤色、呼吸频率、吃奶速度、精神反应等来决定。

5. 逐渐停止吸氧。

6. 紧急联系人。

（三）出院后营养与喂养

BPD患儿营养需求高，可采用母乳+母乳强化剂或直接母乳喂养。如果没有母乳，在体重达同月龄第25百分位前使用早产儿配方奶；体重达第25百分位之后可改用早产儿过度配方；体重达同月龄第50百分位后，可使用足月儿配方奶（普通婴儿配方）。宜少量多次、控制液体摄入总量、增加摄入热量密度，还应注意其他营养素的补充。

六、诊疗关键点和难点

1. BPD目前尚无特效治疗方法，主要是对症治疗，加强营养，防治并发症，避免肺再损伤。

2. 重度BPD常合并肺动脉高压和早产儿代谢性骨病，也导致BPD迁延不愈，应注意监测和防治。

3. 严重二氧化碳潴留者需考虑继发性气管-支气管软化症，必要时行纤维支气管镜检查进一步诊断。

4. 严重胃食管反流和“口腔厌恶”应进行康复训练，必要时行胃造瘘。

5. 同时合并PDA和肺动脉高压时，是否要关闭或结扎动脉导管，应多科会诊，进行综合评估。

（刘王凯　周　伟）

第十节　新生儿肺出血

新生儿肺出血（neonatal pulmonary hemorrhage）是指新生儿肺的大量出血，至少累及2个肺叶，通常表现为气管插管内出现粉红色或血性分泌物，严重者也可表现为口鼻腔大量涌血，可导致失血性休克，是一种严重的综合征，常发生在一些严重疾病的晚期。肺出血病因和发病机制比较复杂，早期诊断和治疗比较困难，病死率仍较高。早产儿较足月儿更多见。

一、诊断要点

（一）病史和高危因素

早产儿、低出生体重儿、缺氧、感染、寒冷损伤、动脉导管未闭、新生儿窒息、DIC、肺部感染、长时间机械通气等。

（二）临床特点

突然发生面色苍白、青紫、严重呼吸困难，出现三凹征、呻吟、呼吸暂停，呼吸暂停恢复后呼吸仍不规则，听诊可闻中粗湿啰音，从口鼻腔流出血性液体，或气管插管内流出泡沫样血性液。可有多部位出血，见皮肤出血点或瘀斑、注射部位出血等，也可无其他部位出血。

（三）辅助检查

1. 胸部X线检查　无特异性，可表现为：①两肺透亮度突发性降低，出现广泛性、斑片状、均匀无结构的密度增高影，也可只局限于某一肺叶；②肺血管瘀血影：两肺门血管影增多，呈较粗网状影；③大量肺出血时两肺透亮度严重降低，呈“白肺”。X线表现变化较快，阴影可2~3天吸收，与肺炎病变不同。

2. 超声检查　发生肺出血病情非常紧急，床旁超声检查可以快速观察肺出血状况，做出初步诊断。

3. 实验室检查　血常规、血生化、凝血功能、血气分析等有助于疾病严重程度的判断和鉴别诊断。

二、治疗原则和措施

1. 一般治疗　注意保暖，使患儿体温保持在正常范围。保持呼吸道通畅，纠正酸中毒等。另外注意控制液体量及保障循环状况正常，一般发生肺出血时液体量控制在80~120mL/（kg·d）。

2. 机械通气　一旦发生肺出血，应立即气管插管正压通气，吸气峰压（PIP）20~25cmH_2O，呼气末正压（PEEP）6~8cmH_2O，呼吸频率40~50次/min，吸呼比1：1。应根据病情来调节呼吸机参数。也可直接进行高频振荡通气。对严重广泛肺出血，病情好转后，需逐渐调整呼吸机参数。

3. 肺表面活性物质治疗　对严重肺出血两肺呈白肺者，给PS治疗能缓解病情，改善血氧饱和度。

4. 原发病治疗　针对引起肺出血的高危因素如感染、缺氧、心力衰竭、PDA、出凝血机制障碍等采取相应措施。

5. 对症治疗

（1）改善微循环　可用多巴胺5~10μg/（kg·min）和多巴酚丁胺5~10μg/（kg·min），持续静脉滴注，有早期休克表现者给予生理盐水扩容。

（2）纠正凝血功能障碍　肺出血患儿常伴有全身凝血功能障碍，对高危患儿可给小剂量肝素，每次20~30U/kg，6~8h1次，皮下注射；同时可输注新鲜冷冻血浆或冷沉淀。

（3）保持正常心功能　可用多巴酚丁胺5~10μg/（kg·min），持续静脉滴注，如发生心力衰竭用地高辛。

（4）补充血容量　对肺出血致贫血者可输新鲜血，每次10mL/kg，保持血细胞比容在0.45以上。

（5）应用止血药　可使用立止血0.2U加生理盐水1mL或1∶10 000肾上腺素0.1~0.3mL/kg气管内滴入，同时用立止血0.5U加生理盐水2mL静脉给药，但止血药效果不肯定。重组活化因子Ⅶ可用于抢救出现严重危及生命的大出血并发展为失血性休克的患者，但这种治疗的安全性需要进一步研究。

三、护理和监护要点

1. 加强对生命体征的监测，持续脉搏血氧饱和度监测或多功能心电监护。

2. 密切观察病情变化，由于早期不一定有口鼻出血症状，如病情突然加重，同时肺部出现细湿啰音，应高度怀疑肺出血，及早干预。

3. 注意保持气道通畅，及时合理清除气道内血性液体，避免长时间吸引操作造成患儿出现缺氧，也要避免反复断开正压可能导致的再度出血。

四、疗效和预后评估

疗效和预后取决于导致肺出血的病因。一般肺出血经过机械通气和积极对症支持治疗，通常可在12~72h内缓解乃至停止出血；但重症病死率仍较高。

五、诊疗关键点和难点

1. 正压通气和呼气末正压是治疗肺出血的关键措施。一旦发生肺出血，应立即气管插管机械通气。

2. 病情好转，应逐渐降低呼吸机参数，特别是PIP、PEEP，不可操之过急。

3. 肺出血患儿机械通气时，容易发生过度通气，当$PaCO_2 < 30mmHg$，可使脑血流减少，应避免。

4. 对于肺出血，常频机械通气效果不好时，可改用高频振荡通气；或直接使用高频振荡通气治疗。

（刘王凯）

第十一节　新生儿呼吸衰竭

新生儿呼吸衰竭（neonatal respiratory failure，NRF）是指各种原因导致的呼吸功能异常，不能满足机体代谢的气体交换需要，造成动脉血氧降低和/或二氧化碳潴留的临床综合征，在NICU中是主要的危急重症之一，多种疾病均可导致其发生。其临床表现缺乏特异性。缺氧和二氧化碳潴留是其基本病理生理改变，由此可导致多系统及脏器受累以及水、电解质和酸碱失衡。

一、诊断要点

（一）病史和高危因素

病史能提供引起呼吸衰竭的病因。导致NRF的常见原因如下：

1. 中枢呼吸驱动减弱　极度未成熟，药物等引起的中枢抑制，代谢性疾病，早产儿呼吸暂停，抽搐，生后窒息，颅内出血，新生儿缺氧缺血性脑病，中枢性睡眠呼吸暂停综合征等。

2. 呼吸肌异常　膈神经麻痹，脊柱损伤，重症肌无力，脊髓型肌萎缩，破伤风，营养不良等。

3. 肺部疾病　PS缺乏性呼吸窘迫综合征，新生儿湿肺，新生儿持续肺动脉高压（PPHN），肺水肿，胎粪吸入综合征（MAS），肺炎，肺出血，肺泡毛细血管发育不良，支气管肺发育不良（BPD），气胸，肿瘤，先天性膈疝，乳糜胸，先天性大叶肺气肿，Potter综合征等。

4. 气道异常　各种原因所致的气道梗阻，喉软化，后鼻孔梗阻，小颌畸形，鼻咽囊肿、肿瘤，声门下狭窄等。

5. 胸廓容量过小　肠梗阻，脐膨出或腹裂畸形术后，腹水，先天性膈疝等。

（二）临床特点

1. 呼吸系统　气促、可伴呼吸动度（呼吸浅或加深）及节律改变（呼吸减慢、呼吸暂停或呼吸节律不规则），呻吟，发绀、面色灰，鼻翼扇动、三凹征，呼吸音可减低甚至消失，肺部可闻及湿啰音、喘鸣音等。

2. 循环系统　早期心率增快，血压升高，后期心率减慢、血压降低、心音低钝、心律失常甚至休克。低氧和高碳酸血症可引起肺动脉压力增高。

3. 中枢神经系统　激惹或反应低下、意识改变、嗜睡、抽搐、昏迷、瞳孔和肌张力改变。

4. 消化系统　消化道出血、转氨酶升高、胃肠功能紊乱等。

5. 泌尿系统　可致肾功能障碍，出现少尿、无尿等。

6. 水、电解质紊乱及酸碱失衡　代谢性酸中毒、高钾血症、低钠血症、低钙血症等。

（三）动脉血气诊断标准

1. Ⅰ型呼吸衰竭　以低氧血症为主，$PaO_2<$ 6.67kPa（50mmHg）。

2. Ⅱ型呼吸衰竭　低氧血症和高碳酸血症并存，$PaCO_2>$ 6.67kPa（50mmHg）、$PaO_2<$ 6.67kPa（50mmHg）。

二、治疗原则和措施

治疗原发病，改善通气、换气功能，纠正低氧血症和高碳酸血症，维持内环境稳定，保护重要脏器功能。

（一）一般治疗

保持适当的体位，开放气道。保暖、保持安静，减少刺激，降低氧耗，减少颅内出血风险。保持气道通畅，翻身、拍背、吸痰以减少呼吸阻力及做功。保证能量供给，防止发生低血糖，必要时胃管喂养。不能耐受肠内喂养者，静脉营养以补充液体和热量，维持水、电解质平衡。保证良好循环，维持正常血压及各器官良好灌注，减少并发症，必要时可使用血管活性药物。

（二）原发病治疗

针对导致NRF的原发疾病进行治疗，如NRDS患儿使用肺表面活性物质治疗；对于肺部感染应抗感染治疗；如为先天性膈疝、脐膨出等先天性畸形，可行手术治疗等。

（三）氧疗和呼吸支持

1. 吸氧　积极纠正低氧血症，在NRF早期应给予吸氧，如鼻导管或面罩给氧。早产儿氧疗应注意控制FiO_2和监测血氧饱和度，减少早产儿视网膜病（ROP）的发生。

2. 机械通气　机械通气已成为呼吸衰竭治疗的主要手段，包括无创正压通气、常频机械通气和高频振荡通气等，可根据患儿的原发病、病情、缺氧的程度来选择适宜的方法（参考第三章）。严重的NRF常常需要气管插管下机械通气支持。一氧化氮（NO）吸入治疗可选择性扩张肺血管，有利于改善PPHN的氧合。

3. 体外膜氧合（ECMO）　该技术能暂时有效地替代心肺功能，维持机体循环和气体交换，使患儿的心肺得以充分休息，对于常规呼吸支持无效的新生儿，ECMO是一种有效的治疗手段，可降低NRF的病死率。适应证为严重呼吸衰竭（病因可逆）新生儿，如MAS、PPHN、NRDS、脓毒症和先天性膈疝等，积极接受机械通气，病情无明显缓解，呼吸困难持续恶化呈下列任一情况：①氧合指数＞40超过4h［氧合指数=$MAP \times FiO_2 \times 100/PaO_2$（导管后）］；②氧合指数＞20超过24h或呼吸困难持续恶化；③积极呼吸支持下病情仍迅速恶化，严重低氧血症［$PaO_2 < 40$ mmHg］；④血pH＜7.15，血乳酸≥5 mmol/L，尿量＜0.5 mL/（kg・h）持续12~24h；⑤肺动脉高压致右心室功能障碍，需持续大剂量正性肌力药物维持心功能。禁忌证包括：致死性出生缺陷；Ⅲ级或Ⅲ级以上脑室内出血；难以控制的出血；其他不可逆的脑损伤。

三、护理和监护要点

1. 密切观察病情变化　密切监测体温、呼吸、脉搏、血压、经皮血氧饱和度等变化，以及皮肤颜色、温度、末梢循环与尿量情况。当怀疑NRF时，应快速评估患儿的通气状态，注意呼吸运动是否存在及强弱程度、呼吸频率、呼吸运动幅度，并判断有无发绀、有无上呼吸道梗阻。当出现明显呼吸窘迫影响重要脏器时，特别是出现呼吸暂停，往往是严重NRF的表现。另外，需关注患儿有无意识状态改变，如少哭、少动、嗜睡、激惹等表现。

2. 动态监测血气　动脉血气分析在NRF评估中占有重要地位，密切监测血气分析中PaO_2、$PaCO_2$及pH值变化，以判断通气与氧合状态。另外，血气分析也是选择合适的呼吸支持及调节参数的依据。

3. 及时清除呼吸道分泌物，保持呼吸道通畅，维持有效呼吸。应注意吸入氧的加温、加湿，以利于分泌物的稀释和排出。

四、疗效和预后评估

随着NICU救治水平的提高，肺表面活性物质、咖啡因、一氧化氮、机械通气、ECMO等已成为NRF治疗的有力手段。NRF患儿的治疗效果和预后大大改善，大部分患儿预后良好。患儿的临床转归及预后主要和其原发病、胎龄、出生体重等有关。

五、诊疗关键点和难点

1. 当怀疑有呼吸衰竭时，应快速评估患儿的通气状态，包括呼吸运动是否存在及强弱程度、呼吸频率、呼吸动度、是否存在发绀及上呼吸道梗阻。

2. 在处理已出现的呼吸衰竭伴低氧时，不必等待患儿只吸空气状态下的血气分析值，应立即纠正低氧血症，再针对引起呼吸衰竭的原发病进行诊断和治疗。

3. 血气分析是诊断呼吸衰竭的重要手段，但尚需结合患儿的病因、临床表现等综合判断，不能过分依赖血气结果。

4. 吸氧患儿的 PaO_2 可不低于6.67kPa（50mmHg），此时需根据临床表现和 $PaCO_2$ 进行分析。

5. 低氧可由呼吸衰竭引起，但也可以是心力衰竭所致，不能单纯以低氧血症来判断患儿是否需要呼吸支持，而高碳酸血症是相对较可靠的呼吸衰竭指标，当进行性增高（>60mmHg）同时伴动脉血pH值下降（<7.20）时，常是需要进行气管插管机械通气的指征。

6. 氧疗和呼吸支持方法有多种，必须根据患儿的原发病、病情、缺氧的程度来选择适宜的方法。

（刘王凯）

参考文献

[1] 中华医学会儿科学分会围产医学专业委员会，中国医师协会新生儿科医师分会超声专业委员会. 新生儿肺疾病超声诊断指南[J]. 中华实用儿科临床杂志，2018，33（14）：1057-1063.

[2] 邵肖梅，叶鸿瑁，丘小汕. 实用新生儿学[M]. 5版. 北京：人民卫生出版社，2019：555-612.

[3] 中华医学会儿科学分会新生儿学组，中华儿科杂志编辑委员会. 中国新生儿肺表面活性物质临床应用专家共识（2021版）[J]. 中华儿科杂志，2021，59（8）：627-632.

[4] 王卫平，孙锟，常立文. 儿科学[M]. 9版. 北京：人民卫生出版社，2018：107-111.

[5] 刘敬，李洁，单瑞艳，等. 新生儿呼吸窘迫综合征超声诊断与分度多中心前瞻性研究[J]. 中国小儿急救医学，2020，27（11）：801-807.

[6] 牛蓉，周晓光. AHDS定义的演进与新生儿ARDS诊断标准的建立[J]. 国际儿科学杂志，2019，46（4）：246-250.

[7] 陈龙，史源. 新生儿急性呼吸窘迫综合征：从概念到实践[J]. 中华实用儿科临床杂志，2019，34（18）：1364-1367.

[8] 封志纯，赵喆，史源. 读懂新生儿急性呼吸窘迫综合征的叠加[J]. 中华围产医学杂志，2021，24（4）：273-277.

[9] 中国医师协会新生儿科医师分会. “新生儿急性呼吸窘迫综合征”蒙特勒标准（2017年版）[J]. 中华实用儿科临床杂志，2017，32（19）：1456-1458.

[10] 中国新生儿急性呼吸窘迫综合征研究协作组. 基于蒙特勒标准诊断新生儿急性呼吸窘迫综合征多中心横断面调查和影响因素分析[J]. 中国循证儿科杂志，2018，13（1）：70-74.

[11] 王卫平，孙锟，常立文. 儿科学[M]. 9版. 北京：人民卫生出版社，2018：238-263.

[12] 王华，王桂香，赵靖，等. 新生儿上气道梗阻的临床评估和相关干预[J]. 临床耳鼻咽喉头颈外科杂志，2019，33（12）：1153-1157.

[13] 中国妇幼保健学会微创分会儿童耳鼻咽喉学组. 儿童喉软化症诊断与治疗临床实践指南[J]. 临床耳鼻咽喉头颈外

科杂志，2020，34（11）：961-965.

[14] 中华医学会儿科学分会围产医学专业委员会. 新生儿肺脏疾病超声诊断指南[J]. 中华实用儿科临床杂志，2018，33（14）：1057-1064.

[15] 中华医学会儿科学分会新生儿学组，中华儿科杂志编辑委员会. 早产儿支气管肺发育不良临床管理专家共识[J]. 中华儿科杂志，2020，58（5）：358-365.

[16] 张蓉，林新祝，常艳美，等，中国医师协会新生儿科医师分会营养专业委员会，中国当代儿科杂志编辑委员会. 早产儿支气管肺发育不良营养管理专家共识[J]. 中国当代儿科杂志，2020，22（8）：805-814.

[17] 王陈红，沈晓霞，陈鸣艳，等. 不同诊断标准下早产儿支气管肺发育不良诊断及预后分析[J]. 中华儿科杂志，2020，58（5）：381-386.

[18] 黎丹华，周华涛，林娓娴，等. 支气管肺发育不良患儿呼吸系统预后及肺功能评估的研究[J]. 国际儿科学杂志，2020，47（3）：217-220.

[19] 常立文. 支气管肺发育不良的治疗现状[J]. 中华围产医学杂志，2018，21（6）：381-387.

[20] 江苏省新生儿重症监护病房母乳质量改进临床研究协作组. 多中心回顾性分析极低及超低出生体重儿支气管肺发育不良的临床特点及高危因素析[J]. 中华儿科杂志，2019，57（1）：33-39.

[21] 刘敬，曹海英，程秀永. 新生儿肺脏疾病超声诊断学[M]. 郑州：河南科学技术出版社，2013：66-71.

[22] 王华，杜立中，唐军，等. 首选使用高频振荡通气治疗新生儿肺出血的临床效果分析[J]. 中国当代儿科杂志，2015，17（3）：213-216.

[23] 黄静，林新祝. 新生儿胎粪吸入综合征并发肺出血的临床特征及预后分析[J]. 中国当代儿科杂志，2019，21（11）：1059-1063.

[24] 曹立杰，李松. 早产儿肺出血危险因素的研究[J]. 中国新生儿科杂志，2010，25（4）：208-211.

[25] 王卫平，孙锟，常立文. 儿科学[M]. 9版. 北京：人民卫生出版社，2018：107-111.

[26] 中华医师协会新生儿科医师分会. 新生儿呼吸衰竭体外膜肺氧合支持专家共识[J]. 中华儿科杂志，2018，56（5）：327-330.

[27] 江苏省新生儿呼吸衰竭多中心临床研究协作组. 江苏省新生儿呼吸衰竭的临床流行病学现状[J]. 中华新生儿科杂志，2021，36（4）：7-11.

[28] EICHENWALD E C，AAP COMMITTEE ON FETUS AND NEWBORN. Apnea of prematurity[J]. Pediatrics，2016，137（1）：e20153757.

[29] RHEIN L M，DOBSON N R，DARNALL R A，et al. Caffeine Pilot Study Group. Effects of caffeine on intermittent hypoxia in infants born prematurely：a randomized clinical trial[J]. JAMA Pediatr，2014，168（3）：250-257.

[30] MÜRNER-LAYANCHY I M，DOYLE L W，SCHMIDT B，et al. Neurobehavioral outcomes 11 years after neonatal caffeine therapy for apnea of prematurity[J]. Pediatrics，2018，141（5）：e20174047.

[31] EICHENWALD E C. National and international guidelines for neonatal caffeine use：are they evidenced-based? [J]. Semin Fetal Neonatal Med，2020，25（6）：101177.

[32] MOSCHINO L，ZIVANOVIC S，HARTLEY C，et al. Caffeine in preterm infants：where are we in 2020? [J]. ERJ Open Res，2020，6：00330-2019.

[33] SCHMIDT B，ROBERTS R S，ANDERSON P J，et al. Academic performance，motor function，and behavior 11 years after neonatal caffeine citrate therapy for apnea of prematurity：an 11-year follow-up of the CAP randomized clinical trial[J]. JAMA Pediatrics，2017，171（6）：564-572.

[34] ABU-SHAWEESH J M，MARTIN R J. Caffeine use in the neonatal intensive care unit[J]. Semin Fetal Neonatal Med，2017，22（5）：342 - 347.

[35] ALHERSH E，ABUSHANAB D，AL-SHAIBI S，et al. Caffeine for the treatment of apnea in the neonatal intensive care unit：a systematic overview of meta-analyses[J]. Paediatr Drugs，2020，22（4）：399-408.

[36] MARTIN R. Management of apnea of prematurity[OL]. UpToDate，Topic 5048，Version 38.0.

[37] MARTIN R. Pathogenesis，clinical manifestations，and diagnosis of apnea of prematurity[OL]. UpToDate，Topic 5052，Version 22.0.

[38] SWEET D G，CARNIELLI V，GREISEN G，et al. European consensus guidelines on the management of respiratory distress syndrome-2019 update[J]. Neonatology，2019，115（4）：432-450.

[39] HERTING E，HÄRTEL C，GÖPEL W. Less invasive surfactant administration（LISA）：chances and limitations[J]. Arch Dis Child Fetal Neonatal Ed，2019，104：F655-F659.

[40] DE LUCA D，AUTILIO C，PEZZA L，et al. Personalized medicine for the management of RDS in preterm neonates[J]. Neonatology，2021，118（2）：127-138.

[41] DE LUCA D. Respiratory distress syndrome in preterm neonates in the era of precision medicine：a modern critical care-based approach[J]. Pediatr Neonatol，2021，62（Suppl 1）：S3-S9.

[42] LIU J，SHI Y，DONG J Y，et al. Clinical characteristics，diagnosis and management of respiratory distress syndrome in full-term neonates[J]. Chin Med J（Engl），2010，123（19）：2640-2644.

[43] DE LUCA D，VAN KAAM A H，TINGAY D G，et al. The Montreux definition of neonatal ARDS：biological and clinical background behind the description of a new entity[J]. Lancet Respir Med，2017，5（8）：657-666.

[44] RONG Z，MO L，PAN R，et al. Bovine surfactant in the treatment of pneumonia-induced-neonatal acute respiratory distress syndrome（NARDS）in neonates beyond 34 weeks of gestation：a multicentre，randomized，assessor-blinded，placebo-controlled trial[J]. Eur J Pediatr，2021，180（4）：1107-1115.

[45] DE LUCA D，OGO PAOLA，KNEYBER M C，et al. Surfactant therapies for pediatric and neonatal ARDS：ESPNIC expert consensus opinion for future research steps[J]. Crit Care，2021，25（1）：75.

[46] SCOTT B L，BONADONNA D，OZMENT C P，et al. Extracorporeal membrane oxygenation in critically ill neonatal and pediatric patients with acute respiratory failure：a guide for the clinician[J]. Expert Rev Respir Med，2021，15（10）：1281-1291.

[47] HOOVEN T A，POLIN R A. pneumonia[J]. Semin Fetal Neonatal Med，2017，22（4）：206-213.

[48] LISZEWSKI M C，LEE E Y. Neonatal lung disorders：pattern recognition approach to diagnosis[J]. AJR Am J Roentgenol，2018，10（5）：964-975.

[49] OFMAN G，PRADARELLI B，CABALLERO M T，et al. Respiratory failure and death in vulnerable premature children with lower respiratory tract illness[J]. J Infect Dis，2020，222（7）：1129-1137.

[50] ISAAC A，ZHANG H，SOON SR，et al. A systematic review of the evidence on spontaneous resolution of laryngomalacia and its symptoms[J]. Int J Pediatr Otorhinolaryngol，2016，83（1）：78.

[51] COOPER T，BENOIT M，ERICKSON B，et al. Primary presentations of laryngomalacia[J]. JAMA Otolaryngol Head Neck Surg，2014，140：521.

[52] FARIA J，BEHAR P. Medical and surgical management of congenital laryngomalacia：a case-control study[J]. Otolaryngol Head Neck Surg，2014，151：845.

[53] CARRION A，Brown JL，Laurent ME. What is laryngomalacia? [J]. Am J Respir Crit Care Med，2018，197（7）：11-12.

[54] ALHASSEN Z，VALI P，GUGLAN L，et al. Recent advances in pathophysiology and management of transient tachypnea of newborn[J]. J Perinatol，2021，41（1）：6-16.

[55] HAGEN E，CHU A，LEU C. Transient tachypnea of the newborn[J]. Neo Reviews，2017，18（3）：e141-e148.

[56] IBRAHIM M，OMRAN A，ABDALLAH NB，et al. Lung ultrasound in early diagnosis of neonatal transient tachypnea and its differentiation from other causes of neonatal respiratory distress[J]. J Neonatal Perinatal Med，2018，11（3）：281-287.

[57] MORESCO L，ROMANTSIK O，CALEVO MG，et al. Non-invasive respiratory support for the management of transient tachypnea of the newborn[J]. Cochrane Database Syst Rev，2020，4：CD013231.

[58] GUPTA N，BRUSCHETTINI M，CHAWLA D. Fluid restriction in the management of transient tachypnea of the newborn[J]. Cochrane Database Syst Rev，2021，2：CD011466.

[59] HIGGINS RD，JOBE AH，KOSO-THOMAS M，et al. Bronchopulmonary dysplasia：executive summary of a workshop[J]. J Pediatr，2018，197：300-308.

[60] ONLAND W，COOLS F，KROON A，et al. Effect of hydrocortisone therapy initiated 7 to 14 days after birth on mortaliy or BPD among very preterm infants receiving mechanical ventilation：a randomized clinical trial[J]. JAMA，2019，321（4）：354-363.

[61] MANDELL EW，KRATIMENOS P，ABMAN SH，et al. Drugs for the prevention and treatment of bronchopulmonary dysplasia[J]. Clin Perinatol，2019，46：291-310.

[62] GARCIA-PRATS JA. Meconium aspiration syndrome：pathophysiology，clinical manifestations，and diagnosis[OL]. UpToDate，Topic 4971，Version 22.0.

[63] GARCIA-PRATS JA. Meconium aspiration syndrome：prevention and management[OL]. UpToDate，Topic 5011，Version 45.0.

[64] LINDENSKOV PH，CASTELLHEIM A，SAUGSTAD OD，et al. Meconium aspiration syndrome：possible pathophysiological mechanisms and future potential therapies[J]. Neonatology，2015，107（3）：225-230.

[65] CHERRTI S，BHAT BV，ADHISIVAM B. Current concepts in the management of meconium aspiration syndrome[J]. Indian J Pediatr，2016，83（10）：1125-1130.

[66] OLIVEIRA CPL，FLÔR-DE-LIMA F，ROCHA GMD，et al. Meconium aspiration syndrome：risk factors and predictors of severity[J]. J Matern Fetal Neonatal Med，2019，32（9）：1492-1498.

[67] KUMAR A，KUMAR P，BASU S. Endotracheal suctioning for prevention of meconium aspiration syndrome：a randomized controlled trial[J]. Eur J Pediatr，2019，178（12）：1825-1832.

[68] PANDITA A，MURKI S，OLETI T P，et al. Effect of nasal continuous positive airway pressure on infants with meconium aspiration syndrome：a randomized clinical trial[J]. JAMA Pediatr，2018，172（2）：161-165.

[69] THORNTON P D，CAMPBELL R T，MOGOS M F，et al. Meconium aspiration syndrome：incidence and outcomes using discharge data[J]. Early Hum Dev，2019，136（9）：21-26.

[70] JENG M J，LEE Y S，TSAO P C，et al. Neonatal air leak syndrome and the role of high-frequency ventilation in its prevention[J]. J Chin Med Assoc，2012，75（11）：551-559.

[71] RATCHADA K，RAHMAN A，PULLENAYEGUM E M，et al. Positive airway pressure levels and pneumothorax：a case-control study in very low birth weight infants[J]. J Matern Fetal Neonatal Med，2011，24（7）：912-916.

[72] BHATIA R，DAVIS P G，DOYLE L W，et al. Identification of pneumothorax in very preterm infants[J]. J Pediatr，2011，159（1）：115-120.e1.

[73] Fernandes C G. Pulmonary air leak in the newborn[OL]. UpToDate，Topic 4995，Version 17.0.

[74] MURPHY M C，HEIRING C，DOGLIONI N，et al. Effect of needle aspiration of pneumothorax on subsequent chest drain insertion in newborns：a randomized clinical trial[J]. J AMA Pediatr，2018，172（7）：664-669.

[75] SCHOLL J E，YANOWITZ T D. Pulmonary hemorrhage in very low birth weight infants：a case-control Analysis[J]. J Pediatr，2015，166（4）：1083-1084.

[76] SUN B，MA L，LIU X，et al. Development of neonatal respiratory and intensive care：Chinese perspectives[J]. Neonatology，2012，101（2）：77-82.

[77] ZHANG L，QIU Y，YI B，et al. Mortality of neonatal respiratory failure from Chinese northwest NICU network[J]. J Matern Fetal Neonatal Med，2017，30（17）：2105-2111.

[78] WILD K T，RINTOUL N，KATTAN J，et al. Extracorporeal Life Support Organization（ELSO）：guidelines for neonatal respiratory failure[J]. ASAIO，2020，66：463-470.

[79] LAKSHMINRUSIMHA S，SAUGSTAD O. The fetal circulation，pathophysiology of hypoxemic respiratory failure and pulmonary hypertension in neonates，and the role of oxygen therapy[J]. J Perinatol，2016，36（S2）：s3-s11.

[80] MURACA M C，NEGRO S，SUN B，et al. Nitric oxide in neonatal hypoxemic respiratory failure[J]. J Matern Fetal Neonatal Med，2012，25（1）：47-50.

第十章

消化系统疾病

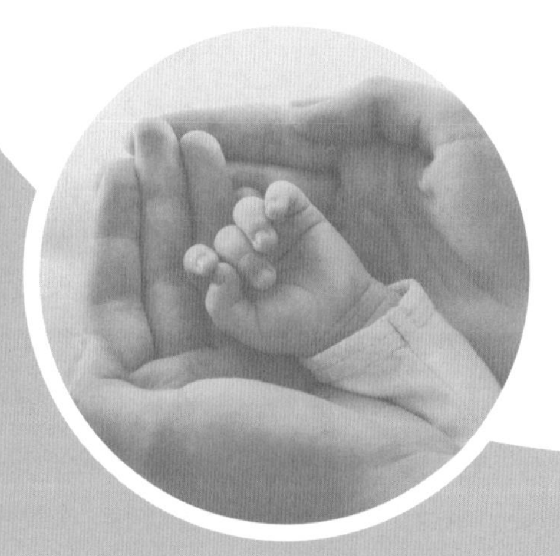

第一节 新生儿呕吐和腹胀

新生儿呕吐和腹胀为新生儿期常见的消化道症状。呕吐由呕吐中枢控制，其位于脑干延髓外侧的网状结构。位于胃肠道、颅脑等处的感受器可通过大脑皮层及边缘系统、前庭系统、第四脑室及附近的化学感受器、迷走神经和内脏神经这4种途径刺激呕吐中枢。呕吐中枢一旦被激活，将引起胃部排空延迟、腹肌和膈肌强有力的节律性收缩、以及食管括约肌的松弛，最终引起呕吐。新生儿出现反复且剧烈的呕吐时，容易导致电解质紊乱、机体脱水、消化道出血等并发症的发生。早产儿呕吐物易呛入气道引起吸入性肺炎，甚至窒息。腹胀主观上为腹部饱胀的感觉，客观上表现为腹围的增大，因新生儿无法表述自身感觉，临床上仅表现为肉眼可见的腹部膨隆。腹胀不仅影响机体的消化及排泄，重者可导致膈肌上抬，影响呼吸以及心脏的血液循环。因此，如何从根源上寻找新生儿呕吐和腹胀病因并及时解决尤为关键。

一、诊断要点

（一）病因和临床特点

1. 内科性呕吐　以呕吐奶汁和咖啡样物为主，呕吐物不含胆汁或粪便成分，无肠梗阻（假性肠梗阻除外）表现；常伴消化道以外的症状和体征如青紫、呼吸困难、心动过速等；X线腹部立位平片无异常征象。可有围产期窒息史、难产史、产前感染、喂养不当、过敏史、服药史等。

2. 外科性呕吐　呕吐物多数情况下含有胆汁或粪便成分，多为喷射状，呕吐量大，有明显肠梗阻表现，可有羊水过多史，反复严重呕吐易导致脱水和电解质紊乱。呕吐物为奶液及乳凝块考虑幽门口以上消化道痉挛/狭窄；草绿色或粪渣样呕吐物提示下消化道梗阻；食管闭锁与食管气管瘘，生后即表现流涎及吐沫，喂水或喂奶时即有呛咳、发绀、呼吸困难，且逐渐加重；呕吐胆汁样物提示十二指肠壶腹胆总管开口以下部位的梗阻；呕吐物为胆汁样和粪便样物提示回肠闭锁或狭窄；新生儿巨结肠的呕吐物以胆汁样物为多，亦可为乳汁或粪便样物。X线腹部立位平片、胃肠道造影检查、腹部B超、胃镜可发现各种消化道病变的特征。

3. 生理性腹胀　正常新生儿特别是早产儿在喂奶后常有轻度腹胀，但无其他症状和体征，亦不影响生长发育。

4. 病理性腹胀　主要因感染、缺氧、缺血、先天畸形等所致。根据发病机制可分为肠梗阻、腹水和气腹3大类。①机械性肠梗阻表现有较规律的阵发性哭闹，伴呕吐，呕吐物常含胆汁、血液或粪汁，无或仅有少量粪便、气体排出，吐后哭闹可暂缓解。腹部可见肠型，肠鸣音增强或有气过水声，病变局部有明显压痛和/或包块。腹部X线立位平片可见2个以上肠腔内液平面以及各种疾病所特有的改变，晚期可合并麻痹性肠梗阻。②麻痹性肠梗阻腹部弥漫性膨隆，肠型轮廓不清或有粗大而松弛的管形，腹壁有轻度水肿，晚期可呈紫蓝色。肠鸣音明显减弱或消失。③腹水典型表现为全腹部弥漫性膨隆，腹水多时腹部可呈蛙腹状。X线腹部立位平片见到腹腔内游离液体。④气腹可有面色苍白或发绀、呼吸窘迫、心动过速或过缓等病情迅速恶化表现。X线透视或腹部立位平片见到腹腔及膈下游离气体。

（二）辅助检查

1. 血清学检查 必要时检查血常规、肾功能、肝功能、C反应蛋白等，以便及时了解患儿是否合并感染、内环境紊乱情况及脱水的性质，考虑乳糖不耐受的新生儿需检测半乳糖。

2. 腹部平片 怀疑外科情况时应行腹部X线检查，腹部立位及左侧卧位摄片可作为排查新生儿消化道穿孔或梗阻的首选辅助检查。典型的消化道穿孔表现为膈下游离气体，气液平面通常提示空肠以上消化道梗阻，空肠梗阻为“鱼肋征”，结肠袋型提示结肠梗阻。腹部平片亦可提示其他疾病：特征性的肠壁积气提示坏死性小肠结肠炎，泌尿系结石提示输尿管高密度影。

3. 消化道造影 消化道显影建立在腹部平片的基础上，以钡剂或泛影葡胺为显影剂（新生儿常选用泛影葡胺），有助于诊断消化道畸形（如气管食管瘘、先天性肠闭锁、小肠旋转不良等）、胃食管反流、消化道局部狭窄/梗阻、先天性巨结肠等消化系统疾病。

4. 腹部超声 具有可操作性强、无辐射，无创等优点，现已广泛应用于临床，其诊断幽门狭窄的敏感性及特异性高达100%；可疑肠旋转不良时，超声可了解肠系膜上动脉和静脉的解剖关系；新生儿坏死性小肠结肠炎的腹部超声检查常提示肠袢扩张、肠腔蠕动减慢及腹腔积液；典型的肠套叠在超声图像中可显示出“双轨征”。

5. 腹部CT及磁共振 可清晰成像腹腔脏器，但CT辐射量大，MRI对新生儿镇静要求高，临床应用有限。

6. 胃肠镜检查 胃肠镜为侵入性检查，鲜在新生儿中应用。其可直观了解消化道的各种病变：气管食管瘘、溃疡、出血、息肉、异物等。亦可切取部分标本进行活检，有助于明确先天性巨结肠的诊断。

7. 24h胃食管pH值加阻抗动态监测 这是诊断病理性胃食管反流的金标准。检查前需停用促胃动力药2~3天，禁用抑制胃酸药物。

（三）鉴别诊断

新生儿呕吐和腹胀病因复杂，病情变化快，应及时分析病因，对症处理。一般可分为内科性疾病和外科性疾病，以内科性疾病常见。

1. 内科性疾病

（1）感染性疾病 ①肠道感染性疾病、新生儿坏死性小肠结肠炎可引起呕吐伴腹胀。②肠道外感染：新生儿败血症、脓毒症、新生儿肺炎、新生儿化脓性脑膜炎等可引起呕吐和腹胀。

（2）非感染性疾病 ①羊水咽下综合征、应激性溃疡等胃黏膜受到刺激引起呕吐，可不伴腹胀。②胃食管反流、幽门痉挛等胃肠动力学障碍性疾病引起呕吐，可不伴腹胀。③新生儿缺氧缺血性脑病、颅内出血、新生儿窒息、脑积水等引起呕吐和/或腹胀。④电解质紊乱：高钾血症、低钙血症、低糖血症可引起呕吐；低钾血症、低镁血症可引起腹胀。⑤先天性遗传代谢性疾病：先天性肾上腺皮质增生症、苯丙酮尿症等可引起呕吐。

2. 外科性疾病 主要见于消化道畸形。①食管闭锁、气管食管瘘。②先天性肥厚性幽门狭窄、胃扭转、胃穿孔、食管裂孔疝。③肠旋转不良、肠狭窄、肠闭锁、肠重复畸形、胎粪性肠梗阻、先天性巨结肠、肛门及直肠闭锁或狭窄、肠套叠、肠穿孔。④其他外科情况：嵌顿疝、阑尾炎等。

二、治疗原则和措施

1. 一般治疗

（1）体位 考虑颅内压升高的新生儿应保持头高脚低位，胃食管反流的患儿可取头高左侧卧位。

（2）喂养　呕吐剧烈和腹胀明显的新生儿应禁食，同时胃肠减压，做好静脉营养补充热量。

（3）考虑牛奶蛋白过敏、乳糖不耐受的新生儿应予深度水解蛋白配方奶、氨基酸配方奶、无乳糖配方奶等特殊配方奶喂养，胃食管反流患儿可选用抗反流配方奶粉。

（4）洗胃　咽下综合征可用温生理盐水或1%碳酸氢钠洗胃。

（5）胃肠减压　如患儿腹胀严重伴频繁呕吐，则需持续胃肠减压；开塞露通便，减少胃肠气体潴留，保持排便通畅。新生儿清洁灌肠应仔细，否则容易导致消化道穿孔。

2. 对症治疗

（1）解痉止吐　幽门痉挛可在喂奶前15~20min逐滴滴入1：（1 000~2 000）的阿托品，观察患儿达到临床阿托品化（面色潮红）即应停止。

（2）促进胃肠蠕动和排空　5-羟色胺受体激动剂（莫沙必利）及多巴胺受体拮抗剂（甲氧氯普胺、多潘立酮）可促进胃排空及胃肠蠕动，红霉素可抑制胃动素与自身受体结合从而松弛胃肠平滑肌，但上述药物因其明显的副作用在新生儿中并不常用。

（3）纠正水、电解质紊乱　及时静脉补充钾、钙、钠等电解质，定期复测电解质。脱水患儿应根据液体疗法实施抢救，监测尿量。

（4）抗生素　坏死性小肠结肠炎、细菌性肠炎、细菌性腹膜炎等消化系统细菌感染的新生儿，应尽早给予抗生素。

（5）输注血液制品　呕血且出血量较多引起贫血的新生儿应适当输注红细胞纠正贫血，凝血功能障碍者应输注血浆补充凝血因子。考虑感染病情重时可使用静脉用丙种球蛋白增强免疫。

（6）出现腹水的新生儿可通过腹腔穿刺引流出腹水，减轻腹胀。

3. 病因治疗　外科性呕吐需及时或择期手术治疗；内科性呕吐针对引起呕吐的原因进行干预。

三、护理和监护要点

腹胀可使膈肌上抬，影响心肺循环，呕吐过多可致脱水甚至休克，呕吐还容易引起误吸、窒息。因此，应密切监测生命体征和病情变化，多巡视，发现问题及时处理。

四、诊疗关键点和难点

1. 对于新生儿呕吐，要详细询问母亲妊娠史、分娩史、喂养史、有无遗传和畸形病史；询问每次呕吐发生的时间、性状、成分、呕吐量和动作以及伴随症状，进行全面查体，尤其是肠鸣音、肠型和胃蠕动波等体征对呕吐的鉴别诊断有重要意义。

2. 首先要根据呕吐的发生时间、伴随症状、相应体征及特点鉴别是内科性还是外科性呕吐，是否存在感染，是全身性疾病还是消化道本身疾病，是否伴有机械性或麻痹性肠梗阻等，从而尽早明确诊断。

3. 对于腹胀，首先要区分是生理性还是病理性，是局部膨隆还是全腹胀，是肠梗阻、腹水还是气腹引起。

（李伟中　林晓波）

第二节　新生儿胃食管反流

胃食管反流（gastroesophageal reflux）是指胃内容物，包括从十二指肠流入胃的胆盐和胰酶等反流入食管的一种常见临床症状，分为生理性和病理性两类。新生儿尤其是早产儿存在吞咽动作不协调、食管上括约肌未紧闭、食管下括约肌压力低、贲门括约肌不发达等生理结构特点，导致其更容易发生胃食管反流。当胃食管反流引起呕吐、呛咳、呼吸暂停等一系列临床症状及食管炎症或狭窄等器质性病变时，可称为胃食管反流病（gastroesophageal reflux diseases，GERD）。目前关于胃食管反流病的诊断并无明确定义，仅靠临床症状确诊可能延长患儿的住院时长；经验性使用抑酸护胃、促胃肠动力等药物又可增加新生儿药物不良反应的发生率。

一、诊断要点

（一）病史和高危因素

早产儿、支气管肺发育不良、颅内出血、新生儿脑病、神经功能障碍、牛奶蛋白过敏、食管下段括约肌松弛及松弛时间延长、食管黏膜损伤或炎症侵袭、胃排空延迟、食管裂孔疝等均为胃食管反流高危因素。新生儿在反流及偶尔的呕吐基础上出现激惹、反复呛咳、呼吸暂停、腹胀等临床症状时，应高度警惕胃食管反流病。

（二）临床特点

1. 新生儿生理性胃食管反流一般无症状或仅表现为喂养后溢奶，出生后第1周即可发生。俯卧和左侧卧位可一定程度缓解胃食管反流的发生，但会增加猝死风险。

2. 新生儿胃食管反流病临床症状无特异性，可表现为哭闹不安、拱背，呕吐、拒食、腹胀，慢性咳嗽、呛咳、呼吸暂停，心动过缓，贫血、生长停滞、营养不良等。

3. 当呕吐物被吸入气道时，可以引起反复发作性气管炎、吸入性肺炎，严重时甚至引起窒息危及生命。长期胃食管反流病可导致一系列并发症如反流性食管炎、复发性中耳炎。

4. 当新生儿出现呕血、喷射样呕吐、血便、反复腹胀、发热、胆汁性呕吐等症状时，诊断胃食管反流病可能性低，应仔细辨别，否则容易误诊。

5. 顽固性胃食管反流病指确诊胃食管反流病后临床症状持续满8周未见好转。

（三）辅助检查

1. 上消化道造影　新生儿可用泛影葡胺，观察食管形态、动力改变、胃食管区解剖形态及判断是否存在合并症，并排除其他食管畸形。方法简便易行，使用广泛。

2. 超声检查　作用有限，对诊断胃食管反流病无重要意义，主要用于排除先天性消化道畸形如幽门肥厚性狭窄的诊断。

3. 食管胃十二指肠镜检查　可以排除各种类型的食管炎，以及可能加重胃食管反流病的疾病，如食管狭窄和Barret食管。

4. 食管测压　主要用于鉴别胃肠道运动障碍和神经肌肉疾病，以及识别胃食管反流的高危因素，如食管下段括约肌压力降低。但无法诊断胃食管反流病。

5. 食管pH值测定及24h食管多通道腔内阻抗

pH值监测（pH-MII）可直观明确病理性食管酸暴露，有助于诊断胃食管反流病。同时可作为疗效评估及了解急性症状与反流事件的相关性。局限性为操作要求高，缺乏正常值对比以及不适用于非酸性反流新生儿。

（四）鉴别诊断

新生儿喂养后呕吐通常是由腹胀引起的，不能随意诊断胃食管反流；反复的呕吐应排除先天性消化道畸形、颅内病变等情况；出现腹胀应警惕肠梗阻；慢性腹泻伴血便应考虑牛奶蛋白过敏、肠炎。患儿激惹合并发热时考虑新生儿败血症的可能。

二、治疗原则和措施

（一）非药物治疗

1. 体位的改变　抬高床头15°～30°、左侧卧位可减少胃食管反流的发生；但不推荐在沉睡的新生儿采用体位疗法。

2. 少量多餐，减少每餐喂养摄入量。

3. 增稠喂养　适当增稠乳汁或采用抗反流配方奶粉。

4. 非药物治疗无效的新生儿，可采取牛奶蛋白过敏的喂养管理　进行为期2～4周的乳制品排除试验，首选深度水解蛋白配方奶或氨基酸配方奶喂养。

5. 肠内管饲喂养　对于体重增长不理想及反流严重的新生儿可采用管饲肠内喂养，但应注意锻炼吸吮，做好评估工作，以确保尽快脱离胃管。

（二）药物治疗

1. 质子泵抑制剂　推荐用于存在客观依据诊断酸性反流的新生儿，不推荐用于一般胃食管反流患儿，且治疗期间应监测食管pH值。代表性药物为奥美拉唑（omeprazole），0.6～0.8mg/kg，每天1次，口服；艾司美拉唑（esomeprazole），0.5～1.0mg/kg，每天1次，口服，疗程一般不超过4周。相关副作用为刺激胃肠细菌过度生长，低镁血症及后期骨折的风险。

2. H_2受体拮抗剂　西咪替丁（cimitidine），每次3～5mg/kg，每天2~4次，口服；雷尼替丁（ranitidine），每次3～4mg/kg，每天2次，口服；法莫替丁（famotidine），每次1～2mg/kg，每天2次，口服。由于缺乏高质量的研究数据，且有增加NEC发生的风险，并不推荐胃食管反流病婴儿常规使用。

3. 促胃肠动力药　多潘立酮（吗丁啉，motilium），每次0.3mg/kg，每天2~3次，口服，奶前30min服用；因存在心律失常、Q-T间期延长、肥厚性幽门狭窄等副作用，不推荐在新生儿使用。红霉素及其衍生物，每次1~5mg/kg，每天3次，口服。

4. 作用于GABA受体的抗痉挛性药物　巴氯芬可减少食管下括约肌松弛，但因其存在戒断症状，可影响神经精神功能等副作用，临床指南仅允许用于常规治疗无效的胃食管反流病确诊病例。

（三）手术治疗

腹腔镜胃底折叠术取代了腹腔开放性胃底折叠术，手术方法由原来的食管下端360°全包裹改为180°半包裹。适应证包括：①胃食管反流病危及生命，如心肺衰竭；②常规保守治疗6周无效；③需要长期药物治疗的胃食管反流病患儿。新生儿期基本不采取手术治疗，相关手术往往在婴儿期完成。

三、护理和监护要点

1. 体位疗法在一定程度上可缓解胃食管反流症状，但需严密监测患儿的生命体征，避免呕吐误吸、窒息、猝死。

2. 胃食管反流病新生儿应做到床旁按需喂养，少量多餐，避免过度喂养，调整喂养量及喂养间隔时间时应缓慢减量，逐渐适应。

3. 监测生长发育，定期称体重，测量腹围及皮下脂肪厚度。

四、诊疗关键点和难点

1. 目前尚无 “金标准” 可明确胃食管反流病，新生儿期胃食管反流更多依靠临床症状明确诊断。应时刻关注新生儿的症状表现，切勿过度检查。

2. 存在生理性反流、仅有行为改变（激惹、哭闹不安）、食管外症状（咳嗽、喉喘鸣）等情况的新生儿均不建议使用药物治疗；明确糜烂性食管炎的患儿是使用药物治疗的强有力指征。

（李伟中　林晓波）

第三节　新生儿消化道出血

消化道出血为新生儿科常见症状之一。上消化道出血为Treitz韧带近端，即食管、胃、十二指肠上段出血，多表现为呕血或排柏油样便；下消化道出血为Treitz韧带远端，通常指小肠和结肠出血，多表现为便血，为鲜红、暗红或果酱样便，出血量多时可反流到胃引起呕血。

一、诊断要点

（一）病史和高危因素

早产、新生儿呼吸窘迫综合征、支气管肺发育不良、先天性宫内感染、新生儿败血症、新生儿缺血缺氧性脑病、牛奶蛋白过敏、维生素K缺乏、创伤、血小板减少、血管发育畸形、寒冷损伤综合征、凝血功能障碍、非甾体类抗炎药、糖皮质激素的使用等均为新生儿消化道出血高危因素。当患儿胃管回抽出鲜红色/咖啡色胃内容物、呕血、排黑便或黏液血便、粪便常规隐血试验阳性，均提示新生儿消化道出血。

（二）临床特点

消化道出血的主要临床表现为呕血、便血或两者并存。除胃肠道出血症状外，可出现呼吸、心率加快，喂养不耐受，黄疸，贫血等非特异性临床表现。

体格检查要重点查看有无淤点瘀斑、口鼻腔黏膜完整性、肤色苍白或黄染、腹部膨隆、腹肌紧张、腹壁静脉显露、肠鸣音、肝脾肿大等情况。

（三）辅助检查

1. 完善血常规、粪便常规、隐血试验、血浆氨、尿素氮、凝血功能、肝功能等检查。

2. X线检查　通常难以明确消化道出血的病因诊断，但可用于排除穿孔、非金属异物、肠梗阻等危急情况。

3. 腹部超声　对脾脏肿大及门静脉高压有一定特异性。

4. 消化道造影　患儿病情平稳时可实施，急性消化道出血禁用。造影剂选用泛影葡胺，可了解消化道通畅情况并发现占位性病变。

5. 内镜检查　可用于诊断和治疗的方法，对于明确出血部位有独特的优势。推荐急性、重度消化道出血的新生儿在病情发展的24~48h内实施内镜检查。局限性为新生儿消化道管径小，操作难度高，鲜有适配的治疗性导管和止血装置，且可能需要气管插管或麻醉，增加了操作的风险。

（四）鉴别诊断

1. 上消化道出血　以呕血和黑便为主要表现，当血液快速通过肠道时也可以表现为排鲜红色血便。常见应激性溃疡、新生儿出血性疾病等。

（1）应激性溃疡　当患儿处于缺氧、感染、休克、呼吸衰竭、颅脑损伤等状态时，机体处于应激状态，儿茶酚胺分泌增多，胃酸分泌亢进，促使溃疡发生，引起消化道出血。主要是胃和十二指肠黏膜的糜烂、溃疡和出血。

（2）新生儿出血性疾病　维生素K缺乏、先天性凝血因子缺乏、弥散性血管内凝血等引起的消化道出血。当出现皮肤散在出血点或静脉穿刺部位止血困难时应引起注意，进行相关血液项目检查，及时处理。

2. 下消化道出血　大多表现为排鲜红血便或黑便，鲜血便或便后滴血提示结直肠病变，炎症性病变大便带黏液脓血，黑便多为空回肠或上消化道病变，粪便隐血试验阳性。下消化道出血常见于坏死性小肠结肠炎、过敏性肠炎、肛裂、感染性肠炎、先天性肠旋转不良等。

（1）坏死性小肠结肠炎　是新生儿特别是早产儿下消化道出血常见原因。坏死性小肠结肠炎的高危因素包括：早产、缺氧、感染、不恰当喂养、动脉导管未闭、红细胞增多症、休克等。临床主要表现为腹胀、呕吐、血便，严重时可导致肠穿孔。腹部X线片可见肠管扩张、肠壁积气、门静脉积气，穿孔时可见气腹征。

（2）肛裂　肛裂也是新生儿下消化道出血的常见原因，表现为粪便或尿裤上面附着有鲜红色血液，但出血量较少，患儿一般情况好。仔细检查肛门可明确诊断。

（3）过敏性肠炎　主要见于牛奶蛋白过敏的患儿，表现为黏液血便。牛奶蛋白中主要的过敏原是β乳球蛋白和α乳球蛋白。这些过敏原能够激发机体产生IgE介导的免疫反应或非IgE介导的免疫反应，从而使患儿出现过敏症状。可根据病史、体格检查、皮肤点刺试验、血清牛奶特异性IgE检测、嗜酸性粒细胞相关检查、牛奶回避口服激发试验和特应性斑贴试验等进行诊断。需要与坏死性小肠结肠炎和感染性肠炎相鉴别。

（4）感染性肠炎　致病性大肠埃希菌性肠炎、侵袭性大肠埃希杆菌肠炎、肠出血性大肠埃希杆菌肠炎等都可出现血便，但患儿有感染症状，如发热、腹泻、呕吐甚至脱水等。可行血常规、C反应蛋白、粪便常规、粪便隐血、粪便细菌培养等检查进一步明确诊断。

二、治疗原则和措施

1. 一般处理　禁食、胃肠减压，大便潜血阴性后可恢复喂奶；保持安静及呼吸道通畅；保证热量及液体入量，纠正酸碱失衡；抗感染；对于出血量大、进行性出血、休克、弥漫性血管内凝血的新生儿，应尽早输血（新鲜同型血、悬浮红细胞、血浆或冷沉淀等）。

2. 局部止血

（1）去甲肾上腺素灌注　去甲肾上腺素8mg加入50~100mL温盐水中混匀，每次抽取10～20mL混悬液，经胃管注入胃内，保留30min，再吸出，可重复。目前已不推荐冰盐水洗胃，因其可能导致新生儿低体温。

（2）通过胃管注入药物止血，保护胃黏膜　适量注入凝血酶、云南白药等止血；适量注入蒙脱石散、磷酸铝凝胶等保护胃黏膜。

（3）内镜下止血治疗。

3. 全身静脉滴注抑酸剂及止血药物

（1）奥美拉唑　0.7～1mg/kg，每天1~2次，用生理盐水20mL，静脉滴注15~30min。

（2）止血敏（酚磺乙胺）　5～10mg/kg，每天2~3次，静脉注射。

（3）立止血　每次0.33U，静脉滴注或肌内注射。

（4）止血芳酸　每次100mg，静脉注射。

（5）生长抑素　负荷量0.25mg，静脉推注，以0.25mg/h速度静脉滴注维持，注意监测血糖。

（6）维生素K_1　每次2.5～5mg，静脉注射，每天1次。

4. 手术治疗　保守治疗无效且每天需大量输血，疑有胃肠道坏死或穿孔时，手术治疗。

5. 病因治疗　对于牛奶蛋白过敏患儿母乳喂养者，母亲回避常见容易引起过敏的食物，继续母乳喂养；配方乳喂养者，给予氨基酸配方或深度水解蛋白配方。

三、护理和监护要点

1. 监测生命体征　出血量大的新生儿通常伴随血流动力学的不稳定，休克较常见，因此需监测血压、脉搏、心率、呼吸、尿量、毛细血管充盈时间等早期休克的指标。

2. 呕血量多的患儿需保持头侧位，避免误吸，同时保证气道开放，呼吸通畅，必要时需留置胃管。

3. 减少刺激，保持患儿安静状态。

四、诊疗关键点和难点

1. 注意排除假性呕血和便血，如咽下综合征、食物/药物影响。

2. 根据便血的颜色和呕血是否含胆汁等对出血位置初步定位。

3. 根据失血量的多少（＜20mL为小量，＞200mL为大量）和速度、失血的原因及其基础疾病，对消化道出血的轻重作出判断。

（李伟中　林晓波）

第四节　新生儿腹泻

腹泻是新生儿常见的临床问题之一，主要表现为大便次数增加及性状改变。新生儿各个系统发育均不成熟，免疫功能未完善，因此消化功能容易受到影响从而出现腹泻。新生儿腹泻常合并呕吐、纳差、拒食，短期内大量的液体流失且无法及时得到补充时，容易出现电解质紊乱、脱水，甚至休克，长期腹泻则可引起营养不良、生长发育落后。新生儿腹泻可以分为感染性腹泻和非感染性腹泻。

一、诊断要点

（一）病因和临床特点

1. 感染性腹泻　也称为肠炎，由细菌、病毒、真菌、寄生虫等感染引起。新生儿出生时通过产道咽入母亲产道中的病原体，或者新生儿接触了带菌的父母及家人、污染的食物、用具而获得感染。

（1）大肠埃希菌肠炎

1）致病性大肠埃希菌（EPEC）是新生儿腹泻最常见的致病菌。起病多较缓慢，开始轻，逐渐加重，大便为黄色蛋花样或有较多黏液，有时可带有血丝，有腥臭味。可伴有呕吐、低热。粪便镜检可见白细胞，抗乳铁蛋白乳胶珠凝集试验呈阳性。

2）产毒性大肠埃希菌（ETEC）排稀便或稀水样便，通常不带黏液血便，有自限性。少数患儿伴随发热和呕吐。

3）黏附-聚集性大肠埃希菌（EAEC）是发展中国家水样腹泻的主要致病微生物之一，临床表现为暴发性散在流行的水样分泌性腹泻，带黏液，1/3患儿可带血便，伴低热，鲜有呕吐。多为自限性，也可迁延。

4）出血性大肠埃希菌/产志贺毒素大肠埃希菌（EHEC/STEC）以血便为主，近半数患儿血性腹泻期间出现呕吐症状，可合并黄疸、血小板减少性紫癜、肠套叠、胰腺炎、肝炎、溶血尿毒综合征等并发症。

5）侵袭性大肠埃希菌（EIEC）主要累及结肠，黏附和侵入结肠黏膜。大便为痢疾样，有时伴脓血，带腥臭味。粪便镜检见白细胞。

（2）沙门氏菌肠炎　分为伤寒沙门氏菌和非伤寒沙门氏菌。非伤寒沙门氏菌表现为炎症性腹泻、呕吐、发热及腹部绞痛；伤寒沙门氏菌感染的典型症状包括“豌豆汤样”腹泻、腹痛、高热不退、肝脾肿大及“玫瑰疹”。少数病例可出现血性腹泻，沙门氏菌可引起肠道外其他器官的局灶性感染，如骨髓炎、脑膜炎、肠胃炎和尿路感染。

（3）志贺菌属肠炎　潜伏期为1～4天，通常在5～7天内痊愈。临床表现为发热、水样腹泻、腹部绞痛及肌痛，后期随着腹泻次数减少可出现黏液血便。

（4）轮状病毒肠炎　轮状病毒肠炎暴发流行具有明显的季节性，多发生于10～12月份。轮状病毒主要通过粪口途径传播。轮状病毒肠炎起病急，可先出现呕吐、发热，开始常伴有呼吸道感染症状，后出现排水样便或米汤样大便，疾病有自限性，腹泻多于5～7天能自愈。但严重病例可引起脱水、电解质紊乱、酸中毒。

（5）诺如病毒肠炎　临床上常呈一定小区域内的暴发性流行，以水样腹泻、发热、呕吐多见，持续时间短，病程为3～7天，严重者可引起新生儿坏死性小肠结肠炎。

（6）真菌性腹泻　多发生于长期应用抗生素、糖皮质激素、免疫抑制剂或免疫缺陷的患儿。排黄绿色泡沫样稀便，亦可见豆腐渣样便，有发酵味。抗生素治疗无效。大便镜检可见真菌孢子和菌丝。

（7）抗生素相关性腹泻　应用抗生素后导致肠道菌群失调引起的腹泻。一般表现稀便、稀水样便，少数带黏液脓血，可伴腹痛及发热。

2. 非感染性腹泻　常见原因有喂养不当，通过改进喂养方法可以改善。而对于迁延性、慢性腹泻主要是由于患儿对碳水化合物、蛋白质或脂肪的消化吸收不良所致，以牛奶蛋白过敏和乳糖不耐受常见。

（1）牛奶蛋白过敏　牛奶蛋白中主要的过敏原是β乳球蛋白和α乳白蛋白。牛奶蛋白过敏可累及消化系统、皮肤、呼吸系统等多个器官和系统。在新生儿期，最常见的症状是大便中带血、腹胀及腹泻，还可以出现湿疹、腹痛、呕吐、激惹等症状。本病的诊断主要为临床诊断，需要详细询问喂养史，牛奶配方喂养和母乳喂养均可引起本病，母乳喂养应详细询问母亲膳食，在此基础上，如伴有血样便、反复呕吐、腹胀、湿疹等典型症状即可临床诊断为牛奶蛋白过敏。可再行相关辅助检查进一步确诊。

（2）乳糖不耐受症　婴儿乳糖不耐受症是由于乳糖酶缺乏，不能完全消化分解母乳或牛乳中的乳糖所引起的非感染性腹泻病。乳糖不耐受症可分为原发性和继发性两种。原发性乳糖不耐受症属于常染色体隐性遗传，先天性乳糖酶缺乏或活性不足；部分足月儿和早产儿由于肠黏膜发育不够成熟或乳糖酶活性暂时低下，也可出现乳糖不耐受症状，但是待乳糖酶活性正常后症状即可消失。继发性乳糖不耐受症多在肠道感染后引起，常见如轮状病毒引起的腹泻患儿。乳糖不耐受症患儿大便呈稀糊状，水分多，伴有泡沫、奶瓣，部分患儿溢奶、呕吐、肠胀气、肠痉挛、哭闹不安。

（3）先天性失氯性腹泻　是一种常染色体隐性遗传病，由于*SLC26A3*基因突变所致。新生儿期即开始出现持续排黄色水样便，常无胎粪排出，伴腹胀、膨隆、黄疸，生化检查可见低氯血症、低钠血症、低钾血症和代谢性碱中毒等水、电解质平衡紊乱，X线可见空、回肠充气扩张。大便中Cl^-明显增高，>90mmol/L即可诊断。腹泻常持续终生，抗生素、肠道微生物制剂及黏膜保护剂等多种治疗无效，不能缓解或减轻腹泻程度。治疗的目标是控制腹泻和维持正常的水、电解质平衡。如能早期诊断、及时给予NaCl和KCl替代治疗，远期预后较好。

（4）先天性失钠性腹泻　是一种更加罕见的常染色体隐性遗传病。该病患儿因钠氢交换蛋白3（NHE3）或肠上皮细胞钠通道（ENaC）异常导致肠道钠吸收障碍，引起粪便中钠含量增高，从而出现难治性分泌性腹泻。先天性失钠性腹泻于宫内起病，孕期可出现羊水过多、肠管扩张等表现。患儿出生后第一天即可有严重的腹胀和排出大量碱性水样大便，停止进食仍不能缓解腹泻，量大，且大便含高浓度钠（粪便Na^+ >70mmol/L），呈碱性（粪便pH>7.5），进而出现低钠血症和严重的代谢性酸中毒。由于出现大量分泌性腹泻，容易导致内环境紊乱，治疗以补液对症为主，维持水、电解质、酸碱平衡。需要终生对腹泻丢失的电解质进行替代治疗。

（二）辅助检查

1. 粪便常规及隐血试验　粪便白细胞、粪钙卫蛋白及粪乳铁蛋白检查阳性一定程度上提示炎症性腹泻，粪便镜检红细胞常提示侵袭性感染。

2. 大便细菌培养加药敏试验，检测轮状病毒、诺如病毒。

3. 血气电解质、血生化检查。

4. 牛奶蛋白过敏的实验室检查　皮肤点刺试验、血清牛奶特异性IgE检测、嗜酸性粒细胞相关检查、牛奶回避口服激发试验和特应性斑贴试验等。

5. 乳糖不耐受症实验室检查　可采用醋酸铅氢氧化铵法进行还原糖测定，还原糖≥（++）为阳性，同时检查粪pH<5.5。如乳糖阴性，但pH低，结合病史仍提示可能为乳糖不耐受症。

6. 影像学检查　如腹部立位片、彩超等在新生儿腹泻中主要为排除肠套叠、肠梗阻等急腹症情况；内镜主要针对持续不明原因腹泻的患儿，新生儿期应用有限。

二、治疗原则和措施

治疗原则：预防脱水，纠正水、电解质紊

乱，合理用药，继续喂养。

1. 一般治疗　如有明显腹胀、呕吐可暂禁食4～6h。在病情允许下宜尽早开始肠内再喂养，喂养食物以母乳及无/低乳糖含量配方奶为主，因腹泻期间患儿多合并乳糖不耐受。奶量从少量开始逐步增加浓度和奶量。水分和营养不足的成分从静脉补充。

2. 对症治疗

（1）液体疗法（参考第五章第一节）补液原则与儿童补液疗法一致，即“先盐后糖、先晶后胶，先快后慢”；核心为“定性、定量、定速”。

1）定性　根据血清钠离子含量分为等渗性脱水、低渗性脱水、高渗性脱水。等渗性脱水时用1/2等张液体，低渗性脱水和高渗性脱水分别用2/3张和1/3张液体；无法评估脱水性质时按等渗性脱水补充液体。

2）定量　补液量主要分为累计损失量、继续丢失量和生理维持量。重度脱水出现休克的新生儿予0.9%生理盐水在30min内快速滴注补充循环血量，最多累计量达60mL/kg。累计损失量：轻度脱水为30～50mL/kg，中度为50～100mL/kg，重度为100～120mL/kg。足月新生儿生理维持量为100～120mL/kg。继续丢失量按每天实际从粪、尿和呕吐物排出的量计算。

3）定速　累计损失量在8～12h补足（高渗性脱水除外），液速8～10mL/（kg·h）；后续的继续丢失量和生理维持量液速为5mL/（kg·h），在12～16h内输完。补液过程中每1～2h评估一次患儿的脱水状态，必要时可复查血常规、电解质和血气分析。新生儿补液期间应警惕液体过量，当出现水肿、心力衰竭症状时应立即停止补液。

（2）纠正酸中毒　轻度酸中毒不需要补碱性药物。中、重度酸中毒应补充碳酸氢钠。所需补充的$NaHCO_3$量（mmol）=（22-测得HCO_3^-）×0.5×体重（kg），给予5%$NaHCO_3$（0.6mmol/mL）1mL/kg，或1.4%$NaHCO_3$（0.17mmol/mL）3mL/kg，均可提高HCO_3^-约1mmol/L。5%$NaHCO_3$1mL加水2.5mL稀释等于1.4%$NaHCO_3$等张液3.5mL。一般先给计算量的1/2，用1.4%$NaHCO_3$快速静脉滴注。将其输入量从总液量中扣除。再根据实际情况决定是否继续补充。

（3）电解质的补充　腹泻、呕吐容易导致血电解质紊乱如低钠、低钾、低钙血症等，应及时予以纠正（参考第五章）。应见尿再补钾，浓度按0.15%～0.2%（每100mL液体中加10%KCl 1.5～2.0mL），静脉补充不足可口服补充。停止输液后口服补钾每天3～4mmol/kg，连续4～5天。

（4）控制感染　病毒感染不应该应用抗生素。细菌感染性腹泻应针对病原菌及药敏试验选用合适的抗菌药物。在没有获得细菌培养及药敏试验前，可经验性选用头孢哌酮、头孢曲松或头孢克肟等第三代头孢类药物或阿莫西林、氨苄西林。避免长期用药，以免发生肠道菌群失调或二重感染。应注意头孢曲松可加重胆汁淤积，黄疸新生儿谨慎使用。真菌性肠炎要停用抗菌素，给予菌群调整及抗真菌药物。

（5）益生菌疗法　目前已明确益生菌应用于腹泻患儿可缩短腹泻时间，特别是对病毒感染性腹泻及抗生素相关性腹泻，越早使用效果越好。临床较常用的益生菌包括布拉氏酵母菌、双歧杆菌、地衣芽孢杆菌等。

（6）黏膜保护剂　蒙脱石散对于消化道黏膜具有覆盖保护和修复的能力，同时可提高黏膜屏障对攻击因子的防御功能。每次1.0～1.5g，口服，每天3次。

（7）牛奶蛋白过敏治疗　牛奶蛋白过敏的患儿，如为母乳喂养，可通过母亲回避过敏原饮食治疗。如为人工喂养，可更换深度水解蛋白配方奶粉喂养保证营养供给，无效者更换为氨基酸配方奶粉治疗。

（8）乳糖不耐受症治疗　乳糖不耐受症如腹泻次数不多，每天≤4次，且不影响生长发育，不需特殊治疗。若腹泻每天＞4次，体重增加缓慢则需饮食调整，可先用无乳糖配方乳，腹泻停止3天后，再根据患儿的耐受情况，逐渐增加母乳哺喂次数，改用母乳和无乳糖配方乳混合喂养或添加乳糖酶。

三、护理和监护要点

1. 监测血压、脉搏、心率、呼吸、尿量等基础生命征。新生儿出现眼窝凹陷、前囟塌陷、精神状态改变、口唇干燥、毛细血管充盈时间延长、四肢厥冷等均提示重度脱水，需立即补液纠正；同时当新生儿出现腹胀、心电图异常等，应警惕低钾血症。

2. 动态监测血气、电解质、血糖等。

3. 做好胃肠道隔离，严格执行手卫生，避免交叉感染。

4. 保持口腔卫生及皮肤清洁，尤其臀部护理，应及时更换尿布，防止尿布疹和感染。

5. 做好出入液量记录。

6. 注意输液速度。

四、诊疗关键点和难点

1. 首先要区分感染性腹泻还是非感染性腹泻　感染性腹泻一般伴有发热、反应差、呕吐、纳差、或其他系统感染如呼吸道感染症状。感染性腹泻又必须区分为病毒性腹泻还是细菌性腹泻。约70%的水样便腹泻为病毒感染引起，不需要用抗生素。但当大便带有黏液脓血，和/或患儿伴有其他系统感染中毒症状时应警惕细菌性肠炎，可进行相关检查，如大便常规、C反应蛋白、大便细菌培养等，以及询问是否有家族史，以明确诊断。对于非感染性腹泻，也应根据患儿临床表现，大便与喂养方式的关系以及相关辅助检查，一些罕见的先天性腹泻甚至要借助基因检测才能明确诊断，然后进行相应的治疗。

2. 腹泻最常合并脱水和电解质紊乱。临床上新生儿的脱水程度经常被低估，因新生儿对液体的丢失更敏感，临床症状隐匿，有时仅表现为尿量减少，休克发生亦十分突然，应重点关注。

（李伟中　林晓波）

第五节　新生儿坏死性小肠结肠炎

新生儿坏死性小肠结肠炎（neonatal necrotizing enterocolitis，NEC）是以腹胀、呕吐、腹泻、便血为主要临床表现，以肠壁囊样积气和门静脉充气征为X线特征的新生儿肠道疾病。NEC发生率随胎龄和出生体重增加而减少，90%以上发生于早产儿和低出生体重儿；足月儿少见，仅占5%~10%。严重NEC可发生休克和多系统器官功能衰竭，病死率高达30%。

一、诊断要点

（一）病史和高危因素

一般认为NEC是多因素综合作用的结果，涉及多个“I”，即早产（immaturity）、感染（infection）、摄食（ingestion）、缺血（ischemia）、氧合不足（insufficient oxygenation）、损伤（injury）、血管内置管（intravascular catheter）和免疫因素（immunological factors）等。因此，早产、低出生体重、肠道感染、缺氧缺血、喂养不当等都是NEC发生的高危因素，此外，某些药物应用如静脉免疫球蛋白、非甾体内抗炎药（吲哚美辛或布洛芬）、H_2受体拮抗剂（如西咪替丁）或质子泵抑制剂（如奥米拉唑）也可诱发NEC；脐动脉插管、换血疗法等诊疗操作因反复抽血和输血可影响患儿血液动力学和直接引起肠系膜缺血而发生NEC。足月儿高危因素包括先天性心脏病（大血管转位、左心发育不良、PDA）、出生时窒息、红细胞增多症、换血治疗和宫内生长受限等。

（二）临床表现

发病日龄与胎龄密切相关：本病多见于胎龄＜34周的早产儿，多在经胃肠喂养后发生，一般出生7天后发病，生后2～3周较常见。足月儿发病较早，一般生后3~4天起病。

新生儿NEC可出现非特异性全身感染中毒表现和典型胃肠道症状。非特异性表现包括反应差、体温不升、呼吸暂停、心动过缓、拒乳或喂养不耐受、嗜睡及皮肤灰暗等；典型胃肠道症状为腹胀、呕吐、腹泻或便血三联征：①腹胀一般最早出现、持续存在并进行性加重（先出现胃潴留，可快速发展为全腹胀）；②呕吐先为奶块，逐渐发展为呕吐胆汁样或咖啡样物；③腹泻或血便出现较晚，呈黑便或鲜血便。体格检查可见腹壁发红、明显肠型、腹部压痛、肠鸣音减弱或消失。严重者并发败血症、肠穿孔和腹膜炎等，最终可发展为呼吸衰竭、休克、DIC而死亡。

早产儿NEC早期常出现非特异性全身中毒表现，胃肠道症状可不明显；一旦出现典型胃肠道三联征（腹胀、呕吐、腹泻或便血），常提示病情严重或发生肠穿孔（发生率高达30%）。足月儿NEC主要表现腹胀、呕吐、腹泻或便血，起病较突然，病程进展较快，但全身中毒症状较轻，出现肠穿孔、肠壁坏死概率和病死率较低。

（三）辅助检查

1. 腹部X线检查　对NEC诊断具有重要意义，主要表现为肠管扩张（麻痹性肠梗阻）、肠壁增厚、肠壁间增宽和积气、门静脉充气征，重者肠袢固定（肠坏死）、腹腔积液（腹膜炎）和气腹（肠穿孔）。其中肠壁积气和门静脉充气征为本病的特征性表现，具有确诊意义。

2. 实验室检查　外周血象、CRP、PCT、血气分析及凝血功能监测对判断病情尤为重要。外周血白细胞明显升高或降低，中性粒细胞及血小板减少，I：T≥0.2表明病情严重；如同时伴有难以纠正的代谢性酸中毒和严重的电解质紊乱、休克和DIC等，则可能存在败血症和肠坏死，此时即使缺乏肠穿孔X线表现，也提示有外科手术指征。此外，大便潜血试验及大便培养也不容忽视，血培养阳性率不高。

（四）诊断标准和分期

临床上主要根据临床表现和X线检查，同时具备以下3项者，可做出NEC的临床诊断：①全身感染中毒表现，即体温不升或发热、面色苍白、呼吸不规则及心动过缓等；②典型胃肠道表现，即胃潴留、腹胀、呕吐、肉眼血便和肠鸣音消失；③腹部X线片表现，即肠梗阻和肠壁积气。

根据患儿全身症状、胃肠道症状和X线表现可将NEC分为3期6级（修正Bell分期，表10-1）。

表 10-1　新生儿坏死性小肠结肠炎修正 Bell 分期标准

分期			全身症状	胃肠道症状	X线表现
Ⅰ 疑诊期	A	疑似NEC	体温不稳定、呼吸暂停、心动过缓	胃潴留或轻度腹胀，大便潜血阳性	正常或轻度肠管扩张
	B	疑似NEC	同ⅠA	肉眼血便	同ⅠA
Ⅱ 确诊期	A	确诊NEC（轻度）	同ⅠA	同ⅠA+B，且肠鸣音消失，腹部触痛	肠管扩张、梗阻或肠壁积气征
	B	确诊NEC（中度）	同ⅡA，且出现轻度代谢性酸中毒，轻度血小板减少	同ⅡA，且肠鸣音消失，腹部触痛明显和/或腹壁蜂窝织炎、右下腹部包块	同ⅡA，并出现门静脉积气和/或腹水
Ⅲ 进展期	A	NEC进展（重度，肠壁完整）	同ⅡB，且出现低血压、心动过缓、严重呼吸暂停、混合性酸中毒、DIC、中性粒细胞减少、无尿	同ⅡB，且出现弥漫性腹膜炎、腹膨隆、触痛明显、腹壁红肿	同ⅡB，且存在腹水
	B	NEC进展（重度，肠穿孔）	同ⅢA，且病情突然恶化	同ⅢA，且腹胀突然加重	同ⅡB，且出现气腹

摘自：WALSH M C，KLIEGMAN R M，FANAROFF A A. Necrotizing enterocolitis：a practitioner's perspective[J]. Pediatric Rev，1988，9：225.

（五）鉴别诊断

1. 肠壁积气征　新生儿/婴幼儿营养不良儿并发腹泻时，可见肠壁积气征；此外，心导管或胃肠道术后、先天性巨结肠、中性粒细胞减少症、肠系膜静脉血栓、先天性恶性肿瘤患儿也可出现肠壁积气征。

2. 气腹征　需与间质性肺气肿、因机械通气等原因导致的气胸或纵隔积气向腹腔漏气相鉴别。腹腔穿刺或上消化道造影有助于两者的鉴别诊断。

3. 肠梗阻征　若患儿频繁呕吐，应注意排除各种消化道畸形所致的肠梗阻，如肠扭转常发生于足月儿，剧烈呕吐胆汁，多于生后晚期出现，患儿常伴有其他畸形，X线检查可发现近端十二指肠梗阻征象，中段肠扭转很少有肠壁积气征，水溶性造影剂行上消化道造影及腹部B超有助于肠扭转的诊断。

4. 自发性或特发性肠穿孔　自发性肠穿孔与NEC是两种发病机制截然不同的疾病，有着不同的临床表现和病理特征（表10-2），临床上应注意鉴别。此外，地塞米松、吲哚美辛应用可引起特发性肠穿孔，多见于早产儿，穿孔部位局限，无类似NEC的严重临床表现。

表 10-2　新生儿 NEC 肠穿孔与自发性肠穿孔的临床和病理特征

特征	NEC穿孔	自发性肠穿孔
VLBWI中发生率	7%～10%	2%～3%
发病日龄	2～6周	0～14天

续表

特征	NEC穿孔	自发性肠穿孔
肠壁积气	有	无
胃肠喂养	有	无
好发部位	回肠末端及近端升结肠，严重者可累及全胃肠道	病变局限在血供不足处：回盲部、脾曲、乙状结肠与直肠交界处
肠壁坏死	有	无
临床表现	严重	较轻
预后	差	可
处理	腹腔引流，手术治疗	腹腔引流，手术修补
病死率	10%~30%	5%~15%

二、治疗原则和措施

（一）内科治疗

1. 禁食和胃肠减压　疑似NEC患儿一般禁食3天，确诊病例禁食7~10天，重症14天或更长；待其临床表现好转，腹胀消失，肠鸣音恢复，大便潜血转阴后可逐渐恢复喂养。禁食期间持续进行胃肠减压。

2. 抗生素治疗　尽早静脉联合应用抗生素以覆盖所有可能病原菌，然后依据细菌培养及药敏试验结果选择敏感抗生素。

3. 对症支持疗法　禁食期间予以全肠道外营养，维持水、电解质平衡及能量需求。出现休克时给予扩充血容量或应用血管活性药物等治疗，禁用肾上腺皮质激素；凝血机制障碍时，应进行成分输血；低氧血症（$SpO_2<90\%$或$PaO_2<50mmHg$）或高碳酸血症（$PaCO_2>50mmHg$）时，应考虑实施机械通气。

（二）外科治疗

1. 外科会诊指征　疑似NEC患儿应在三级NICU进行诊治，当出现以下情况时，应请外科会诊：①腹壁蜂窝织炎；②X线检查提示肠管固定和扩张；③腹腔硬性包块；④内科保守治疗效果欠佳，病情明显进展，出现顽固性代谢性酸中毒和高乳酸血症，持续性CRP上升和血小板下降，以及低氧血症、低血压、少尿和高钾血症等多器官功能衰竭早期表现。

2. 外科手术适应证和禁忌证　20%~40%病例需要外科治疗，及时正确把握手术时机非常重要。肠穿孔导致明显腹膜炎和气腹征是外科治疗的绝对适应证。外科手术相对指征包括：①Ⅲa期NEC经内科保守治疗48h无效，病情进展恶化，或Ⅲb期伴有持续进展的白细胞升高或减少，持续血小板减少、低血压、少尿或难以纠正的代谢性酸中毒；②腹壁红肿，腹部可触及包块，腹部X线检查提示肠袢僵硬固定、门静脉积气或肠扭转不能排外；③高度怀疑肠穿孔，但X线未发现气腹征而腹腔穿刺阳性（穿刺出黄褐色浑浊液体）。若患儿存在凝血功能严重异常、无法纠正的低血小板血症、感染性休克、严重低血压、DIC等生命体征不稳定，因不能耐受麻醉和手术，为外科手术禁忌证。

3. 术前准备　手术前应积极纠正患儿一般情况，包括积极抗感染、呼吸支持、抗休克、纠正贫血、低蛋白血症和凝血障碍等。手术前应保证尿量至少1mL/（kg·h）。

4. 紧急手术　当严重NEC保守治疗无效，

病情进展需手术时，应当机立断实施腹腔引流和开腹手术。腹腔引流的主要目的是引流或切除坏死组织、减少或去除感染因素，尽可能安全度过急性期，适用于体重<1 000g的NEC患儿或病情持续恶化、生命体征不稳定、暂时不耐受手术的NEC患儿。有些病例经单纯腹腔引流后病情控制和肠道即得以恢复，无须再次手术。开腹手术原则是切除坏死肠管，尽量保留尚未坏死的病变肠管和健康肠管，根据病变具体情况可选择肠造瘘术、肠切除吻合术、空肠高位或多个造瘘。

三、监护和护理要点

1. NEC患儿病情变化快，易发展为多器官功能障碍综合征（MODS），外科手术也会影响新生儿心肺功能，应密切观察患儿心率、呼吸、血压、血氧饱和度、尿量和意识等生命体征变化，防止重要脏器供血不足，保证肠道供血，阻止小肠和结肠坏死。

2. 动态监测外周血红细胞数、血红蛋白等变化；连续监测血气、凝血功能，以及血乳酸、血电解质、尿素氮和肌酐水平，及时发现病情变化。Ⅲ期NEC患儿应连续进行腹部X线检查，观察有无气腹征以及及时发现肠穿孔。

3. 对于大多数新生儿NEC，围手术期需要胃肠减压。妥善固定胃肠减压装置，保持胃肠减压的通畅，维持有效负压，注意避免因患儿体位使装置受压、脱出影响减压效果；观察引流物的颜色、性质和引流量。

4. 新生儿造瘘口相关并发症多见，如造口皮炎、出血、黏膜分离、脱垂、回缩、狭窄、水电解质平衡紊乱和黏膜废用性萎缩等。需密切观察，做好护理，由接受专门培训的造口治疗师和专科护士实施处理。

5. 根据肠道恢复情况，尽早渐进性恢复肠内营养，避免肠道长期旷置，以利于建立正常肠道菌群，刺激胃肠激素分泌等。

6. 保持呼吸道通畅　新生儿胃呈水平位，贲门较松弛，易发生呕吐，加之不能有效咳嗽，易发生误吸和呼吸道梗阻，故患儿取低斜坡位（头部抬高15°~30°）和常规吸痰等有利于保持呼吸道通畅。

7. 严重NEC患儿常需要气管插管和机械通气。应做好机械通气时气道管理，防止气管插管堵塞、脱落和过深，防治呼吸机相关性肺炎。

四、疗效和预后评估

近10多年来NEC患儿存活率显著提高。NEC Ⅰ期和Ⅱ期患儿的长期预后良好，经内科保守治疗存活率达80%，需手术治疗者存活率约50%，其中25%有胃肠道长期后遗症。病死率高低主要取决于出生体重、合并症和疾病进展的凶险程度。Ⅲ期NEC患儿病情危重，极易发生小肠结肠坏死和胃肠道穿孔。全肠坏死患儿病死率在90%以上，存活者几乎均出现短肠综合征。

五、诊疗关键点和难点

1. 修正Bell分期诊断标准有助于NEC的早期诊断和对病情程度的判断：Ⅰ期为NEC疑似病例，需与喂养不耐受或其他良性胃肠道疾病相鉴别，经绝对禁食、胃肠减压、抗生素治疗3天等内科处理后，1/3以上患儿病情可缓解而不再进展；Ⅱ期为确诊NEC，病情有所进展，需采取积极的内科治疗（Ⅱa期治疗同Ⅰb期，抗生素应用延长至7~10天；Ⅱb期在Ⅱa期治疗基础上，抗生素应用14天，补充血容量和治疗酸中毒等）；Ⅲa期提示病情危重，生命体征不稳定，可发生严重代谢性酸中毒、毛细血管渗漏综合征和MODS，病死率极高，其中Ⅲa期在Ⅱb期治疗基础上，积极进行液体复苏、应用血管活性药物或机械通气等；Ⅲb期病情极其严重，已发生肠穿孔等并发症，在积极内科抢救的基础上，需立即手术治疗。

2. 严重NEC术后容易并发短肠综合征（short bowel syndrome，SBS） 根据肠管剩余部位及是否保留回盲瓣SBS分为3型：①Ⅰ型：小肠造瘘，仅保留十二指肠及小部分空肠，此型最严重，病死率最高；②Ⅱ型：小肠结肠吻合，不保留回盲瓣型；③Ⅲ型：小肠小肠吻合，保留回盲瓣型，此型预后最好。对于SBS患儿的治疗，应采取综合措施，包括肠内外营养支持、及时处理并发症如胆汁淤积肝病，补充脂溶性和水溶性维生素、微量元素等，补充阴离子交换树脂-消胆胺缓解脂肪泻。应用抗生素和益生菌防治肠道感染。急性期（术后2个月左右）着力稳定内环境，以肠外营养为主，在肠功能恢复后尽早开始肠内营养并逐步降低肠外营养比例；代偿期（术后2个月至2年）根据分型积极开展肠内营养支持的过渡工作；恢复期（术后2年后）注意防治相关并发症，如预计无法实现肠自主，应考虑手术或肠移植。

3. 外科手术干预时机非常重要。

4. 手术原则是切除坏死肠管并尽量保留肠管长度，尽量减少并发症（小肠吸收不良、SBS、TPN依赖、胆汁淤积性肝病、吻合口溃疡或狭窄等）的发生或减轻严重程度。

5. NEC肠切除后，需要长期TPN，易发生TPN相关并发症如败血症、继发性肉碱缺乏症、胆汁淤积症和肝功能损害等，故应及早恢复经口少量摄入喂养，避免肠道长期旷置，建立正常肠道菌群，刺激胃肠激素分泌，促进肠黏膜生长修复并改善其适应能力，增加胆汁排泄等。

（肖　昕）

第六节 新生儿胎粪性腹膜炎

新生儿胎粪性腹膜炎（meconium peritonitis）是胚胎期由于某些原因造成肠道穿孔，胎粪进入腹腔，引起的无菌性、异物性和化学性腹膜炎。这是新生儿期的严重急腹症之一，多发生于早产儿，病情较严重，常导致感染性休克而危及生命。自20世纪70年代以来，随着对其病因、胚胎期病理演变规律及钙化斑形成机制的深入研究，以及彩超在产前诊断的应用，该病的诊治水平有显著提高，病死率显著降低。胎粪性腹膜炎经临床治愈后，腹腔内仍遗留广泛肠管粘连，一般无症状，亦有部分病例经常或偶有粘连性肠梗阻的临床症状出现。

一、诊断要点

（一）病史和高危因素

先天性肠梗阻；肠系膜血供不足；肠壁肌肉发育不良；宫内感染；囊性纤维变性等。对于产前彩超发现腹腔内钙化灶的病例，应警惕胎粪性腹膜炎的存在。

（二）临床特点

1. 肠穿孔腹膜炎型 多为未成熟儿，严重程度与肠穿孔的部位及大小、穿孔是否被包裹及腹腔感染程度有关。主要症状为呕吐、腹胀，可能有少量胎粪或没有胎粪排出。可有发热。呕吐物含胆汁样或粪样物。腹部检查时患儿哭闹（压痛）及痛苦面容，可无明显的腹膜刺激症状。叩诊呈鼓音，并有移动性浊音，听诊肠鸣音减弱或消失。

2. 粘连性肠梗阻型　多于出生后即出现完全性、不完全性或绞窄性肠梗阻症状，表现为呕吐、拒奶、腹胀、便秘等，有时腹部可触到粘连的肠段。肠闭锁引起的都是完全性肠梗阻，很快出现脱水及酸中毒症状。一般以回肠末端梗阻较多见，穿孔亦好发在这个部位。由于呕吐，常并发吸入性肺炎。

3. 潜伏性肠梗阻型　出生时肠穿孔已闭合，未发生肠梗阻症状，一般情况良好，因有肠粘连而存在肠梗阻反复发作的倾向。

（三）辅助检查

1. X线检查　腹部平片显示以腹部胎粪钙化、穿孔性腹膜炎及粘连性肠梗阻为其特点，腹腔内钙化斑块作为特征性表现，出现率可达90%以上。根据不同病理分型及临床表现，腹部X线平片呈现不同影像。

（1）腹膜炎型　①游离气腹型：横膈抬高，膈下游离气体，全腹部不透明，仅见少量肠曲及气体，可见横贯全腹的大液平面。有不同形状与范围的钙化征。其钙化影常呈团块状、大环状或散在的小斑块状，粘连于腹壁某部，少数为细条状或小点状。穿孔发生晚者可无散在钙化斑块。②包裹或局限性气腹型：肠穿孔被纤维素粘连包裹形成假性囊肿，囊内含积液及气体，囊壁不规则。有时可见钙化斑块散在假性囊肿壁上，充气肠管受压移位，亦可有粘连。

（2）肠梗阻型　①单纯索带粘连：肠管可自由扩张，有阶梯状气液平面，梗阻附近可见成团的钙化影，钙化灶似桑椹状或煤渣状。②局部粘连：可见局限性肠管聚集成团，形态固定，其近端肠管扩张有肠梗阻表现，多见于右下腹部。③广泛粘连：肠管扩张不连续，气液面大小不等，肠外形不规则，肠张力低下。④绞窄性肠梗阻：有时可见特殊形态的肠袢，有占位征及出现腹水。

（3）潜伏性肠梗阻型　腹腔内钙化胎粪影及轻度肠粘连。

2. 胎儿超声检查　超声诊断标准为腹腔内钙化灶（排除肠管增强回声、胆结石、肝内钙化、肿瘤等可能），伴或不伴腹水、假性囊肿、肠管扩张、羊水多等1个或多个超声声像。与病理发展过程一样，超声表现亦呈动态变化。肠梗阻穿孔引起的胎粪性腹膜炎早期表现为肠管扩张、肠蠕动活跃，穿孔后胎粪进入腹腔产生炎性腹水，随后粘连包裹形成假性囊肿，胎粪中钙盐沉积形成钙化斑块。但超声对钙化的检出率变异很大，从0～94%，这是因为形成钙化需要较长时间。钙化灶在B超下表现为点状或线状强回声不伴后方声影。

3. 胎儿CT或MRI检查　提示严重的胎粪性腹膜炎四大征象：胎儿肠管肿胀、大的囊状肿块、腹水及羊水过多。假性囊肿在T_2WI呈高信号，其内胎粪亦呈高信号。这可与其他类型的胎儿腹水和囊肿相鉴别。胎儿腹水可以单独存在，与水肿、感染、肿瘤，或胃肠道、泌尿生殖道穿孔相关。在T_2加权像，自由漂浮的肠管在高信号羊水中衬托显示。有小肠闭锁或肠梗阻时，MRI有助于明确肠管扩张的部位，区分正常肠管、扩张肠管和梗阻后肠管。小肠闭锁近段肠管扩张，在T_1WI呈低信号、T_2WI呈高信号，而在梗阻的末段肠管其内充满胎粪，在T_1WI呈高信号、T_2WI呈低信号。

（四）鉴别诊断

本病需与先天性胃壁肌层缺损（生后3~5天出现典型的新生儿腹膜炎的症状及体征，病情迅速恶化，面色苍白、体温不升、心率快而弱、四肢花纹等中毒性休克体征。全腹高度膨胀、腹肌紧张有压痛，置胃管后回抽多无胃液或胆汁；X线摄片可见两侧横膈抬高、大量液气腹、胃泡影消失。肠管向中央集中但充气正常）、新生儿急性坏死性小肠结肠炎及其他原因所致的粘连性肠梗阻相鉴别。

二、治疗原则和措施

1. 产前大量腹水的胎儿处理　胎儿期大量腹水引起胎儿膈肌显著上抬导致肺受压和发育不良，应于产前或出生后即行腹腔穿刺腹水减量术。腹腔穿刺是可靠的产前诊断和治疗手段，有利于清除腹腔内坏死物质、减轻炎性反应，降低腹腔内压力，改善肠系膜血供，解除腹水对肺的长期压迫，降低新生儿肺不张的发生率。

2. 不完全性肠梗阻予禁食、胃肠减压，纠正脱水和酸中毒、维持内环境稳定，胃肠外营养，必要时输血或血浆，应用抗生素预防及控制感染；有张力性气腹时，做腹腔穿刺放气减压，改善呼吸。

3. 如已有气腹、完全性肠梗阻或有腹膜炎症状者应尽早进行外科手术治疗。如腹膜炎有高度腹胀时，应立即腹腔穿刺，以解除腹胀和改善呼吸窘迫。手术原则为清除腹腔内感染物质和积液，切除坏死肠管，解决肠穿孔及肠梗阻。

三、护理和监护要点

1. 严密监测生命体征，观察患儿面色、神志、呼吸变化，注意有无呕吐、腹胀。保证胃肠减压及腹腔引流通畅，观察并记录引流液体的性质、量及颜色，监测血氧饱和度、血生化，纠正脱水及电解质紊乱。

2. 患者术后取去枕平卧位，头偏向一侧，及时清除口腔内分泌物、呕吐物，保持呼吸道通畅，防止误吸引起窒息。全麻清醒后，取15°～30°斜坡位，使腹腔内的渗出物渗入盆腔，有利于炎症的局限，也可使腹部张力减轻，减轻刀口疼痛，还可使膈肌下降利于呼吸。

3. 观察结肠造口有无出现肠黏膜颜色发暗、发紫、发黑等异常。为预防造口狭窄，术后第1周开始，用手指扩张造口，每周2次，每次5～10min，持续3个月。造口流出的稀薄粪便对腹部皮肤刺激大，易引起皮肤糜烂，应彻底消毒造口周围皮肤保持造口及周围干燥。具体护理程序为湿水先擦净，再涂抹复方氧化锌软膏。造口与皮肤愈合后改用造口袋。

四、疗效和预后评估

新生儿胎粪性腹膜炎较为少见。胎粪性腹膜炎的病死率取决于病理类型，弥漫性腹膜炎型病死率高于其他类型，近年来的总体存活率可达80%以上。经临床治愈后，一般并无症状。但因腹腔内仍遗留广泛粘连，亦有少数病例经常或偶有粘连性肠梗阻的症状出现，多数病例均可随年龄的增加而缓解。腹腔内钙化亦随年龄的增长而逐渐吸收，钙影不断紧缩、变小、变浅，以至最后全部消失。

五、诊疗关键点和难点

1. 腹腔粘连的处理　本病腹腔内广泛粘连，应以单纯分离松解梗阻部位的粘连束带，解除梗阻为原则，不应过多地分离粘连的肠管，以免粘连分离过于广泛，渗血多，导致患儿休克，术后也再次粘连。

2. 钙化斑的处理应根据病情而定，因钙化斑下边即肠穿孔的部位，剥离时易造成肠穿孔，如不切除钙化斑梗阻不能解除时，应连同附着的肠管一并切除；如钙化斑块很小，稍行剥离即能切除而不致损伤肠管，则只将钙化斑切除；如钙化斑不影响肠管梗阻时可不必将钙化斑块切除。

（王广欢　郑培鸿）

第七节　先天性食管闭锁和食管气管瘘

食管闭锁（esophageal atresia，EA）是一种中段食管缺失的先天性疾病，常伴有食管气管瘘（tracheoesophageal fistula）。该畸形是引起新生儿消化道梗阻的常见原因，新生儿的发病率为1/2 500~1/4 000，在双胞胎中发病率更高。20世70年代以前，食管闭锁及食管气管瘘的病死率较高，近年来由于新生儿外科、麻醉和监护的迅速发展及胃肠外营养的广泛应用，本病的治愈率已达90%左右。但食管闭锁的治疗仍面临许多问题，低体重、合并复杂畸形及长段型食管闭锁仍然是影响预后的重要因素，特别是对长段型食管闭锁的治疗，虽然有多种手术方式，但仍然没有理想的治疗方法。

一、诊断要点

（一）病史和高危因素

母亲大多有羊水过多病史。孕期16~20周超声检查发现羊水过多的同时伴有胃泡过小或缺如，应怀疑食管闭锁。孕期32周B型超声检查发现食管上段盲袋征是产前诊断食管闭锁较为可靠的征象。

（二）临床特点

1. 出生后，由于唾液等口腔内的分泌物不能经食管吞入胃肠内，常从口鼻内溢出，有时发生咳嗽、气促和发绀。

2. 喂奶后呛咳、呕吐，同时有发绀及呼吸困难，这是食管闭锁患儿的典型症状。

3. 伴有远端食管气管瘘的食管闭锁患儿腹部显著膨胀，叩诊呈鼓音，并发肺炎时，双肺布满湿啰音。

4. 超过50%的食管闭锁患儿合并其他先天性畸形，部分患儿合并2种或2种以上畸形（VACTERL综合征），其中最常见为心血管系统畸形，约占23%，四肢及骨骼畸形18%，肛门直肠及消化道畸形16%，泌尿系统畸形15%，头颈部畸形10%，纵隔部位畸形8%，染色体畸形5.5%。

（三）辅助检查

1. 超声检查　产前B超可见羊水过多，胎儿胃泡影消失及食管上端明显扩张。另外，产前B超还可检出VACTER综合征的相关畸形。目前，产前B超诊断食管闭锁的敏感度大约为40%，产前B超诊断出的食管闭锁患儿预后大多不良。泌尿系B超有助于诊断泌尿系畸形。应常规检查心脏超声心动图，超声心动图可发现心脏病变，有助于判断患儿预后。

2. X线检查　颈胸腹在内的直立前后位及侧位X线平片，可见胃管一端在食管盲袋内打圈。为使食管盲袋显示更清晰，可由留置胃管向食管内注入空气或造影剂。由于造影剂有反流入呼吸道的危险，常选水溶性造影剂，一般注入1mL就足够，造影后应将造影剂吸净。X线片上可确定食管上盲端的位置。X线片上是否有胃肠充气影也是一个重要征象。阅X线片时还应仔细分析心脏大小及肺野情况，注意有无先天性心脏病及肺部感染，同时注意脊柱和肋骨有无异常。

3. CT检查　对于判断瘘管的位置及盲端距离有一定帮助，主要用于食管远近端距离较远或伴有多发畸形的食管闭锁。

（四）食管闭锁和食管气管瘘分型（Gross五型分类法）

1. Ⅰ型　食管上下两段不连接，各成盲端，两段间距离长短不一，可发生于食管的任何部位。一般上段常位于T_3~T_4水平，下段多在膈上，无食管气管瘘。此型较少见。

2. Ⅱ型　食管上段与气管相通，下段呈盲端，两段距离较远。此型较少见。

3. Ⅲ型　食管上段为盲端，下段与气管相通，相通点一般在气管分叉处或其稍上处，两段间距离超过2cm者称为a型，不到2cm称b型。此型最多见。

4. Ⅳ型　食管上下段分别与气管相通，也是少见类型。

5. Ⅴ型　无食管闭锁，但有瘘与气管相通，又称H型，为纯食管气管瘘。瘘管一般位于食管和气管上端，高于T_2水平。瘘管较大时可沿气管长径交通，称为喉气管食管裂。

（五）鉴别诊断

本病需与先天性食管狭窄、食管蹼、短食管和胸胃、贲门失弛缓症等相鉴别。

二、治疗原则和措施

1. 食管闭锁术前危险度分级　术前对患儿进行危险度分级有利于临床制定合理的治疗方案及判断预后。

（1）Montreal分级认为是否依靠机械通气和合并畸形是判断预后的重要因素。①Ⅰ级：合并孤立的中度畸形；或需要机械通气并伴或不伴有轻度的畸形；②Ⅱ级：合并严重的先天畸形，或依靠机械通气并合并中度畸形。

（2）Spitz分级侧重于合并先天性心脏病的影响。①Ⅰ级：体重＞1 500g，不伴有显著心脏畸形，成活率达96%；②Ⅱ级：体重＜1 500g或体重＞1 500g并伴有显著心脏畸形，成活率在60%左右；③Ⅲ级：体重＜1 500g并伴有显著心脏畸形，成活率仅18%。

2. 手术治疗

（1）开胸食管闭锁手术　开放式手术一般选择胸膜外入路，对肺功能的影响较小。手术体位选择左侧卧位，如术前B超发现右侧主动脉弓畸形，则选择右侧卧位。手术切口大多选择肩胛下角4～5肋间的后外侧切口，切断奇静脉弓有助于暴露气管食管瘘，靠近气管缝扎后切断瘘管。近端食管盲端可以通过插入胃管加以辨别，近端食管可以游离至胸廓入口水平以上，游离需仔细检查近端食管盲端与气管之间有无瘘管。远端则不易分离过多，以免影响食管的血供。食管吻合采用6-0或5-0单股可吸收缝线间断缝合，食管后壁吻合完成后可在助手帮助下插入胃管再吻合前壁。胸膜外入路可以不放置引流管，但如经胸操作需放置胸腔持续负压引流，放置引流管对术后吻合口瘘的观察和治疗较为有利。

（2）胸腔镜食管闭锁手术　胸腔镜食管闭锁手术可以缩短术后恢复时间和减少术后疼痛及术后胸廓畸形的发生率，但需要手术医生有丰富的专科经验和良好的腔镜技术，以及麻醉医生的有效配合。严重先天性心脏病、低体重、长段型食管闭锁以及全身一般状况差的患儿不应选择胸腔镜手术。胸腔镜手术需要注意术中高碳酸血症和酸中毒的发生。

3. 术后并发症的治疗

（1）吻合口漏 术后吻合口漏的发生与吻合口张力大、食管分离过多导致血运障碍、胃食管反流以及吻合技术等原因有关。出现吻合口漏应持续充分引流，同时加强营养治疗，怀疑胃食管反流可暂停管饲或将胃管下至十二指肠以下管饲。单纯的吻合口漏可经保守治疗2～4周愈合。复发的气管食管瘘常需要再次手术。

（2）吻合口狭窄 吻合口狭窄的发生率为34.9%～49%，狭窄的发生与吻合口张力、吻合口漏、缝线种类及胃食管反流等因素有关。轻度的狭窄，通过吞咽活动可以逐渐改善，可以随访观察。出现吞咽困难、食管异物及反复肺炎等症状，应行食管造影检查或胃镜检查明确食管狭窄的程度和长度。对于简单局限的狭窄，扩张治疗是有效的方法，球囊扩张比探条扩张更为安全和有效。两次扩张治疗间隔以2~4周为宜。术后食管狭窄扩张治疗可进行1～15次，症状大多可在扩张治疗6个月内改善，成功率为58%～96%。具体扩张次数及间隔时间应根据患儿症状个性化设计。对于狭窄段超过2cm、食管扭曲的复杂性狭窄，扩张治疗多次仍然有进食困难，生长发育迟缓的，可考虑行手术切除治疗。

（3）胃食管反流 食管闭锁患儿术后约50%存在不同程度的胃食管反流，尤其见于长段型食管闭锁。患儿可出现反复呕吐、拒食、易激惹、咳嗽、反复发作的肺炎以及体重增长缓慢等症状，首选的诊断方法是上消化道造影。多数可经保守治疗痊愈，部分需行胃底折叠术。

（4）远期并发症 吞咽困难是食管闭锁术后较常见的症状，食管测压显示约70%的患儿有食管运动障碍，但其中约1/3的患儿无症状。部分患儿出现生长发育迟缓。呼吸系统的疾病如支气管炎、慢性咳嗽、肺炎及哮喘等的发生率在食管闭锁手术后的患儿中也较高，在青少年期呼吸系统疾病的发生率也可以达到约40%。

三、护理和监护要点

1. 保暖；给氧；禁食；咽部及食管上段盲端持续或间断负压吸引，避免口腔分泌物不能下咽引起呛咳窒息，防止吸入性和反流性肺炎。

2. 保持患者侧卧位或半卧位，头部抬高30°～40°，可减少胃食管反流。

3. 合理胃肠外营养，注意输液量和速度。

4. 术后常规使用呼吸机24～48h，自主呼吸平稳后方可撤呼吸机。术后1周可行上消化道造影了解吻合口愈合情况。术后3～5天可经鼻胃管管饲微量婴儿奶，有胃造瘘的患儿，术后48h可经造瘘管喂养。

四、疗效和预后评估

影响食管闭锁术后成功率的因素有：食管闭锁的类型、婴儿出生时的体重、是否合并肺炎及伴发畸形的程度。根据Spitz分级，Ⅰ级患儿存活率为97%，Ⅱ级为59%，Ⅲ级为22%。

远期预后：①反复发作呼吸道症状。5岁以前，31%患儿反复患肺炎，15岁以后，5%患儿反复发作肺炎；而支气管炎在2个年龄组的发作率分别为74%和41%；哮喘在2个年龄组的发作率均为40%。②食管动力障碍、胃食管反流引发症状。食管闭锁术后有20%患儿在青少年时期出现吞咽困难，48%在成人期出现吞咽困难。胃灼热感以及反酸的发作率为18%~50%。③生活质量。食管闭锁患者在学习、情感和行为方面比普通人群存在更多问题，特别是新生儿期需长时间依赖呼吸机以及伴发严重畸形的患儿，其认知能力严重受损。

五、诊疗关键点和难点

1. 早期诊断是治疗成功的关键。

2. 术前应根据造影及气管镜的结果判断瘘管的位置，从而选择手术入路。准确辨认瘘管是手术成功的关键。瘘管通常短，气管食管壁紧贴，术中应仔细分离，避免气管或食管损伤。

3. 长段型食管闭锁的治疗仍然是一个难题，目前尚没有找到理想的治疗方法。一般来说，食管两盲端距离超过3cm，Ⅰ期吻合就有手术技术上的困难，普遍的做法是新生儿期先行胃造瘘术进行胃肠营养，近端吸引或引流防止唾液误吸，远端如有食管气管瘘，需进行经胸瘘管结扎，以免胃食管反流造成吸入性肺炎，2~3个月后再考虑食管重建。

4. 食管闭锁合并其他先天性消化道的手术　食管闭锁患儿常常合并有其他消化道畸形，较为多见的是合并先天性肛门闭锁，如果是伴有会阴皮肤瘘的低位肛门闭锁，可一期行肛门成形术，如果不能判定是低位闭肛，较为安全的做法是选择一期行结肠造瘘术。一般情况下手术次序：先行食管吻合术或胃造瘘术，同期行结肠造瘘术或肛门成型术，但对于腹胀比较显著，严重影响呼吸的患儿，也可先行结肠造瘘术或肛门成型术，同期行食管吻合术或胃造瘘术。对于合并环形胰腺及十二指肠闭锁的患儿，如果在食管闭锁术前能够明确诊断，应一并手术治疗。食管闭锁术后反复呕吐、胃食管反流，应排除十二指肠梗阻或幽门狭窄的可能，行消化道造影或B型超声检查可明确诊断。

（王广欢　郑培鸿）

第八节 先天性膈疝

先天性膈疝（cngenital diaphragmatic hernia，CDH）是由于胚胎发育异常，导致膈肌缺损，腹腔脏器疝入胸腔及肺发育不良。膈疝可对心肺功能、全身情况均造成不同程度的影响，是新生儿急危重症之一。先天性膈疝的发生率为1：5 000~1：2 000，其病死率可达40%~60%，主要死亡原因是CDH合并的肺发育不良。根据其发生部位，先天性膈疝分为：①胸腹裂孔疝，占85%~90%；②胸骨后疝，占2%~6%；③食管裂孔疝，仅占少数。

一、诊断要点

（一）临床特点

1. 新生儿胸腹裂孔疝　即后外侧膈疝（Bochdalek疝），为最多见且严重的一型，主要临床表现为呼吸、循环和消化3个系统同时存在的急性症状，但以呼吸道症状为突出表现。多见于左侧，常伴有肠旋转不良、先天性心脏病及肺发育不良。呼吸困难、急促、发绀等症状可在生后就出现或出生后数小时内出现。呼吸困难和发绀可呈现阵发性和可变性，即在哭闹或进食时加重，亦可突然加重和进行性恶化。当哭闹时用力呼吸，患侧胸腔产生极大的负压，将腹腔脏器纳入胸腔，造成严重的呼吸困难，若未能及时处理或处理不当，可立即死亡。腹腔脏器进入胸腔不但压迫肺脏，而且还使肺动脉扭曲、动脉壁增厚、血管床横断面积减少等，结果产生持续性肺动脉高压，除发绀外还有呼吸短促、酸血症、低血氧、低体温、低血钙、低血镁等一系列症状。呕吐症状只有胸腹裂孔疝伴肠旋转不良或疝入腹腔脏器嵌闭造成肠梗阻时才出现。查体可见患侧胸廓呼吸运动减弱、饱满，肋间隙增宽，心脏向健侧移位，有时误诊为右位心。胸腔叩诊呈浊音或鼓音，往往是浊鼓音相间。这与疝入胸腔脏器的性质或肠道充气程度有关。听诊患侧呼吸音减弱或消失，并常可闻及肠鸣音，这对诊断先天性膈疝有重要意义。新生儿膈肌位置较低，常达T_8~T_9水平，膈肌和胸腹壁较薄弱，很容易将肠鸣音传至胸部，故应反复检查分析，有诊断意义。腹部凹陷状呈舟状腹，因腹腔脏器疝入胸腔变空虚，若疝入脏器少，则下陷得不明显。本型大多无疝囊，疝内容物可为全部小肠、部分结肠、脾和肝左叶等。

2. 食管裂孔疝　呕吐是足月新生儿最常见的症状，可发生在出生后第1周，呕吐形式多样，常以平卧位或在夜间为重，严重呈喷射性呕吐；呕吐物起初为胃内容物，严重时伴有胆汁，往往因食管下端反流性食管炎。还可出现呕血、排柏油样便和黑便，多数大便化验检查，隐血常为阳性。由于胃食管反流多在夜间出现，往往造成误吸，反复出现呼吸道感染的症状。滑动型食管裂孔疝的反流性食管炎逐渐加重，炎症已侵袭到肌层，使食管下端纤维化，结果不但造成食管短缩，贲门胃底疝入胸腔，而且还出现食管狭窄。常常出现吞咽困难，早期经禁食和抗炎治疗可以好转，晚期就不能进食或呕吐白色黏液。一般检查无阳性体征，只有巨大食管裂孔疝发生嵌闭或胃扭转时，上腹部可出现腹膜炎症状，肺呼吸音减弱。

3. 先天性胸骨后疝　即前膈疝，又称为Morgagni疝，较少见。常发生于右侧或双侧。无特异性临床症状或症状较轻，通常是随着患儿哭闹、仰卧位、腹压增加时，出现阵发性呼吸困难、呼吸急促、发绀等现象。当立位、安静、腹腔压力减小时，上述症状消失或减轻。若疝入胸腔内的消化道出现扭转或嵌闭时，可有呕吐、腹胀、停止排气排便等肠梗阻征象。有时出现消化道出血，造成贫血征象。本型大多有疝囊，内容物为大网膜、横结肠、肝、胃等。

（二）辅助检查

1. 血气分析　$PaCO_2$升高，可高达8～19kPa（60～142mmHg）；PaO_2明显下降，达5～10.4kPa（38～78mmHg）；血液pH可达6.85～7.11。出现呼吸性酸中毒，抑或出现代谢性或混合性酸中毒。

2. X线检查　是诊断CDH的重要手段，单纯胸部摄片可见心膈区顶部有圆形或椭圆形影，侧位像心前区胸骨后有充气或液面影。钡餐透视或钡灌肠检查，不但能明确诊断，还能辨明疝入胸腔内的脏器种类。

（1）胸腹裂孔疝X线影像有以下特点　①膈肌横形边缘的影像中断、不清或消失。②胸腔内含有液气面或积气肠管蜂窝状影像，而且这种影像胸腹腔相连续。③患侧肺萎陷，纵隔向健侧移位。

（2）食管裂孔疝X线影像特点　①胸部平片发现胃泡影，具有诊断意义。②哭闹或胃内充满空气时可行钡餐检查，出现横膈上疝囊形成、膈上出现胃黏膜、食管下括约肌上提及食管-胃环等4种中的任何一项为阳性，即可确诊。

（3）胸骨后疝X线影像特点　前纵隔下部右侧心膈角处可见到边界清晰的圆形阴影，密度不均，可见肠曲积气影。

3. B超检查　能发现胸腔内有扩张的肠管和频繁的蠕动，伴有液体无回声及气体点状回声的游动影。积液的肠段有时可见黏膜皱襞。产前诊断主要依靠超声检查，如能证实腹腔脏器位于胸腔内则可确定诊断。产前超声检查如发现羊水过多、纵隔偏移、腹腔缺少胃泡等征象应予进一步详细检查是否有腹腔脏器疝入胸腔。

4. MRI检查　MRI冠状面可清晰地见到疝环的边缘及疝入胸腔内肠管影像，对CDH诊断亦有帮助。而横断面疝环呈三角形，内有断面的肠管蜂窝状影，这与CT检查有相同之处。

5. 内镜检查　对食管裂孔疝病理改变及胃食管反流的轻重十分重要，可直接观察食管黏膜外观状态、充血、水肿、糜烂、出血、狭窄等，还能观察食管内潴留情况，贲门口的松弛程度，胃黏膜疝入食管腔的多少，食管黏膜与胃黏膜的交界线上移至食管裂孔的距离。这不但有利于诊断，还对CDH的进一步治疗及疗效判断提供客观指标。

6. ^{99m}Tc核素扫描　可根据扫描影像特点确定食管裂孔疝的类型。

7. 食管pH 24h动态监测　采用小儿pH微电极便携记录仪，对食管下端pH值适时监测并记录，标记进食、睡眠、体位、呕吐的起止时间，然后将监测结果通过计算机及软件进行分析。还可采用食管下端、胃窦、胃底3支pH微电极进行同步监测，以确定是否存在十二指肠、胃反流即碱性反流。这对术式选择及预后判断十分重要。

8. 食管压力测定　采用生理测压仪，进行食管下端和胃内压力测定，可观测食管下端高压区长度、压力及胃内压力情况，以及二者压力差的变化。

（三）鉴别诊断

本病需与幽门痉挛、幽门前隔膜、胃扭转、贲门松弛、喂养不当等相鉴别。

二、治疗原则和措施

1. 内科治疗　对诊断未确定，症状轻微或发病较晚的病例，无外科手术条件或因并发其他疾病暂不能手术以及家长拒绝手术时可采用内科治疗。①胎儿期诊断膈疝者，应由产科超声专家及胎儿超声心动图专家检查有无其他畸形和心脏异常，是否合并染色体异常，特别是18-三体综合征。需经围产医学专家讨论，决定是否中止妊娠、胎儿手术或待出生后再手术。②保守治疗包括饮食调节，半坐位，进食后适当拍打背部，给予胃动力药物和制酸药物，加强胃排空，防止食管炎的发生。③常需气管插管机械通气进行呼吸支持，有些严重者需ECMO治疗。④及时胃肠减压、纠正酸中毒，供给足够热量，维持水、电解质平衡。

2. 手术治疗　确定诊断后应尽早择期手术，若有嵌闭需急诊手术。但一般需根据临床症状、实验室检查进行评估和术前准备。

（1）食管裂孔疝的治疗是根据食管裂孔大小，腹腔食管及贲门胃底疝入胸腔的多少，是否合并胃食管反流及胃扭转，临床症状轻重等具体情况而确定治疗原则。①滑动性小型食管裂孔疝，临床症状轻微，在发育过程中可以自行消失或好转，因此1岁以内均采用非手术治疗为主。若24h监测pH≤4，食管镜检查炎症较重，食管下端高压带压力明显低于胃压，临床上呕吐明显者，再考虑手术。②巨大型或伴有胃扭转者，应积极手术治疗。③中型疝根据病情发展趋势及患儿的实际情况，可择期手术治疗。④若为食管旁疝，因有发生绞窄疝之可能，确诊后应进行手术治疗。可经腹手术复位，再修补裂孔，并行胃底折叠术防止复发。如已发生嵌顿，应立即胃管减压，紧急开腹复位。

（2）胸腹裂孔疝应急诊手术治疗。近年多主张延期手术，等待患儿呼吸循环相对稳定、血气分析等基本正常再行手术。手术目的是迅速还纳疝内容物、修补疝孔及促使患侧肺膨胀。

（3）胸骨后疝视病情择期做疝囊修补术，如无严重伴发畸形，手术效果好。

三、护理和监护要点

1. 密切观察病情变化　观察有无呼吸困难的症状，肤色，肢端循环如足背动脉搏动、毛细血管充盈时间；持续监测体温、心率、血压、呼吸、血氧饱和度，听诊两肺呼吸音是否对称等。

2. 体位和呼吸机参数　患儿采用侧半卧位，使膈肌下降，利于肺复张。术后72h应必须严密监测患者的血氧饱和度及血气分析，根据病情，调整呼吸机参数，并逐步脱机。

3. 机械通气的护理　呼吸机湿化器及时添加蒸馏水，设定湿化器温度适宜；选用合适吸痰管，吸痰管插入到一定深度再吸引，动作轻柔，避免损伤黏膜；每次吸痰时间不超过5s，重复次数不超过3次，遵守无菌操作原则。

4. 胸腔闭式引流的护理　保持胸腔闭式引流管的通畅；保持引流管道的密封与无菌，每周更换一次性水封瓶，严格无菌操作。水封瓶液面低于胸腔平面60～100cm为宜，水封瓶长玻璃管以浸入水面下2～3cm为宜；保持伤口敷贴的干燥，每2～3天或有污染时随时更换敷贴；观察记录引流液的量、颜色、性质；当意外脱管时，立即用双手捏闭伤口处皮肤，消毒后用凡士林纱布封闭伤口，再作进一步处理。水封瓶破裂或连接管部位脱出，立即用血管钳夹闭导管，按无菌装置更换整个装置；若引流管无液体排出，经试夹管后无症状则拔除两侧引流管。

5. 胃肠道护理　妥善固定胃管，保持胃肠减压装置密封及通畅，术后持续胃肠减压2～3天，以负压5～7kPa持续低吸引。观察并记录引流液的量、性质，待肠鸣音恢复及肛门排气后停止胃肠减压。并开始鼻饲配方奶，每班测量胃外露长度并记录。

四、疗效和预后评估

先天性膈疝患儿总体生存率为55%～70%，能实施ECMO支持的存活率可达80%以上。死亡的主要原因是肺发育不良和PPHN。1984年Berdon提出预后不同的3种类型：Ⅰ类无显著肺发育不良者，术后存活率可达75%～90%；Ⅱ类伴严重双侧肺发育不良，多于生后数小时内死亡；Ⅲ类有单侧肺发育不良者，存活后患侧易出现肺气肿。食管裂孔疝绝大多数预后良好。

五、诊疗关键点和难点

1. 早期诊断是提高先天性膈疝新生儿生存率的关键。如有：①生后呼吸困难、发绀，哭闹、吸吮时加重；②出现与体位改变有关的呼吸困难和发绀；③反复出现不明原因的呕吐咖啡色液体、黑便，合并贫血；④有肺部感染征象，同时伴有进食后呕吐；⑤体格检查发现胸部饱满，吸气三凹征，患侧呼吸音减弱或消失，右位心，心音位置异常，舟状腹等；⑥胸部闻及肠鸣音或气过水声；应考虑先天性膈疝可能并进一步行影像学检查确诊。

2. 重症膈疝手术时机及手术方式的选择仍存在争议。既往认为疝入物对胸腔脏器的压迫是导致患儿呼吸循环不稳定的主要因素，故采取紧急手术修补膈疝。近年来认识到肺发育不良和肺动脉高压是造成重症膈疝致死的主要原因，目前多主张先采取各种措施稳定患者呼吸、循环功能后，再施行手术治疗。

3. 重症膈疝的手术方式主要有经腹开放手术、经胸开放手术、腹腔镜手术、胸腔镜手术。胸腔镜手术因术中视野暴露好、疝出物更易于复位等优势被越来越多地选择使用。新生儿重症膈疝在有良好的围手术期管理及术中麻醉管理的前提下也可考虑行微创手术治疗。同时也需注意，如术中出现难以维持的高碳酸血症和酸中毒时应及时中转开放手术。

4. 重症膈疝需根据患儿个体化病情制订通气策略、手术时机、麻醉方式、手术方式等治疗方案。开展围手术期多学科综合诊疗模式有助于提高救治成功率。

（王广欢　郑培鸿）

第九节 先天性肥厚性幽门狭窄

先天性肥厚性幽门狭窄（congenital hypertrophic pyloric stenosis，CHPS）是由于新生儿幽门肌层（尤其是环形肌）过度增生、肥厚导致幽门管狭窄的上消化道梗阻性疾病，是新生儿常见的消化道畸形。发病率1‰～3‰，多为足月儿，第一胎多见，男性占80%。呕吐、胃蠕动波、右上腹包块为3大症状。多于出生2～3周后开始出现喷射性呕吐，并进行性加重，常合并脱水、电解质和酸碱平衡紊乱、营养不良、贫血等。如不早期诊断及治疗，后期患儿常因严重营养不良而衰竭死亡，故早期诊断、及时治疗非常重要。

一、诊断要点

（一）临床特点

1. 呕吐　是主要症状，一般在出生后2～4周，也有迟至出生后2～3个月发病者。开始为溢乳，逐渐加重呈喷射性呕吐，吐出物为带凝块的奶汁，不含胆汁，少数患儿吐出物可含咖啡样物或带血。呕吐后即饥饿欲食。呕吐严重时，致使大便次数减少，尿少。

2. 右上腹橄榄样包块　右上腹部可触到橄榄大小、表面光滑、硬如软骨的肿块，稍活动。检查须在患儿呕吐后、空腹、熟睡时，腹壁较柔软松弛，易于触到。要细致耐心反复多次检查，用中指指端轻轻向深部触摸。

3. 胃蠕动波　约95%的患儿于上腹部可见胃蠕动波，起自左肋下，向右上腹部移动，然后消失，有时可看到两个波相继出现，尤其是在喂奶后容易看到。有时轻拍上腹部也可引出胃蠕动波。

4. 黄疸　2%～3%患儿伴有黄疸，间接胆红素增高，也可见直接胆红素增高，手术后数日即消失。可能与饥饿和肝功能不成熟、葡萄糖醛酸转移酶活性不足以及大便排出少、胆红素肝肠循环增加、肥厚的幽门压迫胆总管产生机械性梗阻等有关。

5. 消瘦、脱水及电解质紊乱　因反复呕吐，营养物质及水摄入不足，患儿初起体重不增，以后进一步下降，逐渐出现营养不良、脱水、低氯性碱中毒等，晚期脱水加重，组织缺氧，产生乳酸血症、低钾血症。肾功能损害时，酸性代谢产物潴留，可合并代谢性酸中毒。

6. 碱中毒 由于长期呕吐，丢失大量胃酸和钾离子，可致低氯、低钾性碱中毒。临床表现为呼吸浅慢，可出现低血糖症、低钙痉挛。

（二）辅助检查

1. X线钡餐造影检查 典型的影像表现包括：①胃蠕动增强，钡剂通过幽门管时间延长，梗阻严重时，2～3h之后钡剂仍然潴留在胃内；②钡剂在幽门前区形成尖端指向十二指肠的鸟嘴样突出（鸟嘴征）；③钡剂充盈细长而狭窄的幽门管时，由于小弯侧幽门肌特别肥厚，细长的幽门管常呈凹面向上的弧形弯曲，呈细条样（线样征或双轨征）；④持续的蠕动波不能通过幽门管，在胃小弯侧形成尖刺状的突出，持续数秒钟以上；⑤肥厚的幽门肌压迫胃窦呈环形压迹，形如肩状（肩征），可出现在幽门管开口处大小弯侧或小弯侧；⑥肥厚的幽门环肌于十二指肠球部基底形成的弧形压迹似蕈状（蕈征）。

2. 超声检查 可清晰地显示幽门管长度、幽门肌厚度，还可了解胃的蠕动和排空情况，推荐作为CHPS确诊的首选方法，敏感性约90%，可替代钡餐检查。超声检查诊断标准：幽门管长度≥16mm，幽门肌厚度≥4mm，幽门管直径≥14mm，幽门管腔内径≤2mm，胃窦及胃腔扩大，蠕动增强，胃排空延迟。

3. 内镜检查 内镜检查可以早期发现CHPS，且诊断的敏感性及特异性高，但由于内镜是一项侵入性检查，故限制了其在临床中的使用。

（三）鉴别诊断

1. 喂养不当 喂奶过多、过急或人工喂养时奶瓶倾斜使过多气体吸入胃内，均可导致新生儿呕吐。如系喂养不当引起的呕吐，应防止喂奶过多过急，进食后轻拍后背使积存于胃内的气体排出，呕吐可缓解。

2. 胃食管反流 由于食管下端括约肌发育不良，胃贲门部缺乏肌张力经常处于开放状态，导致胃和/或十二指肠内容物反流入食管。奶后呕吐为典型临床表现，约85%患儿出生后第1周即出现呕吐，呕吐多于喂奶后特别是将患儿放平时发生，如将患儿竖立即可能防止。钡剂检查可见胃内钡剂向食管反流。治疗主要是体位治疗和调整饮食，喂养黏稠糊状食物。

3. 幽门前瓣膜 主要临床表现为间歇性呕吐，呕吐物为胃内容物，不含胆汁，呕吐出现的早晚与隔膜是否有孔以及孔径的大小有关。完全闭锁型表现为幽门完全性梗阻，出生后即开始呕吐，而有孔隔膜型患儿早期食物能完全通过瓣膜孔而无症状，随着生长发育和进食量的增加，逐渐出现梗阻症状。腹部B超检查幽门环肌和幽门管应为正常表现。

4. 胃扭转 胃扭转可以是全胃或部分胃绕系膜轴或器官轴旋转，引起腹痛、腹胀、呕吐等症状。多于出生后有溢奶或呕吐，也可在数周内出现呕吐，呕吐物为奶汁，不含胆汁，偶呈喷射性，一般在喂奶后，特别是移动患儿时呕吐更明显，腹部查体无阳性体征。钡剂检查可确诊。采用体位治疗有效，一般在3~4个月后症状自然减轻或消失。

5. 幽门痉挛 多在出生后即出现呕吐，为间歇性、不规则的呕吐。呕吐次数不定，无进行性加重，吐出量不多，非喷射状。少数病儿偶可见胃蠕动波，腹部查体无阳性体征。X线检查仅有轻度幽门梗阻的改变，无典型幽门狭窄的影像。用镇静药及阿托品等效果良好，可使症状消失。

二、治疗原则和措施

（一）非手术治疗

对诊断未明确，症状轻微或发病较晚的病

例，无外科手术条件或因并发其他疾病暂不能手术以及家长拒绝手术治疗时，可采用内科非手术治疗。

1. 阿托品　作为胆碱能受体阻断药，有较强的抗毒蕈碱作用，通过松弛平滑肌减少胃肠道的蠕动性收缩，从而改善症状。用法：①1：1 000或1：2 000新配制的阿托品溶液，在喂奶前30min口服，剂量自1滴逐渐增至2~6滴，直至皮肤发红为止；口服耐受性差，肠道吸收和利用不确定。②静脉-口服序贯治疗：喂奶前5min静脉滴入阿托品0.01mg/kg，每天6次，疗程用至呕吐每天＜2次，耐受奶量150mL/（kg·d），显效静脉剂量为0.06~0.14mg/（kg·d）；然后改为阿托品口服，剂量为静脉剂量的2倍，维持3~4周，总疗程4~5周。

2. 适当减少奶量，使用加稠乳液，少量多次喂养。

3. 纠正脱水、酸中毒时使用生理盐水，不用碱性液，同时注意补钾。

（二）手术治疗

1. 开腹手术　幽门环肌切开术（Fredet-Ramstedt手术）为治疗幽门狭窄标准的手术治疗方法。手术要点：①右上腹横切口或脐上弧形切口。②右手示指向腹腔上部触摸肥大增厚的幽门，用卵圆钳轻轻夹出胃大弯侧，向左轻柔牵拉显露幽门；术者用左手拇指和示指固定幽门，于幽门前上方无血管区沿幽门纵轴切开幽门浆膜层与浅肌层，然后用幽门钳或纹式钳钝性分离肌层至黏膜完全膨出。③在将幽门放入腹腔前应仔细检查是否存在黏膜破裂。因幽门肥厚部在十二指肠段突然中止，在该部位切开时不宜过深，以免造成黏膜破裂。如术中出现黏膜破裂应及时缝合。④有学者主张倒“Y”形幽门肌切开术，自胃窦部开始切开约2/3幽门环肌，然后分别向两侧斜行切口，夹角约100°，形成倒“Y”形切口。该术式可降低十二指肠黏膜损伤率。

2. 腹腔镜手术　近年来，随着腹腔镜技术的提高及设备的改进，应用腹腔镜技术治疗先天性肥厚性幽门狭窄逐渐开展起来。手术方法：于脐部取5mm切口，提起腹壁，直视下穿入5mm Trocar，注入CO_2气体，建立人工气腹，使压力波动在8~10mmHg，插入镜头。腹腔镜直视下左、右上腹肋缘下一指锁骨中线处各置1个3mm的Trocar，助手用抓钳自左上腹抓住并固定幽门管十二指肠端，旋转以清晰显露幽门管无血管区，术者经右上腹在幽门管无血管区纵行电切浆膜层及部分肌层，幽门钳分开所有肌层至黏膜膨出，由胃管注入气体检查十二指肠黏膜有无损伤。证实无损伤后，去除操作器械，解除气腹，拔Trocar，缝合戳孔。近年有学者采用两孔法腹腔镜治疗先天性肥厚性幽门狭窄，经过不断的改进和完善，取得了良好的效果。

3. 胃镜治疗　胃镜下幽门环形肌切开术治疗幽门狭窄患儿，近期有效率高，操作相对简单，并发症轻微，避免了外科手术，患儿家长易于接受，但此种治疗手段的安全性、远期疗效有待扩大样本量和进一步随访来证实。

三、护理和监护要点

1. 术前注意观察呕吐次数、性质、量及呕吐方式；注意保持呼吸道通畅；观察有无脱水征象，记录24h出入量；合理安排补液顺序及速度，纠正脱水及电解质紊乱，改善全身情况，有贫血和营养不良的患儿术前应给予输血或静脉高营养。

2. 患儿侧卧位，并抬高床头，避免因频繁呕吐造成误吸，同时注意保暖。

3. 术后注意观察术前的症状体征是否缓解或消失，观察腹部体征变化，是否排便排气。

4. 手术当天禁食、胃肠减压。术后第一天可喂糖水，喂养由少到多，2~3天奶量加至足量。术后呕吐与幽门部水肿或奶量增加太快有关，应减量后再逐渐增加。

四、疗效和预后评估

本病如早期诊断，及时治疗，预后良好。但也存在复发、幽门肌切开不全、黏膜肿胀充血穿孔、术后切口感染、切口裂开、发热、溃疡等并发症。诊断治疗不及时多由于并发肺炎及重度营养不良致死。

五、诊疗关键点和难点

1. 本病为限期手术，术前一定要完善相关术前准备，包括纠正水、电解质紊乱和改善部分营养不良。

2. 无论哪种手术方式，术中对于幽门环肌的切开长度和宽度均应彻底，将幽门的黏膜充分显露出，并进一步验证胃内容物能顺利地通过幽门管。

3. 注意与幽门痉挛、贲门松弛、食管裂孔疝、胃扭转、幽门前隔膜等相鉴别。

（王广欢　郑培鸿）

第十节　新生儿消化道穿孔

新生儿消化道穿孔（neonatal gastrointestinal perforation）统指新生儿期因各种原因造成的胃肠道穿孔，是临床常见的一组疾病群，近年有增多趋势，多发生于早产儿及低出生体重儿，男婴发病率明显高于女婴。常见原因包括坏死性小肠结肠炎、胎粪性腹膜炎、胃壁糜烂或肌层薄弱/缺损、肠闭锁、肛门直肠闭锁、原发性十二指肠穿孔、先天性巨结肠等。起病急、病死率高。穿孔原因及部位往往在术前不易明确，但在穿孔后临床表现、诊断及处理等方面有许多共同点，如诊断及时、处理恰当可大大降低病死率。

一、诊断要点

（一）病史和高危因素

新生儿坏死性小肠结肠炎、胃壁肌层受损或发育不良、先天性肠闭锁、先天性巨结肠、阑尾炎、胎粪性腹膜炎、新生儿原发性消化道穿孔、肠扭转、先天性肛门闭锁、胆总管囊肿、早产儿等。

（二）临床特点

1. 胃穿孔患儿生后一般情况良好，无明显前驱症状，常在生后2~5天发病。肠穿孔常在原有疾病基础上突然出现急腹症现象。

2. 突发出现呼吸困难、发绀、反复呕吐胆汁样或咖啡色液体等。

3. 腹部体征包括腹壁红斑、脐突出、高度腹胀并进行性加重，腹壁水肿，腹壁静脉显露，腹部拒按（哭闹）且无明显的肌紧张，肠鸣音减弱或消失。

4. 存在全身中毒症状，如嗜睡、拒奶、反应低下、四肢冰冷、体温不升等。

（三）辅助检查

对任何疑有消化道穿孔的新生儿都应做X线

检查，平片提示有膈下游离气体，具有重要参考价值，是首选的辅助检查。但需要注意的是，没有气腹表现，不能排除消化道穿孔。除此之外，X线检查对病因有一定的提示作用：胃破裂穿孔常见较宽大液平，部分胃泡影消失，立位表现为膈下马鞍样改变，卧位平片显示足球征；NEC则可能出现肝静脉积气、肠壁积气、间隙增宽及肠壁囊泡状改变等炎性表现；先天性巨结肠X线片可见结肠宽大影，全结肠型扩张部位在小肠；胎粪性腹膜炎可见钙化改变；肠闭锁穿孔亦可见腹腔局部脓腔样改变，多为穿孔后包裹所致，可出现较大的气液平或包裹性改变。

二、治疗原则和措施

1. 一般治疗凡临床怀疑有消化道穿孔的新生儿应立即禁食、胃肠减压，输液和严密观察，随时做X线复查。

2. 手术治疗

（1）手术指征　一般情况突然恶化，呼吸急促，腹胀加剧，有腹膜刺激征或移动性浊音，即使X线腹部平片未发现膈下游离气体，但有液平表现或超声检查有液腹或气液腹存在，也应作腹腔穿刺或施行剖腹探查。

（2）术前准备　患儿明确诊断后，应争取在2~3h内尽可能充分地做好术前准备。对腹胀明显者，可先行腹腔穿刺抽气以缓解呼吸困难。

（3）术式选择　应根据穿孔部位、大小、肠管生机、腹腔污染程度、患儿生命体征及其对手术的耐受性来决定，必要时可分期手术。应尽量选择手术时间短、创伤打击小的手术方式。

对于先天性胃壁肌层缺损，手术方法为修补穿孔，将坏死、薄弱、不正常的胃壁全部切除，切除范围以切缘有新鲜血液流出及胃壁颜色正常为标志，然后全层缝合胃壁，浆肌层间断缝合以加固。有时需行部分或全胃切除。一般不做胃造瘘术。

对于新生儿坏死性小肠结肠炎，若末端回肠或结肠单纯穿孔，其周围肠管生机尚好则可行穿孔修补+近端肠管单口造瘘术，考虑到二期手术时需在术前了解远端肠管情况，故多行近远端肠管双口造瘘，以便后期经远端瘘口造影检查，实践证明该方法可行且有效。若肠管病变范围广泛，但坏死穿孔界限较清楚，则切除已坏死穿孔肠管，将近远两端病变较轻的肠管分别提出腹壁行造口术。若多处病变，则需尽可能保留有生机的肠管，分别切除坏死肠管，多处造瘘而避免大段切除肠管致短肠综合征。此外，若术中见生机可疑的肠管范围广泛，且一期切除可能造成短肠综合征者，应予0.5%利多卡因封闭肠系膜根部及温盐水纱布包盖肠管热敷，若仍不能确定肠管是否坏死，应做肠外置术，待24h后坏死界限清楚再行肠切除肠造口术。

对怀疑先天性巨结肠穿孔的患儿可结合术中快速冰冻切片结果进行诊断，无条件者可结合临床表现及肠管大体形态初步判断。明确诊断为巨结肠穿孔者，行穿孔修补及近端正常结肠处造瘘，暂不做巨结肠根治。术中诊断难以确定者，先按先天性巨结肠处理，行穿孔修补、近端肠造瘘术，并行远端结肠或直肠活检，先挽救患儿生命，再根据术后病理切片结果行后续处理。造瘘口部位一定要选择在肠壁神经节发育正常的部位，否则影响术后排便功能。

对于先天性肠闭锁，小肠闭锁患儿应行肠切除肠吻合术；结肠闭锁较少见，一般一期多行闭锁近端结肠造瘘术，待二期再行肠切除肠吻合术。

对先天性无肛伴穿孔患儿行穿孔修补及结肠造瘘术。

（4）术中注意事项　因术前大多不易明确穿孔的病因及部位，故手术切口多取脐上横切口，以利于术中探查。进入腹腔后应自胃、小肠、结肠至直肠全面仔细探查，尽快明确病变范围及穿孔部位，以决定手术方式。处理穿孔前应清除腹腔内胃肠液和粪汁，并以温盐水冲洗腹腔以减少毒素的吸收，术毕也需用大量温生理盐水冲洗腹腔以减少炎性物质的吸收，避免术后腹腔残余感染，且需留置腹腔引流管。

三、护理和监护要点

1. 密切观察生命体征　持续心电监护，监测患儿血氧饱和度、心率、呼吸变化，加强巡视，观察患儿意识情况，皮肤黏膜颜色及肤温、四肢末梢循环等情况。

2. 呼吸管理　对于腹胀严重且有明显呼吸循环障碍者，应经腹腔穿刺抽出腹腔内气体；有呼吸困难和发绀者，予以吸氧或无创正压通气，必要时行气管插管机械通气。

3. 密切观察病情变化　禁食，持续胃肠减压直至胃肠功能恢复。观察腹部体征及排便情况。观察患儿脱水程度，预防和纠正水、电解质紊乱。

4. 管道护理　胃肠减压管：妥善固定防止脱管，定时抽吸并密切观察引流液的颜色、量、性状，等胃液变清亮，肠功能恢复后可给予拔除胃管。尿管：妥善固定防止脱管，观察记录每小时尿量，定期更换尿袋，注意无菌操作。腹腔引流管：妥善固定防止脱管，定时挤压，详细记录引流液的颜色、性状和量。

5. 切口护理　密切观察切口敷料有无渗液、渗血，如有给予及时更换敷料。常规用腹带包扎，防止切口裂开，注意松紧度，以免影响患儿呼吸。

四、疗效和预后评估

新生儿消化道穿孔若能得到早期诊断且及时有效的治疗，预后多较好。但胎龄小、出生体重低、就诊延迟、原发疾病病情危重、合并感染、休克、多脏器损害及有伴发畸形者预后较差。出生体重1 500g以下早产儿病死率较高。新生儿免疫力低下，炎症不易局限，败血症导致休克和多器官功能衰竭是新生儿消化道穿孔死亡的主要原因。

五、诊疗关键点和难点

1. 尽早明确诊断并积极手术治疗，术后给予有效的呼吸循环支持、合理的营养支持和抗感染治疗。

2. 注意区分胃穿孔和肠道穿孔。

3. 新生儿特发性肠穿孔，术前并无特异性改变，穿孔多发生在3~7天，穿孔直径多<1cm，早产、局部缺氧缺血、肠蠕动障碍等是其危险因素。穿孔部位组织活检可有炎症细胞浸润表现，常无缺血坏死，远端肠壁肌层神经节细胞正常，该类病例常常预后较好。但需注意与先天性巨结肠所致穿孔相鉴别，建议行穿孔修补的同时，取远端肠壁组织及穿孔部位组织活检。

4. 如看到膈下游离气体及腹腔内有大液平，诊断消化道穿孔多无困难。但必须注意腹腔游离气体并不一定表明肯定有消化道穿孔，因它可以继发于肺泡破裂，气体由胸腔进入腹腔而引起气腹，也可由腹腔内产气菌感染所致，甚至找不到原因。

（王广欢　郑培鸿）

第十一节 新生儿胃扭转

新生儿胃扭转（neonatal gastric volvulus）是指新生儿胃的部分或全部大小弯位置交换，大弯在上、小弯在下，或大弯在右、小弯在左。随着临床科室及放射科对新生儿胃扭转的认识和上消化道造影检查的增多，发现胃扭转是新生儿呕吐的常见原因。男性多见，男女之比（3~4）：1。新生儿胃扭转多为特发型，由于胃的固定不良所导致。胃扭转方式主要有两种：一种是器官轴型，多见，即以贲门与幽门为两个固定点，连成纵轴，胃大弯绕纵轴向上旋转；另一种为网膜轴型，少见，即以网膜为横轴，自右向左旋转，幽门沿横轴转向左上方到贲门前，胃底下移于幽门位置。扭转可为急性或慢性，前者多见，急剧发作，症状严重，后者表现为持续性或复发性。

一、诊断要点

（一）临床特点

1. 奶后反复呕吐是最主要的症状，吐后仍有较强求食欲。多于生后喂奶即有发生，也可在生后数周才开始呕吐。吐奶以非喷射性为主，大多在喂奶后数分钟即吐，移动患儿时更为明显。吐奶前一般无异常表现。

2. 症状轻重取决于胃梗阻和旋转程度，部分有急性胃扩张、胃管通过困难等症状。

3. 慢性胃扭转表现常常不典型，可出现嗳气、腹胀、哭闹不安等症状。

4. 急性胃扭转很快出现绞窄性肠梗阻表现，如胃肠道出血、胃穿孔，甚至休克。

5. 一般无阳性体征，部分有上腹胀，可见胃型。

（二）辅助检查

1. 腹部X线平片　胃影明显扩张，胃体向右上腹或向后，位置较固定。

2. 上消化道造影　是诊断新生儿胃扭转最常用的方法，能够明确有无胃扭转的存在及对胃扭转进行分型，为体位疗法及手术治疗提供依据，同时也能观察上消化道的其他畸形及功能变化。器官轴型主要X线特征：①食管黏膜与胃黏膜有交叉现象；②胃大弯位于胃小弯之上，胃外形呈大虾状；③幽门窦部的位置高于十二指肠球部，垂直向下，使十二指肠球部呈倒挂状；④双胃泡双液平面；⑤食管腹段延长，且开口于胃下方。网膜轴型主要X线特征：①胃黏膜呈十字交叉；②胃体呈环状；③胃影可见两个液面；④食管腹段不延长，有时在胃内有一定量气体和液体的条件下，透视或腹部X线平片中，也可看到两个气液面，胃大弯向上反转，可不经钡剂造影即能确诊。

3. 胃镜　诊断胃扭转的可靠方法，但不常用。

4. 超声　有一定价值，通过观察胃的形态及胃大弯、胃小弯、胃窦部、幽门、贲门的位置关系来进行诊断。

（三）鉴别诊断

本病应与幽门痉挛、贲门松弛、胃食管反流、幽门肥厚性狭窄、食管裂孔疝、环状胰腺等相鉴别。

二、治疗原则和措施

1. 体位疗法　扭转＜180°者，绝大多数不需要手术。喂奶前尽量防止患儿哭闹，以免吞入空气，喂奶时将患儿上半身抬高45°呈半卧位，并向右侧卧位，喂奶后不要搬动，保持原位0.5~1h才可平卧，拍背数次，将胃内积气排出。新生儿胃扭转有自愈的可能，一般在3~4个月症状可逐渐消失，胃扭转自行复位。

2. 手术治疗 个别体位疗法无效、症状严重，影响生长发育时需手术治疗，给予复位和胃固定术。急性胃扭转应急诊手术，防止胃壁坏死、穿孔，降低病死率；手术的原则是整复扭转的胃，查清病因予以矫治，如未能找到原因或不能手术纠正病理情况，则可行胃固定术。

三、护理和监护要点

1. 密切观察呕吐情况，记录呕吐的时间、量和性状。

2. 保持呼吸道通畅，多巡视，避免呕吐误吸、窒息。

3. 出现呕吐后，应该坚持少食多餐的基本原则；必要时禁食，予胃肠外营养。

4. 喂奶时和喂奶后，尽量为新生儿营造安静、舒适、干净、温暖（24～28℃）的环境，避免新生儿刺激啼哭而发生呕吐。合理摆放新生儿体位，一般为右侧卧位，抬高上半身30°～45°。

四、疗效和预后评估

新生儿胃扭转大多预后较好，经过体位和饮食疗法绝大部分可治愈。急性胃扭转的预后取决于诊断时间，早诊断、及时处理，预后好。主要死因是诊断不及时导致胃壁坏死穿孔。

五、诊疗关键点和难点

1. 本病易与幽门痉挛、贲门松弛、胃食管反流、幽门肥厚性狭窄、食管裂孔疝、环状胰腺等消化道疾病混淆，致误诊漏诊。应注意鉴别，尽早确诊。

2. 胃扭转常与肠旋转不良、无脾症、幽门肥厚性狭窄等合并存在，应注意排查。

（王广欢 郑培鸿）

第十二节 肠旋转不良

肠旋转不良（malrotation of intestine）是胚胎发育过程中肠管在以肠系膜上动脉为轴心的旋转过程中进行得不完全或固定异常，使肠管解剖位置发生变异和肠系膜附着不全，出生后可引起上消化道梗阻和肠扭转坏死等临床症状。发病率约为1∶6 000，男性多于女性，55%的患儿在出生后第1周出现症状，90%在1岁内出现症状，是新生儿期常见的消化道高位梗阻原因之一。因其病理分型和临床表现较复杂多变，极易误诊误治。肠扭转重者若治疗不及时可造成严重绞窄性肠梗阻，同时急性中肠扭转可能造成绞窄、肠坏死、感染性休克，多危及生命。

一、诊断要点

（一）临床特点

1. 因病理改变复杂多样，临床表现差异很大。有些患儿无任何症状；60%~70%在新生儿期出现症状，部分在婴幼儿或儿童期发病。

2. 绝大多数患儿出生后24h内均有正常胎粪排出。第3~5天开始出现呕吐，特点是含有大量胆汁，呈碧绿色或黄色，每天3~6次不等。发病后症状可暂时好转，但很快复发。

3. 若同时发生肠扭转者则为完全性肠梗阻，呕吐特别严重，甚至出现便血症状。

4. 腹部体征不多，偶可见上腹部充气扩张。少数病例在肠扭转晚期出现弥漫性腹胀、腹肌紧张、腹壁红肿发亮、坏死瘀斑，迅速进入感染中毒性休克期，病死率极高。

（二）辅助检查

1. 腹部直立位X线平片　胃和十二指肠扩张，左上腹和右上腹略低处各有一个液平面，此即为“双泡征”，小肠内仅有少量气体甚至完全无气体，下腹部只有少数气泡或一片空白。

2. 上消化道造影检查　观察十二指肠空肠连接部的位置是此检查的关键，典型表现为十二指肠C形结构消失，呈螺旋状丝带样下降，空肠起始部位于脊柱右侧；如果中肠扭转，可见空肠近端呈尾状扭转的“鼠尾征”。慢性病例发作期十二指肠或空肠钡剂通过瘀滞，间歇期通过可正常。

3. 钡灌肠造影检查　可显示盲肠的位置，如位于上腹部或左侧腹部，对诊断具有重要意义。

4. 腹部超声检查和增强CT扫描　当检查发现肠系膜上静脉和肠系膜上动脉关系逆转（静脉位于动脉左侧），小肠系膜呈螺旋状排列，应怀疑肠旋转不良。还可帮助判断肠绞窄坏死的程度，以及有无穿孔等并发症。

（三）鉴别诊断

主要应与先天性十二指肠闭锁、环状胰腺等相鉴别。肠旋转不良发生肠扭转、肠绞窄或肠坏死时，需与新生儿坏死性小肠结肠炎鉴别。

二、治疗原则和措施

有症状的新生儿肠旋转不良患儿应采取手术治疗，无症状患儿需严密观察，一旦发生肠扭转应急诊手术。手术前准备包括适当的静脉补液以纠正水、电解质和酸碱失衡，给予抗生素和维生素K，常规留置胃管行胃肠减压。手术目的是整复肠扭转、松解压迫十二指肠的Ladd膜和空肠上段的膜状组织，复位后如有肠管坏死，应将完全坏死的肠管切除，行肠管端端吻合。

三、护理和监护要点

1. 术前防止呕吐误吸，入院后即禁食，常规留置胃管，持续胃肠减压。密切观察患儿精神状态、腹部症状及体征、呕吐物、大小便情况，重点关注粪便和胃肠减压引流液的量、颜色、性质，及早发现肠坏死征象。

2. 术后肠功能恢复常较缓慢，需充分胃肠减压，继续肠外营养支持，维持水、电解质和酸碱平衡。如无肠管坏死，一般3~4天后可开始逐渐经口喂养。

3. 先天性肠旋转不良新生儿营养状况差、切口愈合能力差，易出现创口裂开。密切观察新生儿腹部伤口敷料有无渗出，保持敷料清洁干燥，有分泌物渗出时及时更换敷料并送分泌物做细菌培养。

四、疗效和预后评估

除广泛肠坏死病例外，一般预后良好。如合并其他严重畸形或肠扭转者，病死率达10%~15%。单纯肠旋转不良手术治愈率在95%以上，术后呕吐症状消失，生长发育基本与正常同龄儿相当。合并肠坏死切除肠管过多可发生短肠综合征，预后不良。

五、诊疗关键点和难点

1. 注意与先天性十二指肠闭锁、环状胰腺等相鉴别。发生肠扭转要能及时识别和处理，避免发生肠坏死。

2. 怀疑同时并发肠扭转不宜采用腹腔镜手术。

（王广欢　郑培鸿）

第十三节　肠闭锁和肠狭窄

先天性肠闭锁（congenital intestinal atresia）和肠狭窄（intestinal stenosis）是指从十二指肠到直肠间发生的肠道先天性闭塞和变窄。发生率在2.23/10 000左右，男女发病率接近，早产儿发病率较高。肠闭锁最多见于回肠，其次是十二指肠和空肠，结肠闭锁很少见，10%~15%的病例为多发闭锁。而肠狭窄则以十二指肠最多见，其次为回肠，结肠罕见。其主要表现为肠梗阻，症状出现的早晚和轻重与肠闭锁的部位及狭窄的程度密切相关。

一、诊断要点

（一）临床特点

以呕吐、腹胀、无胎便排出或排便少为主要症状。

1. 高位肠闭锁和肠狭窄　闭锁和狭窄部位愈高，呕吐出现时间愈早和频繁，腹胀则愈不明显。生后第一次喂奶即可发生呕吐，以后呈持续、反复呕吐，呕吐物可含或不含胆汁。腹胀可不明显或限于上腹部。无正常胎粪排出或只排少量灰白色黏液样物或便秘。可出现脱水、酸中毒、电解质紊乱和中毒症状，常伴吸入性肺炎。

2. 低位肠闭锁和肠狭窄　喂奶后逐渐出现腹胀，胆汁性呕吐，有时吐粪水，呕吐次数和程度进行性加重。无胎便或排便少。腹部可见肠型和蠕动波。低位肠闭锁容易导致肠穿孔，出现腹壁水肿、发红及感染性休克症状。

（二）肠闭锁分型

（1）闭锁Ⅰ型　肠管外形连续性未中断，仅在肠腔内有一个或多个隔膜使肠腔完全闭锁。

（2）闭锁Ⅱ型　闭锁两侧均为盲端，之间有一条纤维索带连接，毗邻的系膜是完整的。

（3）闭锁Ⅲ型　闭锁盲端完全分离，无纤维索带相连，如毗邻的肠系膜有一“V”形缺损则为Ⅲa型，如闭锁量盲端系膜缺损大，远端小肠像刀削下的苹果皮样呈螺旋状排列则为Ⅲb型。

（4）闭锁Ⅳ型　多发闭锁。

（三）辅助检查

1. 腹部X线平片　高位肠闭锁上腹部可见

2~3个扩大的液平面，称双泡征（扩张的胃和十二指肠第一段内的液气平面所形成）或三泡征（梗阻在十二指肠远端）；其他肠段全不充气。低位肠闭锁显示多个扩大肠段与液平面，其余肠段及结肠内无气体。肠狭窄显示狭窄上端扩大的肠段，下端仅有少量气体充盈。

2. 钡餐造影或钡灌肠检查　有助于鉴别诊断。

（四）鉴别诊断

需与肠旋转不良、胎粪性肠梗阻、全结肠性无神经节细胞症、肠重复畸形、肥厚性幽门狭窄、异位肠系膜上动脉等相鉴别。

二、治疗原则和措施

肠闭锁和肠狭窄确诊后即需要手术治疗。根据肠闭锁和狭窄的不同部位及类型，采取不同的手术方法。

1. 十二指肠闭锁和狭窄　可采用十二指肠前壁或前外侧壁纵行切口跨过病变位置，切除隔膜后横行缝合肠壁切口，或者采用十二指肠与十二指肠侧侧菱形吻合术，此法无损伤十二指肠乳头的风险，较常用。术中注意远端注水排除有无多发肠闭锁的情况。

2. 小肠闭锁和狭窄　小肠内隔膜可行隔膜切除肠吻合术，小肠完全闭锁则以切除近端膨大的盲端、肠管端端吻合较为理想。根据病变部位和远近端直径的差别，有时可采用近、远端做端侧吻合及远端造瘘术（Bishop-Koop法）或近、远端做端侧吻合及近端造瘘术（Santulli法），如合并肠穿孔、胎粪性腹膜炎等，可采用双腔造瘘术（Mikulicz法）。术中均做远端肠管注水排除多发闭锁，同时行闭锁远端肠管组织活检，排除先天性无神经节症巨结肠。

3. 结肠闭锁和狭窄　结肠张力过高，需尽早手术防止穿孔，一般先行闭锁近端结肠造瘘术，3~6个月后再行封瘘手术。直肠及乙状结肠远端闭锁可行直肠内结肠拖出吻合术（Swenson术）或直肠后结肠拖出吻合术（Duhamel术）。

三、护理和监护要点

1. 胃肠减压。

2. 防止呕吐窒息、吸入性肺炎。

3. 术前至术后静脉营养支持，纠正水、电解质失衡和酸中毒。术后3~4天可逐渐开始喂奶。

四、疗效和预后评估

诊断及治疗的早晚直接影响预后。肠闭锁位置愈高，预后愈好。肠狭窄手术后预后良好。伴有其他较严重畸形可死于继发性肠穿孔、腹膜炎、肠坏死、吸入性肺炎等。

五、诊疗关键点和难点

1. 早期诊断，及时行胃肠减压、手术治疗。

2. 肠闭锁和狭窄的手术方式有很多种，术中需根据闭锁类型、闭锁部位、近端肠管扩张程度、远端肠管发育情况、有无穿孔、有无腹膜炎等情况选择合适的术式。

（王广欢　郑培鸿）

第十四节　环状胰腺

环状胰腺（annular pancreas）指胰腺组织呈环状或钳状压迫十二指肠降段的先天性畸形，是新生儿期上消化道梗阻的常见原因之一，发病率为1/20 000~1/6 000，占十二指肠梗阻性疾病的10%~30%。环状胰腺表现为十二指肠完全性或不完全性梗阻，呕吐为最主要的症状，部分新生儿有黄疸，发病的早晚与压迫的轻重有关。术前明确诊断较为困难，如有怀疑环状胰腺应尽早手术探查确诊。

一、诊断要点

（一）临床特点

症状的出现及其严重程度取决于环状胰腺对十二指肠的压迫程度以及是否合并十二指肠闭锁或狭窄。40%~60%的患儿在新生儿期出现症状，初次喂奶后即呕吐，为持续性，呕吐物常含有深绿色胆汁或咖啡样物。因喂养困难，可很快出现脱水、电解质紊乱和体重下降等。查体可见上腹胀及胃型蠕动波，呕吐后腹胀可消失。部分患儿可仅表现为上腹胀。环状胰腺如压迫十二指肠乳头或合并胰管畸形，患儿可表现有黄疸。

（二）辅助检查

1. 腹部X线平片　通常可显示“单泡征”“双泡征”或“三泡征”等十二指肠梗阻征象。

2. 上消化道造影　典型表现为造影剂通过十二指肠降部时受阻，通过缓慢，十二指肠球部和幽门管扩张。

3. 超声检查　产前超声检查可有上消化道梗阻的表现（如“单泡征”或“双泡征”），伴有羊水过多。产后超声检查如果发现“双泡征”合并“环绕十二指肠的高回声带”，可将其作为诊断标准，但多项临床研究均表明产后腹部超声检查极少能显示异常的胰腺组织。

4. CT和MRI　CT平扫可表现为十二指肠降部“鼠尾征”，其周围可见软组织密度影，CT增强扫描显示十二指肠降部周围强化的胰腺组织。MRI检查显示十二指肠降段周围有正常的胰腺组织环绕，信号均匀，增强扫描显示环状胰腺与正常的胰腺组织强化程度一致，十二指肠环形变细，肠腔狭窄。

（三）鉴别诊断

需与十二指肠闭锁或狭窄、肠旋转不良、肥厚性幽门狭窄等相鉴别。

二、治疗原则和措施

确诊后即行手术治疗。患儿症状较重及影像学检查提示十二指肠梗阻的情况下，需尽早进行手术探查，查明病因，解除梗阻。可采取十二指肠-十二指肠菱形吻合术、十二指肠-空肠侧侧吻合术、十二指肠-空肠Roux-Y吻合术或腹腔镜下十二指肠菱形吻合术。手术时间取决于症状出现的早晚及严重程度。术前需纠正脱水、酸碱失衡、电解质紊乱等并发症，胃肠减压，补充必要的静脉营养。

三、护理和监护要点

1. 留置胃管做好胃肠减压，防止呕吐误吸。

2. 在禁食和胃肠减压期间，每天用生理盐水棉球擦洗口腔2次，加强脐部护理，防止口炎和脐炎的发生。

3. 注意观察切口情况。

4. 术后密切监测胃肠功能恢复情况，如胃液变清、量少，肠鸣音恢复，可开始喂养，手术至开始能耐受喂养一般需要5~12天。可先试喂葡萄糖水数次，次日喂奶10~20mL，3h1次，无呕吐则逐渐加量，喂奶后将患儿置于右侧斜坡卧位15°~30°或半卧位。

四、疗效和预后评估

不合并内科疾病或其他消化道畸形的环状胰腺患儿一般预后较好。合并其他消化道畸形可根据术中情况处理或分次手术，术后恢复时间比单纯环状胰腺患儿更长，术后并发症的发生率更高。患儿术后主要并发症包括切口裂开、巨十二指肠、十二指肠胃反流、吻合口瘘、感染、肠梗阻等。

五、诊疗关键点和难点

1. 环状胰腺在术前易与其他引起呕吐的疾病相混淆，尤其是十二指肠梗阻引起的呕吐，术前鉴别诊断较为困难，需结合呕吐物性状、腹部X线片、消化道造影及CT等检查仔细甄别。但是，也有人认为，新生儿一旦确认有十二指肠梗阻，即应行剖腹探查，术前无须完全明确梗阻具体原因。

2. 环状胰腺术后可能并发巨十二指肠症及十二指肠盲端综合征，可导致近端十二指肠瘀滞及功能性梗阻而影响本病预后。

（王广欢　郑培鸿）

第十五节 先天性巨结肠

先天性巨结肠（Hirschsprung's disease，HD）是一种常见的肠神经元发育异常性疾病，是由于结肠远端的肠管持续痉挛，使粪便淤滞的近端结肠肥厚、扩张，逐渐形成巨结肠改变。发病率约为1/5 000。随着认识的不断深入和诊断方法的不断改进，目前70%~90%的病例可在新生儿时期明确诊断。

一、诊断要点

（一）临床特点

1. 不排胎便或胎便排出延迟　所有新生儿期排胎便延迟的患儿均应怀疑HD。而90%的HD患儿在出生后24h内不排便。由于胎粪不能排出，患儿常合并低位肠梗阻症状，往往需要经过洗肠或其他处理后方可排便，严重时有呕吐，但呕吐次数不多。

2. 腹胀　患儿都有不同程度的腹胀，腹部呈蛙形，早期突向两侧，继而全腹胀大。严重者腹部高度膨大、腹壁变薄，缺乏皮下脂肪，并显示静脉曲张。稍有刺激即可出现粗大的肠型及肠蠕动波。腹部触诊有时可以扪及粪石。听诊时肠鸣音亢进。肛门指诊常可查出内括约肌痉挛，直肠壶腹部有空虚感。如狭窄段较短，有时可以触及粪块。当手指从肛管拔出时，常有气体及稀便呈爆破样排出，为巨结肠的典型表现。

3. 一般情况　可呈贫血貌，消瘦、发育延迟。患儿抵抗力低下，经常发生上呼吸道及肠道感染。加之肠内大量繁殖毒素吸收，心、肝、肾功能均可出现损害。严重时患儿全身水肿，以下肢、阴囊更为显著。

4. 并发小肠结肠炎　如果HD患儿出现腹泻、发热、腹胀加重，应考虑并发小肠结肠炎。小肠结肠炎往往病情凶险，是引起死亡最多见的原因，占20%~58%。肠炎可以发生在各种年龄，但以3个月以内婴儿发病率最高。由于肠炎时肠腔扩张，肠壁变薄缺血，肠黏膜在细菌和毒素的作用下产生溃疡、出血甚至穿孔形成腹膜炎。

5. 5%~19%的先天性巨结肠合并有其他畸形，如先天愚型、脑积水、甲状腺功能低下、肠旋转不良、先天性肛门直肠畸形、隐睾、唇腭裂、先天性心脏病、马蹄足、多指（趾）、肾盂积水等。

（二）分型

依据痉挛段的长短可将巨结肠分为：①普遍型（常见型），最多见，占75%左右，病变自肛门向上达乙状结肠远端；②短段型，病变仅局限于直肠近、中段交界处以下，距肛门不超过6.5cm；③长段型，病变肠段延伸至乙状结肠或降结肠；④全结肠型，病变包括全部结肠及回肠末端，距离回盲瓣30cm以内；⑤超短段型，亦称内括约肌失弛缓症，病变局限于直肠远端；⑥全肠型，较少见，病变累及全结肠及回肠，距回盲瓣30cm以上，甚至累及至十二指肠。

（三）辅助检查

1. X线检查　腹部立位平片常显示低位结肠梗阻，肠腔普遍扩张胀气，有多数液平面及呈弧形扩张的肠袢，可看到扩张的降结肠，直肠不充气，表现为盆腔空白。对于生后腹部平片发现远端肠管扩张的新生儿，应首先行钡灌肠检查，巨结肠患儿直肠、乙状结肠远端细窄，结肠壁的结肠袋消失、变平直，无蠕动，有时呈不规则锯齿状。乙状结肠近端及降结肠明显扩张，肠腔扩大，袋形消失，蠕动减弱。移行段多呈猪尾状，蠕动到此消失。24h后再观察，结肠内仍有较多钡剂存留。

2. 组织病理学诊断　①直肠黏膜活检：使用特定的直肠黏膜吸引系统，在齿状线上2~3cm的肠壁组织处取材，组织直径至少3mm，且吸取组织中的黏膜下层成分至少占1/3。直肠黏膜吸引活检术后并发症少。②直肠全层活检：优点是获取组织较大，可以获取肠壁全层组织；缺点是需要麻醉，肠穿孔风险较大。虽然肌层神经丛可在低至齿状线上1cm处发现，但仍然建议在齿状线上1~5cm多点取材。采用的组织学染色方法目前大致分为HE染色、酶组化染色以及神经标志物免疫组化染色等。

3. 直肠肛管测压　正常儿童直肠内受到压力刺激后产生充盈感，通过反馈机制引起直肠内括约肌松弛、外括约肌和盆底肌收缩，这种反射现象称为直肠肛管抑制反射。一般新生儿直肠气囊内注入5~10mL、小婴儿注入10mL、儿童注入10~20mL气体均应出现直肠肛门抑制反射，而先天性巨结肠患儿则无此反射。其不足之处在于检查过程中需要患儿保持绝对镇静状态，否则容易产生不准确性结果，而这在低龄婴幼儿中较难实现。

（四）鉴别诊断

本病需与胎粪性便秘、肠闭锁、腹膜炎、NEC、左半小结肠综合征、肠穿孔等相鉴别。

二、治疗原则和措施

1. 非手术疗法　适用于诊断未完全确定和有感染（如肺炎等）或全身情况较差的小儿，待小儿全身情况好转后再做根治手术。措施以灌肠为最有效。灌肠要用温等渗盐水，反复灌洗抽吸直到流出液不含粪汁，需每日或隔日进行，同时要注意小儿的营养状况和预防感染等。

2. 结肠造瘘术　患儿并发严重的小肠结肠炎、肠穿孔、营养不良、特别巨大粪石，或近端肠管高度扩张合并病变肠管范围无法确定时，仍需首先接受肠造瘘术，同时行术中肠活检明确诊断。

许多学者认为对于发育营养差、伴有严重小肠结肠炎的新生儿，早期做结肠造瘘术是暂时处理新生儿HD较好的方法，待全身情况好转后施行根治手术。结肠造瘘应在无神经细胞肠段的近端。

3. 根治手术　适用于诊断明确、情况良好的新生儿巨结肠。手术原则在于切除无神经节细胞肠管等病变肠段并且重建肠道功能。手术治疗已经从传统的肠造瘘及开腹手术逐渐转向单纯经肛门拖出术和腹腔镜辅助手术等微创方式。尽管许多学者对手术方式做了改良，但Swenson、Duhamel、Rehbein和Soave等术式仍是公认的经典术式。近年来，在手术方法上最重要的进展是单纯经肛门手术和腹腔镜辅助手术等微创手术的推出，由于取消了经典术式的经腹路径，避免了开腹术式所带来的并发症，手术的安全性大大提高。

三、护理和监护要点

1. 肠梗阻或巨结肠相关性小肠结肠炎症状严重的患儿需要留置胃管，并接受静脉营养及广谱抗生素治疗。

2. 同时需要评估患儿可能存在的其他先天性畸形如心血管及呼吸道疾病的风险，并由此制订完整的治疗方案。患儿病情稳定后，手术可以立即进行或稍延迟一段时间，在等待手术过程中，患儿需要定期扩肛或洗肠以保持排便。

3. 术后2周开始每天扩肛，共3~6个月。

四、疗效和预后评估

术后随访非常重要，术后1个月、3个月、6个月、1年、2年应作为常规随访节点，定期评估患儿的排便及控便能力，同时预防巨结肠相关性小肠结肠炎的发生。在国外研究的长期随访中，虽然仍有少部分患儿在成年后存在排便异常，但是大部分患儿的控便能力得到加强，污粪等症状得到明显改善。

五、诊疗关键点和难点

1. 注意与胎粪性便秘、肠闭锁、腹膜炎、NEC、左半小结肠综合征、肠穿孔等相鉴别。

2. 根据病变肠管范围、患儿全身情况以及手术医生经验制订个体化手术方案。在具备相应适应证时，短段型巨结肠推荐利用单纯经肛门拖出术；常见型巨结肠推荐利用单纯经肛门拖出术或腹腔镜手术；长段型和全结肠型巨结肠推荐利用腹腔镜手术或开腹手术。

3. 新生儿期全结肠型巨结肠推荐首先行回肠末端造瘘，同时回肠末端及全结肠多点活检明确诊断，不推荐行一期根治手术。

（王广欢　郑培鸿）

第十六节 腹裂和脐膨出

腹裂（gastroschisis）是先天性腹壁发育不全，脐旁腹壁全层缺损，内脏自缺损处脱出，是一种较少见的畸形，多好发于低出生体重儿。脐膨出（omphalocele）又称脐突出、胚胎性脐带疝，为先天性腹壁发育不全，脐周围皮肤组织缺损，肠的一部分通过脐部腹壁上缺损而突出；突出的肠只覆盖着一层由羊膜和腹膜组成的透明薄膜。

一、诊断要点

（一）临床特点

1. 腹裂　患儿多为低出生体重儿，在出生后即可发现肠管自脐旁腹壁缺损处脱出，肠系膜游离，肠管充血、水肿、增厚，表面覆有纤维素性渗出物，肠管彼此粘连。由于患儿哭闹、吞气、肠管脱出逐渐增多且充气扩张，如合并肠管嵌顿，肠系膜扭转，则肠管有血运障碍，甚至坏死。脐带位于腹壁缺损的一侧，与缺损间有正常皮肤相隔。由于内脏外露、体液丢失，患儿有不同程度的低体温和脱水，甚至发生酸中毒。

2. 脐膨出　表现为腹部中央脐带处有透明的囊，内含物为小肠等腹腔脏器，囊壁一侧与腹壁皮肤连接，囊壁的另一侧延续为脐带外膜。腹壁缺损环的直径＞5cm以上为巨型脐膨出，可在腹部中央突出如馒头样的肿物，脐带连接于囊膜的顶部。出生后通过透明膜可以见到囊内的器官，囊内容物除了小肠、结肠之外，还可有肝脏、脾、胰腺甚至膀胱等。6~8h后由于囊壁血液供应缺乏和暴露于空气之中，囊膜变得浑浊，水肿增厚；2~3天后变得干枯、脆弱、破裂、甚至坏死。囊壁的破裂可导致腹腔感染和囊内脏器脱出，重者可致患儿死亡。如果分娩时囊膜破裂，内脏及肠管颜色较鲜红，没有黄色纤维素覆盖，紧急处理，患儿尚可获救。腹壁缺损环直径＜5cm的小型脐膨出，在腹部中央突出如橘子甚至橄榄样的肿物，膨出部分的直径往往较腹壁缺损环大，可形成腹部中央带蒂样物。囊内容物大多只有小肠，有时可有横结肠。30%~50%患儿伴有其他先天性畸形，以肠旋转不良、美克耳憩室、肠闭锁和肠狭窄等最多见。

（二）辅助检查

1. X线检查　了解有无伴发畸形，以便手术中一同处理。

2. 母孕期定期腹部超声检查　可早期发现脐膨出，以便产后立即采取治疗措施。

二、治疗原则和措施

如产前已确诊，患儿出生后立即进行手术治疗，可取得良好的治疗结果。手术时先轻柔清除肠管表面的纤维素性渗出物，注意勿损伤肠壁。然后仔细检查脱出的肠管有无坏死、穿孔、狭窄或闭锁等病变。如发现上述病变应先行处理，再根据脱出器官的多少及腹腔容积选择适当的术式。一般小型脐膨出，腹壁缺损＜5cm，脱出肠管少者可采用一期修补法，手术时先沿腹壁缺损的上、下端扩大切口。按顺序轻轻挤压肠管内容物，近端可挤入胃内，由胃管吸出；远端可挤至结肠由肛门排出，使肠管空虚。在助手的配合下术者用力牵拉松弛状态下的腹壁以扩大腹腔容量，然后将空虚的肠管依序纳入腹腔，最后分层关腹。大型脐膨出，腹壁缺损＞6cm，脱出肠管多、腹腔容量少、勉强还纳肠管后可出现腹高压者，可采用二期修补法或分期修补法。患儿术后仍住保温箱并持续胃肠减压，给予全肠外营养；有呼吸困难者可用呼吸机辅助呼吸，保证足够氧的供给，并应用抗生素预防感染。

三、护理和监护要点

1. 脐膨出患儿因巨大羊膜囊或肠管直接暴露在体外，热量丧失很快，容易出现低体温，患儿出生后立即置于辐射台或暖箱保暖。术中亦应注意患儿体温变化，给予保温毯保暖。

2. 立即用无菌温等渗盐水纱布覆盖羊膜或脱出的肠管，外面置干纱布包裹，在敷料外再敷一层塑料膜。对就诊较晚伴有低体温、羊膜或脏器污染的患儿，先用温生理盐水抗生素溶液反复冲洗，使体温慢慢恢复，同时可清除脏器表面的污染，并注意防止肠管扭曲和绞窄。

3. 全面体检包括体重、营养状况及心肺功能，常规进行胸部X线检查，血常规、出凝血时间检测，并注意全身或局部出现的各种异常情况。

4. 禁食、胃肠减压，防止呕吐和减少胃肠道气体。脐膨出患儿因巨大羊膜囊或肠管直接暴露在体外，体液也可迅速丢失，应进行全静脉营养，预防感染和纠正水、电解质平衡失调。

5. 由于先天性肠管发育不良及麻醉手术刺激，术后肠蠕动功能恢复较慢，禁食及胃肠减压时间可能较长。做好口腔护理，保持胃肠减压通畅，观察并记录引流液的颜色、性状及量。观察患儿面色、精神反应、末梢循环及尿量。

6. 患儿术后腹压增高而切口张力大，为促进伤口愈合，应避免增加腹压的各种诱因，保持环境和患儿安静。患儿烦躁时予镇静，观察排便情况。观察伤口情况，保持敷料干洁。

7. 促进肠功能恢复，观察肠鸣音恢复情况及排便时间。肠鸣音恢复正常且排便通畅，停胃肠减压，观察1天无呕吐，次日开始喂养，先喂糖水，逐渐过渡到母乳或配方乳喂养，并严密观察腹部情况。

四、疗效和预后评估

预后与缺损程度、是否伴发其他畸形、治疗时机及效果有关。脐膨出存活率为70%~95%；腹裂存活率在90%左右，国内稍低。死亡病例多因兼有其他严重畸形、缺损大、合并感染等。

五、诊疗关键点和难点

1. 宜尽早外科手术治疗。

2. 应根据腹壁缺损大小、治疗时间、是否合并其他严重畸形、囊膜破裂及感染与否、出生体重等选择最佳治疗方案。

3. 一般小型脐膨出，腹壁缺损＜5cm，脱出肠管少者可采用一期修补法；大型脐膨出，腹壁缺损＞6cm，脱出肠管多、腹腔容量少、勉强还纳肠管后可出现腹高压者，采用二期修补法或分期修补法。在判断能否一期手术上有一定的难度时，可考虑应用各种材料制成的储袋临时容纳疝出于体外的脏器，再将储袋与腹壁裂口缝合固定，以临时扩大腹腔，在腹腔增大、脏器逐渐回纳后再行二期关闭腹壁裂口（Silo技术）。

（王广欢　郑培鸿）

第十七节 新生儿肠衰竭

新生儿肠衰竭（intestinal failure，IF）或胃肠功能衰竭是指由于肠梗阻、肠运动障碍、手术切除、先天性缺陷或者肠道疾病导致肠道消化和吸收功能不足以满足自身液体、电解质、营养基本需求，需要依赖静脉营养来补充以维持机体正常生理活动，临床可表现为腹泻、腹胀、水电解质失衡、营养物质吸收障碍、代谢障碍等，需要长期依赖肠外营养（parenteral nutrition，PN）支持。目前文献对于新生儿IF的定义各不相同，通常将原发肠道疾病需要全胃肠外营养（total PN，TPN）超过4周或部分胃肠外营养（partial PN，PPN）超过3个月定义为新生儿IF。

一、诊断要点

（一）病史和高危因素

早产、低出生体重儿、小于胎龄儿、呼吸机的使用、腹部手术、肠切除范围、长时间禁食、静脉营养使用时间、脂肪乳剂的使用、抗生素的使用、早期低蛋白血症等都是发生IF的高危因素。IF常继发于多种危重疾病，如休克、败血症、缺氧窒息、严重消化道疾病、外伤、应激等。由肠切除或肠道手术导致的短肠综合征（short bowel syndrome，SBS）是IF最常见的原因，而导致SBS的常见原因主要是坏死性小肠结肠炎（NEC）、肠扭转、腹裂、肠闭锁、先天性巨结肠，其中又以NEC最多见。

（二）临床特点

1. 胃肠功能障碍症状　腹泻、呕吐、腹胀、肠管扩张、肠鸣音减弱或消失（中毒性肠麻痹）等。胃肠功能障碍的发生常提示病情加重或预后不良，可并发多器官功能障碍。

2. 应急性溃疡　早期在胃管抽出液中有咖啡色样液体或大便隐血试验阳性，是应急性溃疡消化道出血时重要的症状体征，可作为早期诊断的指标，重者有呕血和便血，机体在应急状态下，肠黏膜遭受缺血缺氧及能量代谢障碍，迅速出现浅表糜烂、充血水肿，而导致出血。

3. 常并发水、电解质失衡，营养物质吸收不良，小肠运动障碍，细菌过度生长，中心静脉通路相关性感染，肠衰竭相关性肝病（intestinal failure-associated liver disease，IFALD）等。

4. 肠衰竭相关性肝病（IFALD）　肠衰竭患者血清直接胆红素水平≥2mg/dL，持续至少1周，且排除其他肝脏疾病或直接胆红素（＞2mg/dL）、谷丙转氨酶（＞65U/L）、谷氨酰转肽酶（＞75U/L）中至少2项超过正常值上限的1.5倍（即括号里的数据）。分度为：①轻度：血清直接胆红素在2.0~4.9mg/dL；②中度：血清直接胆红素水平在5.0~9.9mg/dL；③重度：血清直接胆红素峰值≥10mg/dL。

（三）辅助检查

1. 肠道黏膜屏障功能评估

（1）尿乳果糖/甘露糖比值（L/M）增加，提示肠黏膜紧密连接不完整，黏膜通透性增加。

（2）血浆内毒素水平升高，对早期严重胃肠功能衰竭患者具有临床诊断价值。

（3）乙二胺四乙酸、乙三胺五乙酸、^{125}I-清蛋白等放射性核素标记　判断黏膜通透性。

（4）粪便分泌型IgA测定　可了解胃肠道黏

膜局部免疫功能状况。粪便中分泌型IgA平均为1.312μg/g。

（5）肠脂肪酸结合蛋白（I-FABP）肠上皮细胞损伤时释放入血，可反映早期肠缺血。

（6）D-乳酸水平　血浆D-乳酸水平与黏膜损伤程度呈正相关，出现特异性升高的时间较早，其水平越高，反映肠黏膜缺血缺氧程度越严重，因此血浆D-乳酸水平可作为血浆标记物应用于急性肠黏膜损害的早期诊断。

（7）二胺化氧化酶（DAO）测定　通过测定血和小肠组织中的DAO活性变化，反映小肠的黏膜屏障功能和肠道损伤及修复情况。DAO升高也可以反映肠黏膜有缺血缺氧。

（8）粪便球/杆菌比例检测。

（9）肠黏膜活检。

2. 肠道运动功能评估　腹泻、腹胀、胃肠张力减弱、肠鸣音异常、肛门停止排便排气提示肠道运动功能障碍。

3. 影像学检查　腹部X线检查、计算机断层扫描或磁共振成像可观察到原发肠疾病和中毒性肠麻痹征象；胃肠道超声成像可了解肠道直径、黏膜厚度、肠蠕动状态和血流情况。

4. 近红外光谱技术（NIRS）　应用NIRS技术监测肠系膜局部组织氧饱和度（rSO_2），可以早期、敏感地发现肠道缺血缺氧状态。为患儿提供了肠道灌注及功能的无创动态监测手段，为危重患儿肠衰竭的早期诊断和治疗提供依据。

5. 其他血生化检查和体液培养。

二、治疗原则和措施

提供足够营养支持，预防并发症，尽量降低死亡风险，逐步脱离肠外营养，最终实现肠自主营养供应。采取规范化、个体化综合治疗。

（一）营养治疗

合理的肠内营养策略应有助于尽早实现肠自主。肠内营养策略包括通过对肠上皮细胞的直接接触刺激黏膜的增生、刺激营养相关胃肠激素的分泌、刺激营养相关胆胰激素的分泌。主张肠切除后尽早开始肠内喂养以提高肠自主比例。胃肠道功能恢复或病情好转后应逐渐过渡到胃肠道喂养，这样可以增加胃肠运动，改善患儿的喂养不耐受情况。通常建议肠内营养配方选取大分子营养素，对于短肠综合征患儿，一般选择母乳进行肠内营养；当无法获取母乳时，氨基酸配方优于其他蛋白质水解配方奶。根据肠管丢失的位置及长度比例评估微量营养素缺乏的发生率和严重程度，常见的微量营养素缺乏有铁、锌、维生素D、维生素B_{12}、维生素E等缺乏。注意防治肠外营养相关并发症如肠功能衰竭相关性肝病（IFALD）和中心静脉导管相关血流感染等。

（二）药物治疗

1. 抑酸　质子泵抑制剂、H_2受体阻滞剂。

2. 氧自由基清除剂　超氧化物歧化酶、过氧化氢酶和谷胱甘肽过氧化酶以及维生素E、维生素A、胡萝卜素、茶多酚、黄酮化合物和还原型谷胱甘肽等，清除氧自由基或阻断氧自由基参与的氧化反应，减轻再灌注损伤。

3. 促进胃肠蠕动　①多潘立酮（吗丁啉，motilium），每次0.3mg/kg，每天2~3次，口服，奶前30min服用；因存在心律失常、Q-T间期延长、肥厚性幽门狭窄等副作用，不推荐在新生儿使用。②红霉素及其衍生物，每次1~5mg/kg，每天3次，口服。③普瑞博思，每次0.1~0.3mg/kg，8h1次，口服；普瑞博思是一种新型的促动力药，其基本作用机制是作用于肌间神经丛，促进其释放神经递质乙酰胆碱，因而具有全胃肠促动力作用。

4. 促进肠吸收药物　胃肠激素治疗诱导肠适应。

5. 抗生素　循环交替使用广谱抗生素抑制小肠细菌过度生长或根据药敏试验进行针对性抗菌治疗。

6. 生长因子药物　胰高血糖素样肽-2（GLP-2）、GLP-2类似物替度鲁肽（teduglutide）。

7. 益生菌和粪菌移植　应用微生态制剂如双歧杆菌、乳酸杆菌等，可补充生理菌，抑制肠道菌群的过度繁殖，防治细菌易位。

8. 中药大黄　中药大黄对新生儿胃肠功能障碍发生的多个环节和因素具有抑制或拮抗作用。

9. 上消化道出血的治疗　禁食，用5%碳酸氢钠10~20mL，加入葡萄糖液中稀释后分次洗胃，至洗出液清亮为止。在胃管内注入去甲肾上腺素、凝血酶、云南白药或蒙脱石散、磷酸铝凝胶等保留3~4h，必要时4~6h可重复。奥曲肽是一种合成的生长抑素类药物，可抑制胃酸、消化酶等的分泌以保护出血灶血痂免受侵蚀，促进肠黏膜上皮修复，用法为50~100μg皮下注射，8h1次，一般2~3天后停药，或50~100μg立即静脉注射，然后每小时12.5~25μg静脉滴注，持续24h，可连用3天。还可酌情静脉滴注奥美拉唑、立止血、止血敏（酚磺乙胺）、维生素K_1等抑酸、止血药物。出血多者需输血治疗（参考本章第三节）。

10. 腹胀的治疗　胃肠减压可减少吞咽气体的存积，吸出消化道内滞留的液体和气体，减低胃肠道内压力。应用新斯的明抑制胆碱酯酶，增加肠管蠕动，促进排气。酚妥拉明是a受体阻滞剂，能扩张系膜小动脉，兴奋胃肠道平滑肌，使肠蠕动增加而减轻腹胀。用生理盐水20~50mL灌肠，刺激结肠蠕动。缺钾者宜补充氯化钾。

11. IFALD的治疗　包括脱离肠外营养尽快实现全肠内营养、调整肠外营养中脂质成分和用量、增加肠管的解剖长度、利胆药物（例如熊脱氧胆酸）的使用等。肠道菌群过度繁殖和肠道菌群失调可导致肠黏膜屏障功能受损，诱发肠源性肝损害，影响胆汁酸的排泄过程，加重IFALD的严重程度。治疗上可补充益生菌、周期性使用抗生素（甲硝唑、万古霉素）等。

（三）手术治疗

尽可能保留肠管（以小肠、回肠为佳），使剩余肠管变细变长、以改善动力，增强吸收，并限制细菌过度生长。自体肠管重建手术方式包括连续横行肠成形术和纵向肠道延长术。如果有进行性严重肠衰竭相关肝病、完全性肠系膜血栓形成或残余肠道长度极短（很少或根本无肠自主机会）则应进行小肠移植或肝肠联合移植。

三、护理和监护要点

1. 严密监测生命体征，仔细观察腹胀、呕吐、便血、肠鸣音等症状体征，以期做到早发现、早处理，避免呕吐物吸入而引起窒息。

2. 认真观察并记录呕吐物及胃内引流物的性质、量、颜色与气味。当患儿有胃及上消化道出血时，呕吐物或胃内引流物可呈咖啡色，下消化道出血时可出现黑便或大便隐血试验阳性。消化道出血是胃肠功能障碍的严重表现，需及时处理。

3. 严密监测并保持水、电解质、酸碱平衡。

4. 禁食期间由静脉补充患儿所需营养物质。患儿腹胀消失、肠鸣音恢复、大便及胃液隐血试验连续3次转阴后，可逐渐恢复胃肠内营养，宜循序渐进。

5. 注意口腔、皮肤和脐部护理。

四、疗效和预后评估

合并IF的新生儿往往预后不佳，肠衰竭的发生常提示病情加重或预后不良，随着医疗的进步及肠外营养的合理应用，新生儿IF的预后有所改善，但可能会发生严重的IF相关并发症，比如导管相关血流感染、IFALD、小肠细菌过度生长等，严重影响新生儿的预后。IFALD是IF患儿死亡的主要原因之一。IF是多器官功能衰竭的始发部位，也是动力部位。对危重患儿的胃肠功能进行动态监测，早期发现肠衰竭，早期干预，可改善预后。

五、诊疗关键点和难点

1. 新生儿肠衰竭的诊断目前尚缺乏可靠的实验室检测指标，主要依据临床表现，出现腹胀、呕吐、肠鸣音减弱或消失，口吐咖啡色液体称胃肠功能障碍。而肠衰竭是指应激性溃疡需输血者或出现中毒性肠麻痹而有高度腹胀者。新生儿肠衰竭的早期临床表现非特异性，易出现误诊或漏诊而延误治疗，故在临床上应密切观察病情变化，对危重患儿的胃肠功能进行动态监测，以期早期诊断，及时干预。

2. 肠衰竭相关性肝病（IFALD）是IF患儿死亡的主要原因之一，应注意预防和及时处理。

（周　伟）

参考文献

[1] 邵肖梅，叶鸿瑁，丘小汕. 实用新生儿学[M]. 5版. 北京：人民卫生出版社，2019：613-675.

[2] 胡劲涛，谢宗德，彭敏，等. 新生儿消化道出血的多因素分析[J]. 中国当代儿科杂志，2003，5（6）：555-556，559.

[3] 王朋朋，朱晓东，谢伟. 胎粪性腹膜炎的临床特征及预后相关因素分析[J]. 上海交通大学学报（医学版），2020，40（5）：662-665.

[4] 谈蕴璞，何秋明，钟微，等. 产前诊断与产后序贯治疗对胎粪性腹膜炎患儿临床结局的影响[J]. 临床小儿外科杂志，2019，18（8）：670-674.

[5] 伍颖恒，王海玉，樊绮云，等. 胎儿胎粪性腹膜炎的产前超声诊断及预后分析[J]. 中华围产医学杂志，2020，23（1）：25-28.

[6] 华凯云，谷一超，赵勇，等. 先天性食管闭锁术后食管气管瘘复发诊治进展[J]. 中华小儿外科杂志，2021，42（8）：749-754.

[7] 林阳文，江怡，王俊. 食管闭锁重建术后食管功能评估的现状与发展[J]. 临床小儿外科杂志，2021，20（4）：388-392.

[8] 周崇高，李碧香. 胸腔镜下手术治疗先天性食管闭锁[J]. 临床小儿外科杂志，2018，17（3）：166-169.

[9] 马美丽. 新生儿先天性食管闭锁的早期识别及护理[J]. 中华护理杂志，2007，（8）：711-712.

[10] 冯威，刘文英. 先天性膈疝的诊疗进展[J]. 临床小儿外科杂志，2018，17（8）：626-630，635.

[11] 陈功，郑珊. 先天性膈疝诊治中的若干争议问题[J]. 临床小儿外科杂志，2017，16（1）：8-11.

[12] 莫绪明，李索林，陈润森. 小儿膈膨升外科治疗中国专家共识[J]. 中华小儿外科杂志，2018，39（9）：645-649.

[13] 黄圣余，谢承，林立华，等. 腹腔镜手术治疗先天性肥厚性幽门狭窄的疗效分析[J]. 临床小儿外科杂志，2018，17（8）：611-614.

[14] 刘江斌，刘海峰，叶国刚，等. 经口内镜下肌切开术治疗婴幼儿肥厚性幽门狭窄的临床实践[J]. 中华小儿外科杂志，2020，41（7）：618-622.

[15] 樊剑锋，王达丰，浦晓，等. 先天性肥厚性幽门狭窄的治疗策略[J]. 中华小儿外科杂志，2015，36（11）：818-823.

[16] 吴红军，钭金法，黄寿奖，等. 新生儿消化道穿孔临床特点和预后分析[J]. 中华小儿外科杂志，2019，40（03）：222-227.

[17] 吴楠，张志波. 111例新生儿消化道穿孔的临床分析[J]. 国际儿科学杂志，2018，45（4）：303-306.

[18] 凌利，卞方云，姜津津，等. 新生儿胃扭转上消化道造影价值及手法复位体会[J]. 影像研究与医学应用，2018，2（21）：212-214.

[19] 刘会锋，孙忠源，王献良. 新生儿肠旋转不良139例诊治经验[J]. 中国继续医学教育，2016，8（28）：109-111.

[20] 符策君，董琦，林海，等. 小肠闭锁两种术式比较（附71例临床分析）[J]. 医学综述，2014，20（19）：3638-3640.

[21] 钱小芳，陈亚岚，刘桂华，等. 先天性肠闭锁、肠狭窄预后影响因素研究进展[J]. 海峡预防医学杂志，2015，21（4）：17-20.

[22] 张金哲，潘少川，黄澄如. 实用小儿外科学[M]. 杭州：浙江科学技术出版社，2003：694-697.

[23] 郝发宝，郭春宝. 新生儿环状胰腺的临床诊疗进展[J]. 临床小儿外科杂志，2018，17（11）：872-875.

[24] 王林燕，薛佳金，陈益，等. 新生儿环状胰腺的临床诊治分析[J]. 浙江大学学报（医学版），2019，48（5）：481-486.

[25] 曾纪晓，徐晓钢. 先天性巨结肠诊疗规范化的再思考[J]. 临床小儿外科杂志，2021，20（3）：201-207.

[26] 冯杰雄，蒙信尧，朱天琦. 先天性巨结肠及其同源病诊断中的若干问题[J]. 临床小儿外科杂志，2018，17（2）：81-85.

[27] 钭金法. 新生儿巨型脐膨出的治疗策略[J]. 临床小儿外科杂志，2020，19（4）：292-296.

[28] 蔡纯. 新生儿腹裂的诊治进展[J]. 国际儿科学杂志，2020，47（8）：544-547.

[29] 严文波，潘伟华，武志祥，等.新生儿先天性腹裂外科处理后转归[J].临床外科杂志，2016，24（11）：879-881.

[30] 范圣先，王剑，李强，等. 肠-菌-肝轴及其在肠衰竭相关性肝损害发生发展中的作用[J]. 中华胃肠外科杂志，2021，24（1）：94-100.

[31] 王金玲，蔡威，王莹. 小儿肠衰竭治疗策略研究进展[J]. 临床儿科杂志，2021，39（8）：621-623.

[32] VERMA A，RATTAN KN，YADAV R，et al. Neonatal intestinal obstruction：a 15 year experience in a tertiary care hospital[J]. 2016，10（2）：SC10-13.

[33] CARROLL AG，KAVANAGH RG，LEIDHIN CN，et al. Comparative effectiveness of imaging modalities for the diagnosis of intestinal obstruction in neonates and infants：a critically appraised topic[J]. Acad Radiol，2016，23（5）：

559–568.

[34] STANESCUB A L, LISZEWSKI M C, LEE E Y, et al. Neonatal gastrointestinal emergencies: step–by–step approach[J]. Radiol Clin North Am, 2017, 55(4): 717–739.

[35] HUYLER A, RUNKLE A, MACVANE C Z, et al. Infant with bilious emesis[J]. Fam Pract, 2019, 68(10): 573–575.

[36] TIGHE M, AFZAL N A, BEVAN A, et al. Pharmacological treatment of children with gastro–oesophageal reflux[J]. Cochrane Database Syst Rev, 2014, (11): CD008550.

[37] LOPEZ R N, LEMBERG D A. Gastro–oesophageal reflux disease in infancy: a review based on international guidelines[J]. Med J Aust, 2020, 212(1): 40–44.

[38] GULATI I K, JADCHERLA S R. Gastroesophageal reflux disease in the neonatal intensive care unit infant: who needs to be treated and what approach is beneficial[J]. Pediatr Clin North Am, 2019, 66(2): 461–473.

[39] HASENSTAB K A, JADCHERLA S R. Gastroesophageal reflux disease in the neonatal intensive care unit neonate: Controversies, current understanding, and future directions[J]. Clin Perinatol, 2020, 47(2): 243–263.

[40] ROMANO C, OLIVA S, MARTELLOSSI S, et al. Pediatric gastrointestinal bleeding: Perspectives from the Italian Society of Pediatric Gastroenterology[J]. World J Gastroenterol, 2017, 23(8): 1328–1337.

[41] Mezoff E A, WILLIAMS K C, ERDMAN S H, et al. Gastrointestinal endoscopy in the neonate[J].Clin Perinatol, 2020, 47(2): 413–422.

[42] LIRIO R A. Management of upper gastrointestinal bleeding in children: variceal and nonvariceal[J]. Gastrointest Endosc Clin N Am, 2016, 26(1): 63–73.

[43] CRAWFORD S E, RAMANI S, TATE J E, et al. Rotavirus infection[J]. Nat Rev Dis Primers, 2017, 3: 17083.

[44] SHANE A L, MODY R K, CRUMP J A, et al. 2017 Infectious diseases society of America clinical practice guidelines for the diagnosis and management of infectious diarrhea[J]. Clin Infect Dis, 2017, 65(12): e45–e80.

[45] CHEN J, WAN C M, GONG S T, et al. Chinese clinical practice guidelines for acute infectious diarrhea in children[J]. World J Pediatr, 2018, 14(5): 429–436.

[46] MASI A C, EMBLETON N D, LAMB C A, et al. Human milk oligosaccharide DSLNT and gut microbiome in preterm infants predicts necrotising enterocolitis[J]. Gut, 2020, 70(12): 2273–2282.

[47] PAMMI M, COPE J, TARR P I, et al. Intestinal dysbiosis in preterm infants preceding necrotizing enterocolitis: a systematic review and meta–analysis[J]. Microbiome, 2017, 5: 31.

[48] MORGAN J, YOUNG L, MCGUIRE W. Delayed introduction of progressive enteral feeds to prevent necrotising enterocolitis in very low birth weight infants[J]. Cochrane Database Syst Rev, 2011, (3): CD001970.

[49] DE LANGE I H, VAN GORP C, EEFTINCK SCHATTENKERK L D, et al. Enteral feeding interventions in the prevention of necrotizing enterocolitis: a systematic review of experimental and clinical studies[J]. Nutrients, 2021, 13(5): 1726.

[50] NEMILOVA T K, KARAVAEVA S A, IGNAT'EV E M. Meconium peritonitis: current interpretation, diagnostics, strategy of treatment[J].Vestn Khir Im Grek, 2012, 171(4): 108–111.

[51] DIAS R，DAVE N，GARASIA M. Meconium peritonitis：a rare neonatal surgical emergency[J]. Indian J Anaesth，2016，60（5）：364–366.

[52] PING L M，RAJADURAI V S，SAFFARI S E，et al. Meconium peritonitis：correlation of antenatal diagnosis and postnatal outcome – an institutional experience over 10 years[J]. Fetal Diagn Ther，2017，42（1）：57–62.

[53] CARO–DOMÍNGUEZ P，ZANI A，CHITAYAT D，et al. Meconium peritonitis：the role of postnatal radiographic and sonographic findings in predicting the need for surgery[J].Pediatr Radiol，2018，48（12）：1755–1762.

[54] PARDY C，D'ANTONIO F，KHALIL A，et al. Prenatal detection of esophageal atresia：a systematic review and meta–analysis[J]. Acta Obstet Gynecol Scand，2019，98（6）：689–699.

[55] COMELLA A，TANNY S P T，HUTSON J M，et al. Esophageal morbidity in patients following repair of esophageal atresia：a systematic review[J]. J Pediatr Surg，2021，56（9）：1555–1563.

[56] Nakayama D K. The history of surgery for esophageal atresia [J]. J Pediatr Surg，2020，55（7）：1414–1419.

[57] MORINI F，CONFORTI A，BAGOLAN P. Perioperative complications of esophageal atresia[J]. Eur J Pediatr Surg，2018，28（2）：133–140.

[58] KOSIŃSKI P，WIELGOŚ M. Congenital diaphragmatic hernia：pathogenesis，prenatal diagnosis and management–literature review[J]. Ginekol Pol，2017，88（1）：24–30.

[59] DINGELDEIN M. Congenital diaphragmatic hernia：management & outcomes[J]. Adv Pediatr，2018，65（1）：241–247.

[60] KIRBY E，KEIJZER R. Congenital diaphragmatic hernia：current management strategies from antenatal diagnosis to long–term follow–up[J]. Pediatr Surg Int，2020，36（4）：415–429.

[61] Cordier A G，Russo F M，Deprest J，et al. Prenatal diagnosis，imaging，and prognosis in congenital diaphragmatic hernia[J]. Semin Perinatol，2020，44（1）：51163.

[62] GALEA R，SAID E. Infantile hypertrophic pyloric stenosis：an epidemiological review[J]. Neonatal Netw，2018，37（4）：197–204.

[63] LAURITI G，CASCINI V，CHIESA P L，et al. Atropine treatment for hypertrophic pyloric stenosis：a systematic review and meta–analysis[J]. Eur J Pediatr Surg，2018，28（5）：393–399.

[64] KELAY A，HALL N J. Perioperative complications of surgery for hypertrophic pyloric stenosis[J]. Eur J Pediatr Surg，2018，28（2）：171–175.

[65] TAGHAVI K，POWELL E，PATEL B，et al. The treatment of pyloric stenosis：evolution in practice[J]. J Paediatr Child Health，2017，53（11）：1105–1110.

[66] RICH B S，DOLGIN S E. Hypertrophic pyloric stenosis[J]. Pediatr Rev，2021，42（10）：539–545.

[67] RICH B S，DOLGIN S E. Necrotizing enterocolitis[J]. Pediatr Rev，2017，38（12）：552–559.

[68] SCHOOLER G R，DAVIS J T，LEE E Y. Gastrointestinal tract perforation in the newborn and child：imaging assessment[J]. Semin Ultrasound CT MR，2016，37（1）：54–65.

[69] SATO M，HAMADA Y，KOHNO M，et al. Neonatal gastrointestinal perforation in Japan：a nationwide survey[J]. Pediatr Surg Int，2017，33（1）：33–41.

[70] PRGOMET S，LUKŠIĆ B，POGORELIĆ Z，et al. Perinatal risk factors in newborns with gastrointestinal perforation[J]. World J Gastrointest Surg，2017，9（2）：46–52.

[71] YANG T，HUANG Y，LI J，et al. Neonatal gastric perforation：case series and literature review[J]. World J Surg，2018，42（8）：2668–2673.

[72] DUMAN L，SAVAS M C，BÜYÜKYAVUZ B I，et al. Early diagnostic clues in neonatal chronic gastric volvulus[J]. Jpn J Radiol，2013，31（6）：401–404.

[73] Smitthimedhin A，Suarez A，Webb R L，et al. Mimics of malrotation on pediatric upper gastrointestinal series：a pictorial review[J]. Abdom Radiol（NY），2018，43（9）：2246–2254.

[74] Graziano K，Islam S，Dasgupta R，et al. Asymptomatic malrotation：diagnosis and surgical management：An American Pediatric Surgical Association outcomes and evidence based practice committee systematic review[J]. J Pediatr Surg，2015，50（10）：1783–1790.

[75] WANG D，KANG Q，SHI S，et al. Annular pancreas in China：9 years' experience from a single center[J]. Pediatr Surg Int，2018，34（8）：823–827.

[76] KLEIN M，VARGA I. Hirschsprung's disease–recent Understanding of embryonic aspects，etiopathogenesis and future treatment avenues[J]. Medicina（Kaunas），2020，56（11）：611.

[77] KYRKLUND K，SLOOTS C E J，DE BLAAUW I，et al. ERNICA guidelines for the management of rectosigmoid Hirschsprung's disease[J]. Orphanet J Rare Dis，2020，15（1）：164.

[78] NAKAMURA H，LIM T，PURI P. Inflammatory bowel disease in patients with Hirschsprung's disease：a systematic review and meta–analysis[J]. Pediatr Surg Int，2018，34（2）：149–154.

[79] TOWNLEY O G，LINDLEY R M，COHEN M C，et al. Functional outcome，quality of life，and 'failures' following pull–through surgery for hirschsprung's disease：a review of practice at a single–center[J]. J Pediatr Surg，2020，55（2）：273–277.

[80] BARRIOS S A，ABELLÓ M C，CARDONA–ARIAS J A. Systematic review of mortality associated with neonatal primary staged closure of giant omphalocele[J]. J Pediatr Surg，2021，56（4）：678–685.

[81] GONZALEZ K W，CHANDLER N M. Ruptured omphalocele：diagnosis and management[J]. Semin Pediatr Surg，2019，28（2）：101–105.

[82] MEZOFF E A，MINNECI P C，DIENHART M C. Intestinal failure：a description of the problem and recent therapeutic advances[J]. Clin Perinatol，2020，47（2）：323–340.

[83] FREDRIKSSON F，NYSTRÖM N，WALDENVIK K，et al. Improved outcome of intestinal failure in preterm infants.[J] J Pediatr Gastroenterol Nutr，2020，71（2）：223–231.

[84] SJOBERG B T，AHLE M，ELFVIN A，et al. Intestinal failure after necrotising enterocolitis：incidence and risk factors in a Swedish population–based longitudinal study[J]. BMJ Paediatr Open，2018，2（1）：e000316.

[85] CAPRIATI T，NOBILI V，STRONATI L，et al. Enteral nutrition in pediatric intestinal failure：does initial feeding impact on intestinal adaptation? [J] Expert Rev Gastroenterol Hepatol，2017，11（8）：741–748.

[86] DURO D，KALISH LA，JOHNSTON P，et al. Risk factors for intestinal failure in infants with necrotizing enterocolitis：

a Glaser Pediatric Research Network study[J]. J Pediatr，2010，157（2）：203-208.

[87] SNYDER C W，BIGGIO J R，BARTLE D T，et al. Early severe hypoalbuminemia is an independent risk factor for intestinal failure in gastroschisis[J]. Pediatr Surg Int，2011，27（11）：1155-1158.

[88] ELFVIN A，DINSDALE E，WALES P W，et al. Low birthweight，gestational age，need for surgical intervention and gram-negative bacteraemia predict intestinal failure following necrotising enterocolitis[J]. Acta Paediatr，2015，104（8）：771-776.

[89] LAURITI G，ZANI A，AUFIERI R，et al. Incidence，prevention，and treatment of parenteral nutrition-associated cholestasis and intestinal failure-associated liver disease in infants and children：a systematic review[J]. JPEN J Parenter Enteral Nutr，2014，38（1）：70-85.

[90] PICHLER J，HORN V，MACDONALD S，et al. Intestinal failure-associated liver disease in hospitalised children[J]. Arch Dis Child，2012，97（3）：211-214.

[91] FUNDORA J，AUCOTT S W. Intestinal failure-associated liver disease in neonates[J]. Neoreviews，2020，21（9）：e591-e599.

[92] KARILA K，ANTTILA A，IBER T，et al. Intestinal failure associated cholestasis in surgical necrotizing enterocolitis and spontaneous intestinal perforation[J]. J Pediatr Surg，2019，54（3）：460-464.

[93] HIRANO K，KUBOTA A，NAKAYAMA M，et al. Parenteral nutrition-associated liver disease in extremely low-birthweight infants with intestinal disease[J]. Pediatr Int，2015，57（4）：677-681.

第十一章

循环系统疾病

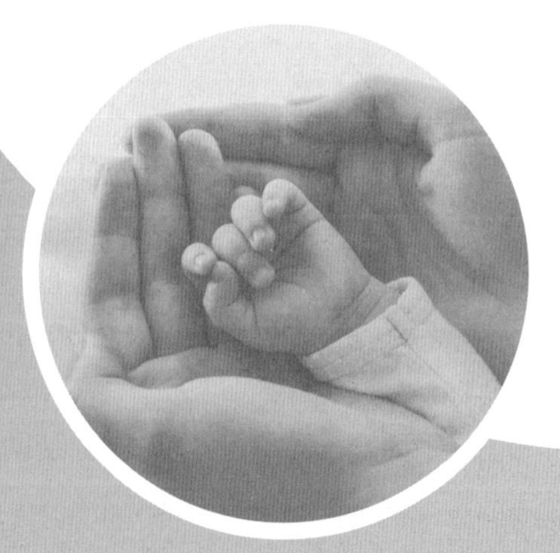

第一节 持续肺动脉高压

胎儿氧合依赖于胎盘功能和脐带循环，因为肺血管阻力（pulmonary vascular resistance，PVR）高，胎肺血流量（pulmonary blood flow，PBF）少，仅占右室心输出量的13%~21%。出生时，新生儿肺必须迅速发挥气体交换以支持组织氧合的功能。除了在通气开始时建立气液界面、清除胎儿肺液外，PVR也迅速降低，使PBF增加8~10倍，以进行足够的气体交换维持生命。新生儿持续肺动脉高压（persistent pulmonary hypertension of the newborn，PPHN）是一种综合征，其特征是由于PVR在生后未能顺利下降，处于异常升高状态，导致血液仍然经胎儿循环路径分流，即肺外缺氧血经动脉导管（ductus arteriosus，DA）和卵圆孔（patent foramen ovale，PFO）右向左分流，从而引起严重低氧血症，常规呼吸支持可能无法缓解。其发病率在活产儿中报道为（0.4~6.8）/1 000，晚期早产儿中为5.4/1 000；病死率为7.6%~10.76%。PPHN存活婴儿的长期并发症风险增加，随访2年时有高达25%的患儿有神经发育障碍。

一、诊断要点

（一）病史和高危因素

1. 产前因素　母亲孕期使用非甾体抗炎药（non-steroidal anti-inflammatory drugs，NSAID，如阿司匹林、布洛芬等）及选择性5-羟色胺再摄取抑制剂（selective serotonin reuptake inhibitor，SSRI），胎儿动脉导管过早关闭，剖宫产，过期产，大于胎龄儿，胎儿水肿，胎盘异常（前置胎盘、胎盘早剥、胎盘老化），肺发育异常（先天性膈疝、肺囊腺瘤、羊水过少），心血管异常（肺静脉异位引流）、宫内窘迫（胎心增快或减慢）、羊水粪染、胎膜早破。

2. 产后因素　窒息、肺炎、败血症、新生儿呼吸窘迫综合征（NRDS）或急性呼吸窘迫综合征（acute respiratory distress syndrome，ARDS）、胎粪吸入综合征（meconium aspiration syndrome，MAS）、肺损伤、高氧/氧自由基应激等均可导致肺血管阻力下降受阻，从而诱发PPHN。

（二）临床特点

出生后早期（通常在24h内）出现呼吸窘迫及发绀，血气分析提示低氧性呼吸衰竭的新生儿应考虑PPHN的可能性。常有以下临床表现：

1. 呼吸窘迫　如气促、呻吟、吸气性凹陷及鼻翼煽动。

2. 发绀　唇周、肢端甚至全身发绀，也可以出现差异性青紫，即右上肢血氧高于其他肢体血氧（当动脉导管关闭，右向左分流仅发生在卵圆孔水平时可以没有差异性青紫）。

3. 心脏可闻及杂音（三尖瓣反流所致）；S_2常常单一而且响亮（肺动脉高压所致）。

4. 可能有过期产儿的外表，如皮肤皱褶、脱皮，营养不良；皮肤、头发、指甲、脐带可能粪染；气管内可能吸出胎粪样羊水。

（三）辅助检查

1. 胸部X线检查　无特异性。心影正常或轻度增大，肺野根据病因不同变异很大，可能会有以下特征：①肺血管发育不良，如原发性PPHN（表现为肺纹理减少，肺血管稀疏）。②肺渗出性改变：斑片状渗出，如肺炎；肺过度膨胀与弥漫性或斑片状渗出改变同时或交替出现，如MAS。③弥漫性颗粒状、毛玻璃样或白肺改变，如NRDS、ARDS（GBS肺炎）或脓毒症。④胸部出现胃泡、肠道影像，纵隔移位（先天性膈疝）。⑤气胸、纵隔气肿及胸腔积液。⑥湿肺样改变，如出现叶间积液、网格样甚至白肺样改变。

2. 动脉血气 动脉血氧分压低（吸入100%氧，PaO_2＜100mmHg），特别是采自导管后动脉的血样。然而，与发绀型先天性心脏病（congenital heart disease，CHD）病变的患儿不同，大多数PPHN婴儿在其病程早期至少有1次PaO_2测量值＞100mmHg。不伴肺疾病的婴儿二氧化碳分压（$PaCO_2$）正常。右桡动脉（导管前）与脐动脉或下肢动脉（导管后）血样的PaO_2之差，差值可达10~20mmHg。因低氧可伴有代谢性酸中毒。需要注意的是如无PDA或仅经卵圆孔水平由右向左分流，导管前后无动脉血氧分压差异；血氧分压极度不稳定，动态变化快且大。

3. 经皮血氧饱和度（SpO_2） 低氧饱和度，如存在PDA右向左分流，则右上肢与其他肢体有血氧差异可达10%（PDA大小及肺动脉高压的程度会影响差异值），如无PDA，经卵圆孔分流则上下肢无氧饱和度差异，氧饱和度极度不稳定，动态变化非常大。

4. 高氧试验 吸纯氧10~15min后测动脉血气分析（建议气管插管呼吸机通气下进行），观察PaO_2的变化：①如为PPHN，PaO_2可能轻微上升或不变，如在吸纯氧同时进行过度通气，当$PaCO_2$降至25~30mmHg，pH≥7.5时血氧明显改善，提示PPHN（过度通气试验有争议，需谨慎进行）；②如为发绀型CHD，则变化不大；③肺实质性病变，PaO_2通常大于100mmHg，除非严重通气/血流（V/Q）失调。由于已知高氧和碱中毒的不良影响，高氧试验（暴露于100%氧气15min后获得动脉气体测量）和高氧－过度通气（高氧和碱中毒诱导肺血管舒张和改善PaO_2）已不再广泛应用。有条件的单位应早期行超声心动图检查，从而避免高氧实验。

5. 超声心动图检查 快速从以下5个方面全面评估（有条件者尽快做）。

①排查有无结构性心脏病：完全性肺静脉异位引流（total anomalous pulmonary venous connection，TAPVC）最容易误诊为PPHN，需要有经验的超声医生进行超声心动图检查排除心血管畸形；②评估动脉导管水平及卵圆孔水平的血流方向；③评估右房、右室大小，PPHN时右房、右室常增大；④估测肺动脉压力及严重程度：存在动脉导管时通过导管血流测量肺动脉压力（最准确）；无动脉导管时，如有三尖瓣反流可通过三尖瓣反流流速估测右室收缩压，进而评估肺动脉压力；无三尖瓣反流时可通过室间隔形态进行评估，如发现室间隔平直或凸向左侧应考虑肺动脉高压（正常情况下因左室压力高室间隔应凸向右侧）；⑤评估心室功能，PPHN时通常存在右室功能障碍。

6. 其他实验室检查

（1）血常规 了解有无溶血、红细胞增多症、感染等。

（2）C-反应蛋白、降钙素原（PCT） 了解有无感染。

（3）病理活检 常规治疗无效或ECMO撤离失败可考虑行肺活检，排除肺泡和/或肺毛细血管发育不良。

（4）染色体、基因检查 原发性肺血管疾病或肺间质疾病，如遗传性肺表面活性物质蛋白B基因缺乏、ATP连接盒转运子A3（ABCA3）基因突变等。

（四）鉴别诊断

下列疾病严重时常并发PPHN，需要加以鉴别：胎粪吸入综合征（meconium aspiration syndrome，MAS）、先天性肺炎（见于早发性败血症/肺炎）、RDS、重型新生儿湿肺等。还需要与发绀型CHD相鉴别，导管前后PaO_2测量可用于鉴别PPHN和先天性心脏病，PPHN患儿的SpO_2和PaO_2极不稳定，但在生后早期至少有1次PaO_2＞100mmHg，动态变化非常快，变化幅度也很大，而发绀型CHD患儿低氧血症相对固定，呼吸窘迫症状相对轻，应尽早行超声心动图检查排除心血管畸形。

（五）诊断标准

超声心动图是诊断PPHN的金标准，同时也是PPHN治疗干预措施有效性评估的监测手段。超声心动图检查发现动脉导管和/或卵圆孔水平右向左分流可确诊。通过PDA和PFO分流方向、室间隔变平直或向左移位，连续多普勒超声测量三尖瓣反流速度，估测右室压力和体循环压力血流动力学，评估左、右心室功能将指导选择适当的肺血管扩张剂。

二、治疗原则和措施

PPHN的治疗取决于原发疾病，有肺实质疾病时需同时进行病因治疗，才能达到降低PVR及减少右向左分流的目标。降低肺动脉压力主要通过使用肺血管扩张剂如一氧化氮吸入（inhaled nitric oxide，iNO）及靶向降肺动脉压力的药物。除了美国FDA批准的NO可用于新生儿外，其他治疗有仅限于成人的新药或已批准治疗肺动脉高压（PAH）的新药。根据病情严重程度，一些患儿还需要对心功能、血压和器官灌注给予积极支持。良好的通气对于改善肺V/Q至关重要，如果上述治疗失败，需要使用体外膜肺氧合（extracorporeal membrane oxygenation，ECMO）支持。

1. 镇静、镇痛　疼痛和躁动可以引起儿茶酚胺释放，导致PVR升高，PPHN患儿需要适当镇静、镇痛。

2. 营养支持　保持充足的能量供应，有条件尽早开始肠内喂养；维持正常血糖，静脉营养时尽早使用蛋白质，无禁忌证可使用脂肪乳供能，维持水、电解质平衡及内环境稳定；维持血红蛋白水平在130~160g/L。

3. 呼吸支持　目前欧美的实践多数在急性期维持导管前（右上肢）SpO_2 90%~95%，导管后（任意下肢）SpO_2维持＞80%，随时调整吸入氧浓度、呼吸支持模式及呼吸机参数，避免高氧应激损害。

选择合适的呼吸支持是PPHN患儿治疗中的重要环节，应根据氧合、呼吸窘迫的严重程度、胸片及血气等综合考虑。呼吸支持策略取决于患儿有无肺实质性疾病以及治疗效果，通气模式可以从轻症的无创通气到常频通气，也可以高频通气甚至ECMO支持。大多数中至重度PPHN患儿需要气管插管和机械通气。建议采用温和的通气策略：最佳的呼气末正压（PEEP），相对较低的峰压及潮气量。高碳酸血症和酸中毒会升高PVR，应尽快建立并维持正常通气（$PaCO_2$目标为40~45mmHg）。随着患儿的氧合和通气状态变得更稳定可以允许一定程度的高碳酸血症，$PaCO_2$可维持在40~50mmHg，以确保足够的肺膨胀，同时限制气压伤和容量伤。

不伴肺实质性病变的患儿可降低吸气峰压（PIP），设置生理的吸气时间，或是采用容量保证通气，以尽可能地降低呼吸机的影响，但仍然需要低水平的PEEP维持充分的肺膨胀。伴有肺实质病变的患儿，如肺不张及其所致的通气分布不均可能会加重PVR，用恰当的PEEP使不张的肺段复张，维持足够的肺容量，目标是维持吸气相膈面在8~9肋水平；当严重RDS及MAS患儿合并PPHN时，应尽早使用肺表面活性物质后根据病情选择合适的PEEP，当重度肺疾病或PIP＞28cmH$_2$O，或潮气量＞6mL/kg才能维持PaCO$_2$＜60mmHg时，应改用高频（HFOV）通气，改善肺的V/Q，降低PVR及增强降肺压药物的效果。有研究显示对重度PPHN，HFOV联合iNO比单用HFOV或iNO更有效，可降低ECMO的使用率及病死率。也可根据氧合指数（OI）评估干预治疗效果，决定升级呼吸支持的时机：OI=MAP（cmH$_2$O）×（FiO$_2$）×100 / PaO$_2$（mmHg），当OI＞15~20，考虑高频通气；当OI＞20~25，考虑NO吸入治疗；当OI＞30~40考虑ECMO治疗。

ECMO是重症PPHN患者的拯救性治疗方法。对于肺实质性病变引起的严重PPHN效果好，如MAS生存率高达90%~95%，严重脓毒症所致的PPHN也能达到70%以上的生存率。启动ECMO的标准是：当高参数机械通气和iNO后仍然存在血流动力学不稳定，持续性低氧血症（OI＞40）或肺泡－动脉氧梯度＞600，但是目前尚无公认的新生儿ECMO启动指征，相对指征为：胎龄＞34周，体重＞2kg，为可逆性肺部疾病（100%纯氧通气＜14天），无颅内出血，无致命的先天畸形，OI＞40。相对禁忌证为胎龄＜34周，体重＜2kg，大量颅内出血，严重的控制不良的凝血或出血性疾病，致命的先天性或染色体异常，不可逆的脑损伤或不能矫正的先天性心脏病。

4. 循环支持　维持最佳心输出量和体循环血压是减少右向左分流和维持充分组织灌注的重要措施。因为PPHN患儿的肺动脉压力接近或等于体循环水平，通常血压的目标设定在正常范围的上限。血压要根据肺动脉高压的严重程度动态调整，并不是越高越好，目标是维持右向左分流量最小状态时的体循环平均动脉压。而治疗过程中超声心动图动态监测必不可少，需要实时监测，动态调整容量及血管活性药物支持。

（1）维持有效的血容量　生理盐水仍然是PPHN最常用的一线扩容剂，当出现低血压而心功能正常时，可输注10mL/kg的生理盐水或林格氏液扩容，必要时输注血浆、白蛋白或浓缩红细胞，尤其是氧合处于临界水平的患儿，使血红蛋白的浓度维持15~16g/dL，HCT40%~45%。需要注意的是HCT过高会增加PVR，应避免HCT＞45%。维持动脉血气pH＞7.25，最好在7.30~7.40，乳酸＜3mmol/L。

（2）正性肌力药物及升压药物　存在左、右室心功能不良时选择合适的血管活性药物维持血压及心功能正常，维持良好器官灌注。

1）多巴胺　当出现低血压及心输出量下降时，目前多巴胺仍然是新生儿最常用的正性肌力药。起始剂量为3~5μg/（kg·min），维持量为5~10μg/（kg·min），最大量为20μg/（kg·min），超过10~15μg/（kg·min）可致PVR增高。

2）多巴酚丁胺　5~10μg/（kg·min）可以改善心室功能不全患儿的心输出量，但是不一定能升高血压。

3）肾上腺素　既可以升高体循环血压，也可增加左室输出量，但SVR增加引起的左室后负荷增加可能会加重右室后负荷，应谨慎使用，起始量为0.01~0.03μg/（kg·min），维持量为0.01~1μg/（kg·min）。

4）去甲肾上腺素　对严重低血压，但心功能正常的PPHN患儿，可使用去甲肾上腺素，对肺血管阻力影响不如多巴胺。有研究显示输注去甲肾上腺素后可降低肺动脉压/全身动脉压的比值，改善肺血流，需氧量降低和导管后氧饱和度增加，剂量为0.01~0.5μg/（kg·min），最大量为1μg/

（kg・min）。

5）米力农　当PPHN患儿血压正常但心室功能不全时可使用米力农，在改善心室收缩舒张功能的同时减低肺动脉压力及体循环压力，减轻心脏后负荷。低血压时避免使用米力农，但可在扩容后使用，或直接使用维持量，避免负荷量的使用。剂量为负荷量：50~75μg/kg，静脉滴注30~60min（扩容后使用，低血压时禁用负荷量）再以0.5~0.75μg/（kg・min）维持。

5. 降肺动脉压药物的使用　目前降肺压的靶向药物主要有3条经典的通路发挥作用：cGMP通路、cAMP通路及内皮素通路。

（1）吸入一氧化氮（iNO）　NO是通过cGMP途径发挥作用的选择性肺血管扩张剂，对体循环血压影响不大，是目前公认的也是FDA唯一批准用于足月或晚期早产儿PPHN的治疗方法。虽然不能降低病死率，但是有降低进展为严重低氧血症风险的趋势及降低ECMO的使用。遗憾的是近40%的新生儿对iNO无反应。在充分的肺复张后仍然存在低氧血症的PPHN患儿可启用iNO治疗。iNO启动的20-20-20原则：即OI≥20，给予20×10^{-6}的iNO治疗后PaO_2/FIO_2比值增加≥20为有效。初始治疗30~60min，SpO_2＞90%或PaO_2＞50mmHg，可视为有效；也可根据治疗后血气中PaO_2上升20mmHg作为显著反应，上升10~20mmHg为部分反应，＜5mmHg视为无反应。如果判断是部分反应或者无反应，可延长30~60min观察疗效，仍无反应可适当调高或考虑其他联合治疗。氧合稳定后可逐渐降低iNO浓度，宜缓慢逐渐撤离iNO防止血管收缩及肺动脉高压反弹。开始撤离iNO时FiO_2应＜60%，并且PaO_2可以维持≥60mmHg（或导管前SpO_2≥90%）持续60min（即NO的60-60-60撤离原则）才开始减量。建议初始以（3~5）$\times10^{-6}$的速度下调，当NO降至10×10^{-6}以下时，应注意缓慢下调iNO浓度，每次下调（1~2）$\times10^{-6}$，以维持目标SpO_2在90%~95%，当NO吸入浓度为（3~5）$\times10^{-6}$而患者病情仍稳定时，维持12~24h后考虑停止吸入NO，iNO治疗有效者通常需要持续治疗3~4天，但有些患儿可能需要更长的疗程。也有提出每4h减低5×10^{-6}，iNO剂量减至5×10^{-6}时，每2~4h减少1×10^{-6}。对撤离过程缓慢且有反弹者，也应考虑其他联合治疗。临床研究发现，在OI＜10时，停用前NO吸入浓度越高，出现低氧性反跳的情况越多。如果在停用前NO的吸入浓度仅为（1~2）$\times10^{-6}$，则出现反跳的现象相对较少。NO吸入治疗平均疗程在2~4天，建议采用NO最低有效浓度治疗的策略。在撤机后，如果出现呼吸困难和呼吸衰竭复发，也可以考虑用nCPAP加iNO治疗，注意NO气体消耗量会因CPAP流量增加（压力提高）而显著增加。对iNO无反应或iNO撤离失败的婴儿，可能由于持续iNO治疗产生内源性eNOS的抑制而导致对iNO的长期依赖，需要联合使用其他肺血管扩张剂。对肺实质性疾病进行肺复张改善V/Q能提高iNO治疗的反应。在iNO开始后2h、8h监测血高铁血红蛋白水平，之后在iNO治疗期间，每天1次监测高铁血红蛋白。如果高铁血红蛋白水平较低（＜2%），并且iNO剂量低于20×10^{-6}，无须长期监测。NO吸入治疗的浓度为（10~80）$\times10^{-6}$，推荐iNO的起始剂量为20ppm。考虑到NO及NO_2的潜在毒性作用，一般应尽可能使用小剂量（≤20×10^{-6}）来达到临床所需要的目的。当PPHN合并左室心功能不良（导管水平右向左分流，卵圆孔水平左向右分流）、先天性心脏病合并肺动脉高压、肺静脉高压时，不宜使用iNO治疗。

（2）磷酸二酯酶5（PDE5）抑制剂　通过cGMP途径发挥作用的肺血管扩张剂。PDE5是新生儿肺血管活性的关键调控因子，抑制PDE5可以使肺血管扩张。PDE5抑制剂的随机对照试验少、质量低，需要进一步研究提高证据质量，并研究其在婴儿中的长期影响。

1）西地那非　是目前已经用于新生儿临床的PDE5抑制剂，已有5项RCTs（共133例新生儿）关于西地那非治疗PPHN的研究，目前的证据是可改善氧合，降低病死率，但是由于样本量小，证据质量低。剂量为每次0.5~3mg/kg，静脉注射或口服，每6~8h1次。

2）他达拉非　是另一种被批准用于成人肺高压的PDE5抑制剂。实验显示可能比西地那非更有效，因为它对PDE5的选择性更高且持续时间更长，但是目前新生儿没有临床应用经验。

（3）前列环素及其类似物　通过cAMP途径作用的肺血管扩张剂。前列腺素和前列环素及其类似物激活腺苷酸环化酶（AC），进而增加血管平滑肌细胞中cAMP的浓度舒张血管。该通路出生时在肺血管过渡中也起重要作用。

1）依前列醇（epoprostenol）　半衰期短，仅为6min，持续静脉滴注常用于成人重度肺动脉高压。由于体循环低血压限制了在PPHN患儿的使用。有报道将静脉配方通过雾化吸入局部给药可降低肺动脉高压、改善氧合，可避免低血压。剂量为静脉起始量1~2ng/（kg·min），最大量50~80ng/（kg·min）。

2）曲前列尼尔（treprostinil）　是一种稳定的前列环素类似物，可通过口服、皮下或静脉途径给药，剂量为静脉起始量5ng/（kg·min），最大量20ng/（kg·min）。在婴儿中使用数据有限。

3）伊洛前列素（iloprost）　经静脉或吸入，剂量为静脉起始量0.3~0.5ng/（kg·min），维持量1~10ng/（kg·min）；吸入量每次1~2.5（2.5~5）μg/kg，每2~4h1次。研究显示单独或与NO联合使用均可改善PPHN。吸入伊洛前列素在临床反应时间和维持时间上比西地那非更有效，并减少了正性肌力药的需求。

4）贝前列素（beraprost sodium）　半衰期为35 ~ 40min，已被证明可改善成人及CHD儿童的肺动脉高压。在难治性PPHN的治疗中显示可降低OI，但也降低血压。剂量为1μg/kg，口服，每6h1次。病例数少，目前在新生儿中使用证据不足。

5）前列腺素E_1（prostaglandin E_1，PGE_1）　广泛用于PDA依赖型CHD手术治疗前维持生命通道。在PPHN婴儿中使用要注意PGE_1在降低肺动脉压力的同时也开放了PDA，PDA的分流作用可暂时改善右室功能。但是肺动脉压显著降低后，PDA可导致左向右分流从而导致肺充血，特别是持续使用PGE_1使PDA显著扩张时，故建议超声心动图排除发绀型CHD后应选用其他降肺压的药物。国外目前已经有PGE_1吸入剂型。iNO耐药PPHN常用剂量为150~300ng/（kg·min），用生理盐水稀释，4mL/h持续雾化。

（4）米力农（milrinone）　通过cAMP途径发挥作用的肺血管扩张剂。是一种磷酸二酯酶3（PDE3）抑制剂，通过抑制PDE3使血管平滑肌和心肌细胞中的cAMP增加，增强心脏舒张和正性肌力作用，改善左、右室功能，具有降低肺静脉高压并扩张肺动脉及全身血管的双重作用，直接改善心室功能和减轻双心室后负荷。负荷量：50~75μg/kg，静脉滴注30~60min（扩容后使用，低血压时禁用负荷量）再以0.5~0.75μg/（kg·min）维持。米力农治疗PPHN的常见指征如下：①血压正常、心室功能障碍时首选米力农，特别是与肺静脉高压或左房高压相关时，左心室功能障碍和左房高压在PFO水平左向右分流，而在PDA水平右向左分流，这种情况下iNO是禁忌，因为会加重肺静脉高压及肺水肿，常见于窒息、CDH和脓毒症相关的PPHN，但是米力农可以改善左、右心室功能，从而改善氧合。②作为iNO的辅助剂，促进肺血管舒张并提供协同作用。③当出现iNO抵抗时，在考虑ECMO之前，可用米力农，并用系列超声心动图动态监测心血管反应。

（5）内皮素受体拮抗剂（endothelin receptor antagonis，ETRA） 通过内皮素途径作用的肺血管扩张剂，主要是内皮素受体拮抗剂，可作为PPHN治疗的选择，作为iNO的替代或辅助剂。但是用于新生儿治疗的证据少。

波生坦（bosentan）：是一种非选择性的ETRA，作用在内皮素A和B受体。目前尚未被批准用于儿童肺动脉高压或PPHN的治疗。仅有少量病例报道。新生儿的剂量为每次1~2mg/kg，口服，每天2次。

（6）降肺压药物的联合治疗 在治疗PPHN时，具有不同药理学作用机制的药物联合可能有协同效应，可以在较低剂量下诱导更好的效应从而减少副作用。例如吸入依前列醇可增强婴儿对iNO的反应，其作用机制不同于NO，可与NO互补；降肺压药与NO联合使用时，可防止iNO撤离时出现反弹性肺高压。前列环素类药物与西地那非的联合使用也有获益报道。超声心动图显示右室或左室功能不全但血压正常时，可用米力农改善心室功能后再联合iNO治疗促进PVR下降，同时增强心肌功能PBF。但米力农用于新生儿PPHN的资料不多，且低血压是使用该药的禁忌证，使用时应注意。

6. 肺表面活性物质的使用 在继发于肺实质疾病的PPHN患者中，强调早期使用肺表面活性物质（PS）肺复张预后更佳并可能降低ECMO或死亡风险。只有建立了良好的V/Q，才能提高iNO及降肺动脉压药物使用的效果。①合并RDS的PPHN病例早期使用疗效肯定，按照PS治疗的标准方案200mg/kg气管内滴入。②对MAS及重症肺炎合并PPHN的患者早期使用可能有效，可按PS治疗标准方案或1.5倍的剂量，200~300mg/kg，气管内滴入。③其他致病原因引起的PPHN使用PS效果不确定。目前尚不清楚PS治疗是否对先天性膈疝婴儿有益。

7. 糖皮质激素 糖皮质激素主要通过抗炎、升高血压达到减轻炎症反应，降低PVR，减少右向左分流的作用。可减少正性肌力药物的使用，降低OI。静脉注射甲基泼尼松龙［0.5mg/（kg·d），分2次］及氢化可的松（起始量4mg/kg，然后每6h给予1mg/kg，持续48h）已被证明可以改善PPHN患儿的氧合，缩短氧依赖时间。有些NICU将它作为ECMO前的救援策略。总体研究结果表明糖皮质激素可能是有益的，特别是肺水肿、肺血管收缩和炎症反应严重的MAS患者。氢化可的松还能稳定全身血压，降低PPHN的右向左分流，但要注意氢化可的松可以掩盖感染的迹象。

8. 针对潜在疾病的其他治疗 肺炎或脓毒症需及时使用抗生素，在不能排除感染导致的呼吸、循环衰竭时也可以经验性使用抗生素，直到排除感染性疾病。气胸、胸腔积液等，应及时穿刺或留置闭式胸腔引流管引流解除对肺的压迫。RDS、MAS所致肺不张时尽早使用PS；积极治疗其他原因导致的肺不张，如气道狭窄、痰栓堵塞等，必要时可行纤维支气管镜检查冲洗，保持气道通畅及肺复张。先天性膈疝宜选择适当的手术时机修补膈肌缺损。常规治疗无效时或ECMO治疗不能撤离时应考虑遗传、基因问题导致的肺部疾病。

三、护理和监护要点

1. 密切观察病情变化 密切监测体温、呼吸、脉搏、血压，同时监测右上肢及任意下肢SpO_2等生命体征。持续的动脉血压监测，维持血压在正常范围上限或稍高于上限，可以实时监测血压，并方便随时采血需求，减少对患者的刺激。需要ECMO支持的患儿因抗凝需要，头颅超声严密监测避免颅内出血，动态评估低氧低灌注对神经系统的影响。观察有无惊厥并及时处理，进行振幅整合脑电图监测。

2. 氧目标管理　实时调整FiO_2及呼吸支持模式，维持右上肢（导管前）SpO_2在90%~95%，导管后（任意下肢）SpO_2＞80%，避免呼吸机参数过高引起肺损伤及氧应激损害。

3. 保持呼吸道通畅，维持最佳肺复张　采用密闭式吸痰装置，以减少常规吸痰干扰并且避免呼吸机回路断开时引起肺泡塌陷加重病情或使病情反复。

4. 最佳的中性温度　持续肛温监测，保持正常体温，避免低体温和发热，避免体温过高或过低导致的氧耗增加。

5. 保持最小干扰　可给予眼罩、耳塞避免刺激干扰，各项护理、检查等操作时应动作轻柔集中完成，保持安静，根据病情严重程度，可使用吗啡（早产儿避免使用吗啡，因其可致早产儿低血压）或芬太尼和/或咪达唑仑镇痛、镇静，联合使用效果更佳。除非极端情况应避免使用肌松剂，有证据显示它与病死率的增加有关，可能与肌松剂导致新生儿通气减少、功能残气量降低、心动过速和氧合降低有关。

6. 营养支持及维持水、电解质、酸碱平衡稳定　供给足够的热量。患儿严重低氧血症病情不稳定期应禁食，建立中心静脉通道（UVC或PICC）。合并肺实质病变及心室功能不全者应适当限液，由于PPHN患者多于出生后即有缺氧抢救、低灌注病史，注意肠内喂养启动时机，对于肠道功能恢复、充气良好者应尽早开始肠内喂养，严密监测肠鸣音及大便潜血等喂养耐受性指标，对于不能耐受喂养者，提供足够的全静脉营养维持热量及水、电解质和酸碱平衡。维持正常血糖，静脉营养时尽早使用蛋白质，无禁忌证可使用脂肪乳优化供能。监测并维持尿量＞1mL/（kg·h）。

四、疗效和预后评估

1. 疗效评估　对于PPHN患者急性期实行目标管理、动态评估非常重要。初始治疗后血压逐渐稳定，血氧改善，达到目标氧饱和度（导管前SpO_2维持在90%~95%，导管后SpO_2维持＞80%）及目标的动脉血氧分压（50~80mmHg），以及胸片的肺膨胀度（目标是维持吸气相膈面在8~9肋水平），及时降低呼吸支持，以尽可能低的呼吸机参数维持，避免压力或容量伤以及氧应激造成的肺损伤。UCG实时评估心脏功能及肺高压情况。初始治疗稳定后，患儿血氧应该逐步稳定在95%以上，导管前后血氧差异应该逐渐减小至消除，血压稳定，尿量及血气乳酸逐渐正常，UCG监测三尖瓣反流减少至消失，右房、右室扩大较前好转，卵圆孔水平及PDA水平右向左分流减少至左向右分流，前期如有左、右心室功能障碍者改善，前期有左房增大者改善。

2. 预后评估　轻症PPHN经过初步的呼吸、循环支持即能降低PVR，逆转PPHN。重症PPHN需要较高呼吸机参数支持甚至ECMO支持。ESLO登记的数据表明因PPHN行ECMO支持患者的存活率可达76%。存活并出院的PPHN婴儿可能有长期的不良结局，如神经发育、认知和听力异常。因此，出院后必须提供长期的多学科随访。

3. 出院后随访　①早期（出院后1~2月）：出院后每周1次门诊随访，主要针对氧合及喂养进行观察评估，根据病情及时调整药物及提供喂养指导，必要时进行吞咽训练，稳定后改2~4周一次；每月1次超声心动图检查评估肺动脉压力及心功能；同时进行眼科、听力及神经系统检查及评估。②中期（出院后3~6月）：继续对生长情况进行追踪，并对神经发育情况作出评估（3月龄及6月龄做贝利量表），病情需要时及时到康复科进行康复治疗。对听力及视力继续追踪：指引到相关专科管理，每3个月复查超声心动图。③中－远期（7~36个月）：继续追踪生长发育，分别在1岁及2岁半再行贝利量表筛查，继续治疗前期存在的并发症，每半年复查超声心动图。

五、诊疗关键点和难点

1. PPHN诊断的金标准是超声心动图检查，在不能及时进行超声心动图检查时，上下肢SpO_2差异＞10%应该考虑PPHN的可能，但是临床上有时难与发绀型CHD鉴别，容易误诊而延误治疗。应对导致PPHN的病因及发病机制进行全面的分析，有效指导治疗。

2. PPHN治疗的关键点在于及时地降低PVR，逆转右向左分流。治疗的难点在于病因的复杂性，难以有标准、统一的治疗方案，我国许多基层医院可能还没有条件使用NO及ECMO支持，这些都是难治性PPHN治疗的挑战，如何因地制宜做好PPHN患儿的管理仍然存在地域差异性。

3. 开始降肺压治疗前，必须排除先天性心脏畸形如肺动脉闭锁、三尖瓣闭锁、重度肺动脉瓣狭窄，这些疾病依赖动脉导管左向右分流供应肺循环，需要使用PGE_1维持PDA。

4. 对于肺静脉高压所致肺高压予iNO或其他降肺压治疗会使肺静脉淤血更严重从而加重病情，包括肺静脉异位引流、严重的主动脉缩窄、左心发育不良、严重的主动弓发育不良、二尖瓣闭锁、二尖瓣重度狭窄、二尖瓣反流。需要及时行超声心动图检查排除心血管畸形，应与PPHN合并左心功能不全时鉴别。有上述CHD时应立即停止iNO治疗。PPHN有低血压而心功能正常时可先用生理盐水10mL/kg，扩容后再用多巴胺5~10μg/（kg·min）维持，也有很多临床医生偏爱使用去甲肾上腺素，对肺循环影响不大，特别是合并分布性休克时提升血压效果好。

5. 合理选择肺血管扩张剂。PPHN降肺压治疗前及治疗过程中必须进行动态超声心动图评估指导治疗。在排除心血管疾病及心室功能障碍后iNO是PPHN治疗的首选，效果不佳时可以与其他降肺压药物联合使用，如iNO加西地那非，或如果PPHN存在左室功能不全、左房增大（导管水平右向左分流，PFO水平左向右分流）、肺静脉高压等iNO治疗禁忌证，而血压正常时可选择米力农降肺压及改善心室功能。当iNO治疗前、iNO无效或者无NO治疗条件的单位，患儿血压正常，而PDA和/或PFO水平右向左分流，并且心室功能正常者，西地那非是不错的选择。欧美有静脉用西地那非，可作为首选。国内目前只有口服剂型的西地那非，可改善氧合，降低没有条件进行iNO及ECMO治疗单位PPHN的病死率。治疗期间需密切监测血压。美国食品和药品管理局关于西地那非基于儿童的试验（所有儿童）提出安全警告，该试验显示高剂量组的病死率更高。

6. 当出现肺部情况与肺动脉高压程度不相符或ECMO撤离失败时应评估与难治性PPHN相关的发育性肺部疾病　对难治性PPHN的遗传病学评估应包括：遗传性肺表面活性物质功能障碍疾病，如SP-B/C或ATP结合盒A3（ABCA3）基因缺乏；*FOXF1*突变导致肺泡毛细血管发育不良（ACD）等基因遗传性疾病及先天性代谢性疾病。

（孙云霞）

第二节　早产儿动脉导管未闭

动脉导管（ductus arteriosus，DA）是胎儿期肺动脉与主动脉之间的正常通道，是胎儿循环的重要途径。动脉导管多于生后10~15h内发生功能性关闭，若出生后动脉导管持续开放超过72h称为动脉导管未闭（patent ductus arteriosus，PDA）。早产儿动脉导管由于结构和对促进其关闭的机制反应不成熟，常导致动脉导管关闭失败。PDA的发病率在胎龄≤28周的早产儿中超过了50%。目前将血流动力学改变显著，出现相应临床表现且可能发生一系列并发症者，称为血流动力学异常的PDA（hemodynamically significant PDA，hsPDA）。hsPDA增加了肺出血、肺动脉高压、支气管肺发育不良、坏死性小肠结肠炎、颅内出血、肾衰竭和死亡的风险。既往的统计数据表明，60%~70%的超早产儿PDA需要药物或手术治疗。然而由于PDA具有自行关闭的能力，近十多年来正倾向于减少不必要的创伤性治疗。因此，应结合早产儿胎龄、出生体重和疾病状态等对早产儿PDA进行个性化管理。

一、诊断要点

（一）病史和高危因素

母孕期羊水过少、宫内缺氧、脐带绕颈、双胎、宫内感染、母孕期糖尿病，母亲产前应用硫酸镁或糖皮质激素，胎龄、出生体重及性别，出生后动脉导管直径大小，Apgar评分、血氧饱和度，出生后肺表面活性物质的使用，呼吸机支持方式，出生后合并感染，血小板计数的高低、液体的入量、基因及环境因素等，均为早产儿PDA发生的相关危险因素。

（二）临床特点

1. 临床症状无特异性，且取决于左向右分流的程度。轻者可无明显症状，分流量大者可表现有呼吸困难、呼吸暂停、气促、喂养困难、体重不增、充血性心力衰竭等。在恢复期的RDS早产儿，其原发病已明显好转，突然出现对氧的需求量和对呼吸机参数要求增加，血二氧化碳分压增高、代谢性酸中毒、呼吸暂停、四肢末端灌注不良及肝在短时间内进行性增大时，应注意本病。

2. 查体多可在胸骨左缘第二或第三肋间闻及连续性杂音或间断性收缩期杂音；但部分伴有大PDA的患儿尽管存在大量左向右分流，可能听不到杂音。只有在导管开始收缩，导管内的血流流速增快，出现显著的湍流时，才能闻及杂音。同时心前区搏动增强，出现水冲脉及收缩压、舒张压、脉压改变。在体重＞1kg的早产儿常有舒张压降低，脉压增大；体重＜1kg的早产儿通常出现收缩压、舒张压和平均动脉压均减低，脉压差不增加。

（三）辅助检查

1. 超声心动图　常作为诊断PDA的“金标准”，可提供动脉导管的图像信息及测量值，了解分流的方向，血流的相变和流速，心房、心室容积和功能等诸多信息。超早产儿生后数小时内测得直径≥1.5mm能用于预测发生症状性PDA，为早期筛选治疗人群提供了依据。其他与hsPDA有关的超声指标包括：左心房：主动脉根部比值＞1.3、左室增大、肺动脉平均流速和舒张期流速增快等。另外降主动脉在舒张期的逆向血流，以及重要脏器动脉在舒张期前向血流减少和血流逆向（如大脑前动脉、肾动脉、肠系膜动脉等）也提示体循环低灌注和动脉导管处存在“窃血”。

2. 心电图　分流量大者出现左心室舒张期负荷过重图形，即左胸前导联见高的R波和深的Q波，T波高耸直立，ST段可有抬高。

3. X线胸片　初期胸片表现不典型，尤其在合并呼吸窘迫综合征时。随着疾病进展胸片常表现为肺血增多、肺间质积液以及肺水肿，后期可见心脏增大。

4. 心导管检查和造影　单纯动脉导管未闭一般不需要心导管检查。怀疑合并其他心血管畸形而超声心动图未能明确诊断者，才考虑做心导管检查。

5. 生物标记物　血清脑钠肽（BNP）、N端脑钠肽前体（NT-proBNP）、心房钠尿肽前体中肽段（MR-proBNP）、肌钙蛋白T（TnT）、C端内皮素原-1（CT-proET-1），尿中中性粒细胞明胶酶蛋白和心型脂肪酸结合蛋白等在诊断hsPDA中应用，其中BNP和NT-proBNP作为评估早产儿hsPDA严重程度及治疗效果的生物学指标，是目前研究热点之一，但最佳临界值的范围需要进一步的研究。

（四）hsPDA诊断标准

1. Malviya等将hsPDA定义为：超声明确存在①左向右分流（或双向双期分流）；②左心房与主动脉根部比值＞1.3；③动脉导管直径＞1.5mm且有以下临床征象之一：心脏杂音、水冲脉、心动过速、心前区搏动增强、脉压差增大、呼吸情况恶化。

2. 2007年McNamara和Sehgal依据临床表现和超声指标，提出了一个更详尽的、可行的PDA分级标准。该标准指出，如临床分级C3级及以上，超声E3级及以上，诊断为hsPDA，具有积极干预的指征。该标准虽相对完善，但评价起来较为复杂。

（1）PDA临床分级。

1）C1为无症状。

2）C2为轻度（氧合不足，即OI＜6）　偶尔发生的血氧饱和度下降（＜6次/天），心动过缓或呼吸暂停；需要呼吸支持nCPAP或有创机械通气（MAP＜8cmH_2O）；喂养不耐受（＞20%胃潴留）；肺血管增多的影像学证据。

3）C3为中度（氧合不足，OI 7~14）　频繁发生的血氧饱和度下降（每小时），心动过缓或呼吸暂停；有创机械通气支持需求增加（MAP 9~12cmH_2O）；因明显的腹胀或呕吐而不能喂养；血浆尿素肌酐轻度升高；循环低血压（平均压或舒张压）需要一种强心药物；肺或心脏水肿的影像学证据；轻度代谢性酸中毒（pH7.1~7.25和/或-12＜BE＜-7）。

4）C4为严重（氧合不足，OI＞15）　较高参数有创机械通气（MAP＞12cmH_2O）或需高频机械通气；严重或再次发生肺出血；腹胀伴压痛或红斑“NEC样表现”；急性肾衰竭；血流动力学不稳定，需要1种以上强心药物；中重度代谢性酸中毒（pH＜7.1或BE＞-12）。

（2）PDA心脏超声分级。

1）E1为无导管血流证据。

2）E2为小的无意义动脉导管具有以下特点　动脉导管直径＜1.5mm，持续经过导管血流有限，无左心压力负荷增加，正常的肠系膜上动脉舒张期血流。

3）E3为中等hsPDA，具有以下特点　动脉导管直径为1.5~3.0mm，经导管血流不受限制，左心房（LA）和主动脉（AO）之比（LA/AO）（1.5~2.0）：1，轻中度左心压力负荷增加，肠系膜上动脉血流减少或消失。

4）E4为大的hsPDA，具有以下特点　动脉导管直径＞3.0mm，经导管血流不受限制，LA/AO＞2：1，二尖瓣反流＞2.0m/s，严重左心压力负荷增加，肠系膜上动脉血流反向。

二、治疗原则和措施

1. 常规处理　保证足够的氧合，目标经皮血氧饱和度保持在90%~95%，机械通气时，维持适当PEEP，减少左向右分流。适当限制液体入量，推荐早产儿起始总液体70~80mL/（kg·d），以10~20mL/（kg·d）速度递增，并根据体重的变化、血清电解质等予以调整；当诊断hsPDA时减少液量至100~130mL/（kg·d）。维持血细胞比容＞35%，必要时可输注悬浮红细胞。如有液体潴留证据，合并肺水肿和需加强呼吸支持时，可使用利尿剂如氢氯噻嗪；合并hsPDA的早产儿早期避免使用速尿，因为速尿影响肾脏前列腺素E_2的合成从而影响导管的关闭，且导致肌酐升高和低钠血症。根据临床表现及超声心动图，评估是否可坚持胃肠道喂养，避免诱发坏死性小肠结肠炎及肠穿孔等并发症。

2. 药物治疗

（1）药物治疗的时机。

1）早期（＜24h）预防性治疗　由于获益并不确定，且存在药物不良反应的风险以及有自行关闭的可能，早期预防性治疗仅推荐酌情用于胎龄＜26周，体重＜0.75kg的患儿。通常选择吲哚美辛作为预防性治疗。

2）早期（＜6天）无症状患儿的治疗　中大型PDA伴有显著分流时，如果超早产儿需要的呼吸支持高于最低限度（如鼻导管，气流＞2L，FiO_2＞25%），药物治疗关闭PDA。无须更多呼吸支持或仅为小PDA时，可以采用“观察”这一保守策略。

3）有症状（hsPDA）患儿的治疗　所有≥6天的极低出生体重儿，只要超过最低限度的呼吸支持，都应做心脏超声检查，当存在较大的hsPDA，并伴有危险因素时（如呼吸机撤离失败或FiO_2＞25%），考虑药物治疗。基于安全性的考虑，通常以布洛芬为首选用药。

4）晚期症状性PDA的治疗　对于超过最低限度呼吸支持的新生儿，如果伴有中到大型PDA，目前尚无研究可得出药物治疗、介入治疗、手术结扎的优劣。一般首选药物治疗，而对介入治疗或手术结扎的选择，应根据当地实际情况做出决定。

如条件允许，建议出生第2周开始干预，虽早期的经验表明，超过10~14天的婴儿已经不可能通过药物关闭动脉导管，但研究表明，决定药物敏感性关键因素是PMA而不是日龄，PMA33~34周后治疗效果急剧下降。

（2）吲哚美辛和布洛芬　吲哚美辛和布洛芬均为非甾体类抗炎药、非选择性环氧化酶抑制剂，均为治疗PDA的传统一线药物，不良反应主要包括外周血管收缩、胃肠穿孔、坏死性小肠结肠炎、肾功能损伤、血小板聚集功能障碍、高胆红素血症等。

吲哚美辛常按照0.2mg/kg，静脉或口服给药，每天1次，连用3天（也可连用5~7天），首选静脉给药以降低胃肠道不良反应。超早产儿使用吲哚美辛的效果优于布洛芬及对乙酰氨基酚，可降低颅内出血及肺出血的风险。

布洛芬常规剂量为10mg/kg、5mg/kg、5mg/kg共给药3次，每次给药间隔24h，口服用药的效果类似于静脉用药，可直肠给药。为更有效关闭动脉导管，可加倍剂量给药（即按照20mg/kg、10mg/kg、10mg/kg）而给药间隔不变。布洛芬通过抑制前列腺素合成酶的环氧化酶活性位点从而抑制前列腺素合成。布洛芬在肾脏、脑血管及胃肠道系统不良反应的发生率低于吲哚美辛，但不推荐在生后24h内使用，且无证据表明生后6~14天给药可以改善远期预后。对于第一轮药物治疗失败者，重复应用布洛芬进行第二轮治疗仍有可能关闭动脉导管，且相对外科手术治疗，对患儿的远期预后更加有益。

（3）对乙酰氨基酚　对乙酰氨基酚亦属于非选择性环氧化酶抑制剂，其作用机制主要是通过抑制前列腺素合成酶的过氧化物酶片段而抑制前列腺素的合成，通常按15mg/kg，每6h1次口服，连用3~7天，可减少侵入性的治疗措施，但对神经发育结局的影响不清楚。不良反应包括肝毒性及对血流动力学的影响。

3. 手术治疗　通常当药物治疗失败或存在禁忌［包括活动性出血或凝血功能障碍、NEC或可疑NEC、血肌酐水平≥15mg/L、尿量＜1mL/（kg·h）、血小板计数≤60×10^9/L、达到换血水平的高胆红素血症］时考虑外科手术治疗，其指征为：两个疗程药物治疗失败；使用血管活性药物的情况下平均动脉血压低于胎龄（周）、血流动力学不稳定、有心力衰竭症状；患儿对呼吸支持依赖或肺部情况恶化；存在药物治疗禁忌证。但对存在特殊情况的患儿，也可直接接受手术治疗，既避免药物不良反应的发生，又防止错过手术时机。手术治疗的具体标准及时间存在争议。Fonseca等提出晚期手术结扎（日龄＞21天）的患儿接受了更多药物治疗的疗程，而早期手术结扎（日龄＜21天）的患儿的插管时间及住院时间均更短，不良反应发生率低，神经系统预后较好。Jhaveri等的一项临床试验也提出较晚的手术结扎（日龄为23天）会降低手术成功率。

手术治疗的主要方式有外科手术和介入封堵治疗。①外科手术分为动脉导管结扎术和动脉导管切断缝合术。目前不再推荐预防性或早期行结扎手术，只有当药物治疗失败或存在药物禁忌证时才考虑外科手术。动脉导管切断缝合术适用于年长儿童，其导管粗而短，分流量大或合并导管感染，而动脉导管结扎术更适用于年幼儿童，因其导管较细长，壁柔软，且弹性大，多数未发生细菌感染。但术后易合并声带麻痹、乳糜胸、脊柱侧弯等并发症，且行结扎手术的患儿，术后神经系统损伤、BPD、ROP的发生率也明显增高，严重者甚至可能发生急性且致命的血流动力学改变。②通过经心导管介入的方法封堵未闭的动脉导管成为除传统结扎术外的另一选择。目前主要使用Amplatzer蘑菇伞或弹簧圈进行封堵。封堵术的主要优势为创伤小，无手术瘢痕，麻醉风险小，不需体外循环及输血，术后恢复快，主要并发症包括封堵装置脱落及异位栓塞、机械性溶血、血管并发症、心律失常等。虽然介入治疗为非手术根治性关闭PDA提供了新的选项，但远期结局随访、介入治疗时机、治疗规范等还需要进一步研究。

三、护理和监护要点

1. 密切观察病情变化　密切监测体温、呼吸、心率、血压等生命体征。如出现心率加快、血压下降、脉压增宽时及时仔细听诊心音，采取适当的干预；对合并呼吸窘迫患儿加强病情观察，如出现呼吸浅促、发绀、呼吸暂停，血气分析显示代谢性酸中毒，警惕动脉导管的开放。

2. 维持正常体温　每2~4h测体温1次，并观察伴随症状。体温超过正常及时物理降温，体温偏低时注意保暖。

3. 液体管理　保证液体匀速输入，避免短时间内输入大量液体；准确记录24h出入量；每天测体重1次；观察尿量及皮肤水肿情况。

4. 保持呼吸道通畅，维持有效呼吸，机械通气时抬高头位，固定好气管插管及呼吸机管道，定时翻身拍背，按需吸痰；给予适宜PEEP，血氧饱和度目标90%~95%。

5. 防止误吸，必要时胃管喂养；如胃肠耐受、无肠胀气，予部分肠内营养及肠外营养支持，逐步增加奶量，直至停用肠外营养；胃肠喂养不耐受者，尽早使用完全肠外营养支持。保持安静，减少刺激。

四、疗效和预后评估

早产儿PDA，如果早期不需要药物或手术治疗，大多数能自行关闭。药物治疗和手术治疗都可能带来不良后果，近年来许多研究均未能证实药物或手术治疗能够改善远期预后。预防性使用吲哚美辛可减少颅内出血、严重肺出血的发生，但没有改善远期的神经发育和呼吸系统预后。手术结扎能够快速关闭动脉导管，但手术导致长期并发症，手术治疗的新生儿更容易发生BPD、ROP以及神经功能受损。

五、诊疗关键点和难点

关于早产儿PDA是否需要治疗、何时治疗以及如何治疗的问题始终争论不休。首先，人为干预的标准该如何设定？即早产儿PDA的治疗是以生后时间还是以症状为主要标准？对于多数早产儿而言，动脉导管的延迟闭合仅为生理性的过渡阶段，则是否应该将采取干预的时间点延长（而不是生后72h）；但若仅以时间为干预标准，则可能将一些不必治疗的患儿置于治疗带来的风险中，同时又可能延误另一些患儿的治疗。而若仅以hsPDA为标准，可能会因为辅助检查的误差及定期监测存在时间间隔等客观因素，延误一部分患儿的初始治疗时间，甚至开始治疗时已经发展为hsPDA；再者，动脉导管的闭合时间还受胎龄、出生体重、是否存在合并症等因素影响。因此，需要一套完善的诊治标准来协助不同情况的患儿实现个体化、针对性的治疗，才能使每例患儿真正受益。另外，近年来的许多研究均未能证实药物或手术治疗能够改善远期预后，针对hsPDA的治疗方案仍需多方研究。

（刘玉梅）

第三节　危重型先天性心脏病

先天性心脏病（congenital heart disease，CHD）是最常见的出生缺陷，根据流行病学研究国际报道出生时的发病率为8‰~13‰，国内发病率相似（8.7‰~11.1‰），约占出生缺陷的1/3，中国每年新增CHD新生儿约20万，是造成我国新生儿死亡的主要原因之一。危重型CHD指出生后第1年需要外科手术或导管介入治疗的CHD（表11-1），约占CHD的25%，包括发绀型和导管依赖型CHD，也包括可能无须在新生儿期进行手术但需在1岁内干预的CHD，如大室间隔缺损和房室间隔缺损。发绀型CHD指非氧合血液能够经心内或心外分流进入体循环的病变（表11-1）；导管依赖型CHD指依靠动脉导管未闭（patent ductal arteriosus，PDA）供应肺循环或体循环血流或保证体、肺两大平行循环充分混合的病变。发绀型CHD多为导管依赖型。多数危重型CHD新生儿生后不久即出现症状易被发现，但是部分危重型CHD在出生时没被及时发现延误诊治导致并发症及死亡风险增加。早期识别并及时将这些患儿转诊至有诊疗条件的小儿心脏中心可减少并发症及病死率。

一、诊断要点

（一）病史和高危因素

新生儿CHD的危险因素包括：早产、家族史、遗传综合征和合并心外畸形、母亲因素（如母亲患糖尿病、高血压、肥胖、苯丙酮尿症、甲状腺疾病、结缔组织病和癫痫、妊娠期用药、母亲吸烟和/或饮酒等）、助孕技术、宫内感染（如风疹病毒、巨细胞病毒、柯萨奇病毒、疱疹病毒6、细小病毒B19、单纯疱疹、弓形虫病和HIV母亲孕早期流感或者流感样疾病）。对于有上述高危因素的新生儿应注意观察，如合并气促、发绀、面色苍白及喂养困难等应仔细体格检查并进一步排除有无CHD。

（二）临床特点

危重型CHD因疾病类型不同，在新生儿期临床情况有很大差异。有的出生即出现严重且危及生命的表现，如休克、发绀、气促和/或呼吸困难等。然而，部分CHD婴儿在常规检查时可能正常，危重临床征象不明显。对于导管依赖型CHD患儿，如不能及时识别并使用前列腺素维持PDA以保证氧合血和非氧合血充分混合，和/或解除血流梗阻保证体循环或肺循环供血，则婴儿死亡和严重并发症风险显著升高。表11-1总结了一些比较常见的危重型CHD病变的主要特征。然而，还有部分CHD也可能需要在出生后1年内干预，该表中未列出。

表 11-1　常见的危重 CHD 及其与发绀和动脉导管依赖的关系

疾病特征	有无发绀	PDA依赖	发病率（每10万活产儿）
左心梗阻型病变			
左心发育不良（HLHS）	是	是	16*
主动脉瓣狭窄（AS）			38
·危重AS	发绀或差异性发绀[¥]	是	
·中-重度AS	无	否	
主动脉缩窄（COA）			40
·危重COA	差异性发绀	是	
·中-重度COA	无	否	
主动脉弓离断（IAA）	差异性发绀，发绀表现因类型而异	是	3.3
右心梗阻型病变			
法洛四联症（TOF）	变异大	可能[$]	40~50
法洛四联症合并肺动脉闭锁（TOF+PA）	是	是（除非有多发或粗大的主肺动脉侧支存在）	7
肺动脉闭锁室间隔完整（PA/IVS）	是	是	7
肺动脉狭窄（PS）			7
·危重PS	是	是	

续表

疾病特征	有无发绀	PDA依赖	发病率（每10万活产儿）
・严重PS	无	否	
三尖瓣闭锁	是	可能$	6
严重新生儿Ebstein畸形	是	可能&	1
并行循环			
大动脉转位（TGA）	是△	是	21
其他			
完全性肺静脉异位引产能（TAPVC）	是	否◇	6
大室间隔缺损（大VSD）	无	否	400
房室管缺损（CAVC）	无	否	30~40*
动脉干（TA）	是	否	3
动脉导管未闭（PDA）	无	否	30~80

AS：aortic stenosis；COA：coarctation of the aorta；PS：pulmonic stenosis；TAPVC：total anomalous pulmonary venous connection；VSD：ventricular septal defect；AV：atrioventricular；CHD：congenital heart disease；PDA：patent ductus arteriosus；TA：Truncus arteriosus.

* HLHS总的发病率受自然流产率及择期终止妊娠发生率的影响可能被低估，所以心源性死亡的新生儿中有25%~40%死于HLHS。CAVC与21-三体综合征密切相关，CAVC胎儿中唐氏综合征风险为40%~50%。PDA指GA≥36周，PDA持续存在≥6周。

￥在这些病变中，身体的上半部分（导管前侧）是粉红色的，下半部分（导管后侧）是发绀的。

$ 法洛四联症或三尖瓣闭锁的婴儿，如果右心室流出道严重阻塞（如严重肺动脉狭窄或闭锁），可出现导管依赖循环。

& 在有重度发绀的严重Ebstein畸形病例中，可能需要PDA维持肺循环血流，直到肺血管阻力下降。

△ 如果同时存在主动脉缩窄或肺动脉高压，则可发生反向差异性发绀（即下肢血氧饱和度高于上肢）。

◇ 一些在房间隔水平梗阻的TAPVC患者可能需要PDA来维持全身心输出量，然而PDA也可增加发绀的程度。

1. 早发表现　部分危重型CHD婴儿生后早期即可出现严重心肺功能障碍表现，包括休克、发绀和/或呼吸系统症状。

（1）休克　容易在生后早期出现休克的疾病多见于有危重左心梗阻性病变的婴儿（表11-1），包括：HLHS、极重度AS、极重度COA、IAA，这些类型的CHD依赖PDA供应体循环血流，可因动脉导管关闭或变小致体循环灌注减少而出现心源性休克。对这些患儿，必须启用前列腺素E_1（前列地尔）来重新开放动脉导管或维持PDA。

TAPVC常以轻度发绀和气促为早期表现。但若患儿房间隔或卵圆孔过小致血流交通受限、显著梗阻时，可表现为严重发绀和休克：患者的全部肺静脉氧合血回流经受限的心房间交通才能到达左房并供应体循环，所以体循环低灌注，而肺循环淤血。罕见情况下，在实施紧急外科手术前维持PDA可能暂时有益。但是如果肺静脉通路本身存在梗阻，如常见于位于垂直静脉的梗阻（心上或心下型）的TAPVC，开放动脉导管是无效的。唯一有效的措施是紧急外科干预，此时患者表现为严重发绀和显著的肺水肿。极端情况下也可考虑在ECMO支持下等待手术治疗。梗阻型TAPVC在临床上常被误诊为PPHN，因为超声心动图都以右房、右室增大为主，房间隔（和/或卵圆孔）和/或PDA水平右向左分流，特别是心下型的TAPVC常被误诊PPHN给予NO吸入治疗使病情恶化甚至死亡。

CHD休克时必须与其他病因如新生儿感染性休克相鉴别。当胸片显示心脏增大、差异性脉搏强度（如危重型COA及IAA患者下肢搏动减弱）、上下肢SpO_2差异大于5%、下肢血压低于上肢血压10mmHg以上、液体复苏后无改善或临床情况恶化等应考虑CHD可能。

（2）发绀　发绀是危重CHD的重要体征。当血液中的去氧血红蛋白达到30~50g/L时皮肤黏膜变为青紫色。轻度低氧（SpO_2＞80%）或严重贫血的患儿可能无明显发绀。尤其是肤色深的婴儿更难发现。出生后脉搏血氧筛查有助于发现这些发绀型CHD患儿的轻度低氧血症。

1）导管依赖型CHD（表11-1）　生理情况下动脉导管作为胎儿期循环的必经通路随着血管内PGE_2浓度的降低，在出生后几日内将自然关闭，对于导管依赖型的CHD患者会出现严重发绀。

危重右心梗阻型病变的患儿（如危重PS、PA/IVS），肺的血供由从主动脉经未闭的动脉导管的血液供应，随着动脉导管的关闭，流入肺部的血流减少，患儿会出现逐渐加重的发绀。

危重左心梗阻型病变的患儿（如HLHS、危重AS），如有足够大的房间隔（或卵圆孔）及开放的动脉导管，则一般只有轻微的发绀。来自主动脉瓣的前向血流足以供应右锁骨下动脉，则导管前（右上肢）SpO_2可能正常，经PDA的右向左分流供应下半身循环，所以导管后（下肢及左上肢）SpO_2降低。一旦动脉导管闭合，体循环血流减少会导致休克和发绀。有极重度左心梗阻和限制性心房间交通的患儿，即使导管开放，也会出现严重发绀。限制性心房间交通会导致肺静脉氧合血分流到右心的部分减少、严重肺静脉淤血、肺水肿和肺高压，从而使全身氧合进一步下降。

肺循环和体循环平行的CHD畸形患儿（如TGA/IVS）依靠PDA和心房间交通来混合氧合血及去氧血。如果房间隔缺损不够大，一旦动脉导管关闭，随后就会出现严重发绀。然而心房间交通受限的患儿，即使有PDA，但是随着肺动脉压力的显著降低，在大动脉水平会出现左向右的单向分流，导致全身发绀加重、肺水肿及心力衰竭。

三尖瓣Ebstein畸形（三尖瓣下移畸形）的新生儿视三尖瓣位置及右室大小可能有发绀，存在功能性肺动脉闭锁（即肺动脉没有前向血流）时需依靠PDA来维持肺血流，当肺阻力下降后肺血流情况改善则可能不再依赖PDA。

对于表现出严重发绀或休克的导管依赖型CHD病变患儿，必须迅速启用前列腺素E_1来重新开放动脉导管和维持其开放状态。

2）非导管依赖型发绀型CHD（表11-1）　包括完全性肺静脉异位连接（total anomalous pulmonary venous connection，TAPVC）、动脉干（TA）、法洛四联症（TOF）及三尖瓣闭锁可能依赖或不依赖动脉导管，具体取决于右室流出道梗阻的程度，TA取决于有无VSD及缺损大小。

3）差异性发绀　患儿的上半身呈粉红色，下半身发绀，可发生于危重COA、IAA或危重AS患儿。这些病变中，来自肺动脉的去氧血经动脉导管供应下半身循环，而来自左心的氧合血则经主动脉弓梗阻部位近侧的血管供应上半身循环。差异性发绀也可见于心脏结构正常但具有持续性肺动脉高压的新生儿，要注意鉴别。诊断差异性发绀时应同时检测右手（导管前）及任意下肢（导管后）SpO_2，SpO_2差异＞3%视为有临床意义。如果在卵圆孔水平还有右向左分流，或有经VSD的左向右分流，则发绀的差异程度可能减轻。

4）反向差异性发绀　是一种可能见于大动脉转位伴COA或肺动脉高压患儿的罕见体征。因为来自左室的氧合程度高的肺动脉血流通过未闭的动脉导管供应下半身循环，患儿的下肢SpO_2高于上肢。

（3）呼吸系统症状　由于出生后不久肺血管阻力下降引起肺血流迅速大量增加所致肺水肿，临床上表现为气促、呼吸费力和喂养困难等。可见于动脉干、TAPVC（无梗阻的TAPVC一般仅有轻至中度肺循环血量过多的症状，心外肺静脉通道梗阻或限制性房间隔缺损致梗阻的患儿，主要表现为肺静脉水肿，会导致严重的发绀及休克），大型VSD、粗大PDA（胎龄≥36周，持续存在＞6周）及早产儿PDA、APW（主肺动脉窗）等患儿可因左向右分流引起的肺循环血量过多而出现气促、呼吸费力和喂养困难，多在出生后4~6周内随肺血管阻力的下降而逐渐出现症状，可突然加重甚至需要呼吸支持。心源性和肺源性呼吸症状有时难以鉴别，特别合并咳嗽、喘鸣时，应仔细体检和进一步检查鉴别。

2. 迟发表现　某些危重型CHD在生后早期可无明显症状，易被忽略，在生后2~3周左右出现临床表现。如HLHS、COA、IAA、AS、TGA、PS、TOF。目前国际广泛开展的生后早期脉搏血氧筛查降低了这些疾病的早期漏诊率，但是也应注意脉搏血氧筛查只能帮助筛查出那些有低氧血症的复杂CHD，对于非发绀型CHD（如VSD、ASD、PDA）及一些轻型的发绀型疾病（如轻型TOF、轻-中度PS、轻-中度COA、轻-中度AS等）是不能筛查检出的。喂养困难是最常见的迟发临床表现，患儿常表现为奶量少、吃奶慢、吸吮困难、吃奶停顿、呛奶、呕奶等，其他的表现如声音的改变（声音低哑、哭声弱）、呼吸症状（气促、呼吸困难、咳嗽及喘息等）、肤色改变（苍白、发绀）、多汗（特别是吃奶时及夜间）、生长缓慢、少动多睡、激惹等。

3. 体格检查　单纯的体格检查会漏诊50%以上的CHD新生儿，全面详细的体格检查可能发现某些提示潜在CHD的征象，但是导管依赖型CHD患儿在出生后早期住院期间因为动脉导管的开放可能无明显体征。体格检查时需特别留意以下方面：

（1）特殊的外貌　先天遗传综合征（如21-三体、18-三体及13-三体综合征）常合并CHD，患儿常有特定的面部特征，面部轮廓扁平、眼睛下斜、眼距宽、舌外伸、上唇沟深而宽、颈短、颈蹼、后脑发际线低、耳位低；肢体异常：横贯掌，特殊握拳姿势，特殊足纹等；毛发稀疏、卷曲等（如鲁南综合征）。

（2）心血管相关体征　心率异常，异常心前区搏动，异常心音（第二心音单心音：主动脉闭锁、肺动脉闭锁、永存动脉干、严重肺动脉狭窄、法洛四联症、肺动脉高压等疾病可出现S_2单心音。第三心音：奔马律常见于心室功能不全或左室容量超负荷，喀喇音常见于瓣膜病变），病理性杂音（注意杂音的位置、性质、响亮程度，杂音多在生后1天即可闻及），肝脏肿大、下肢脉搏减弱或者消失，四肢血压异常（即上肢血压比下肢血压高出至少10mmHg）。

（3）心外畸形　颅面、泌尿生殖系统、骨骼肌肉、呼吸系统、胃肠道、中枢神经系统畸形及脾脏的异常。

（三）辅助检查

1. 脉搏血氧测定　测定导管前和导管后脉搏血氧饱和度，以评估发绀和差异性发绀。与单纯体格检查相比，新生儿普遍脉搏血氧筛查可提高危重CHD患儿的检出率。新生儿普遍筛查策略得到了美国儿科学会（American Academy of Paediatrics，AAP）、美国心脏协会（American

Heart Association，AHA）的支持。在美国，几乎所有州都强制要求对新生儿筛查危重CHD。中国目前尚未执行强制性筛查措施，建议基层医院常规开展这一简易可行的筛查项目。

筛查应在出生24h后进行，若计划提早出院，可在出院前筛查。应该在右手（导管前）和任意下肢（导管后）检测血氧饱和度（SpO_2）。两个部位的筛查可同时进行或先后进行。根据AAP方案，符合以下任意一项即为筛查阳性：①任意肢体的SpO_2测量值＜90%；②上肢和下肢3次SpO_2测量值（每次间隔1h）均＜95%；③3次测量（每次间隔1h）的上肢与下肢SpO_2均相差3%以上。

对于脉搏血氧筛查阳性的婴儿，应积极寻找低氧血症的原因。如果经超声心动图发现危重型CHD，需尽快请小儿心脏科医生会诊和/或转诊至专业诊疗小儿心脏病的医学中心。

2. 胸部X线检查　不同类型的CHD胸片可能呈现不同的心肺情况，对于出现气促、发绀、呼吸困难的患者还有助于与肺源性疾病（气胸、肺发育不全、膈疝、胸腔积液、气道疾病或RDS）鉴别。CHD患者常出现心脏扩大、右位心或心影异常（如TOF呈靴形心，D型大动脉转位的心影呈“斜置的鸡蛋”，重度肺动脉高压患者出现肺动脉段凸起等）、肺血管纹理异常（增多或减少）或主动脉弓位置异常都可能提示CHD。

3. 心电图（ECG）检查　多数CHD新生儿的ECG可能正常，但是也有部分CHD患者的心电图呈现特征性改变，如电轴偏移，心房、心室肥大（如PA/IVS患者的ECG表现为右房扩大，左室肥大；PS患者表现为右室肥大，右房扩大）。

4. 超声心动图（UCG）　UCG能显示心脏及大血管解剖结构及提供心功能信息，是诊断CHD的金标准。

5. 高氧试验　高氧试验既往常用于帮助鉴别心源性与肺源性发绀。随着超声心动图的普及、各国对危重CHD常规进行脉搏血氧筛查，目前国际上通常不需要行高氧试验。但该试验可在无法及时行超声心动图检查时帮助初步判断心源性及肺源性发绀。规范的高氧试验：在吸入空气和吸入100%纯氧10min前后分别测量右侧桡动脉（导管前）的PaO_2。利用PaO_2的相对变化可以鉴别新生儿发绀的不同病因，高氧试验期间PaO_2增加至＞150mmHg提示肺病，PaO_2增加较小或没有增加提示发绀发CHD。PaO_2水平因CHD疾病类型不同略有差异。需要注意当患儿存在重型肺疾病或持续肺高压时，高氧激发可能不会使PaO_2大幅增加。可以采用脉搏血氧饱和度间接评估高氧反应，以避免动脉穿刺采血。然而，该方法不如测量PaO_2可靠。吸入浓度为100%的氧气后血氧饱和度升高≥10%提示是由肺部疾病引起的发绀。

6. 常规实验室检查　如动脉血气分析CO_2升高（肺淤血或肺源性疾病时）、心力衰竭时出现代谢性酸中毒及乳酸升高，利用血常规、感染指标、血培养等检查帮助与脓毒症鉴别。排查有无宫内感染常见的致畸病毒感染。

7. 遗传学检查　临床合并心外畸形及特殊面容时，建议行染色体、微阵列及基因等遗传学检查和遗传代谢病检查排除先天遗传性疾病。

8. 神经系统评估　如为早产儿、小于胎龄儿、足月小样儿、头围异常、严重低氧、低灌注及面容异常等情况的CHD患者，需行头颅超声、头颅MR或CT检查、脑功能监测等排除神经系统问题及评估预后。

9. 心脏CT和磁共振血管造影（CT angiography，CTA；MR angiography，MRA）　心脏CTA和MRA能准确详尽显示心血管及肺结构。但由于不能提供血流动力学信息，这些低创伤性方法在新生儿期并非常规使用，CTA在描绘复杂肺血管解剖方面可能会发挥更重要的作用，有可能成为新生儿心导管检查的补充或取而代之。而且，心血管CT三维重建能直观显示气道及肺部的情况以及大血管与气道、肺组织相邻的关系，对有无增大或异位的心脏或大血管引起气道或肺部的压迫等信息优于超声检查。

10. 气道评估　先天性心脏病患儿常合并气道问题，Foz报道CHD合并先天性气道问题为8.5%，合并获得性气道问题为9.7%。当合并严重呼吸系统症状，不能完全用单纯心源性或肺源性疾病解释时，需行纤维支气管镜检查以排除气道问题（如血管环所致的气道狭窄、软化等），与心脏CTA及MRA提供的信息相结合可以获得更多的临床信息，更好地指导临床决策及围术期管理。

11. 3D打印技术　根据心脏CTA及MRA信息对心血管进行3D打印，3D打印心脏模型（3D-CM）可以帮助临床医生、医学生、患者及家属充分理解多维的3D空间关系，这些关系在二维（2D）屏幕上很难概念化。可以帮助制订复杂CHD更精准的手术计划、介入心脏病学计划，可以帮助进行手术模拟、介入模拟、医学教育以及患者和家庭教育等。

（四）鉴别诊断

疑诊CHD新生儿表现为休克、发绀及呼吸困难等情况时需要与一些疾病鉴别。通过病史、体格检查、四肢脉氧监测、UCG、胸片等快速初步判断，血常规、CRP、PCT、血培养等可以与新生儿感染性休克及肺源性疾病相鉴别。休克常见于新生儿败血症，当初始扩容后临床情况无改善，肺部啰音增多，肝肿大加重，胸片提示心影增大时应考虑心源性休克可能。而发绀是严重肺疾病最常见的症状，需要通过病史分析、体格检查、胸片及氧疗和呼吸支持后的反应鉴别。其他少见的异常血红蛋白及红细胞增多症等也可导致发绀，高铁血红蛋白检查、血气分析及血常规检查有助于鉴别。PPHN患者表现为持续发绀，UCG检查可以鉴别。出现呼吸系统症状的疑诊CHD的患者需要与肺部疾病鉴别，严重肺疾病时常表现为呼吸困难、咳嗽及喘息，而CHD患者通常表现为呼吸浅促，但是出现肺淤血、严重肺动脉高压的CHD患儿也可表现为明显的呼吸困难及喘息，需要结合UCG、胸片、心脏CT等排除。

二、治疗原则和措施

（一）新生儿CHD术前处理

有症状的新生儿需要立即评估和给予一般支持治疗以保持足够的组织灌注和氧合，并在病因明确后接受针对性治疗。

1. 安全转运至有治疗条件的中心　经全面评估怀疑新生儿有危重型CHD在当地医院不具备处理条件时，需转至有儿科心脏病专业技术的医疗中心接受治疗，并由专业的医疗转运团队转运。转运前应充分评估，给予适当的心肺支持，如诊断为动脉导管依赖的CHD，应在转运前及转运过程中开始使用PGE_1维持动脉导管开放稳定病情。严重的病例甚至需要在ECMO支持下转运。需要PGE_1维持的患者，为了保证安全、防止呼吸暂停等副作用，建议转运前进行气管插管及机械通气。

2. 一般支持治疗　包括心肺支持、严密监测，以保证足够的组织/器官灌注和氧合。

（1）监测生命体征　目标是靶向管理各项生命体征在相对正常范围，保证组织/器官灌注和氧合。评估和治疗继发性器官功能障碍，特别是大脑、肾脏和肝脏。

（2）呼吸支持　如果有呼吸功能障碍，应根据需要及时开始合适的呼吸支持（包括氧疗、无创正压通气或气管插管机械通气）。低血压或低灌注患者需要进行心肺复苏并后续给予适当的呼吸支持。对于大量左向右分流的大型VSD、粗大PDA等肺多血型先天性心脏病出现心肺功能衰竭时呼吸处理需要注意：必要时吸氧，慎用吸氧，因为氧会扩张肺血管，可能降低PVR，增加左向右分流，加重心力衰竭，维持血氧饱和度在90%左右，若无明显酸中毒，在合适的温度（如中性温度下）以及无贫血的情况，PaO_2一般在55~70mmHg，此时体循环与肺循环血流量相对较为平衡，心力衰竭也能得到一定改善。而对于PDA依赖型CHD患者在呼吸支持时同样需要慎用氧气，发绀型CHD患者维持目标SpO_2在75%~85%即可，过低（<75%）会导致缺氧性神经系统损伤，过高（>90%）则可能出现肺循环过度灌注及体循环灌注不足，且容易导致动脉导管关闭。

（3）建立动静脉血管通路　方便采集血标本和输注药物，对于刚出生的新生儿可通过脐血管建立动、静脉置管，能够密切监测血气、血压，有效地纠正酸碱平衡、代谢紊乱（如低血糖、低钙血症），在需要时应用血管活性药物等纠正低血压。

（4）维持新生儿理想的血细胞比容　维持血细胞比容（HCT）在正常范围。对于有严重发绀或有心肺功能障碍需呼吸支持者，维持HCT≥0.40；对于有严重肺动脉高压的病例，HCT>55%可能使肺血管阻力增加从而加重肺动脉高压；对于严重红细胞增多症（HCT>70%）婴儿，应采用生理盐水等容部分换血疗法以降低血细胞比容。

（5）维持代谢及水、电解质正常　低血糖、低血钙、酸中毒均可诱发或加重心力衰竭，应予纠正。适当限制液体量（包括口服量），入量可控制在较生理量减少10%~20%的液体，有水肿存在时酌减，并适当补充电解质。

（6）抗生素　脓毒症可引起发绀和左室功能不全或肺部疾病，除非迅速确定了其他病因，在取得血培养及尿培养标本后应对怀疑CHD的发绀新生儿开始使用广谱抗生素。

3. 危重型CHD的针对性初始治疗

（1）PGE_1　对于存在或临床怀疑有导管依赖性的CHD新生儿，应启用PGE_1直到诊断明确。初始剂量取决于临床情况，因为呼吸暂停风险是剂量依赖性的，大量的临床实践表明，呼吸暂停通常出现在PGE_1剂量>0.01μg/（kg·min）时，剂量越大，呼吸影响越大，发生呼吸暂停时应给予呼吸支持。PGE_1的剂量可根据需要增加至最大0.1μg/（kg·min）。

1）如果已知导管依赖性患者的动脉导管比较大，初始剂量为0.01μg/（kg·min），这种情况通常见于经超声心动图确认为较大PDA的患者，PGE_1有效后调节至最小有效剂量维持，维持目标SpO_2 75%~85%。监测PDA的大小，动态调节PGE_1剂量，过粗的PDA及SpO_2>90%时可能引起肺血流与体循环血流比升高，出现肺淤血征象，导致呼吸衰竭及心力衰竭，同时过高的血氧饱和度也可能促进动脉导管的关闭，这种情况有时需要暂停PGE_1的使用，但需要密切监测动脉导管及SpO_2，根据目标SpO_2及动脉导管大小决定是否再次使用。

2）如果动脉导管较细小或情况不明确且严重发绀，PGE_1起始剂量则为0.05μg/（kg·min），有效后同样维持目标SpO_2在75%~85%，将PGE_1调节至最小的有效剂量以减少副作用。

PGE_1输注的其他并发症包括低血压、心动过速和发热等。因此，必须准备单独可靠的静脉通路用于进行液体复苏或应用血管活性药物。药物输注期间可能发生呼吸暂停，备好气管插管及呼吸机。也可给予氨茶碱（或咖啡因）预防呼吸暂停，但是PGE_1>0.015μg/（kg·min）时效果不佳。

如果开始PGE_1治疗后临床情况恶化，需评估有无存在伴有肺静脉或左房梗阻的罕见先天性心脏缺陷，包括梗阻型TAPVC（心下型更容易发生梗阻）或伴随限制性房间隔的多种心脏畸形（如HLHS、三房心、重度二尖瓣狭窄或闭锁、伴限制性心房分流的D型大动脉转位）。这些患者需要尽快行超声心动图检查，唯一有效的方法是确诊后急诊行心导管介入房间隔造口术暂时缓解梗阻或急诊外科手术治疗。

（2）心导管介入术　心导管介入可进行姑息性和矫治性手术，前者改善发绀，后者解除血流梗阻。需要特别注意的是欧美等医学发达国家新生儿心导管介入术通常可以常规开展，但是对于经济欠发达的国家和地区来说由于技术和/或介入设备的缺乏，新生儿特别是低体重儿心导管介入术的开展仍受到限制，只能在少数心脏中心进行。由于目前国内缺乏房间隔造口相关器材，如果使用PGE_1治疗后临床情况恶化时应立即转至有条件的心脏中心行急诊外科手术治疗。

1）球囊房间隔造口术（BAS）　可缓解以下患者的明显发绀，如伴限制性心房分流的D型大动脉转位患者、伴左心梗阻性病变的限制性房间隔患者（如左心发育不全综合征、梗阻型左侧三房心、重度二尖瓣狭窄或闭锁）。

2）经评估后特殊的肺动脉闭锁患者也可行球囊瓣膜成形术，如闭锁为膜性、三尖瓣环及右心室的大小足够承受双心室循环，且不存在依赖右心室的冠状动脉循环。

3）经导管的肺动、静脉畸形封堵术。

（3）术前评估　如果病情允许，应尽量在手术前进行全面的评估，排查遗传综合征、心外畸形、对中枢神经系统的影响（先天或继发于缺氧、休克后）以及其他器官、系统的并发症。做好充分的术前准备，尽可能维持有效的呼吸、循环功能，维持内环境稳定，控制感染，为介入干预或外科手术提供最佳状态。2017年《中华小儿外科杂志》发表了关于CCHD术前评估的中国专家共识草案，对指导规范危重症新生儿先天性心脏病术前全面完善的评估有很大的帮助。

（4）术前正性肌力药　新生儿CHD术前应用正性肌力药治疗还没有得到很好的研究。有证据表明，短期治疗时多巴胺比多巴酚丁胺对早产儿低血压更有效。

如果灌注充足且终末器官功能可以维持正常，则不需要正性肌力药物。在治疗依赖PDA维持体循环的新生儿CHD时，应特别注意全身血流量明显减少而导致的全身灌注不良。对于左向右分流的CHD，术前使用米力农可能是有害的，因为它降低了全身和肺部血管阻力，可能会加剧低心排血量。然而，当左心发育不良综合征患者存在肺循环过多和全身灌注不足时，米力农可能有助于改善这些患儿的心室功能和房室瓣反流。对于CHD患儿，即使平均动脉压略低于胎龄，只要微循环灌注基本正常（血气pH值及乳酸正常），术前应尽量避免使用正性肌力药物。血清BNP的变化已被证明可以预测预后，特别是左心梗阻型病变患儿使用PGE_1后BNP仍持续升高，提示可能需要采取其他干预措施来改善心输出量和降低代谢需求，如正性肌力血管活性药物和机械通气等措施。

（二）外科手术

危重型CHD需要在新生儿期或婴儿期进行外科手术或进行心导管介入干预，如不能进行心导管干预的病例需限时或急诊外科手术治疗。

（1）姑息手术　新生儿先天性心脏病的姑息手术主要包括两大类，一种是体肺分流手术，适用于肺血减少和发绀的患儿，适应于复杂先天性心脏病伴有肺血明显减少且不能行根治术患儿，包括肺动脉闭锁、重症法洛四联症、三尖瓣闭锁等。另外一种是肺动脉环缩术，适用于肺血过多和充血性心力衰竭的患儿，包括“瑞士奶酪”样肌部室间隔缺损或多发性室间隔缺损无条件行根治术；肺血流增多的功能性单心室准备最终行Fontan术者；右心室双出口伴有严重肺动脉高压，新生儿期无法根治者。对于HLHS患儿，Norwood术式是选择分期外科姑息手术在新生儿阶段所接受的最为常见的首期减症手术。

（2）根治手术　近年来，随着新生儿体外循环及外科技术的不断提高，许多危重CHD已能在新生儿期得到完全根治。如动脉导管未闭，对足月儿及内科药物治疗无效的早产儿，伴有心脏扩大、心功能不全时应予以急诊手术结扎动脉导管；新生儿大型VSD尤其是合并有ASD和/或PDA者，肺充血、肺动脉高压严重，出现心功能衰竭而药物不能控制，呼吸机依赖者，应考虑在新生儿期手术。TGA/IVS由于不合并有室间隔缺损，即使通过PGE_1改善氧合，其连接肺动脉的左心室功能将在4周内逐渐退化而不能满足大动脉调转手术对左心室压力的要求，故应在生后1~2周内完成大动脉调转手术。对于TGA/VSD的患者，虽然经室间隔可以混合血流，但是随着肺动脉压力的下降肺血逐渐增多，出现肺循环过渡灌注及体循环不足引起心力衰竭及休克，故对于TGA/VSD也应在4周内完成大动脉调转手术。对于合并肺静脉回流梗阻或限制性房间隔缺损的TAPVC患儿，由于体循环低灌注，必须在诊断明确后立即手术。主动脉弓离断及导管前型主动脉缩窄患儿下半身供血随时可能因为动脉导管关闭而中断，故即使在使用PGE_1的前提下，也应进行急诊手术，合并心内畸形时可分期或同时纠正。对于PA/IVS，如果患儿右心室发育情况良好且无冠状窦隙开放的话，可在新生儿期施行右心室流出道疏通手术完成根治。右心室发育不良，往往需要同时加做改良Blalock-Taussig分流术改善肺血情况，待右心室功能改善后再阻断分流管道。

三、护理和监护要点

1. 危重型CHD生后观察　对于产前胎儿超声已经疑诊的危重型CHD婴儿，密切监测体温、呼吸、心率、脉搏（注意上下肢脉搏的强弱）、血压（上下肢的血压）、脉搏血氧（右上肢及任意下肢），注意发绀情况及差异性发绀，对于任何肢体$SpO_2 < 90\%$，上下肢脉氧差大于3%的患者，以及脉搏搏动弱或上下肢不一致，上肢血压高于下肢血压10mmHg的患者应尽快行超声心动图检查明确诊断。注意观察有无气促、呼吸困难、吸气性凹陷等，评估后给予适当的呼吸支持。观察皮肤颜色（发绀、苍白、花斑）、出汗情况。观察外貌有无特殊（面部轮廓扁平、眼睛下斜、眼距宽、舌外伸、上唇沟深而宽、颈短、颈蹼、后脑发际线低、耳位低）。

2. 上下肢血压、血氧监测　注意测量四肢脉氧及四肢血压时应同时或依次进行，最好在患儿睡眠或清醒安静状态下测量。导管前脉氧要在右上肢，导管后可以在任意下肢测量，注意低灌注时可能影响结果的准确性，严重低灌注时可以采集导管前后的动脉血测量动脉血氧分压，差值>10~20mmHg。测量四肢血压时要注意选择大小合适的袖带且每次测量时新生儿都处于相同状态，最好是睡着或安静清醒状态。

3. 保持呼吸道通畅，维持有效呼吸　保证良好的通气，根据不同的CHD类型制定适合的氧合目标并严格执行，避免过度的肺灌注及血氧过高使动脉导管关闭。维持血气pH值及$PaCO_2$在目标范围，避免过度通气及严重呼吸性酸中毒。吸痰操作时动作轻柔，避免肺动脉高压发作。

4. 保持安静，减少刺激　有肺动脉高压的患儿容易烦躁不安，适当镇静避免肺高压危象或加重呼吸衰竭。对于有心力衰竭的婴儿注意适当镇静，避免心力衰竭加重。

5. 加强营养，供给足够的热量 危重CHD患儿由于存在心肺功能不全，能量消耗大，喂养困难，吸吮无力，要少量多餐，耐心喂养，必要时予胃管喂养。不能耐受喂养者，静脉补充液体和热量，维持水、电解质平衡。同时考虑因心功能不全容量负荷重，需要适当限制液体，肠内喂养时可以考虑适当的高热量配方喂养。

四、疗效和预后评估

随着内外科治疗技术的创新与进步，危重型CHD的结局已经明显改善，但是部分急危重型CHD的病死率和并发症发生率仍然很高，比如HLHS是最具挑战性的先天性心脏缺陷之一，目前5年生存率仍然只有65%，而且需要多期手术，而未经治疗的新生儿病死率近100%。因预后差，一旦确诊，需要向患儿父母详细说明预后及治疗方式，使其知情后尽可能做出最好的决定。IAA初次手术的手术死亡率低至10%，单纯COA患儿的手术死亡率不超过5%。近年来D-TGA的死亡率明显降低，从未经手术治疗患者的90%降低至采用大动脉调转术进行外科矫正手术后的不到5%。对于危重的右室流出道梗阻的CHD，PA/IVS是危重型CHD，未经治疗者常在新生儿期死亡，手术死亡的危险性与是否有冠状动脉异常高度相关，存在右心室窦状隙与冠状动脉异常连接者的远期预后不良。PA/VSD未经治疗者多数在生后2年内死亡，有广泛侧支供应肺循环的婴儿可能存活较长时间。患儿的远期预后与出生时肺血管的结构分布有关。如果肺动脉发育良好，则其远期预后与TOF根治术的预后高度相似。如果患儿肺动脉发育欠佳或肺血由主肺动脉侧支血管（MAPCAs）供应，则预后较差。

以下危险因素与提高生存率和减少手术并发症相关：年龄、体重、存在心外异常、先天性心脏缺陷的类型和住院时间。研究发现，体重越轻、年龄越小，并发症和病死率越高。心外异常（如气管食管瘘、膈疝）的存在可能会增加心脏手术修复后的发病率和病死率。涉及多型病变的心脏缺损也可能影响手术结果。随着共存疾病的增加，并发症和病死率增加。此外，院内获得性感染会导致住院时间延长，增加病死率。

五、诊疗关键点和难点

1. 产前诊断可以提高危重CHD的生存率。产前胎儿超声心动图检查最佳评估时间为孕24~26周；国际上先进的心脏中心通常是在孕18~22周进行产前评估。

2. 出生后的早期识别是降低危重型CHD病死率及改善预后的关键。脉搏血氧饱和度筛查加辨心脏杂音的方法对极重度CHD及严重CHD识别的敏感度可分别达93%及90%，但脉搏血氧饱和度筛查对所有极重度CHD病变的总体敏感度仅略高于70%，对某些左心病变（如主动脉缩窄）的敏感度约为50%，通过脉搏血氧饱和度筛查不能排除严重CHD，尤其是阻塞性左心损害。重复测量的策略可提高检出率。对筛查阳性的患儿在出院前完成超声心动图评估，由于超声心动图技术要求高，尽可能转介到有较强心血管诊治能力的中心进行评估以免延误诊治。

3. 新生儿发绀与多种严重且可能危及生命的疾病相关，包括心脏病、代谢性疾病、神经系统疾病、感染性疾病、脓毒症，以及肺部实质性和非实质性疾病。需要根据病史、体格检查、脉氧筛查、血气分析、超声心动图等及时评估及分析，尽快做出诊断以免延误治疗。

4. 部分危重型CHD患者常在新生儿期表现为休克，临床上有时很难与感染性休克区分，但危重型CHD患者可能伴随差异性青紫、心脏杂音、上下肢脉搏和血压差异、特殊面容、其他器官系统畸形，家族史等有助于鉴别诊断，液体复苏后临床情况恶化应该考虑心源性休克的可能性。

5. 一些临床上诊断PPHN的病例在给予降肺动脉压（iNO、PGE_1或西地那非等）处理后临床情况恶化或无效时，需评估有无存在伴有肺静脉或左房梗阻的罕见先天性心脏缺陷。

6. 对于大量左向右分流型CHD患者（如大型VSD、粗大PDA、房室间隔缺损等），新生儿期肺动脉高压限制了左向右的分流量，对于自然病程的中-大型VSD患者多于3~4周出现心力衰竭。不恰当的降肺动脉压治疗（如iNO、西地那非、PGE_1等）都可能干扰肺动脉压的自主调节，导致新生儿早期大量的左向右分流，最终导致肺循环的过度灌注及体循环灌注不足从而使病情恶化或心力衰竭提前出现。这类患者发生心力衰竭需要使用呼吸支持时也应注意优化通气策略，实行SpO_2、$PaCO_2$目标管理，慎用氧气（氧气及过度通气扩张肺血管，可能降低PVR，增加左向右分流，加重心力衰竭）。

（孙云霞）

第四节 新生儿心肌病

新生儿心肌病（neonatal cardiomyopathy），指起始于新生儿时期的一组由各种不同原因引起的，伴有心肌机械和/或心电活动障碍的异质性心肌疾病，常表现为不适当的心肌肥厚或心室扩张。在儿科心脏病中，心肌病约占1%，但病死率高，预后较差。澳大利亚及美国流行病学研究发现，儿童心肌病发病率分别为1.24/100 000及1.13/100 000，婴儿期发病率较年长儿高8~12倍。始于新生儿期的心肌病，目前无大规模的流行病学研究。目前对于心肌病的分类尚未统一，从形态学及功能上分为扩张型、肥厚型、限制型、致心律失常型及未分类型心肌病；按照病因分为原发性与继发性。国内学者对于新生儿心肌病分为：原发性（心内膜弹力纤维增生症、家族性肥厚性心肌病、心肌致密化不全）、继发性（心肌功能不全、遗传性代谢障碍、糖尿病母亲婴儿等）。发生于新生儿期的心肌病有不同于其他年龄组的特点，随着分子遗传学发展，基因缺陷、代谢缺陷病检测技术的发展与应用，揭示了新生儿心肌病病因与遗传因素的重要性。在临床诊疗中，继发性心肌病病变常常是全身系统疾病的一部分，有明确病因。针对病因治疗有逆转恢复正常或明显改善的可能。临床诊疗的难点与研究热点多在原发性心肌病的诊治中。

一、诊断要点

（一）病史和高危因素

原发性心肌病的病因目前多不明确，多与遗传因素相关，在病史采集中应注意了解家族史，包括三代直系亲属详细的家系图。询问家族成员有无心肌疾病患者，或有无心血管事件如心力衰竭、心律失常及猝死等，寻找是否为家族性心肌病的线索。尽量对家族成员进行临床筛查，包括体格检查、心电图及超声心动图，若有条件，应在一定间隔时间复查，动态随访。

继发性新生儿心肌病的病因主要有心肌炎、心肌功能不全和代谢障碍等。要了解孕母是否伴有糖尿病，患儿是否有围生期窒息、感染、先天性代谢缺陷等。

（二）临床特点

新生儿心肌病临床表现多样，无特异性，轻重不一，进展可急可缓。病情重、进展迅速者可表现为心力衰竭，患儿出现烦躁哭闹、厌食、气促、呼吸困难、面色苍白、出汗增多、尿量减少、生长缓慢等；有的则可出现各种类型的心律失常；甚至血栓形成及猝死。继发性心肌病患儿可以原发其他系统疾病表现为主，如Noonan综合征表现的眼下斜和低位耳样的异常面容。部分新生儿心肌病患者无症状，部分查体时可发现心脏杂音，待年龄增长才逐渐显现心功能不全的表现。

（三）辅助检查

1. 超声心动图

（1）心内膜弹力纤维增生症（endocardial fibroelastosis，EFE） 表现为心内膜增厚、回声增强，左心室呈球状扩大，心脏收缩舒张功能减低。

（2）扩张型心肌病（dilated cardiomyopathy，DCM） 表现为心脏各腔室扩大，以左心室为主，室壁运动幅度降低，左心房室瓣开放幅度减小，形成大心腔小开口，典型者左心房室瓣前后叶如“钻石样”改变。左心室收缩和舒张功能减低，以收缩功能减低为主，左室射血分数（LVEF）及左室缩短分数（LVFS）均降低。

（3）肥厚型心肌病（hypertrophic cardiomyopathy，HCM） 有特征性的形态学变化，包括心室向心性肥厚、局部节段性肥厚及非对称性室间隔肥厚，后者除心室腔缩小外，还伴有左室流出道梗阻及压力阶差，可见二尖瓣前叶朝向肥厚室间隔的收缩期前向运动（systolic anterior motion of the anteri or mitral valve，SAM），形成动态左室流出道梗阻及二尖瓣关闭不全，静息时不明显，活动时显著。HCM患儿左室舒张功能障碍，而左室收缩功能早期一般正常，晚期降低。组织多普勒能较灵敏地检测尚无临床症状的早期舒张功能不全，表现为二尖瓣和心肌舒张期运动速度均显著减慢，对早期评估HCM患者及亲属情况有一定的作用。先天代谢缺陷伴HCM时，心室腔可扩大，收缩功能可降低。

（4）限制型心肌病（restricted cardiomyopathy，RCM） 表现为双心房显著扩大，左、右心室腔正常或减小，心内膜增厚，常有三尖瓣及二尖瓣关闭不全，可有少量至中量心包积液。限制性左室充盈，二尖瓣舒张早期充盈速度增加，心房充盈速度降低，评估心室舒张功能的E/A＞2，心室舒张末压增高。

（5）心肌致密化不全（noncompaction of the ventricular myocardium，NVM） 诊断主要依靠超声心动图。目前应用最为广泛的是2006年Jenni等制定的诊断标准：①不合并存在其他的心脏畸形（孤立性心肌致密化不全）；②可见到典型的两层不同的心肌结构，外层（致密化心肌）较薄，内层（非致密化心肌）较厚，其间可见深陷隐窝，心室收缩末期内层非致密化心肌厚度与外层致密化心肌厚度比值≥2（N/C≥2）；③病变区域主要位于心尖部（＞80%）、侧壁和下壁；④彩色多普勒可测及深陷隐窝之间有血流灌注并与心腔相通，而不与冠脉循环相通。

2. 心脏磁共振成像（MRI） DCM及HCM通常采用超声心动图即可诊断。MRI对浸润性、沉积性心肌病变可检测心肌的信号异常改变，可显示心肌炎症、水肿及肉芽肿样病变。MRI可较好地显示RCM的心脏形态和功能改变，较超声心动图更准确地鉴别缩窄性心包炎与RCM。

3. 心脏断层扫描（CT） 通过心脏CT

能较好地显示超声难以看清的冠脉及心脏大血管的走行。左冠状动脉异常起源于肺动脉（ALCAPA），指左冠状动脉异常起源于肺动脉而右冠状动脉仍正常起源于主动脉的先天性畸形。由于左冠状动脉发育不良，灌注压降低，同时左、右冠状动脉间缺乏或仅有很少的侧支循环，以及左冠状动脉接受低氧饱和度的静脉血灌注，造成左室心肌灌注不良及缺氧，新生儿期即可出现严重心脏缺氧缺血表现，左心功能低下，左心室扩大，心肌缺血、梗死及乳头肌、腱索变形引起二尖瓣反流，可误诊为DCM，应注意鉴别。及时的手术治疗有望逆转心功能状态。

4. 基因、染色体等遗传检测　心肌病基因检测的目的是诊断基因缺陷患者，并对家族成员进行筛查，寻找致病基因携带者筛查原发性心肌病。美国心脏节律学会（HRS）/欧洲心脏节律学会（EHRA）颁布的《遗传性心脏离子通道病与心肌病基因专家共识》，将基因检测临床应用分为3类：①Ⅰ类：已发现先证者基因突变，基因检测结果能影响治疗策略、预防措施及生活方式的选择。②Ⅱ类：基因检测结果对治疗或预防措施选择无影响，但对于生育咨询有益或患者对自身遗传基因状况要求了解。③Ⅲ类：不推荐。

针对临床已确诊的HCM患者，专家共识推荐检测*MYBPC3*、*MYH7*、*TNNT2*及*TPM1*基因（Ⅰ类推荐），并对家族成员及其他相关亲属进行特定突变检测（Ⅰ类推荐）。对于特发性DCM，应对至少3代家族成员进行临床筛查。对于伴有传导阻滞或有心源性猝死家族史的DCM患者，推荐做基因检测（Ⅰ类推荐），对家族成员开展特定基因筛查（Ⅰ类推荐）。RCM不如DCM的遗传性及家族性明显，家族性RCM常伴其他疾病，基因检测有助于识别RCM与其他疾病并存的RCM。对于临床疑诊为RCM的患者，可考虑RCM基因检测（Ⅱb类推荐），对于确定基因突变的RCM患者家族成员，推荐做特定基因突变筛查（Ⅰ类推荐）。

5. 先天性代谢缺陷筛查（IEM）　血液生化检查包括血气分析、电解质、血糖、乳酸、血氨、血酮体及血脂等测定；尿液生化检查包括有机酸、氨基酸、酮体等。反复低血糖、高乳酸血症、高氨血症及血脂异常应考虑先天性代谢缺陷，进一步行串联质谱及气相色谱-质谱助诊，部分疾病可行酶学检测及组织学检测确诊。2013年的《儿童心肌病遗传代谢性病因的诊断建议》为儿童心肌病代谢性病因的筛查和精准诊断提供了依据。IEM的发生率在活产儿中至少为1/2 500，且种类繁多；同一种代谢缺陷可引起不同的心肌病类型，而同一种心肌病亦可由不同的代谢缺陷引起，如HCM可由糖代谢障碍或者脂肪酸代谢障碍等引起，而脂肪酸代谢障碍可以造成DCM或HCM，为儿童心肌病的精准诊断带来困扰。联合应用液相色谱-串联质谱（LC-MS/MS）以及气相色谱-质谱（GC-MS）是诊断IEM的主要的手段，但其局限性是需要临床医生注意的。迄今为止发现的IEM已超过1 000种，而目前被认识的导致新生儿期起病者仅有100多种，因此IEM的诊断以及筛查技术需要进一步提高。新生儿期起病的IEM病情凶险，对于入院短期内即发生死亡者，应积极开展“代谢性尸检”，留取少量血样和尿样，以便明确死因，为儿童心肌病诊治积累资料。

6. 神经肌肉疾病检查　肌无力或伴肌肉假性肥厚患者，应寻找肌营养不良证据。血清肌酸激酶显著增高可提供疾病线索，常规行肌电图检查及肌肉活检。如Friedreich运动失调（friedreichataxia，FRDA），为常染色体隐性遗传病，是最常见的遗传性运动失调症，据报道25%~50%FRDA伴HCM，在HCM神经肌肉疾病病因中，FRDA占87.5%。

7. 心内膜心肌活检（EMB）　对于炎症性

心肌病，EMB是金标准，且对于治疗及判断预后有重要作用。EMB诊断的敏感性及特异性受较多因素影响且有一定风险，如通过临床评估及心脏形态学检查等可明确病因诊断的心肌病，EMB不是必须的。DCM显示心肌纤维排列正常，细胞核显著肥大，不同程度间质增生及少量炎症细胞浸润，偶有局限性心内膜增生，有助于与急性心肌炎及某些心肌病鉴别。

8. 病原学检查　40%的DCM源于心肌炎或炎症性心肌病，几乎所有的感染因素都可以引起心肌炎，以病毒性心肌炎最为常见。肠道病毒（柯萨奇病毒组）和腺病毒是最重要的病原体。

9. 心电图　心动过速性心肌病主要由于持续的室上性或室性心动过速引起，心肌疲劳后心室渐扩张，控制心律失常能使心肌病缓解。

总之，心肌病诊断可考虑首先依据临床症状、体征，结合超声心动图等检测的心脏解剖形态及功能变化，做出DCM、HCM、RCM、NVM等分类诊断，然后再尽可能地进行病因诊断。

二、治疗原则和措施

新生儿心肌病作为一组异质性心脏病，治疗应从病因出发。对于糖尿病母亲的婴儿发生一过性肥厚型心肌病，或伴发围生期窒息、低血糖或低钙血症出现的心肌病，应以治疗原发病为主，这种情况通常也随着代谢紊乱的纠正而逆转。但临床中遇到的心肌病大多病因未明，处理多限于对症处理。

1. 扩张型心肌病　由于大部分扩张型心肌病（DCM）病例病因不明确，临床处理主要是控制心功能不全和心律失常，预防猝死和栓塞。

（1）心功能不全的治疗　常规予以地高辛、血管紧张素转换酶抑制剂（ACEI），伴有水、钠潴留者可用利尿剂。急性心力衰竭、重度心力衰竭地高辛采用负荷量法，慢性心力衰竭、轻至中度心力衰竭地高辛采用维持量法。宜将保钾与排钾利尿剂联合应用，如氢氯噻嗪、螺内酯二者联用。急性心力衰竭发作时，可用呋塞米。ACEI可选用苯那普利（benazepril），初始剂量0.1mg/（kg·d），每天1次，逐步递增至0.3mg/（kg·d），每天1次，疗程6个月以上，至心脏缩小，心功能正常为止。也可选用依那普利（enalapril）。已经证实β受体阻滞剂治疗DCM有效，轻至中度慢性心力衰竭，病情稳定后，在地高辛、ACEI治疗基础上可以加用β受体阻滞剂。儿童常用卡维地洛（carvedilol）和美托洛尔（metoprolol），均从小剂量开始渐加至最大耐受量。美托洛尔初始剂量为0.5~1mg/（kg·d），分2次口服，2～3周内逐步递增至最大耐受量为2mg/（kg·d），分2次服用。卡维地洛初始剂量0.1mg/（kg·d），分2次口服，每周递增1次，最大耐受量0.3～0.8mg/（kg·d）。ACEI及β受体阻滞剂疗程均为6个月以上，至心脏缩小，心功能正常为止。对ACEI不耐受或疗效不佳者可选用血管紧张素Ⅱ受体拮抗剂。醛固酮受体拮抗剂如螺内酯，适用于心功能Ⅲ～Ⅳ级患儿，可以阻断心肌间质重塑。

（2）肉碱应用　如果心肌病的病因是肉碱缺乏症，则应补充左旋肉碱，也有报道左旋肉碱治疗其他类型DCM也有效。

（3）左室辅助装置（LVAD）　LVAD作为心脏移植前的过渡治疗，也可用于治疗一些不适合心脏移植的终末期心力衰竭，能延长患者生命。

（4）外科治疗　如左心室减容成形术、心脏移植等。心脏移植适用于严重的DCM，药物不能控制的心力衰竭者。目前在心脏移植病例中，DCM约占44%。有资料显示，神经肌肉疾病、先天代谢缺陷和畸形综合征引起DCM存活率低，不宜心脏移植。

2. 肥厚型心肌病　治疗目的主要是缓解症状，预防猝死。一旦诊断肥厚型心肌病（HCM），应适度限制体力活动。新生儿期对无症状且无梗阻的患者，动态观察即可，无须用药。肥厚明显有症状者及非对称性肥厚者，应进行治疗。若存在梗阻，则应尽力降低左室流出道压差。用于治疗HCM的药物旨在减少左室流出道（LVOT）梗阻，降低心肌需氧量，以及降低心率来改善心室充盈（即保持心脏“缓慢和充盈”以降低左室流出道有效压差）。避免容量不足，容量不足往往会减少每搏输出量和增加LVOT压差，或者在血容量正常没有LVOT压差时诱发出现LVOT压差。LVOT压差增大可导致低血压、头晕目眩和晕厥，特别是在容量不足时。避免使用可能有害的药物，一般禁用洋地黄制剂、血管扩张药物和利尿剂这些不宜用于心室流出道梗阻患者。

β受体阻滞剂对有症状的梗阻性HCM是首选药物。临床上较常使用的药物有普萘洛尔、美托洛尔。钙通道拮抗剂如维拉帕米，对治疗心绞痛和舒张功能不全HCM患者，优于β受体阻滞剂。由于新生儿和婴儿使用维拉帕米有呼吸暂停、低血压和心搏骤停的风险，所以应将其避免用于12月龄以下婴儿。钙通道拮抗剂扩血管作用强，可能对血流动力学造成不良影响，有左心室流出道梗阻的患者用维拉帕米要谨慎。

HCM伴室性心律失常可以采用β受体阻滞剂、胺碘酮等治疗。HCM出现左房增大的患者，可出现心房颤动，诱发室性心动过速，首选胺碘酮。此类患者有发生血栓的可能，需抗凝治疗，常用华法令。若发生过心搏骤停或持续性室性心动过速，不管是否有其他症状或是否存在左室流出道梗阻，应使用植入式心脏复律除颤仪（ICD），ICD疗效优于胺碘酮。

对于药物治疗效果欠佳或不能耐受药物治疗的左室流出道严重梗阻患者，可选择手术治疗，如Morrow心肌切开-切除术及经皮乙醇室间隔消融术，后者在儿童HCM中较少应用，因术后长期的瘢痕效应及潜在致心律失常的可能。

3. 限制型心肌病　限制型心肌病（RCM）没有特异性治疗，但治疗继发性RCM患者的某些基础疾病可能有益。采取的治疗亦为姑息性的控制心功能不全为主，与DCM一致。可试用利尿剂、ACEI类药物，洋地黄效果不佳。必要时抗心律失常及抗血栓治疗。对于药物无效，出现难治性心功能不全的特发性或遗传性RCM，行心脏移植。

4. 心肌致密化不全　心肌致密化不全（NVM）的治疗原则类似于DCM，主要为控制心功能不全、心律失常及防治血栓形成。

5. 心内膜弹力纤维增生症　心内膜弹力纤维增生症（EFE）早期治疗非常重要。本症对洋地黄反应良好，一般疗程至少维持2年，过早停药会导致心力衰竭复发和对洋地黄敏感性降低。停药指征：①症状消失2年以上；②心胸比率<55%；③心电图左室面T波直立。肾上腺皮质激素在本病的应用尚有争议，曾用洋地黄和激素联合治疗，但长期联合应用随访时显示治疗效果并未优于单用洋地黄治疗者，因此目前仅在患儿发生重度心力衰竭或心源性休克时，短期加用地塞米松或泼尼松，有利于病情缓解。急性心力衰竭阶段，除用洋地黄外，尚可根据病情应用镇静剂、利尿剂和给氧等。有肺部感染者需应用抗生素治疗。

三、护理和监护要点

1. 密切观察病情变化　严密监护生命指征，保持合适的环境温度，监护心电、呼吸、血压及周围循环，仔细观察患儿喂养及呼吸情况，有无吃奶困难、大汗等心功能不全表现，详细记录24h

出入量，必要时适当控制液量与速度。对于HCM患儿应避免容量不足，而DCM心力衰竭患儿则应避免容量超负荷。

2. 环境与体位　保持适当体位，一般将床头抬高15°~30°，呈头高倾斜位。保持安静，减少刺激，尽量避免患儿烦躁哭闹，行穿刺等有创性操作时注意安抚，必要时予镇痛、镇静处理。

3. 呼吸支持　保持呼吸道通畅，维持有效呼吸，及时清除呼吸道分泌物。侧卧位或平卧头侧位，防止呕吐窒息。当出现气促、呼吸困难等心功能不全表现时，及时予氧疗或机械通气。当建立人工气道后，尽量采用密闭式吸痰。

4. 加强营养　对心功能不全的患儿需要限制液体时，也应供给足够的热量与营养素，耐心喂养，必要时予胃管喂养。不能耐受喂养者，予静脉营养维持，避免发生如低血糖、低钙血症、低镁血症、低钾或高钾血症等。

四、疗效和预后评估

新生儿心肌病作为一组异质性心脏病，临床表现轻重各异，预后也相差甚远。对于糖尿病母亲的婴儿，或伴发围生期窒息、低血糖或低钙血症出现的一过性心肌病，通常随着原发性疾病的治疗心脏结构与功能也能得到逆转，一般预后良好。而对于各种原发性的DCM、HCM、ECM，则预后差。

单纯心内膜弹力纤维增生症若不给予治疗，大多于2岁前死亡，病死率最高在最初6个月。对于洋地黄反应良好而又能坚持长期治疗者，预后较好，且有痊愈可能。

扩张型心肌病患儿常呈进行性加重，但病程中可有稳定期。抗心力衰竭治疗只能取得暂时的症状缓解。一年存活率63%~90%，5年存活率20%~80%。伴有心律失常、心脏超声提示FS＜21%、X线提示心胸比明显增大者，预后较差。有室性心律失常者可发生猝死。一旦患儿对抗心力衰竭药物的治疗失效，提示存活期很少超过1年。

肥厚型心肌病患儿的预后取决于诊断时的年龄和症状严重程度以及是否有共存疾病。婴儿以及IEM和先天性畸形综合征患者发生HCM时，预后较差。

继发性限制型心肌病（如心脏淀粉样变性）出现重度舒张功能障碍（Ⅲ~Ⅳ级限制性生理）者，也提示预后不良。

五、诊疗关键点和难点

1. 如何准确、简便、快速、无创地评价心肌病患儿的心脏功能，仍然是儿科心血管病医生和超声医生需要解决的一个重要问题。

2. 心肌病致病基因缺乏特异性，在临床表型不典型时，候选基因检测或常规心肌病检测芯片较难提供精确、特异性的诊断，此时可考虑采用全外显子组基因测序，将大大提高儿童早期、罕见、不典型心肌病的精准诊断水平，但相对费用也更高。

3. 如何明确区分临床意义未明的变异和致病突变是基因筛查诊断的关键问题之一。基因NGS虽然给儿童心肌病的精准诊断提供了强有力手段，但从通过测序生成的海量数据中分析寻找致病基因耗时长，极容易遗漏，如何快速、准确地在海量测序数据中明确致病基因而为儿童心肌病的快速精准诊断提供依据，成为目前亟待解决的重要问题之一。

4. 基因检测阳性可发现早期无症状家族成员，有利于预后判断和早期干预。但遗传性心肌病具有遗传异质性，多种因素会影响其预后，包括环境、修饰基因、感染和免疫等，不单独取决于某个特定基因或特定突变。即使在同一家系中携带同一突变的个体也可出现不同的临床表型和预后，因此家系调查对致病基因的研究更为重要。

5. 较多心肌病患儿病程迁延，对这类患儿长期抗心力衰竭方案如何选择、心肌病患儿如何进行体力活动、如何下达心肌病患儿的生活与运动处方、当原先的抗心力衰竭方案无效时如何进一步选择、患儿是否能进行心脏移植、何时进行心脏移植等都需要进一步探索。

（刘玉梅）

第五节 心律失常

新生儿心律失常是指由于心肌的自律性、兴奋性和传导性改变而引起的不同于正常心脏搏动节律的异常心律，包括频率、节律、心脏起搏部位或心电活动顺序的异常。心律失常在新生儿期并不少见，可能发生在心脏正常的新生儿或患有结构性心脏病的新生儿。根据对血流动力学的影响，心律失常分为良性心律失常（benign arrhythmia，BA）和非良性心律失常（nonbenign arrhythmia，NBA），新生儿以BA多见，BA对血流动力学无明显影响，无临床症状，无须特殊治疗；而NBA则往往由于对血流动力学产生明显影响，可导致心力衰竭甚至死亡，属于新生儿危急重症。文献报道新生儿心律失常的发生率为1%~8.5%。虽然多数新生儿心律失常是无症状的并且很少危及生命，但预后取决于在某些严重病例的早期识别和恰当管理。需要对NBA患者进行危险分层的精确诊断，以降低发病率和病死率。

一、诊断要点

（一）病史及高危因素

1. 各种器质性心脏病，如先天性心脏病（CHD）、病毒性心肌炎、心肌病等。

2. 各种新生儿感染性疾病，如新生儿肺炎、败血症、肠道感染等。

3. 新生儿窒息、孕母高血压、脐带绕颈、脐带细小、胎盘功能异常导致的胎儿宫内窘迫等。

4. 新生儿系统性红斑狼疮可合并窦房结功能紊乱。

5. 水、电解质平衡紊乱如低钾血症、高钾血症、低钙血症、酸中毒等；某些药物如洋地黄、β受体阻滞剂、氨茶碱、西沙必利、多潘立酮等亦可引起新生儿心律失常。孕期母亲使用药物如可卡因可导致新生儿出现严重心律失常，甚至出现婴儿猝死。

6. 新生儿心导管检查及心外科手术。

7. 遗传性心律失常　遗传性因素所致心律失常少见但具有较高的致死率，如长QT综合征、Brugada综合征、儿茶酚胺敏感性多形性室性心动过速、短QT综合征等。

8. 健康新生儿也可以发生心律失常，其原因可能与其传导系统发育不成熟有关，预后多良好。

（二）临床特点

1. 临床表现因对血流动力的影响不同而有很大差异。可以从没有任何表现到循环衰竭，以功能性及暂时性心律失常多见。

2. BA心律失常的婴儿可以没有临床表现，只在体检或NICU监护中发现。NBA的婴儿根据对血流动力学影响的严重程度，可以有吃奶差、面色苍白、发绀、肢端发凉或皮肤花斑、呼吸急促等休克或心功能不全的临床表现，体检可以发现心率增快或减慢或快慢不一、心音改变等。

3. 常伴随相关病因的其他系统临床表现　如围产期窒息所致的心律失常合并缺血、缺氧后的其他脏器功能损伤，感染导致的心律失常可有发热、感染指标升高等，免疫介导的慢性心律失常常合并有皮疹、血小板减少等。

（三）辅助检查

1. 心电图（electrocardiograph，ECG）　新生儿心律失常的诊断主要依靠心电图。绝大多数心律失常通过常规心电图即能作出正确的诊断。心律失常可表现为心律不规则、心率慢或快，或心律和心率异常的组合。动态心电图检查能明显提高新生儿心律失常的检出率。近年来应用体表信号平均心电图和食管心电图提高了心律失常的诊断，而且加深了对新生儿心律失常发生机制的认识。

2. 超声心动图检查　可排查结构性及器质性心脏病。

3. 与病因相关的其他实验室检查　血常规、CRP、降钙素原、病原学检测（细菌、病毒等）、血生化检查（电解质、心肌酶谱等）、风湿免疫学检查等。

4. 必要时做遗传代谢及基因检测　排除遗传代谢性疾病及遗传综合征。

（四）诊断评估步骤

1. 心房速率（缺失、慢、正常、快）和节律　规则、不规则、规则-不规则（如房性早搏二联律）。

2. 心室速率（慢、正常、快）和节律　规则、不规则、规则-不规则（如室性二联律）。

3. 心房和心室的比率　正常为1∶1，异常可见＞1∶1或＜1∶1。

4. 房室关系及时间　房室时间（P-R间期）正常或延长，或房-室分离。

5. 心律失常的模式　持续时间：短暂（＜10%）、间歇（10%~50%）、持续（＞50%）、连续（100%）。开始/终止：突然的或逐渐的、由其他电活动触发（如房性早搏）。

6. 健康状态　有无心包积液、心脏大小及功能，房室瓣有无反流。

7. 结构性心脏病和其他关联　心脏传导阻滞：抗Ro抗体、左异构、先天性矫正型大动脉转位。室上性心动过速：Ebstein畸形。窦性心动过速：Graves病、β-肾上腺素能药物使用、心肌炎。窦性心动过缓：如2∶1房室传导阻滞。室速（VT）：LQTS、抗Ro抗体等。

（五）新生儿心律失常分类（根据发病机制）

1. 窦性心律失常　窦性心动过速、窦性心动过缓、窦性心律不齐、窦性停搏、病态窦房结综合征（窦房结功能不良）。

2. 异位搏动及异位心律　过早搏动（房性、房室连接性、室性）、室上性心动过速、心房颤动及扑动、室性心动过速、心室扑动及颤动。

3. 传导异常　窦房传导阻滞、房室传导阻滞、束支阻滞、心室预激。

（六）新生儿常见心律失常心电图特点

1. 窦性心动过速　①HR＞190次/min；②P波按规律发生，即在Ⅰ、Ⅱ、aVF导联直立，aVR导联倒置，同一导联P波形状相同，为窦性P波；③P-R间期不短于0.08s（新生儿正常P-R间期最低限）；④同一导联P-R间期差＜0.12s（图11-1）。

2. 窦性心动过缓 心电图符合窦性心律特点，心率＜2个标准差或HR＜90次/min（图11-2）。

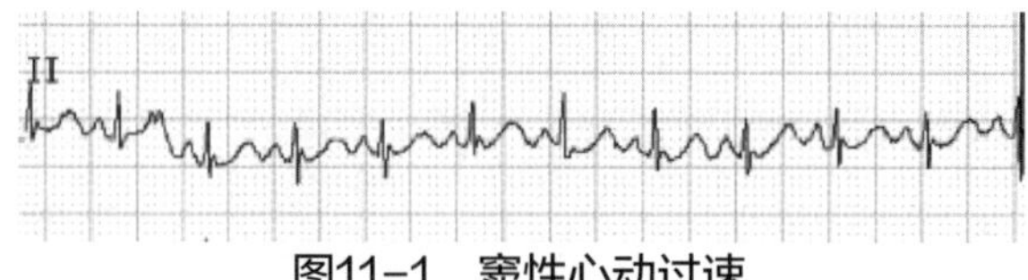

图11-1 窦性心动过速

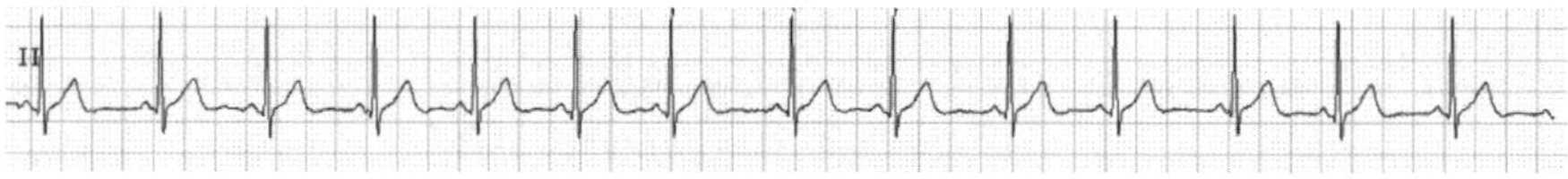

图11-2 窦性心动过缓伴不齐

3. 窦性心律不齐 同一导联P-P间期不等，P-R间期差＞0.12s；ECG应具备窦性心律的特点。

4. 窦房结功能障碍 表现为异常的窦性心动过缓或心脏变时性功能不全，即心脏在生理应激下不能相应地加快心率。由于窦房结激动间歇时长不一，加上起源于心房其他部位、房室结和心室的代偿性逸搏，会导致心率缓慢，还可能导致节律不齐。

5. 窦性停搏 心电图表现为在一个较长的间歇内无P波，或P波与QRS波均不出现，而长P-P间期与基本的窦性P-P间期之间无公倍数关系。长间歇后可出现房室连接处或室性逸搏及逸搏心律，患儿可出现晕厥、抽搐甚至死亡。窦性停搏应与Ⅱ度Ⅱ型窦房传导阻滞鉴别。

6. 窦房阻滞 Ⅰ度窦房阻滞在心电图上无法发现。Ⅱ度为部分不能下传，类似房室传导阻滞，也分Ⅰ型和Ⅱ型。其中Ⅱ型应与窦性停搏鉴别，两者在心电图上皆表现一个长间歇（无波形），但窦房阻滞者长P-P间期与短P-P间期有倍数关系，而窦性停搏没有此关系。Ⅲ度窦房阻滞为窦房结的激动完全不能下传，心搏停止。如患儿房室连接处有逸搏代偿功能，则以逸搏心律代偿，否则患儿因心搏停止而死亡。

7. 房性期前收缩 提前出现形态异常的P′波，P-R间期＞0.1s，P′波后可以是正常的QRS波、没有QRS波（电活动未下传）或出现轻度畸形的QRS波（室内差异性传导），代偿间期不完全，即含有一个期前收缩的2个心动周期较2个正常心动周期短（图11-3）。叠加在先前T波上的过早P′波可致T波变形。在新生儿重症监护病房中，房性期前收缩的未下传有时会并被误诊为窦性心动过缓。

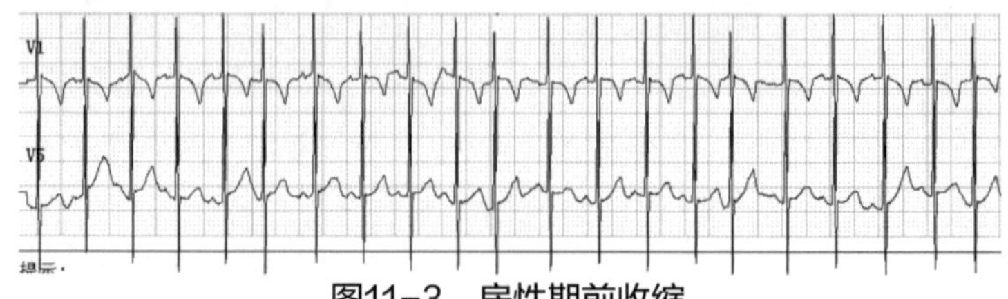

图11-3 房性期前收缩

8. 房室连接处期前收缩 形态正常的QRS波提前出现，QRS波前后无P波或有逆传的P′波（P′-R间期＜10s，R-P′间期＜20s），代偿间隙完全。

9. 室性期前收缩 提前出现宽大畸形的QRS波，时限＞0.1s，其前后无相关P波，T波方向与之相反，代偿间隙完全，即包括期前收缩在内的2个心动周期与2个正常心动周期相同（图11-4）。

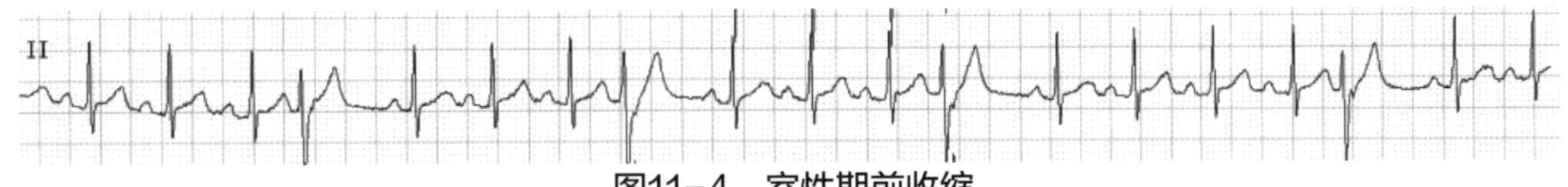

图11-4　室性期前收缩

10．室上性心动过速（supraventricular tachycardia，SVT）　SVT是新生儿常见的心律失常，也是新生儿期急症之一。SVT分为2种类型：阵发性室上性心动过速（paroxysmal supraventricular tachycardia，PSVT）（图11-5）和房性心动过速（图11-6）。阵发性室上性心动过速包括旁路相关的房室折返性心动过速（AVRT）、房室结折返性心动过速（AVNRT）、持续性交界区反复性心动过速（PJRT）和交界性异位性心动过速（JET）。ECG特点：3个或3个以上连续而快速的室上性（房性或房室连接处）期前收缩，R-R间期规则，房性者有形态异常的P' 波，房室连接处者无P' 波或有逆传的P' 波，因心率过速，P' 波常不易辨认，统称为室上性心动过速。QRS波形态多数正常，但也可因心室内差异传导使QRS波呈现畸形，心动过速发作时可造成心肌供血不足，致ST段降低，T波低平或倒置。新生儿以房室折返性心动过速（AVRT）多见。AVRT是心房、心室及正常房室传导系统均参与折返的一种室上性心动过速，新生儿心率可达220~320次/min，有突然发作、突然终止的特点。应与窦性心动过速及室性心动过速鉴别。

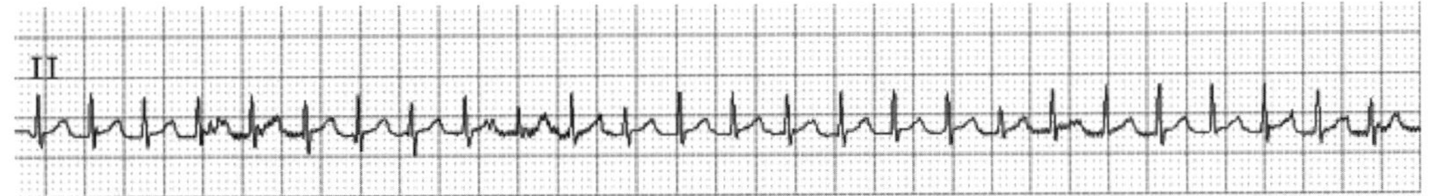

图11-5　阵发性室上性心动过速

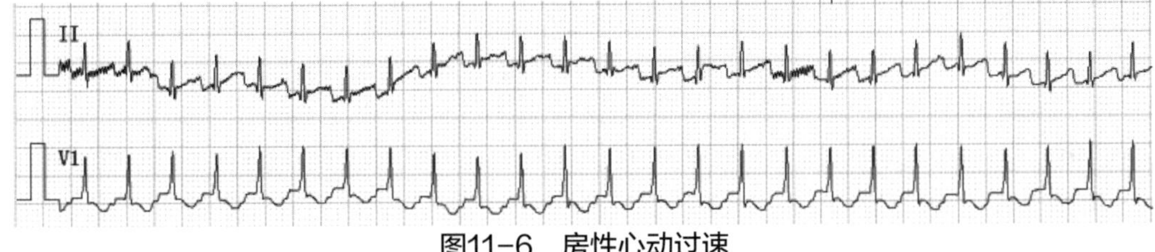

图11-6　房性心动过速

11．新生儿的预激综合征（Wolff-Parkinson-White，WPW）　心电图3个典型特征：P-R间期短＜0.1s，有δ波，QRS波群增宽＞0.1s（图11-7）。

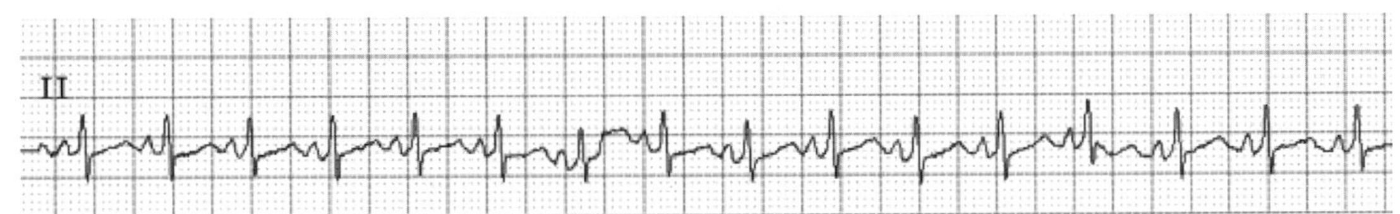

图11-7　预激综合征

12. 心房扑动（atrial flutter，AF） 心房率快可达300~500次/min，心电图表现为P波等电位线消失，锯齿状扑动波（F波）最常见于Ⅱ、Ⅲ和aVF导联。通常2：1房室传导（图11-8），心室率150~250次/min，当房室传导较慢为3：1或4：1时，房扑的心室率正常或接近正常，QRS波形态正常。

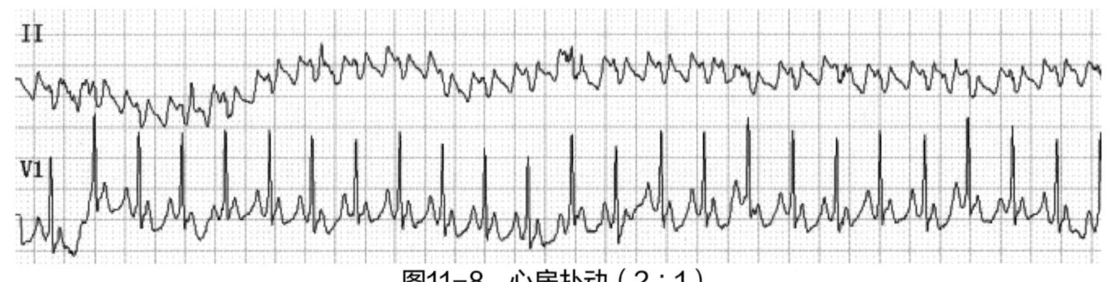

图11-8 心房扑动（2：1）

13. 心房颤动（atrial fibrillation） P波消失，代之以大小不等、形状不同、间隔不均齐的心房颤动波（f波），在Ⅱ、Ⅲ、aVF及V导联较明显。f波频率非常快（350~600次/min），同时伴有形态正常的ORS波，心室率无规律、不规则出现。伴完全性房室传导阻滞时QRS波间隔可缓慢匀齐。

14. 室性心动过速（ventricular tachycardia，VT） 心室率在100~200次/min，QRS波宽大畸形（QRS波时限＞0.09s），T波方向与QRS波相反（图11-9）。有时与SVT伴有房扑或者伴有束支阻滞不易区分。VT分为单源性和多源性。单源性VT的ECG表现恒定（包括QRS波形态、电轴等）。如果VT发作持续时间＞30s，称为持续性VT，＜30s则为非持续性VT。心率超出平均窦性心率20%的VT为加速性心室自主节律。没有相关结构性心脏疾病的VT为特发性VT。对多型性的VT者，需要仔细观察Q-T间期。

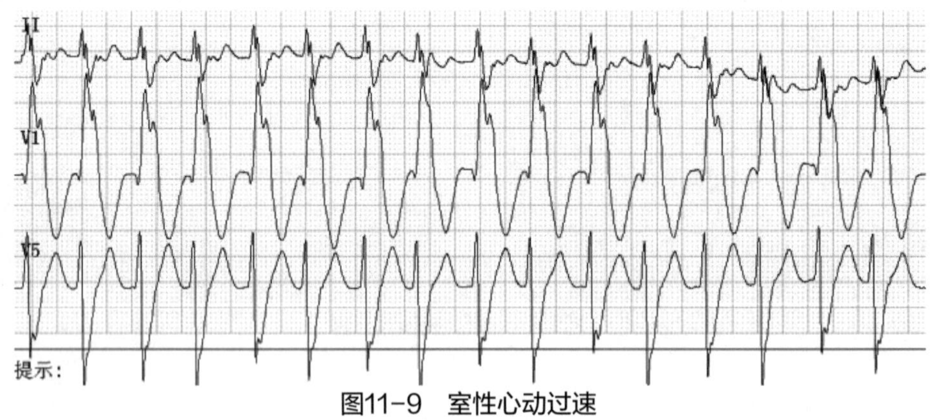

图11-9 室性心动过速

15. 房室传导阻滞 包括Ⅰ度、Ⅱ度房室传导阻滞（atrioventricular block，AVB）及Ⅲ度房室传导阻滞（即完全性房室传导阻滞）

（1）Ⅰ度AVB 主要表现为P-R间期延长，新生儿期＞0.12s，P波可以下传心室，房室比例仍保持1：1（图11-10）。

（2）Ⅱ度AVB 窦房结的冲动不能全部传达至心室，因而造成不同程度的漏搏。心电图改变有两种类型：Ⅰ型（莫氏Ⅰ型，又称文氏现象），P-R间期逐步延长至一次P波后QRS波脱落，在P-R延长的同时，R-R间期逐步缩短，QRS波脱落前、后两个P波的距离小于最短的R-R间期的2倍（图11-11）。Ⅱ型（莫氏Ⅱ型）：P-R间期固定不变，心室搏动呈现规律性地脱漏。Ⅱ度AVB（2：1）特征是房室结传导以2：1的方式下传（图11-12）。

（3）Ⅲ度AVB　所有的心房冲动都不能传导至心室，心房和心室的电活动完全分离，即P波与QRS波无关，P波规则（P-P间期规则），频率与该年龄段的患儿心率相近，心室率慢而规则，40~60次/min，QRS波形态规则（R-R间期规则），但频率明显慢于P波频率（图11-13）。偶见心房扑动，心房率大于心室率，可有室性期前收缩，Q-T时限可延长。QRS波的形态与次级节律点的位置有关，阻滞位置越低，则心室率越慢，QRS波越宽。

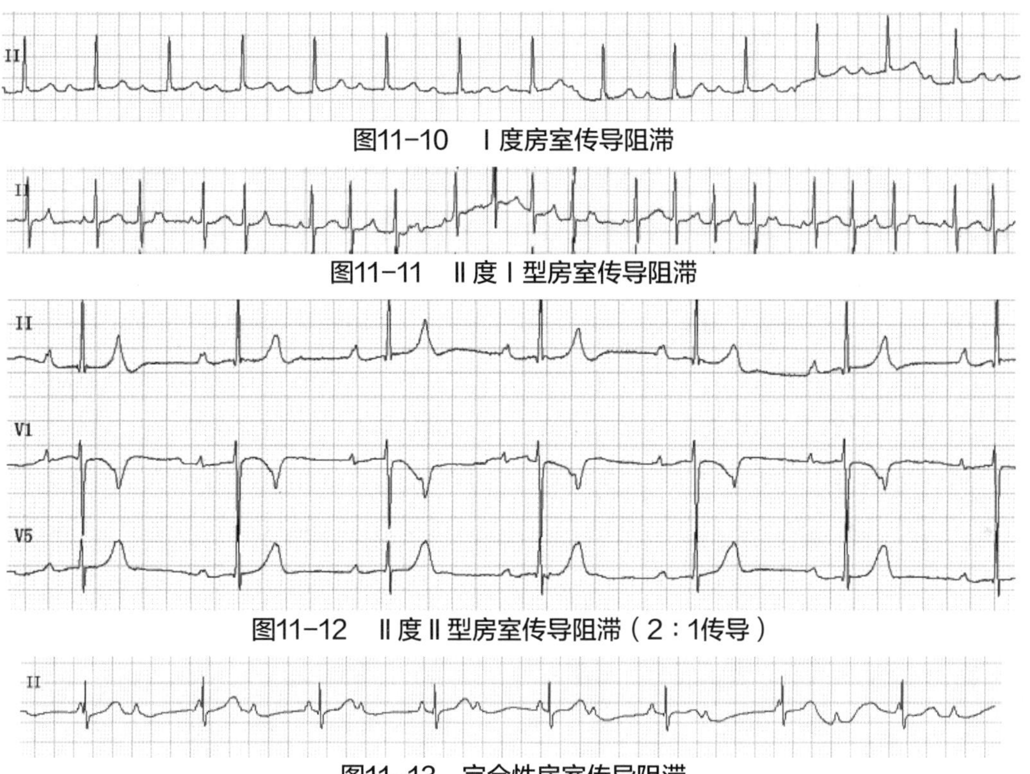

图11-10　Ⅰ度房室传导阻滞

图11-11　Ⅱ度Ⅰ型房室传导阻滞

图11-12　Ⅱ度Ⅱ型房室传导阻滞（2：1传导）

图11-13　完全性房室传导阻滞

16. 遗传性心律失常　包括先天性长QT综合征（long QT syndrome，LQTS）、短QT综合征、儿茶酚胺敏感性多形性室速（CPVT）和Brugada综合征。

（1）LQTS多形性VT或尖端扭转型VT　在新生儿期，先天性LQTS通常被诊断为Q-T间期延长并伴有窦性心动过缓或2：1房室传导阻滞（图11-14）。Q-T间期包括心室除极及复极两个过程的时间总和。新生儿期，尤其是早产儿，Q-T间期相对较长。因受年龄和心率的影响，通常用QTc表示。对相同年龄不同心率的Q-T间期用Bazett公式纠正，其纠正值称为QTc。新生儿期QTc平均值约0.40s。QTc＞0.46s考虑QT延长，需要进一步排查病因。

（2）儿茶酚胺敏感性多形性室性心动过速（catecholamine sensitive polymorphic ventricular tachycardia，CPVT）　标志性ECG特征是运动或异丙肾上腺素诱导的室性心律失常，尤其是双向VT。

（3）短QT综合征　特征性发现是短Q-T间期（QTc≤330ms），具有高、对称、尖峰T波。

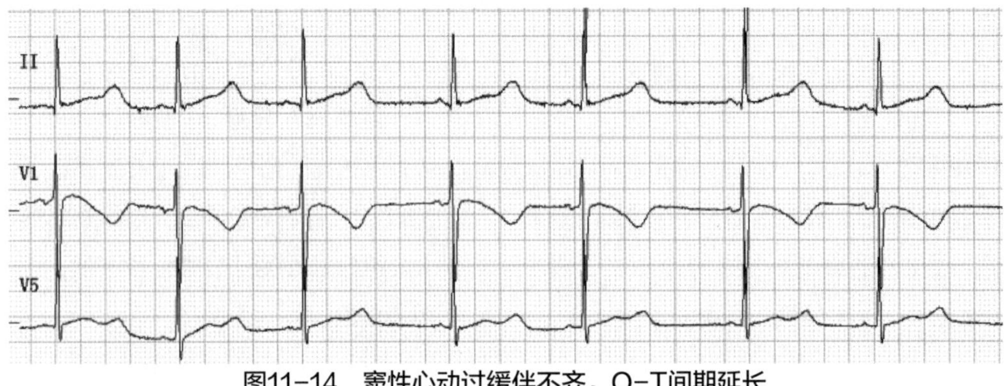

图11-14 窦性心动过缓伴不齐，Q-T间期延长

二、治疗原则和措施

新生儿心律失常种类多，治疗原则有很大区别，BA无需治疗，临床观察即可，NBA新生儿需要立即识别及处理，包括抗心律失常治疗和原发病治疗。有血流动力学改变时按心律失常类型给予紧急处理稳定病情；抗心律失常治疗前应请小儿心血管病专家或电生理专家会诊；初步稳定病情后应推介给小儿心脏病专家或电生理专家诊治。

1. 窦性心动过速　多见于健康新生儿，一般不需要治疗，有其他疾病引起者主要是针对原发病治疗。

2. 窦性心动过缓　短暂的窦性心动过缓多不影响血流动力学，多数不需要处理。但是显著或长期的窦性心动过缓患儿不能维持正常的心排血量时需要处理。主要是针对病因治疗，同时给予阿托品或β受体激动剂如异丙肾上腺素等增快心率的药物。

3. 窦性心律不齐　不需要治疗。

4. 窦房结功能障碍　评估并处理病因。儿科患者应用可致窦房结功能障碍的药物（洋地黄类，β受体阻滞剂如普萘洛尔，钙通道阻滞剂如维拉帕米、胺碘酮、锂剂、可乐定）时应当谨慎，并严密监测。如果患儿之前接受过心脏矫正手术，在使用这些药物时发生窦房结功能障碍的风险更高，应该尽量避免使用。伴有灌注不良或休克的心动过缓患儿需要立即处理：①评估气道和循环系统：按需给予呼吸支持。对充分通气和氧合情况下心率仍＜60次/min且存在灌注不良的患者，开始胸外按压。②识别和治疗难治性心动过缓的潜在可逆病因，包括低氧血症、低体温、头部损伤、中毒和迷走神经过度兴奋。③静脉或骨髓腔内途径给予肾上腺素，剂量为0.01mg/kg（浓度为1∶10 000；0.1mL/kg）。根据需要，可每3~5min重复给予1次相同剂量。肾上腺素也可经气管导管给药，剂量较高，为0.05~0.1mg/kg（浓度为1∶10 000；0.5~1mL/kg）。④阿托品：剂量为0.02mg/kg，该剂量可重复1次。如果怀疑或已知心动过缓由房室传导阻滞或迷走神经张力增加引起，则可在使用肾上腺素治疗前先给予阿托品。治疗流程见图11-15。

5. 窦性停搏和窦房阻滞　可给阿托品、异丙肾上腺素等提高心率，严重者应考虑给予起搏器治疗。

6. 期前收缩　①房性期前收缩和房室连接处期前收缩通常是良性的，一般不需要治疗，常在生后1年内消失，如因某种疾病引起则治疗原发病。②新生儿中偶发的室性期前收缩属于良性，尤其是单形性、活动后消失或减少者；单一形态的室性期前收缩，包括室性二联律和三联律，如果超声心动图正常，则不需要治疗。③无症状的

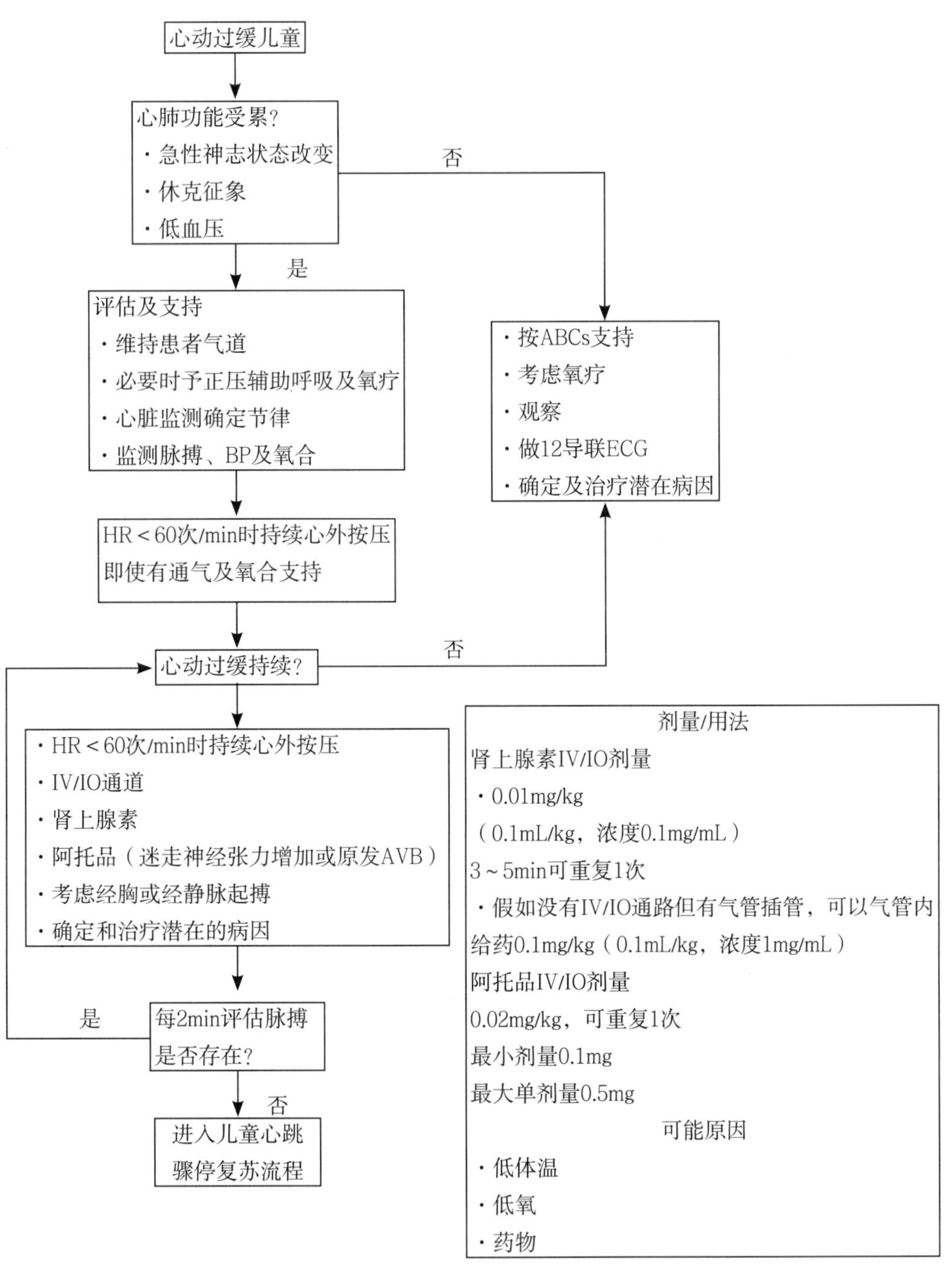

图11-15　心动过缓评估治疗流程图（2020美国心脏协会）

多形性和成对的室性期前收缩，即使心脏结构正常，也需要行Holter监测以了解室性心律失常的严重程度，决定是否治疗。新生儿无症状的频繁室性期前收缩具有良好的长期预后。④有症状的室性心律失常和复杂的室性期前收缩（多源性室性期前收缩、成对室性期前收缩、非持续性心动过速）均需要治疗，可予抗心律失常药物治疗，如普罗帕酮（心律平）每次3~5mg/kg，每天3~4次。有症状的室性心律失常、持续性室性心动过速而心脏结构疑似正常者，需做心导管检查排除右心发育不良。β受体阻滞剂可作为初始的治疗药物，其他类型的抗心律失常药物，如苯妥英纳和美西律可能有效，延长Q-T间期的药物应避免使用。

7．室上性心动过速（SVT） 治疗流程见图11-16和图11-17。

（1）刺激迷走神经 新生儿常用潜水反射法，即用冰水或冰袋冷敷患儿整个面部10~15s，给予突然的寒冷刺激，通过迷走神经反射而终止发作，若一次无效，间隔3~5min可再尝试，30%~60%患者可转为窦性心律。新生儿禁用颈动脉窦按摩或眼眶按压方法。

（2）药物治疗

1）腺苷 是首选急救药物，可阻断房室结的传导，有效地终止折返环路，快速复律。经静脉快速（1~2s）注射腺苷0.1mg/kg，如果无效，可以再继以0.2mg/kg，然后0.4mg/kg静脉快速注射。对80%~95%的房室折返性SVT有效。静脉注射速度过缓或剂量不合适，可能导致腺苷无效。腺苷的副作用有面色潮红、胸部不适、支气管痉挛，偶有心房纤颤、心室颤动发生，故在腺苷使用过程中需持续ECG监测。

2）普鲁卡因胺 静脉给予普鲁卡因胺可能对腺苷治疗无效的SVT有效。新生儿的负荷剂量为7~10mg/kg，输注30~45min，负荷剂量后4h开始持续静脉滴注，起始速度为20μg/（kg·min）。在维持输注期间检测血浆浓度。普鲁卡因胺可能引

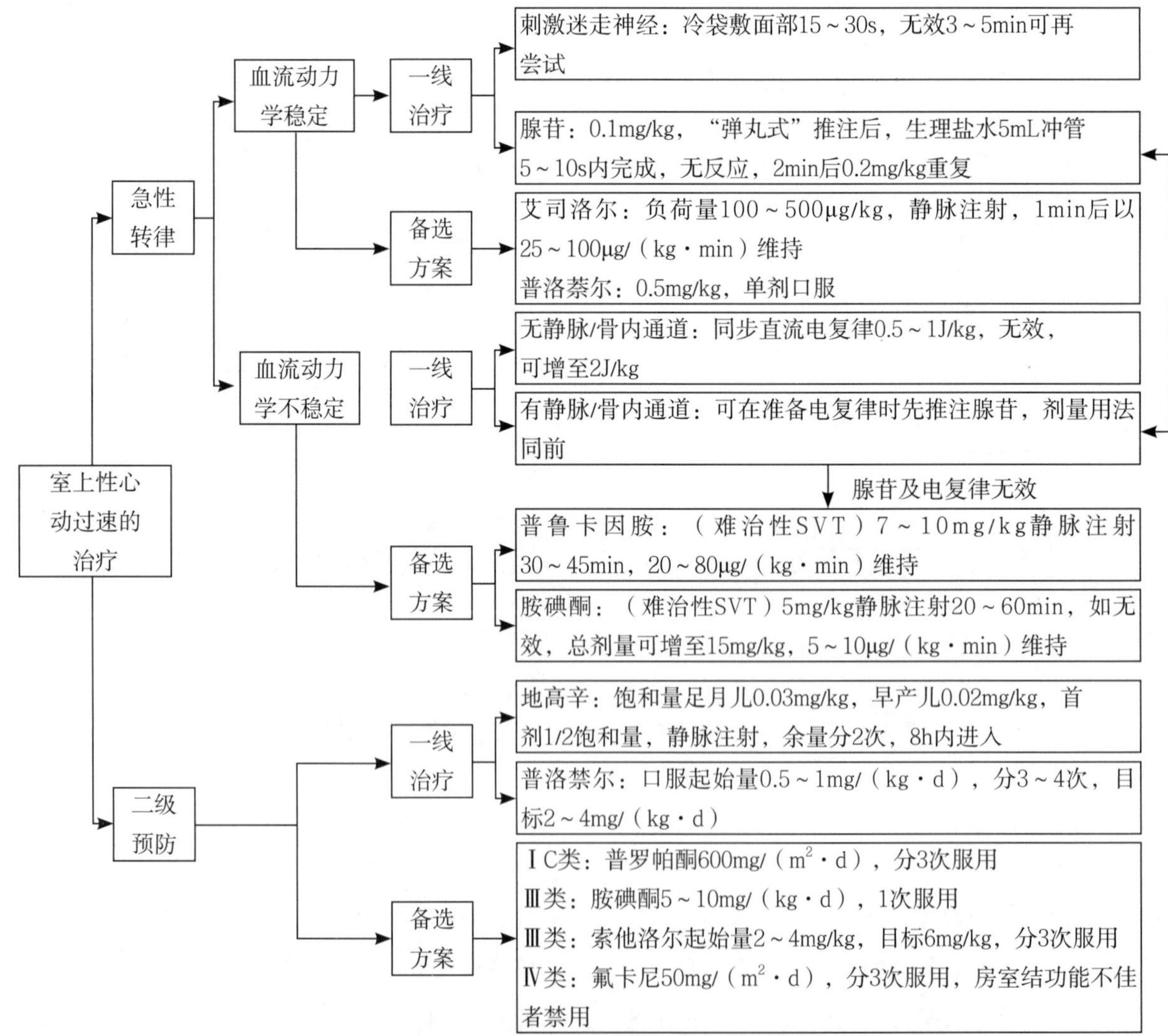

图11-16 室上性心动过速治疗方案流程图

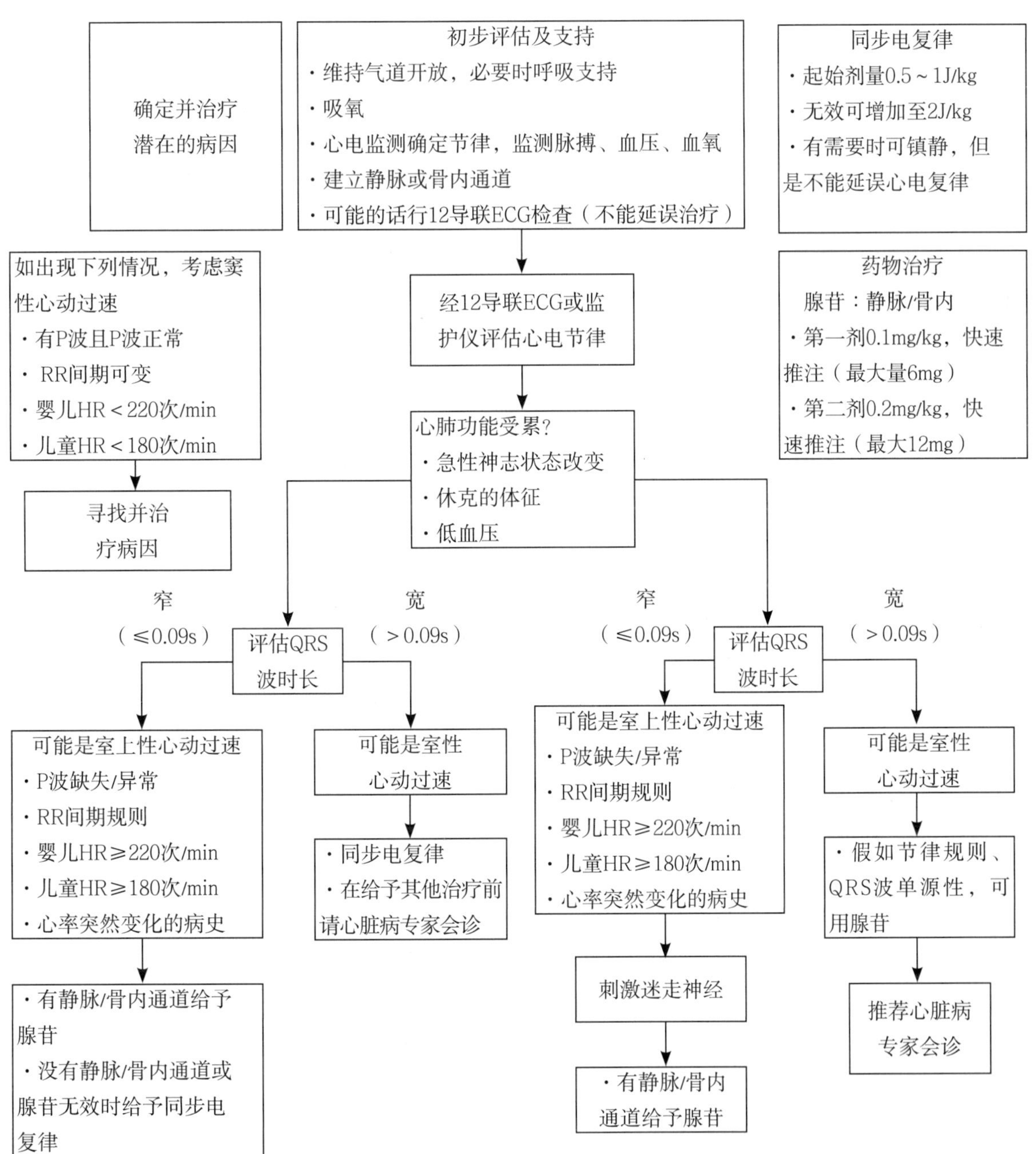

图11-17　快速心律失常评估治疗流程图（2020美国心脏协会）

发严重不良反应，因此建议请小儿心脏科医生会诊。普鲁卡因胺用药后可能产生负性肌力作用。此外，普鲁卡因胺可延长Q-T间期，因此不应与其他可延长Q-T间期的药物同时使用。

3）胺碘酮　胺碘酮通常仅用于其他药物（腺苷、普鲁卡因胺）治疗无效的SVT。与普鲁卡因胺一样，当SVT存在规律的窄QRS波群，胺碘酮就可安全使用。预激伴房颤具有不规则且宽大的QRS波群，禁用胺碘酮。剂量可先予5mg/kg，静脉输注20~60min；如果患者没有反应，则重复上述剂量，总量不应超过15mg/kg；如果患者有反应，之后持续输注10~15mg/（kg·d）。也可起始量以25μg/（kg·min）开始，持续4h后以10~15μg/（kg·min）维持。儿童静脉使用胺碘酮常发生不良事件，静脉使用胺碘酮治疗时应监测心电图和血压。胺碘酮和普鲁卡因胺均可延长Q-T间期，应避免同时使用。

4）β受体阻滞剂　若SVT患儿血流动力学稳定、无症状，且对腺苷无反应，β受体阻滞剂可用作替代或辅助药物治疗。如艾司洛尔，负荷剂量100μg/kg，静脉注射1min，后以25~100μg/（kg·min）持续输注；或普萘洛尔，口服，每次0.5mg/kg，或每次0.1mg/kg加入10%葡萄糖液20mL中缓慢静脉注射。需持续密切监测，直至窦性心律恢复。如果患儿在1h后没有自行转复，可尝试重复给予腺苷。适用于反复发作的SVT或伴有心室预激波或QRS波增宽者。

5）地高辛（digoxin）　使用前需注意排除预激综合征，即窦性心律时ECG不存在心室预激波（δ波）。对合并心力衰竭者也有效。用快速饱和法，足月儿饱和剂量0.03mg/kg，早产儿0.02mg/kg，静脉给药，首次剂量为1/2饱和量，余量分2次，8h内进入。起效慢且毒副作用大，需监测血药浓度。

6）普罗帕酮（心律平）　是广谱高效抗心律失常药，SVT时可静脉给药，用量每次1mg/kg，加入5%~10%葡萄糖液10~20mL中缓慢注射，如无效20min后可再重复一次。

7）其他药物　包括氟卡因和索他洛尔等，对有先天性心脏病且室上性心动过速反复者有效。

（3）超速抑制　药物治疗无效者，可请小儿心脏专科会诊行食管心房调搏。起搏频率超过室上性心动过速的速率，从而抑制异位兴奋点，窦房结恢复激动，转为窦性心律。

（4）电击复律　对于血流动力学不稳定、药物治疗无效或经食管心房调搏无效的危重患儿，可采用体外同步直流电击复律，剂量0.5~1.0J/kg，最大至2J/kg，在心电监护下进行。

（5）复律后维持治疗　转律后为防复发，建议在出生后第一年进行抗心律失常预防，β受体阻滞剂为SVT长期防治的一线药物，如普萘洛尔2~4mg/（kg·d），分4次口服，副作用小。地高辛也是初始的SVT长期防治药物，可维持治疗6 ~12个月。近期研究显示，初始接受地高辛或普萘洛尔治疗4个月的婴儿，AVRT复发率无差异。考虑副作用的影响，国际上近年来已少用地高辛防治SVT。如果一线药物失败，可考虑使用IA类（普鲁卡因胺或奎尼丁），IC类（氟卡尼）或Ⅲ类（胺碘酮或索他洛尔）。维拉帕米禁用于小婴儿。

8. 心房扑动　在没有结构性心脏病的情况下，心房扑动（AF）几乎只在妊娠晚期胎儿或出生时观察到，通常耐受性良好，胎儿水肿和死亡并不常见，索他洛尔或地高辛是治疗胎儿AF的一线药物。治疗的目的是抑制心律失常，如果不能实现也可将心室率降低至更接近正常。如果AF持续到出生后，发生严重心力衰竭时，可以通过经食管超速调搏或同步直流电复律恢复窦性心律。多数AF新生儿无临床症状，可自行转律。新生儿AF复发不常见，很少需要长期治疗。个别反复发作、合并有器质性心脏病或心房肥大者，可以考虑使用地高辛维持治疗。注意腺苷不能阻断AF。

9. 心房颤动（房颤）　房颤的处理与房扑相似。房颤发作超过48h，需在复律前后应用抗凝药物预防血栓。在一些病例，IA类和IB类及Ⅲ类抗心律失常药物对预防复发是有效的。为预防手术后出现房颤，可口服胺碘酮和索他洛尔。慢性心房颤动者，抗凝药物华法令被认为有减少血栓发生率的作用；治疗策略更多的是控制心室率。

10. 室性心动过速　心脏结构正常的新生儿阵发性室性心动过速（VT）通常预后良好，不需要治疗，在1岁后会自发地消失。然而，当VT继发于心脏病时可能是恶性的，可致心力衰竭，或心源性脑缺血导致惊厥、昏迷等，需要药物治疗。治疗方案流程图见图11-17。

（1）评估气道及循环情况，酌情给予呼吸支持。

（2）如果出现血流动力学不稳定的VT，应进行同步直流电复律（0.5~1J/kg）。对于有意识的患儿，建议在复律前镇静，但是不能延误复律。首次电复律无效，则增加能量（2J/kg）再次复律。

（3）电复律无效可选用抗心律失常药物，初始抗心律失常药物可选择利多卡因、普鲁卡因胺和胺碘酮。①一线治疗建议使用利多卡因作为新生儿宽QRS波快速心律失常的一线药物，每次1mg/kg，静脉缓慢推注，必要时5~10min可再重复1次，然后以20~50μg/（kg·min）持续输注。②二线治疗包括胺碘酮及普鲁卡因胺，剂量同SVT治疗。

（4）对于血流动力学稳定的VT患者，同样首选利多卡因，剂量同前；对洋地黄中毒引起的VT也可用苯妥英钠，每次2~4mg/kg，溶于生理盐水20mL中缓慢推注，如无效，5~10min后可重复1次。其他特殊类型的VT还可用普罗帕酮或普萘洛尔静脉注射，用法同前（见室上速），但腺苷和地高辛禁用。如药物治疗无效，也可用同步直流电复律。

11. 房室传导阻滞

（1）Ⅰ度或Ⅱ度Ⅰ型AVB多由迷走神经张力增高所致，可针对病因予以治疗。

（2）Ⅱ度Ⅱ型AVB，多为病理因素所致，并有可能演变为Ⅲ度AVB，除针对病因治疗，需密切随访。

（3）对于无症状的先天性Ⅲ度AVB的新生儿无须治疗，可暂时观察，但几乎所有先天性完全性AVB患儿均需安装永久起搏器。当心室率＜50~55次/min，或心室率＜70次/min但合并CHD者需要安装永久性起搏器。除外心室率的因素，Ⅲ度AVB合并有宽的逸搏节律、长Q-T间期、心室肥大、右心房扩大、心功能失代偿及心室异位节律等高危因素，要尽早安装起搏器。由心脏手术引起不可逆的AVB也需安置永久起搏器。心肌炎引起的Ⅲ度AVB，经激素、异丙肾上腺素等对症处理，或同时安装临时起搏器等多能完全恢复。先天性Ⅲ度AVB患儿QRS波时限正常而又无先天性心脏病者，多数以后也不会发生严重问题。伴有CHD时患儿长期生存率只有20%左右。安放永久性起搏器者可能并发感染、NEC或心肌病。完全性AVB一旦出现心力衰竭，应立即给予地高辛和利尿药等抗心力衰竭治疗。如患儿伴有心肌疾病，地高辛常用剂量亦可引起中毒，宜谨慎使用。

12. 遗传性心律失常　β受体阻滞剂被认为是新生儿LQTS的初始治疗方法。在先天性LQTS中，植入式心律转复除颤器建议用于有猝死家族史、药物不耐受或全剂量β受体阻滞剂治疗仍有复发性晕厥的患者。β受体阻滞剂也是有症状CPVT患者的首选疗法，疑诊时应转诊至小儿心脏电生理专家诊治。短QT综合征治疗方案和LQTS相似，常因室颤死亡；疑诊时应转诊至小儿心脏电生理专家诊治。

三、护理和监护要点

1. 密切观察病情变化　观察并记录心律失常发作的频率、每次发作及复律的原因，是否与吸痰、喂奶及疼痛等刺激有关，是否可自行停止，发作持续的时间长短等，有无面色苍白、呼吸急促、肢端凉、皮肤花斑、心音低钝、血压下降及尿少等，有无惊厥、昏迷等。如发作次数多、持续时间长及出现上述心力衰竭临床表现应紧急处理，监测血气分析。

2. 评估刺激反应　如心律失常发作与停止刺激有关，应注意排除导致发作的刺激，如冷敷面部等可以使心律失常发作停止，可尝试。如刺激后发作更加频繁，评估是否需要给予镇静剂。

3. 保持呼吸道通畅　对有血流动力学影响的心律失常新生儿应给予适当的呼吸支持（常压吸氧、无创正压通气或气管插管机械通气），并保持呼吸道通畅，维持良好的通气氧合，保障组织灌注。

4. 维持营养及水、电解质平衡　对合并心力衰竭的心律失常如胃肠道营养可以耐受时，可给予肠内营养，但由于可能出现气促、呕吐、吸吮无力、腹胀及消化不良等，可给予胃管喂养，适当减少肠内营养，维持基础奶量如120~140mL/kg，仍不能耐受时可给予静脉营养。

四、疗效及预后评估

预后取决于引起心律失常的原发病，多数预后较年长儿及成年人好，遗传性离子通道综合征或遗传代谢病为病因，则预后不良。

新生儿最常见的良性心律失常是房性期前收缩，不需要治疗。房室折返性心动过速是新生儿中最常见的快速性心律失常，可以通过抗心律失常药物治疗进行适当控制。大多数室上性心动过速（SVT）通常在出生后几个月到1年内消失。完全房室传导阻滞是非良性缓慢性心律失常的最常见原因，多数需要永久性起搏器植入。虽然非良性心律失常的发生率不高，但预后依赖于早期识别和适当管理。需要对非良性新生儿心律失常患者进行危险分层的精确诊断，以降低发病率和病死率。

五、诊疗关键点和难点

1. 新生儿心律失常种类繁多，虽然非良性心律失常不常见但是容易导致不良后果，新生儿科医生对各类型心电图的识别有难度，几乎所有的抗心律失常药物又都可能导致心律失常，副作用大，建议按2020年《美国心脏协会心肺复苏和紧急心血管护理指南》进行快速评估及处理，稳定病情后转诊至小儿心脏专科管理。

2. 在血流动力学稳定的患者中，腺苷是治疗婴儿SVT的一线药物。但腺苷的半衰期短、小于10s，使用时应快速推注，推注后应立即予以5~10mL的生理盐水冲管。推注时可使用三通活塞和两个注射器，一个推注腺苷，另一个推注生理盐水，可更快地给药。如果初始剂量不成功，后续剂量应为0.2~0.3mg/kg。对于没有起搏器的窦房结或房室结功能障碍的患者是禁忌；慎用于长QT综合征、心力衰竭患者。

3. 地高辛是新生儿科医生常用的抗心律失常药物。一般来说，它对婴儿是一种安全的选择，与其他抗心律失常药物相比，它在该人群中心律失常前效应的发生率较低。值得注意的是，地高辛的治疗窗口很窄。地高辛对新生儿和婴儿的毒性可表现为显著的心动过缓或心律失常，使用期间应监测血药浓度及观察有无相关副作用。地高辛禁忌用于预激综合征患者。

4. 阿托品能有效治疗因迷走神经刺激、房室传导阻滞和中毒引起的心动过缓。但是没有证据表明阿托品能治疗其他原因的心动过缓。

5. 对于完全性心脏传导阻滞或窦房结功能障碍的患者，特别是由先天性或获得性心脏病引起时，可以考虑紧急经皮起搏。起搏对心搏骤停后缺氧缺血性心肌损伤或呼吸衰竭导致的停搏及心动过缓无效。

（孙云霞）

第六节 心力衰竭

新生儿心力衰竭（neonatal heart failure），简称“心衰”，是一种由于心脏结构或功能异常，导致心室收缩和/或舒张功能发生障碍，心输出量不能满足机体需求，同时引起交感神经系统和肾素-血管紧张素-醛固酮系统过度激活，对心脏和全身器官造成影响的临床综合征。新生儿心衰是新生儿期常见急症，目前针对新生儿心衰的研究较少，缺乏大规模的流行病学研究，新生儿心衰的诊断和治疗大多借鉴成人和儿童的经验，有必要进一步开展新生儿心衰的基础和临床研究。

一、诊断要点

（一）临床特点

新生儿心衰最常见的临床表现是喂养困难、喂养时间延长、烦躁多汗、呼吸困难及窦性心动过速。在心衰的诊断过程中，应该仔细询问喂养史、心率、呼吸状况，评估外周灌注情况及关注肝脏大小。而在早产儿、低出生体重儿中，心衰也可表现为水肿、体重增长过快、酸中毒、贫血及低氧血症等。由于新生儿心脏储备能力差，其心衰进展速度较快，容易从无症状快速进展到休克、呼吸窘迫、低灌注、持续性酸中毒及多器官功能不全。如果心衰持续未能控制，可导致生长发育落后。新生儿心衰诊断明确后，持续的生长发育落后提示对心衰治疗反应欠佳，预示预后差。

（二）辅助检查

当患儿出现心力衰竭的症状，应尽快完善检查，明确诊断，快速评估血流动力学状态，寻找病因，明确是否存在潜在的可逆病因。

1. 常规检查　血常规；动脉血气、电解质分析；心、肝、肾功能；血糖；血乳酸；甲状腺激素水平；血清铁及铁蛋白等；并应根据病情需要重复评估。

2. 胸部X线检查　1岁内心胸比例＞0.55提示心脏增大。但胸部X线正常并不能除外心衰，急性心衰或舒张性心衰时心脏大小可正常。

3. 心电图　心电图表现是非特异性的，但在心衰的患者中经常出现异常心电图，而且某些心律失常也可导致心衰。所有心衰的患儿应该进行心电图检查排除先天性或缺血性心脏病、心律失常及预激综合征。心衰最常见的心电图改变有窦性心动过速、左室肥厚、ST-T改变和Ⅰ度房室传导阻滞。而当怀疑有心肌病及心律失常时，则应该行24h动态心电图检查。

4. 超声心动图　所有心衰的患儿在初次就诊时应尽快完善超声心动图检查，超声心动图是评估心脏结构及功能的首选。超声心动图对心衰病因的诊断有重要的价值，而且有助于监测疾病的进展及评估对治疗的反应。射血分数和短轴缩短率是反映心室收缩功能的常用指标，左心室射血分数＜55%和/或短轴缩短率＜25%提示左心功能不全。

5. 心脏生物标志物　B型利钠肽（B-type natriuretic peptide，BNP）或N末端利钠肽前体（NT-proBNP）在鉴别心衰与呼吸系统疾病及其他非心脏疾病中有重要的作用。血浆BNP水平与心力衰竭的严重程度（NYHA分级）呈正相关，血浆NT-proBNP值与射血分数呈负相关。肌钙蛋白I或T常用于急性心衰的病因诊断和预后评估。肌酸激酶同工酶MB（CK-MB）为心肌酶指标，对心衰病因诊断也有参考意义。

6．其他辅助检查　对疑有遗传代谢病或其他遗传性心脏病的患儿、病因不明的心衰患儿，推荐进行代谢筛查或基因检测。心脏CT可识别冠状动脉瘤、狭窄、血栓或起源异常。

（三）诊断标准

新生儿期建立一个可以临床操作的诊断标准比较困难。表11-2和表11-3可供参考。

表 11-2　新生儿心力衰竭的诊断标准

A. 提示心力衰竭
以下中的任何3条：
○心脏增大（心胸比＞0.6）
○心动过速（心率＞150次/min）
○呼吸急促（呼吸频率＞60次/min）
○湿肺

B. 诊断心力衰竭
A中标准加以下任何一条：
○肝大（＞3cm）
○奔马律（非常强的建议）
○症状明显的肺水肿

C. 重度心力衰竭
循环衰竭

（摘自：FREEDOM R M，BENSON L N，SMALLHORN J F. Neonatal Heart Disease[M]. London：Springer-Verlag London Limited，1992：165）

表 11-3　0~3 个月婴儿改良 ROSS 心力衰竭分级计分表

	计分		
	0	1	2
奶量（盎司*）	＞3.5	2.5~3.5	＜2.5
喂奶时间（min）	＜20	20~40	＞40
呼吸	正常	气急	吸凹
呼吸频率（次/min）	＜50	50~60	＞60
心率（次/min）	＜160	160~170	＞170
灌注	正常	减少	休克样
肝大（肋缘下，cm）	＜2	2~3	＞3
NT-proBNP（pg/mL）	＜450（＞4天）	450~1 700	＞1 700
EF%	＞50	30~50	＜30
房室瓣关闭不全	无	轻度	中重度

注：心功能分级的说明：得分0~5分，Ⅰ级；6~10分，Ⅱ级；11~15分，Ⅲ级；16~20分，Ⅳ级。

*1盎司=29.57mL

（摘自：ROSS R D. The Ross classification for heart failure in children after 25 years：a review and an age-stratified revision[J]. Pediatr Cardiol，2012，33：1295）

二、治疗原则和措施

新生儿心力衰竭的治疗应根据患儿的症状适时调整治疗措施，例如对液体超负荷的患儿使用利尿剂，低灌注的患儿适当使用正性肌力药物。新生儿心衰可能会出现兼有充血和低灌注的特点，治疗的目标应该是确保血流动力学的稳定，保证正常的血容量，预防或减少器官的功能障碍。

（一）病因治疗

原发病和诱因的治疗是解除心衰的重要措施，如抗感染、抗心律失常等。

（二）一般治疗

对心衰的新生儿可适当抬高头侧，适当镇静避免其过度烦躁，同时更改为胃管喂奶，减轻患儿的心脏负担。同时，应该保证患儿足够的热量供应。心衰的新生儿每天需摄入热量120~150kcal/kg，钠2~3mmol/kg。对于合并呼吸衰竭的心衰患儿或严重心力衰竭有肺水肿的新生儿应予适当的呼吸支持，减少呼吸做功，从而减轻心脏负担。大量左向右分流的先天性心脏病的心衰患儿，氧气可降低肺动脉压力，导致心衰的症状加重；而对于动脉导管依赖的患儿，吸氧可导致动脉导管关闭从而危及患儿生命。在整个心衰的管理中，也应积极纠正水电解质紊乱、酸碱失衡、低血糖及贫血。

（三）抗心衰药物治疗

抗心衰药物治疗的目的包括减轻肺淤血，增加心排出量，改善器官灌注和延缓疾病进展。

1. 快速作用的儿茶酚胺类药物　作用于α或β肾上腺素受体，增加细胞内环磷酸腺苷水平，使心肌收缩力增加，对心率、周围血管和肾血流量等的作用因药物及剂量而异。

（1）多巴胺（dopamine）　通常5~10μg/（kg·min）静脉滴注。多巴胺具有剂量依赖的心血管效应：2~5μg/（kg·min），激动多巴胺受体，扩张肾血管；5~10μg/（kg·min），激动心脏β_1受体，正性肌力作用；10~20μg/（kg·min），激动心脏β_1受体，外周血管α受体，收缩血管。

（2）多巴酚丁胺（dobutamine）　低心排血量而血压稳定患儿的首选。强力作用于心脏β_1受体，增加心输出量，减少左室充盈，对外周血管α_1受体作用较弱，且有中等强度的β_2扩血管作用，整体表现为反射性扩张血管，对血压无明显影响。用法：2.5~20.0μg/（kg·min），静脉滴注，持续用药时间一般不超过3~7天。

（3）肾上腺素（adrenalin）　静脉持续用药主要用于其他血管活性药物治疗无效的顽固性低血压。强力作用于心脏β_1受体，对外周血管α_1和β_2受体也有中等强度的作用，可增加心肌收缩力和心输出量，对外周血管阻力的作用有剂量依赖性。小剂量时β_2受体占主导，可降低外周阻力；大剂量时α_1占主导，增加外周阻力。用法：心脏停跳时，静脉推注，每次0.01mg/kg，3~5min后可重复应用；低心输出量时0.05~1.0μg/（kg·min），静脉持续滴注。

（4）去甲肾上腺素（norepinephrine）　是各种原因休克伴低血压的首选血管收缩剂。强力作用于外周血管α_1受体，中等强度作用于心脏β_1受体，提高平均动脉压的作用强于多巴胺，对心率影响小。用法：起始剂量0.05~0.1μg/（kg·min），静脉滴注，最大剂量为2.0μg/（kg·min）。

（5）异丙肾上腺素（isoprenaline）　主要用于心动过缓导致的低血压。强力作用于心脏β_1受体和外周血管β_2受体，具有明显的增加心率和心肌收缩力作用，提高心输出量，同时有扩张外周血管的作用，并降低平均动脉压。0.01~0.05μg/（kg·min），持续静脉滴注。

2. 磷酸二酯酶抑制剂　是失代偿性心力衰竭的首选药物，既有增加心脏搏出作用，又有扩血管功能（直接作用于体循环和肺循环血管床），对心率影响小。

（1）米力农（milrinone）　静脉负荷量25~50μg/kg，静脉注射时间＞10min；继以0.25~1.0μg/（kg·min）静脉滴注维持，一般用药时间为7~10天。

（2）氨力农（amrinone）　静脉负荷量0.5~1.0mg/kg，维持量5~10μg/（kg·min），单次剂量最大不超过2.5mg/kg。每日最大量＜10mg/kg。

3. 洋地黄类　可增加心肌收缩力，增加心输出量，控制心室率，主要有地高辛和西地兰。地高辛的有效剂量安全窗较窄，个体的耐受性不同，应注意监测地高辛血药浓度。在新生儿中，地高辛中毒最常见的症状是拒奶呕吐、心动过缓或出现期前收缩，严重者可出现房室传导阻滞。

（1）地高辛（digoxin）　洋地黄化量：口服剂量为早产儿0.01~0.02mg/kg，足月儿0.02~0.03mg/kg；静脉剂量为口服剂量的75%。首剂给予洋地黄化量的1/2，其余分2次间隔6~8h给予，洋地黄化后12h开始维持量（维持量每天给予，剂量是洋地黄化量的25%，分2次）。

（2）西地兰（cedilanid）　洋地黄化量：0.02mg/kg。首剂给予洋地黄化量的1/2~1/3，其余分2~3次间隔6~8h给予。

4. 利尿剂　利尿剂治疗的目的是减轻前负荷，改善充血症状。常用的主要包括袢利尿剂、噻嗪类利尿剂及醛固酮受体拮抗剂3类。应根据患儿的生长情况和心衰程度来选择，使用最低剂量的利尿剂维持合理的血容量，使用过程中注意监测电解质、血压、尿量及肝肾功能。

（1）呋塞米（速尿，furosemidum）　为袢利尿剂。口服或静脉推注：每次0.5~2.0mg/kg，每6~12h1次，最大剂量6mg/kg；静脉持续滴注：0.05~0.40mg/（kg·h）。

（2）螺内酯（spironolactone）　为醛固酮受体拮抗剂。3mg/（kg·d），分2~3次口服，最大剂量为4~6mg/（kg·d）。

（3）氢氯噻嗪（hydrochlorothiazide）　为噻嗪类利尿药。1~2mg/（kg·d），分1~2次口服。

5. 血管扩张剂

（1）硝酸甘油（glyceryl trinitrate）　主要通过扩张静脉减少心室充盈压，尤其对改善肺静脉淤血效果较好；大剂量时也能降低体循环血管阻力和左室后负荷，可能增加心输出量，同时具有潜在的扩张冠状动脉的作用。用法：从小剂量0.25~0.5μg/（kg·min）开始，静脉滴注，必要时每3~5min增加0.5~1μg/（kg·min），常用治疗剂量1~3μg/（kg·min），最大量为5μg/（kg·min）。

（2）卡托普利（captopril）　为血管紧张素转换酶抑制剂（ACEI）。ACEI类药物被证实可减轻后负荷，减少左向右分流，改善左室功能及减少主动脉瓣和二尖瓣反流。但ACEI类的药物使用应从最低剂量开始并逐渐滴定，避免出现症状性低血压和高钾血症等副作用。卡托普利是新生儿中最常用的ACEI类药物。早产儿起始剂量为每次0.01mg/kg，最大剂量每次0.1mg/kg，每8~12h1次口服；足月儿初始剂量为0.05~0.1mg/kg（≤7天起始剂量同早产儿），最大剂量为每次0.5mg/kg，每8~24h1次。

（3）依那普利（enalapril）　为血管紧张素转换酶抑制剂（ACEI）。初始剂量为0.05~0.1mg/（kg·d），每天1次，口服，每周增量1次，每次增加0.025mg/（kg·d），最大剂量为0.5mg/

（kg·d），持续应用至少6个月。

（4）硝普钠（nitroprusside sodium）　能均衡扩张动、静脉，能同等减少左室充盈压和外周血管阻力，尤其对于左室后负荷增高和心输出量减少的急性二尖瓣或主动脉瓣反流、高血压危象效果好，但对于外周血管阻力不高的患儿容易导致低血压。用法：从小剂量0.5μg/（kg·min）开始，静脉滴注，根据临床反应逐渐调整，常用2.0~4.0μg/（kg·min），最大剂量为10μg/（kg·min）。

6. β受体阻滞剂　β受体阻滞剂可以拮抗肾素-血管紧张素-醛固酮系统和交感神经系统逆转心室重构，可在心衰症状稳定时使用。新生儿中最常使用的是美托洛尔及卡维地洛。多项指南推荐卡维地洛作为小儿心衰的标准治疗。

（1）美托洛尔（metoprolol）　初始剂量为0.10~0.25mg/（kg·d），分2次口服，每周增加0.5mg/（kg·d），最大剂量为2mg/（kg·d）。

（2）卡维地洛（carvedilol）　初始剂量为0.10mg/（kg·d），每天2次，每周增加0.1mg/（kg·d），最大剂量为0.3~1.0mg/（kg·d）。

（四）抗心衰的非药物治疗

机械循环支持主要包括体外膜肺氧合、左心室辅助装置及主动脉内气囊泵，主要用于经药物治疗后心衰仍难以控制者。严重心衰合并室性心动过速患者可行心脏再同步化治疗。心脏移植是心衰终末的治疗方案。

三、护理及监护要点

1. 密切监测生命体征，包括心率、心律、呼吸、血压、血氧饱和度，监测尿量及体重，关注各个器官灌注情况及肝脏大小。

2. 适当安抚，避免过度哭闹及烦躁。避免呛奶及误吸，必要时胃管喂养减轻心脏负担；注意呼吸情况，气促明显或呼吸困难时，给予适当的呼吸支持。

3. 因代谢需求增加、摄入不足及消耗过多，心衰患儿常合并营养不良，需确保足够的热量和营养摄入。

4. 有条件单位可开展无创心输出量监测。

四、疗效和预后评估

新生儿心力衰竭的预后取决于病因和处理的早晚。如不及早识别和及时处理，常可危及生命。由于医疗技术的进步，伴有结构性心脏病的心衰患儿的发病率及病死率明显下降，但是伴有心肌病的心衰患儿治疗进展缓慢，病死率仍较高。

五、诊断关键点和难点

1. 新生儿心力衰竭的治疗应根据患儿的症状适时调整措施，特别是血管活性药物的使用；有些心衰患儿可能同时兼有循环充血（心衰）和低灌注（休克），应仔细甄别。

2. 大多数结构性心脏畸形不会在出生后数小时内引起心衰，而继发于窒息、低血糖、低钙血症或败血症的心肌功能障碍常常可能是第一天发生心衰的原因。继发于缺氧引起的乳头肌功能障碍或Ebstein畸形引起三尖瓣反流也是第一天发生心衰的病因。心衰的症状随着肺动脉压下降而更明显。

（刘玉梅　周　伟）

第七节 新生儿休克

休克是指机体在受到各种有害因子作用后发生的以组织灌流量急剧降低为特征，并导致细胞功能、结构损伤和各重要器官机能代谢紊乱的复杂的全身性病理过程。休克是多病因、多发病环节、多种体液因子参与的一种全身性病理过程，其始动环节是有效循环血量急剧减少，主要特征是微循环功能障碍，后果是器官功能衰竭。新生儿休克早期症状隐匿，病情进展快，界定成人或儿童休克状态的低血压，在新生儿常是晚期表现。休克是新生儿期常见的急危重症，是新生儿死亡的重要原因之一。早期识别和治疗是逆转休克的关键。

一、诊断要点

（一）临床特点

临床表现可以随休克的病因而异，但有共性：外周灌注不良体征，如四肢冰冷、肢端发绀、全身皮肤苍白或花斑；心动过速（早期）或心动过缓（晚期），乳酸性代谢性酸中毒。

1. 生命体征异常

（1）心率异常；HR＞180次/min，或＜100次/min。

（2）低血压　休克早期血压可以正常，出现低血压通常已是晚期或失代偿期表现。足月儿或早产儿低血压还没有标准的定义，新生儿血压随出生胎龄及日龄增加而升高，但是只有最初1周内的血压数值与胎龄相关。超早产儿血压差异很大，早产儿特别是极低出生体重儿的正常血压很难确定。一般认为足月新生儿低血压临界值为收缩压（SBP）＜50mmHg、舒张压（DBP）＜30mmHg或平均动脉压（MAP）＜40mmHg，也有将正常收缩压下限设定为60mmHg（收缩压的第5百分位数）。关于早产儿低血压，1999年Nuntnarumit等提出的任何胎龄早产儿生后第1天MAP＜30mmHg即为低血压；20世纪90年代初有学者提出MAP低于胎龄则定义为低血压（如胎龄30周早产儿MAP＜30mmHg为低血压），但此定义仅适合于胎龄＜30周、出生后3天内早产儿，一般认为胎龄34周以上早产儿MAP应在40mmHg以上；1989年Watkins等提出极低出生体重儿连续2次监测MAP均低于相同出生体重及日龄新生儿MAP的第10百分位，即定义为低血压。由于血压与婴儿全身血流量的相关性较差，也不能单纯以低血压来评估是否存在休克。如新生儿丢失30%~40%的血容量后，才会出现低血压表现。因此，低血容量性休克患儿出现低血压时，必须给予大量容量复苏。对于超低出生体重儿（ELBWI）MAP＜30mmHg，与较差的神经预后和生存率有关，被认为是ELBW的最低可耐受血压。

（3）体温异常　可以有发热或低体温。

（4）呼吸频率改变　呼吸增快，超过50~60次/min或呼吸暂停。

2. 外周灌注不良

（1）皮肤苍白、花斑或青灰，肢端发绀，四肢冰凉。

（2）毛细血管再充盈时间延长（≥4s）。

3. 脏器灌注不良表现

（1）呼吸系统　气促及呼吸窘迫，可有呻吟、三凹征、鼻翼扇动和喘息，尤其是原发性肺疾病（如肺炎）或心肺功能衰竭伴肺水肿的患儿；还可出现周期性呼吸和呼吸暂停，早产儿呼吸暂停有时可能是感染性休克早期的唯一表现；休克伴心功能不全或血流梗阻时可出现低氧血症，如细菌感染（GBS感染）合并PPHN、发绀型先天性心脏病及重度贫血等。

（2）循环系统　心率和/或节律改变，心音低钝，大动脉搏动减弱或消失。

（3）神经系统　嗜睡或易激惹，后期可能进展为昏睡或昏迷。还可出现肌张力低下、肢体自主活动减少、深腱反射减弱以及原始反射消失。

（4）肾脏　少尿、无尿，血清肌酐和BUN水平升高。

（5）消化道　喂养困难、呕吐、腹胀、肠麻痹、肠梗阻，如呕吐物为胆汁性应排查休克的肠道原因，如先天性肠道畸形或NEC；低灌注致肝功能障碍表现为血清胆红素、肝酶升高，凝血指标异常等。

4. 休克不同时期的表现　早期诊断是逆转休克的关键，但是在新生儿早期诊断困难，将休克分为代偿期及失代偿期有助于尽早发现休克，但要注意代偿和失代偿期会有重叠。

（1）代偿期　在休克的初始阶段，代偿机制开始维持重要的器官功能。代偿期的特征是神经体液因子的激活，这些因子介导血流再分配到包括大脑、心脏和肾上腺在内的“重要”器官，并增加心率和心脏收缩力。血压通过这些机制维持在正常范围内。临床表现为皮肤苍白、肢端凉、心率增快、呼吸促，CRT＞3s，而血压及意识尚正常。

（2）失代偿期　代偿失败致低血压、微循环淤血、器官组织灌注不良和无氧组织代谢导致的乳酸酸中毒恶化。皮肤苍白转为发绀、花斑纹，肢端凉上升超过肘、膝关节；出现脏器功能障碍：神经系统出现意识障碍如昏睡、昏迷；呼吸节律减慢或不齐，甚至呼吸暂停；出现尿少，尿量＜1mL/h持续8h以上；腹胀、肠麻痹甚至肠梗阻，凝血功能障碍甚至进展为DIC。如果没有有效的治疗，休克可能会迅速进展到不可逆的阶段，最终导致器官衰竭甚至死亡。

（二）新生儿休克的分类

1. 按休克始动环节或发病机制分类　见表11-4。

表11-4　新生儿休克按始动环节或发病机制的分类

组织低灌注机制	分类	高危因素
血管床内异常	分布性休克	脓毒症、内皮细胞损伤和血管扩张剂
泵的缺陷	心源性休克	CHD、心力衰竭、心律失常、心肌病、心肌炎及心脏手术后/PDA结扎术后
血容量不足	低血容量性休克	出生前后新生儿或胎盘出血，大量内出血，第三间隙液体滞留，摄入不足，腹泻，肾上腺皮质功能低下，利尿剂应用等
流量限制（肺血管性、机械性）	阻塞性休克	肺血管性休克（PPHN/重度肺高压、肺栓塞） 机械性休克（张力性气胸、心包填塞、缩窄性心包炎）
组织细胞的生物氧化障碍（少见）	分离性休克	高铁血红蛋白血症和严重贫血（组织细胞的生物氧化过程发生障碍，不能有效地利用氧导致的细胞性缺氧）
多因素	多种类型共存	NEC：分布性+低血容量性休克 脓毒症：分布性+心源性+血容量性休克 肺动脉高压：阻塞性+心源性休克

注：CHD：cngenital heart disease，先天性心脏病；PPHN：persistent pulmonary hypertension of newborn，新生儿持续肺动脉高压；PDA：patent ductus arteriosus，动脉导管未闭；NEC：necrotizing enterocolitis，坏死性小肠结肠炎。

2. 按病因分类　①感染性休克；②失血性休克；③过敏性休克；④心源性休克；⑤神经源性休克；⑥创伤或烧伤性休克。

3. 按血流动力学特点分类　①高排低阻型休克（高动力性或暖休克）；②低排高阻型休克（低动力性或冷休克）；③低排低阻型休克。

4. 按休克病程分类　①代偿性休克（休克早期或微循环痉挛期）；②失代偿性休克（休克晚期或微循环淤血期）。

（三）辅助检查

1. 实验室检查

（1）血气分析　乳酸增高，代谢性酸中毒，是休克特征性实验室检查，通常难以纠正，是休克微循环障碍的证据。$PaCO_2$通常不升高，如升高要考虑出现肺水肿，这时常伴随PaO_2的下降。

（2）全血细胞计数及分类、PCT、CRP　失血性低血容量性休克或感染性休克可出现贫血；感染时白细胞增高或降低，PCT及CRP升高提示细菌感染可能，有皮疹的同时出现发热及肝功能损害时要考虑病毒性脓毒性休克。

（3）凝血功能　凝血指标异常（凝血酶原时间、部分凝血活酶时间、国际标准化比值检测结果升高）见于感染性休克、围产期缺氧/出生窒息和胎盘早剥，疑诊休克时应行DIC筛查及确诊实验。

（4）血糖、电解质及肝肾功能　血糖的不稳定，高血糖或低血糖；高钾血症、低钠血症；肝、肾功能损伤后可导致血清胆红素水平、肝酶、BUN及肌酐升高。

（5）心肌酶学　乳酸脱氢酶、肌酸激酶-同工酶可能升高，合并心力衰竭时脑利钠肽升高。

（6）病原学检测　血、尿细菌培养，必要时细菌及病毒高通量检测等。

2. 胸、腹部X线检查　确定有无肺部疾病如肺炎、ARDS，有无心影增大及肺水肿，有无胸腔、心包或腹腔积液，有无气漏；肠道充气情况，有无气腹等。

3. 心电图（ECG）　确认有无心肌损害、心脏肥大、心律失常等。

4. 中心静脉压（central venous pressure，CVP）　CVP是指腔静脉与右房交界处压力，是反映右心前负荷的指标，正常值为4~12cmH_2O，通过放置中心静脉导管测定。体循环血容量改变、右心室射血功能异常或静脉回流障碍均可使CVP发生变化。休克时低CVP常提示血容量不足，而CVP高则多为右心功能不全。但胸腔、腹腔内压增高时，即使存在有效循环血量不足，CVP仍可增高，应予注意。CVP受影响的因素多，特别在合并心肺功能不全、机械通气时，影响结果的判断，加之为有创操作，在新生儿较少使用。

5. 超声心动图检查（UCG）　评估有无先天性心血管畸形、心脏收缩和舒张功能、容量状态，由于血压并不一定反映心输出量，建议通过多普勒超声心动图测量将心输出量和/或上腔静脉血流速度等作为重要监测指标。

6. 无创血流动力学监测　采用无创心输出量监测仪（ICOM或USCOM）动态观察治疗前后血流动力学的变化，对液体复苏和血管活性药物的使用具有一定的指导意义。

7. 床旁超声检查　简便、快速排查胸、腹腔及心包有无积液，脑部、腹部或肾脏有无出血，肺部超声了解有无肺水肿、肺不张、气胸等。

8. 头部CT或MRI　根据病史及病情需要排查颅内出血与其他头颅病变。

9. 近红外光谱（near-infrared spectroscopy，NIRS）　可用NIRS评估新生儿终末器官灌注、组织氧及血流的变化。近年来NIRS评估组织氧及血流在很多研究中开展。优点是动态监测区域血流及组织氧合，当同时测量动脉氧饱和度时，也能估计部分组织氧合提取，如评估脑、胃肠道和肾脏的血流。目前还没有可靠的NIRS数据指导新生儿休克的治疗决策。

（四）诊断程序

1. 确定是否存在休克及其严重程度　根据临床表现一般可以初步确定是否存在休克。但是由于休克早期临床表现隐匿，诊断困难。对有围产期缺氧损伤、感染、产科失血病史等高危因素的高危儿进行严密观察，并及时监测血气分析、血常规、感染指标等，当出现休克低灌注体征，或血气乳酸进行性升高，难以纠正的代谢性酸中毒时需要紧急评估并处理。新生儿休克诊断分度评分法（表11-5）可以为临床医生提供对休克严重程度的客观评估。

表 11-5　新生儿休克评分法（Cabal 评分法）

评分	皮肤颜色	皮肤循环	四肢温度	股动脉搏动	收缩压
0	正常	＜3s	肢端温暖	有力	＞8.0kPa
1	苍白	3~4s	肘膝部以下凉	减弱	6.1~8.0kPa
2	花纹	＞4s	肘膝部以上凉	消失	＜6.1kPa

注：皮肤循环：指前臂内侧皮肤毛细血管再充盈时间。轻度为3分，中度为4~7分，重度为8~10分。

2. 确定休克的病因　根据病史、体格检查、实验室检查、X线及超声等影像学检查结果可以基本确定休克的病因。

简要询问病史（包括出生胎龄、出生体重、PMA、是否存在早发及晚发型败血症的高危因素或NEC可能，母孕产史、出生史等）、回顾孕产妇健康情况，往往对确定休克的基础病因有重要提示作用。胎盘异常、产妇出血或脐带异常导致的大量失血、胎头吸引史等提示低血容量性休克；破膜时间超过18h、胎儿心动过速、产妇发热或绒毛膜羊膜炎，提示感染性休克可能；系统性红斑狼疮或干燥综合征母亲新生儿、围产期窒息伴异常心率及产前超声或新生儿筛查发现CHD，提示心源性休克可能；胎儿水肿可能与分布性休克、心源性休克或多因素休克有关。心脏病理性杂音和/或奔马律、心律不齐提示心脏病因，但有些危重CHD可能没有明显杂音，如完全性大动脉转位或左心发育不良；下肢脉搏微弱或消失可能提示严重主动脉缩窄或主动脉弓离断引起的心源性休克；腹胀提示NEC和败血症；皮疹提示感染性病因，如蜂窝织炎细菌感染，水疱提示单纯疱疹病毒感染可能；胸廓不对称及一侧呼吸音消失可能提示张力性气胸；外生殖器性别不清或色素深提示肾上腺皮质功能减退症导致的分布性和/或低血容量性休克。

3. 评价脏器功能损害情况　如休克进一步发展常发生多脏器功能损害，包括呼吸衰竭、心功能不全、肾功能衰竭、脑功能衰竭、肠衰竭和DIC，以心肺功能损害最常见。休克的预后与多脏器功能损害情况密切相关，要仔细观察并及时作出判断。

二、治疗原则和措施

（一）初始治疗

稳定患儿的血流动力学状态优先于任何诊断性评估。不得因采集病史、行体格检查或实验室检查而延迟复苏。无论基础病因如何，成功处理新生儿休克都需要迅速启动治疗，以恢复血流动力学稳定。初始稳定的目标在于改善生理参数、恢复组织灌注。初始评估和处理流程见图11-18。

1. 呼吸支持　根据病情采用合适的呼吸支持。

2. 建立血管通路　建立静脉通道（外周/中心），同时采集血液标本做初步检查，有条件的应建立动脉通道：采血/持续监测血压，有困难时可在液体复苏后进行，静脉通道建立有困难时可经骨内通道补液。

3. 液体复苏　不明原因休克的新生儿应接受初始液体复苏，首选晶体液，常用生理盐水10mL/kg在10~15min输完。扩容后即刻判断是否有液体反应（监测心率、血压、外周灌注），决定是否需要进一步补液，每一次补液后均应进行液体超载评估，一旦有液体超载征象，应停止补液，并评估是否需要使用升压药及正性肌力药物。低血容量性或分布性休克患儿通常需要进一步积极液体复苏（包括胶体液和/或血制品），直到血流动力学状态明显改善，在复苏第1h液体量可能达到40~60mL/kg。但是对心源性休克及早产儿休克时扩容速度及总量都应更加谨慎。持续液体复苏对心源性休克患儿可能有害；早产儿过量输注等张液体（＞30mL/kg）会增加死亡和IVH风险。

可利用以下生理指标来确定治疗目标和监测治疗反应：皮肤灌注改善；酸碱平衡改善；神经系统状态改善；低血压患儿血压升高。

4. 诊断性评估　疑似休克的患儿应在复苏的同时接受诊断性评估，以确定基础病因。根据病史、体格检查和诊断性检查结果通常能确定休克的类型和病因，这关系到基础疾病的整体管理和治疗。

5. 经验性抗生素治疗　新生儿休克常见原因是感染，故诊断不明等待血培养结果的同时应静脉给予经验性抗生素治疗，治疗方案应该覆盖革兰阳性菌及革兰阴性菌直到有培养结果后再调整。

6. 对症治疗　维持正常血糖、体温及电解质平衡，监测并纠正出凝血功能障碍。如存在PDA依赖型CHD、心律失常、气胸、心包填塞、大量胸水等，需要立即予以纠正。

最初的稳定：
- 适当的呼吸支持（如吸氧、气管插管、正压通气）
- 建立血管通路
- 给予液体复苏：10~20mL/kg等张晶体液
- 持续监测：脉搏血氧饱和度和血压

↓

重点关注评估、最初的实验室检查、影像学检查，包括：
- 血气
- 电解质、尿素和肌酐
- 肝功能
- 血常规
- 乳酸
- 血培养
- 血型和血交叉
- 胸片（如有呼吸系统症状或体征）

↓

给予经验性抗微生物治疗

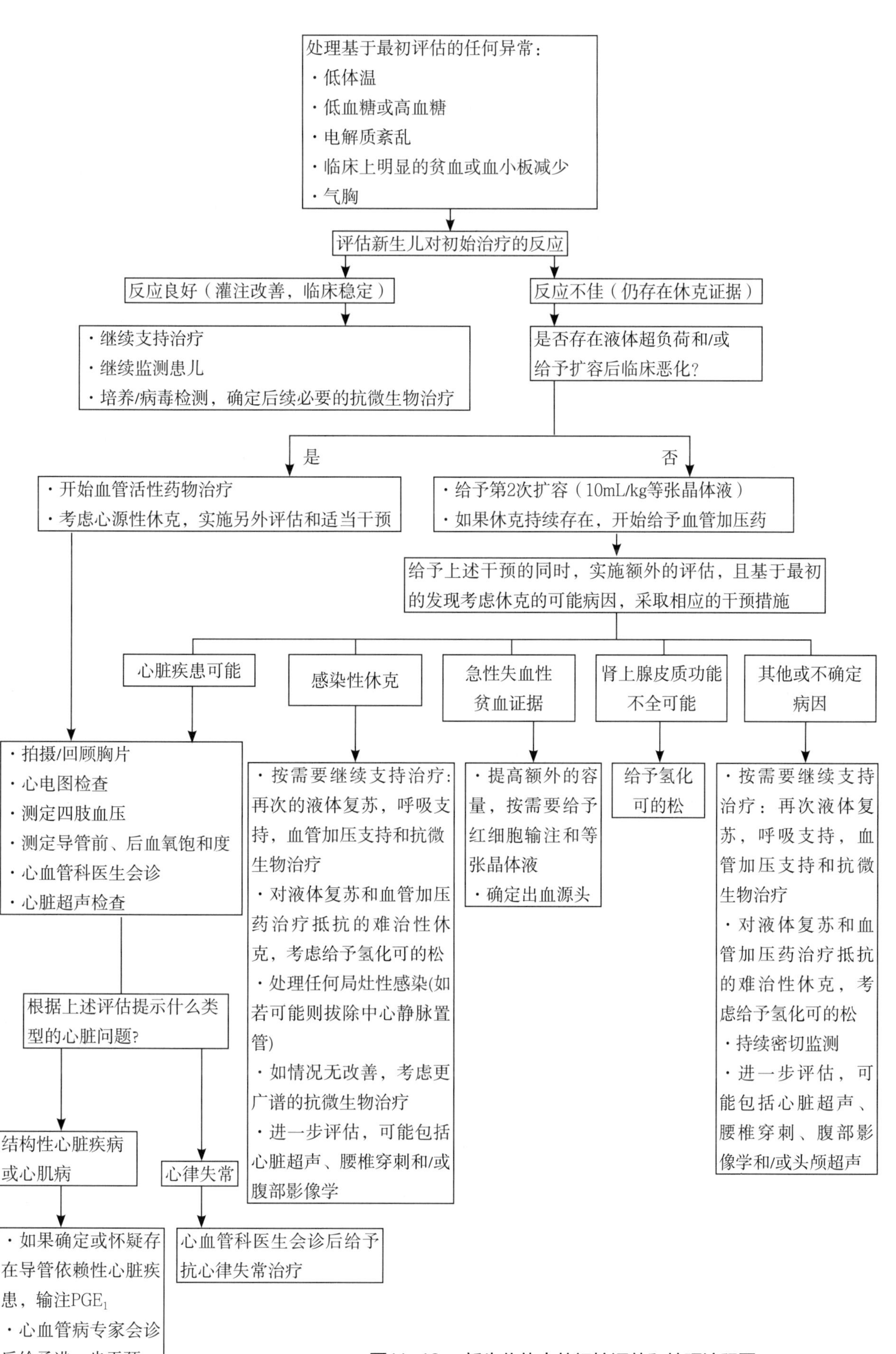

图11-18　新生儿休克的初始评估和处理流程图

（二）目标导向性治疗

1. 早期复苏目标　在最初6h内改善灌注的生理指标和保护重要器官功能，要求快速纠正循环功能障碍，持续监测和反复评估。

（1）第1h复苏的目标和节点　①中心和外周脉搏正常（肱动脉和股动脉搏动有力，容易触及桡动脉和胫后动脉搏动）、无差别；②肢端温暖，CRT≤2s；③精神状态正常；④尿量≥1mL/（kg·h）；⑤血压正常；⑥血糖、血钙水平正常；⑦动脉血氧饱和度＞95%；⑧导管前后血氧饱和度差＜5%。

（2）第1h以后的稳定期的目标和节点　除了继续保持第1h复苏的目标节点外，还应注意：①心脏指数（CI）＞3.3L/（min·m^2）；②中心静脉氧饱和度（$ScvO_2$）≥70%；③超声分析无右向左分流、三尖瓣反流或右心衰竭；④AG、乳酸正常，液体超载＜10%；⑤国际标准化比值（INR）正常。

2. 持续评估液体状态

（1）条件有限情况下　每一次输注液体后必须及时进行上述临床生理指标评估，决定进一步补液的必要性。如已经出现肺水肿（肺部听诊湿啰音增多，肝脏增大，呼吸困难加重）征象应停止补液，并考虑启用升压药物或正性肌力药物；生理指标改善但未达到治疗目标，临床没有液体超载征象，可继续液体复苏；临床生理指标到达治疗目标可以继续严密监测。

（2）血流动力学监测评估灌注情况　有条件的单位可采用自己熟悉的、合适的床边血流动力学监测技术（床边功能性超声心动图，生物电阻抗、USCOM、PI、NIRS）监测CO、前后负荷、毛细血管灌注、组织器官灌注等评估液体复苏前、后的心功能状态、液体反应性、组织器官氧合及灌注等，结合肺部超声B线改变，决定继续补液和/或启用正性肌力药物或血管升压药物，更精准地指导液体复苏及休克的救治。

3. 血管活性药物的使用　如果液体复苏剂量已达20~30mL/kg，而患者仍存在持续灌注异常，或一旦出现液体过负荷，或存在其他液体管理的问题，就应该启用血管活性药物。在早期复苏阶段，正性肌力药/血管加压药的目的是为了维持脏器的灌注压，即便在血容量不足尚未得到解决时亦可使用。如果尚未建立中心静脉通路，可以通过外周静脉（或经骨髓通路）通路输注。新生儿一线用药仍推荐多巴胺或在多巴胺基础上联合多巴酚丁胺。

（1）多巴胺［5~9μg/（kg·min）］用于血容量足够和心脏节律稳定、组织低灌注和低血压患儿；大剂量［10~20μg/（kg·min）］使血管收缩血压增加，用于休克失代偿期。

（2）多巴酚丁胺［5~20μg/（kg·min）］用于心肌功能不全或足够液体复苏和足够MAP情况下仍持续低灌注时。

（3）肾上腺素［0.05~1.0μg/（kg·min）］可用于多巴酚丁胺或多巴胺抵抗性低心输出量休克。肾上腺素引起的内脏血管收缩程度比多巴胺更强，多巴胺在心脏收缩功能受累的患者中可能更具优势，但较肾上腺素更易导致心律失常。

（4）对正常血压、低心输出量和高全身血管阻力且肾上腺素抵抗型休克，推荐优先加用米力农，可减低后负荷，兼具增强心脏收缩力作用，无氰化物中毒风险，安全性更好。

（5）当液体难治性休克小儿血压正常伴心输出量降低和全身血管阻力增高时，除用正性肌力药外还可加短效血管扩张剂，如硝普钠［0.5~8μg/（kg·min）］、硝酸甘油等，也可用Ⅲ型磷酸二酯酶抑制剂如米力农［用于低排高阻型，负荷量25~50μg/kg静脉注射，维持量0.25~1μg/（kg·min）］或氨力农［负荷量0.5~1.0mg/kg，维持量5~10μg/（kg·min），单次剂量最大不超过2.5mg/kg。每日最大量＜10mg/kg］。

（6）对心率较慢伴传导阻滞，在其他扩血管药无效时可静脉滴注异丙肾上腺素［0.1μg/（kg·min）］。

（7）有人主张小剂量去甲肾上腺素［0.05~1.0μg/（kg·min）］作为液体难治性低血压高动力性休克的一线用药。另有建议去甲肾上腺素与多巴酚丁胺联用，与使用大剂量的多巴胺或肾上腺素相比，联合应用能够改善毛细血管和内脏血流。

（8）近年临床随机对照研究发现，去甲肾上腺素的疗效与多巴胺相同，但多巴胺对心脏的副作用多于去甲肾上腺素。

（9）对于液体复苏和血管升压药难治的分布性或心源性休克、确诊或疑似肾上腺皮质功能减退症的婴儿，推荐使用氢化可的松，最好经5天减停。氢化可的松能减少对血管加压药的需求，缩短休克的病程。用法：起始量1mg/kg，维持量0.5~1mg/kg，每6~8h（＞34周）或每12h（＜34周）1次，静脉滴注。

关于血管活性药物的用法可参考本章第六节“心力衰竭”。

4. ECMO支持　对于经过积极抗休克处理，即充分的液体复苏、血管活性药物、氢化可的松等最大限度内科治疗仍不能改善的难治性休克新生儿，可以给予ECMO支持。ECMO支持的条件为：氧合指数＞40、出生体重＞2 000g、PMA＞34周、可逆性肺部疾病（100%纯氧通气时间＜14天），无致命的先天畸形、多器官系统衰竭、大量颅内出血、不可逆转的脑损伤或不可纠正的先天性心脏病等。

5. 针对疑似基础病因治疗

（1）感染性/分布性休克　对于疑似感染休克新生儿，液体复苏总量需要20~30mL/kg甚至更多，但由于脓毒症休克常合并心功能不全和/或低血容量性休克。对于合并心功能不全或液体复苏后出现心功能不全（如有肺部湿啰音、肝大、呼吸困难加重等）者，应该从5~10mL/kg开始，给液速度也可能更慢（如30~60min），同时给予血管活性药物及正性肌力药物。在复苏开始的同时启用经验性抗生素的治疗，疑诊早发型败血症需覆盖常见的GBS及大肠埃希菌（青霉素/氨苄青霉素+庆大霉素/头孢噻肟钠或头孢他啶）（国内一般不用庆大霉素）。疑诊晚发型败血症合并休克时，要扩大抗生素覆盖范围如万古霉素加美罗培南以及覆盖真菌的药物如氟康唑等。注意肠道病毒感染和单纯疱疹病毒感染引起的休克。

超早产儿中休克多数是由于脓毒症所致：静脉输液时过快的速度、过多的容量均可能导致超早产儿发生IVH，在超早产儿休克管理中，低血压的标准也难统一，故液体复苏可能需要更小剂量（如生理盐水5~10mL/kg）、更慢的速度（如30~60min）以及更加密切的临床生理评估。

积极液体复苏及经验性抗生素处理的同时应评估是否存在感染病灶，如皮肤、胸腔、骨髓腔、中枢神经系统、肠道感染（NEC、肠扭转、腹腔脓肿等），评估患儿留置的每一条管道（PICC、CVC、尿管、胸管等），如怀疑感染与这些导管相关应拔除管道。只有同时解除了病灶才能控制病情。

（2）心源性休克　补液可能无法改善心源性休克患者的灌注，甚至可能引起临床恶化。故初步疑诊心源性休克时（肝大、肺部啰音、心脏杂音、奔马律、导管前后血氧差异、上下肢血压差异、心律失常、胸片显示心影增大、吸入100%纯氧氧合无改善等），应在小剂量液体复苏（如5~10mL/kg、30min输注）的同时给予正性肌力药物，有条件应在初步复苏的同时监测血流动力学指标如CI、SVR、前负荷状态等，如床边超声检查提示心肌收缩乏力、CI低、SVR低等，应选择合适的正性肌力药物或升压药物治疗。经心电图诊断的心律失常患者应该根据心律失常类型初步判断是否属于急性血流动力学不稳定患儿并给予相应的治疗（参考本章第五节），并根据紧急程度及时请心儿科专家会诊。

如经诊断性评估为PDA依赖型CHD休克，在液体复苏的同时立刻予PGE_1开放动脉导管，PGE_1负荷剂量给予50~100ng/（kg·min），有效后减为最小有效剂量。但负荷量会加重低血压，故需要慎用，可以直接从小剂量5~10ng/（kg·min）开始。PGE_1使用过程中应以目标血氧饱和度为导向，维持血氧在75%~85%，同时UCG监测PDA直径，过高的血氧提示PDA过粗，导致肺充血、呼吸衰竭及心力衰竭等更加复杂的临床情况。当血氧在目标范围，PGE_1应调整到最小有效剂量或暂停使用（血氧饱和度＞90%或PDA过粗时）。

（3）低血容量性休克　对于急性失血引起低血容量性休克的婴儿，红细胞输注是治疗的关键。应尽可能快地输注红细胞改善休克和贫血。危急情况下，可以输注与新生儿血型相同的任何红细胞制品，如O型红细胞或与新生儿同型的红细胞。在取得红细胞前可以快速给予大量液体。通常先给予10mL/kg生理盐水输注10~15min。在输血、输液的同时，快速评估出血部位，根据病史针对性选择做头颅超声、胸腹部超声等，同时根据初步的出、凝血检查结果决定是否使用新鲜冰冻血浆等血液制品。

（4）阻塞性休克　液体复苏可以改善心脏前负荷，从而暂时改善心输出量，但是阻塞性休克治疗的重点是解除心脏或血管的阻塞，改善血液回流。如及时的胸腔穿刺或胸腔闭式引流缓解张力性气胸或大量胸腔积液；心包穿刺缓解心脏的压迫；对PPHN患者降低肺动脉压力改善氧合才能及时解除休克。

（5）不明原因休克　对于原因不明的休克新生儿，可以先给予10mL/kg液体，并监测输液反应（如灌注改善或临床恶化）的征象，复苏的同时积极寻找并及时解除可能导致休克的相关病因。如条件许可，给予经验性抗生素治疗；伴有发绀及导管前后血氧差异、上下肢血压差异的休克患儿可以试用PGE_1尝试开放动脉导管，并在给予PGE_1后15~30min评估临床生理参数，有好转可继续使用，如情况恶化应立即停止使用，考虑肺多血型CHD、肺静脉梗阻及左房梗阻型CHD的可能性，及时床边UCG排查，若证实则需要抗心衰治疗或手术治疗。

（6）难治性休克　在给予充分的液体复苏及血管活性药物后休克仍难以纠正，要注意有无先天或继发的肾上腺皮质功能减退或儿茶酚胺抵抗，注意新生儿外阴有无性别难辨、有无难以纠正的低钠血症及高钾血症，皮质功能筛查后启动氢化可的松治疗。当氢化可的松及血管加压素无效时可转运（常规转运或经ECMO转运）至有ECMO支持条件的中心行ECMO支持。

三、护理和监护要点

1. 密切观察并记录病情变化　观察神经系统（包括神志、前囟、瞳孔）；皮肤情况（肤色、肤温、花斑情况及范围、CRT）；呼吸系统（胸廓是否对称、有无桶状胸、呼吸节律、频率、深浅、窘迫）；消化系统（呕吐、胃液、腹胀、大便）等情况。监测体温；导管前、后脉搏氧饱和度；动脉内（脐带或外周）血压；持续ECG；动脉血气、乳酸；出、入量，尿量；葡萄糖、离子钙和其他电解质浓度；CVP/氧饱和度；心输出量；SVC血流；INR；AG和乳酸盐；全血细胞计数及分类、凝血功能。

2. 维持有效呼吸　休克通常都需要呼吸支

持，选择合适的通气方式保证良好氧合，保持呼吸道通畅，维持有效呼吸，及时清除呼吸道分泌物。

3. 保持安静，减少干扰和刺激　必要时予以镇静、镇痛。需要注意对于休克患儿采用镇静、镇痛时，如果没有充分的液体复苏很容易加重低血压和导致呼吸情况恶化（如呼吸暂停）。需要评估风险。对于气管插管及其他需要镇静、镇痛的新生儿尤其早产儿，镇痛尽量选用芬太尼（对血流动力学影响更少），剂量也应该滴定到最小的有效剂量。

4. 加强营养，保证足够的能量　休克尿少或出现氮质血症时适当限制氨基酸摄入，但不低于1.5g/（kg·d）。肺动脉高压危象或PPHN时暂停脂肪乳剂或限制在0.5~1g/（kg·d），因血流缓慢可能导致肺血管栓塞。

四、疗效和预后评估

抗休克治疗有效的标准为：四肢温暖，CRT≤2s；脉搏正常有力且周围和中央脉搏无差异；尿量每小时＞1mL/kg；精神状态正常；血压正常；SpO_2＞95%，导管前和导管后SpO_2差异＜5%；$ScvO_2$＞70%；UCG检查无右向左分流、无三尖瓣反流或右心室衰竭；血糖和离子钙浓度正常；SVC＞40mL/（kg·min），CI＞3.3L/（min·m^2）；国际标准化比率（INR）正常；血气pH值正常，血清/血浆碳酸氢盐正常、乳酸水平＜2.2mmol/L。

新生儿休克由于病因复杂多样，处于生后循环过渡期，血管神经调节及免疫功能极不成熟，总的病死率仍然较高，特别是基层医院。休克治疗在于早期发现、尽早（代偿期）启动抗休克治疗、尽快逆转休克，并积极治疗病因。如没有在关键时期得到逆转，可能发展为难治性休克或导致脏器功能的严重损害甚至死亡。难治型休克进展到需要ECMO支持的新生儿则预后不良，因感染性休克需要ECMO治疗的病死率近30%，存活者也将有长期的并发症及神经系统预后不良。

五、诊疗关键点和难点

1. 心率及脉搏是评价循环功能的重要指标，休克患儿回心血量减少，心率代偿性增快，此表现常出现在血压变化之前，同时由于每搏心输出量减少而脉搏细数。如果怀疑心动过速是由循环不足所致，则推荐进行快速补液，除非有证据表明患儿存在心功能不全；而对于反复快速补液治疗无效、心率持续增快的患儿，应评估其是否有心功能不全。

2. 休克早期由于心率增加、血管收缩（全身血管阻力增加）等机体代偿机制，血压可正常或稍高，而血压降低通常提示失代偿性（重症或晚期）感染性休克。

3. 由于疾病进展及患儿对治疗反应不同，患儿循环状态在动态改变中，要求对患儿进行连续性评估，根据患儿循环状态及时调整治疗方案。同时，动态评估还有助于了解治疗的效果，如液体复苏时应动态观察心率和皮肤灌注改变。

4. 液体复苏时，晶体液和胶体液都可使用。晶体液、胶体液或平衡液何者更优仍无推荐。临床上首选晶体液，之后还应合理补充胶体液，维持内环境平衡。晶体液无携氧功能，改善血流动力学效果较差，输入后大部分液体迅速转移至细胞内及组织间液；可能加重脑水肿、增加颅内压、造成血液稀释、凝血障碍等。胶体液可有效提高血管渗透压，使水分从组织间液进入血管内。但胶体液的使用不利于止血，可增加病死率。此外，胶体液中某些成分会对凝血功能和红细胞形态产生潜在影响，有引起机体出血倾向，且可能影响血型鉴定和交叉配血，引起输血不良反应。

5. 现行多种临床指南推荐快速液体复苏。但大量液体输入可影响血管收缩反应，血液稀释引起稀释性凝血功能障碍，不易形成凝血块或使已形成的凝血块脱落，最终可能增加出血，使组织供氧降低加重代谢紊乱和酸中毒。新生儿每次液体量10mL/kg，初始复苏（1h内）不超过40~60mL/kg。早期、充分的液体复苏可显著降低感染性休克的病死率，但超过10%的液体超负荷与病死率升高有关。需重视液体超负荷的评估（体重增加10%），保持电解质平衡和后续治疗中必要的液体移除。强调每次输注前后，均需评估该患儿是否有灌注不足或液体过剩体征，以决定是否需要继续补液。

6. 液体复苏需区分“适应证”和“禁忌证”，针对补液治疗无反应者、液体过剩或伴有心血管衰竭的患者，补液可能无益甚至有害。出现肺部啰音、肝大、奔马律或低钠血症、高血容量、严重贫血、严重营养不良、心力衰竭、多器官衰竭等特殊患者应避免快速液体输注。

7. 对于早产儿，目前尚无足够证据支持早期大量的液体复苏可达到类似足月儿的效果，并且在生后1周内的早产儿，快速扩容会大大增加脑室内出血的可能性。对于低血压的早产儿，有学者建议，在30~60min内输入10~20mL/kg生理盐水，如果需进一步干预，则可应用血管活性药物。

8. 抗休克治疗时不提倡在没有对血糖浓度作评估而常规输注葡萄糖。因为液体复苏期间输注大量含糖液可引起渗透性利尿，产生或加重低钾血症及加重缺血性脑损伤；而低血糖可致神经损害，且抑制心肌功能。应将血糖水平控制在一定范围，第1h液体复苏不用含糖液，如有低血糖存在或患儿对标准复苏没反应，考虑输注葡萄糖，可给5%葡萄糖盐水或5%葡萄糖乳酸林格液静脉推注或快速滴注。当血糖＞11.1mmol/L（200mg/dL）时，可静脉滴注胰岛素0.05U/（kg·h），必要时可适当增加剂量。大多数专家认为可用10%葡萄糖以维持速度静脉滴注，以期提供与日龄相适合的葡萄糖需求，预防低血糖发生。低血糖、高血糖和血糖显著波动均与重症患儿短期不良结局有关，但新生儿和儿童最佳血糖范围指南仍未有推荐。

9. 在有重症监护条件的医疗卫生系统，建议第1h内大剂量液体最高可达40mL/kg（每剂10mL/kg），根据心输出量个体化补液。当出现液体超负荷时，停止补液。在无重症监护条件的医疗卫生系统，若不发生低血压，建议初始应该给予维持输液而不应使用大剂量液体；若发生低血压，建议第1h内大剂量液体可高达40mL/kg（每剂10mL/kg），根据心输出量个体化补液。若出现液体超负荷，停止补液。心输出量临床指标包括心率、血压、毛细血管充盈时间、意识水平和尿量。无论什么样情况下，都应通过反复多次的心输出量临床指标再评估、连续动态血乳酸测定等来指导液体管理。一旦出现液体超负荷征象包括肺水肿或新出现或持续的肝脏增大，应限制进一步实施大剂量液体治疗。

10. 休克是一个动态过程，心血管药物的选择及其剂量应根据器官灌注的需要随时调整。要考虑血管活性药物对体循环及肺循环阻力、心肌收缩力、心率及心室舒张有不同的影响。药理作用是由药代动力学和药效学决定的。重症休克者肝、肾灌注和功能常发生改变，致其药效动力学产生变化，实际药物浓度往往比预期的更高。因此，教科书中引用的剂量是起效量的近似值，建议动态评估血流动力学参数，以便选择适当的血管活性药物与液体组合。败血症时毒素及炎症因子的影响会降低血管及心脏对血管活性药物的反应性。

（孙云霞　周　伟）

第八节 早产儿低血压

早产儿低血压目前无明确的数值定义，但随着胎龄的增加，平均动脉压升高已成为临床医生的共识。血压低于特定胎龄或出生体重的同龄正常值的2个标准差通常被定义为低血压。低血压在早产儿（<37周）中发生率为16%~52%，在新生儿监护病房，超早产儿（胎龄<28周）低血压诊断率更高，接受血管活性药及强心药治疗。早期快速液体复苏对灌注不良的低血压早产儿非常重要，也是低血压灌注不良时最常采用的方法，但对部分超早产儿，早期快速液体复苏可能有害无益。因此，超早产儿低血压管理需要考虑更多。

一、诊断要点

（一）病史和高危因素

1. 早产儿娩出前产妇未使用皮质类固醇激素、产妇全身麻醉药物的应用。

2. 胎盘异常、胎母输血或脐带异常导致大量失血。

3. 胎膜早破、产妇绒毛膜羊膜炎、产妇分娩时发热、产妇妊娠期B组链球菌（GBS）菌尿、产妇曾有婴儿感染GBS疾病、产妇有疱疹性生殖器损伤史等感染性疾病。

4. 产妇有系统性红斑狼疮或Sjögren综合征。

5. 宫内缺氧窒息、先天性心脏病、胎儿水肿。

（二）临床特点

早产儿低血压可以是生理性的，无明显的临床症状和体征；也可以是病理性的，有灌注不足的临床征象，如四肢发凉、肢端发绀、苍白、皮肤花斑、CRT>4s、少尿或无尿等。

（三）诊断标准

足月儿或早产儿低血压还没有标准的定义，新生儿血压随出生胎龄及日龄增加而升高，但是只有最初1周内的血压数值与胎龄相关。超早产儿血压差异很大，早产儿特别是极低出生体重儿的正常血压很难确定。

一般认为足月新生儿低血压临界值为收缩压（SBP）< 50mmHg、舒张压（DBP）< 30mmHg或平均动脉压（MAP）< 40mmHg，也有将正常收缩压下限设定为60mmHg（收缩压的第5百分位数）。

关于早产儿低血压，1999年Nuntnarumit等提出的任何胎龄早产儿生后第1天MAP<30mmHg即为低血压；20世纪90年代初有学者提出MAP低于胎龄则定义为低血压（如胎龄30周早产儿MAP<30mmHg为低血压），但此定义仅适合于胎龄<30周、出生后3天内早产儿，一般认为胎龄34周以上早产儿MAP应在40mmHg以上；1989年Watkins等提出极低出生体重儿连续2次监测MAP均低于相同出生体重及日龄新生儿MAP的第10百分位即定义为低血压。

（四）早产儿血压测量方法

1. 无创测量法（示波法） 根据测量部位（上臂或大腿）来选择合适尺寸的袖带（袖带气囊应覆盖上臂或大腿长度的2/3，宽度为上臂臂围的44%~55%）。测量过程中尽量减少肢体移动；最好在喂奶或医疗干预后1.5h、在婴儿熟睡时或安静觉醒状态下测量血压；婴儿取仰卧位或俯卧位，选择右上臂测量血压；若采用自动测压装置，第一次测量值通常舍弃。

2. 有创测量法　经脐动脉（或主动脉）放置导管直接连续测量是测定动脉血压的金标准。探头放置的位置直接影响动脉血压波形。与在主动脉根部测量的波形相比，外周动脉测量波形收缩压更高、收缩期上升的斜率更陡、舒张压更低、双侧切迹更低且延迟以及脉压更宽。压力传感器应在与心脏水平相对应的位置。换能器必须在使用前“归零”，用于有创监测的动脉导管、非顺应性导管和三向旋塞都会改变动脉和传感器之间的压力波形阻尼程度，因此，尽量避免不必要的导管长度和额外的旋塞。动脉压力波形可能会因为动脉导管中的气泡或凝块而变弱，错误地显示收缩压降低，脉压变窄。

二、治疗原则和措施

（一）治疗原则

结合血压值与外周灌注评估结果来指导管理决策。

1. 存在灌注受损临床征象（四肢发凉、肢端发绀、苍白、皮肤花斑、CRT＞4s的低血压早产儿需要立即干预，以恢复充足的灌注。

2. 血压低但灌注良好的早产儿，每小时或持续监测血压，频繁查体以评估灌注情况，每3~4h测量1次尿量，并监测血气、血红蛋白/血细胞比容水平等。

3. 如果MAP持续下降超过5mmHg且与观察到的生理变化不符，则可能是休克的早期征兆，应立即予以评估。

4. 目前认为低血压存在下列情况应进行干预：①平均动脉压持续低于胎龄值时；②存在低血压且伴有体循环灌注不良症状和体征时；③纠正致低血压的病因如低血糖、低血钙、低钠血症、心律失常等疾病后仍有低血压。

（二）治疗措施（参考本章第六节、第七节）

1. 输注等渗液体　对于有灌注不良证据的低血压早产儿，可先予10mL/kg等渗晶体液如生理盐水快速输注，但对于超早产儿，输注的速度和液体量宜慎重。

2. 正性肌力药治疗

（1）多巴胺　5~20μg/（kg·min）。中剂量作用于心脏β受体，增加心肌收缩力，增加心输出量；大剂量作用于α受体，导致外周血管收缩。

（2）多巴酚丁胺　5~20μg/（kg·min）。作用于心脏β受体，增加心肌收缩力，增加心输出量，不增加心率，可轻度扩张外周血管和肺血管。

（3）肾上腺素　0.05~1μg/（kg·min）。可作用于α和β受体，小剂量增加心肌收缩力，加快心率，舒张外周血管和肺血管；大剂量致外周血管收缩。

3. 氢化可的松　首剂2mg/kg，维持量1mg/kg，每12h1次，共4剂。

4. 其他血管活性药物

（1）去甲肾上腺素　0.05~1μg/（kg·min）。小剂量时主要作用于β受体，大剂量时主要作用于α受体。

（2）异丙肾上腺素　0.05~1μg/（kg·min）。只作用于β受体，可增加心肌收缩力，增加心率，舒张血管和支气管，降低肺循环和体循环阻力。

（3）米力龙　负荷量25~50μg/kg，静脉注射，维持量0.25~1μg/（kg·min）。增加心肌收缩力，舒张外周动脉和肺动脉。

三、护理和监护要点

1. 每小时或连续监测血压、心率、体温；确认血压测量值准确。

2. 频繁评估外周循环灌注情况，如肢端温度、肤色、毛细血管再充盈时间等。

3. 每3~4h测量一次尿量。

4. 动态血液监测，以迅速识别酸碱平衡（血气）或血红蛋白/血细胞比容的变化。

四、疗效和预后评估

如果灌注良好，未治疗的低血压者与血压正常者的结局相近。对于存在灌注不足证据的低血压早产儿可能处于休克状态，其预后取决于休克的病因和是否得到及时有效的干预。对于超低出生体重儿，相比正常血压组，低血压组无论治疗与否，幸存者在PMA18~22个月时的脑性瘫痪和耳聋发生率均更高，Bayley发育量表评分也更低。

五、诊疗关键和难点

1. 不同胎龄和出生后不同日龄血压值范围较大，很难判断每名早产儿在出生后特定时间的血压值是否异常。

2. 持续评估外周灌注的同时需要频繁监测血压值。即使血压值并不低于预定阈值，但未能正常上升甚至逐渐下降，则也具有临床意义。如果超早产儿血压以每天4~5mmHg的预期速度上升，较低的血压值可能也合理。若血压趋势可靠但与预期生理变化不一致，或者存在灌注不良的临床证据或实验室证据，则可考虑给予升压治疗。

3. 对于大多数早产儿，低于现有基准数据的血压值通常短暂存在，反映了分娩后正常生理变化，并非基础疾病的征象。然而，存在灌注不足证据的低血压婴儿处于休克状态，其病因各不相同，需要紧急干预。

4. 单凭血压不足以准确评估器官/组织的灌注情况，血压结合外周灌注评估结果可用于指导血压管理决策。

（李晓东）

第九节　新生儿高血压

随着NICU监护技术进步，新生儿高血压（neonatal hypertension）逐渐受到重视。新生儿高血压的发病率因临床情况而不同。在其他方面健康的足月婴儿中，高血压罕见，报道的发生率为0.2%。在入住NICU的新生儿中，高血压发生率较高（0.7%~3%）。入住NICU的患儿发生高血压的危险因素包括：胎龄较小和低出生体重、特定疾病（如BPD、心脏疾病和肾损伤）、脐动脉置管（UAC）及病情加重等。高血压临床症状不典型，多数是在危重新生儿生命体征监护过程中发现。充血性心力衰竭和/或心源性休克是重度高血压的表现，常常危及生命，需要即刻处理。

一、诊断要点

（一）病史和高危因素

导致新生儿高血压的原因主要有：UAC相关血栓形成，主动脉缩窄，肾静脉血栓形成，肾动脉狭窄，多囊肾，尿路梗阻，急性肾损伤，肾钙沉着症，甲状腺功能亢进，先天性肾上腺皮质增生，液体超负荷，皮质类固醇、泮库溴铵或外用扩瞳药等的使用，rhEPO、ACTH、芬太尼、东莨菪碱、氨茶碱、纳洛酮、前列腺素E_2等药物的使用等。

（二）临床特点

大多数高血压新生儿无症状。对于有症状或体征的患儿，高血压的严重程度可能与症状或体征的存在或其严重程度无关。

1. 心肺系统　呼吸过速、心动过速、发绀、心脏扩大、皮肤花斑，严重病例心力衰竭或心源性休克。这些表现大多数随高血压的纠正而消退。

2. 神经系统症状　易激惹、嗜睡、肌张力异常、抽搐、轻偏瘫、神经麻痹和高血压性视网膜病变，严重病例可能出现高血压脑病。

3. 肾脏异常　少尿、多尿、血尿、钠丢失、肾脏或膀胱增大，以及肾性蛋白尿。

4. 非特异性症状　如嗜睡、喂养困难、呕吐、生长迟缓、水肿、出汗、发热等。

（三）辅助检查

1. 实验室检查　高血压的新生儿应该检查血清电解质、BUN、肌酐和尿液分析，以排除是否存在肾实质疾病。也应该进行相关的内分泌疾病筛查，如测定皮质醇、甲状腺素、醛固酮、血浆肾素活性等。

2. 影像学检查　①胸片可以明确有无充血性心力衰竭。②肾脏超声检查：可以直接发现高血压的病因（如肾静脉栓塞）；也可以发现主动脉弓缩窄、肾动脉栓塞、肾脏先天性的解剖异常或肾实质病变等。③血管造影：是诊断肾血管性高血压的金标准。严重高血压的新生儿需要进行血管造影检查，传统的经股静脉血管造影术对肾动脉狭窄的诊断优于经脐动脉血管造影。④放射性核素肾成像检查（PMA至少达44周时）：可以发现肾灌注异常，如血栓栓塞等。使用$^{99m}T_C$的肾扫描敏感度为92%，特异度为97%。此外使用^{131}碘核素的注射检查也可判断肾的血流及尿流量，以及肾对于钠的浓缩能力。⑤其他：超声心动图，排泄式膀胱尿道造影术等。

（四）诊断标准

1. 持续的收缩压和/或舒张压超过相应矫正年龄（有时指PMA，同年龄、同性别）新生儿血压的第95百分位。另有学者把新生儿高血压定义为：足月儿血压＞90/60mmHg、早产儿血压＞80/50mmHg或MAP持续＞70mmHg，虽然不够精确但很实用。

2. 6~12h内3次测得的血压均高于同日龄新生儿收缩压或舒张压的第95百分位或均数+2SD（美国儿科学会1987年标准）即可诊断为高血压。目前尚无标准数据来确定1岁以下婴儿的第95百分位数血压，因此对于清醒时示波法血压值＞100/60mmHg婴儿，手动测压确认血压值＞110/70mmHg时，开始评估病因。

3. 手动测量血压值持续≥110/70mmHg通常需要开始治疗，若有症状或有左室肥厚，则应更早开始。

（五）病因鉴别诊断

1. 所有高血压婴儿均应测量所有四肢的血压，以排除主动脉缩窄或导致胸主动脉或腹主动脉闭塞的主动脉血栓。

2. 腹部膨隆或包块可能提示尿路梗阻、多囊肾，或腹部/肾脏肿瘤。

3. 外周血栓征象有时可见于UAC相关高血压。

4. 甲状腺功能亢进新生儿可能存在心动过速、潮红和低出生体重。

5. *CYP11B1*基因缺陷新生儿通常在女性有外生殖器性别不清，在男性有阴茎增大。

6. 畸形特征可能提示临床表现包括高血压的某种综合征，如Williams综合征。

7. 进行神经系统检查，以发现与高血压脑病相符且需要立即治疗的中枢神经系统功能障碍征象，如易激惹、嗜睡或意识混沌。

8. 心动过速、呼吸过速以及灌注不良可能是心力衰竭的征兆，需要立即进行评估（如胸片、超声心动图）和治疗。

9. 上肢血压高于下肢20mmHg，足背动脉搏动异常或股动脉搏动减弱/消失提示主动脉狭窄。

10. 血压严重持续增高，提示嗜铬细胞瘤或肾动脉狭窄。

11. 血压轻度增高、脉压增大见于PDA、主动脉关闭不全和甲状腺功能亢进。

12. 上腹部正中或略靠左侧肋弓下闻及血管杂音提示血管疾病，如肾动脉狭窄。

二、治疗原则和措施

（一）治疗原则

1. 对于无症状的轻度高血压（第95至99百分位）新生儿，若无终末器官受累证据（如左心室肥厚），可采取密切观察，每6~8h测1次血压。如果血压升高持续存在，应考虑药物治疗。超声心动图有助于评估有无靶器官损害。左心室肥厚是开始药物治疗的一个指征。同样，如果已证实存在基础肾脏疾病，应该强烈考虑给予治疗。

2. 对于无症状持续性中度高血压新生儿（定义为血压≥第99百分位）或者有症状或终末器官受累的轻度高血压，应开始降压治疗。如果患儿临床情况稳定且能够口服药物，或者患儿最初接受静脉降压治疗准备过渡到口服降压药，则可给予口服药物。

虽然系列病例研究报道，多种药物可用于治疗新生儿和婴儿的持续性高血压，但尚无临床试验数据可用于指导这些患儿的药物选择。

可选择的药物包括钙通道阻滞剂、利尿剂以及β受体阻滞剂（可能不宜用于BPD患儿），如果患儿PMA＞44周，还可使用ACEI（血管紧张素转换酶抑制剂）。

3. 有症状的重度高血压，急性、症状性血压升高远高于第99百分位时，特别是出现终末器官受累时，应考虑为高血压急症，应尽快采用静脉药物持续输注治疗。最初8h内血压下降不超过25%。在接下来的24~36h内，可将血压进一步降至目标水平（通常为同年龄血压值的第90或95百分位）。

4. 美国儿科学会确定新生儿（生后7天）收缩压的第99百分位为110 mmHg，因此当这些婴儿收缩压持续高于110 mmHg，就完全可以凭经验开始治疗。由于通常把血压超过同年龄正常值30%者认为是高血压急症，故当收缩压＞130 mmHg应当立即进行处理。

5. 降压药的选择取决于高血压的严重程度。开始降压治疗时，先使用单药治疗，逐步增加至最大剂量，直至血压得到控制。如果高血压持续存在或发现第一种药物有不良反应，则应加用另一种药物。对于重度高血压，优选持续静脉给予降压药物（如尼卡地平），这样不但可快速调节血压，还可根据患儿的反应安全降低血压。口服药物可用于不太严重的高血压患儿。应避免静脉快速推注和使用强效口服药物，因其可能引起血压骤降，且作用持续时间可能过长。

（二）治疗措施

包括识别和纠正任何可治愈的高血压病因，并在必要时开始药物治疗以降低血压（治疗高血压可供选择的药物及其剂量见表11-6）。

1. 利尿剂　利尿剂能够减少细胞外容量和血浆容量，从而使血压轻度下降，其在新生儿中通常仅限于治疗容量超负荷所致轻度高血压，或者当单药治疗无法控制血压时作为二线药物使用。噻嗪类利尿剂（如氯噻嗪与氢氯噻嗪）常优于袢利尿剂（呋塞米），因袢利尿剂导致电解质紊乱的风险更高，尤其是低钾血症，也可能引起高钙尿所致的肾钙沉着症。如需使用利尿剂，建议以小剂量的氯噻嗪［10mg/（kg·d），12h 1次］或氢氯噻嗪［1mg/（kg·d）］开始，每3~4天调整一次剂量。应在使用利尿剂后72h内监测电解质。关于保钾利尿剂（如螺内酯）在新生儿高血压治疗中的疗效尚存有争议，需进一步观察研究。

2. 血管紧张素转换酶抑制剂（ACEI）　虽然可有效降低婴儿血压，但因担心出现重度不良反应，不推荐将其用于新生儿。通常在PMA达44周前避免使用ACEI。①卡托普利：口服药，能够有效降低婴儿血压，但可引起早产儿血压过度降低。其造成的血压骤降可引起抽搐和急性肾损伤。②依那普利拉：静脉制剂，对重度高血压有效。一项针对新生儿的系列研究报道表明，即使使用最低剂量，也可能导致明显长期低血压和少尿型急性肾衰竭。因此，不推荐常规使用依那普利拉。ACEI对新生儿肾素-血管紧张素系统的抑制作用还可能影响肾脏的正常发育，这类药物用于新生儿可能会损害肾脏发育成熟的最后阶段。

3. β受体阻滞剂　β受体阻滞剂广泛用于治疗新生儿高血压，但由于可能引起支气管痉挛，应禁用于慢性肺疾病婴儿。①普萘洛尔：可有效治疗新生儿高血压，副作用（除心动过缓外）少见。它是有混悬液市售的少数几种药物之一。②拉贝洛尔：兼有α_1受体和β受体阻滞作用的阻滞剂，起效快，作用持续2~3h。通常静脉给药。该药不会引起心动过速、脑血管扩张或颅内压改变，故对儿茶酚胺和中枢神经系统介导的高血压可能尤其有效。③艾司洛尔：一种超短效静脉用心脏选择性β_1肾上腺素能受体阻滞剂，起效快（约60s），作用持续10~20min，非常适合用于治疗症状性重度高血压。

4. 钙通道阻滞剂　①尼卡地平：通常认为静脉用尼卡地平是治疗新生儿和婴儿重度高血压的首选药物，因给药数分钟内即可降低血压。因其半衰期短（10~15min），应持续输注给药，开始剂量为0.5μg/（kg·min）。如15min内未达目标血压值，则可每15min增加0.25~0.5μg/（kg·min），最大剂量为3μg/（kg·min）。少数患儿血压对尼卡地平无反应，或使用最大剂量后血压仍升高，则可加用或换用硝普钠或艾司洛尔输注。一旦达到目标血压值且临床状况允许，可考虑改为口服药物治疗。该药的副作用之一是心动过速，但通常无临床意义。②伊拉地平：伊拉地平在给药后1~2h内起效，可以配制成一种稳定的1mg/mL混悬液，便于婴儿口服使用。③氨氯地平：较长效，也广泛用于治疗儿童高血压，开始治疗后可能需要数日才可见最大降压效果，因而最适合用于治疗慢性高血压。④硝苯地平：短效，不再推荐使用。因不能配制成稳定、易于给药的口服剂型，且可造成血压迅速过度降低。

5. 血管扩张剂　①肼屈嗪：可引起血管平滑肌松弛的外周血管扩张剂。口服或静脉用肼屈嗪可有效治疗婴儿中度高血压。②米诺地尔：通过开放平滑肌细胞的钾通道使钾离子外流，进而导致超极化和平滑肌松弛。其主要作用于小动脉，不会引起静脉扩张。主要用于难治性或重度高血压。已知副作用包括多毛和液体潴留，主要见于长期使用者。③硝普钠：作用于小动脉和静脉平滑肌细胞直接扩张血管，该药能有效治疗重度高血压。起效快且作用持续时间短。并发症包括低血压和硫氰酸盐中毒，可见于长时间用药（>

72h）或肾功能不全时。这些情况下应监测硫氰酸盐水平。

6. 持续治疗 大部分新生儿高血压病例，使用降压药能够很好地控制血压。对于任何使用降压药的新生儿，在确定了治疗的期望目标并与其监护人讨论了药物的潜在不良反应之后方可出院。出院后，慢性高血压婴儿在生长过程中可能需要增加降压药的剂量。因此，需要持续监测血压，以确保血压控制得以维持。对于这些患儿，需要配备适当的家用设备（通常是示波器），并指导如何使用设备。

7. 基础疾病治疗 是否能识别和治疗患儿的基础疾病，可能会影响到治疗的持续时间和远期结局。

表 11-6 治疗婴儿高血压供选择药物的推荐剂量

分类	药物	给药途径	剂量	用药频次
ACE抑制剂	卡托普利（Captopril）	口服	每次0.01～0.5mg/kg 最大量2mg/（kg·d）	3~4次/天
	依那普利（Enalapril）	口服	0.08～0.6mg/（kg·d）	1~2次/天
	赖诺普利（Lisinopril）	口服	0.07～0.6mg/（kg·d）	1次/天
α受体和β受体拮抗剂	拉贝洛尔（Labetalol）	口服	每次0.5~1mg/kg 最大量10mg/（kg·d）	2~3次/天
		静脉推注	每次0.2~1mg/kg	每4~6h/次
		静脉滴注	0.25~3mg/（kg·h）	
	卡维地洛（Carvedilol）	口服	每次0.1～0.5mg/kg	2次/天
β受体拮抗剂	艾司洛尔（Esmolol）	静脉滴注	100~500ug/（kg·min）	
	普萘洛尔（Propranolol）	口服	每次0.5~1mg/kg 最大量8~10mg/（kg·d）	3~4次/天
钙通道阻滞剂	氨氯地平（Amlodipine）	口服	每次0.05~0.3mg/kg 最大量0.6mg/（kg·d）	1次/天
	依拉地平（Isradipine）	口服	每次0.05~0.15mg/kg 最大量0.8mg/（kg·d）	4次/天
	尼卡地平（Nicardipine）	静脉滴注	0.5~4μg/（kg·min）	
中枢性α受体拮抗剂	可乐宁（Clonidine）	口服	5~10μg/（kg·d） 最大量25μg/（kg·d）	2~4次/天
利尿剂	氯噻嗪（Chlorothiazide）	口服	每次5~15mg/kg	2次/天
	氢氯噻嗪（Hydrochlorothiazide）	口服	1~3mg/（kg·d）	1~2次/天
	螺内酯（Spironolactone）	口服	每次0.5~1.5mg/kg	2次/天
血管舒张剂	肼苯哒嗪（Hydralazine）	口服	每次0.25~1mg/kg 最大量7.5mg/（kg·d）	3~4次/天
		静脉推注	每次0.15~0.6mg/kg	每4h/次
	米诺地尔（Minoxidil）	口服	每次0.1~0.2mg/kg	2~3次/天
	硝普钠（Nitroprusside）	静脉滴注	0.5~10μg/（kg·min）	

三、护理和监护要点

1. 严密观察病情　密切监测生命体征。若出现呼吸急促、心动过速、S3或S4奔马律，以及新发心脏杂音或原有杂音改变，警惕左室心力衰竭。若出现神志改变（嗜睡、昏迷或意识模糊）、癫痫发作和易激惹，需警惕高血压脑病。若出现血尿和蛋白尿，警惕急性肾损害。

2. 保持安静，减少刺激　因为哭泣、疼痛、激动等刺激均可使血压升高，注意减少刺激。

3. 维持水、电解质平衡　液体超负荷，导致容量负荷增加，每天监测体重及24h出入量，注意量出为入，注意钠盐的摄入。

4. 血压监测　接受降压治疗的新生儿需要持续监测血压。这些婴儿在生长过程中可能需要增加药物剂量。

四、疗效和预后评估

新生儿高血压的预后取决于病因、诊断的时间、并发症和对治疗的反应。大多数情况下，随着基础疾病的恢复或治疗，高血压可以缓解，通常不需要长期降压治疗，远期预后良好。部分高血压病因需经外科纠正。在神经、心血管或肾脏代偿失调所致的新生儿高血压和特发性动脉钙化或大量主动脉栓塞的患儿，病死率高。由肾动脉或主动脉血栓栓塞导致的新生儿高血压远期预后良好，常在1年内恢复和仅有轻度到中度肾功能降低。通常建议患儿从NICU出院后的最初3~6个月每月随访1次，随后每3个月随访1次。应定期监测血压和肾功能。

五、诊疗关键点和难点

1. 由于缺乏关于新生儿高血压远期结局的证据以及评估降压药对新生儿安全性和有效性的临床试验，新生儿高血压的最佳治疗方案尚不明确。治疗决策取决于高血压的严重程度、基础病因以及是否有症状或终末器官受累的证据。

2. 目前可供临床医师选择的治疗新生儿高血压的药物较多，但是在开始药物治疗之前，应该对新生儿的临床状态进行评估，及时识别并纠正导致高血压的医源性因素，如收缩性血管活性药物的输注液量过多或疼痛等。然后根据临床需要选择合适的抗高血压药物。新生儿高血压的给药途径应根据高血压的严重性和婴儿的总体情况决定。急性起病的高血压危重婴儿应通过持续输注静脉给药，以控制血压降低的幅度和速度，在前8h中患儿的血压降低不宜超过25%以防脑缺血。对轻症高血压患儿可以口服给药。

3. 治疗新生儿高血压的降压药类型包括：利尿剂、ACEI、β受体阻滞剂、钙通道阻滞剂和直接血管扩张剂。药物选择常依据临床医生的经验和判断以及药品供应情况：有症状的重度高血压婴儿应接受静脉用药物以降低血压如尼卡地平；对于PMA＜44周的婴儿，不推荐使用ACEI；不建议使用β受体阻滞剂治疗慢性肺疾病婴儿的高血压。

4. 尽管新生儿和婴儿降压治疗的血压目标值尚未确定，但美国儿科学会（2017年）建议：对于没有靶器官损害证据和心血管疾病相关基础疾病患儿，血压目标值应低于第95百分位；如果有靶器官损害证据，或降低血压可能有益于控制基础疾病（如慢性肾脏病），血压目标值应低于第90百分位。

（李晓东　周　伟）

第十节 新生儿乳糜胸、乳糜腹

新生儿乳糜胸（neonatal chylothorax）是由于胸导管或胸腔内大淋巴管破裂、阻塞导致淋巴液即乳糜液在胸腔异常积聚，引起严重呼吸、营养及免疫障碍的一种疾病。多见于右侧，男婴发病率约为女婴的2倍，常继发于非免疫性胎儿水肿，是新生儿胸腔积液的主要原因之一。而乳糜腹（chyloperitoneum）是由于乳糜从腹腔内的淋巴系统中溢出所致。

一、诊断要点

（一）病史和高危因素

臀位产，窒息、复苏过程压力过大损伤颈部淋巴管，闭合性或开放性胸部损伤，颈腰脊柱过度伸展，手术损伤胸导管，先天性淋巴管异常，胸膜炎，肺炎，甲状腺功能减退，纵隔肿瘤、畸胎瘤等。约有半数为自发性。

（二）临床特点

1. 乳糜胸　自发性乳糜胸常见于足月儿。常发生于生后早期有窒息或呼吸窘迫史的新生儿中，也可能在出生后1周内出现。临床表现为呼吸困难、浅快、发绀，胸部叩诊浊音，病侧听诊呼吸音减弱，心脏和纵隔向健侧推移、双侧积液者可无移位，但呼吸困难可更明显。另外，乳糜胸患者可伴有营养不良或免疫功能低下，乳糜胸患者容易继发感染。

2. 乳糜腹　出生后腹部逐渐膨隆，严重时呼吸困难，食量减少，有时呕吐，渐出现消瘦。腹壁静脉怒张，叩诊有移动性浊音，触诊有液体冲击感，听诊早期肠鸣音增加、以后减弱，下肢、阴囊或阴唇水肿。乳糜一般呈乳白色，也可以呈淡黄色澄清液，与血浆类似。

（三）辅助检查

1. 超声检查　宫内胎儿超声检查可提示单侧或双侧胸腔积液或腹腔积液。出生后超声检查也有助于胸腔或腹腔穿刺术前定位。

2. X线检查　患侧胸腔密度增加，肋膈角消失。心与纵隔向对侧移位。乳糜腹在立位片时可见腹腔积液征。

3. 胸/腹水检查　胸腔或腹腔穿刺出乳糜液可确诊本病。乳糜液成淡黄色牛乳状，若穿刺时尚未开奶，胸腔积液或腹部积液也可以呈淡黄色澄清液，与血浆类似。另外，国外Buttiker提出乳糜液的诊断标准：积液中甘油三酯含量 > 1.1mmol/L，细胞数 > 1.0×10^9/L，其中淋巴细胞占80%。

（四）鉴别诊断

1. 脓胸　由肺炎、肺脓肿或败血症发展而来，多因病原菌（以葡萄球菌及大肠埃希菌为多）经血液或淋巴管播散所致，亦可由邻近脏器或组织感染。亦可因产时胸部创伤、外科手术并发症、气胸、穿刺等操作污染所致。临床表现常为发热、呼吸急促、呼吸困难、青紫等。病变侧胸廓饱满，叩诊浊音，听诊呼吸音减弱。张力性气胸时，有突发呼吸困难，发绀、休克等表现。

2. 恶性肿瘤　如恶性淋巴瘤、纵隔肿瘤均可引起胸膜渗出，引发单侧或双侧胸腔积液，完善肿瘤标志物及胸部CT有助鉴别，最终确诊需进行组织病理检查。

3. 淋巴结结核、结缔组织疾病　均可引起乳糜胸，可通过胸水取样送检、胸膜活检、结核菌素试验、免疫特异性抗体检测等进行逐一鉴别。

二、治疗原则和措施

（一）宫内治疗

产前应定期监测胎儿B超，观察胸水量变化及胎儿水肿征象，同时还应积极检测孕妇血压、尿蛋白，注意其他妊娠并发症的发生。结合引起胎儿水肿的原因，进行胎儿心脏超声检查，高危产妇行染色体相关检查，双胎妊娠的管理也尤为重要。缺氧、低血容量性心力衰竭、淋巴回流受阻均可使胎儿毛细血管通透性增加，引起组织液积聚，造成胎儿水肿、胸水及腹水。去除病因是治疗的关键，目前羊膜腔穿刺引流是产前治疗的重要手段之一。但孕中期胎儿羊膜腔穿刺术仅能明确诊断，对减轻胎儿肺部受压，改善肺功能发育不全效果欠佳，因此建议胎儿接受胸膜腔-羊膜腔分流术。胸膜固定术也是产前治疗的方法，在胎儿胸腔内注射灭活的化脓性链球菌制剂（streptococcal preparation OK-432），其主要作用是诱导无菌性炎症导致胸膜黏连，从而减少胸水的发生，该制剂国外应用较多，对于治疗胎儿水肿效果欠佳。胸腔积液发病胎龄＜32周，宫内治疗后胸腔积液反复增加且合并胎儿水肿，持续胎心监护异常的产妇，应及时终止妊娠。

（二）生后治疗

1. 复苏、呼吸支持与胸腹腔穿刺　乳糜胸患儿出生时往往伴有严重窒息，胸腔积液可引起肺扩张不充分，因此生后需提供必要的呼吸支持。胎儿娩出前，产科及新生儿科医生应对此类患儿的胸腔积液及胎儿水肿程度进行评估，条件允许者可在分娩前进行宫内胸腔穿刺引流。生后水肿严重，予气管插管、正压通气效果欠佳的重症胸腔积液患儿，可立即进行胸腔穿刺引流，促进肺部扩张，减少缺氧时间，改善复苏效果。呼吸机的使用在乳糜胸患儿中十分广泛。胸腔穿刺术和胸腔闭式引流术也是呼吸支持的重要组成部分。目前提倡出生时即进行胸腔穿刺或胸腔闭式引流，以极大程度减少胸腔积液，促进肺部充分扩张。部分乳糜胸患儿经1~2次胸腔穿刺术即可好转，可能原因是副淋巴管增生，或淋巴管及静脉之间形成了新的代偿途径。对胸腔积液持续反复增加的患儿应进行胸腔闭式引流术，并以低压持续引流，从而减少反复穿刺所造成的气胸、血胸及包裹性胸腔积液等发生，减少胸腔积液存留时间。胸腔闭式引流管应在患儿足量喂养，胸水停止增长1周后拔除，以减少长期置管造成脏器损伤及感染。

2. 营养支持　乳糜液的主要成分是载脂蛋白和甘油三酯，因此保守治疗的重要措施就是要减少或禁止长链脂肪酸的摄入。由于饮水会引起胃肠道淋巴循环增加，故早期治疗一般以禁食及全肠外营养为主（尤其是重症病例），从而减少乳糜液的产生。建议患儿于乳糜液停止漏出1周以上以低脂、高蛋白、高热量的富含中链三酰甘油（medium-chain triglyceride，MCT）配方奶喂养。MCT配方奶可减少乳糜液产生，一般喂养至生后6个月，随访胸腔积液无复发可改为普通奶粉喂养及添加辅食。但有研究指出，应用MCT配方奶喂养的乳糜胸患儿维生素E及亚油酸含量较低，但无临床症状。由于乳糜胸患儿常伴有不同程度的低蛋白血症及贫血，易形成血栓，导致弥散性血管内凝血，较差的营养状况易合并感染，给治疗带来困难，故应对症补充丙种球蛋白、白蛋白，必要时给予血浆输注、补充蛋白及凝血因子。对于已合并胎儿水肿的患儿更应积极治疗，可于宫内进行红细胞及丙种球蛋白、白蛋白输注，胎儿娩出后水肿症状将有所改善。

3. 药物治疗　生长抑素（somatostatin）或奥曲肽（octreotide，为人工合成生长抑素）可抑制5-羟色胺、胃泌素、血管活性肠肽、肠促胰液素、胃动素及胰多肽的释放，引起血管收缩、减少淋巴液产生、回流及肠吸收，使胸导管漏口愈合。生长抑素的应用指征目前尚无统一标准，不少文献指出多在胸腔积液治疗7天后仍反复增加时开始使用，建议从小剂量3.5μg/（kg·h）开始，采用持续静脉输注，每天增加1μg/（kg·h），直至最大剂量12μg/（kg·h）；奥曲肽剂量为0.3μg/（kg·h），一般应用至喂养足量时胸腔积液无反复即可停药，如治疗3～4周仍有胸腔积液反复和/或合并严重的药物不良反应则应尽快停药。近年来不少研究均证实生长抑素对于胸水吸收、症状缓解有较好的治疗效果，且可缩短住院时间及改善预后，但应注意其副作用，如低血糖、高血糖、血小板减少、肝肾损害等。目前生长抑素或奥曲肽仅适用于对其他内科治疗无效者。

4. 外科手术治疗　新生儿乳糜胸患儿保守治疗的缓解率为20%～80%。如保守治疗效果欠佳，可考虑应用外科手术治疗，治疗时间多在保守治疗3～4周后，主要手术方法包括胸导管结扎术、胸膜腹膜分流术、胸膜剥离术、胸膜固定术等。目前逐渐兴起介入治疗行胸导管或淋巴管栓塞术，此方法将治愈率提高到70%～80%，且并发症发生率仅为3%，但只有少数中心能开展，尚未广泛应用于临床。由于需手术治疗的患儿多为胸水反复增长、水肿明显、全身营养状况差、保守治疗效果欠佳的重症病例，常合并多脏器功能损伤，即使手术成功率高达95%，病死率仍在25%左右。

三、护理和监护要点

1. 严密观察病情　密切观察患儿的生命体征。由于乳糜液积于胸膜腔，可压迫肺组织，造成肺萎陷，大量腹水也可挤压肺，可出现呼吸窘迫、胸廓运动减弱、呼吸音减低、心率增快、发绀等症状，应严密观察呼吸和腹胀情况。

2. 准确记录胸、腹腔引流液的量和性质　准确记录胸、腹腔引流液的量和性质，这对早产儿，尤其是极低出生体重儿非常重要。禁食的情况下，引流液往往呈黄色或血性液中混有白色液体，已经进食的情况下，引流液通常为米汤样白色液体。

3. 做好呼吸道管理，减少对患儿的刺激　为减轻患儿因胸腔积液导致的呼吸困难，应将床头温箱或辐射台摇高30°，从而减轻积液对肺组织的压迫，缓解呼吸困难的症状。同时根据呼吸困难发绀程度及动脉血气结果调节合适的氧流量，避免长时间吸入高浓度的氧气，造成氧中毒。双肺分泌物多时，应给予雾化吸入及震动排痰后再吸痰，以保持呼吸道通畅。吸痰除注意动作轻柔以外，还应注意负压不可以超过100mmHg，采用浅层吸痰法，吸痰时吸痰管插入深度不超过气管导管的长度，尽可能减少对患儿的刺激。

4. 营养支持的护理　乳糜液中含有大量的蛋白质、脂肪、水和电解质，随着大量乳糜液的丢失，可导致患儿出现低蛋白血症、电解质紊乱、营养不良等。禁食是减少乳糜液产生的关键，可直接减少乳糜液的生成，促进胸导管的闭合。因此常规给予禁食及静脉营养。另外，可酌情使用白蛋白、丙种球蛋白，维持患儿营养，提高免疫力。营养液通道禁止输注其他药物，以免影响营养液的稳定性。应用微泵控制输液速度，以防止输液过快或过慢导致的高脂血症、心力衰竭、低血糖、休克等并发症。

5. 胸腔闭式引流的护理　严密观察穿刺口周围有无渗血、渗液、红肿，保持局部皮肤清洁及敷料干燥。给患儿换药及翻身时应防止引流管扭曲受压，警惕其脱落引起气胸，穿刺部位避免挤压引起患儿疼痛。观察引流液的量、颜色、性质并做好记录，每天需更换一次性引流袋。如果同一天中出现上一班引流液量很多，下一班观察引流液却很少时，应高度怀疑管道堵塞，立即检查及处理。因乳糜液凝固性高，应经常挤压引流管，以防止乳糜液堵塞管路。

6. 积极防治感染　给予保护性床边隔离。在实施无菌操作的同时，防止引流液回流发生逆行感染。可将床头抬高30°，引流管沿床头向床尾走行，引流液袋挂于低位。

7. 使用生长抑素的护理　生长抑素代谢快，血浆半衰期非常短，需不间断持续给药。开始时可引起暂时性的血糖下降，应密切观察血糖变化，输注过程中多巡视，注意是否有药物外渗，给予单独的输液通道，采用肢端静脉经密闭式留置针输入，提高安全性。

四、疗效和预后评估

新生儿乳糜胸及乳糜腹通常预后较好，保守治愈率可达75%。栓塞性乳糜胸多发生于超低出生体重儿，常伴有其他严重疾病如支气管肺发育不良，病死率较高。随着治疗方案的不断改进，大多数患者经内科治疗后已能痊愈，仅少数情况需要外科治疗。

五、诊疗关键点和难点

1. 严重乳糜胸患儿出生时往往伴有窒息，如宫内已诊断胸腔积液，在复苏过程中需进行呼吸支持和胸腔穿刺术。

2. 早期宜禁食及全肠外营养，胸腔积液减少可考虑逐渐恢复喂养，多选择低脂、高蛋白、高热量、富含中链三酰甘油配方奶，以减少乳糜液形成。

（莫文辉　周　杰）

第十一节　新生儿毛细血管渗漏综合征

毛细血管渗漏综合征（capillary leak syndrome，CLS）是由各种原因引起的毛细血管内皮损伤、血管通透性增加，导致大量血浆蛋白渗入组织间隙而引起水肿、低蛋白血症、低血容量性休克、急性肾缺血等临床表现的一组临床综合征，其特征为突发的、可逆的难以解释的毛细血管高渗状态。该病发病机制较为复杂，临床分期界限模糊，临床表现复杂多样，病情凶险，与多脏器功能障碍互为因果，病死率高，预后不佳。近年来随着高危新生儿的增多及危重症新生儿救治水平的提高，CLS已成为导致新生儿死亡和预后不佳的重要原因。

一、诊断要点

（一）病史和高危因素

重症感染（败血症）、重度窒息与缺氧缺血性脑病、严重低体温、弥散性血管内凝血、药物或毒物中毒、造血干细胞移植、严重创伤（如大手术、外伤等），复杂心脏畸形患儿体外循环以及急性肺损伤或呼吸窘迫综合征等是新生儿CLS的常见原因。在临床工作中常见的引起新生儿CLS的高危因素包括重症感染、急性肺损伤、急性呼吸窘迫综合征、重度窒息与缺氧缺血性脑病等。

（二）临床特点

典型表现为低血容量性低血压、全身水肿（包括肺水肿、腹水）、低白蛋白血症以及多器官功能障碍与衰竭。

1. 毛细血管渗漏期（强制性血管外液体扣押期）　常持续1~4天。此期患儿血管内小分子与大分子物质均明显外漏至组织间隙，致全身循环血量下降，进而出现难以控制的低血压、弥散性全身水肿、腹水、胸腔积液、心包积液、血浆蛋白降低、低血容量性休克及心、脑、肾等重要脏器血液灌注严重不足，若处理不及时，可因脏器缺氧缺血而发生多器官功能障碍综合征（MODS）。偶有发热、呕吐、腹泻等症状。

2. 毛细血管恢复期（血管再充盈期）　此时损伤的血管内皮功能逐渐恢复，毛细血管通透性增高现象逐步纠正，血浆、清蛋白等大分子物质逐渐被重吸收，血容量逐渐恢复正常。表现为全身水肿逐渐消退、血压回升、体重减轻、尿量增加。此期若继续大量补液，可因组织缺氧缺血，进而发生急性左心衰竭或急性肺水肿，甚至导致患儿死亡。

（三）实验室检查

1. 血常规和血生化　见血清白蛋白浓度降低及Hb与HCT升高。

2. 血清中显著升高的介质有补体（如C1r、C1s、C3a）、白细胞介素-1（IL-1）、白细胞介素-2（IL-2）、白细胞介素-6（IL-6）、白细胞介素-8（IL-8）、肿瘤坏死因子-α（tumor necrosis factor-α，TNF-α）、γ-干扰素（interferon gamma）、血管内皮生长因子（vascular endothelial growth factor，VEGF）和血管生成素-2（angiopoietin-2，Ang2）、白三烯B4（leukotriene B4，LB4）等。此外，内毒素、氧自由基和血小板在血管壁的聚集等还可直接损伤毛细血管内皮细胞。

（四）鉴别诊断

本病需与急性肾功能衰竭（少尿型）、Clarkson综合征、新生儿硬肿症、下腔静脉综合征（进行性不可逆性低血压、血浆蛋白正常）、特发性过敏反应（血浆蛋白正常、荨麻疹、喉头水肿、血纤维蛋白溶酶升高）、遗传性血管性水肿（常染色体显性遗传病，血压正常、内脏积液、C1酯酶抑制剂降低）等鉴别。

（五）诊断标准

1. 疑诊　患儿出现低血压/休克、低血容量，并合并水肿时为疑诊CLS病例。

2. 临床诊断　符合以下4个条件：①有明确的病因或诱因；②同时出现以下坠部位凹陷性水肿为主的全身水肿、低血容量性低血压、中心静脉压降低、尿少或无尿等临床表现；③实验室检查见血清白蛋白浓度降低及血常规Hb与HCT升高；④补液试验阳性即输注小分子晶体液后水肿加重。

3. CLS确诊诊断　符合上述4个条件，而且同时出现细胞外液菊粉分布试验阳性及生物电阻抗分析异常，胶体渗透压异常，为CLS确诊病例。但细胞外液菊粉分布试验复杂而昂贵，临床中很少应用。

二、治疗原则和措施

治疗原则和目标为：积极处理原发病；恢复

正常循环血容量、保证组织的有效灌注；改善毛细血管通透性及循环功能；维持足够氧供。

（一）急性（渗漏）期治疗

维持正常血压和中心静脉压是急性期治疗的关键。

1. 液体治疗　液体治疗是该期的重要治疗措施，而CLS渗漏期诊断后的第1h称为“黄金1h”，需要尽量在这1h内恢复正常血容量，改善循环功能，纠正组织低灌注和缺氧，是治疗成功的关键环节。血管活性药物联合中心静脉压监测下的胶体溶液快速输注有助于减少后遗症的发生。补液种类包括血液制品（如血细胞、血浆和血浆蛋白成分）、晶体液（如0.9%氯化钠溶液、乳酸林格液）和血浆代用品（如羟乙基淀粉、右旋糖酐和明胶制剂）等。红细胞或血浆仅用于提高血红蛋白水平或有凝血功能障碍者，不应作为常规扩容剂使用；在临床工作中对于CLS急性期患儿使用人血清蛋白（每次1g/kg），4h内连用2次，配合髓袢利尿剂（呋塞米）应用1~3天，多数患儿可出现血压维持稳定、尿量增多的效果。由于对CLS患儿应用大量晶体液扩容时可引起血浆蛋白稀释，血浆胶体渗透压下降，组织水肿加剧，故一般不使用晶体液作为首选扩容液体。羟乙基淀粉，尤其是分子量较小的6%羟乙基淀粉，可有效扩容，提高血管内胶体渗透压，补充细胞外液电解质及碱储备，对肾功能几乎无不良影响，对CLS有良好的治疗作用，“堵漏”作用更强，具有独特的堵塞和防止毛细血管渗漏作用，已成为CLS补液治疗的首选，其用量为20~35mL/（kg·d），分1~2次输注。但在临床实际应用过程中效果并不理想，有待更多的临床实践。

2. 改善毛细血管通透性　根据病因进行液体选择，可考虑序贯补液方法，虽然肾上腺皮质激素具有抑制炎性反应、降低毛细血管通透性、减轻渗漏的作用，但多不主张应用或小剂量应用［地塞米松，0.15mg/（kg·d），12h1次］。乌司他丁（ulinastatin，UTI）是一种高效广谱的水解酶抑制剂，能够下调炎症细胞因子、趋化因子及黏附因子的表达，抑制中性粒细胞与内皮细胞的黏附聚集和炎症介质的释放，减少内皮细胞损伤，改善毛细血管的通透性，可用于毛细血管渗漏综合征的临床治疗，建议剂量是0.5~1.0万U/（kg·d）。

3. 连续肾脏替代治疗（continuous renal replacement therapy，CRRT）　由于血容量不足是少尿的主要原因，故此期多不主张使用利尿剂。严重少尿或无尿时，可采用CRRT，能迅速减轻全身水肿和肺水肿、改善机体缺氧状况，还能调节机体电解质及酸碱平衡、排除代谢毒物，有效防止CLS导致多脏器衰竭，及时应用能减少或避免机械通气。CLS患儿CRRT的指征包括合并急性肾损伤或肾衰竭、急性呼吸窘迫综合征、肝衰竭、严重脑水肿，以及出现严重水、电解质、酸碱失衡和液体超负荷等。

4. 呼吸支持　肺间质内液体积聚使肺顺应性降低，通气阻力增高，换气功能降低，发生类似ARDS的病理过程。因此，患儿常存在严重的呼吸困难，可给予机械通气治疗或体外膜肺氧合。

5. 原发病及其他对症治疗　有宫内缺氧病史及出生后有中重度窒息的患儿可使用选择性头部或全身性亚低温治疗；对于存在感染或有感染高危因素的患儿可根据病情经验性选择抗生素治疗，待病原学及药敏试验结果出来后进一步调整。

（二）恢复期（维持）治疗

1. 继续补液　随着毛细血管通透性的恢复，大分子物质回流入血管内，血容量增加。由于机体自身调节，患者尿量会明显增多，易发生急性左心功能衰竭。在恢复期应注意限制液体输入，防止因液体大量回吸收引起肺水肿等并发症的发生，敢于积极处理液体的负平衡，甚至应用利尿药物。选择1/2~2/3张液体，在基础补液速度的基础上上调5~10mL/（kg·h），一般持续时间为6~8h。

2. 维持补液　选择1/3张液体，在基础补液速度的基础上上调1~4mL/（kg·h），一般持续时间≥24h。具体补液量及补液速度：第1个10kg体重按4mL/（kg·h），第2个10kg体重按2mL/（kg·h），其后的体重按1mL/（kg·h）的速度补给。液体选择及补液速度需根据血压、血气及电解质等作适当调整。

三、护理和监护要点

1. 一般监测指标　精神状况、皮肤温度与色泽、血压、休克指数（脉率/收缩压比值在1.0~1.5提示有休克，>2.0提示重度休克）、尿量、动脉血气分析。

2. 血乳酸水平监测　血乳酸是反映组织灌注和氧输送不足的早期敏感指标，且有助于判断预后。乳酸水平增高的同时可伴或不伴代谢性酸中毒，当血乳酸浓度轻至中度升高（2~5mmol/L）而无代谢性酸中毒时称高乳酸血症，乳酸水平持续明显升高（>5mmol/L）并伴有代谢性酸中毒（pH<7.35）时称乳酸酸中毒。

3. 特殊监测指标　①中心静脉压（central venous presser，CVP）：正常6~10cmH_2O，反映全身血容量与右心功能之间的关系。②肺毛细血管楔压（pulmonary capillary wedge pressure，PCWP）：反映肺静脉、左心房和左心室的功能状态，平均值为6~12mmHg，>12mmHg为升高；PCWP<15mmHg时一般无肺充血，PCWP>15mmHg则肺充血明显，PCWP>25mmHg常存在间质性肺水肿、PCWP>35mmHg则出现急性肺水肿。③心脏指数（cardiac index，CI）：是影响预后的重要因素，正常值为2.5~3.5L/（min·m^2）。

四、疗效和预后评估

CLS病死率较高，预后主要取决于原发病和液体管理。随着CRRT和ECMO技术的开展与完善，CLS的救治成功率得到明显提高。

五、诊疗关键点和难点

1. 诊疗的关键是积极控制原发病及液体管理。

2. 全身高度水肿、低血压、血液浓缩和低蛋白血症等是毛细血管渗漏综合征的典型特征。需要注意的是，患儿血浆蛋白虽然很低，但水肿为非凹陷性。对任何急性起病、严重低血压而无明显心功能障碍，尤其那些在给予充分液体复苏和/或血管活性药物治疗，但病情反而急剧恶化、且伴血细胞比容增高者，应高度注意该病的可能。

3. 渗漏期为关键时期，应在严密监测下进行液体复苏，采取在维持有效灌注前提下的“允许性低前负荷”策略。一般不使用利尿剂利尿。根据病因进行液体选择，可考虑序贯补液方法，即控制原发病，改善毛细血管通透性，然后选择适当比例的晶体液和胶体液扩容，必要时才适当使用呋塞米利尿。当患儿进入恢复期后可在维持有效血容量的基础上，适当限制入水量，或适当使用利尿剂，减轻器官水肿。

（莫文辉　周　杰）

参考文献

[1] 邵肖梅，叶鸿帽，丘小汕. 实用新生儿学[M]. 5版. 北京：人民卫生出版社，2019：676-745.

[2] 麦劲壮，欧艳秋，庄建，等. 广东省危重型先天性心脏病诊断情况解析[J]. 中国循环杂志，2016，31（8）：2-3.

[3] 中华医学会小儿外科学分会心胸外科学组. 新生儿危重先天性心脏病术前评估中国专家共识（草案）[J]. 中华小儿外科杂志，2017，38（3）：164-169.

[4] 吴本清. 新生儿心肌病诊治进展[J]. 中国实用儿科杂志，2014，29（9）：650-654.

[5] 刘晓燕，张蕾. 儿童心肌病病因及诊治[J]. 中国实用儿科杂志，2014，29（9）：644-650.

[6] 中华医学会儿科学分会心血管学组，《中华儿科杂志》编辑委员会. 儿童心肌病遗传代谢性病因的诊断建议[J]. 中华儿科杂志，2013（5）：385-388.

[7] 杨世伟，秦玉明. 儿童心肌病遗传学研究进展与精准诊断展望[J]. 中国实用儿科杂志，2016，31（8）：574-578.

[8] 闫晓甜，薄涛，王成，等. 新生儿非良性快速性心律失常的心率变异性研究[J]. 中国当代儿科杂志，2019，21（5）：474-478.

[9] 中华医学会儿科学分会心血管学组，中国医师协会心血管内科医师分会儿童心血管专业委员会，中华儿科杂志编辑委员会. 儿童心力衰竭诊断和治疗建议（2020年修订版）[J].中华儿科杂志，2021，59（2）：84-94.

[10] 叶鸿瑁. 新生儿心力衰竭的常见病因、诊断及治疗[J]. 实用儿科临床杂志，2006，21（18）：1204-1207.

[11] 杨思源，陈树宝. 小儿心脏病学[M]. 4版. 北京：人民卫生出版社，2012：645-654.

[12] 范秀芳，刘红锋，董敏，等. 足月新生儿7日内血压变化范围及临界值[J]. 实用儿科临床杂志，2006，21（4）：235-236.

[13] Ru-Jeng Teng. 新生儿高血压[J]. 中华高血压杂志，2014，22（2）：104-108.

[14] 韩冬，张巍. 新生儿乳糜胸的诊断治疗进展[J]. 中华新生儿科杂志，2017，32（3）：229-232.

[15] 王斯瑶，李娟. 25例新生儿先天性乳糜胸及乳糜腹的临床特征及结局分析[J]. 国际儿科学杂志，2021，48（9）：644-647.

[16] 刘金荣，赵顺英，沈文彬. 乳糜性胸腔积液诊断及处理[J]. 中国实用儿科杂志，2017，32（3）：186-190.

[17] 农绍汉. 新生儿毛细血管渗漏综合征[J]. 中国当代儿科杂志，2020，22（10）：1056-1060.

[18] 盛丽娟，赵海燕，丁悦，等. 危重症新生儿毛细血管渗漏综合征的临床流行病学调查[J]. 中国小儿急救医学，2017，24（1）：65-68.

[19] 李玉梅，冉杰，李恒，等. 新生儿毛细血管渗漏综合征的高危因素分析[J]. 中国当代儿科杂志，2011，13（9）：708-710.

[20] COLAN S D，LIPSHULTZ S E，LOWE A M，et al. Epidemiology and cause-specific outcome of hypertrophic cardiomyopathy in children：findings from the pediatric cardiomyopathy registry[J]. Circulation，2007，115（6）：773-781.

[21] KUBO T，GIMENO J R，BAHL A，et al. Prevalence，clinical significance，and genetic basis of hypertrophic cardiomyopathy with restrictive phenotype[J]. J Am Coll Cardiol，2007，49（25）：2419-2426.

[22] THOMAS M，LYNNE W，GOVARDHAN N，et al. Diagnosis and assessment of dilated cardiomyopathy：a guideline protocol from the British Society of Echocardiography[J]. Echo Research and Practice，2017，4（2）：G1-G13.

[23] MONSERRAT L，ORTIZ-GENGA M，LESENDE I，et al. Genetics of cardiomyopathies：novel perspectives with next generation sequencing[J]. Current pharmaceutical design，2015，21（4）：418-430.

[24] STEURER MA，JELLIFFE-PAWLOWSKI LL，BAER RJ，et al. Persistent pulmonary hypertension of the newborn in late preterm and term infants in California[J]. Pediatrics，2017，139（1）：e20161165.

[25] NAKANISHI H，SUENAGA H，UCHIYAMA A，et al. Persistent pulmonary hypertension of the newborn in extremely preterm infants：a Japanese cohort study[J]. Arch Dis Child Fetal Neonatal Ed，2018，103（6）：F554-F561.

[26] HILGENDORFF A，APITZ C，BONNET D，et al. Pulmonary hypertension associated with acute or chronic lung diseases in the preterm and term neonate and infant. The European Paediatric pulmonary vascular disease network，endorsed by ISHLT DGPK[J]. Heart. 2016，102（Suppl2）：ii49-56.

[27] BARRINGTON KJ，FINER N，PENNAFORTE T，et al. Nitric oxide for respiratory failure in infants born at or near term[J]. Cochrane Database Syst Rev，2017，（1）：CD000399.

[28] TOURNEUX P，RAKZA T，BOUISSOU A，et al. Pulmonary circulatory effects of norepinephrine in newborn infants with persistent pulmonary hypertension[J]. J Pediatr，2008，153（3）：345-349.

[29] SHIVA A，SHIRAN M，RAFATI M，et al. Oral tadalafil in children with pulmonary arterial hypertension[J]. Drug Res，2015，66（1）：7-10.

[30] KONDURI GG，SOKOL GM，VAN MEURS KP，et al. Impact of early surfactant and inhaled nitric oxide therapies on outcomes in term/late preterm neonates with moderate hypoxic respiratory failure[J]. J Perinatol，2013，33（12）：944-949.

[31] KAHVECI H，YILMAZ O，AVSAR UZ，et al. Oral sildenafil and inhaled iloprost in the treatment of pulmonary hypertension of the newborn[J]. Pediatric pulmonology，2014，49（12）：1205-1213.

[32] SOOD BG，KESZLER M，GARG M，et al. Inhaled PGE_1 in neonates with hypoxemic respiratory failure：two pilot feasibility randomized clinical trials[J]. Trials，2014，15：486.

[33] LAKSHMINRUSIMHA S，KESZLER M. Persistent pulmonary hypertension of the newborn[J]. Neoreviews，2015，16（12）：e680-e692.

[34] SHARMA V，BERKELHAMER S，LAKSHMINRUSIMHA S. Persistent pulmonary hypertension of the newborn[J]. Matern Heal Neonatol Perinatol，2015，1（1）：14-18.

[35] STEURER MA，BAER RJ，OLTMAN S，et al. Morbidity of persistent pulmonary hypertension of the newborn in the first year of life[J]. J Pediatr，2019，213（1）：58-65.

[36] HAMRICK SEG，SALLMONn H，ROSE AT，et al. Patent ductus arteriosus of the preterm infant[J]. Pediatrics，2020，146（5）：e20201209.

[37] SUNG SI，CHANG YS，KIM J，et al. Natural evolution of ductus arteriosus with noninterventional conservative management in extremely preterm infants born at 23-28 weeks of gestation[J]. PLoS One，2019，14（2）：e0212256.

[38] CLYMAN RI. Ibuprofen and patent ductus arteriosus[J]. N Engl J Med，2000，343（10）：728-730.

[39] GILLAM-KRAKAUER M，HAGADORN JI，REESE J. Pharmacological closure of the patent ductus arteriosus：when treatment still makes sense[J]. J Perinatol，2019，39（11）：1439-1441.

[40] PRESCOTT S，KEIM-MALPASS J. Patent ductus arteriosus in the preterm infant：diagnostic and treatment options [J]. Adv Neonatal Care，2017，17（1）：10-18.

[41] CHOCK VY，ROSE LA，MANTE JV，et al. Near-infrared spectroscopy for detection of a significant patent ductus arteriosus[J]. Pediatr Res，2016，80（5）：675-680.

[42] LEDO A，AGUAR M，NÑÑEZ-RAMIRO A，et al. Abdominal near-infrared spectroscopy detects low mesenteric perfusion early in preterm infants with hemodynamic significant ductus arteriosus[J]. Neonatology，2017，112（3）：238-245.

[43] SALLMO H，KOEHNE P，HANSMANN G. Recent advances in the treatment of preterm newborn infants with patent ductus arteriosus [J].Clin Pernatol，2016，43（1）：113-129.

[44] DANI C，MOSCA F，CRESI F，et al. Patent ductus arteriosus in preterm infants born at 23－24 weeks' gestation：should we pay more attention? [J]. Early Hum Dev，2019，135（1）：16-22.

[45] MITRA S，FLOREZ ID，TAMAYO ME，et al. Association of placebo，indomethacin，ibuprofen，and acetaminophen with closure of hemodynamically significant patent ductus arteriosus in preterm infants：a systematic review and meta-analysis[J]. JAMA，2018，319（12）：1221-1238.

[46] ZHAO QM，LIU F，WU L，et al. Prevalence of congenital heart disease at live birth in China[J]. J Pediatr，2019，204（1）：53-58.

[47] ZHAO QM，MA XJ，GE XI，et al. Oximetry with clinical assessment to screen for congenital heart disease in neonates in China：a prospective study[J]. Lancet，2014，384（9945）：747-754.

[48] BROWNING CARMO KA，BARR P，WEST M，et al. Transporting newborn infants with suspected duct dependent congenital heart disease on low-dose prostaglandin E1 without routine mechanical ventilation[J]. Arch Dis Child Fetal Neonatal Ed，2007，92：F117-119.

[49] MCGOVERN E，SANDS AJ. Perinatal management of major ocngenital heart disease[J]. Ulster Med J，2014，83（3）：135-139.

[50] OSTER ME，LEE KA，HONEIN MA，et al. Temporal trends in survival among infants with critical congenital heart defects[J]. Pediatrics，2013，131（5）：e1502-e1508.

[51] KHOSHNOOD B，LELONG N，HOUYEL L，et al. Prevalence，timing of diagnosis and mortality of newborns with congenital heart defects：a population-based study[J]. Heart，2012，98：1667-1673.

[52] HOLLAND BJ，MYERS JA，WOODS CR JR. Prenatal diagnosis of critical congenital heart disease reduces risk of death from cardiovascular compromise prior to planned neonatal cardiac surgery：a meta-analysis[J]. Ultrasound Obstet Gynecol，2015，45：631.

[53] ALTMAN CA. Identifying newborns with critical congenital heart disease[OL]. UpToDate，Topic 5774，Version 53.0.

[54] OSTER M. Newborn screening for critical congenital heart disease using pulse oximetry[OL]. UpToDate，Topic 101291，Version 16.0

[55] FOZ C，PEYTON J，STAFFA SJ，et al. Airway abnormalities in patients with congenital heart disease：incidence and associated factors[J]. J Cardiothorac Vasc Anesth，2021，35（1）：139-144.

[56] ILLMANN CF，GHADIRY-TAVI R，HOSKING M，et al. Utility of 3D printed cardiac models in congenital heart disease：a scoping review[J]. Heart，2020，106（21）：1631-1637.

[57] BADRAWI N，HEGAZY RA，TOKOVIC E，et al. Arrhythmia in the neonatal intensive care unit[J]. Pediatr Cardiol，2009，30（3）：325-330.

[58] NEIRA V，ENRIQUEZ A，SIMPSON C，et al. Update on long QT syndrome[J]. J Cardiovasc Electrophysiol，2019，30（12）：3068-3078.

[59] DRAGO F，BATTIPAGLIA I，DI MAMBRO C. Neonatal and pediatric arrhythmias：clinical and electrocardiographic aspects[J]. Card Electrophysiol Clin，2018，10（2）：397-412.

[60] JAEGGI E，ÖHMAN A. Fetal and Neonatal Arrhythmias[J]. Clin Perinatol，2016，43（1）：99-112.

[61] TOPJIAN A A，RAYMOND T T，ATKINS D，et al. Part 4：Pediatric basic and advanced life support：2020 American Heart Association Guidelines for cardiopulmonary resuscitation and emergency cardiovascular care[J]. Circulation，2020，142（16suppl2）：S469-S523.

[62] RICHARDSON C，SILVER E S. Management of supraventricular tachycardia in infants[J]. Paediatr Drugs，2017，19（6）：539-551.

[63] APPELBOAM A，REUBEN A，MANN C，et al. REVERT trial collaborators. Postural modification to the standard Valsalva manoeuvre for emergency treatment of supraventricular tachycardias（REVERT）：a randomised controlled trial[J]. Lancet，2015，386：1747-1753.

[64] HSU D T，PEARSON G D. Heart failure in children：part I：history，etiology，and pathophysiology[J]. Circ Heart Fail，2009，2（1）：63-70.

[65] KANTOR P F，LOUGHEED J，DANCEA A，et al. Presentation，diagnosis，and medical management of heart failure in children：Canadian cardiovascular society guidelines[J]. Can J Cardiol，2013，29（12）：1535-1552.

[66] KENT A L，MESKELL S，FALK M C，et al. Normative blood pressure data in non-ventilated premature neonates from 28-36 weeks gestation[J]. Pediatr Nephrol，2009，24（1）：141-146.

[67] DAVIS A L，CARCILLO J A，ANEJA R K，et al. American college of critical care medicine clinical practice parameters for hemodynamic support of pediatric and neonatal septic shock[J]. Crit Care Med，2017，45：1061.

[68] SINGH Y，KATHERIA AC，VORA F. Advances in diagnosis and management of hemodynamic instability in neonatal shock[J]. Front Pediatr，2018，6：2.

[69] WEN L L，XU L Y. The efficacy of dopamine versus epinephrine for pediatric or neonatal septic shock：a meta-analysis of randomized controlled studies[J]. Ital J Pediatr，2020，46（1）：6.

[70] WATTERBERG KL. Hydrocortisone dosing for hypotension in newborn infants：Less is more[J]. J Pediatr，2016，174（1）：23.

[71] PELLICER A，VALVERDE E，ELORZA M D，et al. Cardiovascular support for low birth weight infants and cerebral hemodynamics：a randomized，blinded，clinical trial[J]. Pediatrics，2005，115（6）：1501-1512.

[72] WEISS S L，PETERS M J，ALHAZZANI W，et al. Surviving sepsis campaign international guidelines for the management of septic shock and sepsis-associated organ dysfunction in children[J]. Pediatr Crit Care Med，2020，21

（2）：e52–e106.

[73] MAITLAND K，KIGULI S，OPOKA RO，et al. Mortality after fluid bolus in African children with severe infection[J]. N Engl J Med，2011，364：2483–2495.

[74] SCHWARZ CE，DEMPSEY EM. Management of neonatal hypotension and shock[J]. Semin Fetal Neonatal Med，2020，21：101121.

[75] SUBHEDAR NV. Treatment of hypotension in newborns[J]. Semin Neonatol，2003，8：413–423.

[76] KENT AL，MESKELL S，FALK MC，et al. Normative blood pressure data in non–ventilated premature neonates from 28~36 weeks gestation[J]. Pediatr Nephrol，2009，24：141.

[77] VESOULIS ZA，EL TERS NM，Wallendorf M，et al. Empirical estimation of the normative blood pressure in infants ＜28 weeks gestation using a massive data approach[J]. J Perinatol，2016，36：291

[78] LOGAN JW，O'SHEA TM，ALLRED EN，et al. ELGAN Study Investigators. Early postnatal hypotension and developmental delay at 24 months of age among extremely low gestational age newborns[J]. Arch Dis Child Fetal Neonatal Ed，2011，96（5）：F321–328.

[79] SEGHAL A，OSBORN D，MCNAMARA PJ. Cardiovascular support in preterm infants：a survey of practices in Australia and New Zealand[J]. J Paediatr Child Health，2012，48：317–323.

[80] DEMPSEY EM. What should we do about low blood pressure in preterm infants[J]. Neonatology，2017，111：402.

[81] JOYNT C，CHEUNG PY. Treating hypotension in preterm neonates with vasoactive medications[J]. Front Pediatr，2018，6：86.

[82] IBRAHIM H，SINHA IP，SUBHEDAR NV. Corticosteroids for treating hypotension in preterm infants[J]. Cochrane Database Syst Rev，2011，（12）：CD003662.

[83] BATISKY DL. Neonatal hypertension[J]. Clin Perinatol，2014，41（3）：529–542.

[84] DEEPAK S，AAKASH P，SWETA S. Neonatal hypertension：an underdiagnosed condition，a review article[J]. Curr Hypertens Rev，2014，10（4）：205–212.

[85] BEAULIEU MJ，CARSELLO C. A review of drug therapy for neonatal hypertension[J]. Neonatal Netw，2014，33（2）：95–100.

[86] FLYNN JT. Hypertension in the neonatal period[J]. Curr Opin Pediatr，2012，24（2）：197–204.

[87] NICKAVAR A，ASSADI F. Managing hypertension in the newborn infants[J]. Int J Prev Med，2014，5（suppl 1）：S39–43.

[88] BIALKOWSKI A，POETS C，FRANZ AR et al. Congenital chylothorax：a prospective nationwide epidemiological study in Germany[J]. Arch Dis Child Fetal Neonatal Ed，2015，100（2）：F169–172.

[89] AL–TAWIL K，AHMED G，AL–HATHAL M，et al. Congenital chylothorax[J]. Am J Perinatol，2000，17（3）：121–126.

[90] SIDDALL E，KHATRI M，RADHAKRISHNAN J. Capillary leak syndrome：etiologies，pathophysiology，and management[J]. Kidney Int，2017，92（1）：37–46.

[91] KERLING A，TOKA O，RÜFFER A，et al. First experience with tolvaptan for the treatment of neonates and infants with

capillary leak syndrome after cardiac surgery[J]. BMC Pediatr，2019，19（1）：57.

[92] BALOCH NU，BIKAK M，REHMAN A，et al. Recognition and management of idiopathic systemic capillary leak syndrome：an evidence–based review[J]. Expert Rev Cardiovasc Ther，2018，16（5）：331–340.

[93] ARNEMANN PH，HESSLER M，KAMPMEIER T，et al. Resuscitation with hydroxyethyl starch maintains hemodynamic coherence in ovine hemorrhagic shock[J]. Anesthesiology，2020，132（1）：131- 139.

[94] ZARYCHANSKI R，ABOU–SETTA AM，TURGEON AF et al. Association of hydroxyethyl starch administration with mortality and acute kidney injury in critically ill patients requiring volume resuscitation：a systematic review and meta–analysis[J]. JAMA，2013，309：678–688.

第十二章

血液系统疾病

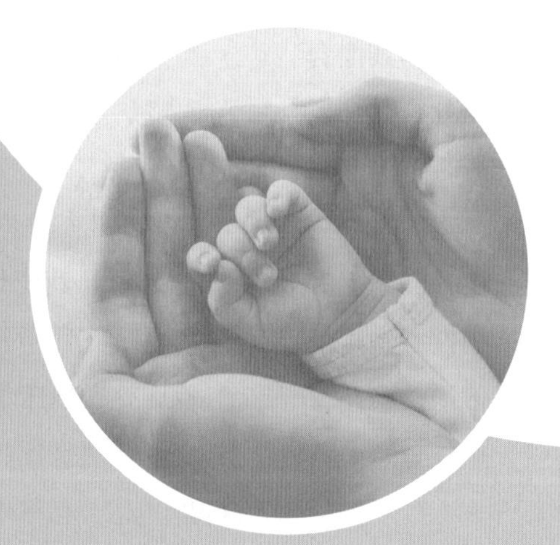

第一节 早产儿贫血

早产儿贫血（anemia of prematurity，AOP）是指早产儿自出生至1年内发生的贫血，以血红蛋白（Hb）、红细胞（RBC）和血细胞比容（HCT）降低为特征。早产儿贫血的发生与其胎龄和出生体重密切相关，即胎龄越小，出生体重越低，贫血出现的时间越早，贫血的程度也越重，持续的时间越长。早产儿贫血不但增加近期并发症发生的危险，还直接影响其体格和智能发育、各器官功能成熟及远期生存质量，应加以防治。

一、诊断要点

（一）临床特点

1. 急性贫血　多为失血所致，常有围产期失血原因如产伤出血、胎盘失血、脐带破裂出血、严重颅内出血或内脏出血等，表现为皮肤苍白、气促和心率增快，严重者出现休克（外周循环差、低血压等）等。

2. 慢性贫血　多见，大多在生后2~6周开始发生，早期表现不典型，无特异性，易和其他合并症表现重叠或混淆，临床上应综合分析并加以区分。临床表现包括活力降低，安静时呼吸和心率增快，吸吮力弱，喂养不耐受等；逐渐发展为面色及皮肤苍白，无明显肺内疾病而呼吸急促和呼吸暂停频繁发作，哭声低微，持续性心动过速或过缓，心前区收缩期杂音，体重不增，嗜睡，肌张力低等。

（二）辅助检查

RBC、Hb和HCT下降，一般静脉血Hb＜130g/L，RBC＜4.0×10^{12}/L，HCT＜0.30。由于贫血后组织携氧功能不足，无氧酵解增加，导致乳酸性酸中毒（血乳酸＞2mmol/L）。此外，血清铁、铁蛋白、叶酸或血浆促红细胞生成素（EPO）水平可下降（临床上不作为常规检查）。

（三）诊断标准及分度

正常情况下，早产儿数周内红细胞参数变化大，早产儿出生时，外周静脉血RBC（5.0~7.0）×10^{12}/L，Hb150~220g/L；生后6~12h血液浓缩，RBC和Hb进一步升高；此后回落，RBC维持在（4.5~6.0）×10^{12}/L，Hb145g~170g/L。

在新生儿期，胎龄＜28周者，静脉血Hb＜120g/L（末梢血Hb＜135g/L）；胎龄≥28周者，静脉血Hb＜130g/L（末梢血Hb＜145g/L）时即可诊断早产儿贫血。对于胎龄≥28周的早产儿，末梢血Hb121~145g/L为轻度贫血，100~120g/L为中度贫血，＜100g/L为重度贫血。末梢血Hb含量比中心静脉血或动脉血要高，一般高15~25g/L，临床决策时需要注意这点。

二、治疗原则和措施

早产儿贫血时，治疗方案的选择不仅要根据Hb测定值及其变化情况，判断其为急性贫血与慢性贫血，而且还要考虑患儿的胎龄、出生体重、生后日龄、临床情况（生命体征、合并症、各系统状态特别是呼吸支持情况和喂养情况等）综合判断。对于心率增快、体重增长缓慢、对氧需求增加、频繁呼吸暂停或心动过缓/过速等症状性贫血，在排除其他原因所致的情况下，可以适当放宽输血指征。

（一）积极预防

早产儿出生时脐带延迟结扎60s，并把早产儿放在低于胎盘平面的位置，可以减少早产儿出生后严重贫血发生，减少输血次数。尽量利用微量检测仪器（床旁血液检测仪、微量血糖仪、微量血气分析仪等）开展微量血样本检测，合理精确微量采血，减少医源性失血；也可利用无创监护技术（如经皮胆红素、血氧饱和度和二氧化碳测定）替代抽血检测。推荐所有母乳喂养的早产儿，生后1年内补充元素铁2～4mg/（kg·d）；人工喂养的早产儿建议选择强化铁的配方奶，可根据进食奶量及强化方案适当减少额外铁剂的补充。除积极补充铁剂外，必要时还需补充叶酸、维生素B_{12}和维生素E等维生素。

（二）药物治疗

1. 重组人促红细胞生成素（rhEPO）早产儿贫血的发生机制根本上是内源性EPO不足，这为EPO的使用提供理论依据。目前认为，使用rhEPO可以减少输血次数，但不能减少输血量，由于生后7天内使用rhEPO，可能增加早产儿视网膜病（ROP）发病风险，故不提倡早期（生后1周内）使用rhEPO。晚期使用rhEPO也可能增加ROP的风险，但没有发现rhEPO应用与早产儿其他严重合并症（败血症、脑室内出血、脑室周围白质软化、NEC、BPD等）相关，也未发现对早产儿死亡率、住院时间以及远期神经系统异常等产生影响。国内目前使用rhEPO，每次250U/kg，每周3次，皮下注射或静脉滴注，疗程4～6周。有关rhEPO防治早产儿贫血，还缺乏大规模多中心的随机对照研究，何时开始使用、最适剂量多少、疗程多久等尚未达成共识，故目前rhEPO还未能作为早产儿的标准治疗方法在临床推广。EPO在早产儿有较高的安全性，有时可出现一过性中性粒细胞减少，停药后可恢复。

2. 铁剂　应用rhEPO 2~3天后应给予铁剂如蛋白琥珀酸铁，否则会出现铁缺乏，影响EPO疗效。一般按元素铁2mg/（kg·d）计算，分2次口服，视耐受情况，逐渐增加到6mg/（kg·d），疗程至少3个月。若早产儿经口奶量仅有60mL/（kg·d），建议给元素铁3mg/（kg·d）。使用rhEPO联合铁剂治疗早产儿慢性贫血期间，若合并严重感染，可以减少元素铁用量；若服用较大剂量铁剂后出现喂养不耐受，也可以采用暂停加量或减量等方法，必要时静脉用药。治疗前测定网织红细胞计数、HCT、Hb和中性粒细胞数，开始治疗后每1～2周复查1次。若中性粒细胞总数小于1.0×10^9/L，应该停药；若对EPO反应不佳，需要检查血清铁蛋白以确定是否有铁缺乏。

3. 维生素E、叶酸和维生素B_{12}　疗程均为2~3个月。维生素E 10~15mg/（kg·d），分2次口服，待Hb恢复正常后改为5mg/（kg·d）；叶酸每次5mg，口服，每日3次；维生素B_{12}每次100μg，肌内注射，每日1次，2周后改为每周2次，连续4周后减量为每月1次维持。

（三）输血治疗

输血疗法是治疗AOP的主要方法，可迅速提高患儿的Hb水平，改善循环和缺氧状态，对早产儿和低出生体重儿的救治尤为重要。对新生儿来说，相对于全血输注，成分输血更为安全、有效，是目前早产儿输血的主要治疗方法之一。红细胞输注可以快速纠正贫血，改善临床状态。由于会增加血液传播疾病（CMV、HBV、HCV、HIV等）感染风险和输血相关性移植物抗宿主反应（transfusion associated graft versus host disease，TA-GVHD），故早产儿存在以下情况，需要考虑输注去白细胞（WBC＜1×10^6/单位）成分或辐照处理过的红细胞制品：①宫内输血后再次输注RBC和血小板。②出生体重≤1 500g或胎龄≤30

周的新生儿。③由第一或第二级亲属或人类白细胞抗原（HLA）相同的亲属捐赠的血液。④存在先天性或获得性免疫缺陷的早产儿。

1. 输血指征　目前，AOP尚无明确的输血指征。临床上，选择输血不仅要根据Hb和/或HCT值，还要考虑患儿胎龄、生后日龄、临床情况（生命体征、合并症、各系统状态特别是呼吸支持、喂养和急慢性情况等）全面评估后决策。对急性贫血，如失血量超过血容量的10%或出现休克表现，应及时输血治疗。对慢性贫血，如果静脉Hb低于80～90g/L，并有以下情况者需要输血：胎龄小于30周且伴有与贫血相关表现，如安静时呼吸增快＞50次/min，心率增快（＞160次/min）或过缓（＜100次/min），反复呼吸暂停且氨茶碱或咖啡因疗效不显著，喂养不耐受，进食易疲劳，每日体重增加＜25g，血乳酸＞2mmol/L；对存在各种并发症（心肺疾病）和/或特殊治疗方式（呼吸支持、手术）等的早产儿，可以适当放宽输血指征，即生后第1周静脉Hb＜120g/L，出生后第2周Hb＜110g/L，以后Hb＜90g/L。无症状早产儿，每4～6周查网织红细胞计数来评估是否需要输入红细胞，如早产儿静脉血HCT＜0.20，或Hb＜70g/L，即使无症状，如网织红细胞比例＜2%，也提示需要输血。

近年来，国外提出了不同日（周）龄早产儿在不同状态下输注红细胞标准（表12-1和表12-2），可供临床参考。

表 12-1　不同周龄早产儿在不同状态下输血指征

临床状态	输血指征（Hb水平/g·L^{-1}）
生后急性失血或生后即有贫血	＜120
机械通气	
日龄＜7天	＜120
日龄＞7天	＜110
氧疗和/或经鼻持续正压通气	
日龄＜7天	＜100
日龄＞7天	＜90
情况稳定，不需要吸氧	≤75

表 12-2　不同呼吸 / 通气状态下早产儿贫血输注红细胞标准

	自然呼吸		无创通气		有创通气	
	不需要吸氧	需要吸氧	＞28天	≤28天	＞28天	≤28天
Hb/g·L^{-1}	70	80	80	100	100	110
HCT	0.20	0.25	0.25	0.30	0.30	0.35

2. 输血量、速度和输注红细胞种类　合并失血性休克的急性早产儿贫血可予红细胞15~20mL/kg快速输入；早产儿慢性贫血越重，每次输注剂量越小（1周内可重复输注1次），速度越慢，红细胞输血量约为10mL/kg，也可使用下列公式计算：输注RBC量（mL）=（目标HCT值-实际HCT值）×1.6×体重（kg），一般2~4h内静脉滴注［10mL/（kg·h）］。对极低和超低出生体重儿，输血后一般给予适当利尿，保持出入量平衡。

输注红细胞种类包括浓缩RBC、悬浮RBC和洗涤RBC。浓缩RBC的HCT为0.75~0.85，每kg体重输注浓缩RBC 10mL可使Hb升高约30g/L，适合于心功能不良患儿、手术失血和各种慢性贫血的输血；悬浮RBC的HCT为0.60~0.70，每kg体重输注悬浮RBC 10mL可使血红蛋白升高约25g/L，适应证除与浓缩RBC相似外，由于基本不含血浆（钾低水平）、白细胞和血小板，可应用于高钾血症患儿的输血，也不会增加CMV等疾病传播风险和GVHD；洗涤RBC去除98%以上的蛋白、80%的白细胞、小分子（钾、氨、乳酸）、抗凝剂和血液中的微小凝块，特别适合于血浆蛋白过敏、自身免疫性溶血性贫血、输血反应、肝肾功能不全和高钾血症患儿，因该制品在洗涤过程中损失了部分红细胞，故输注的剂量要比其他红细胞剂量大一些。

三、护理和监护要点

1. 轻柔护理和限制采血　保持环境安静，集中护理，动作轻柔，不轻易搬动患儿头部。限制不必要的重复性采血，精确计算采血量，尽量采用无创（如经皮血氧饱和度测定、二氧化碳分压测定、胆红素测定）或微量（如微量血糖测定和微量血气分析）检测技术以减少采血量，每次采血后记录累积采血量。

2. 监测生命体征　持续监测患儿意识、血压、心率、呼吸、血气变化（血氧饱和度、氧分压、血乳酸等）、血糖、血胆红素、尿量、肤色等情况，调整输入速度和量。

3. 防治不良反应　输血过程中可能会发生发热、过敏、溶血、输血后紫癜、输血后感染（肝炎、HIV、CMV等）、TA-GVHD、输血相关性急性肺损伤（transfusion-related acute lung injury，TRALI）等输血反应，应监测相关临床表现，采取及时有效措施防治。输血期间因需要暂停静脉营养液输入，且红细胞输入会增加葡萄糖消耗，可导致早产儿低血糖症发生，故需要监测血糖，及时调整输液内容，维持血糖稳定。对原有腹胀、喂养不耐受、严重感染等合并症的患儿，输血前后适当禁食以减少NEC的发生。极早产儿、极低和超低出生体重儿在输血过程中也可发生颅内出血，故应注意患儿神志、瞳孔和肌张力改变和有无抽搐发生，必要时床边B超确诊。

四、疗效和预后评估

AOP经及时诊断和治疗，一般预后良好，否则可引起机体缺血缺氧、体重不增、代谢紊乱、反复感染、NEC等并发症发生，严重者可导致BPD、神经系统及视网膜发育不良等后果。

五、诊疗关键点和难点

1. 由于缺乏不同胎龄、出生体重和日龄的早产儿贫血的统一标准，加之早产儿病情重且并发症多，贫血的临床表现缺乏特异性，与并发症的表现相互重叠和交叉，不易做到早期诊断。因此，要求临床医生密切观察病情变化，及早发现AOP。

2. 迄今为止，国内外尚无AOP血液输注的指南和共识，AOP输血治疗缺乏规范的标准可循。在临床工作中，不应以某个单项指标决定是否输血，应该结合患儿的基本情况，明确输血指征，综合考虑、权衡利弊决定是否进行输血治疗。在输血实施过程中，应遵循个体化原则，同时注重保护性和综合性治疗（如对症支持治疗、病因治疗、机械通气治疗、rhEPO联合铁剂治疗等），最大限度地减少AOP输血次数。

3. 尽管严重的AOP已在NICU出院前得到治疗，出院后仍应加强随访监测和补充铁剂。若早产儿出院时血红蛋白＜95g/L，即使无症状，出院后也应继续补充元素铁4~6mg/（kg·d），出院后2周、1~2个月需要监测Hb和HCT，直到明显增加才停止补充。由于口服铁剂会影响食欲、出现呕吐、腹泻等消化系统症状，还需定期监测Hb和HCT，家属依从性差，往往会中断治疗和监测，这也是AOP预定疗程难以完成的难点。因此，出院前应加强对家属的AOP科普教育。

（肖　昕）

第二节 新生儿溶血病

新生儿溶血病（hemolytic disease of newborn，HDN）是指母婴ABO、Rh等血型不合引起的同族免疫性溶血病。HDN在胎儿期就已开始发生，临床以胎儿水肿、新生儿黄疸和贫血为主要表现，严重者可致死或遗留严重后遗症。已经识别出60种以上的红细胞血型抗原能够与特异性抗体结合导致溶血发生，其中ABO血型或Rh血型不合溶血病最常见，其他少见血型如Kell、Duffy、Kidd、Diego、MNS等血型系统的抗体也会引起新生儿溶血病。

母亲体内不存在胎儿的某些父源性红细胞血型抗原，当胎儿红细胞通过胎盘进入母体循环，或母体通过其他途径（输血等）接触这些抗原后，母体被该抗原致敏，产生相应特异性抗体以清除这些抗原；此抗体经胎盘进入胎儿血液循环，可与胎儿红细胞膜表面相应抗原结合，表面覆盖有抗体的红细胞随之被巨噬细胞及自然杀伤细胞释放的溶酶体酶溶解破坏而引起溶血。

一、诊断要点

（一）Rh血型不合溶血病

Rh血型系统抗原基因位于1号染色体短臂，由RhD、RhC，RhE基因编码3组血型共5种抗原：D、C、c、E、e（d抗原尚未测出）。传统上红细胞缺乏D抗原称为Rh阴性，为dd；具有D抗原称为Rh阳性，为DD或Dd。90%的抗体反应是由D抗原诱发的，Rh血型系统其他抗原，如C、c、E、e也可以致敏机体产生抗体并发生Rh溶血病。

1. 临床表现　Rh血型不合溶血病绝大多数发生在第二胎或以后，如孕母先前已被致敏（孕妇曾接受过Rh血型不合的输血、Rh阴性孕母在胎儿时，被其Rh阳性母亲少量Rh阳性血经胎盘进入体内而发生初发免疫反应）也可发生在第1胎（约1%）。Rh血型不合溶血病的临床症状轻重与溶血程度相一致。典型临床表现如下。

（1）胎儿水肿　出生时全身水肿、苍白、皮肤瘀斑、胸腔积液、腹水、心力衰竭和呼吸窘迫。

（2）贫血　包括早期贫血（生后1周内）和晚期贫血（生后1周后）。早期贫血常伴有胎儿水肿，出生时脐血Hb含量可反映宫内溶血的严重程度：轻度溶血Hb＞140g/L，中度＜140g/L，重度＜80g/L；出生后溶血继续，刺激造血组织产生较多的未成熟红细胞、网织红细胞和有核红细胞，并出现在外周血中。晚期贫血患儿外周血Hb往往＜80g/L，发生原因主要有：①Rh血型抗体持久存在，溶血继续，网织红细胞正常或上升。②早期较重的贫血进行了宫内输血治疗，或出生后立即进行了输血或换血治疗，红细胞数量有所补充，但骨髓造血仍处于抑制状态，EPO生成减少，造血反应迟钝，网织红细胞正常或下降。③换血治疗虽可降低新生儿体内抗体含量，但不能完全排除，低水平的溶血持续存在。

（3）黄疸　黄疸出现早（通常在24h内出现）、进展快、程度重。若不及时治疗可引起急性胆红素脑病，病死率和神经系统后遗症发生率极高。

（4）肝脾肿大　红细胞破坏增加，红细胞生成速率提高引起髓外造血，患儿出现肝脾肿大。

（5）其他　低血糖、出血倾向可见于重度Rh溶血病患儿或换血疗法后，前者因大量溶血致还原型谷胱甘肽增高，进而刺激胰岛素释放所致；后者与血小板减少、毛细血管缺氧性损害有关，少数患儿发生DIC。此外，在换血疗法过程中或结束后，还可发生心动过缓、呼吸暂停和低钙血症等。

2. 辅助检查

（1）产前确定胎儿Rh溶血病风险　Rh阴性孕妇其ABO和Rh血型抗体类型检测、配偶和胎儿血型鉴定以及孕妇Rh抗体水平动态监测。下列情形提示胎儿/新生儿存在发生Rh血型不合溶血病风险：①Rh阴性孕妇如检出Rh抗体，其丈夫血型是Rh阳性纯合子或检测出胎儿血型为Rh阳性。②间接Coombs试验监测孕妇抗体滴度达1：16，或连续流式分析技术测定Rh抗-D抗体浓度超过4~15U/mL，且继续上升。③无论孕妇抗体水平如何，只要既往存在胎儿/新生儿Rh溶血病史。

（2）产前超声检查及胎儿脐血检查评估胎儿贫血程度　超声多普勒检测胎儿大脑中动脉收缩期峰值流速（MCA-PSV）是预测胎儿贫血的有效指标；产前超声发现胎儿水肿预示胎儿严重贫血或疾病晚期。产前胎儿超声检查MCA-PSV≥1.5中位数倍数或出现胎儿水肿时，应进行脐血检查，内容包括血型、血常规、网织红细胞、血胆红素、直接Coombs试验、抗体释放试验和游离抗体试验等，以了解胎儿溶血的病因及根据贫血程度计算宫内输血的输血量。

（3）胎儿/新生儿致敏红细胞和血型抗体测定　直接Coombs试验和抗体释放试验均是Rh溶血病的确诊试验，其中任何一项阳性可以确诊Rh溶血病；血清游离抗体试验阳性只表明患儿血清中存在有游离Rh抗体，并不一定致敏，故不能作为确诊试验，但可用于评估是否存在继续溶血或换血后的效果。

（二）ABO血型不合溶血病

母婴之间ABO血型不合时可导致ABO溶血病的发生，常见于O型血母亲与A型或B型血婴儿之间。ABO血型不合溶血病可发生于第1胎。ABO血型不合溶血病的临床表现大多明显轻于Rh溶血病：溶血通常程度轻，贫血不严重，无明显肝脾肿大，但存在一定程度的高胆红素血症。多数ABO溶血病的高胆红素血症通过光疗可以改善，若光疗效果不好，必要时需要换血治疗。

1. 临床表现　黄疸为多数ABO血型不合溶血病的主要或唯一的临床表现。黄疸一般出现在生后24h内，极少数病例黄疸发展迅速，导致胆红素脑病发生。新生儿出生时无明显异常，胎儿水肿、苍白和贫血极为罕见，肝脾大不明显。

2. 辅助检查

（1）孕母及新生儿血型检查　可提示存在ABO血型不合溶血的风险。

（2）血清胆红素检测　血清胆红素升高可反映溶血的严重程度。ABO血型不合溶血病血清总胆红素可以升高至256.5μmo/L（15mg/dL）或以上，少数可达342μmo/L（20mg/dL）或以上，以间接（未结合）胆红素升高为主。

（3）新生儿Hb水平　通常是正常的，但也可低至100~120g/L，少数病例表现为慢性进行性贫血。网织红细胞相应增加，可高达6%~10%。

（4）血清学检查　直接Coombs试验和抗体释放试验是ABO血型不合溶血病的确诊试验，直接Coombs试验和抗体释放试验任何一项阳性可以确诊ABO溶血病。血清游离抗体试验阳性只能表明患儿血清中存在游离抗-A或抗-B抗体，并不一定致敏，故不能作为确诊试验，只用于评估是否存在继续溶血或换血后的效果。

（三）其他血型不合溶血病

少见红细胞血型系统如Kell、Duffy、Kidd、

Diego及MNS系统等的抗体亦可以引起新生儿溶血病：①Kell抗原在红细胞前体（祖细胞）的表面表达，抗-K抗体可与K抗原阳性的红系祖细胞结合，继而被胎儿肝脏巨噬细胞免疫性破坏；由于红细胞前体不含血红蛋白，溶血过程中无明显胆红素释放，新生儿黄疸较轻，但可造成严重的溶血性贫血。②Duffy血型不合溶血主要由抗-Fya抗体所致，症状较轻，重症罕见。③Kidd血型系统中，抗-Jka和Jkb抗体引起的新生儿溶血病症状往往较轻，但抗-Jk3抗体可引起致命性新生儿溶血病。④Diego血型系统的抗-Dia抗体所致新生儿溶血病病情轻重不一，抗-Dia抗体所致新生儿溶血病症状较轻。⑤MNS血型系统抗原较多，S和s抗原常见，相对应的抗-S和抗-s抗体均可导致严重的新生儿溶血病。

上述少见血型系统相关的新生儿溶血病临床表现与ABO、Rh血型不合溶血病相似，只是病情轻重有所不同，部分血型系统（Kell）相关溶血病有其特点（黄疸轻，贫血重）。

二、治疗原则和措施

（一）Rh血型不合溶血病

Rh血型不合溶血病治疗应从宫内即开始，一直延续到出生后。治疗原则是纠正贫血、阻止溶血、降低血胆红素水平以及保护重要器官功能。

1. 宫内治疗

（1）宫内输血　宫内输血是治疗Rh血型不合溶血病的主要方法之一，以防因胎儿溶血而导致严重贫血，继而防止在生后发生脑瘫、神经精神发育迟缓、耳聋等不良结局。当胎儿血细胞比容＜0.3和胎龄＜35周时，应考虑宫内胎儿血管内输血。Rh血型不合溶血病宫内输血要求：①成分输血，选用Rh阴性、O型新鲜浓缩红细胞，与母血配型无凝集反应。②为防止输血容量过大，要求浓缩血细胞比容为0.75~0.85。③血制品经筛查无肝炎病毒、HIV以及CMV病毒。④最好经放射线照射去除白细胞，以避免移植物抗宿主反应。

（2）母亲或胎儿注射IVIG　IVIG可明显抑制母体血型抗体产生，阻止母体抗体经胎盘进入胎儿体内；IVIG还能与胎儿巨噬细胞上的Fc受体结合，抑制血型抗体所致红细胞破坏。在妊娠28周前，胎儿受累较重而尚未发生胎儿水肿者，给孕妇注射IVIG 400mg/（kg·d），4~5天为一疗程，间隔2~3周重复应用直至分娩。

（3）分娩时机选择　近年来宫内输血技术的应用，若无其他终止妊娠指征，产前诊断Rh血型溶血病的胎儿可延至足月分娩，大大降低了早产及相关并发症发生，同时增加胎儿肺、肝脏和血脑屏障等器官的成熟度，降低了RDS、高胆红素血症及急性胆红素脑病的发生，减少了出生后换血治疗的概率。

2. 出生后治疗

（1）产房复苏及胎儿水肿的处理　新生儿科医师及时到达产房主导Rh血型不合溶血病新生儿复苏。若患儿出生时即有水肿、严重贫血、高排血量的心衰或休克体征，应保持有效通气、抽腹水或胸水等。

（2）光照疗法　对于新生儿溶血病所致高间接胆红素的光疗标准，很难用单一的数值来界定，不同胎龄、日龄的新生儿都应该有不同的光疗标准，此外还要把是否存在引起急性胆红素脑病的高危因素考虑进去。临床实施光照疗法时，建议参照2014年我国“新生儿高胆红素血症诊断和治疗专家共识”和2004年美国儿科学会推荐的胎龄35周以上新生儿光疗参考标准（参考第七章第四节）。

（3）输血和换血疗法　早期贫血如需要可先小量输注浓缩红细胞或部分交换输血以改善血红蛋白和红细胞比积水平；溶血、贫血严重者或血清胆红素很高时，换血治疗是治疗高胆红素血症最迅速的方法（参考第七章第五节）。通过换血疗法，可以达到三个目的：①及时换出抗体和致敏红细胞，减轻溶血。②降低血清间接胆红素浓度，防止急性胆红素脑病发生。③纠正贫血，防止心力衰竭。Rh血型不合时，首选Rh血型同母亲、ABO血型同患儿的血源换血。

（4）药物治疗　为辅助治疗措施，所用药物包括：①IVIG：大剂量（1g/kg）于6~8h内持续静脉滴注，必要时12h后重复1次，用于严重溶血病例，以阻断新生儿单核-巨噬细胞系统的Fc受体，抑制溶血过程，减少胆红素产生和减少交换输血，但需警惕IVIG有导致新生儿NEC的风险。②白蛋白：游离胆红素可通过血脑屏障引起急性胆红素脑病，白蛋白与游离胆红素结合并转运到肝脏进行代谢，可降低急性胆红素脑病的发生。剂量为1g/kg加5%葡萄糖溶液10~20mL静脉滴注，每天1次，根据间接胆红素水平，用1~3次。③锡原卟啉：血红素加氧酶抑制剂，抑制血红素转变成胆绿素过程，从而减少胆红素的形成。锡原卟啉的临床应用前景良好，已获美国FDA批准，但国内尚未上市。

（5）纠正晚期贫血　若患儿发生晚期贫血（Hb水平＜80g/L），出现喂养困难、心动过速和呼吸急促等表现时，应输注红细胞10~20mL/kg，输注的红细胞应不具有可引起溶血的血型抗原。此外，每周3次皮下注射促红细胞生成素（EPO）200U/kg，疗程1~6周，可以减少红细胞的输注。

（二）ABO血型不合溶血病

治疗原则同Rh血型不合溶血病。主要措施包括光照疗法、换血疗法（当母亲为O型、子为A型或B型时，首选O型红细胞和AB型血浆混合血换血）和药物治疗等，具体见Rh血型不合溶血病的治疗。

（三）其他血型不合溶血病

少见血型系统相关的新生儿溶血病需要输血治疗时，母血被认为是很好的血源，这是因为母亲红细胞抗原为阴性，理论上可减少红细胞致敏的风险。因此，对于罕见血型不合溶血病，在寻找血源困难的情况下，母亲可以反复为胎儿/新生儿供血。其他治疗原则和措施参考Rh血型不合溶血病。

三、监护和护理要点

1. 严密观察病情变化　观察患儿呼吸、心率、血压、血氧饱和度和意识等生命体征变化；特别注意患儿皮肤黄染情况，定期进行经皮胆红素测定；动态监测外周血红细胞数、血红蛋白、血细胞比容等变化；注意心、肝、肾功能和凝血功能变化。

2. 采集脐血标本送检和生后监测胆红素变化　当存在宫内溶血时，胎儿娩出后立即留取脐血标本进行新生儿血型、抗体滴度、血红蛋白和胆红素浓度测定。生后24h开始，需监测血清总胆红素（TSB）或经皮胆红素（TCB）动态变化趋势，当达到光疗或换血标准时，及时予以干预。

3. 光照疗法和换血疗法应注意的问题　对高胆红素血症者应采取积极措施（光照疗法和换血疗法）以降低血清胆红素水平，避免胆红素脑病的发生。长时间高强度光照可对视网膜黄斑造成伤害和增加男阴外生殖鳞癌风险，故光疗时应用遮光眼罩遮住双眼，用尿布遮盖会阴部；光疗过程中，不显性失水增加，应注意补充液体以保证足够的尿量，并检测患儿体温，避免体温过高；换血过程中，等量匀速抽出和输入血液，注意保持内环境和重要器官功能稳定，监测生命体征和血气变化，防止低体温、电解质紊乱、低血糖、低钙血症、贫血和出血等发生（参考第七章第四节、第五节）。

4. 促进喂养　新生儿生后开奶晚，早期母乳/人工/混合喂养不足，不能有效阻止胆红素的肠肝循环，黄疸加重。因此，鼓励充足频繁的母乳/人工/混合喂养。糖水喂养无益于降低新生儿胆红素水平。

四、疗效和预后评估

在新生儿血型不合溶血病中，最常见的是ABO和Rh血型不合溶血病；最严重的是Rh和MNS血型不合溶血病，容易发生胎儿宫内水肿；最特别的是Kell血型不合溶血病，其黄疸轻而贫血重。

对妊娠期血型不合孕母的及时干预和宫内溶血病胎儿的有效治疗可明显减轻溶血病新生儿出生后病情。发生宫内胎儿水肿的新生儿血型不合溶血病（大部分Rh血型不合、部分ABO和少见血型不合）由于存在严重溶血、贫血，可导致心力衰竭、呼吸窘迫、高胆红素血症，往往预后不良。Rh血型不合溶血病黄疸出现早、进展快、程度重，生后持续蓝光照射和及时换血可取得明显疗效；否则，可出现急性胆红素脑病，病死率和神经系统后遗症发生率明显增加。

五、诊疗关键点和难点

①为了防止严重溶血、胎儿水肿甚至死产发生，在妊娠早期确定并正确处理ABO或Rh血型不合溶血病患病风险非常重要。②对于原因不明溶血和贫血，需通过临床和实验室方法早期识别出由少见血型不合引起的溶血病并正确处理。③及时实施光照疗法、换血疗法有效降低高间接胆红素水平，防止急性胆红素脑病发生。

（肖　昕）

第三节　新生儿红细胞葡萄糖-6-磷酸脱氢酶缺乏症

红细胞葡萄糖-6-磷酸脱氢酶（glucose-6-phosphate dehydrogenase deficiency，G-6-PD）缺乏症是指*G-6-PD*编码基因突变导致酶活性降低所致，其主要临床表现为红细胞溶血性贫血。本病是世界上最常见的一种遗传性红细胞酶病，为X连锁伴性不完全显性遗传，其高发区为非洲、亚洲、地中海沿岸国家和中东地区等，我国华南地区为本病高发区之一。从20世纪70年代开始我国已将此病定为新生儿常规筛查的疾病之一。

一、诊断要点

（一）临床特点

G-6-PD缺乏症的临床表现变化较大，可从无症状到新生儿黄疸、药物性溶血、感染造成的急性溶血等，严重则导致急性胆红素脑病，造成永久性神经损伤甚至死亡。

新生儿期发病者主要表现为高胆红素血症：大多数高胆红素血症患儿出生时无特殊，通常表现为生理性黄疸的加重，生后5~6天达到高峰，然而也有某些患儿生后24h之内出现黄疸；半数患儿有肝脾肿大，贫血则多为轻度或中度，重者可致急性胆红素脑病，其发生率比ABO血型不合溶血病更高，且可在血清胆红素值较低的水平上发生。

新生儿期发病的常见诱因有感染、窒息缺氧、酸中毒、出血、氧化剂类药物的应用（如磺胺类、解热镇痛药、大剂量维生素K_1）以及中药（如穿心莲、牛黄、腊梅花、珍珠粉和金银花等）；也有不少病例无任何诱因可查。

（二）辅助检查

用于临床的G-6-PD缺乏症主要诊断方法包括定性（筛查）和定量方法，其基本原理均为G-6-PD在NADP存在的条件下，通过催化葡萄糖-6-磷酸生成6-磷酸葡萄糖醛酸和NADPH，测定NADPH量来反映G-6-PD量。基因检测主要用于确定基因突变类型，临床上少用。

1. 筛查试验　目前国内常用的筛查试验主要为高铁血红蛋白还原试验（MHb-RT），还原率＞0.75为正常，0.74~0.31为中间型，＜0.3为显著缺乏。此实验敏感性高，但特异性稍低，可出现假阳性或假阴性，故应结合临床和其他相关实验综合判断。

2. 红细胞G-6-PD活性测定　为特异性直接诊断方法，正常值随测定方法而不同。目前临床上使用方法包括Zinkham法（WHO推荐）、Clok法（国际血液学标准化委员会推荐）、硝基蓝四氮唑（NBT）定量法和葡萄糖-6-磷酸脱氢酶/6-葡萄糖酸-磷酸脱氢酶（G-6-PD/6-G-PD）比值。G-6-PD/6-G-PD比值测定可进一步提高杂合子检出率。

3. 基因检测　G-6-PD缺乏女性携带者的表型变化大，基因检测则不受此影响，准确率高。SNaPshot基因检测技术可有效检出G-6-PD基因突变类型，准确率极高。

（三）诊断标准

有可疑或阳性家族史，亲代或同胞中有G-6-PD缺乏者，男性，高发地区或祖籍在高发地区的新生儿出现黄疸，均应高度怀疑本病；G-6-PD活性检测（MHb-RT、G-6-PD/6-G-PD比值等）是诊断本病的重要依据，必要时可行基因检测以确定基因突变类型。

二、治疗原则和措施

1. 本病为遗传性酶缺乏病，目前尚无根治方法，无溶血者不需治疗，注意防治诱因。

2. 急性溶血者应去除诱因，在溶血期注意供给足够的水分，纠正电解质失衡，酌情口服或静脉给予碳酸氢钠使尿液保持碱性，以防止血红蛋白在肾小管内沉积。

3. 积极治疗高胆红素血症与贫血：①高胆红素血症治疗主要采取光照疗法，溶血严重者应考虑换血疗法，以防发生胆红素脑病。②重度溶血可静脉输注浓缩红细胞；由于机体对溶血产生应激反应，短期内（2~4周）脊髓处于“休克”状态，故急性溶血期过后，贫血严重者，可少量多次输血。

三、护理和监护要点

1. 严密观察病情变化　观察患儿呼吸、心率、血压、血氧饱和度等生命体征变化；注意患儿颜面、躯干及四肢皮肤黄染情况，注意患儿是否存在意识、惊厥和肌张力改变；密切监测外周血红细胞、血细胞比容、间接和直接胆红素等生化指标变化。

2. 加强光疗时护理　可采用单面或双面蓝光照射治疗，蓝光照射期间注意用眼罩或黑布保护眼睛和会阴部；定期皮测胆红素（必要时抽血测外周血胆红素）；由于光照时失水增加和破坏核黄素，应注意补充。

3. 促进胆红素排泄　及早开奶，增加尿量和大便正常菌群定植，促进肠蠕动使胎便尽早排出，有利于直接胆红素经大小便排出体外，减少胆红素的肠肝循环。

4. 健康教育　对G-6-PD缺乏症新生儿，避免使用具有氧化作用的药物（磺胺类、解热镇痛药、大剂量维生素K_1）以及中药（穿心莲、牛黄、腊梅花、珍珠粉和金银花等），避免用樟脑丸保存衣物，以防溶血发生。

四、疗效和预后评估

G-6-PD缺乏症为遗传性疾病，目前无特异性治疗方法，治疗原则主要是对症支持治疗，防止溶血发生，治疗高胆红素血症和贫血。若无严重急性溶血、急性胆红素脑病和严重贫血发生，预后良好。

五、诊疗关键点和难点

1. 未进行G-6-PD缺乏症筛查的新生儿和婴儿，应避免使用某些具有氧化作用的药物。目前临床常用于退黄疸的“茵栀黄”是否会引起G-6-PD缺乏症患儿溶血尚存在争议，如明确有重度G-6-PD缺乏，应避免使用。

2. 部分G-6-PD缺陷病新生儿时期并不发病，或发病较轻，轻度黄疸被误认为其他并发症引起；以后在某些因素影响下，突然起病，出现突发性急性溶血和贫血，需做红细胞G-6-PD活性测定才能诊断。

3. 本病治疗的重点放在预防急性严重溶血发生、治疗高胆红素血症和严重贫血上。值得一提的是，本病急性胆红素脑病的发生率高于同族免疫性溶血病，且可发生在血清间接胆红素值较低时，临床上要引起高度重视。

（肖　昕）

第四节　胎母输血综合征

胎母输血综合征（fetomaternal hemorrhage/transfusion，FMH）指因某种原因胎儿血液通过胎盘时发生出血，其血液通过绒毛间隙进入母体血循环，引起胎儿贫血或母体溶血性输血反应的一组症候群，是胎儿出血及新生儿期贫血的常见原因之一。95%的孕妇妊娠期间可有0.05~0.1mL的胎儿红细胞进入母体，进入母体的血液总量少于15mL，通常不引发严重的母胎症状。但炎症和/或其他病理情况使母胎界面破坏或滋养绒毛细胞损伤，可使大量的胎儿血液进入母体，引起胎儿及母体相应的临床表现，即FMH。FMH通常发生在晚孕期或分娩时，多为自发性，少数为创伤性。由于其临床表现的隐匿性，在产前不易作出诊断，围产儿病死率达33%~50%。

一、诊断要点

（一）病史和高危因素

胎儿发育异常、双胎妊娠、胎盘早剥、前置胎盘、前置血管、绒毛膜癌、绒毛膜血管瘤、脐静脉血栓；母体因腹部创伤；缩宫素引产、外倒转、羊膜腔穿刺术及绒毛穿刺取样等。

（二）临床特点

FMH的临床表现取决于胎儿失血的速度和失血量，出血量小可无症状，短时间内快速大量出血可造成胎儿严重贫血、宫内缺氧甚至死胎。

（1）胎动突然减少，可能是急性大量胎儿母体输血的征兆。

（2）FMH晚期征象为胎动减少或消失、胎心律呈正弦曲线及胎儿水肿三联征。

（3）当胎儿出生时及生后24hHb浓度正常，网织红细胞正常，表明出血发生在分娩前数周，代偿性红细胞增生已经完成。

（4）长期缓慢出血时婴儿会出现缺铁性贫血，呈小细胞低色素性。

（5）若胎儿出生时即有贫血，24h后更甚，网织红细胞增高，表示出血在生前几天发生。

（6）胎儿出生Hb正常，24h后下降，表示分娩时出血。

（7）发生FMH后母亲可能出现寒战、发热等输血反应，严重者出现溶血反应，可导致急性肾衰竭，这是由于胎儿与母亲血型不合所致。

（三）辅助检查

1. K-B试验（Kleihauer-Betke test）　又称“红细胞酸洗脱试验”，利用母体血液样品在酸性洗脱液中的抗酸性差异区分HbF和HbA。当母体血涂片经酸性缓冲液洗脱后，HbA从母体红细胞中洗脱或渗出，而含HbF的胎儿红细胞则可在酸液中继续保持完整并被伊红染色。通过计数母血涂片中的胎儿红细胞比例，即可估计胎儿出血程度，是目前公认首选且应用最广泛的检查方法。

2. 流式细胞术（flow cytometry，FCM）　FCM的检测原理是用特异性抗体标记、定量分析母血中胎儿红细胞。胎儿和母体F-红细胞表达HbF和碳酸酐酶（carbonic anhydrase，CA）的免疫表型不同。胎儿F-红细胞强表达HbF但缺乏CA表达，即为HbF++/CA-或HbF+/CA-；成人F-红细胞HbF和CA均为阳性表达，即HbF+/CA+；成人红细胞表达CA，而无HbF表达，即HbF-/CA+。因此，使用特异性的抗-HbF抗体和抗-CA抗体，可对不同的红细胞进行免疫表型分析，准确区分成人和胎儿F-红细胞，是最精确的检查方法，且具有简便、客观等特点。

3. 血红蛋白电泳　原理是HbA和HbF这2种血红蛋白的等电点不同，在一定pH缓冲液中所带的正、负电荷不同。根据电泳后2种血红蛋白的不同移动方向，可区分HbF和HbA，并计算其比例。一般情况下，母血中HbF含量＜2%。发生FMH时，血红蛋白电泳实验HbF含量可升高。

4. 甲胎蛋白（AFP）定量　胎儿母体输血后母血中的AFP升高。母血AFP浓度异常升高与FMH有关，根据胎儿AFP水平、母亲的血容量及FMH发生前后母血清AFP水平差值可估计胎儿母体输血量。

5. 彩色多普勒超声检查　胎儿大脑中动脉收缩期峰值速度（MCA-PSV）被广泛应用于预测胎儿贫血并且为治疗时机提供依据。MCA-PSV值≥1.5倍中位数提示胎儿贫血。可对临床预测、及时诊断和治疗严重的胎儿贫血提供充分可靠的依据。

6. 荧光显微镜技术　该技术通过荧光标记抗D抗体与胎儿红细胞表明的D抗原结合而鉴别胎儿细胞，适用于母亲与胎儿Rh血型不合的病例，具有省时、廉价、准确的特点。

二、治疗原则和措施

（一）胎儿处理

1. 胎龄≤32周　当轻度FMH和轻度贫血时，在胎心监护和生物物理学评分无异常的情况下可以期待疗法。对于有早产风险的产妇可以使用糖皮质激素、硫酸镁促进胎儿肺和神经系统的成熟。当临床表现典型和临床检查提示大量FMH时，应考虑宫内输血（intrauterine transfusion，IUT）。宫内输血可以纠正胎儿贫血和延长妊娠至更成熟的胎龄，降低早产相关风险。使用Rh与母亲同型的O型浓缩红细胞，并要求与母亲血清配型试验无凝集现象。大多数胎儿至少需要2次宫内输血才能达到晚期胎龄，当胎儿HCT≥0.4或Hb≥150g/L时停止输血。输血时注意胎心监护，注意对胎儿进行生物物理评分。

2. 胎龄32~36周　需要有经验团队评估宫内输血的并发症与早产之间风险后进行选择。宫内输血相关的母婴并发症包括胎膜早破、绒毛膜羊膜炎、早产、胎儿窘迫以及胎儿和新生儿死亡。其中围产儿死亡和胎儿宫内窘迫是最常见的并发症。妊娠晚期早产儿高胆红素血症、低血糖、贫血、红细胞增多症等均高于足月儿。

3. 胎龄＞36周　选择紧急分娩并根据不同新生儿贫血程度进行个体化输血治疗，尽可能减少孕产妇和胎儿并发症。由于宫缩刺激会加重胎儿宫内窘迫，增加胎盘屏障的受损程度，加重FMH病情变化。因此，建议剖宫产立即终止妊娠。如果宫口已开全且满足助产条件可以通过阴道分娩。剖宫产手术时需要新生儿科医生在场，以保证胎儿娩出后出现呼吸困难窒息情况下能得到及时的救治，以便改善新生儿的预后。

（二）母亲处理

母亲与胎儿Rh血型不合时，可在FMH发生72h内预防性给予RhD免疫球蛋白（RhD IgG），后者可特异性结合胎儿红细胞上的D抗原，从而阻断抗D的产生。

（三）新生儿处理

新生儿贫血可输入浓缩红细胞，对慢性贫血有心力衰竭时可给予部分换血疗法。

三、护理和监护要点

1. 严密观察病情变化　FMH孕期起病隐匿，容易遗漏，需要通过密切观察患儿的病情变化确诊。一般情况下，患儿会出现精神反应差、面色苍白、喂养困难、气促或呼吸暂停，经检查提示Hb下降，应注意有无胎母输血综合征的可能。治疗过程中密切观察患儿状态，必要时予吸氧或采用呼吸机辅助治疗，同时保证患儿营养，注意控制补液速度和总量，将其安置在安静的环境内，每天记录体重增长情况，重点观察尿量，一旦出现异常，采取急救措施。

2. 严格执行输血制度　重度贫血是急性胎母输血综合征最严重的后果，及时纠正贫血至关重要。输血时应严格按照相关输血制度执行，避免出现输血不良事件。

3. 严格执行无菌操作，预防感染的发生　保证患儿的暖箱温湿度适宜、安静，进行侵入性操作时，严格执行手卫生，注意无菌操作，避免交叉感染。

四、疗效和预后评估

出血量及出血速度是影响FMH母胎结局最重要的因素。人类胎儿似乎可耐受40%的急性失血，更大量的失血则会造成胎儿死亡。胎儿由于具有造血功能和血管内容量调节的功能性补偿机制，故可以较好地耐受长时间丢失的大量血液，而短时间内血液急剧丢失却可导致胎儿心力衰竭、水肿、低血容量性休克，甚至死亡。初产妇、双胎妊娠、女性胎儿更容易因FMH而出现胎死宫内。若FMH的胎儿活产，生后可出现大量脑室内出血、弥漫性脑缺血病变、脑性瘫痪等颅内及神经系统病变。另外，婴儿期贫血与日后个体缺乏管理执行功能、注意力下降、学业表现较差、社会成功以及情绪健康较差有关。因此新生儿血红蛋白水平或许可作为不良长期结局的有效预测因素，这也说明及时发现FMH相关的胎儿或新生儿贫血，积极行宫内输血或生后输血治疗，除具有短期纠正贫血、抗休克效果外，还具有远期临床意义。

五、诊疗关键点和难点

1. FMH的早期识别和诊断　应重视孕妇胎动减少或消失的主诉、胎心监护异常或无明显诱因伴有上述症状的患者。母体感知或超声检查胎动减少或消失是重要的临床体征，倘若高度怀疑FMH的可能，应加强胎心监护，行胎母AFP测定，有条件的可以进行相关实验室检查如酸洗脱实验证实可疑或流式细胞术定量胎儿细胞的数量来估计胎儿失血量，再根据大脑中动脉血流峰值监测红细胞同种免疫，采取宫内输血治疗或剖宫产终止妊娠，及时纠正新生儿的贫血，改善新生儿的预后和存活率。

2. 各种实验室检查均存在一定的局限性　传统的K-B实验存在以下局限性：①时限性，症状和实验室检测差3天以上可能出现误报结果。②实验时间长可能造成假阴性结果。③涂片的酸碱度、厚薄、细胞计数以及出血量公式转化等多种因素误差可能影响计算的准确度。④对患血液病（遗传性血红蛋白病、镰状细胞性贫血和β-地中海贫血）孕妇导致的血红蛋白F过量，会导致假阳性的结果。因此，K-B实验需要在分娩后数小时内进行检测。目前FCM未应用于FMH的常规筛查，主要是由于这种检测仪器昂贵，对操作人员技术水平有很高的要求，大多数基层医院未配备细胞仪或仅在科研实验室开展，尚未在临床中广泛应用。与K-B试验一样，血红蛋白电泳也无法区分不同来源的HbF，且受诸多因素影响，精确性有限。急性FMH定量时须已知FMH发生前母血清AFP水平，这使其临床应用受到一定限制。多普勒超声在诊断FMH有一定的滞后性和局限性，需要配合临床表现，尤其关注孕妇自觉胎动，以便及早发现并及早干预。

3. 宫内输血的时机及宫内输血治疗期间的动态监测　一般认为，在出现胎儿水肿前进行宫内输血，胎儿结局更好。目前认为，若FMH诊断明确，MCA-PSV提示胎儿中重度贫血，且远离足月，不存在其他急诊终止妊娠指征的情况下，可考虑宫内输血。一般情况下，每次宫内输血之后MCA-PSV都会有所下降，HbF含量会上升，但并非像预测水平一样高，因此，大多数情况下可能需要多次宫内输血。在宫内输血期间，临床医生均应嘱产妇积极自数胎动，每日行无应激试验1~2次，每周可行2~3次超声检查评估胎儿贫血（MCA-PSV等血流超声指标）、水肿程度及生物物理评分，必要时积极行K-B试验甚至经皮脐血穿刺取样等评估胎儿贫血状况。多次宫内输血存在医源性感染的风险，可能会导致胎儿大脑损伤。如多次宫内输血后胎儿贫血无明显改善或情况恶化，应适时终止妊娠。

（郝　虎）

第五节 新生儿双胎输血综合征

双胎输血综合征（twin-twin transfusion syndrome，TTTS）是指通过胎盘间的动静脉吻合支，血液从动脉向静脉单向分流，导致双侧胎儿血流交换不平衡，使一个胎儿成为供血儿，另一个成为受血儿，由于双胎间明显的血流动力学异常而引起的一系列病理生理改变及临床症候群。TTTS是单绒毛膜双羊膜囊双胎（monochorionic diamnionic twin，MCDA）特有的、严重的并发症之一，好发于孕中期（孕16~26周），占所有单绒毛膜双胎的8%~15%，在全部妊娠中的发生率为1/10 000 ~ 3/10 000。对TTTS围产儿若不予干预，则其预后极差，导致围产儿患病率与病死率均较高，TTTS导致胎龄＜24周未经治疗围产儿的病死率为90%~100%，存活儿各系统的近、远期并发症发生率亦均较高，给患儿家庭及社会带来巨大压力。

一、诊断要点

（一）临床特点

1. TTTS的临床表现因双胎输血发生的时间及程度不同而异，主要分为急性TTTS、慢性TTTS，而临床上以慢性型最为常见。

2. 受血儿常有羊水过多，而供血儿常有羊水过少。

3. 双胎之一如在妊娠20周后死亡，而另一存活胎儿常有脑梗死及其他脏器如肝肾损害，神经系统后遗症为27%。

4. 急性TTTS常发生在第一个胎儿出生过程中，压力和胎儿位置改变引起急性输血，表现为双胎出生体重相似，血红蛋白（Hb）水平及血细胞比容高低差异较大。双胎出生后一个多血红润，一个缺血苍白。供血儿出生时有低血容量，可有休克、低血压；受血儿可出现高黏滞血症及高胆红素血症，因高血容量可引起充血性心力衰竭而致胎儿水肿。

5. 慢性TTTS由于长期的输血，供血儿由于自身血容量不足，造成心、脑、肾缺氧缺血而发育不良甚至萎缩，严重者可致胎死宫内。受血儿则相反，其体内血容量过多，造成膀胱过度充盈、羊水过多，甚至因循环血量超负荷致心功能不全、心力衰竭、严重水肿、胸腔积液等。

6. 常见的围产期并发症包括：双胎贫血-多血症、无心畸胎、双胎之一胎死宫内、先天性心脏病、脑损伤。

（二）辅助检查

1. 产前B超检查　可确定是否为单绒毛膜双胎（单个胎盘、双胎同性别、胎儿间有很薄的隔膜），了解胎盘、脐带及胎儿发育情况。双胎输血者双胎体重可相差15%~20%，腹围相差可能＞20mm。胎儿脐动脉彩色多普勒可测定流速，观察血流型，双胎间有收缩/舒张比率的差异。在B超的引导下行脐血管穿刺取血标本，可检出双胎间Hb水平的差别及供血儿贫血程度。

2. 血常规检查　双胎间Hb水平有差异，慢性TTTS双胎之间可达50g/L以上，但不能确诊TTTS，因为双绒毛膜双胎妊娠两胎儿之间Hb水平亦可有差异；再者，若双胎之间Hb水平无差异，不能排除TTTS，因为出生时急性输血及供血儿的代偿性造血，可导致二者Hb水平无明显差异。

（三）鉴别诊断

1. 选择性胎儿生长受限（selective intrauterine growth restriction，sIUGR）　两者的共同特征是都可发生胎儿的体重差异，并伴或不伴脐动脉血流多普勒异常，但sIUGR通常缺少TTTS特有的羊水量差异。在临床诊断过程中，常需行动态的超声检查，以明确诊断。

2. 双胎贫血-红细胞增多序列征（twin anemia-polycythemia sequence，TAPS）　两者均为胎儿间输血性疾病，区别为TAPS为慢性输血，仅造成胎儿间血红蛋白浓度的差异，在超声上表现为大脑中动脉血流峰值速度的差异，缺少经典的羊水过多-羊水过少序列（twin oligohydramnios-polyhydramnios sequence，TOPS）影像。因此，TOPS是两者产前鉴别的关键。

3. 双胎之一发育异常　当一胎儿伴发泌尿系统畸形时，也可引起羊水量差异，但通常不会发生羊水过多与羊水过少同时存在，并且在单绒毛膜性双胎和双绒毛膜性双胎中均可发生。因此，妊娠早期的绒毛膜性鉴定及妊娠中期的系统超声检查可明确诊断。

（四）诊断标准

TTTS的诊断标准为：①可见MCDA双胎妊娠胎盘，与羊膜分隔之间呈“T”字形。②双胎间羊水量存在差异，受血儿羊水过多（胎龄＜20周时，超声可见羊水最大液性暗区深度≥8cm，胎龄≥20周时，羊水最大液性暗区深度≥10cm）；供血儿羊水过少（羊水最大液性暗区深度≤2cm）。

目前，各医疗中心广泛采用Quintero分期诊断标准对TTTS进行分期（表12-3）。

表12-3　TTTS的Quintero分期

TTTS Quintero分期	超声表现
Ⅰ期	受血胎儿最大羊水池≥8cm（20周以上≥10cm）；供血胎儿最大羊水池≤2cm
Ⅱ期	供血胎儿膀胱不充盈
Ⅲ期	超声多普勒改变
	脐动脉舒张期血流缺失或反流
	静脉导管血流α波方向
	脐静脉血流搏动
Ⅳ期	一胎或双胎水肿
Ⅴ期	至少一胎胎死宫内

二、治疗原则和措施

（一）出生前处理

1. 期待疗法　主要适应于Quintero分期Ⅰ期病情稳定者，需严密监测孕妇腹围，每周对胎儿进行超声评估，检查项目包括：两胎儿生长发育情况、羊水量变化、胎儿脑发育、心脏功能、脐动脉搏动指数、大脑中动脉收缩期峰值血流速度和静脉导管多普勒血流等，及时发现病情变化。

2. 胎儿镜下激光凝固术（fetoscopic laser surgery，FLS）　阻断胎盘间异常血管吻合支，可有效降低胎儿中枢神经损伤风险，提高新生儿的生存率，是治疗TTTS的首选方案。手术指征：Quintero分期Ⅱ～Ⅳ期病例；进展型Quintero Ⅰ期病例，如羊水进行性增加或母体腹胀症状明显等。胎儿镜激光治疗通常选择在孕16~26周进行，由于TTTS病情大多进展迅速，一旦明确诊断，建议尽早施行手术。

3. 羊水减量术及羊膜中隔穿孔术　主要适用于属于Quintero Ⅰ期羊水进行性增多，但发现孕周较晚无胎儿镜手术机会的TTTS患者。目的是降低羊膜腔压力，缓解羊水过多导致胎儿压迫症状，改善胎盘循环，延长妊娠期。

4. 药物治疗　经胎盘给予地高辛，用于受血儿因充血性心力衰竭而致水肿者，以及无心畸胎中的心脏负荷过重者。

5. 选择性减胎术　当出现以下情况，在权衡利弊及充分告知后，可以考虑行选择性减胎术：①双胎之一合并严重畸形。②双胎之一濒临死亡状态或出生后生存率低。③双胎之一提示脑神经损伤。④无法进行FLS治疗，如大面积覆盖的前壁胎盘、两脐带插入部紧邻等。⑤FLS手术失败（术中或术后减胎）等。可采用宫内结扎脐带、剖宫取出一个胎儿、心包压塞或心内注射氯化钾等办法。

（二）出生后处理

1. 供血儿如有循环不良、心动过速、低血压时，可予机械通气供氧，可予多次输注浓缩红细胞、早期补充铁剂、扩容等对症治疗。

2. 受血儿可予适度放血、扩容等减轻血液高黏滞状态，处理低血糖症、低血钙症及高胆红素血症等。

3. 监测患儿尿量及尿肌酐水平，尤其是供血儿，警惕其发生急性肾损伤。

4. 先天性心脏病患儿可予定期复查心脏超声，并进行心肺功能评价，如有必要，可行外科手术辅助干预。

5. 宫内双胎之一死亡，存活者做头颅CT扫描，确定神经系统损伤情况；神经系统损害即脑损伤患儿可早期予营养神经治疗，后期可行康复训练。

三、护理和监护要点

1. 密切观察患儿病情变化　连接心电监护，持续心电监测。观察患儿脉搏、呼吸、心率、血压、血氧饱和度、体温及液体出入量。观察患儿反应、皮肤颜色以及各种管道的通畅情况。

2. 保持呼吸道通畅，进行呼吸支持　及时清除呼吸道分泌物，侧卧位或平卧头侧位，防止呕吐窒息。如出现气促、呼吸暂停等，及时进行吸氧或其他呼吸支持。

3. 贫血的监测与护理　给予TTTS重度贫血的供血儿进行输血，输入浓缩红细胞治疗，密切观察有无输血反应。严密观察患儿贫血改善情况，有无心悸、气促、发绀、肝肿大等，警惕心衰；避免医源性失血。

4. 脑损伤的预防与护理　通过定期给患儿进行抚触、按摩以便改善患儿的局部神经功能和促进运动功能的发育；通过播放音乐、放置鲜艳颜色的玩具等方式锻炼患儿的视听和手眼协调能力；通过翻身训练等方式锻炼和预防患儿粗大运动训练等。

四、疗效和预后评估

双胎输血出现愈早，预后愈差。较早出现者如不治疗，围产儿死亡率高达100%。孕28周前诊断并进行处理，围产儿死亡率仍然在20%~45%。

TTTS经FLS治疗后，一胎生存率可达90%，双胎生存率为52%～70%，平均分娩孕周为32~34周，但随着分期的增加，生存率呈下降趋势。而采用羊水减量术的病例，存活的新生儿有更高的神经系统并发症发生率。6岁以下的存活胎儿中，严重神经发育障碍的发生率为4%~13%。FLS后神经发育受损与较高的Quintero分期、低出生体重、低胎龄等相关。TTTS中还有很高的先天性心脏病的发生率，有9.7%存在结构性的心脏缺陷，主要为肺动脉狭窄。

建议除常规行新生儿随访工作以外，可于出生后2年内，每6个月对TTTS儿随访评估智力、运动能力、神经系统发育情况等，以后每年1次，直至出生后5年。

五、诊疗关键点和难点

1. 应当根据Quintero分期、病情进展速度及胎儿状态等情况选择合适的治疗手段。无论何种治疗措施，过程均需要严密的监测，监测项目包括：胎儿生长发育情况，羊水量，胎儿大脑、心脏、膀胱、四肢的检查，脐动脉搏动指数、脐静脉血流频谱、静脉导管血流频谱、大脑中动脉收缩期峰值血流速度。每周门诊复查超声，并监测有无胎膜早破、胎盘早剥、早产、胎儿窘迫、胎死宫内等并发症。进行心功能评分及胎儿头颅磁共振的检查了解有无心脏问题及脑损伤。

2. TTTS孕妇的分娩时机由Quintero分期、疾病严重程度、进展速度、干预措施的效果及产前超声监测结果等多种因素共同决定，并且TTTS的早产风险较高，Ⅲ期、Ⅳ期及宫内干预的病例可在24~34周使用类固醇激素促进胎儿肺发育成熟。未经胎儿镜治疗的TTTS病例，可于严密监测下，根据胎儿情况，积极终止妊娠。经过FLS治疗有效无并发症发生的病例，可于34~37周终止妊娠。

（郝　虎）

第六节　新生儿维生素K缺乏性出血症

新生儿维生素K缺乏性出血症（vitamin K deficiency bleeding，VKDB）又称新生儿出血症（haemorrhage disease of the newborn，HDN），是由于多种原因导致维生素K（Vitamin K，Vit K）缺乏，使新生儿体内Vit K依赖凝血因子（Ⅱ、ⅡV、Ⅸ、Ⅹ）活性降低而引起的出血性疾病。出血可发生在任何部位，但对患儿病情和预后影响严重的是颅内出血。由于新生儿出生时预防性注射Vit K，HDN发病率已明显下降。近年来，在纯母乳喂养患儿中抗生素的长期应用甚至滥用，HDN发病率又有所反弹。

一、诊断要点

（一）病史和高危因素

长时间应用抗生素、纯母乳喂养、先天性胆道闭锁或肝炎综合征、慢性腹泻、营养不良、长期接受全胃肠外营养、母亲产前应用某些药物如抗惊厥药、抗凝药和抗结核药等。

（二）临床特点

本病临床特点是突发性出血，出血时间、程度及部位不一，而患儿其他方面正常，无严重潜在性疾病存在。通常依据发病时间分为3型。

1. 早发型　分娩时或生后24h之内发病，发生率低，多与母亲产前应用影响Vit K代谢的药物有关。出血程度轻重不一，从轻微的脐带残端渗血、皮肤出血、头颅血肿至大量消化道出血、肺出血或致命性颅内出血。

2. 经典型　生后第2~7天发病，较常见，病情轻者具有自限性，预后良好。本型发生多以单纯性母乳喂养、肠道菌群紊乱、肝脏功能障碍及肝胆系统疾病，导致Vit K合成不足有关。多数新生儿于生后2~5天发病（早产儿可迟至生后2

周），以脐残端渗血、皮肤受压处及穿刺部位出血、消化道出血（呕血和便血）常见；此外，还可见鼻出血、肺出血、尿血和阴道出血等。一般为少量到中量出血，可自行停止；严重者可出现大片瘀斑或血肿，或胃肠道、脐残端大出血、肾上腺皮质出血而发生休克。颅内出血多见于早产儿，严重者死亡，幸存者可遗留脑积水后遗症。

3. 晚发型　出生8天后发病（多发生在生后1~3个月），发生率高，病情较重，病死率和致残率高。多见于慢性腹泻、营养不良、长期接受全胃肠外营养患儿及纯母乳喂养儿。此型发生隐蔽，出血前常无任何先兆，多以突发性颅内出血为首发临床表现，其次为皮肤出血和胃肠道出血等。严重颅内出血者常预后不良。

（三）实验室检查

1. 凝血功能　凝血功能检查是诊断本病的重要依据。Vit K缺乏时，Ⅱ、ⅢV、Ⅸ、Ⅹ因子活性下降，PT、APTT、KPTT延长，而TT、BT和血块退缩试验正常，纤维蛋白原和血小板数也在正常范围，Vit K治疗有效。

2. PIVKA-Ⅱ测定　Vit K缺乏时，维生素K缺乏或拮抗剂-Ⅱ诱导的蛋白质（protein induced by vitamin K absence or antagonist-Ⅱ，PIVKA-Ⅱ；又称异常凝血酶原：des-gamma-carboxy prothrombin，DCP）因Ⅱ、ⅢV、Ⅸ、Ⅹ因子不能羧化而出现在血循环中，其半衰期长达60~70h，在患儿使用Vit K后2~3天且PT恢复正常后仍可测得，是反映患儿机体Vit K缺乏状态和评估Vit K疗效的准确生化指标。一般认为，血PIVKA-Ⅱ≥2μg/L（免疫法）提示Vit K缺乏。

3. Vit K水平测定　可用高压液相层析法等直接测定血Vit K含量，新生儿出血症患儿血清Vit K水平一般低于200ng/L。

4. 活性Ⅱ因子/总Ⅱ因子测定　两者比值小于1时提示Vit K缺乏，无活化凝血酶原（Ⅱ因子）；等于1，提示所有Ⅱ因子全部活化，Vit K不缺乏。

5. 骨钙蛋白测定　由成骨细胞合成，大部分沉积在骨基质，小部分释放入血。其中部分血骨钙蛋白又羧化成γ-羧化骨钙蛋白（未完全羧化者称之为羧化不全骨钙蛋白），其谷氨酸残基γ-羧化为Vit K所依赖。羧化不全骨钙蛋白/γ-羧化骨钙蛋白比率可反映机体Vit K水平及其对骨的供应状态：其比率越高，提示机体Vit K缺乏愈严重。

（四）诊断标准

全国Vit K缺乏研究协作组对VKDB提出如下诊断标准（表12-4）：凡具备3项主要指标或2项主要指标加3项次要指标者可诊断为VKDB。

表12-4　维生素K缺乏性出血症诊断的主要标准和次要标准

主要指标	次要指标
1. 突发型出血，包括颅内出血、消化道出血、肺出血、皮下出血和注射部位出血不止等	1. 3个月以内小婴儿。
2. 实验室检查：血小板、BT、TT正常，而PT延长或APTT延长；或PIVKA-Ⅱ阳性，或血清Vit K浓度低下或测不到，或活性Ⅱ因子/总Ⅱ因子<1，或羧化不全/γ-羧化骨钙蛋白下降。缺乏实验室资料者，需排除产伤、缺氧、感染、肺透明膜病、DIC和血小板减少等其他原因导致的出血	2. 纯母乳喂养。母妊娠期有使用抗惊厥、抗凝血、抗结核及化疗药物史
3. 给予Vit K后出血停止，临床症状得以改善。	3. 患儿肝胆疾病史 4. 患儿长期服用抗生素史 5. 患儿慢性腹泻史

（五）鉴别诊断

VKDB需与新生儿咽下综合征、胃肠道出血及其他出血性疾病相鉴别。

1. 新生儿咽下综合征　婴儿在分娩过程中咽下母血，生后不久即发生呕血和便血，但患儿无其他部位出血倾向，凝血机制正常，经洗胃后不再呕血。Apt试验可鉴别呕吐物中的血是否来自母体，其原理是新生儿血红细胞以胎儿血红蛋白（HbF）为主，HbF有抗碱变能力。可取1份呕吐物加5份蒸馏水，2 000转/分钟离心10min后取上清液4mL，加入1%氢氧化钠溶液1mL，1~2min后液体变为棕色为母血，不变色（粉红色）则为新生儿血。

2. 新生儿胃肠道疾病　消化道出血、坏死性小肠结肠炎、应激性溃疡、先天性胃穿孔、消化道畸形等也可出现呕血和便血，患儿一般状态较差，腹胀等腹部体征明显，严重者出现休克；坏死性小肠结肠炎和消化道畸形可有特征性影像学改变（如梗阻表现和腹腔内游离气体等）。

3. 其他出血性疾病　先天性血小板减少性紫癜、血管瘤-血小板减少性紫癜综合征均有血小板明显降低；DIC常伴有严重原发性疾病，除PT、APTT和CT延长外，纤维蛋白原及血小板数也下降；血友病患儿以男性多见，多有家族史，主要表现为手术或外伤后出不止；临床疑为新生儿出血症，而维生素K治疗无效时，则应考虑先天性凝血因子缺乏可能，实验室检查可见相应的凝血因子缺乏。

二、治疗原则和措施

（一）预防

1. 孕妇产前Vit K_1应用　早发型VKDB见于妊娠期使用过抗凝药、抗癫痫药或抗结核药孕妇所分娩的新生儿。一般认为，在妊娠最后3个月内肌注Vit K_1，每次10mg，共3~5次，临产前1~4h再肌注或静脉点滴Vit K_1 10mg，或于孕32~36周起开始口服Vit K_1 10mg，每日1次，直至分娩；新生儿出生后立即肌注Vit K_1 1mg，即可防止早发型VKDB的发生。

2. 新生儿Vit K_1应用　新生儿需在出生时和生后3个月内补充Vit K_1，只有这样才能完全杜绝发生VKDB。常用方案有二：①新生儿出生后肌注Vit K_1 1mg或口服Vit K_1 2mg一次，然后每隔10天以同样的剂量口服1次至3个月，共10次。②新生儿出生后肌注Vit K_1 1mg或口服Vit K_1 2mg一次，然后分别于1周和4周时再口服5mg，共3次。

3. 乳母Vit K_1应用　人乳中Vit K_1含量仅为牛奶的1/4，故大部分经典型和迟发型VKDB发生在纯人乳喂养婴儿。目前推广乳母每天口服Vit K_1 5mg，乳汁中Vit K_1含量升高可达配方奶水平，有利于防止VKDB的发生。

（二）治疗

1. 一般出血的处理　对已发生出血且出血量不大的患儿，应立即肌内注射Vit K_1 1~2mg，一般用药数小时后出血减轻，24h内出血完全停止。

2. 出血严重者或紧急出血的处理　可用Vit K_1 1~5mg静脉推注，可使未羧化的凝血因子很快羧化而发挥凝血活性，出血得以迅速改善。出血较重，出现出血性休克表现时，应立即输注新鲜全血或血浆10~20mL/kg，以提高血中有活性的凝血因子的水平、纠正低血压和贫血；同时应用凝血酶原复合物（PCC）静脉注射，可以达到迅速止血的目的。

3. 不同部位出血处理　消化道出血，应暂时禁食，并从胃肠道外补充营养；脐部渗血可局部应用止血消炎药粉，穿刺部位渗血可行压迫止血。存在颅内出血，颅内压增高时，可参考“新生儿颅内出血”章节的治疗。

三、疗效和预后评估

本病特点是突发性出血，出血时间、程度及部位不一，其中重要部位（颅内、肺和肾上腺等）出血对患儿病情和预后影响严重，严重者死亡，幸存者多有神经系统后遗症；其他部位一般出血经补充Vit K_1停止，预后良好。

四、监护和护理要点

1. 严密观察病情变化　观察患儿呼吸、心率、血压、血氧饱和度和意识等生命体征变化；特别注意患儿皮肤（皮肤瘀点、瘀斑）、消化道（黑便）和颅内出血（前囟饱满、颅缝增宽、抽搐）情况。

2. 实验室监测　动态监测外周血RBC、Hb和HCT等变化，密切注意肝肾功能和凝血功能变化。

3. 轻柔护理　VKDB有颅内出血、消化道大出血、肺出血及肾上腺出血的风险，故护理时动作轻柔，避免搬动头部；消化道出血时应禁食；皮肤受压处、脐残端出血时，要注意保持清洁，防止细菌污染；为防穿刺部位出血，重视穿刺部位的压迫止血。

4. 加强科普教育　早发型VKDB见于妊娠期使用过抗凝药、抗癫痫药或抗结核药孕妇所分娩的新生儿；人乳中Vit K_1含量少，故大部分经典型和迟发型VKDB发生在纯人乳喂养婴儿中。因此，应积极宣传孕妇产前、新生儿出生后及乳母Vit K_1补充的好处，可有效预防VKDB。

五、诊疗关键与难点

1. 当临床出现如下情况时，VKDB的诊断有一定困难，需注意与其他疾病进行鉴别诊断：①虽有出血表现，但PT时间正常，一般可排除VKDB。②出血患儿PT延长同时，非Vit K依赖因子如Ⅴ、Ⅷ、纤维蛋白原水平也减低，应考虑出血由凝血因子合成障碍或消耗过多所致。③各种原因形成的凝血障碍中，只有VKDB在Vit K补充后出血症状明显改善，异常的PT很快得以纠正。

2. 及时补充Vit K_1是治疗VKDB的唯一关键措施，对重点人群如妊娠期使用过抗凝药、抗癫痫药或抗结核药孕妇及其分娩新生儿、纯人乳喂养婴儿，以及存在肝胆系统疾病患儿，应及时补充Vit K_1防治VKDB。

（肖　昕）

第七节　血友病

血友病（hemophilia）是一种X染色体连锁的隐性遗传病，由凝血因子基因突变引起凝血因子缺乏或功能障碍。按凝血因子缺陷分型可分为血友病A和血友病B两种。女性患者罕见。男性人群中，血友病A的发病率约为1/5 000，约为血友病B的5倍。新生儿常表现为静脉穿刺、足跟采血或肌注维生素K后，出现局部持续渗血或形成血肿，也有手术后出血、分娩后头颅血肿和颅内出血。

一、诊断要点

（一）病史和高危因素

男性、家族中有血友病家族史、母亲为携带者或既往有流产史等。对于有自发性出血、出血后止血困难病史的患儿，应警惕该病可能。

（二）临床特点

新生儿出血特点与年长儿不同，主要表现为静脉穿刺、足跟采血、肌注维生素K后持续出血形成血肿，或分娩后出现头颅血肿和颅内出血。胎头吸引术和钳产分娩可明显增加头颅出血风险，手术后可有持续出血等表现。血友病A和血友病B的临床表现相同。

（三）辅助检查

1. 实验室检查　血小板计数、纤维蛋白原定量、凝血酶原时间、凝血酶时间、出血时间、血块回缩试验均正常，可有部分凝血活酶时间延长或正常。

2. 凝血因子活性检测　血友病A患者FⅧ：C减低或缺乏，VWF：Ag正常。血友病B患者FⅨ：C减低或缺乏。凝血因子活性5~40U/dL为轻度，1~5U/dL为中度，＜1U/dL为重度。

3. 抑制物检测　由于遗传或非遗传因素，如暴露日（接受凝血因子产品）、外伤史、治疗策略等多因素影响下，部分血友病患儿可产生抑制物，影响治疗效果。

（1）APTT纠正试验：患儿血浆与正常血浆1：1混合后予37℃孵育2h测定APTT，不能纠正时考虑可能存在抑制物。

（2）抑制物滴度检测（以FⅧ为例）：4周内连续2次抑制物滴度≥0.6BU/mL为阳性。滴度＞5BU/mL为高滴度；滴度≤5BU/mL，则为低滴度抑制物。

4. 基因检测　基因诊断可明确分型并评估产生抑制物的风险。

二、治疗原则和措施

血友病患者应避免肌内注射和外伤。原则上禁服阿司匹林或其他非甾体类解热镇痛药以及所有可能影响血小板功能的药物。若有出血应及时给予足量的替代治疗，进行手术或者其他创伤性操作时，应进行充分的替代治疗。

（一）替代治疗

基因重组凝血因子制剂或病毒灭活的血源性凝血因子制剂，无条件者可选用冷沉淀或新鲜冰冻血浆。血友病A首选基因重组FⅧ制剂或者病毒灭活的血源性FⅧ制剂，输注1U/kg的FⅧ可使体内FⅧ：C提高2U/dL。血友病B的替代治疗首选基因重组FⅨ制剂或者病毒灭活的血源性凝血酶原复合物，输注1U/kg的FⅨ可使FⅨ：C提高1U/dL。FⅧ和FⅨ在体内的半衰期分别为8~12h和18~24h，要使凝血因子活性保持在一定水平，则分别需每8~12h和18~24h输注1次。替代治疗可分为预防治疗及按需治疗。

1. 预防治疗　预防治疗是指为了防止出血而定期给予的规律性替代治疗，是以维持正常关节和肌肉功能为目标的治疗。根据开始预防治疗的时机，可分为：①初级预防：第2次关节出血前且无明确的关节病变证据时开始预防治疗。②次级预防：第2次关节出血后，暂无关节病变时开始预防治疗。③三级预防：关节病变后开始规律性持续替代治疗。目前常用的方案有：①标准剂量方案：每次凝血因子制品25～40U/kg，血友病A患儿每周给药3次或隔日1次，血友病B患者每周2次，理论上保持凝血因子谷浓度在＞1％水平。②中剂量方案：每次15~30U/kg，血友病A患者每周3次，血友病B患者每周2次。③小剂量方案：血友病A患儿每次10U/kg，每周给药2次或每3天1次，血友病B患者每次20U/kg，每周1次。根据患儿情况及医疗条件选择并调整方案，制订个体化方案。我国目前普遍采用小剂量方案。针对新生儿和婴幼儿先开始进行每周1次的预防治疗，再根据出血和静脉通路情况逐步增加频次和/或剂量。

2. 按需治疗　按需治疗是指有明显出血时给予的替代治疗，目的在于及时止血。及时充分的按需治疗不仅可以及时止血止痛，更可阻止危及生命的严重出血的发展。但按需治疗只是出血后治疗，无法阻止重型血友病患者反复出血导致关节残疾的发生。根据病情及医疗条件调整治疗方案，具体方案见表12-5和表12-6。

表12-5　获取凝血因子不受限时的替代治疗方案

出血类型	血友病A		血友病B	
	预期水平/U·dL^{-1}	疗程/d	预期水平/U·dL^{-1}	疗程/d
关节	40～60	1～2（若反应不充分可以延长）	40～60	1～2（若反应不充分可以延长）
表层肌/无神经血管损害（除外髂腰肌）	40～60	2～3（若反应不充分可以延长）	40～60	2～3（若反应不充分可以延长）
髂腰肌和深层肌，有神经血管损伤或大量失血				
起始	80～100	1～2	60～80	1～2
维持	30～60	3～5（作为物理治疗期间的预防，可以延长）	30～60	3～5（作为物理治疗期间的预防，可以延长）
中枢神经系统/头部				
起始	80～100	1～7	60～80	1～7
维持	50	8～21	30	8～21
咽喉和颈部				
起始	80～100	1～7	60～80	1～7
维持	50	8～14	30	8～14
胃肠				
起始	80～100	7～14	60～80	7～14
维持	50		30	
肾脏	50	3～5	40	3～5
深部裂伤	50	5～7	40	5～7
手术（大）				
术前	80～100		60～80	
术后	60～80	1～3	40～60	1～3
	40～60	4～6	30～50	4～6

续表

出血类型	血友病A		血友病B	
	预期水平/ $U \cdot dL^{-1}$	疗程/d	预期水平/ $U \cdot dL^{-1}$	疗程/d
	30～50	7～14	20～40	7～14
手术（小）				
术前	50～80		50～80	
术后	30～ 80	1～5（取决于手术类型）	30～80	1～5（取决于手术类型）

表 12-6　获取凝血因子受限时的替代治疗方案

出血类型	血友病A		血友病B	
	预期水平/ $U \cdot dL^{-1}$	疗程/d	预期水平/ $U \cdot dL^{-1}$	疗程/d
关节	10～20	1～2（若反应不充分可以延长）	10～20	1～2（若反应不充分可以延长）
表层肌/无神经血管损害（除外髂腰肌）	10～20	2～3（若反应不充分可以延长）	10～20	2～3（若反应不充分可以延长）
髂腰肌和深层肌，有神经血管损伤或大量失血				
起始	20～40		15～30	
维持	10～20	3～5（作为物理治疗期间的预防，可以延长）	10～20	3～5（作为物理治疗期间的预防，可以延长）
中枢神经系统/头部				
起始	50～80	1～3	50～80	1～3
维持	30～50	4～7	30～50	4～7
	20～40	8～14	20～40	8～14
咽喉和颈部				
起始	30～50	1～3	30～50	1～3
维持	10～20	4～7	10～20	4～7
胃肠				
起始	30～50	1～3	30～50	1～3
维持	10～20	4～7	10～20	4～7
肾脏	20～40	3～5	15～30	3～5
深部裂伤	20～40	5～7	15～30	5～7
手术（大）				
术前	60～80		50～70	
术后	30～40	1～3	30～40	1～3

续表

出血类型	血友病A		血友病B	
	预期水平/U·dL^{-1}	疗程/d	预期水平/U·dL^{-1}	疗程/d
	20~30	4~6	20~30	4~6
	10~20	7~14	10~20	7~14
手术（小）				
术前	40~80		40~80	
术后	20~50	1~5（取决于手术类型）	20~50	1~5（取决于手术类型）

（二）针对抑制物的治疗

血友病抑制物是血友病患儿体内产生的同种中和抗体，常见于血友病A，并发抑制物，可增加出血风险，降低替代治疗疗效，降低生活质量。针对抑制物治疗可分为急性出血治疗及抑制物清除治疗。

1. 急性出血的治疗　对于血友病A患者，低滴度者可以加大剂量使用FⅧ制剂以中和抗体，高滴度者使用基因重组的活化FⅦ制剂或凝血酶原复合物；对于血友病B患者，低滴度者可以加大剂量使用FⅨ制剂，高滴度者使用基因重组的活化FⅦ制剂控制出血。

2. 抑制物清除治疗　即免疫耐受诱导治疗（immune tolerance inductino，ITI）是指让抑制物阳性患者长期规律性补充凝血因子产品，达到免疫耐受目的。血友病B的ITI成功率仅为25%，且可能出现过敏反应及不可逆性肾损伤，因此血友病B患儿应慎重实施ITI。血友病A使用FⅧ进行ITI治疗剂量选择：①高剂量：200U/（kg·d）。②中剂量：100U/（kg·d）。③低剂量：25~50U/kg，隔日1次或每周3次。高剂量组与低剂量组相比，达到免疫耐受的时间更短，治疗期间出血次数更少，但成功率无明显差别。

3. 血友病性关节病、假肿瘤的处理　由有血友病管理经验的骨科、血液科、康复科等多学科组成团队综合评估、治疗。术前补充足量凝血因子，术中注意止血，术后不需常规使用抗凝药物，做好疼痛管理，尽早开展康复治疗。

4. 止痛　可选用对乙酰氨基酚、阿片类药物、环氧化酶-2类解热镇痛药。禁用阿司匹林和其他非甾体类抗炎药。

三、护理和监护要点

1. 密切观察病情变化，密切监测体温、呼吸、脉搏、血压等生命体征，观察皮肤及黏膜颜色、意识状态、瞳孔、囟门等变化。若患儿出现意识障碍、前囟隆起、瞳孔改变、烦躁、嗜睡、喷射性呕吐、四肢肌张力障碍等颅高压表现时，应警惕颅内出血可能，应给予急救处理。

2. 注意观察有无皮肤紫癜、关节肿胀，尽量避免肌内注射和外伤。禁止使用所有可能影响血小板聚集的药物，如阿司匹林或其他非甾体抗炎药等。出血时给予足量的替代治疗。不可避免手术时，术前应充分进行替代治疗。

3. 建议在凝血因子治疗的前20个暴露日内，每5个暴露日检测1次；在21~50个暴露日内，每10个暴露日检测1次；此后每年至少检测2次，直至150个暴露日。术前需常规检测抑制物。

4. 并发关节病变时，在一定凝血因子活性的前提下，进行物理治疗和康复训练，并定期进行评估，每3个月至半年进行1次影像学检查（MRI、X线、彩超）及功能评估。根据病情应用镇痛药缓解疼痛。

5. 出血护理　制动、休息、冷敷、压迫、抬高。

四、疗效和预后评估

血友病属于遗传性疾病，因染色体发生一系列基因突变引起，根治困难。目前随医疗技术的发展，针对血友病的一系列靶细胞药物，在临床试验中皆取得较大进展。早期尽早实施替代因子的治疗，一般可有效缓解出血症状，使生活质量与正常人相近。

替代治疗疗效评估：输注凝血因子后观察出血情况，原出血部位临床症状有无进一步加重，有无新发出血，瘀斑、鼻衄、口腔出血、消化道出血、泌尿道出血等。若仍有进一步出血，可间隔8~12h（FⅧ）或12~24h（FⅨ），输注首剂半量的FⅧ或FⅨ，直至出血停止。凝血因子个体的回收率和半衰期差异大，测定患儿相应回收率和半衰期有利于指导治疗。

血友病A的ITI疗效受患儿抑制物滴度峰值、治疗时滴度、年龄影响。一般来说，抑制物既往峰值＜200BU/mL，开始ITI前的抑制物滴度＜10BU/mL，ITI治疗期间抑制物滴度峰值＜100BU/mL，ITI开始后没有间断，ITI疗效较好；反之，ITI疗效可能较差。血友病A ITI疗效评估：①完全耐受：抑制物滴度持续＜0.6BU/mL且FⅧ回收率＞66%、FⅧ半衰期＞6h。②部分耐受：FⅧ治疗可以阻止出血。抑制物滴度＜5BU/mL，FⅧ回收率＜66%/半衰期＜6h。③无效：不能达到完全或者部分耐受。一般来说，在3~6个月内抑制物滴度下降不足20%、经过3~5年ITI后抑制物滴度仍＞5BU/mL是提示ITI无效的指标。

五、诊疗关键点及难点

1. 采集脐带血标本进行凝血功能筛查以及FⅧ和FIX水平检测，早期诊断。

2. 各种凝血功能及凝血因子活性指标应参考各年龄段正常值。

3. 如果条件允许，一旦确诊，无论抑制物滴度高低都要立即开始ITI。

4. ITI一旦开始，不宜随便中止，以免影响后续疗效。开始ITI后，应每周检测1次抑制物滴度，如果抑制物滴度升高或半年内抑制物滴度下降幅度小于20%，应逐步增加剂量直至200U/（kg・d）；如剂量已经达到200U/（kg・d），建议改为二线方案。二线方案暂无国际共识。可以考虑使用不同凝血因子产品。血友病B伴抑制物发生率低，目前尚无统一治疗方案，多采用类似血友病A合并抑制物的治疗方案。

5. 确诊前可口服补充维生素K，避免肌注、静脉穿刺等操作。

6. 新生儿对凝血因子的利用率较低，清除率较高，因此，用药剂量或需更大。

（李思涛）

第八节 弥散性血管内凝血

弥散性血管内凝血（disseminated intravascular coagulation，DIC）不是一种独立疾病，而是一种临床病理综合征，是许多疾病进展过程中发生凝血功能障碍的最终共同途径。DIC的发生，实质上就是在各种不良因素（感染、缺氧、酸中毒和低体温等）刺激下，内、外源性凝血系统发生病理性激活，血液凝血-抗凝血与纤溶-抗纤溶失衡，以及蛋白C系统调节能力降低所致，其特点是大量微血栓形成、继发性广泛出血及重要脏器发生器质性损害。早产儿和/或低出生体重儿纤维蛋白原、各种凝血因子（Ⅱ、Ⅶ、Ⅸ、Ⅹ）、蛋白C和S、凝血酶原合成不足及生理功能低下，在合并严重疾病（如低氧血症、脓毒症和寒冷损伤综合征等）时易发生DIC。

一、诊断要点

（一）病因和高危因素

严重窒息、胎粪吸入综合征（MAS）、新生儿呼吸窘迫综合征（NRDS）、青紫型先天性心脏病、各种原因所致呼吸衰竭、严重宫内和生后感染、新生儿寒冷损伤综合征、早产和/或低出生体重儿、新生儿血型ABO/Rh不合或其他原因所致溶血病、新生儿坏死性小肠结肠炎（NEC）、胎盘早剥、前置胎盘等。

（二）临床特点

1. 出血　为最常见的临床表现，是由于内、外源性凝血因子启动，血小板和凝血因子大量消耗，以及继发性纤溶亢进，产生大量具有强大抗凝作用的FDP所致。此外，体内类肝素抗凝物质反应性增加，也是造成血液低凝状态的原因之一。出血是诊断DIC的主要依据之一，表现为皮肤瘀斑、脐残端及静脉穿刺点渗血、消化道、尿路或肺出血等，严重者可发生广泛内脏出血及颅内出血。

2. 休克　由于小血管广泛微血栓形成，微循环通路受阻，血液淤积在微循环内，回心血量和心排血量不足，出现低血容量休克；此外，由缺氧、酸中毒活化的Ⅻa可触发舒血管系统，缓激肽释放，血管扩张明显，进一步加重休克；休克又可加重DIC，两者互为因果，形成恶性循环。休克时主要表现为面色青灰或苍白、四肢厥冷、精神萎靡、少尿或无尿、血压下降等。

3. 栓塞　主要见于高凝期，此时微血管内广泛性微血栓形成，可在肾、肝、脑、肺及消化道等脏器内产生栓塞，在窒息的基础上，进一步缺血、缺氧而致功能明显障碍甚至器质性坏死，临床上因受累器官不同而出现相应的临床表现，如肝、肾衰竭，惊厥、昏迷，呼吸困难、肺出血，肠道出血或坏死，肢端坏死，皮肤瘀斑或坏疽等。

4. 溶血　DIC时，微血管内广泛凝血形成，纤维蛋白丝交错成网格状，红细胞通过时变形受损而破裂，发生所谓的“微血管病性溶血性贫血”，临床上出现黄疸、血红蛋白尿和发热等。

（三）DIC临床分期

根据病情进展，DIC一般可分为临床前期（DIC前期）、早期（高凝期）、中期（消耗性低凝期）和后期（继发性纤溶亢进期）。临床上，DIC各期可以交叉重叠，不易截然分开，或出现跳跃现象。

1. DIC前期 在基础疾病和高危因素存在的前提下，体内凝血-纤溶过程相关的各系统或血流动力学方面已发生了一系列病理变化，但未出现典型DIC临床表现，或尚未达到DIC诊断标准的一种亚临床状态。此期血液呈高凝状态，血小板活化，凝血过程被激活，但无广泛微血栓形成，纤溶过程尚未或刚刚启动，血小板、凝血因子的消耗及降解均不明显。

2. 高凝期 大量凝血因子依次激活，血液处于高凝状态，微血栓广泛形成，纤溶过程尚未开始或刚刚启动。此期临床特点为出血倾向缺如或不显著，皮肤、黏膜可有栓塞性损害，休克及脏器功能衰竭呈可逆性，采血时标本易凝固，凝血酶原时间（PT）、活化部分凝血活酶时间（APTT）可缩短，血小板及多种凝血因子多在正常范围，血小板活化及凝血激活分子标志物含量明显升高，而纤溶指标多在正常范围。

3. 消耗性低凝期 由于血小板、凝血因子消耗，纤维蛋白降解产物（FDP）的抗凝作用，血液处于低凝状态，微血栓形成虽继续存在但趋于减弱，而纤溶过程启动并进一步加剧。此期血液不易凝固，PT和APTT延长，血小板及多种凝血因子水平低下并呈进行性下降；血小板活化、凝血因子激活等分子标志物水平明显并进行性升高，纤溶亢进。

4. 继发性纤溶亢进期 血栓形成过程趋缓至完全停止，纤溶过程进一步加剧。非抗凝全血不易凝固，血小板及多种凝血因子水平低下，其活化及代谢分子标志物水平仍升高，各项纤溶指标强烈提示纤溶亢进。

DIC前期和高凝期持续时间短暂，无出血表现，临床不易发现；对于采血时血液易凝或拔针后不出血的窒息患儿，应高度警惕DIC前期或高凝期存在。若DIC前期或高凝期未干预，血中凝血因子不断消耗，又缺乏合成和补充，以致血液进入低凝状态（消耗性低凝期），此时血液不易凝固，临床上可出现消化道出血或穿刺注射部位出血不止。DIC继续发展至继发纤溶亢进期，体内凝血与抗凝血间的平衡严重紊乱，纤维蛋白原大量消耗，纤溶活性增强，微血栓重新溶解，在组织坏死基础上发生广泛、严重、持续的出血，此时可出现典型DIC临床表现：出血、休克、栓塞和溶血等。

（四）实验室检查

实验室检查是确诊DIC的关键，包括血液常规检测、凝血功能检查和继发纤溶检测。此外，某些分子标记物在DIC早期评估中具有重要意义。

1. 血液常规检测 包括外周血红细胞计数和形态、血小板计数等。

（1）红细胞计数及形态：外周血红细胞计数可下降，血涂片可见红细胞碎片（盔形、三角形等），网织红细胞增多。

（2）血小板计数（PLT）：PLT减少较早出现，常呈进行性下降，一般$<100\times10^9/L$，严重时$<50\times10^9/L$，外周血可见较多的新生血小板（以血小板体积增大为特征）。

2. 凝血功能检测 包括凝血时间（CT）、PT、APTT、纤维蛋白原（Fbg）和凝血酶原片段1+2（F1+2）检测等。研究表明，PLT、PT、APTT、TT和Fbg在凝血功能轻度改变的窒息新生儿中可无明显变化，提示这些指标对非典型DIC诊断的敏感性和特异性不强。

（1）CT 正常值为7~12min（试管法），DIC高凝期缩短至6min以内，低凝期则明显延长。早期发现DIC的高凝状态，有助于早期有效的肝素治疗。

（2）PT 新生儿PT正常值与日龄有关，生后4天内为12~20s（平均16s）；90%患儿DIC时PT延长，日龄4天以内者PT≥20s，日龄4天以上者PT≥15s为DIC诊断标准。

（3）APTT　临床意义与传统白陶土部分凝血活酶时间（KPTT）相同，新生儿正常值为37~45s，＞45s为DIC诊断标准。

（4）Fbg　新生儿正常值为1.17~2.25g/L，＜1.17g/L为DIC诊断标准；DIC时，Fbg明显低下提示预后不良。

（5）F1+2　血浆F1+2特异性地反映Xa作用于凝血酶原转变为凝血酶的活性，它既是因子Xa的直接分子标志物，又是凝血酶的间接分子标志物。由于其半衰期较长，检测时较少受体外各种因素的影响。检测F1+2水平有助于DIC的早期诊断，对监测高凝状态也具有重要作用。

3．继发纤溶检测　包括凝血酶时间（TT）、硫酸鱼精蛋白副凝试验（3P试验）、纤维蛋白降解产物（FDP）、D-二聚体（D-D）和抗凝血酶Ⅲ（AT-Ⅲ）检测。

（1）TT　新生儿正常值为19~44s，但易受血浆FDP、Fbg及其他抗凝物质的影响，如纤溶亢进时，FDP增多可使TT延长；Fbg明显减少也可导致TT延长。DIC早期，如果血浆Fbg含量较高，即使血浆中有一定量的FDP，TT仍可处于正常范围。因此，当TT比正常对照延长3s以上才有诊断意义。

（2）3P试验　继发纤溶亢进时，FDP与纤维蛋白单体形成复合物增多，3P试验阳性。临床研究发现，生后24h内，65%正常新生儿（生后48h降至20%）体内纤溶系统较为活跃，体内存在一定量的FDP，3P试验可呈阳性反应（假阳性）；而在DIC晚期，由于凝血因子被消耗或FDP已被单核巨噬细胞系统清除，3P试验可转为阴性（假阴性），故3P试验不能作为早期新生儿诊断DIC的实验室指标。

（3）FDP　目前实验室诊断DIC常用指标之一。ELISA是血、尿FDP常用的测定方法之一，灵敏度高，可检测出微量FDP，对DIC早期诊断具有指导意义。正常新生儿血FDP为20mg/L，尿FDP含量为28±17μg/L。

（4）AT-Ⅲ　AT-Ⅲ可直接反映凝血系统激活及抗凝物质消耗，其水平降低提示血液处于高凝状态。窒息新生儿发生DIC时，凝血酶、因子Ⅹa、Ⅸa等大量形成，并与AT-Ⅲ结合，AT-Ⅲ被消耗而明显减低，可作为早期诊断DIC指标之一。DIC时，AT-Ⅲ异常率为70%~97%；非DIC时，AT-Ⅲ异常率仅为6%，提示AT-Ⅲ测定特异性较高。在DIC早期诊断方面，AT-Ⅲ活性测定优于其含量测定；早产儿AT-Ⅲ活性为40%~70%，足月儿约为80%。肝素有与AT-Ⅲ结合的特性，测定AT-Ⅲ的活性可评估肝素治疗DIC效果，AT-Ⅲ明显降低提示预后不良。在足月新生儿，AT-Ⅲ活性小于50%时，肝素几乎不能发挥它的抗凝作用。

（5）D-D　纤维蛋白原转变为纤维蛋白，以及纤维蛋白交联和交联纤维蛋白降解过程中产生D-D，既可以反映凝血酶的生成，又可反映纤溶酶的活性。血浆D-D正常值为0~0.5mg/L，D-D升高提示体内有凝血酶生成和血栓形成。与FDP、PLT、PT等测定比较，D-D测定对DIC更具有早期诊断价值，可作为DIC诊断的首选分子标志物，并为临床应用肝素可靠观察指标。

4. 分子标记物　近年来发现，某些分子标记物对DIC早期的评估具有重要作用。常用分子标记物除前述的F1+2、D-D和AT-Ⅲ外，还有凝血酶-抗凝血酶复合物（TAT）、纤溶酶-抗纤溶酶复合物（PAP）、纤维蛋白肽A（FPA）、纤维蛋白单体复合物（SFMC）和血栓调节蛋白（TM）等。研究表明，在DIC早期，当PLT、PT、Fbg和PDP变化不明显时，TAT、PAP和D-D即可出现明显变化。

（1）TAT　TAT为抗凝血酶Ⅲ与凝血酶形成的复合物，是人体内凝血和抗凝血相互作用以维持生理平衡的产物。血浆TAT正常值为1.7±0.3μg/L，其水平升高是凝血酶生成和抑制剂消耗的直接证据，是DIC早期诊断的良好指标；在DIC发展过程中，若TAT仍保持较高水平，则提示凝血酶持续生成并使体内抗凝血酶持续消耗。

（2）PAP　为纤溶酶与抗纤溶酶形成的复合物，其血浆水平高低与DIC的病情相关，它既反映纤溶系统的激活，也反映纤溶抑制物被消耗。血浆正常值为0.2±0.1mg/L，动态观察PAP有助于DIC诊断和治疗效果的评价。

（3）FPA　在凝血酶的水解作用下，纤维蛋白原转变为纤维蛋白过程中释放出来的一种多肽类物质。FPA升高反映了凝血酶活性增强，可作为DIC早期诊断的特异性指标之一。此外，FPA可用于肝素治疗抗凝效果的监测：若增高FPA出现下降，提示治疗效果良好；反之，治疗效果欠佳。

（4）SFMC　失去纤维蛋白A和B片段的纤维蛋白原可自行聚合成SFMC，血浆SFMC增高反映凝血酶活性增强和纤维蛋白生成，故可作为DIC的诊断指标。研究表明，DIC发生前数天SFMC就可显著升高，是诊断DIC前期有价值的标志物。

（5）TM　血管内皮细胞表面表达的一种糖蛋白，可与凝血酶1∶1结合形成可逆性复合物，在凝血调节过程中发挥重要作用。内皮细胞受损后TM脱落进入血液，因此可作为血管内皮受损伤的分子标志物，是DIC时最早出现的异常指标之一，反映内皮细胞损伤的程度，是早期DIC诊断的首选指标之一。血浆TM正常值为15.0±5.0μg/L，对于疑似DIC患儿，进行血浆内TM定量测定有利于确诊和早期诊断。

（五）诊断标准

1．传统新生儿DIC诊断标准　患儿存在诱发DIC的原发病，并在此基础上出现出血倾向、微血管栓塞、休克、溶血等临床征象，则考虑DIC存在；此时应进行实验室检查确诊，若下述4项实验室检查中3项异常，结合临床特点即可作出诊断。①外周血PLT＜100×10^9/L。②日龄4天以内者血浆PT≥20s，日龄在4天以上者血浆PT≥15s或APTT＞45s。③血浆Fbg＜1.17g/L。④血浆D-D＞0.5mg/L或FDP＞20mg/L。在实际临床工作中，当患儿满足上述诊断标准时，病情往往比较严重，DIC已发展到中晚期。

2．国际血栓与止血学会DIC分级诊断标准　目前，对于DIC的诊断标准趋向于简单、快速与实用，因此国际血栓与止血学会于2001年制定了DIC分级诊断标准（表12-7）。

表12-7　DIC分级诊断标准

诱发因素
DIC相关基础疾病及高危因素是否存在？如果有，继续以下步骤；如果无，不再继续。
凝血试验
PLT、PT、Fbg、FDP
凝血试验结果积分
PLT：＞100×10^9/L，0分；（50~100）×10^9/L，1分；＜50×10^9/L，2分
PT：延长＜3s，0分；＞3s但＜6s，1分；＞6s，2分

续表

FDP：正常，0分；中度升高，2分；明显升高3分
Fbg：＞1g/L，0分；≤1g/L，1分
统计积分及措施
积分＞5分，为显性DIC，每日重复上述凝血检查1次
积分≤5分，为非显性DIC，每1~2日重复上述凝血检查1次

二、治疗原则和措施

主要针对患儿原发疾病和凝血功能异常，在不同阶段，采取不同治疗措施。重症患儿凝血功能出现紊乱后，早期存在DIC前期、高凝和血栓形成等状态，而高凝和血栓形成在多器官损伤中起重要作用。DIC前期及高凝期为DIC最佳治疗期，及早应用抗凝药物，抑制微血栓的形成，减少多器官损伤的发生，改善预后有重要的意义。

（一）病因治疗及维持机体内环境

积极治疗原发疾病，去除引发DIC的因素如感染、缺氧、酸中毒等是治疗DIC关键环节，改善微循环和纠正水、电解质紊乱是治疗DIC的重要措施，只有这样才能获得理想的治疗效果。患儿休克存在时，首选生理盐水10mL/kg于15~20min快速经静脉输入，然后视病情以10~20mL/kg分次重复输入，但第一小时扩容总量不超过60mL/kg。生理盐水的应用能有效扩充血容量，降低血液黏稠度，有效防止红细胞及血小板的凝集，抑制血栓形成，改善微循环，阻止DIC的进一步发展。在血容量补足的基础上，应用α-受体阻滞剂有助于微循环的改善，但不主张长时间、大剂量应用α-受体兴奋剂，以免加剧DIC。

（二）抗凝疗法

对于窒息后发生DIC的新生儿，解除窒息、缺氧和酸中毒后，早期、准确和有效的抗凝治疗是治疗DIC的中心环节，对于降低DIC病死率，挽救患儿生命极其重要。抗凝疗法包括肝素的应用、抗凝血因子的应用和凝血因子补充（替代治疗）等。

1. 肝素的应用　及时合理应用肝素是有效治疗DIC的关键。肝素是由糖醛酸和己糖胺组成的糖胺聚糖，具有抗凝、防止血小板凝集、阻碍纤维蛋白原变为纤维蛋白、降低血液黏滞度的作用，从而使高凝状态得以缓解，防止DIC进一步发生发展。肝素是通过抗凝血酶-Ⅲ（AT-Ⅲ）发挥作用的，肝素-AT-Ⅲ复合物最初作用点是因子Ⅹa而不是凝血酶。

（1）普通肝素　80~100U/kg（125U=1mg）持续静脉点滴，滴速为15~20U/（kg·h）。普通肝素钠治疗剂量较难掌握，每次用药前应测定CT（试管法），以不超过25min为准；若CT超过30min且出血加重者，应立即停用肝素，并用鱼精蛋白中和（1mg鱼精蛋白中和1mg肝素）。肝素在酸性环境中易灭活，在应用前应先纠正酸中毒。肝素治疗有效者出血现象减轻，血液学检测指标趋于好转，当纤维蛋白原及血小板等恢复正常后，肝素可逐渐减量直至停药。AT-Ⅲ活性小于30%时，明显影响肝素的疗效，因此对于AT-Ⅲ活性低下患儿，肝素与AT-Ⅲ联合应用效果更佳。肝素静脉注射后5~10min显效，4~6h后被肝脏（肝素酶）灭活并经肾脏排出，故肝、肾功能不全者慎用。普通肝素过量可引起自发性出血和血小板下降，长期应用可发生骨质疏松、脂质代谢异常和脱发等并发症，正逐渐被低分子量肝素取代。

（2）低分子肝素（low molecular weight heparin，LMWH） LMWH是从未分级肝素中衍生出来的片段，其分子量为4 000～6 500Da，它与血浆蛋白非特异性结合力低，生物利用度高达98%，量效关系明确，预期浓度和疗效准确，有效性和安全性远远优于普通肝素。对于新生儿DIC，主张早期皮下注射超小剂量肝素，优点如下：①吸收缓慢、均匀，较长时间地维持稳态血浓度，持久发挥抗血栓作用。②操作较静脉简单，可在DIC各期给药，尤其适用于DIC早期高凝状态。③安全有效，无出血副作用，无须监测凝血指标。④不引起AT-Ⅲ减少。具体应用方法：低分子肝素钙每次20~40U/kg，每天2次，或5U/kg，每2h1次，皮下注射，连用3~5天。在实际应用中，由于DIC患儿常存在微循环欠佳甚至休克，为了保证皮下注射超小剂量肝素能充分发挥治疗作用，在应用超小剂量肝素行抗凝治疗同时，应保证有效血容量、纠正酸中毒、改善微循环。

2. 抗凝血因子的应用 国外将AT-Ⅲ与活化蛋白C等用于DIC替代治疗，取得一定疗效。

（1）AT-Ⅲ 低水平AT-Ⅲ与患儿高病死率相关，而DIC早期血浆AT-Ⅲ浓度和活性降低直接影响肝素疗效。一般认为，确诊新生儿DIC后应用肝素的同时，应补充AT-Ⅲ，使其在体内的活性达70%以上，可缩短病程，提高患儿的存活率。

（2）蛋白C浓缩剂（APC） 蛋白C是生理抗凝血物质，DIC时被消耗。补充APC可使窒息患儿血浆蛋白C恢复正常水平，并使D-D下降，血小板和纤维蛋白原上升。有研究提示，早期应用APC可降低DIC发病率及病死率，APC 12.5U/（kg·h）与肝素联用可提高疗效，避免肝素导致的出血倾向。当PLT＜30×10^9/L时慎用，以免发生颅内出血。

（3）水蛭素 水蛭素是目前发现的最强的凝血酶抑制剂，能高效、特异地与凝血酶结合，使其失去裂解纤维蛋白原为纤维蛋白的能力，从而抑制凝血过程；同时水蛭素还能阻止凝血酶催化的止血效应及血小板反应，最终达到抗凝目的。上述作用不依赖AT-Ⅲ，抗原性弱，少有过敏反应，极少导致血小板减少。目前上市的基因重组水蛭素制剂为来匹卢定（lepirudin），稳定性好，毒性低，能较好地缓解DIC的高凝状态。具体用法：先以0.4mg/kg的剂量静脉推注，然后以0.4mg/（kg·h）的速度持续静脉滴注，根据病情及临床效果连续应用2~10天。应用过程中，应根据APPT测定结果调整剂量。

（4）蛋白酶抑制物 加贝脂是一种丝氨酸蛋白酶抑制剂。动物实验表明，加贝脂可抑制凝血因子Ⅻa、Ⅺa、凝血酶、激肽释放酶及纤溶酶的活性等，可用于DIC治疗，阻断DIC的病理过程。

（三）替代治疗（凝血因子补充）

理论上，DIC晚期凝血因子和血小板减少可增加DIC患儿出血危险性。临床上，当血小板＜30×10^9/L，或有出血征象且血小板＜50×10^9/L、纤维蛋白原＜1.0g/L时，为输注相应血制品的指征。凝血因子补充应在抗凝治疗（尤其肝素治疗后）进行，以免加重凝血。一般说来，抗凝治疗有效及DIC发展停止后仍有持续出血者，提示凝血因子减少，可输注冷沉淀或新鲜冰冻血浆。患儿存在活动性出血，需要侵袭性操作，不治疗就会出现严重出血等情况下也应进行替代治疗。输注剂量如下：①浓缩血小板，0.2～0.4U/kg，每12h1次，使血小板提高至（75~100）$\times10^9$/L。②新鲜冰冻血浆：冰冻血浆含有各种符合生理需要的丝氨酸蛋白酶抑制剂、抗凝因子及凝血因子，能恢复血容量及免疫调节，故提倡使用。一般10~20mL/kg（可提高凝血因子20%~40%）静脉滴注，1~2h滴完；如继续出血，可每8~12h静脉滴注1次。③血浆冷沉淀：每单位（30mL）含凝血因子Ⅷ80~120 U、纤维蛋白220~250 mg，故主要用于纤维蛋白极低的DIC患儿，剂量为10mL/kg，静脉滴注。近年来，多数学者不提倡使用浓缩凝血因子，如凝血酶原复合物，Ⅷ因子浓缩剂，因其中可能含有已激活的凝血因子（对患儿有害）。

（四）其他治疗

抗纤溶药物（对羧基苄胺、6-氨基己酸等）在DIC高凝期及消耗性低凝期都忌用，只有在继发性纤溶亢进成为严重出血主要原因时，在肝素化基础上方可应用抗纤溶药物，有助于止血。上述治疗效果不满意时，用两倍血容量的新鲜肝素血进行换血治疗，有时可取得较好的疗效。

三、护理与监护要点

1. 严密观察病情变化　观察患儿生命体征如呼吸、心率、血压、血氧饱和度、尿量和意识等变化；特别注意患儿是否有广泛自发性出血发生，确定出血部位和出血量，如皮肤（皮肤瘀点、瘀斑）、消化道（黑便）和颅内出血（前囟饱满、颅缝增宽、抽搐），注意静脉注射部位高凝状态或渗血。动态监测外周血RBC数、Hb、HCT，以及动脉血气和凝血功能等变化、密切注意重要器官（心、肝、肺、肾）功能变化。

2. 防止低体温、酸中毒和凝血障碍恶性循环　低体温可加重酸中毒，加速凝血功能障碍，三者形成“死亡三角”循环。需注意保暖、尽最大努力维持血液循环，防治休克和代谢性酸中毒，预见性对患儿病情进行评估和处理，阻断“死亡三角”的恶性循环。

3. 防治组织器官出血　DIC颅内出血、消化道大出血、肺出血及肾上腺出血的风险大，护理时动作轻柔，避免搬动头部；消化道出血时应禁食；皮肤受压处、脐残端出血时，要注意保持清洁，防止细菌污染；为防穿刺部位出血，重视穿刺部位的压迫止血。

4. 正确使用药物　准确、按时使用抗凝剂、凝血因子和成分输血或抗凝药物，严密观察用药后效果。由于低分子肝素用量偏小，在皮下注射过程中要防止外渗，以确实保证肝素治疗量。

5. 合理营养　由于病情严重且不稳定的早期，过多的营养支持会加重肝肾负担，故应根据患儿病情采取合适的营养支持方式：疾病发展期以维持患儿营养状态为目的，以肠道外营养为主；恢复期则以改善患儿的营养状态为主，逐渐过渡到肠内营养。

四、疗效与预后评估

DIC前期及高凝期为DIC最佳治疗期，此时在继续病因治疗、改善缺氧和维持内环境稳定的基础上，早期超小剂量皮下注射低分子肝素，加之抗凝血因子（AT-Ⅲ）应用，必要时凝血因子（血小板、冷沉淀或新鲜冰冻血浆）的补充，可抑制微血栓的形成，减少多器官损伤的发生，在一定程度上改善新生儿预后；当DIC发展至消耗性低凝期和继发性纤溶亢进期，治疗效果往往欠佳，预后不良，病死率高。

五、诊疗关键点与难点

1. 早期发现DIC，及时对基础疾病及有关血液学异常进行处理，是改善预后的关键。

2. 轻症DIC患儿早期表现隐匿，且与原发疾病（感染、缺氧缺血性脑病、RDS、MAS等）临床表现相互交叉重叠，DIC确诊所依靠的凝血功能指标PLT、PT、APTT、TT和Fbg在DIC早期可以基本正常，故临床诊断早期轻症DIC存在一定困难。

3. 一般认为，当患儿出现采血困难或血液易凝，就应高度警惕有无早期DIC存在可能；若患儿已有出血、休克和栓塞时才考虑DIC已为时过晚，DIC已进入后期（低凝期），错过治疗的最佳时机。

4. DIC时肝素治疗非常重要，但目前在临床应用肝素治疗新生儿DIC方面不规范，缺乏临床经验，应用往往较晚，以至于达不到应有的临床效果，有导致出血加重的危险。目前肝素治疗DIC出现5个趋势。①早期应用：DIC早期处于高凝状态，是肝素治疗DIC的最佳时机。②超小剂量：近年来，肝素应用多趋向于微剂量，肝素作用平稳有效，并能使出血的潜在危险降到最低。有学者认为，患儿即使处于有出血倾向的低凝期和晚期DIC时，采用超小剂量肝素治疗仍然安全有效。③低分子肝素：与普通肝素相比，LMWH具有抗凝效果高效、稳定、安全等优点。④皮下注射：肝素经皮下注射后吸收缓慢而均匀，并能维持较低的有效浓度和较长的抗血栓作用，出血发生率低，一般不需要监测。⑤应用个体化：肝素不是对所有的DIC有效，对已经形成的血栓无效，也不能终止DIC的病理过程，故应针对不同病因、不同疾病的不同时期采取不同的治疗方案。

（肖　昕）

第九节　新生儿血小板减少症

健康的早产和足月新生儿相比成人和年龄较大儿童更可能出现血小板减少。胎龄越小，血小板减少的风险也越高；重度血小板减少的风险随胎龄减小而增加，重度血小板减少在一般健康新生儿中不常见（0.14%~0.24%）；但在NICU的患儿中发生风险更高（2.4%~5%）。儿童血小板计数的正常范围为150 000~450 000/μL，但有些健康早产儿和足月儿的血小板计数也常低于该正常值。新生儿血小板减少定义为血小板计数＜150 000/μL。血小板减少与出血风险增加相关，一般血小板计数＜50 000/μL时，会出现仅因血小板计数减少而引起的手术出血；一般血小板计数＜20 000/μL时，会出现自发性出血。应识别有风险的婴儿，必要时启动治疗以避免并发症。

一、诊断要点

（一）病史和高危因素

早产，败血症，窒息，宫内生长受限（出生体重低于同胎龄正常值的第10百分位数），坏死性小肠结肠炎等。

（二）临床特点

1. 在因其他原因行全血细胞计数（CBC）时可偶然发现新生儿血小板计数较低。这些患儿可因基础疾病而一般状况差，也可无症状。

2. 存在血小板减少症危险因素的婴儿（母亲有自身免疫性疾病、既往有兄弟姐妹受累或有与血小板减少相关的特定疾病）在CBC筛查时被发现。

3. 出血征象，包括瘀点、大瘀斑、头颅血肿、脐带或穿刺部位渗血。

4. 血小板减少患者与凝血因子障碍患者的出血表现不同。血小板减少患者更有可能在微小损伤后发生出血，而不太可能发生组织、肌肉和关节内深部出血或迟发性出血。另外，瘀点是血小板减少患者的特征性表现，而凝血功能障碍患者往往没有瘀点。

（三）血小板减少的分度

血小板减少可按严重程度分为3种。①轻度：血小板计数介于100 000~150 000/μL。②中度：血小板计数介于50 000~100 000/μL。③重度：血小板计数＜50 000/μL。

（四）血小板减少的分类

1. 按血小板大小　大血小板、正常血小板和小血小板（表12-8）。

2. 按发生的方式　先天性、获得性。

3. 按发病时间　早发（出生后＜72h）、晚发（出生后≥72h）。

4. 按发生机制　血小板破坏增加（包括血小板隔离/聚集和血小板活化/消耗）、血小板生成减少（表12-9）。

表 12-8　先天性血小板减少按血小板大小的分类

小血小板（MPV＜7fL）	正常大小血小板（MPV 7~11fL）	大血小板（MPV＞11fL）
Wiskott-Aldrich综合征（WAS）	遗传性骨髓衰竭综合征： ·范可尼（Fanconi）贫血 ·先天性角化不良 ·Shwachman-Diamond综合征（舒瓦曼综合征，SDS） ·先天性无巨核细胞性血小板减少	Bernard-Soulier综合征（巨大血小板综合征）
X连锁血小板减少症	血小板减少-桡骨缺失（TAR）综合征	DiGeorge综合征
	无巨核细胞性血小板减少伴桡尺骨融合症	MYH9相关疾病
	易患髓系恶性肿瘤的家族性血小板疾病： ·血小板减少症2（ANKRD26突变） ·血小板减少症5（ETV6突变）	Paris-Trousseau（巴黎-特鲁索）综合征
		灰色血小板综合征
		伴红细胞生成障碍/地中海贫血的X连锁血小板减少症
		常染色体显性遗传性耳聋伴血小板减少（DIAPH1突变）
		植物固醇血症
		ACTN1相关的血小板减少症

表 12-9　新生儿血小板减少按发生机制分类

新生儿血小板减少按发生机制分类
血小板消耗或破坏增加
免疫性血小板减少
同种免疫性血小板减少
自身免疫性血小板减少
药物诱导性免疫性血小板减少
血小板隔离和捕获
脾功能亢进
Kasabach-Merritt综合征
血小板活化和消耗
弥散性血管内凝血（DIC）
血栓形成
2B型血管性血友病
血小板生成减少
巨核细胞发育和分化缺陷的遗传性疾病（遗传病、染色体异常）
骨髓浸润性疾病（白血病、神经母细胞瘤）
药物相关性骨髓抑制
子痫前期母亲分娩的婴儿（常伴中性粒细胞减少；7~10天恢复）
其他各种原因
感染：破坏增加、生成减少
窒息：机制不明
稀释

（五）实验室检查

1. 血常规检查　评估有无贫血和/或中性粒细胞减少。

2. 外周血涂片　确定血小板大小和形态，有助于区分破坏性或消耗性病变或血小板生成减少，也有助于发现先天性血小板异常。

3. 凝血功能检查　以识别DIC或肝衰竭患者。

4. 血培养　新发的血小板减少症可能是脓毒症的首发征象。

5. 母亲方面相关检查　母亲的血小板计数；母亲、父亲和新生儿进行血小板抗原分型；母亲血清中的抗血小板同种抗体检测。

6. 尿液分析　检查血尿，评估肾静脉血栓形成的可能。

7. 骨髓检查　大多单纯血小板减少初始评估时通常不需骨髓检查。指征：存在其他血细胞系受累证据、全身症状（如，发热、体重减轻和骨痛）、体查异常（特别是淋巴结肿大和/或器官肿大）。

8. 染色体核型检测。

二、治疗原则和措施

（一）治疗原则

1. 血小板减少所致的出血可能危及生命，因此初始处理（包括对有症状的活动性出血患者输注血小板）优先于任何诊断性评估。

2. 大多数血小板减少症可在不采取干预的情况下于1周内恢复。

3. 对于有活动性出血或有出血证据的婴儿，或重度血小板减少的无症状患儿应考虑输注血小板。

4. 新生儿同种免疫性血小板减少症存在颅内出血风险，在新生儿期早期如有颅内出血，血小板计数＜100 000/μL就应输注血小板。

5. 应连续监测血小板计数，观察是否有改善。检测频率起初可每6h检测1次血常规；随着患儿临床情况稳定和/或已清楚地了解血小板计数变化，可延长检测的间隔时间。

（二）血小板输注

1. 输注血小板指征　①活动性出血且血小板数＜100 000/μL的任何新生儿都应输注血小板。②大手术前血小板计数＜100 000/μL的任何新生儿都应输注血小板。③无活动性出血的病情稳定足月儿，血小板计数＜20 000/μL时。④生后第1周的早产儿或临床上不稳定且有出血证据的足月儿，血小板计数＜50 000/μL。⑤如果新生儿正在接受可致血小板功能障碍的药物（如吲哚美辛或布洛芬，一氧化氮），或由于持续的血小板消耗而导致DIC时，可能需采用更高的血小板计数界值（如血小板数＜50 000/μL就要输注）。⑥接受ECMO治疗的新生儿，多将血小板水平维持在＞100 000/μL。

2. 血小板输注方法　血小板制剂可从新鲜全血中获取（应去除白细胞和/或从CMV血清阴性供体获取），或使用单采法（可去除白细胞），制备成标准的悬浮液。对于极低出生体重早产儿，应在使用前辐照血小板制品。一般可使用来自随机供体的血小板。对于新生儿同种免疫性血小板减少症患儿，首选抗原相合供体的血小板。如预测为新生儿同种免疫性血小板减少症，可在分娩前收集母亲血小板用于输注。也可用与患儿血小板抗原分型相匹配的供体血小板。一般来说，按10~15mL/kg输注血小板悬液可使血小板计数从50 000/μL升至100 000/μL。根据患儿可耐受的输注量尽快输注，输注时间通常为30~120min。除非有严格容量限制或反复严重过敏反应，否则不应减少容量。减少容量时可能由于离心作用而使血小板激活，使采集到的血小板减少。输注容量减少或未减少的血小板效果相似。

（三）肾上腺皮质激素应用

不推荐在新生儿同种免疫性血小板减少症常规使用肾上腺皮质激素，但若输注血小板和应用IVIG后危及生命的血小板减少仍持续存在，则考虑使用，可使用甲泼尼龙静脉输注，每8h1mg，持续1~3天。短疗程甲泼尼龙（1mg/kg，每天2次，连续5天，口服给药）或短疗程泼尼松（每天2mg/kg）可能用于IVIG治疗后重度血小板减少仍持续的自身免疫性血小板减少症病例，但这种方法的效果尚未证实。

（四）静脉用免疫球蛋白（IVIG）输注

适用于激素治疗无效或用药后出现明显副作用、明显出血倾向及大出血者，可快速提高血小板数，达到的峰值高，止血作用快，但作用时间较短，可防治危及生命的大出血。使用方法：0.4g/（kg·d）×5天，或1g/（kg·d）×（1~3）天，也可用至血小板达（50~100）×10^9/L时停药。

（五）严重出血时的紧急处理

当发生危及生命的颅内出血、肺出血或消化道大出血时，需采取紧急措施。①输注浓缩血小板制剂0.2U/kg，以达到迅速止血的目的。②同时选用甲泼尼龙2mg/（kg·d）和IVIG 1g/（kg·d）连续3天，以保证输注的血小板不至于过早破坏。③必要时输入与患儿血小板同型的新鲜全血，主要目的是用鲜血中的新鲜血小板去中和患儿血清内抗体，并补充红细胞等，有利于病情恢复；特别是当发生严重出血或早产儿有颅内出血危险（血小板＜30×10^9/L）时，输注新鲜血是急救措施之一。④重症患儿可采用换血疗法，宜用枸橼酸-磷酸-葡萄糖抗凝新鲜血，最理想血源是血小板抗原匹配的新鲜血，例如由HPA-1a所致同族免疫性血小板减少，则用HPA-1a阴性血进行换血可清除抗体，并可提供不被破坏的血小板。

三、疗效和预后评估

不同原因所致新生儿血小板减少症治疗方法不一，疗效和预后也存在差异：同族免疫性或先天被动免疫性血小板减少症为自限行疾病，经肾上腺皮质激素和IVIG应用，以及必要时血小板输注可获得较好疗效，只要不发生重要部位（脑、肺）出血或消化道大出血，预后一般良好；新生儿感染性血小板减少症的疗效和预后与原发感染性疾病相关；新生儿遗传性或先天性血小板减少症无根本治愈方法，一般采取对症支持疗法，疗效和预后不一。目前仍不清楚血小板输注是否有益于大多数不伴有或仅有轻微出血症状的患儿。

四、监护和护理要点

1. 严密观察生命体征变化　严密观察患儿体温、呼吸、血压、尿量、意识和血氧饱和度等生命体征变化；动态监测外周血RBC、Hb和HCT等变化，密切注意肝肾功能和凝血功能变化。

2. 观察和处理重要器官出血　血小板明显减少则有颅内出血、肺出血和消化道大出血等的风险：患儿出现激惹、尖叫、吐奶、惊厥、前囟饱满、瞳孔变化或肌张力增高等，提示颅内出血，此时应保持患儿安静（非营养性吸吮或镇静药应用），护理集中进行，避免头皮静脉穿刺，减少头部活动，严格控制输液速度；患儿突发性反应变差、肤色发绀、呼吸困难、气道内吸出血性液体、肺部密集湿啰音和血氧饱和度波动时，提示肺出血，此时应保持气道通畅，气管插管，滴入肾上腺素、止血药并机械通气；若患儿出现烦躁、哭闹、恶心呕吐等消化系统出血先兆时，应尽早插入胃管，抽出咖啡色液体提示消化道出血，需禁食和胃管注入止血药。

3. 做好基础护理　血小板在30×10^9/L以上，出血不严重或无活动性出血表现，可不作特殊治疗，但应严密监护，采取对症支持疗法，加强基础护理，护理轻柔，注意保暖，预防感染。存在或疑有细菌感染者，酌情使用对凝血功能无影响的抗生素，避免使用影响血小板功能的药物，如水杨酸类。

五、诊疗关键点和难点

1. 目前尚无已制定发布的新生儿血小板输注指南。根据临床经验常规经外周静脉导管输注血小板，由于血栓形成风险很高，血小板输注不应采用动脉通道或进入肝脏（即低位脐静脉通道）。

2. 如何把握肾上腺皮质激素应用、IVIG和血小板输注的时机？一般说来，出血不严重或无活动性出血表现，且血小板在30×10^9/L以上时，可不作特殊治疗，密切观察病情变化；存在重要部位出血倾向或严重出血者，应及早使用肾上腺皮质激素和静脉输注IVIG，必要时输注浓缩血小板制剂等。

3. 如何早期有效治疗重要部位出血和大出血？当发生危及生命的颅内出血、肺出血或消化道大出血，且血小板低于30×10^9/L时，输注浓缩血小板制剂可达到迅速止血的目的；同时应用甲泼尼龙和IVIG可保证输注的血小板不至于过早破坏；输入与患儿血小板同型的新鲜全血，一方面可中和患儿血清内抗体，另一方面补充红细胞，有利于病情恢复。

（肖　昕　周　伟）

第十节 红细胞增多-高黏滞度综合征

红细胞增多症（polycythemia）和高黏滞度（hyperviscosity）是新生儿期常见的问题，两者是不同的概念，但常常相互伴随存在，称为红细胞增多-高黏滞度综合征。研究显示，其发病率在美国为1%~5%，我国为1.46%~5%，其中有症状患儿占20%~70%。胎龄＜34周的早产儿红细胞增多症的发生率极低。糖尿病母亲的婴儿本病发病率为22%~29%。血细胞比容（hematocrit，HCT）或血液黏滞度的增加使血流缓慢，造成组织缺氧和血栓形成，易导致全身各器官、系统损伤，重者可影响运动和神经系统发育，尤其是可造成部分患儿不可逆的神经系统损伤。

一、诊断要点

（一）病史和高危因素

新生儿红细胞增多-高黏滞度综合征可分为真性红细胞增多和相对性红细胞增多。前者的危险因素包括以下4点。①围产因素：母亲患高血压、糖尿病、心脏病、应用普萘洛尔、吸烟、吸毒等；母胎输血、胎胎输血、小于胎龄、过期产、新生儿甲状腺毒症、克汀病、先天性肾上腺皮质增生症（CAH）等。②医源性因素：脐带结扎过晚、过量输血等。③环境相对缺氧：海拔较高的区域，空气稀薄，相对缺氧的环境。④染色体疾病：Beckwith综合征、18-三体综合征、唐氏综合征等。后者的高危因素包括血液流动缓慢、淤滞；脱水致血液浓缩等。

（二）临床特点

新生儿红细胞增多症虽然比较多见，但是造成明确临床表现或严重并发症的并不多见。红细胞增多症导致高黏滞血症，从而减少了各器官血液灌注，严重者可导致各器官系统相应的损伤表现。

1. 神经系统　躁动、惊厥、抽搐、对光反射减弱、肌张力低下等。

2. 循环系统　收缩功能下降、心动过速、心排血量减少、肺动脉高压、心力衰竭等。

3. 泌尿系统　蛋白尿、血尿、肾静脉血栓，甚至肾衰竭。

4. 消化系统　喂养不良、腹胀、呕吐、消化道出血、坏死性小肠结肠炎等。

5. 呼吸系统　呼吸困难、呼吸暂停、发绀等。

6. 代谢方面　酸中毒、低血糖、低血钙、高胆红素血症等。

7. 血液系统　有核红细胞增多症、弥散性血管内凝血（DIC）、玻璃体积血、血小板减少等。

8. 皮肤四肢　外观发红，多血质貌，活动后更为明显，指（趾）端坏疽等。

（三）诊断标准和分度

静脉血的血细胞比容（HCT）≥ 0.65诊断为红细胞增多症，血黏度＞18cps（切变率为11.5/s）或高于正常值两个标准差者为高黏滞血症。标本采集部位会影响检查结果，如毛细血管血标本比静脉血高20%。标本采集时间同样会影响检查结果，HCT生后增加，2h达高峰，24h后下降至正常水平，因此生后24h采血较为理想。

根据血液指标的不同，临床可分3度。①轻度：HCT≥0.65，RBC＞6×10^{12}/L，Hb≥180g/L，临床可无症状；②中度：HCT≥0.65，

RBC＞6×10^{12}/L，Hb≥200g/L，可有轻度临床症状；③重度：HCT≥0.70，RBC＞7×10^{12}/L，Hb≥220g/L，有重度临床表现。

二、治疗原则和措施

1. 对症治疗　患儿常合并高胆红素血症，可行蓝光照射治疗；呼吸窘迫患儿应予以氧疗；注意保暖；吃奶差者应适当补液，必要时予胃管喂养等。

2. 纠正脱水　如果患儿存在脱水症状，可予适当补液纠正脱水，一般予130~150mL/（kg·d）的液体量。每6h复测HCT。

3. 放血疗法　仅用于血容量增多，尤其有心力衰竭时，可静脉放血5~8mL/kg。放血只能减轻心脏负担，不能降低血液黏滞度。

4. 部分换血治疗（partial blood exchange therapy，PET）

（1）指征　静脉血HCT在0.65~0.70者，患儿无红细胞增多症的症状和体征，仅需密切观察。可增加液体量20~40mL/（kg·d），每6h重新测定一次HCT。对于静脉血HCT在0.70~0.75的无症状患儿，是否需要部分换血仍有争议，但是对于HCT超过0.75无症状患儿或者HCT超过0.65但是有症状的患儿，可进行部分换血治疗。

（2）换血方法　任何血管都可用以抽血，任何静脉血管都可作为输入通道，可选用脐血管或周围血管。PET所使用的液体包括血浆、生理盐水、乳酸钠林格、5%白蛋白等。不推荐使用血浆或新鲜冰冻血浆（FFP），因其可能传播传染性疾病，还可能引起新生儿坏死性小肠结肠炎（NEC）。研究表明，0.9%氯化钠液的疗效与白蛋白等一致，而且更经济、安全，可作为本病部分换血治疗的首选。

（3）计算公式　换血量=［（实际HCT-预期HCT）×血容量×体重］÷实际HCT。足月儿血容量为80~90mL/kg，极低体重儿血容量为100mL/kg，糖尿病母亲患儿血容量为80～85mL/kg。抽血量与稀释液量相等，并同步进行，如PET后HCT仍高，可重复换血，重症病例应一次足量换血，以免因血液黏滞造成器官损伤，迅速改善症状，但需注意避免贫血。国内有报道HCT＜0.80的患儿根据换血量公式所得血量的30%~50% 给予换血即可达到满意效果。

三、护理和监护要点

1. 一般护理　严密监测患儿的生命体征。保暖，箱温一般在30～34℃，湿度保持在55%～60%为宜。保持皮肤卫生，严格执行无菌操作，预防感染。预防并发症的发生。

2. 换血疗法的护理　①换血前做好备物准备，换血前要保暖、禁食并排空胃内容物，监测生命体征，观察患儿皮肤颜色，精神反应。②在换血治疗过程中，需要密切观察患儿的一般情况，监测生命体征、皮肤颜色、静脉输入生理盐水的速度等。③换血后仍禁食2~4h，应继续观察患儿的皮肤颜色、生命体征、穿刺部位，若发现穿刺部位有异常时，应及早处理。

3. 并发症的护理　红细胞增多-高黏滞度综合征严重时可合并心力衰竭、低钙血症、败血症、低血糖、酸中毒、休克等。换血后进一步检测患儿血糖、Hb、HCT及红细胞，并注意有否腹胀与血便，防止坏死性小肠结肠炎发生。合并坏死性小肠结肠炎的患者应彻底禁食，合并黄疸的患者应注意黄疸的变化情况及有无胆红素脑病征象等。

四、疗效和预后评估

红细胞增多-高黏滞度综合征的预后报道各

异。目前国际上不同机构关于红细胞增多症与高黏滞血症是否会影响远期神经系统后遗症的研究结果并不一致。其临床结局可能更多取决于引起红细胞增多症的原发疾病及其伴随疾病（如低血糖、高胆红素血症等），而非红细胞增多症本身。

对于有临床症状的新生儿，行部分换血治疗后症状显著改善，脑组织血液流速恢复正常，但研究显示其疗效只是近期的，对远期预后无显著性影响。对于无临床症状患儿，预防性换血疗法对近期及远期预后均无肯定效果，而且换血后NEC发病率有所上升，所以，在考虑行部分换血治疗时应注意潜在并发症可能。

本病患儿可能有持续到学龄期的中枢神经系统损害，但某些神经系统症状与本病并无明确的因果关系，因为围产期各种危险因素如小于胎龄儿、窒息缺氧等既是引起本病的原因，同时又可以引起中枢神经系统损害。所以，围产期相关危险因素、胎儿宫内慢性缺氧等对器官和组织的损害对其预后的影响较本病更为显著。

五、诊疗关键点和难点

1. 研究显示PET治疗红细胞增多症患儿的短期和长期效果不确定，且NEC的发生率可能增加，考虑行PET时宜慎重权衡。

2. 毛细血管血和静脉血的HCT值是不一样的。毛细血管标本HCT比静脉血高20%，当毛细血管血的HCT＞0.68，应同时检测周围静脉血的HCT，不能单独根据足跟血的测定结果决定是否治疗。另外，通过脐静脉或桡动脉采血，正常值高限为0.63。

3. 出生后HCT可暂时增加，2h达高峰，24h后下降至正常水平，因此生后24h采血较为理想。

（郝　虎）

第十一节　新生儿高铁血红蛋白血症

新生儿高铁血红蛋白血症（neonatal methemoglobinemia）是指新生儿在某些药物或化学物影响下，血红蛋白上的Fe^{2+}大部分被氧化成Fe^{3+}（后天性），或由于高铁血红蛋白还原酶缺陷（先天性），高铁血红蛋白（methemoglobine，MHb）的Fe^{3+}还原成Fe^{2+}的速度慢，血液循环中存在大量不能携带氧的MHb，超过了红细胞的还原能力，MHb与Hb的比例不平衡，以至于出现低氧血症的一种疾病。由于新生儿红细胞的高铁血红蛋白还原酶常有暂时性缺乏，且对氧化剂又较敏感，故新生儿发生高铁血红蛋白血症的机会较年长儿和成人相对较多，严重者可因缺氧而死亡，应引起重视。

一、诊断要点

（一）临床特点

由于MHb为褐色，故新生儿高铁血红蛋白血症典型表现是皮肤、黏膜出现灰蓝色发绀，而不伴有心肺疾患和其他症状。发绀程度和缺氧表现与血中MHb含量有关：MHb含量＞10%（15g/L）即出现发绀，但即使达到25%~30%还可耐受；含量30%~40%则出现缺氧表现，如呼吸困难、心动过速、三凹征及烦躁不安等；若＞60%，可出现昏睡甚至昏迷等神经精神症状，如不及时处理，可发展为呼吸衰竭、循环衰竭甚至死亡。症状的严重程度完全取决于组织缺氧程度。因此，凡降低血中氧分压的疾病（如贫血、先天性心脏病）都可以加重高铁血红蛋白血症。后天性高铁血红蛋白血症，大多起病急骤，多数可以查出进食或接触氧化剂的病史。遗传性NADH-MHb还原酶缺陷症如为杂合子可无症状，但对氧化剂敏感；纯合子则自幼发绀，少数伴其他症状如智力落后、斜视等，多在婴儿期死亡。血红蛋白M症纯合子多不能存活，杂合子出生即发绀（由于β链是出生后逐渐合成的，故β链型杂合子患儿多于生后3~4个月出现发绀）。

（二）病因分类

新生儿高铁血红蛋白血症按病因可分为遗传性（先天性）与后天性（中毒性、获得性）两大类，临床上以后者较常见。

1. 遗传性高铁血红蛋白血症

（1）遗传性NADH-MHb还原酶缺陷症　常染色体隐性遗传性疾病，临床上少见。主要是红细胞内NADH-MHb还原酶缺陷，不能将这些MHb还原为Hb，导致高铁血红蛋白血症形成。由于红细胞其他还原系统的代偿作用，患者血中MHb含量一般不很高，为10%~50%。

（2）血红蛋白M（HbM）症　常染色体显性遗传性疾病，临床上罕见。患儿红细胞还原酶活力正常，但珠蛋白分子结构异常，MHb不能还原为Hb而形成高铁血红蛋白血症。本症患儿中，只有一对肽链（α或β）受影响，故血中MHb一般不超过30%。

2. 后天性高铁血红蛋白血症　主要是指进食或接触某些具有对红细胞起氧化作用的药物或化学物后，Hb被氧化为MHb。新生儿NADH-MHb还原酶活力低，不能将这些MHb还原为Hb，因而发生高铁血红蛋白血症。引起高铁血红蛋白血症药物、化学物主要是两大类：亚硝酸盐或硝酸盐类、芳香胺或硝基化合物类。

（1）亚硝酸盐或硝酸盐类所致的高铁血红蛋白血症　新生儿进食或接触的亚硝酸盐或硝酸盐类来源于以下情况。①乳母服用或接触一些药物、进食一些含硝酸盐食物，再经乳汁传给新生儿。这类药物包括亚硝酸钠、硝酸甘油、硝酸银、次硝酸铋、亚硝酸异戊酯和硝普钠等；某些青菜（小白菜、韭菜、菠菜、胡萝卜和卷心菜等）放置过久或腌制不透，其所含硝酸盐会转化成亚硝酸盐。②新生儿食用苦井水（含亚硝酸盐）调制的牛奶。③应用于新生儿肺动脉高压治疗的一氧化氮（nitric oxide，NO）也能与血红蛋白结合，形成高铁血红蛋白。

（2）芳香胺及硝基化合物所致的高铁血红蛋白血症　药物（如磺胺药，非那西汀、苯胺、乙酰苯胺、伯氨喹林等）及某些染料中含有这类化合物。硝基苯是制造苯胺的原料，而苯胺是多种染料和药物的原料。我国一些少数民族惯用黑色布做尿布及包裹婴儿，由于黑色染料含苯胺，新生儿接触后发生高铁血红蛋白血症。

（三）实验室检查

1. MHb定量　正常血MHb含量为0.3~1.3g/L，高铁血红蛋白血症时明显升高。

2. 分光镜检查　MHb含量＞15%时，可于630μm红光区处发现一条典型的吸收光带，加入还原剂后吸收光带即迅速消失。

3. 呕吐物、体液等亚硝酸盐检测　用尿液分析仪直接测定患者呕吐物、胃洗出物、血液、尿液或可疑毒物中的亚硝酸盐，为快速确定高铁血红蛋白血症的诊断提供有力证据。

（四）诊断标准和鉴别诊断

1. 诊断标准　临床上见灰蓝色发绀，发绀自幼开始（先天性）或突然出现（后天性），可能有进食或接触具有氧化性的药物或化学物历史，发绀与呼吸困难不成比例，且不同时伴有心肺疾患，虽经吸氧发绀仍不见改善，给予亚甲蓝或维生素C治疗有效，则应考虑高铁血红蛋白血症的可能。若抽出血液呈棕褐色，在空气中振荡15min后不变红色，放置5~6h后或加入还原剂后方转为鲜红色，可以初步诊断为高铁血红蛋白血症。有条件时再进一步做上述实验室检查以确定诊断。

2. 鉴别诊断　新生儿高铁血红蛋白血症要与还原血红蛋白血症（由心、肺疾患引起发绀同时有明显的缺氧表现，患者抗凝后的血液在空间振荡15min即变鲜红色）、硫化血红蛋白血症（硫化血红蛋白呈蓝褐色而不是棕褐色，分光镜检查可助鉴别。本病应用亚甲蓝或维生素C无效）等相鉴别。

二、治疗原则和措施

（一）治疗原则

降低血中MHb的浓度，尽快纠正严重缺氧及由缺氧引起的代谢性酸中毒。

（二）治疗措施

1. 轻症高铁血红蛋白血症　后天性高铁血红蛋白血症为自限性疾病，MHb含量在20%~30%以下者，去除病因后大都能自然恢复。

2. 重症高铁血红蛋白血症　MHb含量＞40%者应立即用亚甲蓝1~2mg/kg，置生理盐水或10%葡萄糖溶液中配成1%溶液缓慢静脉注射；同时给予维生素C 200~400mg加入10%葡萄糖溶液静脉滴注，一般1~2h内MHb水平恢复到正常；必要时2~4h可重复1次，病情好转后改亚甲蓝和维生素C口服。给予碳酸氢钠纠正代谢性酸中毒，必要时可考虑换血或CRRT治疗。值得注意的是，亚甲蓝也是一种氧化剂，用量太大本身即可引起高铁血红蛋白血症；患儿若伴有葡萄糖-6-磷酸脱氢酶（G-6-PD）缺乏，亚甲蓝还可诱发溶血。

3. NO治疗所致高铁血红蛋白血症　应用NO治疗新生儿肺动脉高压时，若MHb浓度在NO吸入后迅速增高至3%以上，应暂停NO的吸入。亚甲蓝（NO合酶抑制剂）、大剂量维生素C、维生素B_2和N-乙酰半胱氨酸对NO引起的高铁血红蛋白有效。随着MHb水平恢复正常，缺氧状态很快改善。

三、疗效和预后评估

本病疗效和预后取决于病因和严重程度：遗传性新生儿高铁血红蛋白血症由酶缺陷所致，无特殊治疗措施，由于红细胞其他还原系统的代偿作用，病入血中MHb含量一般不很高，一般不危及生命；后天性新生儿高铁血红蛋白血症多由药物或化学物（氧化剂）引起，MHb含量在30%以下者，去除病因后大都能自然恢复；MHb含量30%～40%者，通过去除病因，经亚甲蓝、维生素C抗氧化治疗，碳酸氢钠纠正代谢性酸中毒，可取得较好疗效；MHb含量40%以上者可出现严重低氧血症，如不及时处理，可发展为呼吸衰竭、循环衰竭乃至死亡。

四、监护和护理要点

观察患儿呼吸、心率、血压、血氧饱和度等生命体征变化；特别注意患儿皮肤颜色、发绀与呼吸困难比例，以及吸氧后效果；观察亚甲蓝应用后患儿皮肤颜色变化；密切监测外周MHb、Hb等指标变化。

五、诊疗关键点和难点

1. 本病临床上较少见，往往被医生忽视。因此，当患儿皮肤、黏膜呈灰蓝色发绀，发绀与气促不成比例，虽经吸氧发绀仍不见改善，且不伴有心肺疾患和其他症状时，应想到此病。

2. 严重新生儿高铁血红蛋白血症（MHb含量大于40%），应立即用亚甲蓝（缓慢静脉注射）+维生素（静脉滴注）+碳酸氢钠（静脉滴注）三联治疗，病情好转后改亚甲蓝和维生素C口服，必要时可考虑换血或CRRT治疗。

3. 亚甲蓝也是一种氧化剂，用量太大本身即可引起高铁血红蛋白血症；另外，若患儿存在G-6-PD缺乏症，亚甲蓝和大剂量维生素C还可诱发溶血。

（肖　昕）

第十二节　新生儿噬血细胞综合征

噬血细胞综合征（hemophagocytic syndrome，HPS）又称噬血细胞性淋巴组织细胞增生症（hemophagocytic lymphohistiocytosis，HLH），由Scott和Robb-Smith于1939年首次提出，是指由于淋巴细胞和组织细胞非恶性增生，分泌大量炎性因子而引起的严重炎症状态。其病因病理机制尚不明确。HPS可分为原发性（遗传性）HPS和继发性（获得性）HPS两种。原发性HPS包括家族性HPS、免疫缺陷综合征相关HPS和EB病毒驱动HPS，主要发生在婴儿或者儿童早期。继发性HPS包括感染相关性HPS（infetion-associated hemophagacytic symdrome，IAHS）、恶性肿瘤相关性HPS（malignancy-associated hemophagacytic syndrome，MAHS）、巨噬细胞活化综合征（macrophage activation syndrome，MAS）。主要临床症状表现为发热、肝脾肿大、淋巴结肿、凝血功能障碍、脂代谢紊乱、中枢神经系统受累等多脏器病变。HPS患者以儿童为主，新生儿及小婴儿期发病罕见，年龄越小，临床表现差异越大，本病病情进展迅速，病势凶险，致病性强，病死率高。国内目前尚无发病率的报道，美国最近一项研究表明本病的发病率约为1.07/100 000，男女比例约为1∶1。

一、诊断要点

（一）临床特点

1. 全身症状　早期多有发热，热型波动而持续，可自行下降；肝、脾明显肿大，呈进行性；约有一半患儿有淋巴结肿大，甚至为巨大淋巴结；约20%患儿可出现一过性皮疹，多伴高热，无特异性；还可出现黄疸、腹水等。

2. 中枢神经系统症状　中枢神经系统症状可作为HPS首发症状出现，也可发生于HPS后期病程中。表现为神经和/或精神症状（如易激惹、惊厥、癫痫、脑膜刺激征、意识改变、偏瘫等），中枢神经系统影像学异常（头颅MRI提示脑实质或脑膜异常改变）、脑脊液（CSF）异常（脑脊液细胞＞5×10^6/L和/或蛋白质升高＞35g/L）等。当HPS患者出现上述一项或多项征象时，需考虑CNS-HPS。

3. 其他　可有寒战、拒食、体重下降、胃肠道或呼吸系统症状等。

（二）辅助检查

1. 血常规　多为全血细胞减少，以血小板计数减少最为明显，血小板计数的变化，可作为本病活动性的一个指征。

2. 骨髓象　早期为增生性骨髓象，嗜血细胞现象不明显，常表现为反应性组织细胞增生。该病的极期除组织细胞显著增生外，红系、粒系及巨噬细胞系均减少，可有明显的吞噬血细胞现象。晚期骨髓增生度降低。有的病例其骨髓可见大的颗粒状淋巴细胞，胞体延长如马尾或松粒状，这可能是HPS的一种特殊类型的淋巴细胞。

3. 血液生化检查　血清转氨酶、胆红素、甘油三酯、LDH、中性粒细胞碱性磷酸酶（NAP）可增高。在全身感染时，可有低钠血症、低白蛋白血症及血清铁蛋白增多。低白蛋白血症、高水平的LDH以及高铁蛋白血症是HPS不良预后的独立危险因素。

4. 凝血功能　在疾病活动期，血浆纤维蛋白原减低，纤维蛋白降解产物增多，部分凝血活酶时间延长。

5. 免疫学检查　抗核抗体（ANA）和抗人球蛋白实验（Coombs试验）可呈阳性。在疾病活动期，IFN-γ水平增高，IL-10浓度也多增高。

6. 脑脊液检查　细胞数增多，主要为淋巴细胞，但很少有嗜血细胞。

7. 病理学检查　受累器官病理活检在单核巨噬细胞系统发现良性的淋巴组织细胞浸润，组织细胞呈吞噬现象，以红细胞被吞噬最多。

（三）诊断标准

HPS不是一个独立的疾病，而是各种原因导致的一组临床和实验室表现相似的临床综合征。由于缺乏特异性实验室诊断方法，诊断HPS有时非常困难，因而易漏诊、误诊。一般认为，2岁前发病者多提示为家族性HPS。诊断家族性HPS必须符合诊断条件，并且有阳性家族史，父母近亲婚配作为支持诊断的条件。

根据国际通用HPS-2004诊断标准，符合以下标准中的1项可作出HPS的诊断。

（1）分子生物学诊断符合HPS　在目前已知的HPS相关致病性基因，如PRF1、UNC13D、STX11、STXBP2、Rab27a、LYST、SH2D1A、BIRC4、ITK、AP3β1、MAGT1、CD27等发现病理性突变。

（2）符合以下诊断标准8条中的5条　①发热：持续时间≥7天，最高体温≥38.5℃。②脾增大：肋下≥3cm。③外周血两系及以上血细胞减少（已除外骨髓增生减低或增生异常）：血红蛋白＜90g/L（新生儿血红蛋白＜100g/L），血小板＜100×10^9/L，中性粒细胞＜1×10^9/L。④高甘油三酯血症（空腹甘油三酯≥2.0mmol/L或增高≥正常值±3个标准差）和/或低纤维蛋白原血症（纤维蛋白原＜1.5g/L或降低正常值±3个标准差）。⑤组织病理学：肝、脾、骨髓或淋巴结活检发现嗜血细胞存在（增多），同时无恶性肿瘤证据。⑥NK细胞活性降低或缺乏。⑦高铁蛋白血症：血清铁蛋白≥500μg/L。⑧可溶性CD25（IL-2受体）≥2 400U/mL。

二、治疗原则和措施

HPS的治疗原则：①诱导缓解治疗，以控制过度炎症状态为主，达到控制HPS活化进展。②病因治疗，以纠正潜在的免疫缺陷和控制原发病为主，达到防止HPS复发。

1. 诱导治疗　目前广泛应用的是HPS-1994或HPS-2004标准治疗方案。根据HPS-1994和HPS-2004治疗方案的前瞻性临床研究结果和国际组织细胞协会的最新意见，推荐在HLH诱导治疗期使用HPS-1994方案，其8周诱导治疗包括地塞米松、依托泊苷（Etoposide，vp-16），以及鞘内注射甲氨蝶呤和地塞米松。

2. CNS-HPS治疗　对有中枢神经系统受累证据的患者，病情允许时应尽早给予鞘内注射甲氨蝶呤和地塞米松（MTX/Dex），每周鞘内注射治疗需持续到中枢神经系统（临床和CSF指标）恢复正常至少1周后。

3. 挽救治疗　初始诱导治疗后的2~3周应进行疗效评估，对于经初始诱导治疗未能达到部分应答及以上疗效的患者建议尽早接受挽救治疗。关于HPS的挽救治疗，国内外尚无统一的推荐方案。目前我国推荐下列挽救治疗方案。①DEP或L-DEP联合化疗方案：DEP方案是一种由脂质体多柔比星、VP-16和甲泼尼龙组成的联合化疗方案，对于难治性EBV-HPS，可在DEP方案基础上加用培门冬酶或门冬酰胺酶，即L-DEP方案。②混合免疫治疗（HIT-HPS）：该方案由抗胸腺细胞球蛋白（ATG）和地塞米松组成。

4. 维持治疗　若患者在诱导治疗的减量过程中无复发表现，并且免疫功能恢复正常，且没有已知的HPS相关基因缺陷，可在8周诱导治疗后停止针对HPS的治疗。符合异基因造血干细胞移植（allo-HSCT）指征的患者应尽早进行。对于暂时不能进行allo-HSCT的原发性HPS患者，根据HPS-94方案，维持治疗用药为地塞米松和VP-16。血压稳定和肝肾储备功能良好的患者可加用环孢素A（CsA）。

5. 异基因造血干细胞移植（allo-HSCT）　allo-HSCT的指征包括：①持续NK细胞功能障碍。②已证实为家族性/遗传性疾病的患者。③复发性/难治性HPS。④中枢神经系统受累的HPS患者。即使患者的确切病因并未明确，当确诊HPS时也应开始寻找供者，因为发病至移植的时间是一个影响HPS进展和死亡的因素。

6. 支持治疗　预防卡氏肺孢子虫肺炎及真菌感染、静脉补充免疫球蛋白和防范中性粒细胞减少症。任何新出现的发热，需考虑HPS复发以及机会性感染的可能，并经验性广谱抗生素治疗等。

三、护理和监护要点

1. 密切观察体温、血压、呼吸及神志等的变化　HPS患儿体温变化快，高峰体温达40℃以上，呈稽留热，应随时观察体温变化，高热及时予物理或化学降温。对高热伴末梢循环不良患儿忌用冰袋。对使用药物降温患儿需密切观察降温效果，防止因体温下降过快，出汗过多而造成虚脱。密切监测血压、神志变化，及早发现因凝血因子及血小板降低而引起内脏出血、颅内出血情况，必要时予心肺监护，有呼吸道症状时酌情吸氧或其他呼吸支持。

2. 密切观察药物副作用，减轻药物不良反应　例如对长期应用环孢素A及糖皮质激素的患儿应观察有无继发性高血压及高血压脑病的发生。应定时监测血压等。

3. 加强口腔护理，避免真菌感染　大量应用类固醇皮质激素是造成真菌感染的重要因素。对HPS的患儿，要求每天饭后、睡前进行口腔护理并经常检查口腔黏膜、齿龈的变化，及时发现红肿、溃疡，及时处理。

4. 加强营养管理　补充足够的热量和营养。对有消化道出血者应禁食，必要时予静脉营养。

四、疗效和预后评估

疗效评价的主要指标包括可溶性CD25、铁蛋白、血细胞计数、三酰甘油、噬血现象、意识水平（有CNS-HPS者）。

（1）完全应答　上述所有指标均恢复正常

范围。

（2）部分应答　≥2项症状或实验室指标改善25%以上，个别指标需达到以下标准：①可溶性CD25水平下降1/3以上。②铁蛋白和甘油三酯下降25%以上。③不输血情况下：中性粒细胞<0.5×10^9/L者，需上升100%并>500×10^9/L；中性粒细胞（0.5~2.0）$\times10^9$/L者，需增加100%并恢复正常；ALT>400U/L者，需下降50%以上。新生儿HPS病死率仍较高，预后不良。

五、诊疗关键点和难点

1. HPS早期诊断困难。诊断HPS的过程建议遵循以下原则。①及时发现疑似HPS的患者：当患者出现持续发热，血细胞减少、肝脾肿大或不明原因的严重肝功能损伤时应怀疑HPS的可能。②根据HPS-2004诊断标准，完善与诊断相关的检查。③筛查导致HPS的潜在疾病，确定HPS的类型。

2. 噬血现象不是诊断HPS的充分必要条件。在儿童HPS中，血清铁蛋白与可溶性CD25各自数值升高和降低都有一定的意义，血清铁蛋白>10 000μg/mL对于新生儿小婴儿HPS的诊断敏感性及特异性均在90%以上。由于年龄增长调控等因素，"可溶性CD25检测>2倍标准差"比"可溶性CD25检测≥2 400U/mL"更有意义。

3. HPS本身容易复发，并且可能长期处于疾病活动状态，这是当前HPS治疗的难点。

4. 造血干细胞移植是目前治疗原发性HPS唯一且最有效的治疗方法，然而，只有少数患者具有HLA相同的同胞，能够及时找到合适的HLA相容的供体较为困难。因此，在没有HLA匹配供体的情况下，越来越多地使用替代供体，例如HLA一半相合的父母或同胞兄弟姐妹（如有）。

（郝　虎）

第十三节　先天性白血病

先天性白血病（congenital leukemia，CL），又称新生儿白血病，定义为生后28天内起病的白血病，通常是指急性白血病。虽然白血病是儿童时期最常见的恶性肿瘤之一，但是先天性白血病却非常罕见，易被漏诊和误诊。3月龄内白血病的发病率为0.5/10 000，男性多于女性。先天性白血病的临床症状在出生时就可以明显表现出来，包括皮肤浸润性结节、肝脾肿大、皮肤出血点、呼吸窘迫、骨质受累等，同时伴有苍白、萎靡、体重不增等非特异性症状。新生儿期发病的肿瘤细胞更具侵袭性，进展迅速，且新生儿患者对化疗药物的治疗反应和耐受性均较差，导致该病治疗困难，预后较差。有研究者追踪患儿到24月龄时总体生存率约为20%。

一、诊断要点

（一）临床特点

1. 白血病的一般表现　骨髓肿瘤细胞浸润导致正常血细胞的成熟过程受阻，引起贫血、出血，可表现为皮肤及内脏的出血。出血可以是最先出现的症状。与儿童时期白血病相同，由于肿瘤细胞的浸润，肝脾肿大也是常见的症状。

2. 先天性白血病的特征性表现　先天性白

血病与年长儿童白血病相比，髓外白血病发生率高，因此有一些特异性的髓外器官浸润引起的相关症状。①皮肤浸润性结节：髓系白血病中有25%~30%的患儿出现皮肤浸润。皮肤纤维瘤样结节可能是先天性白血病的首发表现，一般呈多发，活动度高，结节上覆皮肤呈现蓝绿色或者深粉红色，呈蓝莓松饼征。②中枢神经系统改变：部分出现中枢神经系统白血病的患儿可能会表现出嗜睡及周期性呼吸。③呼吸窘迫：由于白血病细胞也可能出现肺部浸润，因此许多先天性白血病的患儿生后会出现呼吸窘迫，并且因为血小板低可能引起继发性肺出血，会迅速加重呼吸窘迫的表现。④该病也可以出现颅骨或其他骨质的受累，尤其是当发现头颈部的绿色瘤时应当更加关注这方面的问题。部分患儿还会有肾脏浸润表现。

3. 特殊类型的先天性白血病　先天性白血病常常合并先天性染色体异常，出现相应的表观畸形。唐氏综合征患儿发生白血病的概率为普通人群的20倍。其中4%~10%唐氏综合征的患儿可以在新生儿期出现短暂性的原始细胞增生，可达到白血病的诊断标准，称为暂时性骨髓增生性疾病（transient myeloproliferative disorder，TMD），但并非所有的TMD均合并唐氏综合征。其病因尚不十分清楚，可能与GATA-1突变有关。临床表现个体差异极大，从无症状的白细胞及幼稚细胞增多到明显的症状甚至死亡均可见。约15%的患儿出现肝肿大，7%的病例出现胎儿水肿，21%的新生儿存在浆膜腔积液，而皮肤受累则不常见，有皮肤表现者主要表现为丘疹、含透明黄色液体的小囊泡和脓疱、红斑、结痂、成片糜烂等。即使有症状的患儿，贫血也并不常见。对于这类疾病的自然病程目前仍有争议，尽管很多患儿在生后3个月内会自发缓解，但是仍然有大约1/5的唐氏综合征合并TMD患儿死于心衰或者肝衰竭。即使是自发缓解的患儿，约有20%的患者在3~5年内可发展为真性白血病，其中80%为AML（M7），部分病例先出现骨髓增生异常综合征后转为AML。但是再次出现白血病后，其染色体核型的改变往往比之前更为复杂。

（二）实验室检查

1. 血常规　①白细胞计数通常显著增高至（150~250）×10^9/L甚至以上，目前文献报道最高可达1300×10^9/L，但是也有少数患儿白细胞计数正常或者减少。②早期血红蛋白可以正常，但是随着生理性的红细胞减少以及肿瘤细胞的骨髓浸润，血红蛋白会迅速下降，出现明显的贫血。③血小板有不同程度下降。

2. 细胞形态学　骨髓细胞形态学检查提示骨髓增生极度活跃，以不成熟的原始细胞明显增高（超过25%）。典型的急性髓系白血病（AML）和急性淋巴细胞性白血病（ALL）的肿瘤细胞从形态学上可以初步鉴别，例如有些AML的肿瘤细胞中可以观察到Auer小体（奥尔棒状结构），AML肿瘤细胞过氧化物酶染色（POX）呈阳性反应，而ALL的POX染色呈阴性反应。先天性白血病患儿一般糖原染色（periodic acid-schiff stain，PAS）阴性多见，也可有阳性。既往根据形态学对AML和ALL进行分类（French - American - British，FAB分类），但是目前WHO结合FAB及免疫学分型已经对白血病重新进行了分类。

3. 免疫分型　利用单克隆抗体检测细胞表面的抗原分化簇（cluster of differentiation，CD），以此对肿瘤细胞进行免疫学分型。髓系肿瘤细胞通常表现为CD13/CD33阳性，但是急性巨核细胞白血病及合并唐氏综合征的AML患儿，其肿瘤细胞表达CD41/CD42和CD61，这是个例外。ALL肿瘤细胞通常表现为CD1a、CD19、CD24和CD15阳性，CD10阴性。也有一部分患儿出现抗原的共表达现象，提示这些白血病细胞来源于非常不成熟的淋巴祖细胞。

4. 细胞遗传学和分子生物学分型　部分病例合并先染色体异常，包括21-三体、9-三体、13-三体等。一般认为21-三体嵌合型先天性白血病预后较好。先天性白血病中最常见的基因改变为MLL重排，染色体易位常涉及的位点为t（4；11）和t（11；19），可见于50%的AML患儿和70%~80%的ALL患儿，这种基因的改变并不是遗传性的，但是在宫内即可发生。与急性巨核细胞白血病（AMKL）相关的染色体改变可能是t（1；22）（p 13；q 13）的重新排列。MLL的基因重排提示不良预后，并且年龄越小预后越差。

5. 活组织检查　对于皮肤结节应当积极取活检完善流式细胞术及细胞遗传学检查，若发现MLL重排，即使未发现骨髓受累，也提示不良预后，应当积极治疗。

（三）诊断标准

先天性白血病的主要诊断标准与年长儿童的白血病诊断标准相同，即骨髓或外周血原始细胞浸润≥20%。

（四）鉴别诊断

1. 新生儿类白血病反应　类白血病反应是由于某些非白血病因素诱导骨髓释放一些细胞因子，引起正常骨髓的极度增生反应，导致外周血白细胞计数反应性增加，出现类似于白血病样表现的一种临床现象。这类疾病可继发于早产、感染、缺氧、长期呼吸机支持、染色体异常、产前应用激素、BPD、创伤、急性溶血和大量出血时。其中感染是最常见的病因。类白血病反应诊断标准为：外周血WBC计数明显升高（$>50\times10^9/L$），或中性粒细胞的绝对计数$>30\times10^9/L$（出生后1周内），或中性粒细胞的绝对计数超过相应胎龄平均值的2个标准差，并有幼稚细胞出现，但这些幼稚细胞并非克隆性原始幼稚细胞，其内常出现中毒颗粒和空泡，通常不伴有明显的贫血及血小板减少。结合临床症状及辅助检查鉴别新生儿类白血病反应并不困难，它是一种自限性疾病，本身无须特殊治疗，去除原发病因后，大多可迅速恢复，外周血白细胞计数大多在1~2周后降至正常。

2. 胎儿有核红细胞增多症（erythroblastosis fetalis）　胎儿有核红细胞增多症是由于胎儿与母亲红细胞抗原不相容引起的一种以溶血为主要损害的被动免疫性疾病，多数症状较轻，但是严重的病例可以出现肝脾肿大、外周血有核的不成熟红细胞增多，少数可出现血小板减少，该病可以出现皮肤的红细胞生成，其表现类似于白血病的皮肤改变。

3. 幼年型粒单核细胞性白血病（juvenile myelomonocytic leukemia，JMML）　根据2016年髓细胞性肿瘤及白血病诊断标准，JMML属于骨髓增生异常综合征/骨髓增生性肿瘤的亚型。JMML可以在婴儿期起病，临床表现与先天性白血病类似，但是其发病机制主要为RAS基因及其下游通路的突变，实验室检查包括外周血单核细胞计数$>1\times10^9/L$；外周血及骨髓的原始细胞计数$<20\%$；脾大；染色体-7或者其他染色体异常等，唯一能够治愈该疾病的方法为造血干细胞移植。

二、治疗原则和措施

先天性白血病的治疗，目前在国内外均无成熟、系统及共识性的统一方案可借鉴。虽然国内外CL自然缓解的个案报道不罕见，但如果不积极治疗，病死率极高，达90%以上，国外文献报道24个月存活率也只有20%左右。因此，先天性白血病一旦确诊，及时、积极的治疗很重要。但治疗上各家的观点认识不一。

1. 支持治疗 初级支持治疗包括纠正代谢紊乱及出血相关的并发症，及时输注血小板及新鲜冰冻血浆。如果因为白细胞过多而出现细胞淤滞引起代谢紊乱，必要时可以考虑换血治疗。拉布立酶可以用于治疗和防止肿瘤早期的肿瘤溶解综合征，但是在G-6-PD酶缺陷的患儿应慎重使用，否则可能会造成严重溶血甚至死亡。

2. 药物治疗 强化疗方案的应用可以增加先天性白血病的缓解率，降低死亡风险。化疗方案与年长儿童的化疗方案类似，通常选用的药物包括柔红霉素、阿糖胞苷和依托泊苷。由于先天性及婴儿白血病中枢神经系统受累风险高，因此鞘内注射化疗药物也是治疗的重要部分。但是总体来说，新生儿对化疗耐受性差，诱导治疗失败率高，化疗应用经验相当有限，临床上多以姑息治疗为主。

3. 放疗 由于放疗会损伤神经系统的认知发育，并且可能继发二次肿瘤，因此目前不再推荐作为常规治疗。

4. 移植 对于先天性白血病患儿，移植是否有效目前仍然存在争议，还需要进一步的研究。

三、护理和监护要点

1. 密切观察病情变化 密切监测体温、呼吸、脉搏、血压等生命体征，观察面色、神志、意识状态、瞳孔、囟门等变化。若患儿出现意识障碍、囟门紧张度增高或隆起、瞳孔改变、躁动不安、频繁呕吐、四肢肌张力增高为颅内高压或惊厥先兆；若呼吸节律不规则，瞳孔忽大忽小或两侧不等大、对光反应迟钝，血压升高，应注意脑疝及呼吸衰竭的存在，应给予急救处理。

2. 预防出血 所有的治疗护理操作动作要轻柔，保持安静，减少刺激，监测血小板计数，尽量避免肌内注射以防肌内注射深部出血。当患儿血小板明显减少，极易发生出血，如消化道出血、颅内出血等，严重威胁生命；至50×10^9/L以下，极易发生呕血、尿血甚至致命的颅内出血。关注粪便、尿液的颜色、性状，关注喂养后有无呕吐，呕吐物的颜色、性状，不要随意搬动头部，如发现异常及时处理，治疗上可给予维生素K_1及输注血小板等支持治疗措施。

3. 预防感染 将患儿置入暖箱内进行保护性隔离，严格无菌操作。

4. 营养支持 少量多餐，耐心喂养，必要时胃管喂养。不能耐受喂养者，可考虑肠外营养治疗，维持水、电解质、酸碱平衡。

四、疗效和预后评估

有研究者认为，强化疗对于先天性AML患儿可以有效提高生存率至65%~75%。但是先天性ALL患儿的预后则明显低于年长儿童，即使在经过了反复的化疗方案的改进之后，目前婴儿ALL无事件生存率仅为28%~47%，而先天性ALL患儿由于存在更高的复发率，其长期无病生存率仅为20%。不治疗的情况下，患儿通常死于出血和感染，少数可以自行缓解，自然缓解的表型均为AML（以M5为主）。

还有研究者认为：先天性白血病有自然缓解的可能，甚至可能是短暂的骨髓增生异常，预后不一定差，极高白细胞数目并不能预测患儿预后，整体上AML预后好于ALL；MLL基因阳性在CL中预后亦较差，但CL患儿也可能存在可自发缓解的特殊生物分子学标志。

五、诊疗关键点和难点

1. 由于新生儿先天性白血病的发病罕见，

且患儿起病症状通常缺乏特异性，容易漏诊和误诊。当患儿出现贫血、出血等表现时，尤其是血液分析提示白细胞计数异常增高或降低、血红蛋白下降、血小板计数降低时，须提高警惕并密切监测血液分析。当合并皮肤纤维瘤样结节或“蓝莓松饼征”皮肤样改变、肝脾肿大、不能用肺部病变解释的呼吸窘迫等表现或者患儿为21-三体综合征患者时，须考虑并发本疾病可能。

2. 新生儿骨髓穿刺难度大，取材少，目前普遍存在临床病例难以做到根据MICM分型全面诊断的问题，这就更加难以指导后续治疗。因此初诊时尽可能完善骨髓瘤细胞的形态学、流式细胞学、融合基因和染色体的检测，摸索阳性结果对治疗的指导意义及预后关系，为今后CL的诊治提供探索方向，为达成共识性治疗方案做出贡献。若取材不足时可以利用外周血、皮肤活检组织进行免疫学及遗传学检查进行分型。

3. 目前减量化疗是先天性白血病患儿获益的重要方法，治疗上参考儿童急性白血病的化疗方案给予剂量折扣，以患儿能够耐受为原则，强调依据患儿一般情况给予剂量调整，不必严格限定化疗药物剂量及疗程，出现可能危急患儿生命的任何并发症之一，如严重腹泻或感染性发热等应立刻停止化疗，并予支持对症处理，待其完全恢复后再行下一化疗方案。随着患儿年龄增长，患儿免疫功能逐渐完善，免疫监视功能建立，即便未完全缓解，剩余较少的残留细胞可能会被自身免疫系统清除而达到完全缓解并长期无病生存，疾病复发的可能性减小，所以总疗程不宜过长，以减少化疗相关死亡及第二肿瘤的发生。

（李思涛）

参考文献

[1] 邵肖梅，叶鸿瑁，丘小汕. 实用新生儿学[M]. 5版. 北京：人民卫生出版社，2019：746-811.

[2] 方群，罗艳敏. Rh同种免疫与宫内输血[J]. 中华围产医学杂志，2013，16（9）：522-526.

[3] 马骁，孙爱军，杨剑秋. 胎母输血综合征：不能遗漏的细节问题[J]. 中华围产医学杂志，2020，23（8）：556-560.

[4] 孙丽洲，葛志平. 胎母输血综合征的诊治进展[J]. 中华产科急救电子杂志，2017，6（2）：126-128.

[5] 张源秦，马怡然，郝一文，等. 胎母输血综合征辅助诊断与治疗进展[J]. 临床输血与检验，2021，23（3）：395-399.

[6] 尹少尉，刘彩霞. 双胎输血综合征的诊治[J]. 中国实用妇科与产科杂志，2019，35（9）：654-656.

[7] 中国妇幼保健协会双胎妊娠专业委员会. 双胎输血综合征诊治及保健指南（2020）[J]. 中国实用妇科与产科杂志，2020，36（8）：714-715.

[8] 杨璇，唐军. 双胎输血综合征的诊治及其对新生儿预后影响的研究现状[J]. 中华妇幼临床医学杂志（电子版），2020，16（5）：510-518.

[9] 杨善浦，吴月超，董虹，等. 新生儿维生素K缺乏检测及其干预效果的观察[J]. 中国小儿急救医学，2008，15（5）：483-484.

[10] 中华医学会血液学分会血栓与止血学组，中国血友病协作组. 血友病治疗中国指南（2020年版）[J].中华血液学

杂志，2020，41（4）：265-271.

[11] 国家卫生健康委办公厅. 儿童血友病诊疗规范（2019年版）[J]. 全科医学临床与教育，2020，18（1）：4-9.

[12] 中华医学会血液学分会血栓与止血学组，中国血友病协作组. 凝血因子Ⅷ/Ⅸ抑制物诊断与治疗中国指南（2018年版）[J]. 中华血液学杂志，2018，39（10）：793-799.

[13] CHALMERS E，WILLIAMS M，BRENNAND J，等. 胎儿及新生儿血友病管理指南[J]. 国际输血及血液学杂志，2011，34（4）：379-380.

[14] 中国血友病协作组. 药物代谢动力学指导血友病A治疗的中国专家共识[J].中国临床研究，2021，34（5）：577-581，591.

[15] 王岩，苏萍. 新生儿弥散性血管内凝血的早期诊断及治疗进展[J]. 中国新生儿科杂志，2009，24（4）：247-250.

[16] 刘兰. 危重新生儿弥散性血管内凝血前期的监测与治疗[J]. 实用儿科临床杂志，2006，21（14）：910-911.

[17] 万楚成，夏云金，刘瑜，等. 弥散性血管内凝血患者出凝血分子标志物的检测及其临床意义[J]. 血栓与止血，2005，11（4）：162-165.

[18] 曾超美，刘捷，石云. 微剂量肝素皮下注射治疗新生儿DIC的临床探讨[J]. 新生儿科杂志，2004，19（4）：163-165.

[19] 王红美，沈柏均. 新生儿免疫性血小板减少症的研究进展[J]. 国外医学・儿科分册，2001，28（2）：125-127.

[20] 赵琳，顾洁，柏学民，等. 新生儿红细胞增多症的病因及其高危因素[J]. 实用儿科临床杂志，2012，27（2）：100-101.

[21] 马静，乔彦霞，刘伟娜，等. 新生儿红细胞增多症与高黏滞度综合征的研究进展[J]. 发育医学电子杂志，2019，7（4）：255-258.

[22] 孙君杰，刘爱国. 儿童红细胞增多症的诊断思路与治疗进展[J]. 中华实用儿科临床杂志，2018，33（15）：1194-1197.

[23] 李凤华. 31例新生儿获得性高铁血红蛋白血症临床分析[J]. 新生儿科杂志，2005，20（4）：180，190.

[24] 噬血细胞综合征中国专家联盟，中华医学会儿科学分会血液学组. 噬血细胞综合征诊治中国专家共识[J]. 中华医学杂志，2018，98（2）：91-95.

[25] 杨玉萍，江倩男，巴成磊. 新生儿小婴儿噬血细胞综合征5例并文献复习[J]. 中国小儿血液与肿瘤杂志，2021，26（3）：173-176.

[26] 骆泽斌，汤永民. 原发性噬血细胞综合征的研究进展[J]. 中华儿科杂志，2014，52（4）：267-270.

[27] 张垚，汤永民. 儿童噬血细胞综合征的研究进展[J]. 中国小儿血液与肿瘤杂志，2020，25（2）：112-117.

[28] 展世宏，成芳芳，缪洁，等. 先天性白血病临床特征分析[J]. 临床儿科杂志，2019，37（3）：170-172.

[29] 吴南海. 暂时性白血病研究现状[J]. 中国小儿血液与肿瘤杂志，2014，19（2）：110-112.

[30] 管玉洁，韩金芬，李彦格，等. 先天性白血病的临床特点与疗效分析[J]. 中华实用儿科临床杂志，2020，35（7），1000-1003.

[31] KIRPALANI H，WHYTE R K，ANDERSEN C，et al. The Premature Infants in Need of Transfusion（PINT）study：a randomized controlled trial of restrictive（low）versus liberal（high）transfusion threshold for extremely low birth weight infants[J]. J Pediatr，2006，149：301-307.

[32] GUILLÉNÚ，CUMMINGS J J，BELL E F，et al. International survey of transfusion practices for extremely premature infants[J]. Semin perinatol，2012，36（4）：244–247.

[33] MURRAY N A，ROBERTS I A. Neonatal transfusion practice[J]. Arch Dis Child Fetal Neonatal Ed，2004，89（2）：101–107.

[34] VENKATESH V，KHAN R，CURLEY A，et a1. How do we decide when a neonate needs a transfusion[J]. Br J Haematol，2013，160（4）：421–433.

[35] COLOMBATTI R，SAINATI L，TREVISANUTO D. Anemia and transfusion in the neonate[J]. Semin Fetal Neonatal Med，2016 21（1）：2–9.

[36] DELANEY M，MATTHEWS D C. Hemolyic disease of the fetus and newborn：managing the mother，fetus，and newborn[J]. Hematol Am Soc Hematol Educ Prog，2015，2015：146–151.

[37] WHITE J，QURESSI H，MASSEY E，et al. Guideline for blood grouping and red cell antibody testing in pregnancy[J]. Transfus Med，2016，26（4）：246–263.

[38] MOISE K J，ARGOTI P S. Management and prevention of red cell alloimmunization in pregnancy：a systematic review[J]. Obstet Gynecol，2012，120（5）：1132–1139.

[39] HENDRICKSON J E，DELANEY M. Hemolytic disease of the fetus and newborn：modern practice and future investigations[J]. Transfus Med Rev，2016，30（4）：159–164.

[40] DELANEY M，MATTHEWS D C. Hemolyic disease of the fetus and newborn：managing the mother，fetus，and newborn[J]. Hematology，2015，2015（1）：146–151.

[41] NORTON M E，CHAUHAN S P，DASHE JS. Society for maternal–fetal medicine（SMFM）clinical guideline #7：nonimmune hydrops fetalis [J]. Am J Obstet Cynecol，2015，212（2）：127–139.

[42] MARI G，NORTON M E，STONE J，et al. Society for Maternal–Fetal Medicine（SMFM）Clinical Guideline #8：the fetus at risk for anemia–diagnosis and management[J]. Am J Obstet Gynecol，2015，212（6）：697–710.

[43] GOMEZ–MANZO S，MARCIAL–QUINO J，VANOYE–CARLO A，et al. Glucose–6–Phosphate dehydrogenase：Update and Analysis of New Mutations around the World[J]. Int J Mol Sci，2016，17（12）：1–15.

[44] STEFANOVIC V. Fetomaternal hemorrhage complicated pregnancy：risks，identification，and management[J]. Curr Opin Obstet Gynecol，2016，28（2）：86–94.

[45] DANA M，FIBACH E. Fetal hemoglobin in the maternal circulation–contribution of fetal red blood cells[J]. Hemoglobin，2018，42（2）：138–140.

[46] BENEVENTI F，CAVAGNOLI C，LOCATELLI E，et al. Mild–to–moderate foetomaternal haemorrhage in the third trimester and at term of pregnancy：quantitative determination and clinical diagnostic evaluation[J]. Blood Transfus，2018，16（3）：302–306.

[47] O'LEARY B D，WALSH C A，FITZGERALD J M，et al. The contribution of massive fetomaternal hemorrhage to antepartum stillbirth：a 25–year cross–sectional study[J]. Acta Obstet Gynecol Scand，2015，94（12）：1354–1358.

[48] LIN S Y. Unusual maternal hemoglobin elevation before delivery as a rare presentation of massive fetomaternal hemorrhage[J]. Taiwan J Obstet Gynecol，2017，56（1）：120.

[49] BAMBERG C，HECHER K，HECHER K. Update on twin–to–twin transfusion syndrome[J]. Best Pract Res Clin Obstet Gynaecol，2019，58（1）：55–65.

[50] JOHNSON A. Diagnosis and management of twin–twin transfusion syndrome[J]. Clin Obstet Gynecol，2015，58（3）：611–631.

[51] DURYEA E L，HAPPE S K，MCINTIRE D D，et al. The natural history of twin– twin transfusion syndrome stratified by Quintero stage[J]. J Matern Fetal Neonatal Med，2016，29（21）：3411–3415.

[52] MOGRA R，SAAID R，TOOHER J，et al. Prospective validation of first–trimester ultrasound characteristics as predictive tools for twin– twin transfusion syndrome and selective intrauterine growth restriction in monochorionic diamniotic twin pregnancies[J]. Fetal Diagn Ther，2020，47（4）：321–327.

[53] STAGNATI V，ZANARDINI C，FICHERA A，et al. Early prediction of twin–to–twin transfusion syndrome：systematic review and meta–analysis[J]. Ultrasound Obstet Gynecol，2017，49（5）：573–582.

[54] OBLADEN M. Innocent blood：a history of hemorrhagic disease of the newborn[J]. Neonatology，2015，107：206–212.

[55] SHEARER M J. Vitamin K deficiency bleeding（VKDB）in early infancy[J]. Blood Rev，2009，23（1）：49–59.

[56] AUTRET–LECA E，JONVILLE–BERA A P. Vitamin K in neonates：how to administer，when and to whom[J]. Paediatr Drugs，2001，3（1）：1–8.

[57] TROTTER L. Disseminated intravascular coagulation in the neonatal period[J]. Newborn and infant Nursing Reviews，2004，4（4）：176–180.

[58] NUSS R，MANCO–JOHNSON M. Bleeding disorders in the neonate[J]. Neo Reviews，2000，1（5）：196–199.

[59] MOSKOWITZ N P，KARMPATKIN M. Coagulation problems in the neoborn[J]. Cuur Paediatr，2005，15（1）：50–56.

[60] LEVI M. Current understanding of disseminated intravascular coagulation[J]. Br J Haematol，2004，124：567–576.

[61] GUNNINK S F，VLUG R，FIJNVANDRAAT K，et al. Neonatal thrombocytopenia：etiogy，management and outcome[J]. Expert Rev Hematol，2014，7（3）：387–395.

[62] CARR R，KELLY A M，WILLIAMSON L M. Neonatal thrombocytopenia and platelet transfusion - a UK perspective[J]. Neonatology，2015，107（1）：1–7.

[63] RAYMENT R，BIRCHALL J，YARRANTON H，et al. Neonatal alloimmune thrombocytopenia[J]. BMJ，2003，327：331–332.

[64] KAPLAN C. Immune thrombocytopenic in the fetus and the newborn：diagnosis and therapy[J]. Transfus Clin Biol，2001，8：311–314.

[65] MURPHY MF，BUSSEL JB. Advances in the management of alloimmune thrombocytopenia[J]. Br J Haematol，2007，136（3）：366–378.

[66] HENRY E，CHRISTENSEN R D. Reference intervals in neonatal hematology[J]. Clin Perinatol，2015，42：483–497.

[67] MCDONALD S J，MIDDLETON P，DOWSWELL T，et al. Effect of timing of umbilical cord clamping of term infants on maternal and neonatal outcomes[J]. Evid Based Child Health，2014，9（2）：303–397.

[68] GLEASON C A，JUUL S E. Avery’s Diseases of the Newborn.10th Edition[M]. Philadelphia：ELSEVIER，2018：1175–1179.

[69] DA-SILVASS，SAJAN I S，UNDERWOOD J P et al. Congenital methemoglobinemia：a rare cause of cyanosis in the newborn--a case report[J]. Pediatrics，2003，112（2）：158-161.

[70] HENTER J，HOME A，ARICO M，et al. HLH-2004：Diagnostic and therapeutic guidelines for hemophagocytic lymphohistiocytosis[J]. Pediatr Blood Cancer，2007，48（2）：124-131.

[71] TANOSHIMA R，TAKAHASHI H，HOKOSAKI T，et al.Hemophagocytic lymphohistiocytosis in very young infants[J]. Pediatr Blood Cancer，2009，52（2）：137-139.

[72] LUO Z B，CHEN Y Y，XU X J，et al. Prognostic factors of early death in children with hemophagocytic lymphohistiocytosis[J]. Cytokine，2017，97（1）：80-85.

[73] WANG J，WANG Y，WU L，et al. PEG-aspargase and DEP regimen combination therapy for refractory Epstein-Barr virus-associated hemophagocytic lymphohistiocytosis[J]. J Hematol Oncol，2016，9（1）：84-90.

[74] ARBER D A，ORAZI A，HASSERJIAN R，et a1. The 2016 revision to the World Health Organization classification of myeloid neoplasms and acute leukemia[J]. Blood，2016，127（20）：2391-2405.

第十三章

泌尿系统疾病

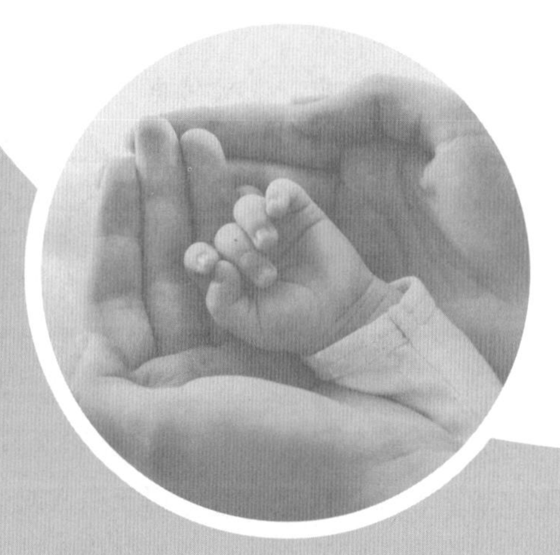

第一节 新生儿尿路感染

新生儿尿路感染（urinary tract of infection，UTI）是指某种病原体感染引起的菌尿或尿中白细胞或脓细胞增多，可分为上尿路感染和下尿路感染，包括肾盂肾炎、膀胱炎及尿道炎。新生儿尿路感染病变难以局限在尿道某一部位，临床上无法定位，统称为尿路感染。反复尿路感染可引起肾实质瘢痕，甚至导致高血压和慢性肾脏疾病等，进而影响肾功能。新生儿尿路感染中，男婴更多见，占所有病例的70%~90%。足月新生儿UTI发病率为0.1%~1%，早产儿为4%~25%，其中低胎龄的早产儿更容易患上UTI，低出生体重儿的发病率达10%，极低出生体重儿的发病率高达12%~25%。由于其症状不明显，常以全身症状为主要表现，易被漏诊。

一、诊断要点

（一）病史和高危因素

可由多种细菌引起，最常见的致病菌为大肠杆菌。常见的高危因素有：败血症、化脓性脑膜炎、肺炎、脓疱病、新生儿肠道感染、化脓性腹膜炎、肾周围脓肿、包茎、包皮过长、膀胱输尿管反流（vesicoureteral regurgitation，VUR）、后尿道瓣膜、肾盂输尿管连接处狭窄、肾萎缩和瘢痕形成、孕母体尿路感染史等。

（二）临床特点

1. 新生儿尿路感染多为血行感染，同时有全身或局部感染，症状多不一致，以全身症状为主，且缺乏特异性。主要表现为不规则发热或体温不升，吃奶差甚至拒奶，呼吸急促或呻吟，面色苍白，萎靡或不安，呕吐、腹泻、腹胀，部分患儿可出现黄疸、惊厥、体重不增或生长发育落后。

2. 如为尿路梗阻引起者，可于腹部触到胀大的膀胱或肾盂积水的肿块或输尿管积水的肿块。尿道局部常表现为尿道口红肿和异常分泌物。

3. 超过50%的UTI早产儿会出现呼吸系统症状，例如呼吸暂停、缺氧或呼吸急促。

4. 患有尿路感染的新生儿有并发败血症和脑膜炎的风险，尤其是胎龄小于26周的新生儿，其尿液、血液和脑脊液培养的病原体一致性高。

（三）辅助检查

1. 尿液检查

（1）尿常规检查　尿液沉淀后沉渣镜检，如白细胞＞10个/高倍镜视野，或不离心尿标本的镜检，白细胞＞5个/高倍镜视野，即应考虑为尿路感染。如有成堆白细胞更可确诊，但应注意除外因脱水引起的尿中白细胞增多。

（2）尿培养及菌落计数　尿培养是确诊的重要依据。新生儿尿培养尿液标本常通过导尿、耻骨上抽吸或无菌袋收集。菌落计数＞10^5/mL示感染，可确诊；10^4～10^5/mL为可疑；＜10^4/mL多系污染。新生儿膀胱位置较高，尿液充盈时膀胱顶入腹腔，便于行耻骨上穿刺取尿，尿液采取后立即做细菌培养，如有细菌生长，即有诊断意义。

（3）尿液直接涂片查找细菌　新鲜尿液涂片，用亚甲蓝或革兰染色，油镜下查找细菌，若每个视野均能找到1个细菌，则示尿内细菌在10^5/mL以上，对诊断有一定意义。

（4）其他尿液检查　尿溶菌酶、亚硝酸

盐还原试验和氯化三苯基四氮唑（tetrazolium chloride，TTC）试验可作为辅助诊断。

2. 血培养和其他血液学检查　所有怀疑UTI的新生儿都应该常规行血液培养。即使是非症状性菌尿也应送血标本进行培养。其他如血常规、C反应蛋白、降钙素原、血电解质、血肌酐、BUN等对是否存在感染及其严重程度有一定的提示作用。

3. 影像学检查　如久治不愈或反复发生尿路感染，应行进一步检查，包括X线腹部平片、静脉肾盂造影、超声波、肾扫描、肾图等，以了解有无畸形或功能异常，其中超声和尿道造影检查对新生儿UTI尤为重要。所有怀疑UTI的新生儿在病情稳定后都应接受超声检查。超声检查异常的新生儿应行排泄性尿道造影检查。

二、治疗原则和措施

（一）一般治疗

保证足够的营养摄入，保持水、电解质和酸碱平衡。

（二）抗生素治疗

新生儿尿路感染以大肠杆菌或其他革兰阴性杆菌占大多数。应根据尿培养及药敏试验结果选择抗生素。无病原学诊断结果时，多选用对革兰阴性杆菌有效的药物。如哌拉西林钠、阿莫西林和头孢三代抗生素。对耐药菌感染的选药比较困难。NICU获得的感染细菌耐药率比较高，如克雷伯菌、大肠杆菌、变形杆菌等，可产生超广谱β内酰胺酶，对青霉素类和头孢菌素类的耐药率高，应选用碳青霉烯类，如亚胺培南。

用药疗程一般为2~4周，或根据尿液检查及培养结果决定疗程。如为单纯尿路感染一般急性期口服或静脉滴注敏感抗生素治疗2周即可，如有尿路感染反复发作，可考虑采取持续小剂量抗生素预防治疗。理想的预防性治疗抗生素应具有以下特点：①对泌尿系病原菌敏感。②口服生物利用度高。③原型主要通过尿液排泄，在尿中浓度高。④长期应用对肠道微生态平衡影响不大。⑤价格便宜。⑥长期应用不良反应少，耐受性好。

（三）其他治疗

如进一步检查发现泌尿系感染合并严重泌尿系梗阻、畸形，在控制急性感染后需要转小儿泌尿外科手术治疗。如存在反流则采取持续小剂量抗生素预防治疗或外科治疗。有包皮过长或包茎者应进行包皮环切术，患阴茎包皮炎时要及时用抗生素，每日用温水或硼酸水浸泡数次，以预防泌尿系感染的发生。

三、疗效和预后评估

在发病＜48h内开始抗生素治疗的首次UTI预后好。发病48h或72h后开始抗生素治疗、复发性UTI和存在梗阻性尿路疾病的患儿，预后较差，部分可导致肾瘢痕形成，影响肾脏发育，最终导致成年后发生高血压和终末期肾病，长期随访发现约27%的患儿出现肾衰竭。

四、护理和监护要点

1. 女婴换尿布时应从前向后擦拭粪便，以免污染尿道口，对男婴保持包皮内清洁，注意外阴部和龟头的清洁。

2. 密切监测心率、呼吸、脉搏、血压等生命体征，观察面色、神志、意识状态、瞳孔、囟门等变化。若患儿出现意识障碍、囟门紧张度增高或隆起、躁动不安、拒奶、呕吐、抽搐、肝脾增大等表现，应明确有无并发败血症或颅内感染，并采取相应措施。

3. 每2~3h测体温1次，观察热型及伴随症状。体温38.5℃以上及时予物理降温。体温偏低时注意保暖。采取措施后0.5～1h复测，观察并记录效果。

4. 记录24h出入量，观察尿液性状。

5. 对于出现黄疸的患儿，每日经皮胆红素测量2次，并记录。若黄疸值较高，抽血查血清胆红素水平，必要时需行蓝光照射治疗。

6. 加强营养，供给足够的热量和水分：少量多餐，耐心喂养，必要时予胃管喂养。不能耐受喂养者，静脉补充液体和热量，维持水、电解质平衡。

五、诊疗关键点和难点

1. 尿液标本的采集。新生儿尿液标本的采集包括：导尿、耻骨上抽吸或无菌袋收集。无论何种方法采集尿液标本，都可能存在尿液标本污染，无菌袋收集方法的污染率高达46%，而其他方法的污染率为9%～12%。虽然耻骨上穿刺取尿的污染率最低，但其操作较另外两种方法技术要求更高，并且父母接受率较低。

2. 尿路感染治疗后的前6个月复发风险最高。婴儿尿路感染的复发率为28%，早产儿的复发率略高于足月儿。约65%的复发发生在初次UTI后的前6个月。

（聂　川）

第二节　新生儿溶血尿毒综合征

溶血尿毒症综合征（hemolytic uremic syndrome，HUS）是一种罕见且严重的血栓性微血管病（thrombotic microangiopathy，TMA），其特征是溶血性贫血、血小板减少症和急性肾衰竭的三联征。典型HUS由产志贺氏毒素大肠埃希氏菌（Shiga toxin-producing e.coli，STEC）感染引发，通常表现为前驱血性腹泻，尤其好发于2~6岁的儿童。非典型HUS（atypical hemolytic uremic syndrome，aHUS）占所有HUS病例的5%~10%，可以出现在任何年龄，可为散发性或家族性，有20%~30%的患者有HUS家族史。新生儿HUS病例主要为aHUS（特别是代谢疾病，如钴胺素C疾病），但是也有其他类型的新生儿HUS。

一、诊断要点

（一）病史和高危因素

HUS家族史、钴胺素吸收和代谢异常、严重感染、肾小球疾病、恶性高血压等。

（二）临床特点

1. 一般表现　急性起病，新生儿常脸色苍白、进食不良、呕吐、腹泻、血便、精神反应差、嗜睡等，有时还会出现水肿。

2. HUS三联征　①溶血性贫血，血红蛋白<100 g/L（通常低至30～40g/L），面色苍白、黄疸。②血小板减少，血小板计数< 15×10^9/L，突然皮肤黏膜出血、呕血、便血或血尿，可有肝脾大、皮肤瘀斑及皮下血肿等症状。③肾功能不全

（血清肌酐大于年龄正常值），与贫血几乎同时发生，少尿或无尿、水肿、出现尿毒症症状。

3. 代谢紊乱　高钾血症（≥ 6mmol/L）、酸中毒（血清碳酸氢盐＜15mmol/L）和低钠血症（＜ 125mmol/L）。

4. 肾外表现　由于容量超负荷以及继发于肾脏血栓性微血管病的高肾素血症，动脉高血压很常见且通常很严重，可能导致心力衰竭或神经系统并发症（癫痫发作）。中枢神经系统并发症可表现为精神状态改变、烦躁、嗜睡、癫痫发作、视力障碍、偏瘫、昏迷等。

（三）实验室检查

1. 血常规　血红蛋白＜ 100g/L（溶血性贫血伴红细胞碎片）、血小板＜ 15×10^9/L（血小板减少症）。

2. 尿常规　几乎都有血尿和轻重不等的蛋白尿。

3. 大便培养和病原学检查　粪便或直肠拭子STEC培养。所有怀疑HUS患者确诊前均需排除有无STEC感染，包括已经被确定非典型HUS的患者，因为可能会出现STEC-HUS的不典型表现。

4. 血生化　肾功能损害（血清肌酐大于正常年龄上限），有不同程度的氮质血症、高钾血症、低钙血症、低钠血症等。

5. 血气分析　代谢性酸中毒（血清碳酸氢盐＜ 15mmol/L）。

6. 血浆ADAMTS13活性测定　鉴别先天性血栓性血小板减少性紫癜。

7. 血浆氨基酸、尿液有机酸分析　明确有无高胱氨酸血症和甲基丙二酸尿症，初步排查钴胺素代谢障碍。

8. 肾组织活检　有助于明确诊断和评估预后，因为急性期有血小板减少和出血倾向，宜在急性期过后病情缓解时进行。活检病理表现为肾脏微血管病变、微血管栓塞。血栓性微血管病：镜下显示小动脉和毛细血管壁增厚，伴有明显的内皮损伤（肿胀和脱离），内皮下积聚蛋白质和细胞碎片，以及纤维蛋白和富含血小板的血栓阻塞血管腔。

9. 补体和基因检测　新生儿HUS病例主要与非典型HUS相关，而非典型HUS主要与补体旁路途径失调有关。如考虑非典型HUS，应先筛查CFH、CFI和C3等补体水平，而后采取基因检测。基因检测适应证如下。①非典型HUS首发：在确认没有病原性疾病、STEC感染、严重ADAMTS13缺陷、高激素半胱氨酸血症/甲基丙二酸尿后开始基因筛查。②有以下情况时立即开始基因筛查：HUS复发，家族有非典型HUS病史者。

二、治疗原则和治疗措施

（一）支持治疗

1. 维持机体水、电解质平衡，补充累计损失和继续损失量，不能进食或腹泻严重者应给予肠道外营养支持，以免加重氮质血症及出现严重的低蛋白血症。

2. 如患儿有明显水肿及高血压，应限制钠入量，如血钾偏高，应限制钾入量，一旦血钾＞6mmol/L，应紧急处理。

3. 当血细胞比容下降到0.15或血红蛋白＜60g/L，可输注新鲜红细胞悬液5~10mL/kg。一般避免输血小板，因其可能加重微血栓，但如有活动性出血，血小板低于20×10^9/L及外科或插管操作时需要输注。

4. 惊厥发作可用地西泮，每次0.2~0.3mg/kg，缓慢静脉注射。

（二）血浆疗法

aHUS病死率很高，及时血浆置换或新鲜冰冻血浆输注能减少不良预后。因此，血浆疗法仍然是aHUS的一线治疗方法。

对于严重病例，推荐快速、大容量（每次60~75 mL/kg）、反复血浆置换。诊断后24h内开始每天进行，共5天，每周5次，持续2周，然后每周3次，持续2周，如果出现并发症或早期缓解，可停止。

（三）补体抑制剂——依库利珠单抗

目前，依库利珠单抗被认为是年龄较大儿童aHUS的一线治疗方法。推荐剂量为：①体重＜5kg，前3周每周给药1次，剂量为300mg，此后每隔1周给药，剂量为600mg；②体重5~10kg，前2周每周给药1次，剂量为300mg，然后每隔2周给药1次，剂量为300mg。如果与血浆置换或血浆输注联合治疗时，则每次血浆置换后的60min内再次给予300mg或600mg，或每次血浆输注前60min内再次给予300mg/U血浆。

（四）肾移植治疗

非典型HUS导致慢性肾衰竭可考虑肾移植，但往往移植结局很差，故尽可能避免活体肾移植。目前，随着基因检测技术进步和依库利珠单抗的应用，在移植前能够明确患儿的基因突变，并全面进行供者的补体系统基因分析及预防性给予依库利珠单抗，大大提高了活体肾移植的成功率。

三、疗效与预后评估

非典型HUS的整体预后很差，部分预后因基因型而异，CFH突变患者预后最差，MCP突变患者预后最好。在CFH突变患者中，儿童首次发作时的病死率为20%~30%，20%~40%幸存者首次发作后进展为终末期肾衰竭。在CFI突变的患者中，50%~60% 的患者在第1次发作或发病后1年内转为终末期肾衰竭。THBD突变患者的预后也很差，46% 的患者在1年随访时进展为终末期肾衰竭，3年随访时为54%。在具有抗CFH抗体的患者中，35%~60%患者在随访3年内发生终末期肾病。

典型HUS急性期病死率较低，长期后遗症包括轻重不等的蛋白尿、血尿、高血压、慢性肾衰竭、终末期肾病及神经系统损害，罕见胰岛素依赖型糖尿病。

钴胺素-C相关HUS的预后较差，病死率高。

四、护理和监护要点

1. 密切观察病情变化　密切监测体温、呼吸、脉搏、血压等生命体征，观察患儿面色、意识状态、饮食等变化。若出现脸色苍白、进食不良、呕吐、精神反应差、嗜睡等表现，应及时完善相关检查，给予对症处理。

2. 尿量监测　记24h出入量及具体尿液情况。

3. 体重监测　部分患儿有水肿表现，除监测体重外还需观察全身水肿情况。

4. 加强营养，供给足够的热量　耐心喂养，必要时予胃管喂养。不能耐受喂养者，静脉补充液体和热量，维持水、电解质平衡。

五、诊疗关键点和难点

新生儿发生HUS较罕见，且部分患儿临床症状并不典型，尤其是非典型HUS，多与基因突变有关，普通临床检验检查方法不能诊断，其诊断更依赖于基因分析。而且在就诊后的最初几周，临床医生通常不会得到确定性调查的结果，例如基因检测，往往需要较长时间。因此，临床医生必须凭经验决定初始治疗，且目前缺乏标准化的方法。

（聂 川）

第三节 肾小管性酸中毒

肾小管性酸中毒（renal tubular acidosis，RTA）是由于近端肾小管重吸收HCO_3^-和/或远端肾单位排泌H^+功能障碍所致的一组临床综合征，肾小球滤过率基本正常。主要表现为血浆HCO_3^-降低，氯化物含量增加，血气分析为阴离子间隙不增加或正常的高氯性酸中毒。可分为远端肾小管型（Ⅰ型）、近端肾小管型（Ⅱ型）、混合型（Ⅲ型）和高血钾型（Ⅳ型）。此病发生于儿童主要与影响HCO_3^-重吸收或生成以及排泌H^+的某个特异性蛋白质功能缺失有关。高血钾型是由于醛固酮缺乏，或远端肾单位对其反应低下所致。

一、诊断要点

（一）病史和高危因素

遗传关联性疾病（如马方综合征、Ehler Danlos综合征、镰状细胞贫血、先天性尿路梗阻、威尔逊病、间质性肾炎、肾上腺对血管紧张素Ⅱ不敏感、肾功能不全、婴儿尿路感染等），两性霉素B、非甾体抗炎药、抗病毒药、铅或其他重金属、碳酸酐酶抑制剂（例如乙酰唑胺、托吡酯）、氨基糖苷类、丙戊酸盐、汞、保钾利尿剂、β受体阻滞剂、非甾体抗炎药、环孢素、他克莫司、肾素抑制剂、肝素、替诺福韦和异环磷酰胺等的使用，干燥综合征，全身性红斑狼疮，原发性硬化性胆管炎，梗阻性尿路病和高丙种球蛋白血症，范可尼综合征，维生素D缺乏，继发性甲状旁腺功能亢进，假性醛固酮减少症。

（二）临床特点

婴儿期以男性多见，Ⅰ型常在生后不久即出现症状，表现为反复发热、厌食、呕吐、哭闹不安、呼吸急促、多尿、脱水、便秘、生长落后等症状。Ⅱ型常在生后18个月内发病，症状与Ⅰ型相似但较轻。未经治疗的患儿症状逐渐加重，并可出现低钾症状，重者可出现心律不齐，弛缓性瘫痪。肾钙化是远端肾小管性酸中毒的并发症，早至生后1个月即可出现，但多见于3岁以上的患儿。晚发型多于2岁后起病，女性多见。病程较久或酸中毒未完全控制者常发生佝偻病。可伴发神经性耳聋，从生后到儿童期均可出现。

（三）辅助检查

RTA患者共同的临床特点为血氯增高、低血钾（部分类型有高血钾）、酸中毒、碱性尿、肾脏鱼子样结石。因此，对低血钾乏力或软瘫、多尿、高氯血症酸中毒伴尿pH值升高者，都应警惕RTA，进行相应的实验室检查排除或确定诊断。

1. Ⅰ型　生后出现呕吐、多尿、脱水和高血氯代谢性酸中毒而无其他原因可解释者应考虑本病。在严重酸中毒时，其尿pH值也不能降到5.5以下，可以诊断。必要时可测定HCO_3^-排泄分数：静滴$NaHCO_3$，待血浆HCO_3^-达正常范围时，测定血浆和尿的HCO_3^-和肌酐，计算HCO_3^-排泄分数=

（尿HCO_3^-×血浆肌酐）/（尿肌酐×血浆HCO_3^-），远端RTA＜5%。不完全性远端RTA无酸中毒，早期症状不明显，常在远端RTA家族进行筛查或因有肾钙化、结石或尿路感染时被发现，氯化铵负荷试验时尿pH值不能＜6.0。氯化铵负荷试验：服氯化铵0.1g/（kg·d），连服3天，第四天早晨起留尿，尿pH＞5.5为阳性。

2．Ⅱ型　代谢性酸中毒表现。当血浆HCO_3^-＜16mmol/L时，尿pH＜5.5。而当HCO_3^-高于该患儿肾阈值（低于正常肾阈值）时，尿pH＞6.0。氯化铵负荷试验尿pH＜6.0。必要时测定HCO_3^-肾阈值（降低），HCO_3^- 排泄分数＞15%，尿糖及尿氨基酸均正常。

3．Ⅲ型　兼有Ⅰ型和Ⅱ型的临床特征，HCO_3^-排泄分数为5%~15%。尿可滴定酸值及铵排出量减少，在正常血浆HCO_3^-浓度下，尿HCO_3^-排量＞15%。

4．Ⅳ型　多有慢性肾小管间质病史，伴有中等程度肾小球滤过率降低；肾小管酸化功能障碍类似Ⅱ型RTA，但尿中HCO_3^-排量＜10%；高氯血症酸中毒伴高钾血症；尿氨减少，血肾素及醛固酮水平降低。

（四）诊断流程

临床若发现存在代谢性酸中毒并高度怀疑RTA患者，按照以下流程图进行诊断分型（图13-1）。

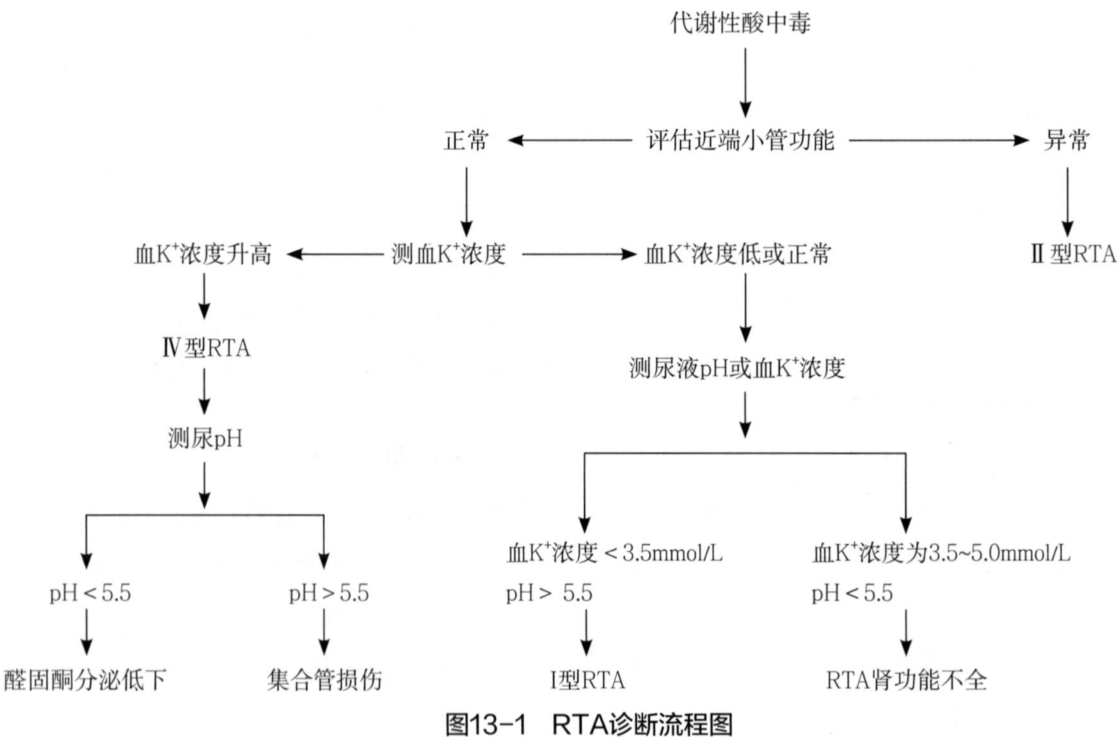

图13-1　RTA诊断流程图

引自：PALMER BF，KELEPOURIS E，CLEGG DJ. Renal tubular acidosis and management strategies：a narrative review[J]. Adv Ther, 2021, 38（2）：949–968.

二、治疗原则和措施

（一）祛除诱发加重因素

禁用磺胺类、肾毒性药物；若发现泌尿系统结石、尿路梗阻等诱因性疾病，需及早干预治疗；加强营养，防治感染。

（二）对症治疗

纠正酸中毒是治疗远端和近端RTA的关键，要补充足量碱性药物使血浆pH及HCO_3^-持续维持在正常范围，并纠正伴随的电解质紊乱如低钾血症。

1. 纠正酸中毒　严重酸中毒应静脉注射碳酸氢钠，一般予以口服纠正，常用复方枸橼酸溶液。

（1）远端RTA　所需碱剂量等于补充为缓冲内源性产生的固定酸所消耗的HCO_3^-［新生儿为2~3mmol/（kg・d）］，加上尿排出HCO_3^-，并与后者呈正相关。新生儿患者经尿丢失HCO_3^-较多，碱剂量需要较大，开始剂量为2~4mmol/（kg・d），分4次口服，根据血气及电解质监测结果调整剂量，维持血浆HCO_3^-在正常范围和尿钙排出量＜0.1mmol/（kg・d）［＜4mg/（kg・d）］。所需剂量可高达5~14mmol/（kg・d）。

（2）近端RTA　HCO_3^-丢失量大，纠酸过程中的排出量更多，其开始剂量为5~10mmol/（kg・d），同以上调整剂量。某些患儿需20~25mmol/（kg・d）甚至更高。宜分多次口服，以减轻血浆HCO_3^-的波动，因为血浆HCO_3^-超过患儿肾阈时可很快从尿中排除。

2. 补充钾剂　如有低钾血症存在，应补充相应的电解质及其他对症处理。补充钾盐常用枸橼酸钾口服，用量依血钾水平而异，需长期维持。但不可口服氯化钾，以防血氯增高加重酸中毒。只有明显低血钾（即重症低钾患者）引起危及生命的心律失常时，才可考虑静脉滴注葡萄糖氯化钾溶液，开始剂量为2mmol/（kg・d），根据病情及血清钾适当调整剂量，维持血清钾在正常范围。

3. 低磷血症、低钙血症和高钾血症的处理　对低磷血症患者，需补充无机磷缓冲液（用磷酸氢二钠、磷酸二氢钾和蒸馏水配制而成），每次10~20mL，每天3～5次。纠正低钙血症或骨软化症可长期口服维生素AD或维生素D_3，同时加用钙剂（可口服碳酸钙或乙酸钙、枸橼酸钙等）。需定期监测血钙水平，以防发生高钙血症。对于Ⅳ型高钾血症患者，可给予口服呋塞米、布美他尼或双氢氯噻嗪，以增加尿钾排出。也可同时口服聚苯乙酸磺酸钠或聚苯乙酸磺酸钙，以增加肠道钾排出。

三、预后和疗效评估

早期诊断，坚持长期完全纠正酸中毒，患儿可正常生长，并可防止远端RTA患儿骨病及肾钙沉着和肾结石的发生和发展。儿童Ⅰ型RTA常出现骨质软化，骨骼严重畸形、发育不佳，牙齿早脱等，维生素D治疗效果不佳，需终生用药；大约1/3的患者在青春期后随访出现肾功能下降。继发于Fanconi综合征的Ⅰ型RTA，生长障碍持续存在，最终身高增长不良。Ⅱ型有自愈倾向，经过数月或数年的维持治疗后可以自愈。

四、护理和监护要点

1. 观察尿量，监测尿酸碱度的变化。

2. 监测酸中毒和电解质紊乱征象。

3. 由于RTA患者需要用碱剂治疗且必须坚持长期治疗数年甚至终生治疗，故在服用碱剂的过程中，需要密切注意临床表现和血气分析、24h尿钙的检测结果，及时调整药物的剂量。枸橼酸钾剂量＞4mmol/（kg·d）时会出现尿的异常，应预防肾结石的形成，注意液体的摄入，以达到冲洗尿路、防止尿路结石的目的。

五、诊疗关键点和难点

1. 注意与原发性甲状旁腺功能亢进、维生素D中毒、高丙种球蛋白血症、髓质海绵肾、Fanconi综合征、遗传性果糖不耐受、酪氨酸血症、药物中毒等引起的继发性RTA相鉴别。

2. 尽早诊断，及时处理、纠正酸中毒和电解质紊乱是关键。

（聂　川）

第四节 新生儿肾静脉栓塞和肾动脉栓塞

肾血管血栓栓塞在新生儿虽少见但却是严重的并发症，由于新生儿止血、促凝和抗凝系统的特殊性及肾结构特点如肾血流量低、血管细、高水平的血管活性物质增强肾血管收缩和血管增殖效应，使新生儿易发生肾血管血栓栓塞并发症。肾血管血栓栓塞包括肾静脉栓塞和肾动脉栓塞，临床上以前者居多。

一、新生儿肾静脉栓塞

肾静脉栓塞（renal vein thrombosis，RVT）是指肾静脉主干和/或属支内血栓形成，导致肾静脉部分或完全阻塞而引起一系列病理改变和临床表现。肾静脉栓塞占新生儿期静脉血栓病例的10%，是最常见的与中心静脉导管无关的血栓类型（新生儿肾静脉血栓形成是新生儿最常见的自发性血栓形成）。多发生于单侧，左侧多见，也可发生于双侧肾脏。

（一）诊断要点

1. 病史和高危因素　早产、围产期窒息、脱水、酸中毒、低血压、红细胞增多症、母体糖尿病、败血症、低心输出量、先天性心脏病、高胰岛素血症、深部血管置管。这些因素可导致高黏滞、高渗和高凝状态、遗传因素等。对于具有高危因素的新生儿，在出生后的第一周应保持高度警惕，并进行密切的临床监测。

2. 临床特点　临床主要表现为可触及的腰部肿块、血尿、蛋白尿、继发性进行性血小板减少，双侧RVT可有肾功能损害，其中13%~22%可出现腰部肿块、血尿和进行性血小板减少的典型三联征。新生儿肾静脉血栓多发于左侧，男性多见。RVT的长期并发症包括高血压、肾小管功能障碍、肾萎缩和慢性肾脏疾病。其他异常包括发热、呕吐、呼吸困难、腹胀、休克、面色灰白、代谢性酸中毒及黄疸等。

3. 辅助检查

（1）血液学检查　血、尿常规，凝血酶原时间、部分凝血活酶时间、纤维蛋白原浓度，肾功能，血气分析、血电解质等。

（2）影像学检查 目前肾静脉造影是诊断肾静脉栓塞的金标准。生后3天内可使用超声和多普勒技术对RVT进行早期诊断。超声声像显示肾脏球状增大、回声增加、皮质髓质边界丢失、回声条纹和正常窦回声丢失。彩色多普勒超声可检测高动脉阻力和反向舒张血流。在第1周，超声可观察到肾脏肿大以及肾实质弥漫性或局灶性回声增强，但部分在几天内消失；从而凸显早期诊断的重要性。第1周后，可出现代表出血和水肿的高回声和低回声区域的斑块状外观。2~3周后，可见花边状或点状钙化血栓。

（二）治疗原则和措施

1. 一般管理 维持液体、电解质和酸碱平衡。无症状血栓栓塞一般无须处理，但需密切监测血栓凝块大小，如果血栓进展，则需要抗凝治疗。有症状的血栓应抗凝或溶栓治疗，并在治疗的同时通过超声持续监测血栓直至血栓消退，总疗程为6周至3个月。若考虑血栓形成与导管（中心静脉导管或脐静脉导管）相关，如果可能的话，应在抗凝3~5天后拔除。如果完成抗凝治疗后，导管可以保留，建议在拔除导管前采用预防剂量的低分子肝素（LMWH）治疗。

2. 抗凝治疗 抗凝的目的是防止血块扩大、栓塞和复发。

（1）普通肝素（unfractionated heparin，UFH） 由于其半衰期短、可逆性（与鱼精蛋白一起）和非肾脏清除，通常用于出血风险最高或肾衰竭的患者。对于胎龄＜28周早产儿，初始剂量25U/kg，维持剂量25U/（kg・h）；胎龄28~37周早产儿，初始剂量50U/kg，维持剂量15~20U/（kg・h）；胎龄≥37周足月儿，初始剂量100U/kg，维持剂量28U/（kg・h）；持续静脉滴注。在初始剂量后4h和每次输液速度改变后4h需监测抗Xa因子水平和鱼精蛋白滴定范围。如果发生出血且当抗Xa因子水平＞0.8 U/mL时，建议停止输注并立即给予鱼精蛋白，鱼精蛋白应控制在0.2~0.4U/mL。当存在出血风险（例如，有败血症和相关弥散性血管内凝血的极低出生体重儿），应停止或减少初始剂量

（2）LMWH 推荐皮下注射。①依诺肝素，治疗剂量：足月儿每次1.5mg/kg，12h1次；早产儿每次2.0mg/kg，12h1次；高出血风险儿每次1.7mg/kg，12h1次。预防剂量：每次1.5mg/kg，每天1次。②达肝素钠，治疗剂量：每次150U/kg，12h1次；预防剂量：每次150U/kg，每天1次。给药后4~6h测定抗Xa因子活性，使其维持在0.5~1.0U/mL。

3. 溶栓治疗

（1）适应证 血栓形成危及生命、器官或肢体功能，抗凝治疗无效，考虑使用溶栓治疗，但溶栓前需纠正血小板减少、低纤维蛋白原血症和凝血因子严重缺乏。

（2）禁忌证 活动性出血、大手术或前10天出血、前3周神经外科手术、前7天严重窒息、前3天有创手术、过去48h癫痫发作、全身性败血症、血小板＜100×10^{9}/L、纤维蛋白原＜1g/dL、胎龄＜32周等。

（3）用法、用量 ①组织纤溶酶原激活剂（rtPA）：首选药物。对于胎龄＜28周早产儿，0.03~0.06mg/（kg・h）；胎龄≥28周早产儿和足月儿，0.1~0.6mg/（kg・h），最大剂量2mg/h，持续输注6~12h。②尿激酶：初始剂量4 400 U/kg，静脉推注，时间＞20min；维持剂量4 400U/（kg・h），持续输注6~12h。

（4）监测 使用rtPA溶栓应通过超声和监测血液学参数并结合临床定期评估。凝血酶原时间、活化部分凝血活酶时间（APTT）、纤维蛋白降解产物（FDP）或D-二聚体的增加以及纤维蛋

白原的减少证明对溶栓治疗有反应。建议将纤维蛋白原值维持在100mg/dL以上。如果发生出血危及生命，建议给予冷沉淀（5~10mL/kg）或纤维蛋白原静脉注射。

4. 介入治疗　包括局部溶栓、取栓、滤器置入及肾动脉栓塞等。与内科治疗相比，除了可以显著提高血栓局部的溶栓药物浓度外，部分患儿在溶栓的同时还可以配合应用取栓治疗，以便能快速去除血栓，挽救患侧肾。

（三）护理和监护要点

1. 监测体温、心率、呼吸、血压、脉搏等生命体征；监测尿量及其性质。

2. 监测凝血状态及出血风险。在开始抗凝治疗之前，应进行实验室检查（全血细胞计数、凝血酶原时间和APTT等）。

3. 观察患儿有无口鼻腔出血、血便、血尿等。由于可能发生脑室内出血，通过定期头颅超声对中枢神经系统并发症进行密切监测。

4. 密切关注患儿的体液和电解质状态、酸碱平衡和营养，维持内环境稳定，保证充足的能量供给。

（四）疗效和预后评估

新生儿RVT大多预后良好。病死率较低，约5%，主要死于RVT的并发症包括肾上腺出血、动脉缺血性梗死、血栓栓塞、中央静脉窦血栓形成和肺栓塞。新生儿RVT的慢性并发症包括高血压、慢性肾损伤和终末期肾病。分别有19%的单侧和22%双侧新生儿RVT出现高血压。遗传性血栓性疾病者可能反复发生血栓性疾病，需长期抗凝治疗并定期随访。应定期监测相关指标，包括血压、肾功能检查，尿微量白蛋白及肾浓缩能力，多普勒肾脏超声。

（五）诊疗关键点和难点

RVT的治疗应结合患儿个体情况，评估其出血风险和血栓形成风险后制订方案，原则上先密切观察病情变化。应注意抗凝治疗和溶栓治疗的适应证。

二、肾动脉栓塞

肾动脉栓塞（renal artery thrombosis，RAT）即肾动脉及其分支内血栓形成或被其他异常栓子阻塞，导致肾组织缺血、梗死，甚至出现肾功能减退及肾衰竭等一系列症状。

（一）诊断要点

1. 病史和高危因素　肾动脉血栓形成与动脉导管未闭及脐动脉导管放置密切相关。除导管因素外，早产、低出生体重（＜1 500g）、出生窒息、脱水、红细胞增多症、休克、凝血异常、充血性心力衰竭、输入钙物质和高渗液等也是RAT高危因素。

2. 临床特点　RAT临床表现与血栓范围及程度有关，通常表现为少尿型肾衰竭、高血压和血尿，股动脉搏动减弱、下肢缺血、充血性心力衰竭、肠缺血、NEC及多器官功能衰竭。肾动脉栓塞远不如肾静脉血栓形成常见，诊断基于动脉高血压、肾体积缩小和肾灌注不良。

3. 辅助检查

（1）实验室检查　血尿；血小板减少；纤维蛋白原浓度降低，FDP增高，PT和APTT异常；血尿素氮和肌酐增高；直接胆红素水平增高。

（2）影像学检查　初始超声可能显示正常或显示轻微异常，严重者后期可见肾体积缩小和肾灌注不良。放射性核素检查可于治疗前行血管造影明确诊断，肾脏扫描将显示很少或没有血流。

（二）治疗原则和治疗措施

无症状或症状轻微的新生儿可拔出脐动脉导管，超声密切监测，多数栓子会自行溶解。有器官功能异常者，主要治疗高血压、肾功能不全及充血性心力衰竭。可用肝素治疗并密切监测实验室指标，尤其是APTT，防止过度肝素化。首次剂量75~100U/kg，静脉输注10min以上，维持量28U/（kg·h），也可皮下注射。一旦诊断明确，需进行肾功能挽救性治疗措施。溶栓治疗用于威胁生命的并发症如双侧肾血管血栓导致肾衰竭，用法同肾静脉栓塞。

（三）护理和监护要点

同肾静脉栓塞。

（四）疗效和预后评估

主动脉及肾动脉血栓栓塞的病死率为9%~20%，主动脉主干或主肾动脉栓塞病死率更高。主要并发症为肾血管性高血压，严重主动脉及双侧肾动脉血栓栓塞导致的肾实质不可逆损伤可致慢性肾功能不全。

（聂　川）

第五节　先天性泌尿系统发育异常

先天性肾脏和尿路异常（congenital anomalies of the kidney and the urinary tract，CAKUT）是胚胎发育过程中，肾脏和流出道（包括输尿管、膀胱和尿道）的一系列先天缺陷引发的疾病。发病率为4/10 000~60/10 000，占所有产前检测到异常的20%~30%。CAKUT包括肾脏实质发育异常、肾脏胚胎迁移过程异常及集合系统发育异常，其发生与遗传因素、环境因素有关，是儿童期先天性肾脏疾病的最常见原因，及时诊断并尽早治疗对于保全肾功能、防止进展为终末期肾病（end-stage renal disease，ESRD）非常重要。部分泌尿系统畸形可终生无症状，只是在进行泌尿系造影、手术或尸检时才被发现。凡有排尿异常、下腹膨隆、反复尿路感染或慢性脓尿、生长迟滞、高血压等，均需考虑有无泌尿系畸形，进行相应的泌尿系检查。

一、肾积水

肾积水（congenital hydronephrosis）是指肾盂和肾盏的扩张，通常是由于尿液从肾脏的自由流动中断引起的，是产前超声检查最容易发现的胎儿异常。肾积水发生在所有妊娠中的0.5%~1%，男性的发生率是女性的2倍。肾积水最常见的原因是生理性积水、肾盂输尿管或输尿管膀胱连接处的梗阻、后尿道瓣、Eagle-Barrett综合征和膀胱输尿管反流。

（一）诊断要点

1. 临床特点

（1）生理性肾积水　发生率为41%~88%，通常无明显症状。病因可能与肾盂输尿管连接部变窄或发育早期发生的自然扭结和褶皱有关，随着患者的发育而消退。单次超声检查不能将生理性肾积水与真正的肾盂输尿管连接部梗阻区分开来，建议连续随访超声直至积水消退。积水消退的时间差异很大，通常发生在最初几年，较轻的肾积水可更早消退。

（2）肾盂输尿管连接部梗阻（ureteropelvic junction obstruction，UPJO） 是指尿液通过肾盂和输尿管之间的交界处阻塞，导致进行性肾损害。UPJO约占所有肾积水的50%，在男性中更多见，男女比例（3~4）：1，左侧发生概率更高。肾盂输尿管连接部狭窄是最多见的机械梗阻原因，此外肾盂输尿管连接部息肉也会导致梗阻性肾积水。

（3）膀胱输尿管反流（vesicoureteral reflux，VUR） 指尿液非生理性的自膀胱逆行流入输尿管、肾盂，占肾积水的10%~20%，大多数为男孩（70%），1/3有重度反流。VUR通常与其他类型的尿路缺陷有关，并且可能继发于其他类型的尿路缺陷，例如神经源性膀胱、后尿道瓣膜（posterior urethral valve，PUV）或输尿管膨出。会引起反复尿路感染，导致瘢痕形成而影响肾功能，进一步可进展为ESRD。VUR通常通过排尿性膀胱尿道造影（voiding cystourethrogram，VCUG）来诊断，但由于VCUG的使用有限，发病率可能被低估。根据反流程度，可分为5级。①Ⅰ级：反流仅达输尿管。②Ⅱ级：反流至肾盂、肾盏，但无扩张。③Ⅲ级：输尿管轻、中度扩张或迂曲，肾盂轻、中度扩张，但无或轻度穹隆变钝。④Ⅳ级：输尿管中度扩张或迂曲，肾盂、肾盏中度扩张，穹隆角完全消失，但维持乳头形状。⑤Ⅴ级：尿管明显迂曲，肾盂、肾盏显著扩张，多数肾盏失去乳头形状。

（4）输尿管膀胱交界处阻塞（ureterovesical junction obstruction，UVJO） 占肾积水的5%~10%。持续性UVJO对肾功能的损害与UPJO一样。临床表现为腹部肿物或反复泌尿系感染。静脉肾盂造影时患侧不显影，或显示肾及输尿管积水。

（5）后尿道瓣膜（Posterior urethral valve，PUV） 是一种先天性后尿道阻塞，是男婴尿路梗阻的常见原因，发病率为1/（5 000~8 000），占所有肾积水的10%。PUV可导致双侧肾损伤、肾衰竭甚至死亡。PUV通常由产前超声检测到，随后在出生后明确诊断。超声表现为双侧输尿管积水或肾积水，膀胱壁较厚，膀胱颈有锁孔征。可以使用VCUG和/或膀胱镜评估是否存在阻塞尿液通道的“阀门”或“膜”。置入膀胱导管可以立即缓解症状。

2. 辅助检查

（1）产前超声检查能发现胎儿89%的泌尿系统发育异常，是监测和评估预后的最重要手段。当肾盂前后径在妊娠中期≥4mm或妊娠晚期≥7 mm时表明胎儿肾积水。

（2）所有产前怀疑肾积水的新生儿应常规在出生后第5~7天内接受产后超声评估。当存在双侧肾积水、孤立肾严重肾积水或怀疑有后尿道瓣膜时，需要在出生后1 ~ 2天内进行早期新生儿超声检查。

目前最常用的肾积水分级系统为APD分级系统和SFU分级系统。

（1）APD分级系统 ①1级：肾盂前后径值＜1cm，肾盏无扩张。②2级：肾盂前后径值1~1.5cm，肾盏无扩张。③3级：肾盂前后径值＞1.5cm，肾盏轻度扩张。④4级：肾盂前后径值＞1.5cm，肾盏中度扩张。⑤5级：肾盂前后径值＞1.5cm，肾盏严重扩张，肾实质变薄。

（2）SFU分级系统（肾积水分级的超声诊断标准） ①0级：肾盂、肾盏无扩张。②1级：肾盂轻度扩张，肾盏无扩张。③2级：肾盂进一步扩张，可见部分肾盏扩张。④3级：肾盂、肾盏弥漫性扩张，但肾实质厚度正常。⑤4级：肾盂、肾盏弥漫性扩张，扩张的肾盏上的肾实质变薄。

（二）治疗原则和治疗措施

1. 生理性肾积水无须特别治疗，通常可自行消退。

2. 肾盂输尿管连接部梗阻治疗方法近年来从早期积极手术正在转向选择性手术治疗和保守观察。

3. 膀胱输尿管反流临床治疗目的在于重建患儿膀胱与输尿管抗反流机制，抑制尿液反流，从而避免因其引起的泌尿系统感染、肾损害等并发症。轻度反流患儿，多有自愈趋势，但部分患儿及中重度反流者需进行治疗。目前建议：①对于确诊患儿，若不行手术治疗，第1年均服用抗生素预防性治疗。②对于突发感染发热立即予以肠外抗生素治疗。抗生素预防尿路感染常用头孢类和青霉素类抗生素，剂量一般为全日治疗量的1/3，睡前单次口服给药。用药期间需定期肾脏影像学随访评估VUR缓解和肾脏损伤情况。如果保守治疗期间反复尿路感染或肾瘢痕进展，应给予外科手术治疗。

4. 输尿管膀胱交界处阻塞如果存在阻塞段或输尿管解剖结构异常，则将受累段切除，并将输尿管膀胱重新连接。

5. 后尿道瓣膜可采用内镜消融术进行根治治疗。

（三）疗效和预后评估

肾积水的持续存在会导致肾小管萎缩、炎症和纤维化，这些统称为“梗阻性肾病”和“梗阻性尿路病”。尿路梗阻对肾脏结构和功能的损害对发育中的肾脏尤其具有破坏性，会影响肾单位的数量，导致肾脏发育停滞、功能丧失、结构纤维化。部分梗阻在临床上更为常见，会导致进行性梗阻性肾病、终末期肾病和死亡。

二、多囊性肾发育不良

多囊性肾发育不良（multicystic dysplastic kidney，MCDK）是一种先天性肾脏畸形，是肾囊性发育不良最严重的类型，表现为多个囊肿，缺乏正常的肾结构，没有明显的肾实质，为无功能的肾。MCDK男性常见，单侧MCDK比例为1/40 000，左侧更多见，双侧MCDK比例为1/10 000，双侧MCDK在女性更多见。

（一）诊断要点

1. 临床特点　MCDK常在产前超声检查中发现。MCDK最显著的临床特征是功能性孤立的对侧肾脏，发生率为5%~48%。最常检测到的伴随异常包括对侧VUR（7%~26%）、UPJO（1.5%~25%）和UVJO（2%）等。部分患儿会出现单侧或双侧睾丸未降，极少患儿会出现高血压或恶性肿瘤 。

2. 辅助检查　超声是最有效的诊断方式。产前和产后肾脏超声检查以及肾功能图对于诊断和确定肾组织损伤的程度很重要。超声扫描矢状位显示多发圆形囊肿，不连通，无肾实质，可识别肾窦，肾脏轮廓不规则；横切面显示胎儿肾增大，表面不规则，肾实质分化缺失。

（二）治疗原则和措施

1. 大多数MCDK病例是良性的，并且在生命的前10~15年内，超过60%的病例会自然退化，因此通常建议保守治疗。

2. 部分MCDK会生长，甚至会对新生儿的邻近器官产生抑制性占位效应，如呼吸窘迫、胃肠道梗阻和对侧输尿管梗阻等。因此，在特殊情况下可能需要进行肾切除术，包括产生抑制性占位效应、出现血尿、反复感染和高血压并发症、癌变（例如肾母细胞瘤）的MCDK。

3. 复发性MCDK，是由于囊壁上皮细胞分泌活性液体导致。通过硬化疗法，引入硬化物质使囊肿的分泌细胞失活，中断活性液体产生。

4. 当存在手术禁忌证时，经皮囊肿抽吸术可以暂时缓解症状。但单纯抽吸术治疗复发率高。

（三）疗效和预后评估

MCDK大部分可自然退化，完全恢复可能发生在胎儿时期，并且在生命早期更为多见。到10岁时，退化率为35%~62%，如果不发生完全退化，则MCDK的大小可能会减小（30%~44%）或保持稳定（13%~34%），对侧肾（如果没有畸形）一般会代偿性增大。囊肿初始大小＜6cm预示完全消退。

MCDK患者有较高的肾感染及进展为肾衰竭的风险，所有出院的患儿都要进行密切的随访。极少数患者会发生高血压，发生率为1.5%~6%。一般MCDK的肾随着时间推移不断增大时才选择手术摘除。

三、多囊肾

多囊肾属于遗传性肾囊性病变，由相关基因突变所致。可分为常染色体隐性遗传性多囊肾（autosomal recessive polycystic kidneys disease，ARPKD）和常染色体显性遗传性多囊肾（autosomal dominant polycystic kidneys disease，ADPKD）。

（一）诊断要点

1. 临床特点　新生儿ARPKD通常表现为腹部包块、腹胀、严重高血压及肾功能不全。且容易出现因肺发育不良引起的呼吸窘迫、呼吸衰竭。继发于羊水过少之后，患儿会出现波特相，表现为低位扁平的耳朵、较短翘的鼻子、深深的眼纹和小下颌。由于子宫内的压力效应，马蹄内翻足也常见于羊水过少。患有ARPKD的儿童都有肝脏受累，许多患者在出生后的第一个10年内进展为终末期肾病。在所有年龄段，都可能出现全身性门脉高压，如果处理不当会导致心肌肥厚和充血性心力衰竭。由于少尿型肾衰竭和肾小管浓缩缺陷，可能出现与液体超负荷和其他电解质异常相关的低钠血症。

ADPKD的特点为进展性双侧肾囊肿形成，其严重临床表现很难与ARPKD的不同程度的肾功能不全和高血压、肾超声发现的无症状囊肿相区别。ADPKD由PKD1（85%）和PKD2（15%）两个基因突变引起。PKD1相关疾病囊肿出现较早，病变程度更严重，与更严重的病程相关，在生命早期出现囊肿；而PKD2相关病变发病较晚，多为良性病变。ADPKD的临床表现为泌尿系统浓缩功能受累、高血压，终末期肾病、蛋白尿（＞300mg/d）、腰痛或腹痛、肾结石、囊肿出血和/或肉眼血尿、尿路感染、肾细胞癌等。肾外表现可有多囊肝病、脑动脉瘤、蛛网膜囊肿、二尖瓣脱垂、特发性扩张型心肌病或左心室致密化不全、心包积液、心内膜弹性纤维变性、胰腺囊肿、支气管扩张、先天性肝纤维化、精囊或卵巢囊肿、男性不育。

2. 辅助检查

（1）超声检查　是诊断的首选方法，但仅限于检测直径10mm或更大的囊肿。对于没有明确家族史的患者，通过超声检查发现每个肾脏10个以上的囊肿通常可诊断。新生儿超声可显示双侧、光滑、增大、弥漫性回声肾，皮质髓质分化差、微囊肿、大囊肿伴疾病恶化和/或肝实质回声。

（2）MRI或CT　与超声对比更容易检测到直径2~3mm的囊肿，同时可以提供更多具有预后价值的定量数据。CT在鉴别梗阻性肾盂和盆腔旁囊肿、评估腹膜后囊肿破裂和感染性囊肿肾周受累方面比超声更具特异性。MRI可用于评估出血性囊肿和确定复杂囊肿的特征。

（3）基因诊断　当患者的疾病临床表现出现时间较晚且轻微，影像学对诊断不太确定时基因分析有助于获得明确的诊断。

（二）治疗原则和措施

新生儿ARPKD早期主要为支持治疗和对症处理。对于肺发育不全或存在呼吸窘迫综合征的患儿，需要呼吸支持。临床需纠正电解质紊乱和显著的低钠血症。并发高血压的患儿，可能需要使用降压药控制血压。大多数ARPKD患儿最终需要肾透析和肾移植。

（三）疗效和预后评估

ARPKD的预后很差。30%~50%在新生儿期死亡，有幸存活者可进展为终末期肾病，25%存活患者10余年后可能需要肾脏替代治疗。因此产前诊断一旦确诊该病，通常建议终止妊娠。

90%以上的ADPKD患者在儿童期能够保持正常的肾功能，儿童期肾外表现少见。约50%的ADPKD患者最终进展为终末期肾病需要透析或肾移植。

四、肾缺如

肾缺如（renal agenesis），又称肾不发育，即没有一个（单侧）或两个肾脏（双侧），是指胎儿肾在发育早期出现发育受阻，导致肾实质先天性缺失。双侧肾发育不全发生率为1/10 000～3/10 000；单侧肾发育不全发生率为1/1 000，左侧多见。常见肾外畸形如VACTERL综合征（脊柱畸形、肛门闭锁、心脏畸形、气管食管瘘、肾脏畸形、肢体异常）、单脐动脉，女性胎儿可能合并生殖道畸形。

（一）诊断要点

1. 临床特点　单侧肾缺如若不合并其他畸形一般无临床症状。男婴常合并单侧睾丸发育不良或缺如，也有并发尿道下裂者。女婴常合并卵巢或输卵管缺如、子宫发育不良或阴道不发育。

双肾缺如为致死性畸形，也称Potter综合征，多为早产儿、小于胎龄儿。典型表现为Potter面容：耳大低位，眼距增宽，小下颌，鼻扁宽。常合并双侧肺发育不良、肢体畸形等。患儿生后无尿，常于数天内死亡。

2. 辅助检查　超声检查可确诊。单侧肾发育不全表现为肾窝中没有肾组织，膀胱充盈，对侧肾脏可有代偿性增大，还应注意除外对侧肾脏结构异常及肾外异常。双侧肾缺如表现为缺乏肾组织，膀胱无充盈。

（二）治疗原则和治疗措施

单侧肾缺如不需要治疗，如合并其他畸形给予相应治疗和对症支持处理。双侧肾缺如一旦确诊需及时终止妊娠，尚无特别治疗方法。

（三）疗效和预后评估

双侧肾缺如一般于生后数天内死亡，预后差。单侧肾缺如，生后一般能正常生存，但肾脏对缺血及毒物敏感性增加，高血压发生率为50%，应加强监测和随访。

（聂　川）

第六节 新生儿急性肾损伤和肾衰竭

急性肾损伤（acute kidney injury，AKI），以前称为急性肾衰竭（acute renal failure，ARF），是指肾功能急性下降导致肾小球滤过率（GFR）降低，进而引起尿素及其他含氮废物潴留，以及体液、电解质和酸碱调节功能丧失。可单独由肾小球滤过功能减低引起，也可伴有肾小管功能低下或肾小管坏死，也可以是先天性肾发育不良的首要症状。不同研究报道的新生儿AKI发病率不同，取决于所采用的疾病定义、研究人群的特征（如足月儿还是早产儿，疾病的严重程度），以及是否进行了肾功能主动监测。极早产儿发生AKI风险较高，且会随疾病的严重程度而增加。据美国的一项观察性研究报道，入住NICU的新生儿中，AKI的发病率为20%~40%。胎龄＜28周的超早产儿中，AKI的发病率似乎更高。

一、诊断要点

（一）病史和高危因素

母孕期用药（产前服用非甾体抗炎药、血管紧张素转换酶抑制剂或血管紧张素受体阻滞剂），患儿使用肾毒性药物（氨基葡萄糖、吲哚霉素、两性霉素B、万古霉素、阿昔洛韦），围产期窒息，出生时低Apgar评分，早产、极低或超低出生体重，患有影响体循环的先天性心脏病、败血症、感染性休克、体外膜肺氧合（extracorporeal membrane oxygenation，ECMO）治疗及心脏术后等。

（二）临床特点

1. 临床表现　新生儿AKI常缺乏特异性临床表现。临床主要表现为水肿、少尿或无尿（但有尿并不能排除AKI）、部分AKI患儿可能出现高血压、低钠血症、高钾血症、代谢性酸中毒、高磷血症、低钙血症（不太常见）。

2. ARF临床分期　根据病理生理改变和病情经过，分为3期，少尿或无尿期、多尿期、恢复期。

（1）少尿或无尿期　①少尿或无尿：多数有少尿或无尿症状。新生儿尿量＜25mL/d或＜1mL/（kg · h）者为少尿，尿量＜15mL/d或＜0.5mL/（kg · h）者为无尿。生后48h不排尿者应考虑有急性肾衰竭。新生儿急性肾衰竭少尿期持续时间长短不一，持续3天以上者考虑病情危重。②电解质紊乱：高钾血症，血钾＞7mmol/L，可伴有心电图异常。低钠血症，血钠＜130mmol/L。高磷、低钙、高镁血症等。③代谢性酸中毒：由于肾小球滤过功能降低，氢离子交换及酸性代谢产物排泄障碍等引起。④氮质血症：由于体内蛋白代谢产物从肾脏排泄障碍及蛋白分解旺盛，血中非蛋白氮含量增加引起。⑤水潴留：表现为体重增加、全身水肿，甚至有胸水、腹水，严重者可发生心力衰竭、肺水肿、脑水肿，是此期死亡的重要原因之一。

（2）多尿期　随肾小球和部分肾小管功能恢复，尿量增多，一般情况逐渐改善。如尿量迅速增多，可出现脱水、低钠或低钾血症等。

（3）恢复期　一般情况好转，尿量逐渐恢复正常，尿毒症表现和血生化改变逐渐消失。肾小球功能恢复较快，肾小管功能改变可持续较长时间。

（三）辅助检查

1. 血清肌酐水平　GFR降低一般定义为血清肌酐（SCr）升高或比基线水平高。AKI是基于血清肌酐水平的增加程度，而不是单一的绝对临界值。

2. AKI生物标记物　一些分子已被确定为血清肌酐升高前早期检测肾脏损害的潜在标志物，但尚处于研究阶段。目前有助于新生儿急性肾损伤诊断的新型生物标志物包括：尿胱抑素C（Cystatin C，Cys-C）、中性粒细胞明胶酶相关脂质运载蛋白（neutrophil gelatinase-associated lipocalin，NGAL）、肾脏损伤分子1（KIM-1）、白细胞介素-18（IL-18）、N-乙酰-β-D氨基葡萄糖苷酶（NAG）等。

3. 尿液检查　新生儿尿液分析受到以下因素限制：①蛋白尿是新生儿（特别是极早产儿）常有的正常现象，胎龄越小，则蛋白尿越严重。②镜下血尿也是常见现象，特别是经导尿获得的尿样。③糖尿在胎龄＜34周的早产儿中较常见，并不提示肾损伤。④尿量有限时可能无法得出令人满意的镜检结果。⑤肾前性和大多数肾后性AKI病例的尿液分析结果相对正常。⑥于较大儿童和成人的尿渗透压和尿钠检测对区分新生儿肾前性和肾性AKI没有太多帮助，尤其是对于胎龄＜28周的超早产儿，因为他们的尿浓缩能力有限且肾小管对钠的重吸收较少。⑦由于新生儿中常见蛋白尿和糖尿，所以尿比重测定意义不大。

4. 肾脏超声　肾脏超声是所有AKI新生儿出生后的初始影像学检查方法，它可确认患儿肾脏数量，并可显示其大小和形态。无双侧肾积水和无输尿管积水或无单侧孤立肾积水，且膀胱大小和排尿功能正常，通常可排除尿路梗阻（肾后性AKI）。同步多普勒检查可评估肾脏血流，并可帮助诊断主要肾脏血管阻塞，如肾动脉或肾静脉血栓形成。肾脏超声还可通过排查先天性或遗传性疾病表现（如囊肿、发育不全）来区分AKI和慢性肾脏疾病。

（四）诊断标准

临床上，新生儿AKI往往指血清肌酐＞1.5mg/dL（133μmol/L），或每天增长至少0.2~0.3mg/dL（17~27μmol/L）。对于早产儿，血清肌酐超出临界值即为AKI：①胎龄24~27周，SCr＞1.6mg/dL。②胎龄28~29周，SCr＞1.1mg/dL。③胎龄30~32周，SCr＞1.0mg/dL。

改善全球肾脏病预后组织（Kidney Disease Improving Global Outcomes，KDIGO）的新生儿改良版定义根据SCr的变化对AKI严重程度进行了分期。①0期：SCr无显著改变。②1期：48h内，SCr至少升高0.3mg/dL（26.5μmol/L）或较既往低值升高150%~200%（不含200%）。③2期：SCr较既往低值升高200%~300%（不含300%）。④3期：SCr≥353.6mmol/L（4mg/dL）或以此为基线水平再升高44.2mmol/L（0.5mg/dL）及以上；或较既往低值升高≥300%；或开始肾替代治疗。

（五）病因分类

见表13-1。

表13-1　新生儿急性肾损伤的病因分类

肾前性
低血容量
低血压
低氧血症
心力衰竭

脱水
脓毒血症
低白蛋白血症
围产期窒息/RDS
先天性心脏病/心脏手术
红细胞增多
药物
肾后性
后尿道瓣膜
双侧梗阻性泌尿系疾病
神经源性膀胱
肾性
急性肾小管坏死
肾上腺皮质髓质坏死
肾静脉/动脉血栓形成
急性肾盂肾炎
血红蛋白/肌红蛋白
弥散性血管内凝血
伴大量血红蛋白尿的同种免疫性溶血病
先天性肾异常
感染
宫内感染
药物所致中毒性肾病

（六）鉴别诊断

某些体检发现通常可提示特定的基础病因。①体重改变：体重减轻过多提示低血容量和肾前性AKI；体重过度增加提示血容量过多，可见于肾性或肾后性AKI患者。②生命征和灌注：低血容量和肾前性AKI常伴心率增加和外周灌注下降；血压升高、出汗和呼吸过速提示血容量过多。③可触及肾脏可能提示肾静脉血栓形成或严重肾积水。④可触及膀胱增大可能提示输尿管梗阻或神经源性膀胱。⑤与肾病相关的先天性异常包括：外生殖器性别不清、隐睾、梅干腹-腹壁肌肉缺如和不能触及的未降睾丸、外耳异常等。

（七）新生儿急性肾损伤诊断流程

见图13-2。

二、治疗原则和措施

（一）针对基础病因的特异性治疗

1. 低血容量　液体复苏（冲击），以恢复肾脏灌注和功能。

2. 心脏疾病和肾脏灌注减少　治疗基础心脏疾病，以恢复肾脏灌注和功能。

3. 败血症　抗生素治疗。

4. 低白蛋白血症或毛细血管渗漏　可酌情静脉输注白蛋白及呋塞米。

5. 尿路梗阻：应进行尿路减压和引流。

6. 肾血管血栓形成：可考虑溶栓治疗。

7. 根据患儿肾衰竭的严重程度，停用任何肾毒性药物或调整其剂量。

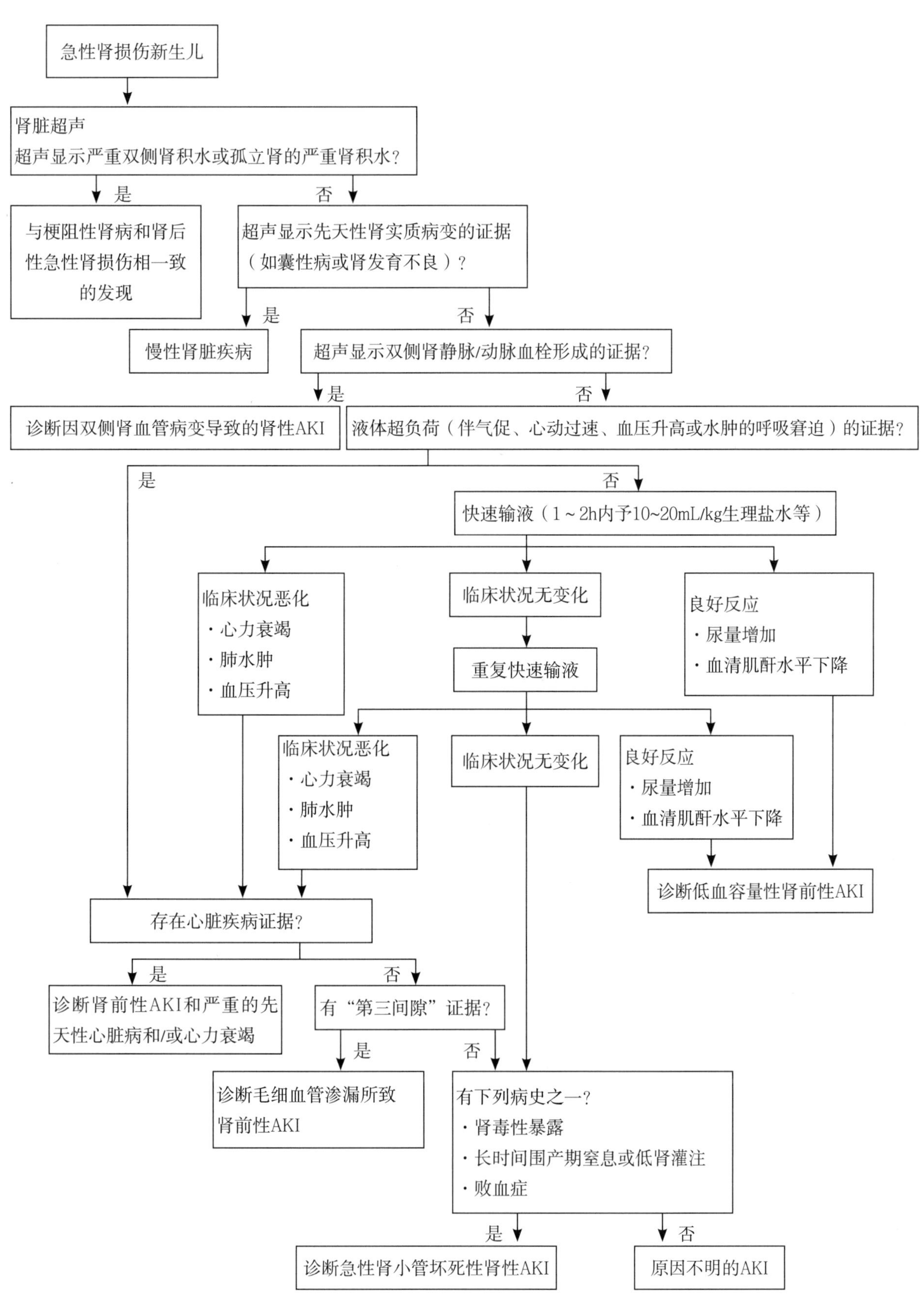

图13-2　新生儿急性肾损伤诊断流程

（二）液体管理

1. 对于低血容量所致的肾前性AKI患儿（即液体冲击治疗有效），应继续液体复苏，直至其体重、血清钠浓度和尿量符合正常血容量水平。然后，再次调整液体治疗以维持正常血容量，并持续进行密切监测。

2. 对于动脉有效循环血容量减少引起的肾前性AKI患儿，应根据其临床状态和基础病因治疗进行个体化液体管理。

3. 对于肾性AKI患儿，尤其是少尿或无尿的患儿，补液仅限于补充估算的不显性失水量和尿量。在肾性AKI的多尿期，患儿的液体需求也会增加，必须持续监测尿量并及时调整补液。新生儿出生体重越轻，则每日不显性失水量越多：①出生体重＞2 500g，失水量为15~25mL/kg。②出生体重为1 500~2 500g，失水量为15~35mL/kg。③出生体重＜1 500g，失水量为30~60mL/kg。患儿在辐射保暖台中的不显性失水比在保温箱中多25%~100%。接受光照疗法的患儿每日通常需增加大约20mL/kg的液体摄入。

4. 肾后性AKI患儿的液体管理取决于临床状态，因为其尿量通常会在基础梗阻解除后增加。

5. 所有AKI患儿均应每12h称重1次，并根据体重变化和液体的出入量调整补液量。

6. 血清钠浓度可帮助评估水平衡状态变化及调整液体入量；应停用或尽量少用含钾液体。

7. 有液体过剩征象（水肿、呼吸过速、心动过速或血压升高）的患儿可尝试呋塞米治疗（1~2mg/kg）诱导利尿，以改善容量状态。某些情况下可使用较大剂量（3mg/kg）。此外，呋塞米还可促进少尿型AKI向非少尿型AKI转化，以改善患儿的营养状态。袢利尿剂呋塞米治疗不会改变AKI的自然病程。

（三）电解质管理

包括治疗AKI相关的电解质和酸碱异常。

1. 除非确认有低钾血症或低磷血症，否则不补充钾和磷。除非患儿有低钙血症症状或较严重低血钙，一般不静脉给予葡萄糖酸钙来治疗低钙血症。

2. 新生儿出生后第1日通常不补钠。出生1日后，常规钠需求量为1~2mmol/（kg·d）。

3. 高钾血症是AKI常见的并发症之一。当存在ECG改变（T波高尖，P波低平、PR间期延长和QRS波增宽）时，无论高钾血症的严重程度如何，都应立即展开治疗。

4. 高磷血症患儿血清钙浓度通常较低。应限制磷的摄入量，肠内喂养的患儿可接受低磷配方奶粉或母乳，母乳中磷酸盐浓度较低。必要时可口服碳酸钙等以减少肠道磷的吸收。

5. 新生儿低钠血症几乎都是由于水分摄入过量且无法排出引起的稀释作用，通常伴有体重增加。治疗方法一般是限制自由水摄入，通常可使血清钠逐渐恢复正常。不过，若患儿出现癫痫发作或嗜睡等神经系统征象或血清钠浓度极低（＜115mmol/L），则应立即用高渗盐水部分纠正。钠缺乏的患儿需补钠纠正。

6. 新生儿代谢性酸中毒最有效的干预措施是治疗基础病因。不常规使用碳酸氢钠来纠正早产儿酸中毒。对于严重酸中毒，如果针对基础病因的内科治疗无效，对早产儿行碳酸氢盐治疗时，应在30min内缓慢输注以减少脑部血流动力学波动。

7. 10%~20%AKI患儿存在高血压，原因一般是液体过剩。治疗关键是通过液量限制纠正液体过剩，还可尝试用呋塞米增强利尿。

（四）营养支持

1. 能量供给目标为至少100kcal/（kg·d）。

2. 如果患儿能接受肠内营养，则应进行母乳喂养。没有母乳时，可使用低肾负荷和低磷酸盐含量的配方奶粉，母乳量较少时也可补充配方奶粉。母乳强化剂含有大量钙磷，不得使用。

3. AKI患儿通常病情危重，需要肠外营养。此类患儿最高可摄入1.5g/（kg・d）氨基酸，接受RRT的患儿可额外增加1.5g/（kg・d）。静脉内脂质溶液的用量最高可达2g/（kg・d）。葡萄糖和钠、钾、钙、磷等溶质的浓度取决于婴儿的体重、血清电解质浓度、肾衰竭的严重程度，以及是否正接受RRT。

（五）回顾并调整药物治疗

1. 尽可能避免肾毒性药物，因其可加重肾损伤并延迟肾功能恢复。

2. 根据患儿的eGFR（估算的肾小球滤过率）调整经肾脏排泄药物的剂量。如有条件，监测药物浓度也可帮助优化给药剂量。

（六）肾脏替代治疗

1. 指征　如果因持续少尿或无尿而无法维持适当的液体和电解质平衡以及充足的营养，应考虑肾脏替代治疗（renal replacement therapy，RRT）。有以下情况的患儿，经适当内科治疗后仍需进行RRT。①严重酸中毒（血清碳酸氢盐浓度＜12mmol/L）。②内科治疗无效的高钾血症（血钾浓度≥8mmol/L或迅速升高）。③严重低钠血症（血清钠浓度≤120mmol/L）。④容量超负荷引起心力衰竭、肺水肿－重度高血压患儿，药物治疗无效，且伴有癫痫发作等中枢神经系统征象或心力衰竭，有的也可进行RRT。⑤为无尿、少尿或需液量限制而无法满足热量需求的患儿提供营养。

2. 方法　针对新生儿AKI的RRT方法包括：①血液透析；②腹膜透析；③血液滤过（联合或不联合透析）。

3. 影响治疗选择的因素　①临床表现和恢复潜力。②有无多系统衰竭。③有无RRT的指征。④有无适合患儿的人员和设备。

4. 不同RRT方法的利弊　①新生儿一般首选腹膜透析，因它安全、有效，不需全身肝素化，比血液透析和血液滤过操作更简单且成本更低，只需极少设备。就改变血液溶质组成和液体清除而言，腹膜透析不如其他方法有效，但它可连续使用，故血流动力学不稳定者对其耐受性较好。并发症包括腹膜炎、透析导管阻塞以及腹股沟疝或脐疝。②血液透析可迅速改变血浆溶质组成和清除体内多余水分。不过，它在新生儿中的操作难度较大，并且血流动力学不稳定的患儿可能无法耐受。大多数中心没有进行新生儿血液透析的人员和设备。③连续性静脉血液透析滤过（CVVHD）在新生儿应用日益增加。与腹透和血透相比，CVVHD可更精确控制液体和代谢，减少血流动力学不稳定性，还可加强脓毒症或MOF患者细胞因子清除。

三、护理和监护要点

1. 生命体征监测　包括血压、体温、呼吸、脉搏、心电图监测、血氧饱和度。若出现心电图改变，肌张力低下等表现，应警惕高钾血症；若出现血压下降，伴四肢湿冷等表现，应警惕低血容量性休克等。

2. 尿量监测　必须严密监测尿量，记录24h出入量。若出现少尿或无尿等表现，需给予相应处理措施。

3. 血生化监测　定时监测血肌酐，若数值过高，需警惕发生急性肾衰竭；监测血钾、血钠、血钙及血气分析，根据变化及时补充纠正；大量利尿者注意防止脱水、低钠及低钾血症。

4. 体重监测　每日称重。

5. 护理　压疮护理。

四、疗效和预后评估

新生儿急性肾衰竭的预后常较差，决定于全身脏器受累程度和病因，并非单纯取决于肾脏本身状况。新生儿AKI病死率达25%~50%，幸存者远期有进展为慢性肾脏病可能。先天畸形者预后更差。

五、诊疗关键点和难点

1. 新生儿GFR（以肌酐清除率为依据）的正常参考值难以确定，GFR受胎龄和出生后年龄影响，并且很难准确测定清除率。出生时，胎龄越小GFR越低。极早产儿的GFR很低。所有新生儿的GFR都会在出生后升高，但相比早产儿（尤其是极早产儿），足月儿GFR的变化速度更快。

2. 新生儿出生时SCr水平与母亲体内相等，约为1mg/dL（88μmol/L）。足月儿的SCr浓度会在出生后1~2周迅速下降至最低值，即0.2~0.4mg/dL（18~35μmol/L），并在出生后首年内保持稳定。早产儿SCr下降速度较慢，在出生后经历1~2个月才会降至最低值。极早产儿SCr浓度可能会在出生后升高，之后经过2个月缓慢下降。极早产儿的胎龄越小，出生后首月内的SCr值就越高。

3. 对所有入住NICU或符合以下临床情况的新生儿进行SCr检测　①胎龄＜32周或出生体重＜1 500g的极早产儿。②围产期窒息。③重症先天性心脏病。④出生前双侧肾积水。⑤胎儿水肿。⑥接受胃肠外抗生素治疗的败血症新生儿。⑦接受全胃肠外营养的新生儿。对于有风险的无症状新生儿，利用血清肌酐常规检测肾功能，是最常发现AKI的途径。

4. 对于出生后48h内无尿液排出、尿量减少［＜1mL/（kg·h）］、水肿或血压升高的新生儿，应临床疑诊AKI。当SCr相对胎龄和出生后年龄参考值异常升高、或较先前测量值持续升高时，可确诊新生儿AKI。

（聂　川　周　伟）

第七节　新生儿腹膜透析

腹膜透析（peritoneal dialysis，PD）是利用腹膜作为半透膜，向腹膜腔内注入透析液，借助毛细血管内血浆及腹膜腔内透析液中的溶质浓度梯度和渗透梯度，通过弥散（diffusion）和渗透（osmosis）原理以清除体内过多水分、代谢产物和毒素，纠正水、电解质及酸碱紊乱，从而维持机体内环境稳定。腹膜透析对血流动力学影响小，不需要全身抗凝，超滤水分效果好，设备和操作简单，并发症少。目前，腹膜透析被较多应用于急性肾衰竭、水中毒、代谢紊乱等危重疾病治疗。由于新生儿单位体重的腹膜面积相对较大，大于肾小球滤过总面积，腹膜透析效果较好。

一、适应证和禁忌证

（一）适应证

1. 少尿或者无尿2天以上。

2. 出现尿毒症症状，尤其是神经精神症状。

3. 严重水钠潴留或有充血性心力衰竭、肺水肿和脑水肿。

4. 血BUN＞35.7mmol/L（100mg/dL）或BUN增速＞9mmol/（L・d），血肌酐＞620μmol/L。

5. 难以纠正的酸中毒，动脉血pH＜7.15。

6. 高钾血症　血K^+＞6.5mmol/L，心电图有高钾表现。

7. 代谢紊乱　高钙血症、高尿酸血症、代谢性碱中毒、乳酸性酸中毒、高渗性昏迷。

8. 除外泌尿系畸形、先天性肾病综合征等先天性疾病以及原发腹腔感染、严重出凝血障碍。

（二）绝对禁忌证

1. 腹膜广泛粘连或纤维化。

2. 腹部或腹膜后手术导致严重腹膜缺损。

3. 外科无法修补的疝。

（三）相对禁忌证

1. 腹部手术3天内，腹腔置有外科引流管。

2. 腹腔有局限性炎性病灶。

3. 肠梗阻。

4. 严重炎症性或缺血性肠病。

5. 严重肺功能不全。

6. 严重腹部皮肤感染。

7. 长期蛋白质及热量摄入不足所致严重营养不良者。

二、技术操作

（一）透析液的准备

1. 透析液种类　包括葡萄糖腹膜透析液、氨基酸腹膜透析液、葡聚糖腹膜透析液、碳酸氢盐腹透液。新生儿常用1.5%或2.5%葡萄糖腹透液，透析液葡萄糖浓度愈高愈可增加液体透出量。由于高浓度葡萄糖透析液易造成高血糖、腹膜刺激症状等，故一般不使用4.25%葡萄糖透析液。当患儿发生严重水钠潴留急需脱水时，可短时间选用4.25%葡萄糖透析液，以加大超滤力度。

2. 腹透液配制基本原则　电解质的成分和浓度与正常血浆相似；透析液渗透压不应低于血浆渗透压；根据患儿具体情况加入适当药物如抗生素、肝素、钙、胰岛素等，不能加碱性液。

3. 腹透液基本成分和基本浓度　①葡萄糖1.5~2.5g/L。②钠离子132~142mmol/L。③氯离子101~107mmol/L。④钙离子1.5~1.75mmol/L。⑤镁离子0.25~0.75mmol/L。⑥乳酸根离子（碳酸氢根或乙酸）35~45mmol/L。⑦渗透压340~490mOsm/L。⑧pH5.0~5.8。

4. 透析液的自行临时配置　①5%葡萄糖注射液250mL。②5%葡萄糖氯化钠注射液500mL。③0.9%氯化钠注射液250mL。④5%碳酸氢钠溶液50mL。⑤5%氯化钙5mL。⑥10%氯化钾液（高钾患儿减少或不用）3mL。合计1 058mL。

5. 透析液的调整

（1）加入肝素指征　①插管后最初2周。②每周透析天数在2天以下者。③有腹膜炎或其他腹膜刺激表现者。④透析液中有纤维素条或血块或血性透出液者。⑤纠正导管移位或手术整复后，为防止导管阻塞。肝素用量4~6.25mg/L。

（2）加入抗生素指征　①导管插入初期，手术整复或重置透析管后。②疑有腹膜炎。一般使用氨苄西林50mg/L透析液或头孢唑林钠50mg/L透析液。

（二）透析管置入

1. 腹膜入口　腹正中线脐下0.5~1.0cm处或脐与左或右髂前上棘连线中内1/3处。

2. 透析管　儿童型Tenckhoff导管（预计置管5天以上）或Cook透析管；也可使用14G单腔中心静脉导管、吸痰管或2.0气管导管。

3. 导管置入方式　库克（Cook）导管经皮穿刺或手术放置Tenckhoff导管。

4. Seldinger穿刺置管技术　①用穿刺针从穿刺点向耻骨联合方向进针，先在皮下潜行后，再斜向下行有明显落空感，提示进入腹腔，然后将导引钢丝从穿刺针针芯送入腹腔，固定导引钢丝，退出穿刺针，用扩张管将穿刺针进针点扩大；将14G单腔中心静脉导管从导引钢丝尾端插入，沿导引钢丝将中心静脉导管插入腹腔，至膀胱底部时可感阻力，稍改变方向插向膀胱直肠窝。停止送管，拔出导丝。由助手用20mL或50mL注射器注入生理盐水10~15mL/kg后，即将透析管远端置于最低点放出液体，观察水流线及放出的液体量。若液体呈连续性线样或滴状流出，出水量和入水量相当则提示置管位置良好。②导管用专用固定装置妥善固定于腹壁，并用透明敷料贴覆盖伤口。③导管外接腹透液套装的连接导管，缓慢将透析液灌入腹腔并放空，观察患者有无不适，记录流出液体的量与颜色。

（三）腹膜透析具体操作步骤

1. 置管后X线定位，建议管端位于左髂窝处。

2. 腹腔外管端连接到一次性三通套管。三通套管的另外两端连接两个普通的静脉输液管，其中一个连接腹透液，另一条连接留取流出液的排水瓶/袋。

3. 初始每次输入透析液15mL/kg（一般每次入量15~30mL/kg，周期逐渐延长），连接输液器，悬挂于暖箱外输液架上，用输液泵控制速度，于15~30min内缓慢流入，透析液在腹腔留置时间30~60min，之后轻柔按摩腹腔，缓慢放出腹透液，放液15~30min；每2h1次。之后根据患儿病情及放液情况酌情调整。

4. 治疗过程中每天监测患儿24h出入量、热量摄取量、血压、体重、肾功能、电解质、血糖及血气分析等，每日做透析液常规检查，隔日做透析液培养。

5. 透析过程中若超滤量少，水肿明显，可应用4.25%葡萄糖透析液，水肿明显减轻后换用2.5%葡萄糖透析液。

6. 监测血钾正常后，腹透液中给予加10%氯化钾溶液，根据血钾水平调整腹透液中钾离子浓度为1~4mmol/L。

7. 腹透治疗过程中若引流不畅，引流液中见纤维素样渗出物，在腹透液中加入肝素100U/L。肾衰透析治疗期间每日入量：正出量加200~300mL/m^2（体表面积采用Meban公式：BSA=6.495 4 × W0.562 × H0.320）。

8. 透析过程　灌入：匀速用输液泵15~30min内泵入；保留：30~60min；放液：30min。重复以上步骤。可采用间歇式腹膜透析或24h持续腹膜透析。

（四）影响腹膜透析效能的因素

1. 腹膜的血流灌注。

2. 腹膜有效透析面积与毛细血管通透性。

3. 物理因素　透析液流量，透析液温度，透析液的分布、pH值、超滤作用、淋巴循环及渗透压等。

4. 其他生理因素　溶质所带电荷，毛细血管内的流体静压和血浆的胶体渗透压，使用血管收缩药物等。

（五）实施过程中的监测指标

1. 血糖　至少每24h1次；如血糖水平异常，可以调整透析液或静脉输液中葡萄糖浓度或添加胰岛素。

2. 血气　至少每12h1次；不管有无酸中毒，每日均需补充碱性液。

3. 血生化　前3天每天2次，稳定后每天清晨检查1次；决定透析是否终止和透析速度、量。

4. 尿常规 监测肾损害指标。

5. 引流液 有性状改变，及时送检。

6. 液体量 量出为入，入量=前1天尿量+异常丢失量+不显性失水量-内生水量［不显性失水量为20~30mL/（kg·d），内生水量为10~20mL/（kg·d）］。以5%葡萄糖溶液为主，体重不增或每天下降10~20g/kg，血钠维持130mmol/L，临床无脱水征或水肿。

7. 热量 按100kcal/（kg·d）。热量组成：葡萄糖3g/（kg·d），一般不推荐3g/（kg·d）以上；脂肪占30%，脂肪乳剂0.5~2.0g/（kg·d）；蛋白质每日腹透液丢失2~6g，根据血生化指标及腹透液蛋白漏出结果及时补充，补充为生理需要量加上24h丢失量。

8. 感染 约70%患者合并感染，感染可促组织分解，加重氮质血症、高钾、酸中毒。其中1/3死于感染。选择有效无肾毒性抗生素，根据GFR调整剂量、给药间隔：CCr40~60mL/min时药量为正常量75%~100%；CCr10~40mL/min时药量为正常量50%~75%；CCr＜10mL/min时药量为正常量25%~50%。

（六）腹膜透析撤离指征

1. 循环稳定，没有水中毒。

2. 尿量＞2mL/（kg·h），尿密度在正常范围。

3. BUN＜9mmol/L，Cr＜80mmol/L。

4. 水、酸碱平衡，电解质正常。

三、并发症及其处理

1. 插管并发症 膀胱穿孔、肠穿孔、腹膜内出血、液体渗漏。通常与导管的选择及置管方式、置管者的技术水平等因素有关。要严格按操作规程实施，如出现并发症，要能及时发现并及时处理。需立即进行剖腹探查和肠道修复手术。

2. 导管周围透析液渗漏 透析液大量进入腹腔、腹腔内压力增高时易发生。如果发生这种情况，可以执行以下步骤：①如果可能，减少填充量。②还考虑一段时间停止透析（相对于连续24h）。③用更大规格的导管更换相同位置的导丝上的导管。④在导管和隧道壁之间注入纤维蛋白胶。⑤在不同位置插入新导管。

3. 导管堵塞 通常是由于导管扭结、网膜包裹或移位或纤维蛋白凝块的形成。如果发生导管阻塞，可以采取以下顺序步骤来尝试解决阻塞问题：①确保排空膀胱。②肝素盐水冲洗导管。③如果怀疑有纤维蛋白凝块，可以尝试将组织纤溶酶原激活剂滴入导管中［2.5mg（1mg/mL）与10mL生理盐水混合并缓慢注入导管］，放置1h，然后轻轻抽吸和冲洗导管，一旦导管阻塞被清除，则应向每升PD溶液中添加500U的肝素。④在相同位置的导丝上更换导管。⑤大网膜包裹需手术处理。⑥透析管扭曲可变换体位、轻揉腹部。⑦在不同位置插入新导管。

4. 导管移位、错位 与导管的选择有关，与刚性探针导管相比，使用Tenckhoff导管时，其发生风险要低。导管移位需手术复位或重新置管。

5. 腹膜炎 临床可表现为发热、腹痛、腹胀，透析液混浊、有凝块、白细胞增多。治疗：冲洗透析，3~6次，停留30min；透析液加肝素4.0~6.25mg/L；透析液加抗生素：氨苄西林、头孢唑林。

6. 出口处/隧道感染 根据培养结果调整治疗方案。

如果抗炎无效、隧道感染同时伴腹膜感染，考虑拔管。复发感染，对抗炎效果不明显，重新换位置置管。皮下套管感染，可去皮下套管，但对革兰阴性菌无效。

四、监护与管理

1. 严格无菌操作，防止导管相关感染。

2. 监测生命体征，持续心电监护，持续观察血压、尿量、尿比重、pH值、血糖、血气、电解质等。新生儿反应较慢，需谨慎，严密观察，防止意外发生。

3. 控制透析液温度。新生儿体温调节中枢发育未成熟，汗腺发育差，对环境温度要求高，保持室温24~26℃，相对湿度在60%~70%，腹膜透析液37~37.5 ℃，患儿肛温维持在36.5~37 ℃。

4. 泵入液体过程要水浴加热，延长管放近端加热，保持近腹腔透析管处温度适宜。

5. 三通管短端对应通道关闭，抽取透析液后随手关闭透析管路，防止腹腔液体或废液倒流污染。

6. 监测液体出入量，控制进液速度。新生儿腹腔容量小，入液过快过多，温度过高或过低均会刺激腹膜引起反射性疼痛。可对腹透回路进行改造，用注射器测量，以精确记录每次出入量，每日定时称体重，以确定当日输液量，避免水中毒。

7. 新生儿体重较小，体内液体比例高于儿童和成人，透析时需经加温泵缓慢流进腹腔，每次透析量15~30mL/kg，温度37~37.5℃，保留30~60min缓慢放出，速度不宜过快，以防腹内压急剧下降引起循环不稳定，放出时间以30min为宜。

8. 放液时监测血压10~15min，必要时予液体复苏。

9. 如果发生堵管或者引流不畅，不要用负压抽吸，以免网膜等组织吸入。

10. 准确记录每次腹膜透析开始及结束的时间，腹膜透析液浓度与流入量，透出液的量、颜色、性质及透明度，透析前后腹围，妥善固定导尿管，准确记录每小时尿量及性质。

11. 做好皮肤护理，透析管出口处每天换药或敷料被浸湿时立即更换。

（聂　川　周　伟）

第八节　新生儿连续性血液净化

连续性血液净化（continuous blood purification，CBP），又称连续性肾脏替代治疗（continuous reneal replacement therapy，CRRT），指血液净化治疗持续时间≥24h，包括连续静脉-静脉血液滤过（CVVHF）、连续静脉-静脉血液透析（CVVHD）、连续静脉-静脉血液透析滤过（CVVHDF）、缓慢持续超滤、连续动静脉血液滤过（CAVHF）、连续动静脉血液透析（CAVHD）、连续动静脉血液透析滤过（CAVHDF）、连续性血浆滤过吸附（CPFA）、连续性静脉-静脉血液透析和/或滤过-体外膜氧合、连续性静脉-静脉血液透析和/或滤过-静脉旁路等多项技术，是所有连续性、缓慢经过体外循环和滤器进行清除水分和溶质的治疗方式的总称。新生儿常用的是CVVHF、CVVHD和CVVHDF，主要优势是能够为危重患儿提供肾脏替代治疗，同时保持血流动力学稳定，能够在较长时间内清除大量容量，并且能够几乎消除对液体限制的需求，允许提供基本药物和血液制品以及积极的营养补充。CRRT是一种技术上具有挑战性的透析选择，是管理急性肾损伤（acute kidney injury，AKI）危重患者最合适的方式。

一、适应证和禁忌证

（一）适应证

1. 新生儿CBP病理生理指征　①液体过负荷、严重组织器官水肿：保持水平衡。②代谢产物堆积（氮质血症）：清除代谢产物。③严重的酸碱失衡：恢复酸碱平衡。④严重的电解质紊乱：恢复电解质平衡。⑤容量治疗受限：营养支持，补充胶体。⑥炎症反应：清除或吸附炎症介质。⑦中毒：清除毒物或药物。

2. 病种条件　①新生儿急性肾损伤伴有血流动力学明显紊乱者。②新生儿急性肾损伤伴有颅内压增高或脑水肿。③新生儿急性肾损伤伴有心功能不全。④新生儿急性肾损伤伴有高分解代谢。⑤新生儿急性肾损伤伴有严重液体超载。⑥新生儿急性肾损伤伴有肺水肿。

3. 具体指标　①代谢异常（如下列有1项或以上的即为代谢异常）：尿素氮＞26.5mmol/L或相对升高≥50%，经内科治疗失败的血钾＞6.5mmol/L，血钠 ＞155mmol/L或血钠＜120mmol/L，血镁＞4mmol/L伴无尿和腱反射消失。②少尿或无尿，非梗阻性少尿［尿量＜1.0 mL/（kg·h）］，无尿［尿量＜0.5 mL/（kg·h）］。③酸中毒，pH＜7.15。④容量超负荷或液体超载，利尿剂无反应的水肿（尤其肺水肿）或液体超负荷超过10%时；液体超载=（当日体重-入院时体重）/入院时体重×100%。

（二）禁忌证

没有绝对禁忌证。

相对禁忌证为　①出生胎龄与体重：出生胎龄＜34周，或者体重＜2.0kg，置管非常困难情况者。②不可纠正的低血压：新生儿容量性低血压应补足容量，其他性质低血压应行扩容、血管活性药物及其他相应措施。③出血倾向：凝血功能部分纠正后可行CBP治疗，或者根据患儿凝血功能情况减少抗凝剂应用。④颅内出血：Ⅲ级或Ⅲ级以上脑室周围-脑室内出血。⑤体内重要脏器出血应止血后开始治疗。

二、技术操作

1. 模式的选择　多采用连续性静-静脉血液透析滤过（CVVHDF）。

2. 血液通路　新生儿常用穿刺部位有股静脉、颈内静脉，生后7天以内的新生儿可置脐静脉，穿刺困难的新生儿可选择B超引导下穿刺。

3. 导管型号的选择　新生儿建议使用5.0~7.0F单针双腔血透导管；也可以使用两根5F单针单腔导管，但其使用寿命短。动脉孔在远心端、静脉孔在近心端，相距1~1.5cm。血液再循环量＜10%。通常会经切口将导管插入颈内静脉，类似于ECMO插管技术。

颈内静脉-股静脉分别置单腔静脉管，由股静脉出血，颈内静脉回血。

4. 血液滤器与管路的选择　根据治疗目的选择相应的中空纤维型血液滤过器（如持续血液滤过器、血浆分离器、血浆成分分离器、选择性血浆成分吸附器、白细胞吸附器）；管路的选择要求体外循环血量＜全身血容量的10%（8mL/kg）（新生儿回路安全容积20~25mL），如果体外循环血量＞血容量10%，需用全血、红细胞悬液或白蛋白预充。

5. 预充和回血　目前国内能获得的CBP滤器与管路容积均大于30mL，故需要预充，以免CBP时发生低血压。预充液的选择应根据新生儿体重、病情和体外循环回路的容量决定，如体重＜

3.0 kg或体外循环回路容量大于新生儿血容量的10%（8mL/kg）用全血预充，全血预充量为体外循环回路的容量（体外循环回路中的容量不应超过新生儿血容量的10%）；体重3~5 kg可考虑选择白蛋白、新鲜冰冻血浆等胶体液或全血，预充量为体外循环回路的容量。准备结束CBP治疗时，结合患儿血流动力学状态、血红蛋白和血氧饱和度的具体情况综合分析决定是否回血或输血。

6. 血流速度　CBP治疗时血泵流速为3~5mL/（kg・min），一般从较低速度开始，若血压、心率等生命体征渐趋于稳定，可逐渐上调并维持于5mL/（kg・min）。脱水量的调节需根据患儿尿量来设置，CBP启动时宜较低［如0~2mL/（kg・h）］，患儿血流动力学状态等稳定时可逐渐提高，但每天总脱水量不宜超过体重的10%。若经过CBP治疗，患儿尿量增多，可逐渐下调脱水量，直至停止脱水。脱水速度取决于每天出入量、血泵流速和血流动力学状态，转流不间断。

7. 透析液及置换液速度　CVVHD通过弥散排除大量小分子物质，CVVHF或CVVHDF通过对流方法排除大量含中小分子物质，均采用高通透性的透析滤过膜，并同时输入透析液[15~25 mL/（min・m^2）或20~30mL/（kg・h）]或置换液[20~30mL/（kg・h）]，流速可达到2 000mL/（1.73m^2・h），超滤液每小时2~5mL/kg。目前，CVVHD和CVVHDF是临床治疗新生儿AKI常用的两种模式。

8. 转流时间　持续不间断转流37~97h（平均60.5 ± 19.9h）。如发生堵膜现象，及时更换。脱水速度=滤过泵 - 透析泵 - 补液泵，转流不间断。

9. 置换液的准备

（1）置换液配制原则　血浆浓度正常的物质，如钠、氯、糖等其置换液和透析液浓度应接近生理浓度；血浆浓度低或不断消耗的物质，如碳酸氢根、钙、镁等其置换液和透析液浓度应高于生理浓度；血浆浓度高的物质，如钾等其置换液和透析液浓度应低于生理浓度；配方原则上与生理浓度相符；置换液中所含电解质应与人体生理状况下血浆中电解质基本一致，包括钾、钠、氯、碱基、钙、镁、磷及糖；置换液无论如何调整均应为等渗的；调整最终浓度应为人体生理浓度。

（2）置换液Ports方案改良配方：见表13-2。

表 13-2　血液净化置换液 Ports 方案改良配方

配方	成分	离子浓度	适应证
1	林格液3 000 mL 5%葡萄糖溶液100 mL 5%碳酸氢钠溶液200 mL 10%氯化钙溶液[a]7.5 mL 50%硫酸镁溶液[a]1.6 mL	Na^+ 130.0 mmol/L K^+ 4.0 mmol/L HCO_3^- 28.0 mmol/L Ca^{2+} 1.5 mmol/L Mg^{2+} 3.2 mmol/L　Cl^- 109.0 mmol/L	危重新生儿合并AKI，高血糖患儿适当减少葡萄糖用量
2	5%葡萄糖溶液1 000 mL 0.9%氯化钠溶液3 000 mL 5%碳酸氢钠溶液250 mL 10%氯化钙溶液20 mL 25%硫酸镁溶液[a]3.2 mL 10%氯化钾[a]1.5 mL/L	Na^+ 147.0 mmol/L^{-1} K^+0~1 mmol/L HCO_3^- 36.0 mmol/L Ca^{2+} 0.7 mmol/L Mg^{2+} 3.2 mmol/L Cl^- 115.0 mmol/L	肝功能衰竭或高血钾新生儿合并AKI，高血糖患儿适当减少葡萄糖用量

注：a为选项药物，可根据情况增减。

10. 抗凝管理

（1）普通肝素　先采用12 500U/L加入预冲液中进行闭路循环，并浸泡15~20min使部分肝素吸附到滤器膜和管路表面。转流前予静脉肝素注射。用量取决于CBP前新生儿凝血状况、血流速度及血液黏滞度等。新生儿首剂负荷量10~20U/kg，维持量10~20U/（kg·h），根据APTT调整普通肝素用量，PT维持在25~40s，APTT维持于80~120s（正常年龄范围的1.5~2.0倍）。血液净化结束前30~60min停止追加。适用于无出血风险、凝血机制无异常且未接受全身抗凝剂新生儿。ACT（活化凝血时间）目标值180~220s。若ACT＜180s，可每小时增加1U/kg肝素；若ACT ＞220s，可每小时减少1U/kg肝素。当输注血小板或其他血制品时需每20min监测滤器后ACT直至ACT稳定。更换肝素后需每小时监测ACT。通常可每4h监测1次ACT。

（2）低分子量肝素（LMWH）　首剂15~40U/kg，推荐在治疗前20~30min静脉注射；追加剂量5~10U/kg，每4~6h静脉注射，治疗时间越长给予的追加剂量应逐渐减少。使用LMWH时APTT变化不明显，不能用来监测疗效，而应采用Xa活性，要求达到0.3~0.6U/mL，但临床上不常规监测Xa活性。LMWH相对分子质量小，CBP时可被清除。LMWH对血小板影响较小，但是发生肝素诱导性血小板减少症时禁止使用。

（3）枸橼酸钠　除常规应用外，尤可用于存在明显出血、凝血异常，同时需长时间CBP而不能应用无肝素化病例。CBP由于治疗时间长，容易引起枸橼酸盐蓄积中毒。使用局部枸橼酸钠抗凝疗效的监测多采用ACT，一般4h1次，稳定后逐渐延长至24h1次。ACT在动脉端一般要求90~120s，静脉端应在1倍以上。测定血浆离子钙水平也能用于抗凝效果判断，一般滤器后离子钙0.3~0.4mmol/L较为理想。测定血枸橼酸根浓度是安全性监测关键，正常值为0.07~0.14mmol/L，抗凝治疗时安全浓度为0.5~0.8 mmol/L，如用离子钙浓度监测，安全浓度为1.0~ 1.2mmol/L。

11. CBP的撤离　如果患儿的肾功能明显改善（每小时尿量增加＞2mL/kg，持续6h以上，血肌酐、血尿素氮值下降50%以上），血流动力学稳定（血管活性药物停用，血压恢复正常），组织代谢和氧合改善（PaO_2/FiO_2＞250 mmHg），容量负荷纠正，电解质、酸碱平衡紊乱纠正，则终止CBP治疗。

三、CBP治疗过程中的监护与管理

（一）体内循环部分的监测

1. 心血管功能状态的监测　动脉压、中心静脉压、心率。

2. 液体平衡　24h出、入液体量。

3. 内环境稳定　血糖、电解质、酸碱平衡。

4. 凝血状态　监测ACT、APTT、血栓弹力图，出血倾向。

5. 感染防治　严格无菌操作技术。

6. 疗效评价　血压、氧合、水肿、尿量、肾功能、意识等。

（二）体外循环部分的监测

1. 循环压力监测　动脉压力（静脉出血端压力，PA，反映血管通路提供的血流量与血泵转速关系）、滤器前压力（PBF，压力最高处，与血泵流量、滤器阻力、血管通路静脉端阻力相关）、静脉压（PV，反映静脉入口通畅与否）、超滤压（PF）、滤器跨膜压［TMP，反映滤器要完成目前设定超滤率所需要的压力，为血泵对血流挤压作用及超滤液泵的抽吸作用之和，TMP=（滤器前压+静脉压）/ 2-超滤液侧压）］、滤器压力降（PFD）。

2. 容量平衡监测　通过泵和电子秤系统控制容量平衡：患儿24h出入液量、滤器前后出入液量。

3. 安全报警监测　空气监测（空气报警提示：管路中有空气、静脉回路安装未到位、动脉壶血平面低、检测器故障、置换液加热过程中产生气体）、漏血监测（漏血监测报警提示：漏血存在、废液浓度高或有气泡、沉淀物干扰、漏血检测器镜面污染、漏血检测器故障）、温度监测、运行状态监测。

四、CBP治疗过程中潜在的问题和并发症

1. 低血压　较大的体外循环容积、较快的血流速度、原有的心血管功能决定了危重新生儿容易发生低血压。为保证血压的稳定，一般体外循环量不能超过血容量的10%，超滤量不能大于血容量的20%~25%。转流相关的低血压一般系转流开始时的一过性低血压，可通过几种方法预防或减轻：①采用胶体（白蛋白、血浆等）或全血预充管路。②转流开始的同时通过静脉输入胶体类。③血流速度先低速，逐步加快，如新生儿可采用10mL/min。低血压的一个重要原理是转流时血管的“流空效应”，随着交感神经代偿和补充胶体，大部分患儿4~5min后即可恢复。但严重低血压患儿开始转流时应密切观察。

2. 血小板减少　CBP治疗过程中可引起患儿血小板减少，严重者（血小板≤50×10^9/L）需立刻停止CBP治疗。肝素抗凝可发生肝素相关性血小板减少症，注意及时监测血小板，观察血栓发生。若血小板≤50×10^9/L，应及时申请输注血小板。

3. 低体温　新生儿的体表面积与体重之比很大，更容易通过对流、蒸腾和辐射失去热量，并且CBP治疗过程中如果患儿放在开放辐射台保暖不够，或者回输血液未加温，容易出现低体温。CBP治疗时通过电路加热装置解决，也可将患儿放置于辐射台或暖箱内，均可有效调节环境温度以保持体温，或减少体外回路面积来降低其发生率。

4. 营养丢失、血糖与水电解质异常　电解质失衡包括：低钙血症（总钙＜8.4 mg/dL）、低钾血症（钾＜3.5 mmol/L）和低磷血症（磷＜3.8 mg/dL）。可通过向CRRT液中添加电解质和提供高剂量氨基酸或蛋白质来解决；由于应用枸橼酸钠发生的代谢性碱中毒，可以通过增加清除率或降低枸橼酸盐输注速率来预防。

5. 感染和败血症　主要因素包括置换液和/或透析液污染，导管相关性感染。外源性污染的主要原因包括管道连接、采集血样、置换液和血滤器更换。防止血流感染的主要措施是严格无菌操作，同时注意手卫生。加强监管重点环节，如体外环路采血、置换液配置、置换液更换等。导管穿刺处的血肿可并发感染，应积极预防。密切监测、及时发现、良好穿刺技术是降低和防止血流感染的关键。

6. 其他问题　如出血与血栓、空气与血栓栓塞、滤器功能丧失、血管通路不畅、管道连接不良等。

（聂　川　周　伟）

参考文献

[1] 邵肖梅，叶鸿瑁，丘小汕. 实用新生儿学[M]. 5版. 北京：人民卫生出版社，2019：812-833.

[2] 张潇潇，陈倩. 先天性肾脏及尿路畸形的产前超声诊断[J]. 实用妇产科杂志，2017，33（12）：884-887.

[3] 徐虹，龚一女，吴明妍. 中国儿童先天性肾积水早期管理专家共识[J]. 中国实用儿科杂志，2018，33（2）：81-88.

[4] 李建秋，杨琴，党西强，等. 新生儿急性肾损伤研究进展[J]. 中华实用儿科临床杂志，2014，29（17）：1345-1348.

[5] 周伟. 实用新生儿治疗技术[M]. 北京：人民军医出版社，2010：337-363.

[6] 彭晓婷，李秋平. 新生儿急性腹膜透析的应用及预后进展[J]. 中华实用儿科临床杂志，2020，35（22）：1754-1757.

[7] 陈芸，朱彤莹. 腹膜透析在急性肾损伤中的应用价值及研究进展[J]. 中国血液净化，2018，17（12）：827-830.

[8] 中华医学会儿科学分会新生儿学组. 连续性血液净化治疗新生儿急性肾损伤专家共识[J].中华儿科杂志，2021，59（4）：264-268.

[9] 蔡成，裘刚，龚小慧，等. 连续性肾脏替代治疗救治新生儿急性肾损伤的时机选择与效果[J]. 中华围产医学杂志，2018，21（9）：592-598.

[10] 蔡成，裘刚. 连续性血液净化与新生儿急性肾损伤[J]. 国际儿科学杂志，2014，41（4）：434-437.

[11] CHOI Y H，CHEON J E，KIM W S，et al. Ultrasonography of hydronephrosis in the newborn：a practical review[J]. Ultrasonography，2016，35（3）：198-211.

[12] NGUYEN H T，HERNDON C D，COOPER C，et al. The society for fetal urology consensus statement on the evaluation and management of antenatal hydronephrosis[J]. J Pediatr Urol，2010，6（3）：212-231.

[13] RAINA R，DECOY M，CHAKRABORTY R，et al. Renal cystic diseases during the perinatal and neonatal period[J]. J Neonatal Perinatal Med，2021，14（2）：163-176.

[14] CARDONA-GRAU D，KOGAN B A. Update on multicystic dysplastic kidney[J]. Curr Urol Rep，2015，16（10）：67.

[15] KHARE A，KRISHNAPPA V，KUMAR D，et al. Neonatal renal cystic diseases[J]. J Matern Fetal Neonatal Med，2018，31（21）：2923-2929.

[16] ERGER F，BRUCHLE N O，GEMBRUCH U，et al. Prenatal ultrasound，genotype，and outcome in a large cohort of prenatally affected patients with autosomal-recessive polycystic kidney disease and other hereditary cystic kidney diseases[J]. Arch Gynecol Obstet，2017，295（4）：897-906.

[17] CORNEC-LE G E，ALAM A，PERRONE R D. Autosomal dominant polycystic kidney disease[J]. Lancet，2019，393（10174）：919-935.

[18] ARSHAD M，SEED P C. Urinary tract infections in the infant[J]. Clin Perinatol，2015，42（1）：17-28.

[19] BONADIO W，MAIDA G. Urinary tract infection in outpatient febrile infants younger than 30 days of age：a 10-year evaluation[J]. Pediatr Infect Dis J，2014，33（4）：342-344.

[20] KANELLOPOULOS T A，SALAKOS C，SPILIOPOULOU I，et al. First urinary tract infection in neonates，infants and young children：a comparative study[J]. Pediatr Nephrol，2006，21（8）：1131-1137.

[21] DOWNEY L C, BENJAMIN D J, CLARK R H, et al. Urinary tract infection concordance with positive blood and cerebrospinal fluid cultures in the neonatal intensive care unit[J]. J Perinatol, 2013, 33（4）: 302–306.

[22] MILAS V, PUSELJIC S, STIMAC M, et al. Urinary tract infection（UTI）in newborns: risk factors, identification and prevention of consequences[J]. Coll Antropol, 2013, 37（3）: 871–876.

[23] KARACAN C, ERKEK N, SENEL S, et al. Evaluation of urine collection methods for the diagnosis of urinary tract infection in children[J]. Med Princ Pract, 2010, 19（3）: 188–191.

[24] WEEMS M F, WEI D, RAMANATHAN R, et al. Urinary tract infections in a neonatal intensive care unit[J]. Am J Perinatol, 2015, 32（7）: 695–702.

[25] BEETZ R. Evaluation and management of urinary tract infections in the neonate[J]. Curr Opin Pediatr, 2012, 24（2）: 205–211.

[26] RUANGKIT C, SATPUTE A, VOGT BA, et al. Incidence and risk factors of urinary tract infection in very low birth weight infants[J]. J Neonatal Perinatal Med, 2016, 9（1）: 83–90.

[27] BU F, ZHANG Y, WANG K, et al. Genetic Analysis of 400 Patients refines understanding and implicates a new gene in atypical hemolytic uremic syndrome[J]. J Am Soc Nephrol, 2018, 29（12）: 2809–2819.

[28] LOIRAT C, FAKHOURI F, ARICETA G, et al. An international consensus approach to the management of atypical hemolytic uremic syndrome in children[J]. Pediatr Nephrol, 2016, 31（1）: 15–39.

[29] SZARVAS N, SZILAGYI A, TASIC V, et al. First–line therapy in atypical hemolytic uremic syndrome: consideration on infants with a poor prognosis[J]. Ital J Pediatr, 2014, 40: 101.

[30] SHARMA A P, GREENBERG C R, PRASAD A N, et al. Hemolytic uremic syndrome（HUS）secondary to cobalamin C（cblC）disorder[J]. Pediatr Nephrol, 2007, 22（12）: 2097–2103.

[31] BESBAS N, GULHAN B, KARPMAN D, et al. Neonatal onset atypical hemolytic uremic syndrome successfully treated with eculizumab[J]. Pediatr Nephrol, 2013, 28（1）: 155–158.

[32] ALFANDARY H, RINAT C, GUREVICH E, et al. Hemolytic uremic syndrome: a contemporary pediatric experience[J]. Nephron, 2020, 144（3）: 109–117.

[33] CAKAR N, OZCAKAR Z B, OZALTIN F, et al. Atypical hemolytic uremic syndrome in children aged <2 years[J]. Nephron, 2018, 139（3）: 211–218.

[34] TREPICCIONE F, PROSPERI F, DE LA MOTTE L R, et al. New findings on the pathogenesis of distal renal tubular acidosis[J]. Kidney Dis（Basel）, 2017, 3（3）: 98–105.

[35] BATLLE D, ARRUDA J. Hyperkalemic forms of renal tubular acidosis: clinical and pathophysiological aspects[J]. Adv Chronic Kidney Dis, 2018, 25（4）: 321–333.

[36] WATANABE T. Improving outcomes for patients with distal renal tubular acidosis: recent advances and challenges ahead[J]. Pediatric Health Med Ther, 2018, 9（2）: 181–190.

[37] MOHEBBI N, WAGNER C A. Pathophysiology, diagnosis and treatment of inherited distal renal tubular acidosis[J]. J Nephrol, 2018, 31（4）: 511–522.

[38] HAQUE S K, ARICETA G, BATLLE D. Proximal renal tubular acidosis: a not so rare disorder of multiple etiologies[J].

Nephrol Dial Transplant，2012，27（12）：4273–4287.

[39] PALMER B F，KELEPOURIS E，CLEGG D J. Renal tubular acidosis and management strategies：a narrative review[J]. Adv Ther，2021，38（2）：949–968.

[40] BAGGA A，SINHA A. Renal tubular acidosis[J]. Indian J Pediatr，2020，87（9）：733–744.

[41] RESONTOC L P，YAP H K. Renal vascular thrombosis in the newborn[J]. Pediatr Nephrol，2016，31（6）：907–915.

[42] MONAGLE P，NEWALL F. Management of thrombosis in children and neonates：practical use of anticoagulants in children[J]. Hematology Am Soc Hematol Educ Program，2018，2018（1）：399–404.

[43] BACCIEDONI V，ATTIE M，DONATO H. Thrombosis in newborn infants[J]. Arch Argent Pediatr，2016，114（2）：159–166.

[44] WITMER C，RAFFINI L. Treatment of venous thromboembolism in pediatric patients[J]. Blood，2020，135（5）：335–343.

[45] BRANDAO L R，SIMPSON E A，LAU K K. Neonatal renal vein thrombosis[J]. Semin Fetal Neonatal Med，2011，16（6）：323–328.

[46] SARACCO P，PARODI E，FABRIS C，et al. Management and investigation of neonatal thromboembolic events：genetic and acquired risk factors[J]. Thromb Res，2009，123（6）：805–809.

[47] PEREIRA M，RODRIGUES N，GODINHO I，et al. Acute kidney injury in patients with severe sepsis or septic shock：a comparison between the “Risk，Injury，Failure，Loss of kidney function，End–stage kidney disease”（RIFLE），Acute Kidney Injury Network（AKIN）and Kidney Disease：Improving Global Outcomes（KDIGO）classifications[J]. Clin Kidney J，2017，10（3）：332–340.

[48] JETTON J G，ASKENAZI D J. Acute kidney injury in the neonate[J]. Clin Perinatol，2014，41（3）：487–502.

[49] MOMTAZ H E，SABZEHEI M K，RASULI B，et al. The main etiologies of acute kidney injury in the newborns hospitalized in the neonatal intensive care unit[J]. J Clin Neonatol，2014，3（2）：99–102.

[50] ALI M A，REHMAN A，AHMED E. Association of In–hospital outcome of Acute Kidney Injury（AKI）with etiology among newborns at a tertiary care unit[J]. Pak J Med Sci，2018，34（1）：125–129.

[51] NADA A，BONACHEA E M，ASKENAZI D J. Acute kidney injury in the fetus and neonate[J]. Semin Fetal Neonatal Med，2017，22（2）：90–97.

[52] KHWAJA A. KDIGO clinical practice guidelines for acute kidney injury[J]. Nephron Clin Pract，2012，120（4）：c179–c184.

[53] USTYOL L，PEKER E，DEMIR N，et al. The use of acute peritoneal dialysis in critically ill newborns[J]. Med Sci Monit，2016，22：1421–1426.

[54] NOURSE P，CULLIS B，FINKELSTEIN F，et al. ISPD guidelines for peritoneal dialysis in acute kidney injury：2020 Update（paediatrics）[J]. Perit Dial Int，2021，41（2）：139–157.

[55] VASUDEVAN A，PHADKE K，YAP H K. Peritoneal dialysis for the management of pediatric patients with acute kidney injury[J]. Pediatr Nephrol，2017，32（7）：1145–1156.

[56] DE GALASSO L，PICCA S，GUZZO I. Dialysis modalities for the management of pediatric acute kidney injury[J]. Pediatr

Nephrol，2020，35（5）：753–765.

[57] DIANE MT，TSENG MH，CHIANG MC，et al. Renal replacement therapy in the neonatal intensive care unit[J]. Pediatr Neonatol，2018，59（5）：474–480.

[58] NISHIMI S，SUGAWARA H，ONODERA C，et al. Complications during continuous renal replacement therapy in critically ill neonates[J]. Blood Purif，2019，47（Suppl 2）：74–80.

第十四章

神经系统疾病

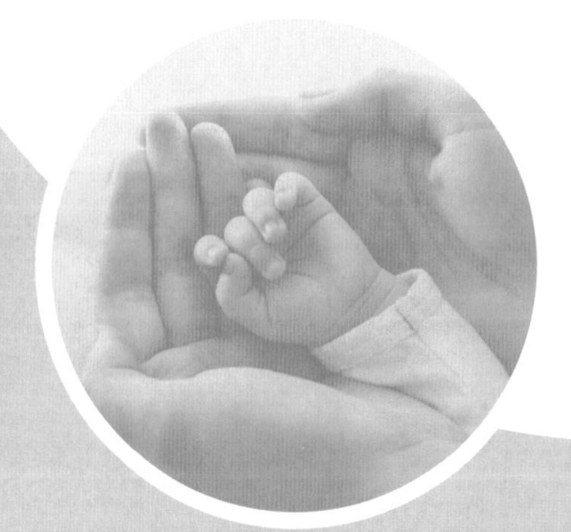

第一节 新生儿缺氧缺血性脑病

新生儿缺氧缺血性脑病（hypoxic-ischemic encephalopathy，HIE）是指在围产期发生急性或慢性缺氧所导致的大脑缺氧缺血性损伤。主要见于活产足月儿，我国足月儿HIE发生率为活产儿的3‰~6‰，其中15%~20%在新生儿期死亡，存活患儿中20%~30%存在不同程度永久性的神经系统损害，如运动或智力障碍、癫痫等。临床表现为生后不久出现意识改变、肌张力、原始反射异常等神经系统症状、体征，持续24h以上，严重者可有惊厥、脑干症状，并危及生命。

一、诊断要点

（一）病史和高危因素

妊娠期合并高血压、孕母胎盘异常、产程异常、胎心异常、羊水异常、脐带异常、宫内窘迫、新生儿窒息等。对于存在宫内窘迫、窒息经复苏急救后的新生儿，应密切观察患儿神经系统症状和相关体征表现，有无抑制或激惹状态，以便做出早期诊断，及时治疗。

（二）临床特点

1. 多为足月儿，具有明显宫内窘迫史或产时窒息史。

2. 神经系统症状常于生后6~12h出现，逐渐加重，至72h达高峰，随后逐渐好转。

3. 不同程度的意识障碍，轻型仅有激惹或嗜睡；重型明显抑制、昏迷。

4. 前囟饱满、骨缝分离、头围增大，有脑水肿表现。

5. 惊厥　多见于中、重型病例，惊厥形式以微小型多见，有时表现为呼吸暂停。

6. 肌张力增高或减低。

7. 原始反射异常　如拥抱反射过分活跃、减弱或消失，吸吮反射减弱或消失。

8. 重度脑损伤可有脑干症状，表现为中枢性呼吸衰竭和瞳孔对光反射异常。

9. 根据临床病情，将新生儿HIE划分为轻、中、重度（表14-1）。

表14-1　HIE临床分度

分度	意识	肌张力	原始反射		惊厥	中枢性呼吸衰竭	瞳孔改变	EEG	病程及预后
			拥抱反射	吸吮反射					
轻度	兴奋抑制交替	正常或稍增高	活跃	正常	可有肌阵挛	无	正常或扩大	正常	症状在72h消失预后好
中度	嗜睡	减低	减弱	减弱	常有	有	常缩小	低电压，可有痫样放电	症状在14天内消失，可能有后遗症
重度	昏迷	松软，或间歇性伸肌张力增高	消失	消失	有，可呈持续状态	明显	不对称或扩大，对光反射迟钝	爆发抑制、等电位	症状可持续数周，病死率高，存活者多有后遗症

（三）辅助检查

1. 血气分析　新生儿出生后应立即采脐动脉血行血气分析，脐动脉血气分析能准确地反映患儿出生前瞬时的缺氧酸中毒程度，可以较直接地体现出胎儿产前组织缺氧的时间及程度，并具有快捷、客观、无创伤性的特点。2021年，新生儿脐动脉血气分析临床应用专家共识指出新生儿脐动脉血气分析pH＜7.00和/或BE≤-12.00 mmol/L，和/或乳酸水平≥6.00 mmol/L，作为新生儿围产期缺氧预后不良的最高危值。

2. 颅脑B超　可在HIE病程早期（生后72h内）进行。在诊断早期HIE、脑水肿方面，超声比CT、MRI敏感。颅脑B超可从多切面、立体了解病灶范围及在HIE不同时期动态观察，直观颅内血管及脉络丛搏动情况。不同临床分度及病理类型显示特征性的图像。①轻度HIE：脑室旁的实质回声呈小片状增强，回声轻度低于脉络丛回声。②中度HIE：脑实质弥漫性回声增强，回声强度接近脉络丛，灰白质分界不清，合并室管膜下囊肿、出血。③重度HIE：脑实质弥漫性回声增强，回声强度高于脉络丛，部分为无回声区，灰白质分界消失，合并有颅内出血时表现为颅内多发性强回声光团。

3. 颅脑CT　一般以生后4~7天检查为宜。CT有助于了解病灶的分布，更直观显示脑缺血、脑水肿和脑软化等相关病理表现，大部分病灶表现为分布于脑实质的低密度灶，蛛网膜下腔或脑实质、脑室可合并出血，中线结构无明显移位。采用低剂量的CT影像检查，可有效减少辐射对新生儿造成的损伤和后遗症。

4. 颅脑MRI　尽可能在生后48h之内进行。能判断足月儿和早产儿脑损伤类型、范围、严重程度及评估预后，具有无辐射性、多方位成像，以及适用范围广等优点，其成像具有分辨率清晰，轴位、冠状位及矢状位三位成像等特点，在诊断新生儿HIE中具有极高的灵敏度和特异度。足月新生儿HIE中，旁矢状区的脑损伤MRI可表现为皮质、皮层下白质，T_1WI可见迂曲条状及点状的高信号，而皮质内呈现雪花状的高信号；脑室周围白质软化可表现为侧脑室周围小斑片状T_1WI低信号，T_2WI高信号病灶，边界清楚；部分基底节和背侧丘脑损伤可在损伤处表现为T_1高信号，T_1内囊后肢正常髓鞘化高信号减低或消失；脑出血患儿可见脑沟、脑裂变浅或消失，而梗死、坏死可表现T_1低信号，T_2高信号。

5. 振幅整合脑电图（amplitude integrated electroencephalography，aEEG）　可以动态记录大脑皮层的脑电活动，且对缺氧缺血反应敏锐，因此可早期判断HIE的病情程度，以便早期有针对性干预治疗。目前普遍采用Hellström-Westas等提出的五类分法。①连续正常电压：aEEG上表现为下边界振幅波动于5~7μV或10μV，上边界振幅波动于10~25μV，最高不超过50μV。②不连续正常电压：背景活动不连续，下边界振幅波动，但不＞5μV，上边界振幅＞10μV。③爆发抑制：不连续的背景活动，下边界振幅波动于0~2μV，爆发时的振幅超过25μV。爆发次数＞100次/h称为BS+，＜100次/h称为BS－。④持续低电压：背景活动连续，振幅显著降低，上边界振幅＜10μV，下边界振幅＜5μV或在5μV上下波动。⑤电静止、平坦波：振幅＜5μV并接近于0的极低电压，相当于电静息。其中①为正常，②为轻度异常，③④为中重度异常，⑤为重度异常。HIE时严重的背景活动异常是低电压，波谱带下边界≤5μV，或出现爆发抑制。

（四）鉴别诊断

新生儿缺氧缺血性脑病应与颅内出血、遗传代谢性疾病及宫内发生的脑损伤等引起的神经系统疾病鉴别。

1. 颅内出血　颅内出血一般出血量少，无临床症状，重度脑室内出血多发生在小胎龄、低出生体重、有异常分娩史的早产儿，结合影像学检查可确诊。

2. 低血糖脑病　低血糖脑病是指血糖过低致大脑神经细胞能量代谢障碍而引起的一种代谢性脑病。常表现为顽固、难以纠正的低血糖状态。脑影像学早期显示脑组织大范围水肿，选择性脑枕叶、顶叶损伤严重。

3. 遗传代谢性疾病　代谢性脑病神经系统症状较重，常与缺氧程度不平行，症状持续存在，甚至进行性加重；与新生儿HIE的病程规律不符；有时伴有难以纠正的顽固酸中毒、低血糖、高氨血症、贫血等。

4. 宫内发生的脑损伤　宫内发生的各类脑损伤，出生时已是后期病理改变阶段，影像学是确诊的重要手段，能够提示损伤后期的病变特点。

（五）诊断标准

根据2005年长沙会议制定的新生儿HIE诊断标准，临床表现是主要诊断依据。具体如下。

（1）有明确的可导致胎儿宫内窘迫的异常产科病史，以及严重的胎儿宫内窘迫表现（胎心率＜100次/min，持续5min以上和/或羊水Ⅲ度污染），或者在分娩过程中有明显窒息史。

（2）出生时有重度窒息，指Apgar评分1min≤ 3分，并延续至5min时仍≤5分和/或出生时脐动脉血气pH≤7.00。

（3）出生后不久出现神经系统症状并持续至24h以上，如意识改变（过度兴奋、嗜睡、昏迷）、肌张力改变（增高或减弱）、原始反射异常（吸吮、拥抱反射减弱或消失），病重时可有惊厥、脑干症状（呼吸节律改变、瞳孔改变、对光反射迟钝或消失）和前囟张力增高。

（4）排除电解质紊乱、颅内出血和产伤等原因引起的抽搐，以及宫内感染、遗传代谢性疾病和其他先天性疾病所引起的脑损伤。

同时具备以上4条者可确诊，第4条暂时不能确定者可作为拟诊病例。

二、治疗原则和措施

尽量争取早期治疗，采取综合措施，建立治疗信心。根本措施是全面维护机体内环境稳定，维持各脏器功能的综合治疗，保证已受损害的神经细胞代谢逐渐恢复。

（一）支持治疗

1. 维持适当的通气和氧合　低氧血症和重度高碳酸血症均可损害脑血流自主调节功能，导致压力被动性脑循环。因此，应维持正常的氧分压（$PO_2$60~80mmHg）和二氧化碳分压（PCO_2 35~45mmHg），避免低氧血症、高氧血症、高碳酸血症和低碳酸血症的发生。

2. 维持适当的脑血流灌注　维持正常动脉血压值，避免发生体循环低血压（加重缺血）、高血压（有导致脑出血的风险）和血液高凝状态。

3. 维持适当的血糖正常高值　低血糖和高血糖对HIE患儿都是无益的，尤其是急性期低血糖。血糖维持在4.2~5.6mmol/L为宜，避免低血糖加重脑损伤，避免高血糖，因其高渗透作用可能导致脑出血和血乳酸堆积等不良结局。

（二）对症治疗

1. 适量限制入液量，预防脑水肿　应维持尿量＞1mL/（kg・h），颅内压增高时，首选利尿剂呋塞米，每次0.5~1mg/kg，静脉注射。不建议常规使用甘露醇预防脑水肿，只有在颅内压明显升高，导致脑灌注压严重下降时可使用20%甘露醇，0.25~0.5g/kg，静脉注射，每6~12h 1次，连用3~5天。一般不建议使用糖皮质激素减轻脑水肿。

2. 控制惊厥　推荐苯巴比妥作为控制惊厥一线用药，不建议苯巴比妥作为足月儿HIE惊厥发生的预防用药。苯巴比妥，负荷量为20mg/kg，静脉推注。若不能控制惊厥，1h后可加10mg/kg，12~24h后给维持量，每天3~5mg/kg。肝功能不良者改用苯妥英钠，剂量同苯巴比妥。顽固性抽搐者加用咪达唑仑，每次0.1~0.3mg/kg静脉滴注或加用水合氯醛50mg/kg灌肠。

（三）神经保护治疗

1. 亚低温治疗

（1）工作原理　亚低温治疗是指用人工诱导方法将体温降低2~5℃，以降低能量消耗、减少细胞外谷氨酸、氧化反应达到保护脑细胞作用。推荐亚低温治疗足月儿中、重度HIE。亚低温可显著降低足月儿HIE的病死率、18月龄时病死率和严重伤残发生率。

（2）适应证和禁忌证　根据亚低温治疗方案，接受治疗的患儿需胎龄≥36周和出生体重≥2 500g，并且同时存在下列情况：有胎儿宫内窘迫的证据，有新生儿窒息的证据，有新生儿HIE或aEEG脑功能监测异常的证据。如有以下情况不适合进行亚低温治疗：出生12h以后；初始振幅整合脑电图监测正常；存在严重的先天性畸形，特别是复杂青紫型先天性心脏病，复杂神经系统畸形，存在21、13或18-三体等染色体异常；颅脑创伤或中、重度颅内出血；全身性先天性病毒或细菌感染；临床有自发性出血倾向或PLT＜50×10^9/L。

符合部分纳入标准的患儿，如胎龄35~36周、入院时龄超过12h，或者脑病症状缺乏，或者BE、pH没有达到标准等，是否纳入亚低温治疗的目标人群仍然存在争议。有小样本研究结果提示，与全部满足纳入标准的患儿比较，满足部分纳入标准的患儿进行低温治疗是安全的，没有严重不良反应发生，但神经预后结局改善不显著，需要更多研究来支持。鉴于新生儿HIE是一个逐渐发展的动态损伤过程，早期临床症状和体征不典型，因此为避免错过最佳治疗窗，对满足部分纳入条件，没有禁忌证的患儿建议在严密监护下进行亚低温治疗。连续评估如果没有脑病症状和脑电图异常，可以提前退出亚低温治疗。

（3）技术操作　亚低温有选择性头部亚低温（冰帽系统）和全身亚低温（冰毯系统）两种方式。选择性头部亚低温使鼻咽部温度维持在33.5~34℃（目标温度），可接受温度为33~34.5℃，同时直肠温度维持在34.5~35℃。全身亚低温使直肠温度维持在33.5~34℃（目标温度），可接受温度为33~34.5℃。亚低温治疗最适宜在生后6h内进行，越早越好，治疗时间为72h，治疗结束复温后至少严密临床观察24h，出院后至少随访至生后18个月。具体的实施步骤如下：固定温度探头，将处于备用状态的变温毯裹以柔软的床单覆盖大腿和躯干（或冰帽覆盖头部），设定合适水温，启动控温仪，开始诱导亚低温治疗，1~2h达到亚低温治疗的目标温度（33.5~34℃），达到亚低温治疗的目标温度后转为维持治疗72h，停止亚低温治疗，采用自然复温或人工复温法逐步复温。

（4）不良反应及其处理　低温治疗过程中可能出现的不良反应如下。①循环系统：严重心律失常、严重栓塞、严重低血压和肺动脉高压。②血液系统：凝血功能异常和血小板减少。③呼吸系统：低氧血症。④代谢紊乱：低血糖、高血糖、低血钙、低钠血症和高钠血症。⑤肝、肾功能损害。⑥皮肤：破溃、坏死和硬肿。

开始亚低温治疗后出现不良反应，应终止亚低温治疗，按照复温流程进行复温。如新生儿存在持续低氧血症（经过积极呼吸支持治疗后，SaO_2仍＜80%）或持续低血压（积极支持治疗和予血管活性药物后，平均动脉压仍低于35mmHg），应考虑停止亚低温治疗。亚低温治疗期间，心率会降至90次/min以下，亚低温治疗仪报警设置应调整为低于80次/min，如果心率持续降低或出现心律失常，应及时处理或停止亚低温治疗。

（5）监护与管理　①生命体征监测：持续动态监测患儿心率、心律、呼吸、血压及经皮血氧饱和度。②体温监测：动态监测皮温、直肠温度、鼻咽部或食管温度，开始每15min记录1次，直至达到目标温度后1h，然后每2h记录1次，复温期间每1h记录1次，新生儿体温不能高于或低于目标温度超过1℃。③电解质、体液平衡、凝血功能及血常规监测：亚低温治疗期间的24h、48h和72h复查血常规、动脉血气、乳酸、肝功能、肾功能、电解质、血糖、血钙和凝血功能，必要时随时复查。④神经系统监测：行脑功能监测，住院期间至少完成一次常规EEG检查，低温对脑组织无损害，但可能掩盖颅内出血的症状，复温过快、发生肌颤易引起颅内压增高，应严密观察意识、瞳孔、生命体征变化。⑤基础护理：每4h检查新生儿皮肤1次，每2h变动1次体位。⑥复温管理：复温期间每1h记录1次鼻咽部温度或直肠温度，直至温度升至36.5℃。人工复温法时，复温期间直肠温度每2h升高不超过0.5℃。

2. 不推荐的治疗方法　鉴于目前尚无充分的循证医学证据支持，故不推荐高压氧治疗足月儿HIE；不推荐促红细胞生成素治疗足月儿HIE；不推荐人神经干细胞移植治疗足月儿HIE；不推荐硫酸镁治疗足月儿HIE；不推荐别嘌呤醇治疗足月儿HIE；不推荐纳洛酮治疗足月儿HIE；不推荐胞二磷胆碱、脑活素、1,6-二磷酸果糖、神经节苷脂、碱性成纤维细胞生长因子和神经生长因子治疗足月儿HIE；不推荐布洛芬、吲哚美辛、硝苯地平、尼莫地平、川芎嗪、东莨菪碱和山莨菪碱治疗足月儿HIE；不推荐维生素E和维生素C作为特殊神经保护剂治疗足月儿HIE。

三、护理和监护要点

1. 密切观察病情变化　给予必要的心电和血氧饱和度监护，实时监测患儿精神神经症状，如意识障碍、嗜睡、惊厥发作等异常情况，必要时予抗惊厥等对症治疗。

2. 脑氧饱和度监测　近红外光谱（near infrared spectroscopy，NIRS）分析技术具有无创、持续、床旁监测、安全可行的特点，是脑氧饱和度监测的重要工具。NIRS可早期监测HIE的脑氧合代谢状态和脑血流变化，为严重度和预后评估提供有价值的资料。

3. 维持正常血压、血糖　每日监测血糖、血压，发现异常及时处理。

4. 保持呼吸道通畅，维持有效呼吸　患儿取仰卧位，并将肩部适当垫高2cm，确保呼吸畅通；及时清理口鼻中有分泌物，可借助弹足、抚摸背部等方式帮助患儿改善呼吸状况；如果不能自主呼吸，需及时呼吸支持。

5. 加强营养　供给足够的热量和奶量，不能自行吸吮者可胃管喂养。

6. 加强新生儿期干预　加强康复锻炼，遵循循序渐进原则，给予患儿感知刺激及肢体、抬头训练。

四、疗效和预后评估

轻度HIE预后好，中、重度HIE可在新生儿早期死亡或造成不可逆的脑损伤，可能出现后遗症，如智力障碍、脑瘫、癫痫、共济失调等。

近、远期结局与脑损伤程度有关，可通过临床和不同的辅助检查协助评估预后。

7~14天后如影像学图像上存在不可逆的脑结构异常表现，提示可能会发生后遗症；3~4周时影像上表现为明显的脑萎缩脑组织液化钙化则后遗症难以避免，且较严重。在生后24h内EEG或aEEG检查均可评价脑损伤严重程度并可作为评价预后的参考指标。严重的电活动背景异常包括重度持续低电压、爆发抑制，严重的异常放电，如频繁、持续痫样放电，高波幅放电后紧随电活动抑制，均是严重脑损伤表现，不但远期后遗症严重，近期病死率也增加；当生后24h内脑电活动严重异常，但1周内明显恢复，则预后可能良好。

新生儿行为神经测定（NBNA）为一类评价新生儿早期行为以及心理发育的重要方式，在评价脑损伤方面有着良好的参考价值。本检查只适用于足月新生儿。早产儿需至PMA 40周时评估。20项NBNA总分40分，于生后2~3天、12~14天、26~28天3次测定，以一周内新生儿＞37分以上为正常，37分以下尤在2周内≤37分者需长期随访。

五、诊疗关键点和难点

1. 早期识别中重度HIE　需重视治疗“时间窗”，任何神经保护措施都有相同的治疗时间窗。轻度HIE预后好，除一般疗法外，不需要特殊的神经保护治疗，中重度HIE患儿才是治疗的重点，因此，尽早识别处于中、重度HIE危险的患儿十分重要，仅根据临床病史及体征，要在6h之内早期诊断HIE并对其严重程度进行判断有一定难度，近年来国外已经推荐将aEEG作为可疑HIE的足月儿早期评估的一部分，有助于HIE严重程度的分类，并早期可与家长进行沟通和制定治疗计划，从而选择某些最可能的神经保护措施（如亚低温疗法）。

2. 预防胎儿宫内窘迫，及时正确地实施新生儿复苏。该病无特效治疗方法，应着力预防胎儿宫内窘迫，并提高新生儿窒息复苏水平。在分娩过程中要严密监护胎儿心率，及早发现宫内窘迫，选择最佳方式尽快结束分娩。生后窒息的新生儿，应争分夺秒地建立有效呼吸和完善的循环功能，尽量减少生后缺氧对脑细胞的损伤。窒息复苏后的新生儿要密切观察神经症状和监护各项生命体征，一旦发现有异常神经症状如意识障碍、原始反射不易引出，便应考虑本病的诊断，及早给予治疗，以减少存活者中后遗症的发生率。

（林霓阳　翁立坚）

第二节　颅内出血

颅内出血（intracranial hemorrhage，ICH）是新生儿尤其是早产儿常见病，按部位可分为脑室周围-脑室内出血、硬脑膜下出血、蛛网膜下腔出血、脑实质出血、小脑出血等类型，早产儿颅内出血主要为脑室周围-脑室内出血。据不完全统计，新生儿颅内出血发生率为15.0%，足月新生儿颅内出血发生率为1.4‰，早产儿脑室内出血发生率为9.3%。新生儿颅内出血病死率高，严重者可引起不同程度的神经系统后遗症，如智力发育落后、脑瘫、视听障碍、行为异常等。其临床表现缺乏特异性，轻者可无症状，明确诊断有赖于影像学检查。

一、诊断要点

（一）病史及高危因素

孕母有胎膜早破、前置胎盘、妊娠期糖尿病等病史、早产、低出生体重儿、宫内或产时缺氧窒息、急产、臀牵引及胎吸引助产、胎位不正、凝血功能异常、高碳酸血症及生后吸氧、吸痰、机械通气等不当操作。

（二）临床特点

新生儿颅内出血根据出血量、出血部位及进展速度不同，临床表现各异。大多出血量少，无临床症状，预后良好；少数急性、大量颅内出血，神经系统症状迅速恶化，出现频繁呼吸暂停，危及患儿生命。新生儿颅内出血多无定位体征，临床表现不典型，可表现为反应差、激惹、脑性尖叫、肢体震颤、双上肢划船样动作、呼吸困难、呼吸暂停及节律不整、呕吐、原始反射异常等。

1. 胎儿宫内颅内出血　胎儿ICH包括脑室、脑实质、小脑及脑外间隙内发生的出血，其中生发层基质-脑室出血（germinal matrix-intraventricular hemorrhage，GM-IVH）是最常见的类型。出生后，宫内颅内出血的主要诊断依据是早期超声检查发现有血块的声像及出血区域的囊性变性，即提示出血发生于数日或数周前。MRI可以更直观地显示胎儿ICH的部位和程度。

2. 脑室周围-脑室内出血（periventricular-intraventricular hemorrhag，PVH-IVH）　是由脑室周围生发基质出血造成的。主要见于早产儿，尤以胎龄＜32周，体重＜1 500 g的极低出生体重儿多见，胎龄越小、出生体重越低越常见。发病时间多在出生后1周，50%发生在生后24h内，90%发生在生后72h内。对胎龄≤32周的早产儿和具有颅内出血高危因素的晚期早产儿、足月儿，生后3天内常规进行颅脑B超筛查，及早确诊颅内出血。根据头颅影像学检查，分为4级。①Ⅰ级：室管膜下生发层基质出血。②Ⅱ级：脑室内出血，但无脑室扩大。③Ⅲ级：脑室内出血伴脑室扩大。④Ⅳ级：脑室内出血伴脑室旁白质损伤或脑室周围终末静脉出血性梗死。少量的脑室周围-脑室内出血一般无明显的临床症状和体征，多在颅脑超声筛查时发现，对预后也无影响。严重出血时，造成的脑实质损害可产生神经系统危害和远期后遗症。PVH-IVH中25%~35%发生出血性脑积水，主要发生于Ⅲ~Ⅳ级PVH-IVH，因室间孔、中脑水管、第四脑室的正中孔、侧孔等狭窄解剖部位堵塞，或蛛网膜颗粒粘连影响脑脊液吸收，使脑脊液循环通路阻塞，导致脑积水。极度扩张的脑室影响脑正常发育，而致小儿严重残疾。

3. 硬脑膜下出血（subdural hemorrhage，SDH）　多因机械损伤导致硬膜下血窦及附近血管破裂而出血。其中，单纯大脑镰撕裂、小脑幕轻度撕裂所致的幕上和幕下出血比较常见，其中小脑幕的游离缘出血，特别是在小脑幕和大脑镰的连接处，可进展至蛛网膜下腔。此类出血与产伤有直接关系，多见于巨大儿或者头大、胎位异常难产或高位产钳助产的新生儿，出血量少者临床症状轻微，仅表现激惹等，出血量多者一般在24h后出现偏瘫、惊厥、斜视等神经系统症状。严重的小脑幕、大脑镰撕裂和大脑表浅静脉破裂导致严重后颅凹出血，可压迫脑干，迅速出现尖叫、惊厥、脑干症状等神经系统症状，预后凶险，患儿可在出生后数小时内死亡。SDH有可能在新生儿期不出现症状和体征，数月后发生硬膜下积液。CT对早期的脑边缘部位和深部出血诊断敏感性优于B超和MRI。

4. 原发性蛛网膜下腔出血（primary subarachnoid hemorrhage）　原发性蛛网膜下腔出血起源于蛛网膜下腔，出血可来自脑发育过程中软脑膜小动脉、小静脉及其间复杂的小血管吻合支，也可来自蛛网膜下腔静脉。临床十分常见，多见于早产儿，大多预后良好，出血量少者可无症状或仅有激惹、肌张力低下。出血量增多时可刺激脑皮质，突出表现为间歇性惊厥，出血量大者可引起梗阻性脑积水。大量蛛网膜下腔出血多见产伤或有血管畸形，病情危重，短时死亡。出血早期诊断首选CT。

5. 脑实质出血（cerebral parenchymal hemorrhage）　病因复杂，根据出血部位、量不同，临床表现各有不同。单纯点片状出血，无明显的神经系统症状，不影响预后。大范围脑实质出血多与严重的全身性疾病和脑血管畸形有关，足月儿常表现为突发惊厥，可迅速泛化全身。出血部位可液化形成囊肿。可遗留脑瘫、癫痫和神经发育迟缓等后遗症。

6. 小脑出血（cerebellar hemorrhage，CEH）　包括原发性小脑出血、脑室内或蛛网膜下腔出血扩散至小脑、静脉出血性梗死，及小脑撕裂4种类型。早产儿多见，少量小脑出血可无症状，大量出血可压迫脑干，出现脑干症状，如呼吸暂停，患儿可短时间内迅速死亡，存活者预后不良。

（三）辅助检查

1. B超　便捷、无创，可床边操作。超声诊断新生儿脑室管膜下出血、脑实质出血及脑室内出血有高度敏感性和特异性，是早期诊断颅内出血，以及评估其预后和1周后随访的首选手段。

2. CT　CT在检出硬脑膜下、蛛网膜下腔出血灶中优于超声，一般生后7天内检查。

3. MRI　分辨率高，无创，无X线辐射危害，是确诊各种颅内出血、评估预后最敏感的手段。

4. 脑脊液检查　颅内出血时镜下可见血性，皱缩的红细胞，蛋白增高，严重者在出血后24h内脑脊液糖含量降低。该检查诊断价值小，属于有创性检查，目前应用较少。

二、治疗原则和措施

（一）一般治疗

保持患儿安静，尽可能避免搬动，减少刺激性操作，维持正常的氧合状态，维持正常pH值、渗透压及灌注压。保持头中线位置有利于颈静脉血流畅通，预防颈静脉充血而导致颅内出血。

（二）对症治疗

1. 止血　可选择使用维生素K_1，常用方案为：①生后立即肌内注射维生素K_1 1mg或口服2mg 1次，然后每隔10天口服2mg，直至生后3个月，共10次。②生后肌内注射维生素K_1 2mg 1次，然后分别于1周和4周时再口服5mg，共3次。必要时使用新鲜冰冻血浆10~20mL/kg。

2. 降低颅内压　有颅内压力增高症状者用呋塞米，每次0.5~1mg/kg，每天2~3次静脉注射；3%氯化钠溶液以0.5~2.0mL/（kg·h）持续静脉滴注并间歇静脉注射，维持血清钠在155~165mmol/L可获得满意疗效。中枢性呼吸衰竭者可用小剂量甘露醇，每次0.25~0.5g/kg，每6~8h 1次，静脉注射。

3. 控制惊厥　首选苯巴比妥，负荷量为20mg/kg，静脉推注。若不能控制惊厥，1h后可加10mg/kg，12~24h后给维持量，每天3~5mg/kg。肝功能不良者改用苯妥英钠，剂量同苯巴比妥。顽固性抽搐者加用咪达唑仑，每次0.1~0.3mg/kg静脉滴注或加用水合氯醛50mg/kg灌肠。

4. 出血后脑实质损伤的治疗　重点预防重度出血，病变早期予以针对性的对症治疗，大范围的脑实质出血、硬膜下出血、蛛网膜下腔出血，酌情外科手术治疗。至今并无大量研究证据证实存在有效的逆转脑细胞损伤药物，有文献报道，脑蛋白水解物、1,6二磷酸果糖、胞二磷胆碱、神经节苷脂具有营养脑神经作用，但目前缺乏循证医学证据明确疗效。

5. 脑积水　每日监测头围，注意颅内压增高征象，对于重度脑室周围-脑室内出血病例，至少每周颅脑超声检查1次，酌情增加颅脑超声频率。乙酰唑胺25~50mg/（kg·d）、呋塞米等可减少脑脊液分泌，但目前无减少分流术和降低病死率的循证医学证据。Ⅲ级以上PVH-IVH、梗阻性脑积水、侧脑室进行性增大者，可于病情稳定后（生后2周左右）行脑室外引流。常用的方法有顶骨帽状腱膜下埋置储液器，或脑室-腹腔分流术，以缓解脑室内压力。

6. 早期康复干预　对于颅内出血患儿，病情稳定后应尽早进行发育评估，开展早期康复干预。

三、护理和监护要点

1. 密切观察病情变化　监测生命体征改变，密切注意有无颅内压增高的表现，注意意识、眼征、囟门张力、呼吸、瞳孔、肌张力变化。定期测量头围。

2. 轻柔护理，维持合适体位　护理操作轻、稳、准，抬高头肩部，一般保持15°~30°；有颅内高压时，适当抬高头部30°。保持绝对静卧，减少头部搬运，不要扭曲颈部，保持中线位，尽量减少刺激性操作，避免剧烈哭闹。

3. 保持呼吸道通畅，维持正常氧合　及时清除呼吸道分泌物。侧卧位或平卧头侧位，防止呕吐窒息。

4. 维持内环境稳定　维持体温正常，维持血压、血糖、电解质等内环境稳定，避免体温波动、血糖波动、电解质紊乱等导致颅内出血。

四、疗效和预后评估

足月儿、出血量小、蛛网膜下腔出血、没有窒息抢救史，一般遗留神经系统后遗症的可能性小，出血吸收较快，预后良好。轻度IVH的极低出生体重儿在3岁后直至18岁，在认知、行为能力方面与无脑损伤的VLBWI无差别。

颅内出血的神经系统后遗症与出血量、出血部位、胎龄及围产期并发症等多种因素有关。早产、双侧、Ⅲ/Ⅳ级PVH-IVH，或伴有脑实质出血性梗死预后差。严重颅内出血病死率高达27%~50%，存活者常留有不同程度的神经系统后遗症如脑瘫、运动感觉运动障碍以及行为认知障碍等。

五、诊疗关键点和难点

1. 新生儿颅内出血致残率、致死率高，治疗措施是否及时有效是决定预后的关键因素。其临床表现不典型，仅靠病史和生命体征等有时无法早期做出准确的诊断，误诊率相对较高，从而致诊断延迟。

2. 由于神经系统受到损害，遗留某些后遗症，如脑瘫、视听障碍，应早期康复干预。

（林霓阳　翁立坚）

第三节　早产儿脑病

“早产儿脑病（encephalopathy of prematurity，EOP）”的概念于2005年由哈佛大学Volpe等根据早产儿脑损伤的特点首次提出，突出了早产儿脑损伤的复杂性，提示关注早产儿脑白质损伤时不应忽略灰质损伤的特点，强调利用综合策略去探讨早产儿脑损伤因果关系及防治措施。如果只治疗白质的损伤而忽略灰质的损伤，则无法有效改善幸存者的神经系统预后。围产期多种不良因素造成的早产儿脑损伤都可归入早产儿脑病，包括脑室周围白质软化、脑室周围-脑室内出血以及其他疾病所导致的不同形式的脑白质损伤与神经元、轴突的病变和灰质损伤。围产期缺氧缺血和感染是其两大病因，多数早产儿脑病无典型临床症状，确诊需依赖影像学检查。

一、诊断要点

（一）病史和高危因素

产前有宫内窘迫、宫内感染、胎盘及脐带异常、多胎等；生后败血症、窒息、反复呼吸暂停、低血糖、甲状腺功能低下、支气管肺发育不良、NEC等。引起早产儿血压、脑血流波动的因素，如惊厥、气管内吸引、快速扩容、静脉输注高渗溶液、剧烈疼痛、振动或摇摆、红细胞明显减少、动脉导管开放、低血容量、气胸、吸入高浓度氧、不适当高PEEP机械通气等都是早产儿脑病发生的高危因素。另外，噪声、强光、过多的触觉刺激、疼痛、长期母子分离等也与早产儿脑病的发生相关。

（二）临床特点

1. 早产儿脑病临床表现不典型，缺乏特异性，与脑损伤的程度不完全平行，可出现神经系统症状，也可以表现为神经系统外的症状体征，甚至无临床症状。

2. 常见的临床表现有反应差，反复中枢性呼吸暂停，心动过缓、低血压或血压波动，意识改变、易激惹、惊厥发作，肌张力增高、减低或消失，原始反射活跃、减弱或消失等表现。晚期可表现为认知功能障碍、脑瘫、视听力障碍、神经行为异常等。

3. 胎龄小的早产儿临床体征可能被生理不成熟所掩盖，部分被认为是早产儿自身特点如睡眠多、活动少、吃奶少或吸吮无力等非特异性表现均可能是脑损伤表现。

（三）分类

1. 按病变性质分类　①出血性脑损伤：如生发基质-脑室内出血（GM-IVH）、脑室周围出血性梗死（PHI）。②缺血性脑损伤：如脑室周围白质软化（PVL）。

2. 按致病因素分类　①出血性和缺血性脑损伤。②围产期感染所致脑损伤。③低血糖脑病。④胆红素所致脑损伤（胆红素脑病）。⑤胎儿和新生儿脑梗死。⑥遗传代谢病所致脑损伤。⑦脑发育畸形。⑧呼吸机治疗相关性脑损伤等。

3. PVL临床分型

（1）根据病变范围（Lida分型）　①Ⅰ型：病变局限于侧脑室前角或后角深部皮质，病理特点为受累区细胞的坏死，随后出现囊性变。②Ⅱ型：病变累及大脑前叶至后叶呈多发病灶，病理特点同Ⅰ型。③Ⅲ型：大脑白质弥漫性病变（少见），病理特点为少突胶质细胞前体细胞的弥漫性损害。

（2）根据病理改变 ①局灶性PVL：与严重缺血有关，主要引起局部白质的少突胶质细胞前体细胞坏死、胶质增生和囊腔形成。②弥漫性PVL：与缺氧有关，主要引起少突胶质细胞前体细胞弥漫性损伤和凋亡，髓鞘化障碍。

4. IVH临床分型 ①临床稳定型：最常见，表现为不明原因血细胞比容下降，或输血后不上升，检查可发现腘窝角变小与视觉跟踪异常，颈肌张力降低，下肢腱反射增强，持续踝阵挛等。出血多为Ⅰ、Ⅱ级。②进展型：数小时或数天内渐出现不同程度意识异常，活动减少，肌张力低下，抽搐或轻微抽动，伴眼球偏斜或咂嘴，呼吸功能紊乱。出血多为Ⅰ、Ⅱ级，少数Ⅲ级。③急剧恶化型：少见，数分钟至数小时内急剧恶化，出现昏迷、呼吸异常及休克，前囟紧张、反复惊厥、去大脑强直、瞳孔固定及四肢弛缓性瘫。出血多为Ⅲ、Ⅳ级。

5. 早产儿脑病常见类型 ①GM-IVH：好发于胎龄＜34周的早产儿。②PVL：好发于胎龄＜32周的早产儿。

（四）辅助检查

1. 头颅超声 头颅超声是早产儿脑病的首选影像学诊断方法，对颅脑中央部位病变分辨率高，可床旁多次重复检查。主张对住院早产儿常规行头颅超声检查并定期随访：一般生后3~5天内进行初次头颅超声检查，以后每周复查1次，病情变化时可随时复查，直至出院，出院后仍应定期超声随访。

头颅超声是诊断PVL的主要手段，生后第1周超声发现脑室周围强回声团为PVL的重要依据，表现为侧脑室外上方对称性回声增强。局灶性回声增强可在几天或几周后消失。严重的PVL，原有高回声进一步增强逐渐形成钙化强回声，或形成特征性多发性回声减弱囊腔，有时可呈蜂窝样改变，1~3月后回声减弱消失，遗留扩大的脑室和脑白质减少。直径＜2mm囊腔、脑室周围无囊腔形成的弥漫性病变，头颅超声不易探查到，大约只有30%的弥漫性胶质增生、髓鞘缺失的小病灶可以被头颅超声检测到。头颅超声可动态监测早产儿脑病的演变过程，指导临床治疗和评估预后。

头颅超声对出血性损伤更为敏感，可检出大多数颅内出血性损伤疾病，但对皮质、丘脑、基底节、小脑的检测能力相对较差。

2. 头颅MRI 对具有高危因素的早产儿在PMA 40周后均应常规行头颅MRI检查。除常规MRI，还包括弥散加权成像（diffusion weighted imaging，DWI）、弥散张量成像（diffusion tensor imaging，DTI）和磁共振波谱成像（magnetic resonance spectroscopy，MRS）。MRI是判断不同年龄小儿髓鞘化程度的最佳方法。白质髓鞘化起始于妊娠5~6个月，发育的基本顺序是从下至上、从后向前、从中央到周边、最后是皮层下白质。未髓鞘化的白质表现为T_1WI低信号，T_2WI高信号，而成熟的脑白质影像特征恰与之相反。MRI可根据不同信号观察髓鞘化水平是否与相应月龄相符，由此判断脑损伤小儿髓鞘化落后程度。MRS通过测定脑组织内ATP、ADP、N-乙酰-天门冬氨酸盐、胆碱复合物、乳酸盐等了解脑代谢情况，从而了解脑功能及其发育状况。

早产儿脑病MRI表现主要包括信号异常、脑实质容积改变、侧脑室扩大和髓鞘化障碍。EOP的MRI诊断依据：①脑白质软化后囊腔形成。②脑白质、丘脑、基底节、胼胝体等部位信号异常：表现为T_1WI高信号，T_2WI低信号或等信号，DWI高信号或正常信号。③侧脑室不规则扩大、白质容积减少或胼胝体变薄。④内囊后肢未髓鞘化或髓鞘化不全。⑤存在以上一个或多个表现的MRI则可定义为EOP，除外脑室内或脑实质出血、脑梗死、脑畸形、核黄疸、低血糖脑损伤等病例。有囊性病灶则为囊性EOP。研究表明，非囊性病例占比更多。关于病灶分布，囊性EOP多分布于侧脑室体部白质，其次分布于额叶白质以及侧脑室前角旁白质。非囊性EOP分布部位与囊性EOP病灶相似，分布范围更广。另外，EOP常伴有大脑皮质、丘脑、苍白球、海马、小脑等部位容积减少。当受累部位出现细胞内水肿，DWI表现为损伤部位明显高信号，表观弥散系数（ADC）图像表现为低信号，随后细胞破裂，DWI信号逐渐减弱，较常规MRI对早期脑损伤检出更有优势。DTI通过脑白质各项异性值（FA）可反映出脑发育、脑白质纤维髓鞘化的过程，有利于先天性及获得性脑白质病的早期诊断。

CT和MRI均不适于危重早产儿早期PVL检查，但作为超声的补充诊断手段，MRI对于评价无囊腔损伤的弥漫性PVL的预后有高度敏感性，尤其在T_2加权像可清晰显示脑白质容量减小和髓鞘形成延迟。超声和MRI对预测脑瘫均有高度特异性，但接近足月时常规MRI检查对预测脑瘫的敏感性更高。因而主张早产儿出院前或PMA 40周时有必要行常规MRI，借此发现新生儿早期无异常超声表现的弥漫性PVL病变，或早期被忽视的局部PVL后的白质损伤等。

3. 头颅CT　CT对脑室内较大量出血显示清晰，少量出血经脑脊液稀释后，CT显影敏感性减低。CT断层一般8~10mm，早产儿生发基质出血多为小出血灶，容易漏诊。当临床上高度怀疑颅内出血时，宜在生后1周内进行CT检查，过迟检查常因出血逐渐吸收，CT正处于等密度期而致漏诊。CT对早期伴有囊变的PVL及终末期的PVL也有一定的诊断价值，而对于早期无囊变PVL不敏感，不能直接显示终末期PVL继发胶质增生及髓鞘形成不良。

4. 脑电图和振幅整合脑电图　脑电图（electroencephalogram，EEG）可用于评估早产儿脑成熟、脑功能状态。在新生儿一般以安静睡眠期作为背景EEG进行重点分析。EEG评价脑损伤应遵循早期监测、系列观察和以背景活动为主要分析指标的原则。新生儿背景活动轻度异常一般预后良好；重度异常病死率高，存活者多数遗留神经发育方面的后遗症；中度异常的预后则不确定。振幅整合脑电图（amplitude integrated electroencephalogram，aEEG）是一种无创脑功能监测技术，与标准EEG相比，aEEG相对简单，临床医生容易掌握，故多可在监护室内进行。aEEG监测有较多连续性背景活动和睡眠-觉醒周期出现也提示有较好的预后，而静息脑电活动（平坦）提示预后不良。

5. 脑干听觉诱发电位（BAEP）　是一种通过分析不同声音刺激下的脑干诱发电位，反映听觉传导通路中不同部位神经元活动的检测技术。新生儿中Ⅰ~Ⅲ峰间期代表了新生儿听觉脑干通路的较外周部分，Ⅲ~Ⅴ峰间期代表脑干通路的近中枢部位。

6. 近红外光谱（NIRS）测定技术　通过光学技术实时测定脑组织内氧合血红蛋白和脱氧血红蛋白的浓度，并间接了解脑血容量和脑血流量。

7. 经颅多普勒超声　通过测定脑血流速率和阻力指数的变化，可了解脑损伤早产儿的脑内灌注变化。

8. 血生化指标　髓鞘碱性蛋白（myelin basic protein，MBP）、神经元特异性烯醇化酶（neuron-specificenolase，NSE）、S-100蛋白、神经丝轻链、脑红蛋白（Ngb）、神经调节蛋白-1、β-淀粉样蛋白前体、基质金属蛋白酶等可作为脑损伤的敏感性和特异性标记物。血清未结合铁是早期脑发育最好的标志物，早产儿出生时血液中高浓度的未结合铁以及脐血中有核红细胞的增加，均可提示产前的神经损害。

二、治疗原则和措施

早产儿脑病一旦发生，尚无特殊有效治疗方法，关键在于预防。治疗原则为轻柔护理，避免脑血流动力学紊乱，维持脑灌注压，维持机体内环境稳定，积极治疗原发病，纠正出凝血功能异常。另外，近年来早产儿脑病神经保护治疗研究逐渐成为热点。

（一）预防

避免低血压与血压的过度波动；避免脑血流波动、脑血流增加和脑静脉压升高；预防感染；保持NICU安静、昼亮夜暗的光线环境；减少反复足跟采血、动静脉穿刺等有创操作，适时使用镇静麻醉；纠正缺氧和酸中毒，维持电解质、血糖等在正常范围内；产前规范使用糖皮质激素；促进母婴接触等。

（二）出血性脑损伤的治疗

1. 对症处理　止血，镇静止痉，抗感染，脱水降颅压等。

2. 恢复脑功能的药物　胞二磷胆碱、神经节苷脂、神经生长因子等，作用不肯定，不推荐。

3. 出血后脑积水的治疗　乙酰唑胺和/或呋塞米、反复腰椎穿刺放液、脑室引流术、侧脑室穿刺脑脊液引流术。

（三）缺血性脑损伤的治疗

1. 围产期感染的防治。

2. 自由基清除剂（如维生素E等）的使用。

3. 谷氨酸受体拮抗剂的应用。

4. 促红细胞生成素（erythropoietin，EPO）　EPO通过神经营养作用、抗炎作用、抗凋亡作用、抗氧化作用提高细胞存活率，另外通过增加红细胞生成，减少游离铁，促进血管、神经和少突胶质细胞生成，促进大脑发育及愈合。但关于EPO剂量用法尚无统一。早产儿脑保护剂的确切疗效、最佳使用时间、剂量、疗程及不良反应尚无统一意见。

5. 硫酸镁　通过减少细胞外谷氨酸兴奋性毒性、减少氧化应激及减少促炎细胞因子等起到保护神经作用，产前给予$MgSO_4$是早产儿神经保护策略的重要组成部分，安全性高。

6. 其他神经营养因子，如神经节苷脂、神经生长因子等，但疗效不肯定。.

7. 营养支持。

8. 干细胞移植。

三、护理和监护要点

1. 入院后立即置于预热好的暖箱中，调节合适温度，暖箱中放置自制椭圆式鸟巢，模拟子宫生长环境。

2. 减少光和声音刺激，可用遮光罩覆盖暖箱，根据新生儿睡眠和活动等情况逐步调整光线强度，避免光线直接照射在早产儿脸上，环境噪声尽量控制在50dB以下，暂时性增强不应超过70dB。

3. 减少侵入性检查或治疗，在采血、肌内注射、静脉穿刺等有创操作时动作轻柔，操作前给予抚触等，进行非药物性疼痛干预；减少头部搬动，护理操作及治疗尽量集中进行。

4. 加强手卫生，做好“三管”护理，做好口腔、皮肤、臀部护理，减少院内感染发生。

5. 监测生命体征和血糖，监测24h出入量，监测头围大小、前囟大小、张力变化、瞳孔变化。

6. 病情稳定后可进行抚触；创造条件进行母乳喂养；促进母婴接触；条件允许下可进行“袋鼠式护理”。

四、预后评估

早产儿脑病的预后取决于损伤的部位和性质。

1. PVL的远期预后与PVL发生的部位及程度直接相关　较广泛严重PVL常造成四肢痉挛性瘫，患儿多存在皮质运动区锥体细胞下行轴突的锥体束纤维的减少；较局限的侧脑室前角附近发生PVL时，表现为双侧或单侧下肢瘫痪，因为起自于皮质运动区支配下肢运动的皮质脊髓束纤维途经此处；广泛的半卵圆中心区域大片白质坏死，影响皮质及皮质下神经元和胶质细胞，常导致智力、认知缺陷；白质损伤区波及由外侧膝状体发出、形成视辐射，最终达枕叶视觉中枢的视觉神经纤维，则影响视觉功能；波及发自内侧膝状体、到达颞叶听觉神经传导通路的白质纤维时，则会发生听觉障碍；大约50%囊性PVL在学龄期有脑瘫；Ⅱ级以上PVL后遗症的发生率达50%以上；囊腔大小与PVL预后相关，囊腔0.5cm或以上患儿预后更差；顶枕部囊肿≥3mm者可发生明显运动后遗症；视听障碍和认知问题在严重囊性PVL常见，Ⅲ级PVL有较高的视觉障碍发生率，主要问题包括视觉分辨率差、眼球运动严重障碍以及视野缩小等。

2. IVH的预后依出血部位、伴随疾病及脑损害程度而异　神经系统体检正常者，90%预后良好；体重＜1 000g者预后较差；脑室扩大而需脑室分流者预后很差；超声检查有脑实质损害、PVL、多部位囊性变或双侧枕部囊性变时预后较差；MRI示脑实质囊肿、脑发育不良，提示预后不良；内囊后肢髓鞘化不对称提示可能偏瘫，后期呈髓鞘化延迟，提示囊性变是少突胶质细胞更广泛损害的标志；Ⅲ~Ⅳ级出血病死率＞50%，脑实质出血病死率达75%，约2/3存活者发生脑积水或其他神经系统后遗症；约15%脑室扩大的患儿可因血块堵塞静脉而并发脑梗死，形成孔洞脑，引起早产儿痉挛性运动障碍等。

3. 脑室周围出血性梗死（PHI）早期病死率高达50%以上，存活者中大多数出现痉挛性下肢偏瘫或不对称的四肢麻痹等远期后遗症，多伴认知功能障碍。

五、诊疗关键点和难点

1. 早产儿脑病早期临床表现缺乏特异性，早期诊断比较困难。需仔细观察病情变化，及时行头颅影像学和脑功能检查。

2. 对于较小的早产儿来说，血压、脑血流的过大波动，噪声、强光、过多的触觉刺激、疼痛等都可导致早产儿脑病的发生，因此临床上要“轻柔护理”，各种操作尽量集中进行。

3. 早产儿脑病目前尚无特效的药物治疗方法。早期合适的康复干预非常重要。

4. 早产儿脑具有一定的可塑性，较难给予准确的预后评估。在临床进行预后评估时宜谨慎。

（林霓阳　周　伟）

第四节 新生儿惊厥

新生儿惊厥是新生儿时期神经系统功能障碍最重要和常见的信号。惊厥是一组神经元突然、阵发性去极化引起的神经功能的短暂变化，在新生儿期，表现为刻板的、阵发性发作的、引起运动、行为和/或自主神经系统功能异常，伴有或不伴有异常同步大脑皮质放电。新生儿时期惊厥发生率远远高于其他时期，并且通常发生于生后1周内。国外研究表明，足月儿惊厥发生率为1%~5%，早产儿是足月儿的10倍，其中体重越小发生率越高。新生儿惊厥病因多样，发作形式也多样。

一、诊断要点

（一）病史和高危因素

新生儿惊厥病因判断与病史、体格检查密切相关。产前需详细询问母亲是否有家族惊厥遗传史，是否有子痫、血栓性疾病、低血糖、糖尿病及感染（急性、慢性）病史，是否有精神类用药史，是否有使用酒精、阿片类药物、可卡因及苯二氮䓬类相关毒品，是否有胎动异常，产前超声是否提示胎儿宫内生长受限。产时关注胎心监测是否有异常、是否有脐带脱垂、胎盘早剥，是否第二产程延长，脐血血气是否提示严重酸中毒，新生儿Apgar评分等。

可疑惊厥发作的新生儿体格检查重点包括充分暴露新生儿，可完整观察自然姿势和自发动作，同时进行完整的神经系统检查，包括准确描述新生儿精神状态，惊厥临床特征，颅神经检查，前囟张力改变，发作期间的活动、肌张力、原始反射和深浅反射的改变。同时关注某些临床特征可提示特殊疾病，如多处皮肤低色素病变可提示结节性硬化症，典型的结痂性水疱提示色素失禁症，这两种疾病均为神经皮肤综合征，与新生儿早期全身肌阵挛发作有关；异常的身体或尿液气味可提示先天性遗传代谢性疾病。

（二）临床特点

1. 临床分型　新生儿主要有5种发作类型：微小发作、阵挛性发作、肌阵挛性发作、强直性发作、痉挛性发作。其中痉挛性、局灶性阵挛性、局灶性强直性发作和全身性肌阵挛性发作通常与大脑异常放电相关，为癫痫性发作。而微小发作、全身性强直性发作和局灶性肌阵挛性发作时脑电图（electroencephalogram，EEG）可为正常。

（1）微小发作　为不易观察到的发作形式，可表现为短暂的双眼凝视、眼球震颤、眨眼、咂嘴、肢体异常运动（划船、游泳、踏车、踏步等），或表现为不可解释的心率增快、血压上升、呼吸暂停等。早产儿的发生率高于足月儿。

（2）阵挛性发作　分为局灶性和多灶性。多灶性发作可表现为多个肌群阵发性频繁地节律性抽搐，具有迁移的性质。其发作不遵循Jacksonian发作，例如左上肢抖动与右下肢抖动可同时发生。双侧、对称、同步的全身性阵挛性发作在新生期并不多见。局灶性发作EEG表现为局灶性的节律尖慢波。多灶性发作EEG表现为多灶性脑电异常。

（3）强直性发作　分为局灶性和全身性，表现为肌群突然持续收缩（＜1min），其中全身性强直性发作更为常见，表现为躯干或者颈部非对称的异常姿势，伴有单侧肢体的姿势持续异常，类似去大脑或去皮质姿势。

（4）痉挛性发作　痉挛是持续1~2s的突然的全身性抽搐，与全身性强直性发作不同的是其发作时间更短。EEG可表现为单一、非常短暂的全身放电。

（5）肌阵挛性发作　分为局灶性、多灶性和全身性。与阵挛性发作区别在于抽搐的速度（<50ms）和缺乏节律性，为单一的四肢、面部或躯干肌肉的快速收缩，可无重复发作。局灶性肌阵挛发作特点多发生在上肢屈肌，多灶性则可表现身体多个肢体或多个部位同时或先后交替抽动，常为游走性，这两者常伴有EEG高尖波。全身性一般表现为四肢屈肌同时抽搐，较为常见，EEG可表现爆发抑制。

2. 体格检查　充分暴露新生儿，完整观察其自然姿势和自发动作，同时进行完整的神经系统检查，包括准确描述新生儿精神状态，惊厥临床特征，脑神经检查，前囟张力改变，发作期间的活动、肌张力、原始反射和深浅反射的改变等。关注某些临床特征可提示特殊疾病，如多处皮肤低色素病变可提示结节性硬化症，典型的结痂性水疱提示色素失禁症，这两种疾病均为神经皮肤综合征，与新生儿早期全身肌阵挛发作有关；异常的身体或尿液气味可提示先天性遗传代谢性疾病。

（三）辅助检查

1. 实验室检查

（1）血糖和电解质测定　如果存在低血糖高危因素，如糖尿病母亲的婴儿，需立即床边监测血清葡萄糖，当<2.6mmol/L，需立即干预。低钙血症（血清钙<1.8mmol/L或离子钙<1.0mmol/L）可单独发生或与低镁血症相关，通常与出生时创伤或围产期中枢神经系统损伤有关。当血清镁降至0.5mmol/L以下时，可出现惊厥及呼吸暂停。血清钠水平<120mmol/L或>160mmol/L均可引起惊厥发作。

（2）脑脊液检查　除非病因明确与代谢紊乱相关（如低血糖、低血钙）或可归因于结构性异常，如缺氧缺血性损伤或颅内出血，否则均需行腰椎穿刺术，进行脑脊液分析及病原体培养，明确有无中枢神经系统感染。脑脊液如为血性，则说明穿刺损伤或脑室内出血或蛛网膜下腔出血，可将标本离心处理进一步鉴别，澄清的上层清液则提示穿刺损伤，若为黄色提示蛛网膜下腔出血。但需注意的是黄疸患儿脑脊液可以呈黄色。部分罕见遗传代谢病如非酮症性高甘氨酸血症，诊断需检测脑脊液甘氨酸与血浆甘氨酸的比值。

（3）遗传代谢性疾病检查　包括血气分析、血浆氨、血浆乳酸、血串联质谱检查和尿有机酸、酰基肉碱谱检查。

（4）相关感染指标　血常规、CRP、PCT（或其他炎性指标）、血培养；尿常规及尿培养等。

（5）高通量测序（next-generation sequencing，NGS）　包括医学外显子测序（clinical exome sequencing，CES）和全外显子测序（whole exome sequencing，WES）。在常规辅助检查未能明确惊厥病因时，同时合并外观畸形、嗜睡、反应差、呼吸困难、肌张力异常，伴有持续或反复低血糖、严重的代谢性酸中毒、高氨酸血症和高乳酸血症等，应高度怀疑先天性代谢缺陷，应尽早完善NGS，同时有助于鉴别是否为原发性癫痫。针对某类遗传性疾病或致病基因时可选择CES检测，无倾向性疾病或致病基因考虑时选择WES检测。

（6）维生素相关性惊厥实验室检测　维生素B_6相关（盐酸吡哆醛和磷酸吡哆醛）、亚叶酸缺乏（亚叶酸相关惊厥和大脑叶酸缺乏）、维生素H缺乏（生物素缺乏、羧酸盐缺乏）。

2. 神经电生理检查和监测　包括EEG、视频脑电图（video electroencephalogram，VEEG）和振幅整合脑电图（aEEG）。已有研究表明，新生儿惊厥早期检查结果对比，VEEG的阳性率明显高于EEG。EEG检查描记时间短，阳性率低。VEEG可精确观察分析临床事件及其与EEG的关系，有助于定位，同时可提示惊厥发作类型、发作程度和评价电-临床关系。aEEG在惊厥评价中，推荐单通道或双通道aEEG结合同期EEG共同判读用于新生儿惊厥的筛查，其中双通道aEEG惊厥检测敏感度较单通道高。

3. 影像学检查　头颅MRI是公认最好的成像方式。但是在紧急情况未能及时完善头颅MRI，可优先行头颅超声检查，还具有床边动态监测的优点。另外，临床需注意的是，除非有明显指征提示需外科手术介入治疗，如颅内出血，否则很少优先选择头颅CT。相比头颅CT，头颅MRI在评估早产儿脑损伤时更精准。

二、治疗原则和措施

（一）一般治疗

监测及维持生命体征稳定，改善通气、换气功能，建立静脉通道，维持体液平衡。

（二）病因治疗

纠正低血糖、低血钙、低血镁及严重低血钠等电解质紊乱，维持酸碱平衡。对于吡哆醛缺乏或依赖患儿，使用维生素B_6可有效控制惊厥，脑炎及脑膜炎则需积极抗感染治疗，因代谢紊乱引起惊厥需及时纠正等。用药后惊厥发作仍不能控制者，需警惕有无颅内器质性病变。另外，继发引起脑水肿，可适当使用呋塞米、3%氯化钠溶液或甘露醇，减轻颅高压。

（三）抗惊厥治疗

参考本章第五节。

1. 苯巴比妥　苯巴比妥是治疗新生儿惊厥的首选药物，负荷量为20mg/kg，静脉推注。若不能控制惊厥，1h后可追加10mg/kg，12~24h后给维持量，每天3~5mg/kg。部分新生儿在给药后，尽管临床惊厥发作已经控制，但是大脑仍有异常放电，出现脑电-临床分离现象，因此仍需持续脑电图监测，排除亚临床发作活动。

2. 苯二氮䓬类　如劳拉西泮、地西泮和咪达唑仑。①劳拉西泮：常用于新生儿惊厥发作的急性治疗，具有迅速分布至大脑，不到5min可发挥抗惊厥作用，可持续6~24h以及不引起低血压、呼吸抑制的优点。急性治疗时剂量为0.1mg/kg，常规剂量为每4~8 h0.05mg/kg（0.02~0.1mg/kg）。②地西泮：作用时间短，而心肺抑制作用明显，一般不推荐在新生儿期使用。③咪达唑仑：短效镇静药物，主要针对惊厥持续状态，初始静脉注射负荷剂量为0.5~1.5mg/kg，维持量可为0.5~1μg/（kg·min），在耐受情况下，可逐渐上调浓度，最大浓度剂量为33μg/（kg·min）[2mg/（kg·h）]。咪达唑仑紧急情况下可肌内注射，不良反应为可引起低血压、烦躁不安、心动过速等。

3. 苯妥英钠　是二线抗惊厥药物，一般用于苯巴比妥无效时。负荷剂量为15~20mg/kg，12h后以4~8mg/（kg·d）维持治疗。已有研究表明，苯妥英钠在剂量超过20mg/kg时可增加神经元凋亡。新生儿期常见副作用有低血压、心动过缓和心律失常等。

三、护理和监护要点

（一）一般护理

1. 密切监测生命体征，观察病情变化　包括体温、呼吸、脉搏、血压、血氧饱和度；意识状态，如嗜睡、昏迷、尖叫、哭闹、烦躁；颜面有无发绀；瞳孔的改变；前囟张力、头围大小、骨缝宽度有无增高、增大；四肢肌张力改变；有无角弓反张；及时发现并处理惊厥前兆，某一动作反复出现，如眨眼、咀嚼、四肢来回摆动等，积极评估是否需立即处理。

2. 减少外源因素刺激，保持环境安静、清洁、光线柔和　做到护理和治疗集中进行，减少反复穿刺、搬动等，动作轻柔。

（二）惊厥发作时护理

1. 保持呼吸道通畅　惊厥发作时，立即使患儿处于平卧位或头肩部垫高20°~30°，头侧向一侧，选用合适的吸引管，调节适当吸引器压力，每次吸引时间＜15s，及时清除口腔、鼻腔分泌物，有效吸痰。吸引过程中密切观察患儿面色、血氧饱和度情况。

2. 氧疗　当发现患儿有惊厥前兆时，应立即予氧疗，当有呼吸暂停和反复惊厥发作或惊厥持续状态时，予无创辅助通气或气管插管呼吸机辅助通气。氧疗过程中观察血氧饱和度及充分温化和湿化氧气。

3. 控制惊厥　选用合适的抗惊厥药物，注意观察药物的毒副作用。

四、预后

新生儿惊厥的预后主要取决于病因、胎龄、惊厥发作时间和类型、脑电图表现等。临床和脑电图表现惊厥发作是预后不良的重要危险因素，有40%左右的患儿出现脑瘫、癫痫、发育迟滞、智力低下等严重的神经系统后遗症。非痫性发作（大脑皮质无异常放电）的惊厥预后多良好。如果EEG背景活动正常，出现神经系统后遗症概率＜10%，背景活动中度异常则50%留有后遗症，背景严重异常（爆发-抑制、电静息等）后遗症发生率＞90%。另外EEG异常程度分级可反映脑损伤严重程度，以成熟延迟为主的EEG轻度异常患儿预后相对良好，以阵发性异常为主的中、重度EEG异常的患儿脑功能损伤较严重。研究表明，EEG异常程度越重，后期癫痫发生率和发育迟缓率越高。

五、诊疗关键点和难点

1. 新生儿惊厥表现形式多样，有时不典型、无特异性，不易与新生儿正常行为或其他系统疾病的症状相区别；而且导致新生儿惊厥的原因也很多。如何鉴别新生儿惊厥和类惊厥样动作，是临床诊治的一大难题。类惊厥样动作可表现为震颤、抖动、各种形式的肌阵挛、视觉运动、舌肌震颤、不自主运动以及早产儿中的部分阵发性非癫痫样运动等。是否伴有脑电图改变确实是诊断惊厥发作的金标准。但新生儿惊厥可有脑电-临床分离现象，也有非癫痫性发作，如微小型惊厥发作及肌阵挛性发作，存在神经系统损伤，也是神经系统病理变化的临床表现。而类惊厥样动作一般是良性的，预后良好，如新生儿良性睡眠性肌阵挛，表现为睡眠不久出现肢体不自主、无规律的抽动，EEG无改变。类惊厥样动作存在潜在病理性基础，需谨慎观察、鉴别和治疗，避免过度抗惊厥治疗。

2. 新生儿惊厥是症状性诊断，需要及时明确病因，对因治疗，才能收到好的效果。有些惊厥可能是癫痫和癫痫综合征的初始表现，要注意随访。

（林霓阳　翁立坚）

第五节 新生儿癫痫和癫痫综合征

新生儿癫痫（neonatal epilepsy）是由各种原因引起的脑功能障碍综合征，表现为反复多次的惊厥发作（seizure），有明确的伴异常的脑电图波形改变和位置跨脑部区域转移的脑电图改变，振幅＞2μV且持续时间≥10s。发作可能是单纯的电发作，有或没有临床表现。癫痫综合征（epilepsy syndrome）是指以一组症状和体征组合在一起出现为特征的癫痫性疾病。新生儿期惊厥发作的发生率远远高于其他任何年龄段人群，特别是在出生后1~2天至第一周末。在活产足月儿中发生率为（2~3）/1 000，早产儿中达（10~15）/1 000。惊厥发作通常是自限性的，数天或数周内可自发消失，也可能提示未成熟大脑有严重功能障碍或器质性损害，约30%存活者可发展为癫痫。新生儿惊厥发作不一定是癫痫，但惊厥可为新生儿癫痫的一种表现形式。惊厥发作可以是一次性有始有终的脑细胞群异常过度放电，导致突然而暂时的脑功能障碍，是急性的过程；而癫痫是反复的、慢性的过程，癫痫除惊厥发作外，还有非惊厥发作，如感觉性、自主神经性、精神运动性癫痫等。

新生儿大脑皮质和皮质下结构在形态、生理、生化等方面发育均不成熟，在癫痫的病因、发作类型、脑电图（EEG）特点、诊断、治疗和预后方面也不同于婴儿和儿童。新生儿发作可以持续时间短暂，但常使未成熟大脑出现严重的功能障碍，因此新生儿发作为临床急症，需及时诊断和处理。

一、诊断要点

（一）病史和高危因素

新生儿癫痫的病因广泛、复杂，以继发性（症状性）为主，新生儿特发性癫痫少见。

1. 颅内出血　脑室内和脑室周围出血（主要发生于早产儿，出血为自发性或创伤性）；蛛网膜下腔出血；硬膜下出血。

2. 缺氧/缺血　胎儿期（妊娠毒血症、胎儿窘迫、胎盘早剥、脐带脱垂）；围产期（医源性、产程中出血、胎儿窘迫）；产后性（心血管和呼吸的原因，如先天性心脏病、肺动脉高压和新生儿呼吸窘迫综合征）；皮质静脉血栓形成或脑动脉梗死；静脉窦血栓形成。

3. 感染　包括败血症；各种脑膜炎、脑脓肿、脑炎；宫内感染（CMV、风疹综合征、弓形虫病等）。

4. 先天性脑发育畸形　多小脑回畸形；神经元异位；无脑回畸形；前脑无裂畸形和积水性无脑回畸形等。

5. 代谢紊乱和遗传性疾病　如低钙血症；低镁血症；低血糖症；低钠血症；高钠血症；高胆红素血症；胰腺疾病；新生儿糖尿病；母亲患妊娠期高血压综合征；糖尿病母亲新生儿；甲状旁腺功能亢进母亲新生儿；维生素B_6依赖和先天性代谢障碍；DiGeorge综合征；糖原累积病；神经皮肤综合征；结节性硬化；色素失调症。

6. 药物撤除和局麻药中毒　母亲使用药物如海洛因、美沙酮、右丙氧芬、司可巴比妥、选择性5-羟色胺再摄取抑制剂、5-羟色胺和去甲肾上腺素再摄取抑制剂、苯二氮䓬类和/或乙醇等可导致新生儿被动成瘾和撤药综合征；分娩时不慎将麻醉药注入胎儿体内亦会引起新生儿发作。

（二）临床特点

新生儿由于大脑皮质的分层及神经元的分化不完善，树突、突触、髓鞘的形成亦不完善，皮质不成熟阻碍了阵发性脑电发放的产生和泛化，因此临床上不表现典型的全身强直阵挛性发作、惊厥持续状态、无明显的发作后状态，而表现为细微的运动发作，难以与正常行为和生理现象相区别。

新生儿惊厥有许多临床分类，主要根据运动表现进行分类。根据国际抗癫痫联盟（International League Against Epilepsy，ILAE）癫痫发作的分类，新生儿惊厥仍然是独立的疾病。临床发作的常见类型为微小发作型（50%），强直发作型（5%），多灶性或局灶性阵挛型（25%）和全身性或局灶性、多灶性肌阵挛型（20%）。将近1/4的新生儿可有多种发作类型，有研究表明：在脑电图监护的新生儿中以轻微发作型最为常见，占足月儿发作的70%和早产儿发作的68%。新生儿癫痫发作可表现为电-临床发作和单纯电发作，临床发作事件无相应的脑电图改变不属于癫痫发作。新生儿电发作定义为新生儿癫痫发作突然、重复、不断的演变、有开始和结束、波形固定为特征的异常事件，无持续时间的规定，但需足以证明放电频率和形态的演变，并要足够长的时间来识别异常放电的开始、演变和结束。大部分新生儿惊厥发作是亚临床型的，仅有脑电图异常，应该特别关注。癫痫发作可分为运动性发作（自动症、痉挛发作、肌阵挛发作、阵挛性发作和强直性发作）和非运动性发作（行为停滞和自主神经发作）或序贯发作（在某次发作中依次出现几种发作形式，不一定同时出现，而不是不同类型的发作形式）。

1. 微小发作（subtle seizures）　也称为运动自动症，是新生儿发作最常见的表现形式，发作时抽搐细微、局限而隐匿。可表现为四肢游泳样动作、下肢踏板样动作或划船样四肢异常运动；眼球同向偏斜、伴有或不伴有抽动，固定凝视，眨眼或眼睑颤动；颊舌部运动（吸吮、口角抽动、咂嘴、咀嚼、吞咽动作等）；呼吸暂停、呼吸节律不整；自主神经性发作等。足月儿和早产儿均常见眼部临床症状，前者为持续水平斜视，后者为无反应的持续睁眼伴眼球固定。在微小发作时，37%的新生儿可出现心率或血压的突然改变、呼吸暂停、流涎、瞳孔改变等自主神经性发作。由于这些发作常为皮质下起源，因此脑电图常无明显表现。但上述发作表现也可见于新生儿的正常运动，需鉴别。微小发作常由刺激诱发，被认为是脑干释放的表现，如果伴有相关的脑电图表现才认为是痫性发作。

2. 强直性发作（tonic seizures）　可以是全身或局部的发作，主要表现为肢体伸展和持续的眼睛同向偏斜至一侧，全身或部分肌肉的持续、强烈、非颤抖性收缩，并使患儿的肢体或身体固定于某一位置。局部发作表现为局部的肢体、颈部或躯干强直位，每秒2次或3次发作；全身性则表现类似于去大脑强直或去皮质强直状。持续时间数秒至数十秒，其开始和结束过程可为突发或逐渐。在早产儿发作中最为常见，但仅30%有临床发作同时伴有脑电图同步异常表现，多为局灶性发作，其余70%仅有功能性去皮质强直表现而无脑电图异常表现。这类发作应与新生儿颤抖（jitteriness）相鉴别，后者可见于1/3正常的新生儿，且发作频率快，每秒5次或6次，限制肢体活动或改变肢体位置可以终止。

3. 阵挛性发作（clonic seizures）　常为每秒1~3次的慢的抽搐，并逐渐减慢，发作通常分为局灶性和多灶性，在脑电图上可以表现节律性尖波发放。常起自一个肢体或一侧面部，然后扩散到身体同侧的其他部位，不伴意识丧失。有时可出现半身惊厥，包括头、眼旋转性抽搐动作。或为游走性的阵挛性抽动，由一个肢体移动到另一个肢体，可按或不按Jackson或胼胝体扩散方式进行，阵挛性抽动可迅速转移，也可在某一肢体持续较长时间后再出现在其他部位，可伴有意识障碍。以一侧或某一肢体为主，为不对称、无规律的抽动，突然发生、突然停止。多灶性或不同部位肢体游走性发作在新生儿发作中时有发生。

4. 肌阵挛发作（myoclonic seizures） 在新生儿中较常见，早产儿中更为多见。发作可为局灶性、多灶性或全身性，主要表现为突发、短暂、双侧对称同步的肌肉阵挛性抽动，常累及双侧大范围的肌群，也可仅累及躯干或肢体的个别肌肉或肌群，可单独出现或连续成串出现。多无意识障碍。局灶性发作常累及上肢屈肌，多灶性发作多表现躯体几个部位不同步的抽搐，全身性发作主要表现双侧上肢或偶尔双下肢屈肌抽搐。局灶性、多灶性较多与脑电图有同步异常，伴有临床肌阵挛发作和同步脑电图痫性放电则常提示有脑损害且预后不良。

5. 强直-阵挛性发作（tonic-clonic seizures） 同时具有强直和阵挛现象；有意识丧失，发绀、尖叫、自主神经症状；突然发生、逐渐恢复；发作后有意识模糊、嗜睡等；强直-阵挛前可能有先兆，代表发作起源于局部；可为原发性癫痫的一个组成部分，也可为继发性癫痫。新生儿期间一般没有典型的全身强直-阵挛性发作。

（三）几种新生儿期发病的癫痫和癫痫综合征

1. 良性家族性新生儿发作（benign familial neonatal convulsions，BFNC） 良性家族性新生儿发作是一种罕见的原发性癫痫综合征，呈常染色体显性遗传，是第一个被成功进行连锁分析的原发性单基因病。此症多见于足月儿，出生时无异常。80%的患儿出生后第2或第3天发病，最早可发生在生后24h，偶有早产儿病例，起病则较晚，因而认为本病的发生与脑的成熟度有密切关系。本综合征具有相对严格的年龄依赖性，但1/3的患儿的发作可能出现在出生3个月以后。从出生到首次惊厥发作之间临床情况正常。此症有多种发作形式，如阵挛、强直、强直-阵挛性或部分性发作，常伴随有自动症（吸吮、咀嚼等），主要以阵挛为主（双侧或局灶阵挛，可从一侧游走至另一侧）。可累及某一侧肢体或面部，眼部症状常表现为凝视、眨眼或注视分离，可泛发为全身阵挛。有时表现为呼吸暂停及自主神经症状（青紫、心率变化），少数病例为强直阵挛，肌阵挛发作罕见。发作持续时间一般不超过1~3min，发病开始数日（1周）内可频繁发作，以后发作较少，可有单次发作。有些病例散在的发作持续数周，表现为局灶和全面性肌阵挛性发作，常伴呼吸暂停，惊厥发作持续数天至数周停止。无发热。发作间期无异常改变，意识、食乳正常，发育良好。

脑电图惊厥发作时可以出现背景活动的广泛性抑制，呈低平波，接着出现局限性或广泛性慢波、棘波，波幅逐渐降低的慢波、棘波或爆发抑制现象，一次完整的发作持续1~3min；发作间期EEG大多正常。部分病例可有局灶或多灶性放电异常，也可表现为反复出现的尖形θ波。生化检查（血电解质、胆红素、血糖）、脑脊液及神经影像学（CT、MRI）检查均正常。

诊断主要根据典型的临床表现和阳性家族史。由于患儿年龄小、发作时间短暂，发作时的EEG较难观察到，而发作间期EEG则多正常或表现为非特异性异常，因此EEG对本病的诊断价值有限。Ronen等认为凡符合以下临床特点并排除其他新生儿发作病因者，即可诊断为BFNC。①出生后2天至3个月出现、频发、短暂惊厥发作（24个月内可自行消失），可由恐惧或惊吓而诱发。②呈常染色体显性遗传的家族史。③体格检查无异常。④血生化及神经影像学检查正常。⑤精神运动发育无异常。

2. 良性新生儿发作（benign neonatal convulsions）　病因不明，有人认为系暂时性锌缺乏或病毒感染所致。出生后1~7天内发病，90%的病例在出生后4~6天内发病，其中以出生后第5天发病最多，曾有人称之为“第5天抽搐”（fifth-day fits）或 “五日风”。由于本症主要在新生儿期有短暂的丛集性发作，远期预后良好。患儿均为足月出生，围产期无异常事件。惊厥多表现为反复多灶性部分性阵挛发作，阵挛发作常为一侧性，可在两半球内游走，发作持续1~3min，可在短期内反复频繁发作，有时可呈癫痫状态，持续状态可长达数天。很少有全身性阵挛，无强直性发作，常伴随有呼吸暂停。惊厥开始出现时神经系统检查正常，患儿发作间期一般情况正常，无神经系统异常发现。持续状态以后可呈昏睡状态及肌张力低下，持续数日以后恢复正常，部分可能与抗癫痫药物的作用有关。

EEG在发作间期可正常，或有局灶或多灶性异常，常可见反复出现的多灶尖形θ波，可两半球不同步出现。这种脑电模式称为“交替出现的尖形θ波”，其特征是非反应性节律性慢活动、非连续图形。这种尖形θ波在60%的良性新生儿发作中出现，也可见于其他病因（低钙血症、新生儿化脓性脑膜炎、硬膜下出血等）引起的惊厥持续状态，因而对诊断良性新生儿发作无特异性。发作期EEG多数为节律性棘波或慢波，可局限在任何部位，最多见于Rolandic区，可固定于一侧，或在两半球之间游走，或迅速继发全脑放电。有时可见持续的临床下放电，但无明显的临床发作。表现为频繁而短暂的阵挛或呼吸暂停性发作者，EEG上可见尖波和δ波交替出现。

目前良性新生儿发作是排除诊断，需要全面评估病因。诊断标准包括：①无出生时窒息史。②出生与癫痫发作起病之间存在典型的间隔（4~6天）。③发作前和发作间期神经系统检查正常。④实验室及影像学检查结果正常（如代谢检查、神经影像学检查和脑脊液分析）。⑤无新生儿期癫痫发作和新生儿期后癫痫的家族史。

3. 早发性肌阵挛性脑病（early myoclonic encephalopathy，EME）　本病是一种可能为常染色体隐性遗传的少见的癫痫综合征，其临床特征为生后早期发生的不连贯、游走性肌阵挛性抽搐，常继发部分性运动性发作、大幅肌阵挛和婴儿痉挛，偶有强直性发作。常在生后3个月以内发病，通常在生后1周以内，有时甚至生后数小时就有发作。本病发作可呈不固定的或部分肌阵挛、大范围的肌阵挛、单纯部分性发作或强直性痉挛，主要表现为肌阵挛发作和不固定的部分性发作。最初的表现通常为游走性的部分性或片断性肌阵挛，主要累及四肢远端及面部小肌群，常局限于某一范围，如手指和眼睑，也可累及整个肢体。大多发作频繁或几乎呈连续发作，可以无规则或非同步的方式不断地从身体的某一部位移到另一部位。肌阵挛抽动与EEG的爆发-抑制图形无同步对应关系。偶有些病例肌阵挛少，只有在长时间的观察中才可见到。未见有双侧肌阵挛的报道。部分性发作常紧跟在肌阵挛后出现；发作不固定且非常局限，可表现为伴或不伴有肌阵挛的双眼偏斜和自主神经症状（呼吸暂停、面部潮红）。强直性婴儿痉挛总是在其他类型发作之后出现，常发生于生后3~4个月，出现在清醒状态下，偶见于睡眠状态，主要表现为顽固而奇特的肌阵挛发作，如面部或肢体肌阵挛抽动，有时表现为眼睑或手指快速微幅地抽动。部位多变，混乱而不同步，起始为轻微、零散的肌阵挛和不固定的部分性发作，频繁而持续存在的游走性肌阵挛可构成癫痫状态。有些病例表现为大范围的肌阵挛发作和强直性发作，以后出现游走性部分性癫痫发作，整体性肌阵挛和/或强直性痉挛。患者自出生后或发病后（晚发病者）即有严重的发育障碍或退化，由于起病早，神经系统的评价十分困难，通常见明显的躯体肌张力低下，可发展至四肢肌张力低下，有时呈去脑强直体位。双侧锥体束征恒定存在。

EEG具有明显的改变，清醒和睡眠状态下正常背景消失，为不规则混合的棘、尖、慢波爆发，表现为爆发抑制电活动，爆发波是由无规律的高波幅慢波混有尖波、棘波组成，持续1~5s，随之为一波幅低平缺乏电活动的平坦抑制波，持续3~10s，两个爆发波之间间隔5~10s。爆发波两侧半球可同步或不同步，但它们中的单个棘波和尖波不同步，爆发抑制中的爆发波与游走性肌阵挛也不同步，但与大幅肌阵挛可同步。部分性发作具有新生儿发作的特征，棘波发放局限于一侧大脑半球的某个部位。在惊厥发作过程中抑制或爆发脑电活动无改变。此图形在睡眠时明显，特别是深睡眠时。爆发抑制图形在3~5个月后往往被不典型的高幅失律或其他异常图形代替，但多为暂时性改变，以后又可再度出现，而且持续较长时间。所报道的随访病例中爆发抑制可持续到1岁6个月至4岁8个月。

神经影像学检查早期无特殊发现，头颅MRI、CT大多正常，以后少数可呈进行性皮层和脑室周围脑组织萎缩；但也有定期复查CT无明显变化的报道。部分患儿实验室检查可发现相关的代谢异常。

4. 具有爆发抑制电活动的早期婴儿癫痫性脑病（early infantile epileptic encephalopathy with suppression bursts） 又称为大田原综合征（Ohtahara syndrome），是由多种病因所引起，具有相同临床表现及脑电图特点的综合征。该病起病早，均在生后2~3个月以内发病，半数以上在生后1个月以内，男女发病率无明显差异。以频繁而难以控制的强直或（和）强直痉挛发作为主，单个或成串出现，类似婴儿痉挛，常表现为极度低头、足伸向前，身体绷紧，持续1s左右停止，间隔9~15s后再出现，每次发作持续时间数秒至数分钟，每次抽动数十下，每天可发作10~20次，甚至更多，清醒及入睡后均可发生。多数伴有部分性发作，部位不固定，如侧向凝视、局灶性或游走性或偏身强直痉挛。有时还可见到面肌抽动或半侧抽动，但肌阵挛罕见。患儿有严重的精神运动发育落后或停滞，竖头障碍，拇指紧握于掌中，眼球震颤，肌张力增高，蛙式卧位，俯卧时臀部上抬高于头部；易激惹，逗不笑，喂养困难，目光呆滞，拥抱反射等原始反射不出现。

脑电图表现为周期性爆发抑制电活动（觉醒、睡眠均如此），是本病的特点，也是本症重要的诊断依据。发作间期表现为系列的高波幅慢波（150~350μV）伴多灶性棘（尖）波群与低波幅或抑制波（<5μV）或呈电静息、反复交替或周期性发放，前者持续1~3s，后者2~5s（也可>10s）。发作期表现为高幅慢波或棘（尖）波发放后突然转变为平坦的低幅快波背景；临床单次发作，EEG示爆发抑制，如连续成串发作，即出现高幅棘慢波与低幅快波交替的爆发抑制。从一次爆发开始到另一次爆发开始间隔5~10s。呈规律性，两者交替出现，也可为不对称或不同步的抑制-爆发电活动。爆发抑制电活动EEG并非大田原综合征所特有，在急性中毒性脑病、缺氧缺血性脑病中有时也可见到。

CT及MRI常有异常表现，脑干听觉、视觉诱发电位常表现异常。其他实验室检查如血或尿的氨基酸分析、脑脊液、血清酶学检查、血清乳酸和丙酮酸及TORCH均很少有异常。

5．婴儿早期游走性部分性发作（migrate partial seizure of early infancy）　婴儿早期游走性部分性发作是一个尚未完全确定的综合征（syndrome in development）。发病年龄从13天至7个月，1~10个月时出现全部症状。发作早期表现为各种类型的运动发作和自主神经症状，包括呼吸暂停、发绀、面部潮红。后期发作多样化，可从一种发作类型转变为另一种发作类型，临床表现为双眼斜视伴眼肌痉挛、眼睑震颤性抽搐、肢体痉挛、咀嚼运动、呼吸暂停、面红、流涎等，肌阵挛罕见，也可出现继发性全面性发作。发作频率逐渐增多，常呈簇性出现，即每周中数天发作非常频繁。一天数次或在2~5天内连续簇性发作者其表现轻微，持续时间短，没有EEG记录易被忽略。1岁末，发作几呈连续性。两次发作期间，婴儿无精打采，流涎、嗜睡、不能吞咽。簇性发作间隔，婴儿可稍有恢复，紧接着是下一次簇性发作。多在4~5个月（1~10个月）所有患儿均发展为癫痫状态。起病后精神运动发育倒退，患儿肌张力低下，精神萎靡。

起病第一周，发作间期EEG可以正常，几周后，清醒和睡眠EEG均可见到弥漫性慢波和多灶性棘波，尤其是在中央和颞区，随后全导联出现睡眠不能诱导的多灶性棘波，纺锤波罕见。发作期EEG可见节律性θ活动从一个脑区开始，随节律性活动频率的稳步降低，逐渐累及邻近区域，也可出现亚临床放电。一次记录上的连续痫性发作可影响不同脑区或发生重叠，即一次发作终止前又发生另一次痫性发作，通过记录可以发现痫样放电从一个区域漂移到另一脑区。然而，这种特殊的模式在发病前几周可能见不到。常规EEG的痫样放电可随机出现在不同脑区，视频EEG则可显示痫样活动与临床的关系，临床发作与EEG放电在时间和部位上密切相关。

MRI显示脑内无结构性异常。脑CT在初期正常，以后均有蛛网膜下腔及脑室增宽。

6．非进行性脑病中的肌阵挛状态　50%患儿有染色体异常（如Angelman综合征，4p综合征），1/5患儿的病史和各种检查提示缺氧缺血性脑损伤，1/5有痫性发作家族史。平均发病年龄为12月（1天至5年），但由于肌阵挛状态形成隐袭，可以几个月不被发现，因而诊断为肌阵挛状态的平均年龄为17个月（4个月至5年）。多数表现为部分运动性发作，或多或少具有较典型的肌阵挛失神，全身或单侧的肌阵挛少见。

肌阵挛状态的临床特征是有非常频繁或亚连续的“失神”伴有非常频繁或亚连续的面部或面部和肢体远端肌肉的阵挛。初期，大多数肌阵挛是游走性和非同步性，可发生在不同的肌肉，随后出现不同频率但更有节律性和同步性的运动，尤其是有明显的失神时更突出。由于严重的精神发育迟缓和持续性异常运动，要认识失神和肌阵挛都很困难。许多儿童可频繁和突然出现自发性惊恐，在活动中观察患儿，可见到长时间、爆发性的肌阵挛和震颤，也可见到短暂性突然的肌张力丧失。慢波睡眠中失神和肌阵挛消失。患儿嗜睡时，可能观察到累及指趾的轻微、亚连续性肌阵挛；惊恐或双侧短暂性、节律性痉挛也能见到。随肌阵挛的出现，患儿发育进行性衰退，多动行为增加。

清醒时EEG背景活动变慢，并有或多或少的局灶或多灶样θ－δ波爆发，不对称性地波及额中央区和在顶枕区伴有双相棘波的δ节律，闭眼消失。发作期EEG表现为短暂、爆发性、弥漫性慢波。大多数病例在慢波睡眠中有阵发性放电频率增加，还可有连续的棘波；某些病例只有睡眠记录才能确定阵发性痫性活动。大多数持续状态的EEG表现为明显、波动性、阵发性活动，还可能观察到反复爆发性的棘波或慢波，慢波多呈弥漫性，可同步或非同步，爆发波间可插入不同持续时间、不同波幅的θ波。

7．吡哆醇依赖症（pyridoxine dependency） 吡哆醇依赖症是一种少见的常染色体隐性遗传性疾病。典型的吡哆醇依赖症在出生6h内即有难以控制的惊厥发作，通常在出生至3个月内发病，偶有3岁时发病的报道。有病例出生前在宫内即有发作，表现为阵发性剧烈的胎动。生后可表现为各种类型的发作，强直-阵挛性发作最常见，常呈惊厥状态；局灶性或多灶性发作、一侧性发作、或肌阵挛性发作也较常见，常由外界的触觉或声刺激诱发；少数有婴儿痉挛发作。发作频繁，各种抗癫痫药物均不能控制（仅用抗癫痫药物的情况下可维持数天至数周不发作），静脉或肌内注射维生素B_6后发作可在数分钟或数十分钟内得到控制。停用维持量的维生素B_6后数天惊厥可复发（新生儿在1.5~7天内复发）。除惊厥外，患儿常有宫内窘迫、出生时窒息、尖声哭叫、肌张力过高或过低、易激惹、躁动、颤抖、睡眠少、过度警觉、对触觉和声刺激产生过度惊跳反应、喂养困难、呕吐等。新生儿期及婴儿期可见精神运动发育落后。

EEG相对无特异性，包括局灶性或多灶性棘波、多棘波发放、爆发-抑制图形、广泛性棘慢波发放、爆发性高波幅慢波等，少数可表现为高峰节律紊乱图形。静脉注射维生素B_6后，EEG的恢复或改善常晚于临床症状的改善，发作性电活动时可表现为嗜睡，反应低下，苍白、肌张力明显减低。EEG可在数分钟至数小时后最终恢复为背景EEG，常有非特异背景异常。

MRI可见脑皮质和脑白质进行性萎缩，伴脑室扩大。治疗后则不再进展。

对出生后及新生儿期频繁的惊厥发作，严重的癫痫状态，各种抗惊厥治疗无效，没有其他病因可寻，或有类似病史的同胞儿，均应排除吡哆醇依赖症。为早期筛查和诊断吡哆醇依赖症，Gontieres和Aicardi在1985年提出，自出生至18个月内无诱因反复惊厥发作的患儿，如伴有下列1项或多项情况，应考虑有本病，并应常规给予诊断性维生素B_6注射。①起病前发育正常的隐源性惊厥，无孕、产期异常。②同胞或父母近亲有严重惊厥史，常因癫痫状态致死。③长时间的局灶性或一侧性惊厥，发作时意识有部分保留。④惊厥发作之前有易激惹、不安、哭闹、呕吐等症状。

8. 良性新生儿睡眠性肌阵挛 为正常新生儿在睡眠中出现的非癫痫性肌阵挛现象。是常见的非癫痫症状，并容易被误诊为癫痫发作甚至婴儿痉挛症。发作从出生后第1天开始，在生后头3周内相对较常见，发病高峰在第7天。肌阵挛频率每秒1~15次，表现形式多种多样，较为常见为四肢肌阵挛，通常为上肢的远端多见，下肢和躯干较少累及，也可以出现颜面部、腹部等其他部位肌阵挛，对称或不对称，抽动程度可轻可重。这种肌阵挛主要发生于非快动眼（NREM）睡眠时相，持续10~20s，可以成簇出现持续达1h，类似肌阵挛持续状态，轻微的约束给予肢体限制后通常不能使其停止，反而加重，醒后立即停止。也有报道发生于刚醒时。发作时可以合并血压、心率和血氧饱和度的改变，可由触碰或声音诱发。EEG正常（包括肌阵挛发作期间），神经学检查以及后续的发育正常。

（四）辅助检查

1. 脑电图（EEG） 可作为发现和诊断新生儿发作的最佳和最重要的手段，对新生儿癫痫的诊断具有重要价值。异常EEG表现包括正常背景活动的局限性小尖波放电、局限性的单一节律的发作性图形（α、β、θ、δ节律）、背景波异常（低电压、电静息、爆发性抑制）及尖（棘）

波、尖（棘）慢综合波等。临床发作同时伴有EEG痫样放电可诊断为癫痫。但临床发作与EEG痫样放电不一定相称，可表现为特殊的电-临床分离现象，即EEG有连续的发作性放电，但临床没有惊厥表现，或临床有明显的惊厥发作，EEG却没有相应的放电改变。前一种情况属于临床下放电或电发作，后一种情况的原因则比较复杂，多见于严重脑损伤的新生儿。

新生儿EEG和其他年龄组的EEG不一样，正常新生儿可有尖波、棘波，新生儿癫痫的尖波、棘波预后良好，不像其他年龄癫痫的尖波、棘波。新生儿严重的EEG波除背景改变外，主要出现爆发抑制，还有低电压或电静息背景改变。其中电静息为最严重的改变，接近于脑死亡。单节律发放的预后也比较严重，慢波较多（θ、δ），有少数的β波和α波，新生儿期后α单节律发放较多。

在新生儿期，发作间歇期EEG的癫痫样棘波或尖波诊断新生儿发作往往不可靠，但有些发作间歇期EEG有诊断意义。一些特异性发作间期EEG具有诊断价值，包括：脑电活动静止或近乎平坦提示严重脑损伤；爆发-抑制提示新生儿癫痫性脑病，也可因药物引起或持续存在于Ohtahara综合征和早期肌阵挛癫痫性脑病；θ波交替活动提示良性新生儿发作；局灶性尖慢波持续发放提示局限性脑损害；周期性局灶或多灶性表现提示新生儿单纯疱疹病毒脑炎；周期性复合波见于甘氨酸脑病。新生儿发作的发作期EEG常表现局灶单一或多灶、短程、频率减慢或单一节律，多见于枕部、中央区和颞部，背景活动可表现正常或异常。当发作期EEG表现中央区α波发放（12 Hz，20～70μV）或表现为一侧局限的低电压长程脑电癫痫发作时，均明确提示有严重脑病，预后不佳。

现认为发作伴有持续的、局灶的、阵发性EEG电发放与局灶性脑病变高度相关，而发作伴有或非连续的EEG癫痫电活动与广泛脑病变有关。相反，EEG监测表现阵发性活动而临床无发作时，与使用麻醉镇静药物、抗癫痫药物有关。虽然不同发作形式与胎龄、病因无直接关系，但发作不伴相应的脑电图异常更易出现在缺氧缺血性脑病的患儿中，与仅有EEG发作表现一样，均提示大脑代谢受损，预后不佳。

常规的60min的脑电图不足以筛查新生儿惊厥发作，美国临床神经生理学会推荐对于惊厥发作的高危新生儿，应进行24h的视频脑电图监测。如果发作间期稳定且24h后未记录到惊厥发作，可以停止监测，如果发现惊厥发作，脑电图监测应该持续至无发作24h，除非脑电图监测对婴儿不利。如果当脑电图持续监测不可用时，可以采用连续的常规时长脑电图。

2. 振幅整合脑电图（aEEG）　aEEG是评价新生儿脑功能的重要电生理手段，也用于新生儿癫痫和可疑癫痫发作的鉴别诊断。aEEG由原始脑电整合而来，分析aEEG应结合同期记录到的EEG，以获取更多信息评价患儿的情况。在进行新生儿癫痫监测时，EEG导联更广泛，信息更完善，故在对癫痫的诊断和异常波的判断方面，aEEG不能替代EEG的作用。脑损伤高危因素的新生儿，生后6h内开始首次检查；无高危因素、但临床出现中枢神经系统症状的，应尽快予以监测。监测时间不少于2~4h，存在睡眠-觉醒周期（睡眠周期）的新生儿，应至少记录一个完整的睡眠周期。aEEG监测的同期配备视频监测，无视频监测条件时，应记录监测过程中患儿出现的特殊事件，如可疑癫痫发作、呼吸暂停或喂奶、治疗、检查等操作，发生事件的时间及同期患儿的状态。癫痫发作的异常放电，在aEEG上表现为突然下边界和/或上边界振幅升高，随后可能出现短暂的一段电压抑制期。单次癫痫发作表现为背景波谱带中断的“驼峰样”改变，反复癫痫发作表现为多次“驼峰样”改变，癫痫持续状态为发作时间超过30min，aEEG表现为“锯齿样”波形。只用单通道aEEG监测癫痫敏感度较低，为12%~45%。结合同期记录到的原始脑电图形，即采用aEEG/EEG模式进行结果研判，诊断癫痫的敏感度可达76%~100%。双通道aEEG可使惊厥检测敏感度提高18%。推荐使用单通道或双通道aEEG结合同期EEG共同研判用于新生儿癫痫的筛查。在新生儿癫痫中，如aEEG表现为背景活动重度异常、爆发间期超过30s、aEEG检测过程中检测到频繁发作（发作＞7次）及睡眠周期消失预示患儿预后不良。癫痫患儿一般应连续监测至癫痫控制（即患儿临床表现和EEG检查均未检测到发作）后24h。

（五）诊断程序

癫痫的诊断需遵循三步原则。

1. 首先确定是否是癫痫　癫痫有两大特征，即脑电图上的痫样放电和癫痫的临床发作。而癫痫临床发作又有两个主要特点。①共性，即所有癫痫都有的共同特征：发作性、短暂性、重复性、刻板性。发作性指癫痫突然发生，持续一段时间后迅速恢复，间歇期正常；短暂性指患儿发作持续的时间都非常短，数秒钟、数分钟或数十分钟，除癫痫状态外，很少超过20min；重复性指癫痫都有反复发作的特征，仅发作一次不能诊断为癫痫；刻板性指就某一患者而言，发作的临床表现几乎一致。②个性，即不同类型癫痫所具有的特征，是一种类型的癫痫区别于另一种类型的主要依据。癫痫发作的共性和特殊类型的个性共同组成了癫痫最为重要的诊断依据。

癫痫的诊断主要依靠病史。需要通过病史了解：①发作是否具有癫痫发作的共性；②发作表现是否具有不同发作类型的特征；③当患儿发作具有癫痫的共性和不同类型发作的特征时，需进行脑电图检查以寻找诊断的佐证，同时尚需除外其他非痫性发作性疾病。颤抖（jitteriness）在新生儿很常见，但它不涉及面部的变化，且用手握住颤抖的肢体或躯体即能静止下来。由于新生儿发作或癫痫发作的临床表现与脑电图之间的相关性较差，特别是在使用抗癫痫药时，因此仅凭临床表现进行诊断是不可靠的，需借助脑电图，特别是持续的视频脑电图监测。

2. 明确癫痫发作的类型或癫痫综合征　不同类型的癫痫需用不同的方法进行治疗，发作类型诊断错误，可能导致药物治疗的失败。癫痫综合征则是由一组体征和症状组成的特定癫痫现象，它所涉及的不仅仅是发作类型，还包含其特殊的病因、病理、预后、转归，选药上也与其他癫痫不同，需仔细鉴别。

3. 确定癫痫的病因及是否伴随功能损害　新生儿癫痫多为继发性癫痫，还需确定癫痫的病因。病因分为遗传性、结构性、代谢性、免疫性、感染性和未知因素。需详细询问母妊娠分娩史、母亲疾病、家族史等，细致地体格检查。对疑似惊厥的新生儿应在NICU监护下，注意气道通畅，监测生命体征。①查血糖、血气、血生化指标（血钠、血钙、血镁、血氨、尿素氮、酮体、乳酸、pH值、血常规、肝功能等）。②脑脊液检查。③颅脑超声。④毒物学筛查。⑤尿有机酸、血氨基酸筛查。⑥母体及胎儿先天感染筛查。⑦头颅CT或MRI检查。⑧基因检测。

二、治疗原则和措施

（一）治疗原则

1. 迅速控制癫痫发作，可采用苯巴比妥（钠）、地西泮和/或苯妥英钠等。

2. 及时诊断处理导致癫痫发作的原发病。

3. 按照惊厥性脑损伤发生机制理论，选择性给予对症保护措施。

4. 在急性处理后继续随访其临床及脑电图，以决定进一步的抗癫痫治疗。一般情况下，神经系统检查已正常和/或EEG无癫痫样放电可停药，对于癫痫综合征则视不同综合征而异。单药治疗由EEG确诊的新生儿发作治愈率不足50%，常需要联合用药。药物的选择及用法取决于惊厥的频率和发作类型。传统的方法是采用一种随后可用于维持治疗的药物开始紧急抗惊厥治疗。对临床或亚临床脑电图惊厥都要治疗，疗效采用脑电图评估。

（二）新生儿期常用的抗癫痫药物及用法

1. 苯巴比妥（phenobarbitone）　苯巴比妥不仅可以控制惊厥，还可以降低脑代谢率，目前依然为世界卫生组织推荐的治疗新生儿发作的一线药物，但近年临床研究发现，单独使用苯巴比妥时15%~50%的新生儿发作不能控制，常需要与其他药物合用。苯巴比妥是肝酶诱导剂，可加速其他药物及其本身的代谢，合用时要注意药物相互作用。苯巴比妥负荷量20~40mg/kg可在短时间内达到血清治疗浓度，有效治疗浓度为20~40mg/L（80~160μmol/L）。由于单剂负荷量40mg/kg对于非机械通气的新生儿可能引起呼吸暂停，在这种情况下通常分2次（每次20mg/kg）给予。也有给予负荷量20mg/kg，如未能起作用，可每隔5min追加5mg/kg直至惊厥得到控制或总量达到40mg/kg。通常以静脉途径给药为宜，要达到同样的血浓度水平，肌注剂量应较静脉剂量增加10%~15%。非癫痫状态、具有轻至中度背景EEG异常的患儿更易得到控制。用苯巴比妥能得到控制的患儿其预后较单用苯巴比妥不能控制发作的患儿要好。有研究表明苯巴比妥可增加电-临床分离（即临床发作得到控制，但EEG仍异常），从而可能提供治疗有效的假象，除非采用EEG监测。苯巴比妥治疗的新生儿因处于镇静状态，其异常运动常可停止，但其脑电描记发作可能持续而不衰减。维持量为每天3~5mg/kg，分2次给予，每12h1次，可静脉注射、肌内注射或口服。给予苯巴比妥每天5mg/kg的维持量，5~10天内可导致药物蓄积，这个作用可显著抑制新生儿，与治疗最初1~2周药物较慢的清除率有关，但随后清除率可逐渐增加，药物剂量也可能要增加。不良反应包括：嗜睡；过度兴奋、多动、易激惹；共济失调；恶心、呕吐、腹泻；过敏反应、皮疹等。禁用于卟啉症。

2. 苯妥英（phenytoin）和磷苯妥英（fosphenytoin）　苯妥英在国外是新生儿发作持续状态二线用药。对那些苯巴比妥作为一线用药无效的患儿，苯妥英作为二线用药可能是最好的选择，但在合并缺氧缺血性脑病存在隐匿性心肌损害者有引起低血压和心律失常的报道。苯妥英负荷量为20mg/kg，最好分2次，间隔20min静脉注射，每次10mg/kg，以避免过高的血浓度及心律失常。维持量为每天5mg/kg，分2~3次服用。由于苯妥因的非线性药代动力学关系以及在生后最初几周苯妥因的清除率迅速降低，因此苯妥英在新生儿中难以作为维持用药，如该药用作维持治疗，应特别注意监测血药浓度。本药物只能静脉注射，口服吸收效果欠佳，肌内注射吸收缓慢并对局部组织有刺激。不良反应有眼球震颤、共济失调、昏睡和快速注射可出现低血压。磷苯妥英用于静脉注射、肌内注射。75mg磷苯妥英相当于50mg苯妥英。磷苯妥英的不良反应比苯妥英少，但新生儿中经验较少。

3. 扑痫酮（扑米酮，primidone）　如果苯巴比妥和苯妥英不能控制惊厥，可使用扑痫酮，每天12.5~25mg/kg，分2~3次服用。起反应的最小血浓度为6μg/mL。如果扑痫酮作为一种辅助用药来控制顽固性新生儿发作，应密切监测血药浓度。

4. 地西泮（安定，diazepam） 静脉注射迅速进入中枢而生效，但快速再分布，故而作用持续时间短。地西泮在新生儿半衰期很长，为30~75h。由于药物蓄积后可导致呼吸抑制故不适用于长期输注。国内除用于破伤风抗厥外一般不作为新生儿发作的一线用药，国外已很少用地西泮来治疗新生儿发作，因为：①该药从未能证明较苯巴比妥更有效。②该药在脑中清除率很快，作用不能维持。③当与巴比妥类药联合应用时，地西泮导致严重的循环虚脱和呼吸衰竭的危险性增加。④治疗剂量个体差异很大，且未必小于中毒剂量。⑤静脉制剂中含有相当大剂量的苯甲酸钠，系胆红素-白蛋白复合物的非常有效的去偶联剂，理论上可增加发生胆红素脑病的危险。用法：0.1~0.3mg/kg，缓慢静脉注射，若仍有惊厥发作可在15~20min内重复使用1次，但24h内不能多于4次。推注过程中需要密切观察患儿呼吸、面色和神志等。

5. 劳拉西泮（氯羟安定，lorazepam） 在新生儿中应用的经验很有限。其半衰期也较长，为10~18h，其副作用与地西泮相同。新生儿剂量为每次0.05~0.15mg/kg，静脉缓慢注射，若惊厥仍未控制，必要时间隔15min给予重复剂量，大剂量注射可导致呼吸抑制。

6. 氯硝西泮（氯硝安定，clonazepam） 口服吸收迅速，1~2h达峰血浓度，作用可持续6~8h，其半衰期为24~48h。开始每天10~50μg/kg，以后逐渐递增，维持量每天100~200μg/kg，分2~3次服用。必要时可静脉注射或滴注，剂量为每次0.02~0.06mg/kg。新生儿应用氯硝西泮致唾液分泌过多及支气管分泌物增多是常见的副作用。

7. 咪达唑仑（midazolam） 新型短效的苯二氮䓬类药物，半衰期短、起效快，在生理性pH值时变为脂溶性，可以透过血脑屏障，有效控制惊厥状态。作为γ-氨基丁酸激动剂，咪达唑仑可替代苯巴比妥和苯妥英，减少两者可能导致的神经细胞凋亡。给药途径：静脉注射、肌内注射、口服和直肠给药。用法：负荷量为每次0.1~0.3mg/kg，静脉注射；若不能控制，则每15min增加维持剂量1.0μg/（kg·min）直至惊厥控制，控制后给予维持24h，随后逐渐减量，每15~120min减1.0μg/（kg·min）至停用。不良反应有烦躁、心动过速、室颤和血栓性静脉炎等。

8. 利多卡因（lignocaine） 利多卡因在欧洲作为二线抗惊厥药物应用较广泛，但在美国和英国从未发现被推荐作为新生儿抗癫痫用药。初始剂量2 mg/kg缓慢静脉注射，然后5~7mg/（kg·h）（体重越大，所需剂量越大）维持4h，初次减量至2.5~3.5mg/（kg·h）持续4~10h，再次减量至1.25~1.75mg/（kg·h）持续16~28h，总的用药时间不超过48h（因利多卡因治疗浓度较窄且有蓄积作用）。此药的使用需要监测血药浓度，最大为9mg/L。在亚低温治疗的缺氧缺血脑病患儿中如使用利多卡因应适当减量。主要不良反应有心律失常、高钾血症、肝肾损害等，虽然相关研究并未发现明显的心脏毒性作用，但严重心脏疾病患儿仍需慎用。

9. 丙戊酸钠（sodium valproate） 由于丙戊酸钠作用于GABA受体，故可能有效，但它有潜在的肝毒性作用。国内已有用其制剂“德巴金糖浆（depakote或depakene）”治疗新生儿发作的报道，但丙戊酸钠在新生儿应用的安全性和疗效尚缺乏足够的资料和依据。剂量一般为每天10~15 mg/kg，12h 1次，静脉输注，输注时间不少于1h，每天最大量不超过60mg/kg，持续时间不超过14天（可改为口服）。口服剂量最初每天10~15 mg/kg，每隔1周增加5~10 mg/（kg·d），可增至60 mg/（kg·d）。

10. 维生素B_6（吡哆醇）（vitamin B_6,

pyridoxine）　主要用于治疗吡哆醇依赖症和婴儿痉挛，剂量多为20~100mg/d，但也有用至2 000mg者。剂量过大可能引起感觉神经病。维生素B_6也能抑制一些其他癫痫的发作，有人建议将它作为标准抗癫痫药治疗的一种辅助用药。有报道婴儿或儿童对注射维生素B_6发生超敏反应，表现为呼吸暂停、肌张力减退，偶尔昏迷，呼吸停止和等电势EEG，推测可能系脑内GABA水平突然增加所致。

11. 左乙拉西坦（levetiracetam）　非一线用药，用于治疗难治性癫痫。剂量的范围大，负荷量为60mg/kg，静脉给药，随后10~60mg/（kg·d）维持量，分3次静脉给药。左乙拉西坦副作用小，对心脏和肝脏功能障碍的新生儿可以选择。其不影响正在发育的脑组织，且可能具有神经保护作用。但在新生儿惊厥的长期药代动力学和安全性尚未完全明确。

12. 其他药物　如托吡酯（topiramate）、氨乙烯酸（vigabatrin）和拉莫三嗪（lamotrigine）等已逐步在临床应用于新生儿发作，但目前缺乏新生儿大样本的研究，无明确推荐剂量。

（三）几种新生儿期发病的癫痫和癫痫综合征的治疗

1. 良性家族性新生儿发作（BFNC）　由于BFNC具有良好预后，因此对该病是否需要治疗及治疗疗程目前尚无统一意见。部分病例未经药物治疗自愈。有反复发作的病例可给予苯巴比妥、丙戊酸治疗，发作容易控制，用药时间2~6个月，一般不需要更长时间的治疗。多数在生后4个月左右自然缓解，预后良好，大多数患儿不影响精神运动发育，有10%~15%患儿以后（在婴儿期或幼儿期）转变为其他类型癫痫，通常为全身运动性发作，但发作次数很少，无继发严重癫痫的病例，容易被药物控制。

2. 良性新生儿发作　部分病例未经治疗可自愈。如有反复发作，发作时间长，可口服苯巴比妥、丙戊酸或小量的苯二氮䓬类药物。诊断明确的患儿度过24~48h危险期通常可以停药。多数患儿长期预后良好，惊厥多在2周或数周内停止，以后不再复发惊厥或癫痫发作。精神运动发育正常。有报道少数病例在1岁以内有短暂的精神运动发育延迟。

3. 早发性肌阵挛性脑病（EME）　本病治疗困难，早期药物疗效差，多数病例对各种抗癫痫药、糖皮质激素、吡哆醇和ACTH效果均不明显，应用维生素B_6试验性治疗有一定的合理性。非酮性高糖血症患儿可能得益于饮食蛋白质的降低和每天应用苯甲酸钠120mg/kg，但长期预后仍不良，可出现精神发育停滞，多数早期死亡，约半数在1岁内死亡，很少活到2岁，存活者多有严重脑损伤，呈去脑或去皮质状态，进入植物状态。

4. 具有爆发抑制电活动的早期婴儿癫痫性脑病　本病治疗非常困难，多数对药物反应不好。应用卡马西平、丙戊酸钠、苯巴比妥、硝西泮等效果均差。大田原曾报道少数病例用合成ACTH-2有效，而一般的ACTH无效。对局灶脑组织发育不良可以采取手术治疗，有时有益。对多数病例发作不易控制，预后不良，许多病例早期死亡，存活者多在4~6月龄时发展为婴儿痉挛、部分性发作或最终发展成Lennox-Gastaut综合征，并伴有精神、运动发育停滞，出现严重的智能低下与体格发育障碍（脑瘫）。也有些病例尽管严重的脑病持续存在，但发作可以消失。

5. 婴儿早期游走性部分性发作　本病没有特效治疗方法。对常规抗癫痫药物，糖皮质激素及吡哆醇治疗均无效。氯硝西泮与司替戊醇（stiripentol）联合应用可能有效，治疗部分性癫痫的药物可能加重病情，考虑有痫样发作，麻醉必须谨慎。本病预后极差，患儿可死于癫痫状态。大多数病例从未得到控制，部分患儿发作可有减少。长期预后不详。

6. 非进行性脑病中的肌阵挛状态 静脉注射苯二氮䓬类是唯一能终止非进行性脑病中肌阵挛状态的药物，由于有些药物在抑制肌阵挛发作时，EEG上痫性放电并没有停止，因而其疗效的评价需借助于多导EEG记录。有些病例用丙戊酸加乙琥胺或Cobazam治疗有效，部分病例可考虑用ACTH治疗。肌阵挛状态时，麻醉须谨慎。非进行性脑病肌阵挛状态通常预后差。

7. 吡哆醇依赖症 诊断成立后即给予维生素B_6口服，需终生治疗。并可停用抗癫痫药物。尽管每天50~100mg剂量通常可以控制发作，但可能需要更大剂量。多数在20~100mg/d或5mg/（kg·d）静脉注射，或者15~30mg/（kg·d）分3次口服可以控制发作，少数仅需2~5mg/d的低剂量即有效，亦有少数需200~300mg/d的大剂量，甚至最大剂量500mg。患儿在经历感染或其他急性病时能引起惊厥复发，此时应增加维生素B_6的用量。这类患儿应长期补充维生素B_6和/或亚叶酸，维生素B_6剂量为15~30mg/（kg·d）。长期大剂量补充维生素B_6可导致周围神经病，应注意。应在脑电图和严密的心肺监测下静脉使用维生素B_6，其有导致呼吸抑制的风险，尤其是静脉使用时。如果维生素B_6或5'-磷酸吡哆醇无效，可以使用亚叶酸2.5mg静脉注射，有一部分患儿对亚叶酸的反应优于维生素B_6。

本病如未能早期诊断治疗者均在婴儿期死于严重的惊厥发作。经治疗发作控制的患儿多数有不同程度的精神运动发育落后，但患儿的运动和语言发育可随年龄增长而改善。部分患儿有脑白质营养不良（特别是在额、枕区）和大脑萎缩的MRI表现。

8. 良性新生儿睡眠性肌阵挛 抗癫痫药物治疗无效，反而诱发或加重发作。睡前小剂量氯硝西泮有益，但一般无须治疗，数周或数月自行缓解，出生6个月后肌阵挛通常消失，少数可延至2岁。

三、护理和监护要点

1. 密切观察病情变化，包括患儿体温、呼吸、脉搏、血压、瞳孔、囟门、意识、颜面和肢体异常运动，发现情况，及时处理。要减少对患儿的刺激，保持环境安静，避免强光，护理集中完成，动作轻柔，预防意外。不得用力按压、牵拉患儿抽搐肢体和拍打头部，以免骨折和脱臼。

2. 注意痫性发作时的呼吸管理，保持呼吸道通畅，必要时给予吸氧或其他呼吸支持，防止呕吐物吸入窒息。

3. 监测药物的毒副作用，特别是呼吸抑制和低血压反应。

4. 加强营养、补充足够的热量和水分。发作时禁食，发作频繁控制不良应留置胃管。少量多餐，耐心喂养。不能耐受喂养儿，静脉补充液体和热量，维持水、电解质平衡。

5. 对患儿家长解释病情并交代注意事项，定期门诊随访，按时服药，不擅自停药、改变服药时间和减少药物剂量和调药。指导家长掌握癫痫发作时的急救方法和预防癫痫发作的诱因，加强看护防止坠床，注意营养均衡，按时补充维生素B_6、维生素B_1和钙。注意保持环境安静，避免声光刺激等诱因。详细记录和观察患儿的发作情况，注意药物的副作用，发作频繁或发作持续时间较长应及时就诊。

四、疗效和预后评估

新生儿癫痫的预后取决于各种基础病因、惊

厥持续的时间、惊厥的起源以及产前或产时已经发生的神经损伤等。由缺氧缺血性脑病、先天性畸形所导致的新生儿发作预后不佳，而由蛛网膜下腔出血和低钙血症引起的新生儿发作预后相对较好。发作持续发生并难以控制的新生儿并发症发生率高。长程或反复发作的新生儿预后不佳，会增加病死率，留有明显的神经系统后遗症。伴有持续的神经系统异常体征，如眼球运动异常等均提示预后不良。不同的发作类型不但反映潜在脑损害和病因，同时也决定不同的预后。强直发作、肌阵挛发作和轻微发作常提示病变广泛，预后不佳。在这些发作类型中，强直性发作预后最差，常常伴有脑室内出血，抗惊厥药物治疗反应不佳，同时强直性发作还预示着脑性瘫痪、智能低下和癫痫的发生。

发作间期EEG对预后判断有帮助，持续的爆发-抑制、低电压、多灶性尖波发放均提示预后不良，在EEG有多个尖波放电灶的新生儿中，仅12%的患儿在婴儿期神经系统发育正常，EEG背景活动正常提示预后较好；EEG中出现尖波发放与发生脑瘫和智能低下存在明显的相关性。

新生儿癫痫和癫痫综合征预后的预测因素　①预后差：严重缺氧缺血、严重的皮质发育畸形以及脑膜脑炎、轻微和全面强直发作、脑电活动接近平坦或非常低的电压伴高波幅棘慢波活动爆发的EEG。②预后中等：中等程度的中枢神经系统感染或者畸形、大多数的颅内出血和梗死、较重的中枢神经系统代谢障碍、脑电图表现为持续的不成熟模式、频发或者持续时间长的阵挛发作和阵挛持续状态。③预后良好：低钙血症（营养性）和其他一过性代谢改变、颅外感染（肺炎、中耳炎和胃肠感染等）伴有的发作、良性家族性或者非家族性惊厥、持续短暂和发作稀少的阵挛发作、发作间歇期脑电图正常。

五、诊疗难点和关键点

1. 在健康新生儿中出现的与快速眼动睡眠相关的一些运动形式常被误诊为新生儿发作，这些发作包括颊舌移动、明显或细微的抽搐以及与觉醒有关的运动。同步脑电监测能帮助鉴别这些与正常的睡眠状态相关的行为方式，另外需要与颤抖、良性新生儿睡眠肌阵挛、婴儿早期良性非癫痫性肌阵挛、张力或运动障碍等非癫痫性发作相鉴别。

2. 注意良性家族性新生儿惊厥和良性新生儿惊厥的鉴别；注意具有抑制爆发的早期婴儿癫痫性脑病与早发性肌阵挛性脑病相鉴别。

3. 关于抗癫痫药物疗程，考虑到新生儿发作低复发率以及药物对行为和学习能力方面的负面影响，主张仅用在惊厥急性期治疗，经过3个月左右的治疗，生长发育正常、无惊厥发作、EEG正常可以作为停药指征，并不需要维持治疗。对于仅有EEG发作的新生儿来说，是否需要进行长期治疗现在还没有定论，目前认为应权衡控制脑电发作与药物带来的不良反应，以最终决定是否需要长期用药。

（蒲蜀湘　周　伟）

第六节 先天性肌弛缓综合征

先天性肌弛缓综合征（congenital hypotonic syndrome）或先天性肌张力低下（congenital hypotonia）是一症候群，包括中枢神经系统（脑和/或脊髓）、周围神经、神经肌肉接头及肌肉的异常而引起的肌张力减退和肌无力的各种疾病。这类患儿又称为松软儿（floppy baby）。临床主要表现为肌力减退、肌张力低下和腱反射减弱或消失，在安静和活动时不能维持正常的姿势，韧带松弛、关节活动度增加也可以归类于这类疾病。病因复杂，遗传性疾病具有高度异质性，按发病原因遗传性疾病占19.5%~60%，按发病部位中枢性占66%~88%，周围性占15%~30%。

一、诊断要点

（一）病史和高危因素

了解家族疾病史（至少三代），是否近亲婚配，既往流产和死胎史，母孕期特殊合并症如胎动减少、羊水过多、臀位产、B超筛查情况、羊水穿刺检查结果，绒毛膜检查结果、母亲用药情况等。起病与进展情况、开始部位、伴随症状、有无喂养困难、呼吸困难、喉中痰响、青紫发作和活动减少。

（二）临床特点

全面的神经系统检查，特别评估肌张力低下和肌无力的程度。评估肌张力低下要注意胎龄的影响。常用的检查方法有牵引反应，水平悬吊，垂直悬吊等。抱起很软，感觉不会用力，主动运动很少。患儿内收肌角和腘窝角偏大，上肢很软能像围巾围住患儿的颈部即所谓“围巾征”。

观察患儿仰卧位姿势，患儿自主活动减少，四肢异常伸展，髋关节外展，紧贴床面，青蛙样，布娃娃样。评估是否存在脑神经功能异常（吸吮、哭闹、面瘫和眼球运动），新生儿反射，腱反射和感觉异常。运动单位疾病时患儿表现肌肉松弛、肌张力低、腱反射抑制、对重力作用不能上抬肢体，但面部表情活泼，有反应；如出生时脑受损，则表情淡漠，无反应，腱反射存在，刺激四肢有回避动作。测量婴儿的体重、身长和头围，以标准生长曲线图为参照绘制测量数据。注意有些体征可能提示特定的神经肌肉疾病，如注意呼吸频率、模式和膈肌运动异常（先天性肌病），皮肤的瘀点、瘀斑、苍白或其他创伤证据（创伤性脊髓病）、髋关节或其他关节挛缩或松弛（先天性多发性关节挛缩症）等。

（三）病因分类

1. 中枢神经系统疾病　新生儿缺氧缺血性脑病、颅内出血、核黄疸、宫内感染、脑膜炎、脑炎、脑性瘫痪（肌张力低下型）、脑发育畸形、染色体异常、眼-脑-肾综合征（Lowe综合征）、脑脂质沉着症、Prader-willi综合征、Joubert综合征、Miller-Dieker综合征、Mobius综合征、Rett综合征、脑肝肾综合征（Rett Zellweger综合征）、Angelman综合征、多发性微小先天性异常综合征等。

2. 脊髓疾病　围产期损伤（创伤性脊髓病、缺血性脊髓病）、婴儿脊髓性肌萎缩症、脊柱闭合不全（脊髓脊膜膨出，脊柱裂）、关节挛缩症（肌发育不全）等。

3. 周围神经疾病　家族性髓鞘形成不良神

经病、家族性自主神经功能异常（Riley-Day综合征）、乙酰胆碱受体缺陷、新生儿神经根神经病、Charcot-Marie-Tooth病（CMT，腓骨肌萎缩症）等。

4. 神经肌肉接头疾病　婴儿肉毒中毒、新生儿暂时性获得性重症肌无力、家族性婴儿型重症肌无力、先天性肌无力、氨基糖苷类或镁毒性反应。

5. 肌肉疾病　先天性肌营养不良、先天性强直性肌营养不良、糖原累积病、线粒体肌病、先天性肌病（如先天性肌管性肌病、线状体脑肌病、中央轴空病、中央核肌病、先天性肌纤维型比例失调、肌小管肌病、多核肌病等）、代谢性肌病（酸性麦芽糖酶缺乏症、细胞色素C氧化酶缺乏、原发性肉碱缺乏、过氧化物酶病、肌酸代谢障碍）等。

6. 其他方面的疾病　软骨发育不良、生物素酶缺乏、睑裂狭小综合征、肢端弯曲骨发育不良、碳水化合物缺乏糖蛋白综合征Ⅰa型、Coffin-Lowry综合征、线粒体呼吸链酶复合体Ⅰ或Ⅳ缺乏、先天性马尾综合征、致死性骨发育不全、毛发-鼻-指（趾）综合征、腭-心-面综合征、短链酰基辅酶A脱氢酶缺乏、严重的原发性新生儿甲状旁腺功能亢进、Refsum病（婴儿型）、Rieger综合征、Shprintzen综合征、Sotos综合征、Stickler综合征、Toriello-Carey综合征、Walker-Warburg综合征、Weaver综合征、Williams综合征、XXXXY综合征。

（四）实验室检查

1. 血液学检测　血常规，血糖，电解质（钙、磷、镁、钠、钾等），肌酶，血气，甲状腺功能，宫内感染指标，血清铜、铜蓝蛋白，血氨基酸测定。其中血清酶学检查最广泛应用于肌病的酶是血清磷酸肌酸激酶（CPK），在先天性肌营养不良时此酶明显增加。但应注意正常小儿生后最初24h此酶增高，5天后逐渐降至正常，应予第1周末复查；特别是产道分娩者，此时酶值可增加10倍，注意随后趋势。血清醛缩酶、乳酸脱氢酶等测定，亦可用于肌病的诊断。

2. 脑脊液检查　脑脊液蛋白量增高见于中枢神经系统各种感染性疾病和新生儿多发性神经病等，血性脑脊液见于蛛网膜下腔或脑室内出血。对脑脊液进行甘氨酸和乳酸测定。

3. 肌电图检查　用于判别神经源性与肌源性损害的检查方法。肌病时主要诊断依据是：出现自发电位，纤颤电位和正锐波；运动电位时限短，动作电位波窄，波幅低、多相波百分比增加。神经源性损害自发电位增多包括纤颤电位、正锐波和束颤电位，运动单位电位时限增宽，多相波百分比增多、波幅增高。但由于新生儿身体的原因，很容易同时刺激附近的其他神经出现结果混乱，新生儿肌肉的终板区增大，出现终板棘波，误为纤颤，新生儿运动单位动作电位降低，新生儿神经髓鞘发育不全导致传导速度较慢。

4. 肌活检　为确诊和鉴别诊断的重要检查方法，肌电图与肌肉活检的一致性为40%~76%。但对于新生儿肌肉组织少，取材困难，且临床情况不稳定，肌肉活检在新生儿中运用较少。

5. 影像学检查　脑CT、B超及MRI检查，有助于发现中枢脑性肌张力减低的病因。当关注代谢性紊乱时，磁共振波谱（magnetic resonance spectroscopy，MRS）可用于新生儿线粒体病的诊断。肌肉MRI有可能发现周围性肌张力减低的肌肉病变情况。

6. 分子遗传学检查　聚合酶链式反应（PCR）、原位杂交技术、Western印记技术、DNA测序等分子生物学技术，尤其是二代测序（next generation sequence，NGS）技术为遗传疾病的诊断和研究提供了巨大帮助。

（五）鉴别诊断

针对先天性肌张力低下的婴儿，首先要区分是中枢性的还是外周性的肌张力低下，尽管两者的临床表现有许多重叠，但也有一些常见的显著差别，如表14-2所列的一些特征，有助于鉴别。

另外，还需要与获得性神经肌肉病例如病毒感染导致的脊髓灰质炎、多发性肌炎、产伤性婴儿臂丛神经损害、铅中毒性周围神经损害和自身免疫性重症肌无力等相鉴别。常见的新生儿疾病如先天性感染、细菌性脓毒血症、颅内出血、低血糖、甲状腺功能低下和药物中毒（围产期母亲使用硫酸镁制剂）等也可能导致此类表现，临床应加以识别。

表14-2　中枢性和外周性先天性肌张力低下的鉴别要点

特征	中枢性	外周性
软弱无力	轻到中度	显著（“瘫痪”）
深部腱反射	减弱或增强	缺乏
放置反应	迟缓或慢	缺乏
动作迟缓	是	是
抗重力运动（俯卧位和仰卧位）	有一些	常缺乏
由平躺仰卧位拉坐起来	有些头滞后	显著头滞后
认知/情感	延迟	正常
垂直悬垂腿	呈剪刀状	有肌肉萎缩
病理反射	有	无
握拳	有	无
肌肉萎缩	无	有

（六）几种较常见导致先天性肌张力低下的疾病的临床特征

1. 婴儿脊髓性肌萎缩症（infantile spinal muscular atrophy，SMA）　又称Werding-Hoffmamm病，是脊髓前角细胞和脑干运动神经核变性导致的进行性肌无力和肌肉萎缩。可分为0、1、2、3、4型，SMA 0型（出生前起病）和SMA 1型（婴儿期起病）是最常见和最严重的类型。

SMA 0型在出生前发病，孕母在妊娠晚期自觉胎动减少或无胎动，出生时即表现为典型的神经肌肉病症状及体征，重度的肌无力和肌张力低下，腱反射消失，双侧面瘫。常常伴有先天性心脏缺损、多发性的关节挛缩。运动发育里程碑均未达到，出现呼吸衰竭而导致在6月龄前死亡，通常发生在1月龄前。

SMA 1型是临床第二大致死性常染色体隐性遗传病。约1/3患儿在新生儿期起病，很少能活过1年。通常在出生后6个月起病，患儿在出现症状前可能表现正常，发病后，可出现运动减退畸形序列征，表现为对称性肌无力。首先双下肢受累，迅速发展，特别是肢体近端部位受累最重，不能独坐，两手、足的小肌肉尚可见少许自然动作。躯干、颈、胸肌肉亦受累。肌张力低下，患儿卧位时髋部外展，膝屈曲，呈特殊蛙腿体位。呼吸肌无力导致进行性的呼吸衰竭，膈肌早期不受损，而肋间肌软弱可造成典型的矛盾呼吸（吸气用力引起胸廓向内和腹部向外运动）和形成特征性的钟形胸廓畸形。延髓肌受损时影响吸吮和吞咽，哭声低微，分泌物滞留。运动脑神经受损以舌下神经受累最常见，表现为舌肌萎缩及舌肌纤颤。通常面肌及眼外肌不受累，因而患儿面部表情敏锐活泼，眼大而聪慧，可皱眉，眼球运动正常。腱反射减弱或消失，无感觉丧失，亦无智力落后和括约肌松弛，通常不累及心肌，未见扩张型心肌病。

本症预后不良，平均寿命为18个月，多在2岁以内死亡。肌电图有自发有节律的肌肉活动，频率为5~15次/s；轻收缩时运动单位电位时限延长，波幅增高，重收缩时运动单位数量减少，神经传导速度正常，提示神经源性受损。肌肉活检可见成片广泛的萎缩肌纤维与正常或肥大的纤维同时存在，肌核集中呈锁链状。病理改变为脊髓前角细胞及脑干运动神经核的泡体肿胀、尼氏体消失、核移向周边，最后细胞破坏消失。

本症诊断标准（Cobben，1993）为：①对称性进行性近端肢体和躯干肌无力，肌萎缩，不累及面肌及眼外肌，无反射亢进、感觉缺失及智力障碍。②家族史符合常染色体隐性遗传方式。③脑脊液正常、血清CPK正常或轻度增高。④肌电图提示神经源性受损。⑤肌活检符合前角细胞病变。具备以上条件①~④或①、③、④、⑤均可确诊本病。现采取针对性突变分析进行分子生物学遗传检测，发现*SMN1*基因的外显子7纯合性缺失也可明确诊断SMA。目前外显子7缺失是SMA中最常见突变，但也可以出现点突变，因而如果出现临床表现符合典型的SMA，但仅识别出1个等位基因缺失，应进行*SMN1*（运动神经元存活基因1）基因测序寻找突变点。如未发现*SMN1*基因致病突变，应高度怀疑是否SMA。SMA以支持治疗为主，按需提供营养和呼吸支持，治疗和预防由于肌无力导致的并发症。对于不依赖呼吸机的SMA婴儿和年幼儿童（＜2岁）推荐有条件地使用诺西那生（一种反义寡核苷酸，可修饰*SMN2*基因的剪接以增加正常完整长度的SMN蛋白生成）、索伐瑞韦（zolgensma，onasemnogene abeparvovec）和利司扑兰（risdiplam）进行SMA肌病修正治疗。

2．暂时性新生儿重症肌无力（transient neonatal myasthenia gravis）　本病仅见于母亲有重症肌无力者，占母亲患此病所生婴儿的10%~20%，受累婴儿的母亲大多存在活动性疾病。通常在出生后数小时内发病，最迟3天，此时临床表现为全身肌张力低下，哭声低弱，吸吮力差，吞咽困难，呼吸浅，拥抱反射及深反射减弱或消失，眼外肌麻痹及睑下垂少见。病情重者可在几小时或几天内迅速恶化而死于呼吸衰竭。轻症可逐渐自行缓解，2~3周内恢复，极少数病例症状持续时间较长。出生前发病导致多关节挛缩、羊水过多、胎动减少。新生儿肌力减低程度与母亲病情严重程度无关。诊断性试验是检测婴儿对乙酰胆碱酯酶抑制剂的反应。治疗主要是支持治疗。90%患儿在2月龄前完全康复。

3．先天性重症肌无力（congenital myasthenic gravis，CMG）　又称先天性肌无力综合征（congenital myasthenic syndromes，CMS），系指未患重症肌无力母亲娩出的重症肌无力新生儿或婴儿。患儿血中无乙酰胆碱受体抗体，常有阳性家族史。本病主要有4种缺陷：①乙酰胆碱合成或动员缺陷；②乙酰胆碱释放障碍；③胆碱酯酶缺乏；④终板乙酰胆碱受体缺陷。新生儿期起病者较常见类型为乙酰胆碱合成或动员缺陷，系常染色体隐性遗传病，多数在宫内即有胎动减少，出生后可立即出现喂养困难及双睑下垂，哭声微弱；婴儿期或儿童早期时可表现为肌无力、吞咽及呼吸困难，但无眼球活动受累，无肌肉发育不良，腱反射正常。随年龄增长，症状有减轻趋势，但也可能出现自发性恶化，甚至发生婴儿猝死。运动增加和剧烈运动，发热性疾病或应激可能诱发病情加重。部分患儿对胆碱酯酶抑制剂有效。胆碱酯酶缺乏型出生时亦即可发病，系常染色体隐性遗传或散发，与乙酰胆碱合成或动员缺陷型比较，胆碱酯酶缺乏型有肌肉发育不良，腱反射减弱，抗胆碱酯酶药物治疗无效等特点。

肌电图包括单纤维肌电图有助本病诊断。血清学检查抗乙酰胆碱受体抗体和抗乙酰胆碱酯酶抗体结果阳性可除外先天性重症肌无力的诊断。由于各型临床表现大多相似，确诊需结合临床、电生理、形态学甚至分子遗传学进行分析。呼吸支持治疗非常重要，所有亚型的CMS均可出现通气不足，部分患儿需要在家中使用无创通气。CMS药物治疗，应根据类型选用药物，对于部分CMS可选用吡啶斯的明，沙丁胺醇或麻黄碱可改善肌力和活动度。

4. 先天性肌营养不良（congenital muscular dystrophy，CMD） 先天性肌营养不良系一组常染色体隐性遗传肌病，其共同特点为出生后或生后不久即表现全身严重的肌无力、肌张力低下及骨关节挛缩。面肌可轻度受累，可有眼外肌麻痹；病情呈进行性加重，也有呈非进行性病程。血清肌酸激酶水平大多明显增高；肌活检为营养不良型。

CMD分为以下几种类型。

（1）经典CMD不伴智力低下：①有merosin缺陷。②无merosin缺陷。

（2）CMD伴智力低下和脑畸形：① Fukuyama型。②肌-眼-脑疾病。③Walder-Warburg综合征。

经典CMD有merosin缺陷患儿出生时或生后不久有严重的肌无力，累及多数肌群（包括呼吸肌），重者常有进行性骨关节挛缩。运动发育明显落后，不能扶走。智力正常。疾病早期CPK明显增高。脑MRI可见脑白质区双侧弥漫性长T_2信号，提示脱髓鞘病理改变。本型肌肉病理无正常merosin染色。

经典CMD无merosin缺陷患儿多数在新生儿期肌张力低下轻微，轻度肌无力，罕见呼吸肌受累，关节挛缩较轻。运动发育较好，多数患儿最终能走，智力正常。CPK正常或轻度增高。本组有正常的merosin染色。

Fukuyama型CMD患儿生后即有进行性肌无力，累及面部及躯干。有先天性及进行性多发性骨关节挛缩。智力低下、婴儿常有吸吮困难，运动发育明显落后，始终不能独走。约50%患儿可有斜视、近视、白内障、视网膜剥离或视神经萎缩等眼的异常。部分患儿可有短头畸形、进行性脑积水、小脑发育不良、巨脑回、多小脑回、脑白质异常、脑室扩大、高腭弓、多毛发症和足跟突出。其他先天性畸形可有唇腭裂、肛门闭锁或先天性心脏病等。约半数患儿EEG异常，血清CPK高于正常值10~50倍。

目前诊断主要依据临床特征、肌电图、病理及影像学检查。肌电图呈典型肌源性受损，神经传导速度正常。肌肉活检组织学检查是确诊依据，脑CT或MRI检查有助于临床分型。

5. 先天性肌强直性肌营养不良（congenital myotonic dystrophy） 先天性肌强直性肌营养不良由母亲遗传（但母亲症状轻微），母孕期胎动减少，羊水过多，50%胎儿早产。出生时即表现全身肌张力低下及肌无力，呼吸、吸吮及吞咽困难。患儿常合并其他先天性骨骼缺陷，如肋骨细小，双足畸形或先天性多发性骨关节挛缩。肌电图提示肌强直电位发放，伴有频率，波幅变化。血清CPK轻度增高。肌肉活检显示肌肉发育停留在肌管期，在核周围有酸性磷酸酶活性升高，电镜下肌丝排列紊乱及致密轴空小管。本病预后不良，75%患儿于生后1年内死亡，存活者有运动发育迟缓，远端肌无力渐明显，可伴有智力低下。

6. 先天性肌病（congenital myopathy） 先

天性肌病是指出生后就存在或青少年期发病的一组原发性异质性遗传性肌肉疾病，可有不同的遗传方式或呈散发病例，病情程度差异悬殊。其共同的临床表现为：新生儿期即有明显的全身性肌张力低下和肌无力，肌无力一般近端重于远端，但有些先天性肌无力主要累及肢体远端肌肉或呼吸肌和中轴肌；运动发育显著迟缓，且从不会跑跳；常有先天性骨骼异常，如高腭弓、长脸、髋关节脱臼、脊柱畸形或足内翻等；腱反射减弱或消失，感觉检查正常；智力正常。多数患儿病情无进展，少数进展缓慢。最严重可出现松软婴儿综合征的临床表现，青蛙腿姿势，呼吸肌无力和延髓肌无力。有些患儿尚有面肌无力，表现为肌病面容和/或眼外肌受累。血清肌酸磷酸激酶正常或轻度升高；肌电图示短时限，低电压及多相运动电位，均提示肌源性受损；肌活检在先天性肌病的诊断中具有重要的价值。先天性肌病具有不同的组织学和组织化学特征，是由于负责肌肉发育的遗传异常所导致，不同于由于脂质和或线粒体代谢缺陷、糖原累积/或其他代谢途径的缺陷所致肌肉能量产生不足的代谢性肌病。本组疾病无特殊治疗，包括基因治疗在内的特异治疗现多处于临床前期试验阶段，可采用对症与康复疗法。

在新生儿期发病的有：先天肌管性肌病（myotubular myopathy）、线状体肌病（或称杆状体肌病，nemaline myopathy or rod myopathy）、中央轴空病（central core disease，CCD）、先天性肌纤维型比例失调（congenital muscular fiber type disproportion，CMFTD）等，这几种疾病的主要特点及鉴别诊断见表14-3。

表 14-3 新生儿先天性肌病鉴别诊断

	先天肌管性肌病	线状体肌病（重症新生儿型）	中央轴空病	先天性肌纤维型比例失调
遗传型	X连锁常染色体隐性（多见）或显性遗传	常染色体显性（基因位于第1对染色体）或隐性（基因位于第2对染色体）遗传	常染色体显性遗传（基因位于第19号染色体$q^{13.1}$），有散发病例	常染色体显性遗传
肌无力、肌张力低下	+	+	+	+
吞咽、呼吸困难	+	+	−	重型出生时有
睑下垂	+	−	−	+
眼肌麻痹	+	−	−	+
运动发育迟缓	+	+	+	+
病情进展	缓慢	缓慢	无或缓慢	无进展、部分可有改善
智力	正常	正常	正常	正常
骨关节畸形	+	+	+	+
腱反射	消失	减弱或消失	正常减弱或消失	减弱或消失
肌电图	肌源性受损	肌源性或神经源性改变	多数示短时限，低电压及多相运动电位，少数正常或时限延长及高波幅多相电位	多数正常，少数示短时限多时相电位

续表

	先天肌管性肌病	线状体肌病（重症新生儿型）	中央轴空病	先天性肌纤维型比例失调
肌活检	可见50%~80%以上肌纤维有大的中位核、核周围缺乏线粒体及肌源纤维，为糖原空泡和脂滴所占据	在46%的肌纤维中可见杆样或线样结构。杆状体常占受累肌纤维的全长。亦可见于肌膜下或肌纤维的中央，在肌膜下或肌纤维的中央可见杆状体积聚，此外肌肉病理显示Ⅰ型纤维占优势。电镜所见肌纤维的肌膜下及肌源纤维之间具有杆状体样结构，起于Z线处，有细丝与其相连。肌纤维多处呈现“Z线流”现象	在肌纤维的中央或周围有一个或数个轴空区，该区缺乏氧化酶及磷酸化酶活性及糖原，肌原纤维ATP酶活性正常或减弱。大多数活检中轴空仅见于Ⅰ型纤维，电镜可见肌纤维中心有一缺乏肌源纤维及线粒体的轴空区，为糖原、残体及空泡所占据。其临近的肌原纤维常紧密排列，缺乏A、H、M带，或呈Z线增厚或Z线流	50%Ⅰ型纤维占优势相对小，Ⅱ型纤维相对大，两型纤维的大小及比例失调（两型纤维平均直径相差至少12%）
血清酶	CPK正常或轻度升高ATP酶活性降低	CPK正常（罕见增高）ATP酶活性不定	CPK正常ATP酶活性正常或减弱	CPK正常或轻度升高

7. 线粒体病（mitochondrial disorders，MD） MD是由于线粒体DNA或核DNA突变导致氧化磷酸化系统或丙酮酸脱氢酶复合物功能障碍所致的能量代谢性障碍疾病。MD具有遗传多样性，mtDNA突变导致者占20%，nDNA突变导致者占75%~95%，分为呼吸链复合物亚基及组装因子变异、线粒体蛋白合成装置缺陷、维持线粒体基因稳定性的变异等10种类型。发病从新生儿期到成人期的任何年龄，常以综合征起病。新生儿期主要临床表现为宫内生长受限、早产、喂养困难、呼吸困难、高乳酸血症、肌张力低下和惊厥等，缺乏特异性。新生儿期发病的有Leigh综合征、线粒体脑肌病-乳酸酸中毒-卒中样发作综合征、Alpers综合征、儿童肌脑肝病谱系障碍、Barth综合征及Pearson综合征等。MD新生儿期起病的共同特点，产前包括宫内生长受限、胎动减少、胎儿水肿、羊水过多或过少和早产等；出生后主要表现在神经肌肉系统、消化系统和心脏系统，最常见为神经肌肉系统症状，包括喂养困难、眼球运动障碍，肌张力低下、呼吸困难需要呼吸机辅助、脑病样表现、惊厥、高乳酸血症和高氨血症等。

目前的诊断技术包括血清标志物，神经影像学检查，肌肉活检和基因检测。80%~90%的新生儿MD血乳酸水平增高。怀疑新生儿MD，早期可检测血乳酸、血氨、丙酮酸水平，血氨基酸及尿有机酸分析，呼吸链复合物及亚基分析。神经影像学检查多模态MRI是辅助诊断MD的重要手段，脑部受累的表现形式与基因突变类型有关。肌肉活检是确诊MD以及鉴别其他原因肌病的重要手段，可观察线粒体的超微结构、量化氧化磷酸化功能、检测复合物功能等。但肌肉活检在新生儿中应用较少。分子遗传学基因检测已成为确诊MD的重要手段之一，尤其是二代测序（next generation sequence，NGS）技术，已成为MD的一种常规检查手段。

MD的治疗为多学科协作制订个体化的治疗方案。绝大多数的MD现尚无特效治疗药物，少数疾病可使用一些特异性药物控制临床症状。首先应进行支持治疗，包括呼吸支持、循环支持、营养支持，纠正内环境紊乱和对症治疗。MELAS综合征细胞色素C氧化酶活性过高，与一氧化氮结合力过强诱发卒中样发作，瓜氨酸是一氧化氮的前体，精氨酸可以在内皮一氧化氮合成酶的作用下转化为一氧化氮，补充精氨酸和瓜氨酸可以减轻卒中样发作的严重程度，减少发作频率，减轻脑损伤。脂质替代疗法、过氧化物酶体增殖物激活受体激动剂在一定程度上降低Barth综合征患者心肌梗死的发生率。Q10生物合成缺陷可补充外源性辅酶Q10，ACAD9或FLAD1缺陷导致的核黄素反应性疾病可补充核黄素（维生素B_2）治疗和生物素酶缺乏症补充生物素治疗等。未来具有前景的治疗方法是基因治疗，尚处于动物实验阶段，并存在伦理性和安全性等方面的问题，需进一步研究和证实。

8. 良性先天性肌张力低下（benign congenital hypotonia） 该病病因不明，临床表现新生儿出生时即呈现松软状，呼吸肌一般不受影响，哺乳正常，精神状态良好。有的婴儿在几个月内肌张力逐渐恢复正常，有的则持续时间较长，至婴儿开始学站立和走路时，附着于踝关节和膝关节的肌肉仍松软，以致需要支持物才能行走，但是预后仍然良好。随年龄增长，松软程度逐渐减轻，最后完全恢复。

二、治疗原则和治疗措施

主要是对症支持治疗和病因治疗。

1. 对症支持疗法 加强营养，吸吮困难者予胃管喂养和静脉营养；物理治疗拉伸，预防和治疗脊柱侧弯，防止挛缩；维持良好的呼吸功能，有肺部合并症者作体位引流，必要时予呼吸支持等。

2. 对于一过性新生儿重症肌无力，给患儿皮下注射0.1mg腾喜龙（tensilon），10min症状暂时缓解，有助于诊断。病情严重患儿可在喂奶前20min肌内注射0.1mg甲基硫酸新斯的明，以改善吸吮及吞咽反应。如经胃管给药，剂量为注射的10倍。如呼吸功能受损，则考虑使用换血疗法。

3. 抗胆碱酯酶药物对大多数先天性肌无力综合征患儿有效，但慢通道综合征及终板乙酰胆碱酯酶缺乏患者则反应短暂或无反应。

4. 对于先天性肌强直性营养不良，口服苯妥英钠或卡马西平可明显减轻肌强直症状，但作用机制不明。苯妥英钠剂量为3~8mg/（kg·d），分2~3次口服。卡马西平开始用小剂量为5~10 mg/（kg·d），半月后白细胞及血小板正常，亦无药疹，可将剂量加至15~20 mg/（kg·d）。用药期间应检测药物浓度，防止过量中毒。

5. 目前已研发出针对某些神经肌肉病的具有较好疗效的特异性基因治疗和酶替代治疗方法，例如用于治疗脊髓性肌肉萎缩症的反义寡核苷酸药物诺西那生钠等。

三、护理和监护要点

1. 密切观察病情变化 包括患儿体温、呼吸、脉搏、血压、瞳孔、囟门和意识。发现情况，及时处理。要给予患儿适当的刺激，活动肢体，动作轻柔，避免肌肉、骨关节损伤，加强心肺护理，翻身拍背，注意防止窒息和肺部感染，预防坠床和意外。

2. 呼吸管理　保持呼吸道通畅，有呼吸困难和缺氧表现的患儿应选择合适的给氧或其他呼吸支持方式。

3. 营养管理　加强营养、补充足够的热量和水分。不能进食，留置胃管，注意补充维生素B_6、维生素B_1和钙。少量多餐，耐心喂养。不能耐受喂养者，静脉补充液体和热量，维持水、电解质平衡。

（蒲蜀湘）

第七节　新生儿脑积水

新生儿脑积水（neonatal hydrocephalus）是由于脑脊液产生和吸收失去平衡引起脑室系统和/或蛛网膜下腔扩大而积聚大量脑脊液，临床上根据分类方法不同分为先天性与获得性脑积水、交通性与非交通性脑积水以及阻塞性与非阻塞性脑积水。50%为先天性脑积水，出生时头围可正常。在活产新生儿中脑积水的发病率为0.4‰~2.5‰。早期诊断，及时治疗，对降低脑积水新生儿远期神经系统后遗症至关重要。

一、诊断要点

（一）病史和高危因素

出生体重＜1 500g，早产伴脑室内出血、脑实质出血性梗死、脑炎、脑膜炎、先天性神经管发育缺陷、先天性中脑导水管堵塞、头部外伤、脉络丛乳头状瘤、蛛网膜囊肿等。对于产前诊断胎儿脑积水，生后监测头围进行性增大，呕吐、激惹、哭闹、嗜睡等神经系统改变时，需考虑新生儿脑积水。

（二）临床特点

1. 脑积水症状及体征是由颅内压（intracranial pressure，ICP）增高和脑室扩大引起。新生儿前囟未闭合，轻度脑积水可能症状轻微，甚至无症状。

2. 临床表现取决于ICP增高速度及持续时间，如果脑脊液积聚的速度较慢，机体能够调节适应，ICP增高缓慢，可能较长时间没有症状，而当ICP快速增高，脑室明显扩大时通常早期出现症状。

3. 占位性病变引起的脑积水可能出现局灶性神经系统表现而没有ICP增高的表现，也可能两种表现都有。

4. 常见体征为头围增长过快（每天增加超过2mm，或7天内增长超过14mm），前囟膨隆、张力高，颅缝增大、颅内异常叩诊音（“破壶音”，即Macewen征）、颅透照提示异常、前额突出、双眼落日征，视盘水肿，甚至可能出现头皮静脉突出。

5. 神经系统症状可表现为易激惹、烦躁、不同程度意识障碍、呕吐、喂养困难、惊厥、精神运动发育迟缓。

6. 可出现心动过缓、体循环高血压和呼吸频率改变等生命体征的变化。

（三）辅助检查

1. 产前影像学　常规胎儿超声可以帮助早期发现脑积水。胎儿产前MRI检查常用于进一步评估超声检查发现的脑室异常，对于明确脑积水诊断、分类、病因及梗阻部位、手术适应证等方面具有重要的作用。任何胎龄的胎儿侧脑室三角区超过10mm均诊断为脑室扩张。产前诊断为脑积水或脑室扩大的新生儿均应在生后进行神经影像学检查，以明确病因和程度。

2. 颅脑超声 对于新生儿，超声检查因其无辐射、不需要镇静，快速、便捷等优势，成为诊断脑积水首选影像学检查。超声对侧脑室成像准确，但对颅后窝评估作用有限。三维超声可直观显示脑室结构的三维形态并测量其容积，量化脑室周围血流灌注情况，适用于新生儿脑积水临床管理和预后评估。脑室指数的测量是从大脑镰部到脑室体部侧壁的距离。超过脑室指数第97%百分位数4mm作为干预的指征，这种方法适用于脑室扩大呈横向扩张者。对脑室不呈横向扩大而呈球形扩张者，Davies提出了前角宽度（对角线测量）、第三脑室宽度（冠状面测量）和丘脑枕部层面的矢状面测量方法，脑室参考值为：前角宽度0~2.9mm，丘脑-枕部距离8.7~24.7mm，第三脑室宽度0~2.6mm。基于此，Whitelaw等对脑室扩大提出新的定义，即以下3个测量值中必须有两项符合：①前角宽度＞4mm（或超过胎龄对应的第97%百分位的数值1mm）。②丘脑-枕部距离＞26mm（或超过胎龄对应的第97%百分位的数值1mm）。③第三脑室宽度＞3mm（或超过胎龄对应的第97%百分位的数值1mm）。

3. 磁共振成像（MRI） MRI能够更清晰地显示脑脊液循环通路的病理改变，包括脑脊液流动的动力学。T_2加权成像提供有关脑脊液间隙和脑池的信息。脑脊液流动检查可使用多种MRI技术，能够定性和定量评估搏动性脑脊液流动。涡轮自旋回波（turbo-spin echo，TSE）、三维稳态构成干扰序列（three-dimensional constructive interference in the steady state，3D-CISS）、电影相位对比（cine phase contrast，cine PC）等特殊序列，在评估脑脊液流动和脑池解剖上得到了广泛的认可。超声检查发现新生儿脑积水伴随进行性脑室扩张，应采用MRI行进一步影像学检查。

4. 计算机X射线断层成像（CT） CT因其快速、容易开展且通常不需要镇静，常用于不明原因ICP急性增高而无法行MRI检查时。其缺点主要为辐射暴露。

5. 颅内压测量 ICP的测量需由神经外科医生进行，可通过手术放置脑室或脑实质内压力传感器，或腰椎穿刺术测量（前提是没有颅内肿块性病变）。通过腰椎穿刺术测量一般能很好地估计ICP，但操作过程中患儿哭闹、扭动，测量结果可能出现假性增高。放置脑实质内传感器的侵入性更大，但可提供实时数据，可以每小时监测1次，以更准确地测定ICP。

二、治疗原则和措施

（一）治疗原则

脑积水治疗原则是解除病因，治疗原发病，减轻脑室扩大，综合考虑个体因素，采取个体化治疗，使脑脊液量和颅内压尽可能恢复到接近正常的水平，促进神经系统的正常发育。

（二）治疗方法

1. 连续脑脊液穿刺放液法 连续腰椎穿刺术或侧脑室穿刺放液法仍然是目前常用的脑室出血后脑积水的治疗方法。侧脑室穿刺放液法有导致脑软化风险，不主张常规采用。对于出血后脑积水的早产儿，连续腰穿放液法可作为生后最初数周暂时的治疗方法。但是，不推荐将连续腰穿常规用作IVH新生儿的脑积水预防措施。

2. 脑室外引流术 将经颅骨插入侧脑室的小导管与封闭性收集装置相连以引流脑脊液，适用于急性进展性脑积水，生命体征不稳定或出现脑疝而无法进行脑脊液分流手术的患儿，该法用于超低出生体重儿安全有效，能进行可控的脑脊液引流和清除脑脊液中血性液体。但脑室外引流时间一般不超过1周，容易发生导管阻塞及感染。

3. 头皮下埋置储液囊　储液囊能在人体内长期放置，且没有并发症，在国内外已被广泛用作一种暂时性处理新生儿颅内出血后脑积水的办法。可通过反复进行脑脊液引流来降低颅内压，有效降低颅内压对脑血流灌注及氧合能有效改善，为需要脑室-腹腔分流术者赢得时间，创造条件。操作时用注射器缓慢回抽脑脊液，时间在10min以上，放液总量一般为10mL/kg，同时给予等量的补液。国内外均有报道显示，通过利用脑室储液囊反复放液，能有效改善新生儿颅内出血后脑积水的预后。当帽状腱膜下储液囊减小或消失，脑室液常规和生化正常，脑室大小稳定超过2个月则可拔除引流管。如抽液引流超过2个月，脑积水未缓解，则需行永久分流术。

4. 脑室-腹腔分流术（ventriculoperitoneal shunt，VPS）　是目前效果最佳、病死率及并发症都最低外科治疗方法。脑室内出血出现进行性加重时，常不能立刻首选VPS。如果已经储液囊埋置应同时满足以下条件：脑脊液蛋白低于1.5g/L，无感染征象，体重达2.5kg或以上，当这些标准均达到后，停止放液，监测头围提示每天增加＞2mm，同时超声检查明确头围增大不是脑组织发育，而是持续性脑脊液增加所致，则有VPS指征。VPS能降低颅内压，避免颅内高压对脑组织的压迫、影响脑组织的进一步发育和使病情进一步恶化。广州市妇女儿童医疗中心研究表明，VPS在小儿脑积水外科治疗中疗效确切，仍然保有不可替代的优势，86.48%侧脑室术后恢复至正常，但也出现常见的术后并发症。VPS常见并发症包括：分流不畅性并发症（脑室段堵塞、腹腔段堵塞、分流阀堵塞等），发生率为14%~58%；感染（细菌性感染、真菌性感染等），发生率约为12%。通过腹腔镜行VPS有可能减少并发症的发生，但对于新生儿，尤其是早产儿，手术难度仍较大，要求儿外科医生具有丰富腹腔镜手术经验。

5. 内镜下第三脑室造瘘术（endoscopic thirdventricula fistula，ETV）　是在第三脑室底部造口，使脑脊液流入桥前池和蛛网膜下腔，可用于某些梗阻性脑积水的初始治疗。ETV能否成功取决于患者年龄、脑积水原因和既往并发症情况。并发症包括术中出血、感染、脑脊液漏和其他手术并发症（例如丘脑梗死以及硬膜下、脑内和硬膜外血肿）。永久性并发症包括轻偏瘫、凝视麻痹、记忆障碍、意识改变和/或下丘脑功能障碍。

6. 药物　乙酰唑胺［25~50mg/（kg·d）］、呋塞米等可减少脑脊液分泌，但目前无减少分流术和死亡的循证医学证据。

三、护理和监护要点

1. 密切观察生命体征　持续心电监护，监测头围、前囟，观察有无出现高血压偏高、呼吸偏慢、脉压小等提示颅高压的生命体征变化，有无神志、瞳孔变化、抽搐、尖叫、激惹、喷射状呕吐或反应低下等神经系统异常表现。

2. 并发症的观察与预防　避免搬动，抬高床头15°，保持呼吸道通畅，及时吸出呼吸道分泌物的措施，加强营养，预防术后并发症，如出血、管道阻塞、漏液等。

四、疗效和预后评估

脑积水的预后取决于许多因素，包括早产程度、有否合并其他中枢神经系统畸形、其他先天异常、癫痫以及感觉和运动障碍、手术并发症等。

脑积水术后患者需接受长期神经外科随访，密切监测神经发育是长期管理的重要内容。初次手术后，患者应在2~4周内复诊，若出现不良症状则应更早复诊。若患儿情况稳定，随后复诊间隔时间可延长。术后通常应通过临床和影像学表现来评估疗效，包括脑室体积缩小幅度，大脑半球表面的脑脊液体积，第三脑室造口术部位出现流空信号（用于第三脑室造口术后患者），脑室周围水肿程度。术后患儿的影像学检查应包括磁共振脑脊液流动检查，以显示经过脑室造口的脑脊液流动情况。

五、诊疗关键点和难点

早期诊断对新生儿脑积水预后至关重要，尤其是对于产前胎儿超声已提示脑积水或脑室扩张者，应积极寻找病因并早期制订治疗方案。

新生儿脑积水关键在于治疗时机及治疗方法的选择。难点在降低术后并发症及改善远期神经系统不良结局。因此，需要对个体进行综合评估，积极治疗原发病，从而制订适合的治疗方案。脑积水患儿需接受长期神经外科随访，尽早康复评估及训练对于提高生活质量具有一定作用。

（林霓阳　翁立坚）

第八节 新生儿脑死亡

脑死亡（brain death）的定义为不可逆的生物学事件，即机体重要功能整体性的永久性终止，组织可独立存活，但丧失各个器官系统的整合功能，是一种特殊的死亡状态，包括脑干（调节呼吸和自主神经）功能在内的全脑完全不可逆功能消失。由于脑对整合机体重要功能至关重要，因而脑死亡即可判定为死亡。关于脑死亡的诊断标准一直存在争论，涉及医学、法律和伦理等的复杂问题。目前脑死亡等同于死亡的观念已被越来越多的人接受。脑死亡概念的出现是现代科学技术的产物，随着重症治疗技术的进步，特别是呼吸和循环支持技术的提高，脑死亡的患儿仍能通过药物和机械通气维持正常的呼吸和循环功能，导致医疗资源的过度消耗，另外从器官移植需要，也使规范新生儿脑死亡的诊断变得更加重要。1959年有学者首次描述脑死亡，虽然大部分国家都有针对脑死亡的相关法律条款，但诊断方案并不统一，并常常缺失，特别是在较低收入和没有规范化器官移植网络的国家中。即使在有规范化诊断方案的国家中，所采用的标准也有相当大的差别。我国1988年对脑死亡提出建议标准，1989年首次制定出小儿脑死亡诊断标准使用草案，2014年国家卫生和计划生育委员会脑损伤质控评价中心发布我国首个儿童脑死亡判定标准《脑死亡判定标准与技术规范（儿童质控版）》，此后在临床实践中，国内儿童脑死亡的标准不断完善。2019年发布《中国儿童脑死亡判定标准和操作规范》，该规范推动国内儿童脑死亡判定工作的开展，也推动在重症脑损伤患儿脑功能监测中运用床边EEG，经颅超声多普勒（transcranial doppler，TCD）和短潜伏期体感诱发电位（short latency somatosensory evoked potential，SLEEP）。我国和美国发表的儿童和婴幼儿脑死亡的判定标准与操作规范在诊断标准上存在差异，我国的诊断标准比美国更为严格。尽管这类诊断标准均包括＞37周的新生儿，但都提出，新生儿由于神经系统功能评估的复杂性，不确切性和缺乏新生儿脑死亡的循证医学的支持，对新生儿脑死亡的诊断应特别慎重和严格。

一、脑死亡的临床判定

脑死亡的临床判定，必须符合的前提条件是患儿昏迷的原因明确，呼吸机维持且无任何反射存在，属于结构性脑损害所致不可治疗疾病，排除中枢神经系统药物抑制、持续性低血压和休克、内分泌代谢或原发性低体温所致的深昏迷。同时需满足一定的时间要求。判断脑干反射和持久性无自主呼吸，无瞳孔对光反射、无角膜反射、无前庭眼反射、头眼反射和咳嗽反射，在躯体的任何区域给予足够强度的刺激后在脑神经支配区域无运动反射，除外在脊髓功能完整时出现的无高位中枢参与的起源于脊髓的反射。

神经系统检查需满足以下所有表现以证明大脑和脑干功能丧失。①疼痛刺激颈部以上常见部位，压眶上神经、颞下颌关节或下颌角等无脑源性运动反应或去皮质状态、去脑或抽搐等。②瞳孔对光反射消失，瞳孔固定在正中位（约4mm）。脑死亡时若有肾上腺儿茶酚胺的激增，最初偶可出现瞳孔扩大，数小时后瞳孔应处于中间位置。③角膜反射消失，检查时用棉签触碰角膜或用水/盐水喷洒于角膜，重复评估时则不易擦伤角膜。④头眼反射和前庭眼反射（冷热反应）消失。检查前必须确保颈椎无骨折，头眼检查（玩偶眼手法）时，移动患者的头颈部，眼球不随头部转动则表示反射正常。双耳均需冷热试验检查，间隔5min。检查时将患儿头部抬高至30°向耳道内注入至少50mL冰水，刺激时水需到达鼓膜，检查前需确认外耳道无阻塞。双眼朝注水侧共轭运动则反射正常。⑤下颌反射消失。⑥咽反射消失。检查时用吸引装置或压舌板触碰咽后壁，观察腭部是否上抬。⑦气管吸痰时（常用吸引管）无咳嗽反射。⑧吸吮或觅食反射消失。通过警觉丧失、自发或刺激诱发的脑源性运动的丧失判定昏迷深度。上述反射全部消失为脑干反射消失。

脑源性运动包括来源于皮质的复杂、有目的的运动，包括去脑或去皮质状态以及面部痉挛和抽搐。脑死亡患儿较常见（33%~75%）出现起源于脊髓或周围神经的运动，可由触觉刺激触发，亦可自发出现。如去神经支配的面神经发出冲动使其支配的面肌出现细微伴节律性运动。源于脊髓的简单手指屈肌运动，强直性颈部反射，颈部前屈被动运动可伴有复杂的躯干和肢体运动，包括肩内收、肘屈曲、腕旋后或旋前、躯干屈曲（类似“坐起”动作）、颈-腹部肌肉收缩或头部转向一侧。动作可能相当明显，称为“Lazarus征”。刺激足（如巴宾斯基征检查）引起髋、膝和踝的三重屈曲反应。其他躯干运动，包括躯干不对称的角弓反张和腹壁反射存在。被动移位足时趾交替屈伸（波浪式趾屈曲征），或叩击足后趾屈曲或巴宾斯基征，上肢旋前伸展反射、肢体和躯干广泛性肌束颤动。

二、脑死亡的确认试验

对于脑死亡的评价具有重要价值，但不是必须具备的检查。对于成人上述全面有效的临床检查足以诊断脑死亡，且优于诊断性检查。但在临床检查可靠性差的情况下，如自主呼吸激发试验不能完成、影响神经功能的药物使用、需要缩短观察期等应进行辅助检查，协助脑死亡诊断。新生儿脑死亡由于新生儿神经系统功能检查受影响因素多，可靠性差，且新生儿脑可塑性比儿童和成人强，更需要辅助检查来评价，但不能因进行辅助检查而略过详尽的临床评估。有时临床标准不适用，如呼吸暂停试验无效（高CO_2潴留者）或无法完成、不能充分检查脑神经、存在神经肌肉麻痹和深度镇静（应用清除速率极慢的镇静药或肌松药）和存在多器官衰竭混杂因素时，为缩短观察期需行辅助检查。1岁以下婴儿需辅助检查；2个月以下者需有2项检查阳性才可判定为脑死亡。其他国家要求必须施行确认试验补充临床检查。

理想的脑死亡辅助检查需满足下列所有标准。①不出现 “假阳性”，即检查证实“脑死亡”意味着无好转或潜在好转可能。②检查本身足以明确有无脑死亡，即脑和脑干有无全面、不可逆的功能丧失。③检查不易受“混杂因素”（如药物作用或代谢紊乱等）影响。④检查在技术、方法和结果分类方面有清晰的标准。⑤检查方便、实施性强、安全，且易运用于所有具备ICU的医疗中心。目前可用的脑死亡检查无一符合上述所有标准。现评估检查效用的研究有限，规模常偏小，一般只评估临床脑死亡，无法检测假阳性错误。在不同的临床情况下，各项检查有不同的优缺点，临床可根据具体情况进行选择。

1. 脑血流　脑死亡时因脑组织水肿或其他占位效应引起的颅内压增高，当超过体循环动脉压时，脑血流消失，检查确认无血液流向脑时即为全脑死亡，但颅内有一定的动脉血流并不能排除脑死亡的诊断。脑血流停止是评价脑死亡的重要辅助检查，最好是通过脑血管造影或核素检查评估是否存在脑血流停止，但不适合危重患儿，因此多用经颅多普勒超声（TCD）代替。脑死亡时颅底可见一定程度的动脉充盈不伴组织灌注，使脑死亡的检查结果呈“假阴性”。脑血流检测技术包括脑血管造影、TCD、磁共振血管造影（magnetic resonance angiography，MRA）、CT血管造影（CT angiography，CTA）和核医学核素扫描技术。检查不受药物、代谢障碍及低体温干扰。检查时患儿应具备充足的体循环血压，即不能处于休克状态。脑灌注检查技术很可能更准确，包括CT灌注检查、核素检查和磁共振灌注检查。对脑死亡诊断，常规血管造影或CTA脑深静脉未显影比脑动脉充盈更为敏感。但创伤、手术、脑室引流及颅缝开放降低颅内压时，早期血流检测可能出现假阴性。

TCD安全、无创、可在床旁进行。前、后循环均要接受评估。需配备2.0MHz脉冲超声多普勒探头，设定多普勒频率滤波为低滤波状态≤59Hz。前循环以双侧大脑中动脉为主要判定血管，颈内动脉终末段或颈内动脉虹吸部为备选血管，后循环以基底动脉为主要判定血管，双侧椎动脉颅内段为备选血管。振荡波为在一个心动周期内出现收缩期正向和舒张期反向血流信号，脑死亡的血流指数（direction of flowing index，DFI）<0.8。脑死亡患儿TCD频谱出现舒张期反流、尖小收缩波或血流信号消失持续一段时间难于逆转。有部分脑死亡的患儿TCD检查存在脑血流，应与脑血管造影或其他标准相比，TCD假阳性和假阴性结果均有报道。文献报道新生儿脑死亡58%~72%脑血流停止。重复检测均提示脑血流停止，能明显提高脑死亡的可靠性，有报道对临床诊断脑死亡后≥24h进行的检查，其敏感性和特异性会逐渐提高至100%。脑血流停止伴脑电图脑电静息则可明确诊断新生儿脑死亡，但如果脑血流存在，脑电图脑电静息需要寻找脑电静息的原因，特别是镇静药物，低血压、低体温和酸中毒等。

脑血管造影最接近“金标准”，但有创、存在风险，且在重度低血压或因创伤、手术、脑室引流或颅缝开放而破坏颅骨时，该检查与其他血流检查一样可能不准确。MRA检查显示无动脉血流则支持脑死亡的诊断，检查时应给予钆对比剂提高敏感性。缺陷有患儿需平卧，存在无法进行临床监测的短期阶段，对情况不稳定的患儿存在一定风险。单光子发射计算机断层扫描（single photon emission computed tomographic，SPECT）脑闪烁成像进行显影，六甲基丙烯胺肟（hexamethyl propylene amine oxime，HMPAO）为示踪剂与局部血流成比例地渗入脑组织，数小时无明显再分布，无同位素摄取（“空颅现象”）表明无脑灌注，支持脑死亡诊断。研究发现，HMPAO-SPECT有助儿科患者的脑死亡诊断，但颅缝未闭非常小的婴儿至少在首次检查时有可能出现假阴性，在24~48h后复查可提高敏感性。

2. 电生理学　诊断脑死亡的电生理学检查包括脑电图（EEG）和诱发电位。EEG在新生儿脑死亡的诊断中具有非常重要的价值，也存在争议。EEG记录大脑新皮质突触电位的总和，不显示皮质下结构（如脑干或丘脑）的电位，当脑干和其他部位有存活神经元时，EEG也可能呈平坦或等电位。因此EEG表现为脑电静息并不提示脑干功能丧失，相反脑干功能丧失的患儿EEG也可出现电活动。EEG易受混杂因素影响，在药物或毒物导致的镇静、低体温或代谢性因素影响下，可能呈平坦或等电位，出现假阳性；也可记录到一些来源不明、不源于脑的电信号伪迹，被误认为残存的皮质活动，出现假阴性。新生儿EEG易受镇静药物、低血压、低体温和酸中毒等影响，在进行EEG监测时应先纠正异常因素。根据发布的指南，脑电静息（即EEG平坦）是脑死亡的诊断标准之一。用敏感性较高的方法记录30min无振幅＞2μV的非干扰电位，则为脑电静息，2018年版中国儿童脑死亡判定标准与操作规范脑电图在≤2月龄者≥60min呈电静息状态（脑电波动≤2μV）。平坦或抑制的EEG记录提示医生要考虑脑死亡。从解剖学和生理学角度，EEG用于诊断脑死亡仍存在一定局限性。文献报道新生儿脑死亡脑电静息的发生率为50%~100%，但正常新生儿也有脑电静息的报道。文献综述显示新生儿脑死亡首次EEG检查脑电静息为75%，第二次检查为95%，EEG脑电静息至少存在30min，且间隔24h重复监测依然为脑电静息考虑脑死亡。如果第一次监测存在脑电活动，第二次监测为脑电静息也可考虑脑死亡。间隔24h的2次神经系统功能评估和2次EEG监测均提示脑电静息诊断脑死亡更可靠。也有EEG出现脑电静息考虑脑死亡，但持续一段时间后脑功能恢复的报道，存活后遗留严重的神经功能障碍，因而应尽可能给予长时间的脑电监测。

EEG反映大脑皮质电活动，不能评估脑干功能，运用脑干听觉诱发电位（brainstem auditory evoked potential，BAEP）和体感诱发电位（somatosensory evoked potential，SEP）检测评价脑干功能。进行检查时环境温度在20~25℃，独立电源，必要时增加稳定器，或暂停可能影响诱发电位记录的其他医疗设备的使用。BAEP和SEP对脑死亡诊断具有一定的意义，尤其是SEP，文献报道SEP在成人的脑死亡评估中敏感性为94%，与TCD和EEG相似。BAEP在脑死亡的诊断中存在敏感性较低，假阳性较高和部分假阴性的问题，与其传导通路主要在脑干外部的外侧丘系和不通过对脑死亡有决定意义的延髓下部有关。我国儿童脑死亡的评估标准中BAEP和SEP作为必须指标比国外标准更为严格。但SEP和BAEP作为脑死亡诊断辅助检查的作用有限。SEP中，刺激正中神经时双侧顶叶感觉皮质反应消失（N19-P22）则支持脑死亡。BAEP检查，耳蜗反应（Ⅰ波）保留时，需见脑干对听觉刺激的反应（Ⅲ-Ⅴ波）消失才支持脑死亡的诊断。每项检查都激活独立的感觉传导通路，超出EEG检测范围将电生理学探测延伸至脑干关注区域。与EEG信号不同，SEP和

BAEP的早期成分受镇静剂和麻醉剂影响极小，低体温、药物和代谢紊乱可影响中、后期的SEP和BAEP。有学者提出将BAEP和SEP与EEG联用为准确诊断脑死亡提供更有力的保证。

确认试验的优先顺序为EEG、TCD、SEP，至少需要2项确认试验符合脑死亡的判定标准。EEG或SEP与TCD，可减少判定的假阳性率，提高与临床判定的一致性。如果TCD检查受限，可以参考CTA或数字减影血管造影检查结果。血流动力学不稳定时，电生理学检查EEG或SEP可能更好。相对电生理学检查，脑血流量检查更少受低体温、药物和代谢因素的影响。在临床标准不适用的情况下，脑血流量检查最有价值。原发病变位于脑干或存在基础神经病变时，不应使用SEP。EEG、EP和TCD可在床旁使用。研究显示新生儿脑死亡脑电图脑电静息的敏感性仅为30%，脑血流消失时为63%。诊断新生儿脑死亡应细致评估脑电图和脑血流检测结果。

3. 呼吸暂停试验　符合上面所有的脑死亡标准后应进行呼吸暂停试验，即进行脑死亡的自主呼吸激发试验，确认自主呼吸消失。进行该试验先决条件包括：核心温度≥36℃、收缩压≥100mmHg、$PaCO_2$为35~45mmHg、PaO_2≥200mmHg且血容量正常。该检查不适用于长期高$PaCO_2$值（>45mmHg）的患儿、神经肌肉麻痹或高位颈髓病变患儿。在实施自主呼吸激发试验前，应加强生命和器官功能支持。在试验前和试验中增加氧气吸入可避免患儿脱离呼吸机常出现严重的低氧血症和血流动力学不稳定。预吸氧可消除呼吸道存留的氮，加快氧气通过气管插管输送。吸入纯氧10~15min，直到最高PaO_2达到200mmHg或$PaCO_2$超过40mmHg。降低通气频率或每分钟通气量至血碳酸达到正常，呼气末正压降至5cmH_2O。若脉搏血氧饱和度>95%，则测动脉血气。断开呼吸机，通过气管插管置导管至隆突水平，予6L/min给氧。其他方案包括使用T型管系统，氧气流量为12L/min；或使用10~20cmH_2O持续气道正压（CPAP），氧气流量为12L/min。$PaCO_2$>60mmHg或比基线值高20mmHg且最终动脉血pH<7.28时仍无呼吸反应，即为呼吸暂停试验阳性。视觉观察是检测呼吸运动的标准方法。一般观察8~10min，无可见的胸、腹部呼吸用力和呼吸肌无自主触发，即可判定结果。在接回呼吸机前检测$PaCO_2$，以确认达到目标水平（>60mmHg或比基线值高20mmHg）。

间隔48h 2次完成上述3个步骤均符合脑死亡的判定标准，方可判定为脑死亡。判定人员为获得经过规范化脑死亡判定培训资质，从事临床工作5年以上的儿科、神经内科、神经外科、重症医学科、急诊和麻醉科医师。判定脑死亡时应至少2名临床医师在场，分别判定，且意见一致。

三、脑死亡判定的关键点和难点

1. 呼吸暂停试验期间可能发生低血压（收缩压<90mmHg）、低氧血症（SaO_2<85%持续超过30s）或心律失常，导致试验中止，提示吸氧或预吸氧不足，或存在基线心肺疾病。在充分预吸氧、无酸碱或电解质异常、血压正常及心律稳定，大部分患儿可完成呼吸暂停试验且无并发症。第一次呼吸暂停试验中止，可稍后或采用上述CPAP方法重新试验。创新的呼吸暂停试验包括：同时给予氧气和3%~5%的CO_2，使用能够检测呼吸用力的呼吸机提供约4次/min的呼吸，同时监测呼气末CO_2浓度。有一些学者对补充CO_2持否定态度，无法预测$PaCO_2$蓄积的速率，过度的高碳酸血症可引起并发症，较缓和的$PaCO_2$升高可能无法有效刺激呼吸中枢，传统试验中，$PaCO_2$以2.5~3mmHg/min的速率增加。新型呼吸机敏感的流量触发设置会导致呼吸机自动切换，可能

被误判为呼吸用力，出现假性呼吸机触发诊断错误，增加流量触发灵敏度阈值或改用压力触发机制可能会消除该现象。在压力支持通气的患儿，呼吸暂停试验前有假性自主呼吸迹象，见于其触发呼吸机的阈值设置过低，患儿心前区搏动增强可使压力变化，导致呼吸机提供低阈值设置下的“呼吸”。若存在假性自主呼吸的可能，应行正规的呼吸暂停试验进行评估。在使用体外膜肺氧合（extracorporeal membrane oxygenation，ECMO）技术复苏的患儿，需要调整呼吸暂停试验，包括以下步骤的操作：降低供氧气流流速以实现高碳酸血症、通过回路输氧或经气管导管辅助供氧来维持氧合、维持CPAP和采用回路泵血流的血流动力学支持，按需给予血管活性药物。

2. 确定脑死亡所需的观察时间普遍存在差异。观察期的时间要求进行了年龄划分：7日龄至2个月的婴儿评估间隔为48h。

3. 判定脑死亡医生的资质包括从业的专业、条件、时间和职称。由有资格的医生组成专家组，判定脑死亡时，随机在神经内科、神经外科和麻醉科各抽取1名专家，共同判定和宣布脑死亡。脑死亡诊断的判定者应熟悉临床标准，并能自如地实施各方面检查。应对其进行相关检查培训，按照实践指南进行评估提升检查者的评估能力。另一常见但尚未达成一致的要求或推荐是脑死亡的判定者不能是对患者施行治疗的医生。如果正在考虑器官捐献，判定者不能是移植团队或负责接收器官的医生。

4. 美国2011年更新的儿童脑死亡诊断标准的指南，包括不能对胎龄＜37周的早产儿做出脑死亡的诊断。应治疗并纠正低血压、低体温和代谢紊乱，排除混杂因素，停用干扰神经系统检查和呼吸暂停试验的药物，并在评估前留出充分的药物清除时间。检查存疑或发现不一致时，心肺复苏或其他急性重度脑损伤后的神经功能评估应推迟至少24h进行。需要进行两次检查（每次检查都包括呼吸暂停试验），且间隔一定的观察期。首次检查是确定儿童已满足公认的脑死亡神经系统检查标准；再次检查是根据情况无变化且不可逆来证实脑死亡，每次检查应由不同的主治医生判定。呼吸暂停试验可由同一医生进行。推荐的观察期：足月新生儿至30日龄婴儿为24h。新生儿和婴儿应由经过危重症培训的儿科专科医生来评估。呼吸暂停试验中，若证实$PaCO_2$比基线水平高20mmHg或≥60mmHg且试验期间无呼吸用力，则支持脑死亡的诊断。若不能安全完成呼吸暂停试验，则应行辅助检查。

5. 确认试验EEG、SEP和脑血流检测并非确定脑死亡的必需检查，不能替代神经系统检查。在患儿因基础疾病而无法安全完成检查的某些部分或呼吸暂停试验、神经系统检查结果不确定、可能存在药物作用等情况可用辅助检查来帮助脑死亡的诊断。确认试验时，要再次进行临床检查和呼吸暂停试验，且可完成的检查部分结果必须符合脑死亡。这种情况下可缩短观察期，第二次神经系统检查和呼吸暂停试验（或所有可安全完成的部分）可在确认试验后的任何时间进行。由于证据有限，上述指南主要基于共识观点，因此尚有一些争议，世界各地的标准不同。有些观点认为，对非常小的婴儿特别是早产儿无法作出可靠的脑死亡诊断。英国、澳大利亚和新西兰的相关委员会决定仅对≥2月龄的儿童宣布脑死亡。2006年加拿大发布的推荐对儿童脑死亡标准提出略有些不同的限制条件：对于出生48h以上、30天以下的足月新生儿必须接受间隔24h的系列测定。临床标准还应包括头眼反射和吸吮反射消失。最低体温必须≥36℃。存在混杂因素或无法确定临床标准时，需进行确认试验。对于30天至1岁的婴儿，临床标准应使用头眼反射而非前庭眼反射。诊断应由另一位判定者复核，但未特别要求时间间隔。只有临床检查结果不确定或存在混杂因素时才需要确认试验。

6. 脑死亡是脑和脑干功能完全、不可逆的丧失。在大多数国家和大部分情况下都认为脑死亡与心肺死亡等同。首先病因明确，该病因可造成神经元死亡，排除药物中毒、代谢紊乱及低体温的混杂干扰等先决条件后，通过神经系统检查来诊断脑死亡。神经系统检查必须证实患儿昏迷、脑对外界刺激无反应且脑干反射消失。对于符合其他所有脑死亡标准且病情足够稳定并可接受呼吸暂停试验的患儿均应进行该试验。当临床标准不适用或需对新生儿的临床检查进行补充时，需行确认试验。但确认试验并不是完美的诊断工具，会受到混杂因素的影响。在临床标准不适用时，脑血流检查（尤其是脑灌注检查）是最可靠的“独立”实验室检查。

四、脑死亡标准的伦理问题

脑死亡标准的社会价值在于有利于维护患者尊严，过度治疗脑死亡是对患者尊严的漠视。科学判定死亡有利于医疗资源的合理使用和器官移植的开展。目前由于对脑死亡的标准的伦理存在争议，立法后不可强制实施。现阶段可实行脑心死亡和脑死亡的双标准制，充分知情同意，尊重生命的自主抉择权，尊重新生儿逝者法定代理人的决定，其有随时退出的权利。生命自主抉择权是医生、护士遵守和执行脑死亡的首要原则，也是知情同意在脑死亡判定标准的具体而特殊的体现。动机纯正，绝不能被节省医疗费用和器官移植左右，误导逝者家长放弃抢救。脑死亡的判定必须严谨和审慎，资格认定实施脑死亡标准的医院、科室和医生，判定和执行脑死亡标准的程序化。严格遵循国家相关的脑死亡判定的管理办法和技术规范，及时准确和完整记录执行脑死亡的过程。

（蒲蜀湘）

第九节　新生儿脑梗死

新生儿脑梗死（cerebral infarction），也称“脑卒中”（stroke），是通过神经影像学或神经病理学证实，由于脑动脉、静脉血栓形成或栓塞等原因导致新生儿局灶性脑血流中断性疾病，是新生儿急性脑病的常见原因，表现为惊厥、意识障碍和感觉运动异常，后期容易遗留偏瘫等神经系统后遗症。围产期缺血性脑梗死的发病率仅次于老年人，大约是儿童期发病率的10倍。根据临床与解剖学特征分为动脉缺血性梗死、出血性梗死（动脉或静脉）和脑静脉窦血栓（cerebral sinovenous thrombosis，CSVT），分别占70%、20%和10%。新生儿脑梗死总体发病率约为1/2 200活产，但各地区报道发病率不一。早期识别脑梗死，对于提高新生儿脑梗死的预后至关重要。

一、诊断要点

（一）病史和高危因素

母亲自身免疫性疾病，抗心磷脂抗体，凝血

功能异常，双胎输血综合征，药物滥用，感染；胎盘血栓栓塞，胎盘早剥，胎盘感染，胎盘出血；宫内窘迫或出生窒息，先天性脑血管畸形，创伤，导管插管，高凝状态与血栓栓塞（脱水、RBC增多、DIC、血小板异常），使用ECMO，败血症或脑膜炎，PDA、先天性心脏病，遗传性疾病与代谢紊乱（蛋白C和蛋白S缺乏、有机酸血症）等。

（二）临床特点

临床表现最早出现在生后24~72h，多数患儿可发生惊厥（80%以上），多为梗死区对侧肢体的局灶运动性惊厥，常发生于大脑前、中或后动脉主干血管供血区大面积严重梗死的病例。早产儿临床症状通常更为隐匿，少有惊厥发作，但可有惊厥的脑电图改变。其他非特异性表现有呼吸暂停、喂养困难、偏瘫、间歇性肌张力减低或增强。

（三）辅助检查

1. 颅脑影像学和脑功能检查

（1）MRI　所有疑似围产期脑卒中或惊厥发作的新生儿均应行MRI检查，不仅可以评估是否存在颅内出血、缺血性脑卒中、颅脑畸形和缺氧缺血性损伤的证据，还可以明确梗死的范围和血管区域、病变的数量。最常用的检查是传统MRI T_1相（T_1WI）与T_2相（T_2WI），弥散加权成像（DWI）和MR血管造影（MRA）。在脑梗死发病后12~24h即可见T_2WI高信号、T_1WI显示低信号，源于病变区血管性水肿和细胞毒性水肿，组织水含量增加。这种现象持续约1周。自1周至1个月，T_1WI逐渐转为高信号、T_2WI渐转化为低信号，与病变区的髓鞘脂类释放和钙化有关。1~2个月后，囊性脑组织丢失，渐形成囊腔及萎缩。DWI反映水分子在组织中的弥散状况，病变区表现为亮白色高信号，梗死发生后半小时左右即可探测到；另外，还可用弥散系数ADC值定量评价水分子弥散受限的程度。MRA是非损伤性神经血管影像检查方法，可显示动脉阻塞，表现为血管中断、变细、边缘模糊和信号减低等；病情危重新生儿检查困难。

（2）头颅CT　脑动脉梗死表现为在大动脉及其分支分布区域的组织密度降低。头颅CT诊断脑梗死最普及的工具，但难以发现早期脑梗死，且放射污染大，不推荐作为新生儿脑梗死影像学诊断的常规方法。

（3）颅脑超声　对于疑似脑卒中的新生儿，如果不能立即行MRI，可以先行头颅超声检查。早期表现为梗死部位呈强回声反射，晚期则呈现低回声或无回声。头颅超声无创、便携、快速，且没有电离辐射。然而，超声的诊断效果依赖于操作者水平，并且敏感性不及MRI。

（4）脑电图（EEG）　对于惊厥发作的新生儿，应行EEG检查，EEG能显示特定的癫痫灶，背景活动变化可能提示更广泛的脑组织受累。

（5）超声心动图　存在缺血性脑卒中或缺血性脑卒中出血性转化的新生儿应接受超声心动图检查，以明确是否有右向左分流的结构性心脏病或发现可能造成脑梗死的罕见情况，如心房血栓形成。

2. 实验室检查

（1）出凝血状态监测　对于有明显血栓形成性疾病家族史的患儿或者有多部位血栓形成或血栓形成负荷较大的患儿应行出、凝血功能检查。

（2）其他检查　有条件者应行胎盘病理检查，以发现梗死或血凝块；检测母亲是否存在抗核抗体、狼疮抗凝物和抗心磷脂抗体等自身免疫抗体、同型半胱氨酸等。

二、治疗原则和措施

1. 对症支持治疗　确保充足的氧合和通气；控制惊厥（首选苯巴比妥）；维持液体、电解质、血糖、血气、血红蛋白正常；改善血液循环；减轻脑水肿，降低颅高压；如果怀疑感染，在培养结果出来之前，应开始抗生素治疗。尽可能去除或减轻高危因素，避免再次梗死和继发性损伤。

2. 动脉缺血性脑梗死的治疗　大多数新生儿血栓性梗死是由于围产期高危因素所致，不再复发，也不再进展。首次发生动脉缺血性梗死，不存在全身或心源性血栓证据，为避免抗凝药物引起大范围出血等副作用，不建议使用此类药物。美国心脏协会和美国脑卒中协会2019年的一份科学声明指出，对于因明确全身性或心脏危险因素（如易栓症、复杂先天性心脏病或明确的心源性栓塞）而发生或有可能发生复发性动脉缺血性脑梗死的新生儿，建议使用阿司匹林、普通肝素［负荷剂量75U/kg，维持剂量28U/（kg・h）］或低分子肝素（1.5~1.6mg/kg，皮下注射，12h1次）进行抗凝治疗。

3. 脑静脉窦血栓形成（CSVT）的治疗　对于没有显著脑内出血的CSVT新生儿，美国胸科医师学会（American College of Chest Physicians，ACCP）2012年儿童和新生儿抗血栓治疗指南建议初始抗凝治疗使用普通肝素或低分子肝素，整个抗凝治疗持续至少6周，但不超过3个月。治疗6周时评估再通情况，如果完全再通，则停止抗凝治疗；如果没有完全再通，则继续再抗凝治疗6周（总共3个月），然后停止抗凝。对于有显著出血的CSVT新生儿，ACCP及美国卒中协会均建议使用抗凝治疗，或者支持性治疗并在第5~7天时进行影像学血栓监测，此时若显示血栓扩大，则进行抗凝治疗。

4. 脑出血性梗死的治疗　多见于早产儿，最常见梗死部位是侧脑室前角背侧和侧脑室体外侧的脑实质，称脑室周围出血性梗死。但半数以上患儿损害更广泛，分布于自额叶至顶叶的脑白质。迟发型维生素K缺乏、蛛网膜下腔出血亦可引起出血性脑梗死，但多见于足月儿。所有新生儿的常规管理中都应预防性使用维生素K_1以防止维生素K依赖因子缺乏性出血；输注血小板纠正明显较低的血小板计数；对凝血因子缺乏的新生儿，补充缺乏的凝血因子；外科手术清除脑内血块，对于脑积水形成，进行脑室引流，积极维持脑灌注，尽量减少进一步的脑损伤。

三、护理和监护要点

1. 密切观察病情，注意观察生命体征、意识状态、活动、肌张力，以及瞳孔对光反射和各种神经反射等变化，定期测量头围，及时记录阳性体征。

2. 保持患儿安静，绝对静卧，抬高头部，尽可能避免搬动、刺激性操作，动作要稳、准、轻；保持体温稳定注意液体平衡，维持血压，保证热量供给，维持正常的PO_2、PCO_2、pH、渗透压和灌注压。静脉穿刺最好用留置针保留，减少反复穿刺，防止加重颅内出血。

3. 保持呼吸道通畅，及时清除呼吸道分泌物，若出现呼吸衰竭或严重的呼吸暂停时，需气管插管，机械通气，并做好相应护理。

4. 做好健康宣教，及早进行康复锻炼，并给予支持和安慰，减轻其紧张和恐惧心理，改变家庭应对能力。

四、疗效和预后评估

新生儿脑梗死的预后与梗死部位、大小、临

床症状持续时间等因素有关。病死率<10%，复发率为3%~5%。存在以下情况时预后不良可能性大：早产儿出血性脑梗死（86%的存活者发展为痉挛性偏瘫或非对称性四肢瘫，上下肢受累的概率相同）；在新生儿期出现惊厥及出院时仍有神经系统异常者；MRI检查证实同时存在大脑半球、内囊和基底节损害者；脑电图表现为单侧或双侧背景活动异常者易遗留偏瘫；双侧基底节梗死者常遗留智力缺陷。

围产期脑梗死后常见运动障碍，在足月儿偏瘫病例中约占30%。梗死最常累及大脑中动脉，整个血管分布区的病例几乎都会发生运动障碍。如果一个皮质支受累或只有豆纹血管受累，则发生可能性<10%。部分病例早期急性病程隐匿，但婴儿期6个月左右发现偏瘫，应高度注意寻找早期脑梗死病灶和病因。偶见同时发生双侧脑梗死，会发展为四肢瘫。在双侧梗死的病例，由于病变广泛，认知障碍较明显，发生率为20%~50%。急性围产期脑梗死患儿中，癫痫的发病率为10%~40%。大脑后动脉供血区发生梗死，后期应关注视觉缺陷，如视野缺损、同侧偏盲或象限盲。顶枕叶梗死，有可能出现感觉缺陷。间脑部位梗死，远期可能发生的异常是温度控制、睡眠周期异常。

五、诊疗关键点和难点

1. 新生儿脑梗死缺乏特异性表现，出生时多无临床表现，往往于生后数天出现惊厥，甚至数月才表现为运动或认知功能障碍，早期诊断比较困难。一旦存在疑似脑梗死的临床表现，应尽快进行颅脑影像学检查以明确病灶。

2. 新生儿溶栓治疗仍在探讨之中。尽管组织型纤溶酶原激活剂（tPA）已被推荐用于成人急性缺血性脑梗死，但新生儿溶栓治疗的安全性和有效性目前尚缺少足够的证据。目前尚无在新生儿脑梗死群体中进行系统性亚低温疗法临床研究，也不支持高压氧改善新生儿脑梗死预后。

（林霓阳　翁立坚）

第十节 中枢性低通气综合征

中枢性低通气综合征（central hypoventilation syndrome，CHS）是一种由*PHOX2B*基因（位于染色体4p12）突变引起的罕见的常染色体显性遗传性疾病，在活产婴儿中的发病率为1/200 000~1/148 000。特征为睡眠相关性低通气、自主神经系统功能障碍，以及先天性无神经性巨结肠，即赫什朋病（Hirschsprung disease，HD）和神经嵴源性肿瘤（神经母细胞瘤、节细胞神经瘤或节细胞性神经母细胞瘤）的风险增加。

一、诊断要点

（一）临床特点

1. 临床主要表现为呼吸暂停、反复发绀、二氧化碳潴留和撤机困难等，症状典型者清醒时通气良好，睡眠时通气不足。

2. CHS患者存在多种自主神经系统异常，如心律失常、晕厥、胃肠动力异常、体温调节障碍、多汗等。

3. 眼部异常在CCHS患儿中常见，包括瞳孔缩小、斜视和集合功能不足。

4. CHS会出现神经嵴源性肿瘤，主要是神经母细胞瘤，约20%CHS也存在赫什朋病。

（二）辅助检查

1. 血气分析　了解肺部通气功能，CHS表现为低氧血症及高碳酸血症。

2. 多导睡眠图　是评估CCHS患儿睡眠和呼吸最准确和全面的方法，表现为呼气末经皮PCO_2＞50mmHg的时间超过整个睡眠时间的25%。美国胸科学会（American Thoracic Society，ATS）推荐，出生后前3年每6个月进行1次多导睡眠图检查，之后至少每年进行1次。

3. 超声心动图及心电图　用于评估是否存在肺源性心脏病及心律失常。

4. 胸腹部影像学检查及儿茶酚胺测定　排除神经母细胞瘤。

5. 基因检测　*PHOX2B*基因检测来确诊CCHS。

二、治疗原则和措施

中枢性低通气综合征为终生性疾病，需多学科协作。主要治疗为呼吸支持，包括气管插管机械通气或无创正压通气。ATS建议CCHS患儿首选气管切开正压通气，以保证有效的通气及最佳的氧合，改善神经系统预后；6~8岁时可考虑改无创辅助通气。并发神经嵴源性肿瘤者，需联合神经外科治疗，定期评估生长发育及神经认知功能。

三、护理和监护要点

1. 严密观察患儿的呼吸、血压、心电图、脉搏氧饱和度及神志的变化，同时需要观察睡眠状态下患儿呼吸状态、频率及发绀等情况，发现异常及时处理。

2. 保持气道通畅。气管切口皮肤的消毒护理、气管套管固定防止滑脱、防止异物堵塞造成窒息；进行气体温湿化处理，防止痰栓形成，按需有效吸痰，减少过多的刺激以及气管黏膜的损伤。

四、疗效和预后评估

中枢性低通气综合征者需终生呼吸支持，给予恰当的通气支持、严密监测及多学科治疗，大多数CCHS患者可以存活。对于各个年龄段，家长掌握好家用呼吸机的使用对于患儿的治疗及预后均十分重要。患儿需要专门的支持性家庭护理环境，即使是稳定、有经济保障的家庭，也需要家庭护理支持，良好的呼吸支持及护理均能提高患儿的生活质量，同时需长期神经评估，评估生长发育及认知能力，定期完善胸腹部影像学检查。

五、诊疗关键点和难点

关键在于早期识别症状，如睡眠相关性低通气症状及自主神经功能障碍症状，从而尽早基因诊断，选择合适的呼吸支持模式，保证有效的通气。家庭氧疗及护理是本病诊治的难点，患儿家长需掌握家庭呼吸机的使用及长期家庭护理，家庭方面存在医疗、经济和社会心理负担。

（林霓阳　翁立坚）

参考文献

[1] 邵肖梅，叶鸿瑁，丘小汕. 实用新生儿学[M]. 5版. 北京：人民卫生出版社，2019：437-442，834-884.

[2] 王卫平，孙锟，常立文. 儿科学[M]. 9版. 北京：人民卫生出版社，2018：100-104.

[3] 卫生部新生儿疾病重点实验室，复旦大学附属儿科医院，《中国循证儿科杂志》编辑部，等. 足月儿缺氧缺血性脑病循证治疗指南[J]. 中国循证儿科杂志，2011，6（5）：325-344.

[4] 卫生部新生儿疾病重点实验室，复旦大学附属儿科医院. 亚低温治疗新生儿缺氧缺血性脑病方案[J]. 中国循证儿科杂志，2011，6（5）：337-339.

[5] 董文斌. 脑氧饱和度监测在新生儿脑损伤中的应用[J]. 中华实用儿科临床杂志，2021，36（14）：1052-1055.

[6] 刘敬. 早产儿脑损伤的诊断与治疗[J]. 中国小儿急救医学，2013，20（6）：555-559.

[7] 张可，胡兰，李志华，等. 早产儿脑病颅脑磁共振影像学特点分析[J]. 中华医学杂志，2017，97（17）：1299-1302.

[8] 张浩然，黄海云. 早产儿脑损伤的早期评估研究进展[J]. 国际儿科学杂志，2018，45（1）：28-31.

[9] 平萍，袁天明. 早产儿脑损伤神经保护研究进展[J]. 中华新生儿科杂志，2021，36（1）：65-68.

[10] 张玉侠. 实用新生儿护理学[M]. 北京：人民卫生出版社，2015：469-492.

[11] 马雪玲，史源. 早产儿缺氧缺血性脑病研究进展[J]. 中华新生儿科杂志，2020，35（3）：235-238.

[12] 马思敏，杨琳，周文浩. 新生儿惊厥诊断和治疗进展[J]. 中国循证儿科杂志，2015，10（2）：126-135.

[13] 刘先宇，许静，张捷，等. 动态脑电图在新生儿惊厥早期诊断及预后评估中的价值[J]. 国际儿科学杂志，2020，47（9）：670-672.

[14] 中华医学会儿科学分会围产专业委员会. 新生儿振幅整合脑电图临床应用专家共识[J]. 中华新生儿科杂志，2019，34（1）：3-7.

[15] 熊晖，吴希如. 新生儿惊厥诊治进展[J]. 中华围产医学杂志，2014，17（5）：298-301.

[16] 马源培，郝佳，杨志仙，等. 新生儿惊厥视频脑电图特点及其与临床表现和预后关系的研究[J]. 中华新生儿科杂志，2021，36（1）：3-7.

[17] 于灏婷. 新生儿惊厥预后相关因素的研究进展[J]. 国际儿科学杂志，2020，47（3）：197-201.

[18] 俞丽君，林振浪. 新生儿颅内出血后脑积水的治疗方法评价[J]. 临床儿科杂志，2014（3）：201-205.

[19] 张漪，彭斯聪，付佳敏，等. 先天性中枢性低通气综合征五例[J]. 中华新生儿科杂志，2020，35（3）：207-210.

[20] 孟燕，陈贻骥. 新生儿发作的药物治疗进展[J]. 中国新生儿杂志，2014，29（3）：203-205.

[21] 熊晖，吴希如. 新生儿发作诊治进展[J]. 中华围产医学杂志，2014，17（5）：298-301.

[22] 李帅，李刚，陈桂良. 美国批准首个用于治疗脊髓性萎缩症的基因治疗药物介绍[J]. 中国医药工业杂志，2020，51（11）：1445-1452.

[23] 孙伟伟. 新生儿脑电图临床应用的研究进展[J]. 癫痫与神经电生理学杂志，2016，25（4）：251-255.

[24] 刘露，程国强. 新生儿非癫痫发作异常运动[J]. 国际儿科学杂志，2018，45（4）：278-280.

[25] 王柠，何瑾，陈万金. 脊髓性肌萎缩症临床诊断研究进展[J]. 中国现代神经疾病杂志，2012，31（3）：252-256.

[26] 侯阿娜. 新生儿线粒体病[J]. 中国小儿急救杂志，2021，28（8）：663-667.

[27] 中华医学会医学遗传学分会遗传病临床实践撰写组. 脊髓性肌萎缩症的临床实践指南[J]. 中华医学遗传学杂志，2020，37（3）：236-267.

[28] 常杏芝. 先天性肌病的诊断与治疗[J]. 实用儿科临床杂志，2016，31（12）：881-883.

[29] 宋腾腾，李倩. 线粒体肌病的临床诊治现状和研究进展[J]. 赣南医学院学报，2019，39（8）：846-851.

[30] 袁云. 神经系统线粒体病[J]. 中华神经科杂志，2019，52（4）：327-333.

[31] 钱素云. 我国儿童脑死亡判断的发展历程[J]. 国际儿科学杂志，2019，46（10）：701-704.

[32] 缪红军. 2011年美国婴幼儿和儿童脑死亡判定指南[J]. 中华实用儿科临床杂志，2013，28（6）：477-478.

[33] 刘明煜，唯素利. 关于脑死亡标准的伦理和法律问题探讨[J]. 中国医院，2016，20（2）：62-64.

[34] 国家卫生健康委员会脑损伤质控评价中心. 中国儿童脑死亡判定标准与操作规范[J]. 中华儿科杂志，2019，57（5）：331-335.

[35] 钱素云，王荃，宿英英，等. 中国儿童脑死亡判定标准与操作规范解读[J]. 中华儿科杂志，2019，57（11）：826-829.

[36] 国家卫生和计划生育委员会脑损伤质控评价中心. 脑死亡判定标准与技术规范（儿童质控版）[J].中华儿科杂志，2014，52（10）：756-759.

[37] 刘春峰，钱素云. 关于《脑死亡判定标准与技术规范（儿童质控版）》的几点说明[J]. 中国小儿急救医学，2014，21（12）：775-776.

[38] GARTON T，HUA Y，XIANG J，et al. Challenges for intraventricular hemorrhage research and emerging therapeutic targets[J]. J Expert Opin Ther Targets，2017，21（12）：1111-1122.

[39] BRIANA D D，MALAMITSI-PUCHNER A. Low-grade intraventricular hemorrhage of preterm infants：neurodevelopmental and motor outcome[J]. J Matern-Fetal Neo M，2021，34（4）：646-652.

[40] ELITT C M，ROSENBERG P A. The challenge of understanding cerebral white matter injury in the premature infant[J]. Neuroscience，2014，276（3）：216-238.

[41] HENTGES C R，SILVEIRA R C，PrROCIANOY R S，et al. Association of late-onset neonatal sepsis with late neurodevelopment in the first two years of life of preterm infants with very low birth weight[J]. J Pediatr，2014，90（1）：50-57.

[42] PISANI F，SPAGNOLI C. Neonatal seizures：a review of outcomes and outcome predictors[J]. Neuropediatrics，2016，47（1）：12-19.

[43] SHELLHAAS R A. Continuous long-term electroencephalography：the gold standard for neonatal seizure diagnosis[J]. Semin Fetal Neonatal Med，2015，20（3）：149-153.

[44] TADIC B V，KRAVLJANAC R，SRETENOVIC V，et al. Long-term outcome in children with neonatal seizures：a tertiary center experience in cohort of 168 patients[J]. Epilepsy & Behavior，2018，84（2）：107-113.

[45] KHAN B，HAMAYUN S，HAQQANI U，et al. Early Complications of ventriculoperitoneal shunt in pediatric patients with hydrocephalus[J]. Cureus，2021，13（2）：e13506.

[46] KARASIN B，ESKUCHEN L，HARDINGE T，et al. Laparoscopic-assisted ventriculoperitoneal shunt placement：a less invasive approach to treating hydrocephalus[J]. AORN J，2021，114（2）：133-146.

[47] GRUNT S, MAZENAUER L, BUERKI S E, et al. Incidence and outcomes of symptomatic neonatal arterial ischemic stroke[J]. Pediatrics, 2015, 135（5）: e1220–e1227.

[48] COLE L, DEWEY D, LETOUMEAU N, et al. Clinical characteristics, risk factors, and outcomes associated with neonatal hemorrhagic stroke: a population–based case–control study[J]. JAMA Pediatr, 2017, 171（3）: 230–238.

[49] LEE S, MIRSKY D M, BESLOW L A, et al. Pathways for neuroimaging of neonatal stroke[J]. Pediatr Neurol, 2017, 69（1）: 37–48.

[50] FERRIERO D M, FULLERTON H J, BERNARD T J, et al. Management of stroke in neonates and children: a scientific statement from the American Heart Association/American Stroke Association[J]. Stroke, 2019, 50（3）: e51–e96.

[51] RATTANI A, LIM J, MISTRY A M, et al. Incidence of epilepsy and associated risk factors in perinatal ischemic stroke survivors[J]. Pediatr Neurol, 2019, 90（1）: 44–55.

[52] SHIMOKAZE T, SASAKI A, MEGURO T, et al. Genotypephenotype relationship in Japanese patients with congenital central hypoventilation syndrome[J]. J Hum Genet, 2015, 60（9）: 473–477.

[53] WEESE–MAYER D E, BERRY–KRAVIS E M, CECCHERINI I, et al. An official ATS clinical policy statement: congenital central hypoventilation syndrome: genetic basis, diagnosis, and management[J]. Am J Respir Crit Care Med, 2010, 181（6）: 626–644.

[54] TRANG H, SAMUELS M, CECCHERINI I, et al. Guidelines for diagnosis and management of congenital central hypoventilation syndrome[J]. Orphanet J Rare Dis, 2020, 15（1）: 252.

[55] VAN ROOIJ LG, VAN DEN BROEK MP, RADEMAKER CM, et al. Clinical management of seizure in newborns: diagnosis and treatment[J]. Paediatr Drugs, 2013, 15（1）: 9–18.

[56] VASUDEVAN C, LEVENE M. Epidemiology and aetiology of neonatal seizures[J]. Semin fetal Neonatal, 2013, 18（4）: 185–191.

[57] VAN ROOIJ LGM, HELLSTRÖM–WESTAS L, DE VRIES LS. Treatment of neonatal seizures[J]. Semin fetal Neonatal. Med, 2013, 18（4）: 209–215.

[58] BROEK MPHVD, RADEMAKER CMA, STRAATERN HLMV, et al. Anticonvulsant treatment of asphyxiated newborns under hypothermnis with lidocaine: efficacy, safety and dosing[J]. Arch Disc Child Fetal Neonatal Ed, 2013, 98（4）: 341–345.

[59] GLASS HC. Neonatal seizures: advances in mechanisms and management[J]. Clin Perinatol, 2014, 41（1）: 177–190.

[60] MAURER V O, RIZZI M, BIANCHETTI M G, et al. Bengin neonatal sleep myoclonus: a review of the literature[J]. Pediatrics, 2010, 125（4）: e919–e924.

[61] NOH GJ, JANE TAVEV ASHER Y, GRAHAM JR JM. Clinical review of genetic epileptic encephalopathies[J]. Eur J Med Genet, 2012, 55（5）: 281–298.

[62] VAN ROOIJ LGM, MPHVD, RADEMARKER GM, et al. Clinical management of seizures in newborns: diagnosis and treatment[J]. Paediatr Drugs, 2013, 15（1）: 15–18.

[63] KANNER A M, ERIC A, DAVID G, et al. Practice guideline update summary: efficacy and tolerability of the new antiepileptic drug Ⅱ: treatment–resistant epilepsy: report of the guideline development, dissemination, and

implementation subcommittee of the American Academy of Neurology and the American Epilepsy Society[J]. Neurology，2018，91（24）：1117-1198.

[64] PATSALOS P N，SPENCER E P，BERRY D J. Therapeutic drug monitoring of antiepileptic drug in epilepsy：a 2018 update[J]. Ther Drug Monit，2018，40（5）：526-528

[65] KOLB S J，KISSEL J T. Spinal muscular atrophy[J]. Arch Neurol，2011，68（8）：979-984.

[66] MATHUR M，ASHWAL S. Pediatric brain death determination[J]. Semin Neurol，2015，35（2）：116-124.

[67] WELSCHEHOLD S，BOOR S，REULAND K，et al. Technical aids in the diagnosis of brain death：a comparison of SEP，AEP，EEG，TCD and CT angiography[J]. Dtsch Arztebl Int，2012，109（39）：624-630.

[68] ARAKI T，YOKOTA H，FUSE A. Brain death in pediatric patients in Japan：diagnosis and unresolved issues[J]. Neurol Med Chir（Tokyo），2016，56（1）：1-8.

[69] WAHLSTER S，WIJDICKS EFM，PATEL P V，et al. Brain death declaration：practices and perceptions worldwide[J]. Neurology，2015，84（18）：1870.

[70] GARRETT M P，WILLIAMSON R W，BOHL M A，et al. Computed tomography angiography as a confirmatory test for the diagnosis of brain death[J]. J Neurosurg，2018，128（2）：639-644.

[71] TRUOG R D. Defining death-making sense of the case of Jahi McMath[J]. JAMA，2018，319（18）：1859-1860.

[72] BRAKSICK S A，ROBINSON C P，GRONSETH G S，et al. Variability in reported physician practices for brain death determination[J]. Neurology，2019，92：e888

[73] BURKLE C M，SHARP R R，WIJDICKS E F. Why brain death is considered death and why there should be no confusion[J]. Neurology，2014，83（46）：1464-1469.

[74] WIJDICKS EFM，SMITH W S. Brain death in children：why does it have to be so complicated？[J]. Ann Neurol，2012，71（4）：442-443.

[75] DATAR S，FUGATE J，RABINSTEIN A，et al. Completing the apnea test：decline in complications[J]. Neurocrit Care，2014，21（3）：392-396.

第十五章 Chapter 15

内分泌系统和遗传代谢疾病

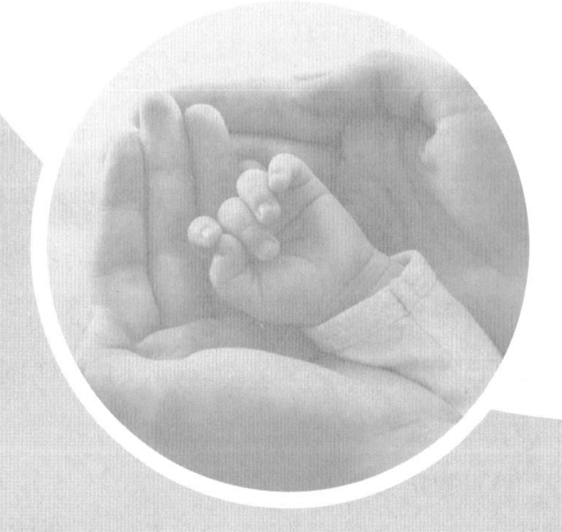

第一节 先天性甲状腺功能低下

先天性甲状腺功能低下（congenital hypothyroidism，CH）通常又称为先天性甲状腺功能减退症（简称“先天性甲低”），是由于甲状腺激素产生不足或其受体缺陷所致的先天性疾病，主要临床表现为体格和精神发育障碍，早期诊断和治疗可预防症状的发生发展，否则将导致严重的脑损害和智力低下。先天性甲低是导致儿童智力障碍及体格发育落后最常见的可治疗病因之一，发病率为1/3 000~1/2 000，在我国的地域特点是中国北部和南部地区发病率低于东部、中部和西部。

临床上又分为暂时性甲低及持续性甲低。暂时性甲低指由于母亲或新生儿等各种原因，致使出生时甲状腺激素分泌暂时性缺乏，甲状腺功能可恢复正常的患儿，见于早产儿者，称为早产儿暂时性甲状腺功能低下（transiant hypothyroxinemia of prematurity，THOP）。持续性甲低指由于甲状腺激素持续缺乏，患儿需终生替代治疗。先天性甲低在新生儿期一般无特异性临床症状或症状轻微，在婴幼儿期或儿童期表现为智力落后及体格发育落后。

一、诊断要点

早期诊断尤为重要，但出生时有表现者仅占2%~3%，待出现症状时才诊断治疗已为时过晚。因此，新生儿期甲状腺功能低下的筛查非常重要，可疑者应尽早进行血清T_4、TSH测定以明确诊断。

（一）病因和分类

1. 地方性甲状腺功能低下（母孕期饮食中缺碘）

（1）以神经系统症状为主　共济失调、痉挛性瘫痪、聋哑、智力低下。

（2）以黏液性水肿为主　特殊面容和体态、智力发育落后、神经系统检查正常。

2. 散发性甲状腺功能低下（甲状腺先天性缺陷）

（1）原发性甲状腺功能减退　①甲状腺不发育或发育不全。②甲状腺激素合成障碍。③甲状腺或靶器官反应低下。④暂时性甲状腺功能障碍，包括：暂时性甲状腺功能低下（暂时性甲状腺激素分泌减少，TSH分泌代偿增加）；暂时性低甲状腺素血症（下丘脑功能不成熟）；低T_3/T_4综合征（非甲状腺疾病综合征）；中枢性甲状腺功能低下（严重非甲状腺疾病）。

（2）继发性甲状腺功能低下　①TRH缺乏。②TSH缺乏。

3. 早产儿暂时性低甲状腺素血症（THOP）

（1）胎儿自身合成激素水平低下。

（2）下丘脑-垂体-甲状腺轴发育不成熟。

（3）甲状腺储备能力降低。

（4）药物影响（多巴胺、脂肪乳、苯巴比妥、糖皮质激素、利尿剂等）。

（5）其他围产期因素影响（早产相关并发症）。

（二）临床特点

患儿出生时临床症状和体征无特异性，且症状多轻微，甚至缺如。临床特点主要体现在特殊病史和体格检查上，如孕母自身免疫疾病或长期摄入抗甲状腺药物；孕期胎动少；过期产、巨大儿；生后出现黄疸较重或者黄疸消退延迟、肌张力减低、皮肤干燥、低体温、嗜睡、少哭、哭声低下或嘶哑、活动少、喂养困难、常需唤醒以进行哺乳、四肢凉、苍白（可有皮肤花纹）、前后囟较大、巨舌、便秘、腹胀、脐疝、心动过缓、心音低钝等。如果中枢性甲低合并其他垂体促激素缺乏，可表现为低血糖、小阴茎、隐睾以及面中线发育异常，如唇裂、腭裂、视神经发育不良等。随年龄增长，症状更显著，体格和精神发育均落后。

（三）辅助检查

1. 甲状腺功能检测　分为新生儿筛查和确诊性检查。

（1）新生儿筛查　国内目前多采用滤纸血片法，足跟采血，滴于专用滤纸片上测定干血滤纸片TSH值作为初筛。

1）筛查原则　①新生儿筛查需要在生后2~4天完成，如果没有条件，至少在生后7天内完成。早产儿、LBWI、VLBWI、病重患儿、出生24h内留取标本、多胎（特别是同性别）应在生后10~14天行第2次筛查。21-三体综合征患儿，建议在生后28天测定TSH。②建议对早产儿在生后2周重复筛查TSH和FT_4，把TSH 10mU/L作为阳性和可疑病例界值。③理想的筛查方法为TSH或TSH联合FT_4/T_4检查。④出生24~48h筛查可能出现TSH升高的假阳性，危重新生儿、早产儿或有过输血治疗新生儿可能出现假阴性。⑤筛查结果异常，必须进行确诊实验即测定血清FT_4和TSH。当临床症状和体征提示甲状腺功能低下时，无论筛查结果如何，都应抽血查FT_4和TSH。⑥临床怀疑的甲状腺功能低下，尽管TSH筛查正常，也应及时进行原发性或中枢性CH的进一步评估，特别是有中枢性CH家族史的患儿。⑦注意多巴胺、类固醇激素等药物对筛查结果可能干扰。

2）筛查结果解读

a.TSH↑合并T_4↓：先天性甲状腺功能低下。

b.TSH↑伴T_4正常：CH新生儿期可表现为TSH↑而T_4和FT_4可能正常；暂时或永久甲状腺功能异常、下丘脑-垂体轴发育延迟、21-三体综合征。

c.TSH正常和T_4↓（FT_4正常或↓）：有3%~5%新生儿出现TSH正常和T_4↓；早产儿和一些危重病患儿也较常见；可能由于下丘脑不成熟（尤其是早产儿），TBG缺乏症，中枢性甲状腺功能减退症，伴发TSH升高延迟的CH等导致；长期输入多巴胺或大剂量糖皮质激素可抑制TSH，导致T_4↓。

d.T_4↓伴TSH升高延迟：在经历一段时间正常TSH水平后，TSH浓度10~15mU/L可能提示TSH延迟升高，诊断永久性或暂时性CH的可能性增大。在低出生体重儿和危重新生儿中较常见。

e.暂时性TSH升高：初筛时结果异常，复查时T_4、TSH均正常。暂时性甲状腺功能低下；母亲服用抗甲状腺素的药物；产前和产后碘摄入过多或碘缺乏；母亲有自身免疫性甲状腺疾病。

（2）确诊性检查　检测血清TSH和FT_4，若血TSH增高、FT_4降低，诊断为先天性甲状腺功能减退症。若血TSH增高、FT_4正常，可诊断为高TSH血症。若TSH正常或降低，FT_4降低，诊断为继发性或者中枢性甲低。

1）原发性甲状腺功能减退症　血清TSH↑，血清T_4或FT_4↓。

2）亚临床甲状腺功能减退症　血清总T_4或FT_4浓度正常而TSH偏高（如6~10mU/L）。

3）中枢性甲状腺功能减退症　血清FT_4↓，TSH低、正常或轻度升高。

4）早产儿暂时性低甲状腺素血症　血清T_4或

FT_4水平降低，TSH升高但一般＜ 20mU/L。

5）甲状腺功能正常的低甲状腺素血症（包括低T_3综合征、低T_4综合征） 血清总T_4或T_3↓，TSH正常，无甲状腺功能障碍的症状或体征。FT_4可能正常，或仅轻度异常。

6）永久性甲状腺功能减退 核素成像和超声检查（选择性项目）显示异位甲状腺或甲状腺组织缺失，或研究证实存在甲状腺激素合成障碍，或在LT_4替代治疗不充分的情况下，出生1年后血清TSH浓度升至20mU/L以上。

2. 甲状腺核素显像（^{99m}Tc） 可判断甲状腺位置、大小、发育情况及占位病变。目前甲状腺吸^{131}I率已较少在儿科应用。

3. 甲状腺超声检查 可评估甲状腺发育情况，甲状腺肿大常提示甲状腺激素合成障碍或缺碘。但对于异位甲状腺判断不如核素显像敏感。

4. X线骨龄测定 出生时，约一半先天性甲低患儿出现骨骼发育不全。新生儿膝关节正位片显示股骨远端骨化中心出现延迟，提示可能存在宫内甲低。幼儿和儿童手腕部摄片可显示骨成熟明显延迟。

5. 促甲状腺激素释放激素（TRH）刺激试验 鉴别下丘脑或垂体性甲状腺功能低下。若血清FT_4、TSH均低，应进一步做TRH刺激试验。以TRH刺激后不出现TSH峰值，应考虑垂体病变；如TSH峰值过高或出现时间延长，则提示下丘脑病变。

6. 甲状腺球蛋白（Tg）测定 Tg可反映甲状腺组织存在和活性，甲状腺发育不良患儿Tg水平明显低于正常对照。甲状腺摄碘缺乏而Tg升高者提示甲状腺存在，需考虑TSH受体突变、碘转运障碍或存在母源性促甲状腺素受体抗体（TRB-Ab），而非甲状腺发育不良。

7. 基因学检查 确诊原发性甲低者，如果条件允许，可以行基因检测。报道甲状腺发育不良者因TTF-1、TTF-2、PAX8等基因突变所致者仅占2%，多数患儿病因不明。

（四）鉴别诊断

先天性甲低新生儿期症状体征缺乏特异性且轻微，需与其他疾病相鉴别。当嗜睡、活动少、肌张力低下及喂养困难应与败血症和中枢神经系统疾病鉴别；呼吸困难、苍白及发绀应与引起呼吸困难的心肺疾病鉴别；生理性黄疸延长应与溶血性黄疸、败血症及肝病鉴别；面容异常、舌大及皮肤干燥应与黏多糖贮积症IH型（Hurler综合征）、软骨发育不全及先天愚型鉴别。甲状腺肿应与颈部水囊瘤、囊肿及肿瘤鉴别，舌甲状腺应与肿瘤鉴别。

二、治疗原则和措施

（一）治疗目标

先天性甲低的治疗应尽早使FT_4、TSH恢复正常，治疗目标是维持血清TSH ≤5 mU/L，FT_4、总T_4在参考范围上半部分水平。在1~2周之内使患儿血清T_4恢复到正常水平，2~4周血清TSH恢复至正常水平（＜6mU/L，最好1~3mU/L）。

（二）治疗原则

1. 新生儿一旦发现甲状腺功能低下应立即接受T_4治疗，以尽快恢复正常的甲状腺功能。治疗时机和治疗是否充分与神经系统预后相关。

2. 如果滤纸法筛查TSH≥40mU/L，建议一旦静脉取样后就开始治疗（除非当天能有静脉血检测结果）；对于尚未开展甲状腺功能实验的地区，筛查TSH≥40mU/L即应开始治疗。如果末梢血TSH＜40mU/L，可等待静脉血甲状腺功能试验结果再定。

3. 如果血清FT_4水平降低，且TSH显著高于年龄相关的正常参考值范围，应立即开始LT_4治疗。

4. 在第3~6周，FT_4＜0.7ng/dL且TSH≥10mU/L，需要治疗。

5. TSH 10~20mU/L，且检测2次FT_4正常，需要治疗。

6. 如果确诊实验（大约生后第2周）血清TSH＞20mU/L，即使FT_4正常，也应开始治疗。

7. ＞21天健康新生儿，如FT_4水平在年龄相关参考值范围内，而血清TSH为6~20mU/L，建议立即开始LT_4治疗，一段时间后停药复测；或暂不治疗，1~2周后再次检测评估治疗的必要性（治疗是否有益尚缺乏证据）。

8. 如血清FT_4低，TSH低、正常或轻度升高，应考虑中枢性CH。对于中枢性CH新生儿，建议在确认肾上腺功能正常后才开始LT_4治疗。如不能排除同时存在中枢性肾上腺功能不全，在LT_4治疗前需先予糖皮质激素治疗，以防可能诱导的肾上腺危象。

9. 目前不建议在早产儿THOP常规使用甲状腺素，但早产儿同时存在下丘脑-垂体-甲状腺功能障碍（如TSH升高）时，可以进行治疗。对胎龄＜28周的THOP补充甲状腺素可能有益，可考虑干预治疗，但需进一步研究。

（三）左旋甲状腺素钠治疗

1. 初始剂量　治疗首选$L-T_4$。重度CH患儿（即治疗前血清FT_4＜5pmol/L或总T_4浓度很低，同时TSH升高）应使用最高的起始剂量［10~15μg/（kg·d）］治疗；轻度CH（血清FT_4为10~15pmol/L伴TSH升高）应使用较低的起始剂量［（~10μg/（kg·d）］；治疗前FT_4浓度在年龄特异性参考范围内的婴儿，可考虑更低的起始剂量［（~5μg/（kg·d）］。对于伴有严重先天性心脏病患儿，初始治疗剂量应减少。

2. 剂量调整

（1）LT_4剂量应根据血清FT_4（或TT_4）、TSH水平和临床表现调整。治疗期间LT_4减量不应仅根据某一次FT_4高于正常浓度，除非TSH被抑制（如低于参考值范围下限）或存在过度治疗的征象（如震颤或心动过速）。

（2）血清总T_4和FT_4应维持在年龄特异性参考范围的上半部分，TSH应维持在年龄特异性参考范围（0.5~2.0mU/L）。

（3）垂体后叶素的抵抗作用可能推迟血清TSH的恢复，而导致患儿血清T_4水平正常或增高而TSH却增高。对于这类患儿，用药剂量应根据血清T_4水平来调整。

（4）当怀疑CH患者剂量不足或过量，则应测定TSH或FT_3或总T_3：当FT_4水平在参考值范围下限周围时应考虑剂量不足，特别是如果TSH＞1.0mU/L；当FT_4水平在参考值范围上限周围或高于上限时，应考虑治疗过度（假设刚好抽取血标本前LT_4还没有给予），特别是如果存在甲状腺毒症的临床征象或FT_3水平高。

3. 服用时注意事项

（1）LT_4应该口服，早/晚给药，喂奶前或同时服用，且每天应以同样方式同一时间给药。如果静脉给药，剂量不应超过口服剂量的80%。

（2）避免同时服用大豆蛋白、铁剂或含铁丰富食物、钙剂等（影响T_4生物利用度，应间隔2h服用）。用LT_4治疗的前几周，同时服用维生素D可能导致高钙血症。

三、护理和监护要点

1. 密切观察病情变化　密切监测体温、呼吸、脉搏、血压等生命体征，观察面色、神志、意识状态、瞳孔、囟门等变化。注意有无心率慢、明显腹胀、吸吮差、吐奶、呛奶等情况，警惕并发新生儿感染或便秘，及时处理。

2. 注意保暖，预防感染　患儿基础代谢低下、对外界环境适应性差，应注意保暖。冬天换衣服和尿布应注意预热。将患儿置入暖箱内进行保护性隔离，注意温箱内温度，避免受凉，严格无菌操作，避免与感染性或传染性疾病患儿接触。

3. 做好饮食护理　患儿安静，少动，食欲欠佳，应定时哺乳或喂养。首选母乳喂养。因患儿吸吮能力差，哺乳时应细心，对于吸吮能力差的患儿可给予滴管授乳，必要时用胃管给奶，保证患儿获得足够营养。

4. 加强皮肤及脐部护理　甲状腺功能低下的新生儿一般黄疸较重，且更易造成继发感染，每天淋浴时动作须轻柔，腋下、肘窝等处清洗要彻底，皮肤皱褶处用棉球吸去水分，不要用力揩拭。注意脐部护理，保持脐部敷料干燥，有脐疝的患儿可加束带。

5. 腹胀、便秘的护理　甲状腺功能低下的患儿胃肠蠕动慢，易出现便秘、腹胀，当患儿腹胀有肠型出现时，及时给予温生理盐水20mL灌肠，并给以扩肛，使其排气、排便，缓解腹胀。

6. 严密观察用药后的反应　观察患儿用药后精神、食欲是否好转。特别是注意患儿的心率变化及排便次数。如出现心率加快、多汗、排便次数明显增多等症状，考虑药物过量，应及时调整药物剂量。

四、疗效和预后评估

（一）疗效评估与随访

1. 推荐根据年龄特异性参考值范围评估FT_4和TSH。建议在当天的最后1次给药前或给药后至少4h测定FT_4和TSH浓度。如果TSH在年龄特异性参考值范围内，FT_4浓度高于参考值范围的上限是可以接受的，并推荐维持同样的LT_4剂量。

2. 开始LT_4治疗后1~2周应进行首次临床和生化随访评估（如果开始剂量为50μg/d或更大，则最迟1周即应评估）；接着每2周临床和生化评估1次直至血清TSH达到完全正常。随后评估频率可降至每1~3个月1次至12月龄。

3. 在12月龄到3岁期间，评估频率可降到2~4个月1次，然后每3~6个月1次直到完成生长。

4. 如果发现FT_4或TSH值异常，或依从性受到质疑，则应增加评估频率。

5. LT_4剂量或剂型改变后，4~6周后应额外进行评估。

6. 先天性甲低伴甲状腺发育异常者需要终生治疗，其他患儿可在正规治疗2~3年后尝试停药1个月，复查甲状腺功能、甲状腺B超或甲状腺核素显像。治疗剂量较大的患儿如要停药检查，可先减半量，1个月后复查。如TSH增高或伴有FT_4降低者，应给予甲状腺素终生治疗。如甲状腺功能正常者为暂时性甲状腺功能减低症，继续停药并定期随访1年以上，注意部分患儿TSH会重新升高。

（二）预后评估

新生儿甲低的预后与开始治疗的时间早晚、LT_4初始剂量和3岁以内的维持治疗依从性等因素相关。新生儿筛查发现的甲低患儿，如能在出生2周内开始足量治疗，经过早期治疗，预后多数良好，神经系统发育和智力水平可接近正常。晚发现、晚治疗者的体格发育有可能逐步赶上同龄儿童，但神经、精神发育迟缓不可逆转。严重的先天性甲低患儿，即使早期治疗仍可发生神经系统后遗症。部分治疗延迟者即使智力发育落后不明显，也有可能存在程度不等的听、说、操作以及认知反应方面的缺陷。

五、诊疗关键点和难点

1. 早期诊断和避免漏诊　先天性甲低早期诊断至为重要，应注重新生儿筛查，可疑者应及早进行血清FT_4、TSH测定以明确诊断。滤纸血片法只能检出原发性甲低和高TSH血症，无法检出中枢性甲低、TSH延迟升高的患儿等，约5%的先天性甲低患儿无法通过新生儿筛查系统检出。因此对甲低筛查阴性病例，如有可疑症状，临床医生仍然应该采血再次检查甲状腺功能。危重新生儿或接受过输血治疗的新生儿可能出现筛查假阴性结果，必要时应再次采血复查。低或极低出生体重儿由于下丘脑-垂体-甲状腺轴反馈建立延迟，可能出现TSH延迟升高，为防止新生儿筛查假阴性，可在出生后2～4周或体重＞2 500g时重新采血复查测定TSH、FT_4。当新生儿需输血、转诊至其他科室或医院时，应尽早获得筛查样本，以避免遗漏。

2. 及时的早期治疗　无论是原发性或者中枢性先天性甲低，一旦确定诊断应该立即治疗。新生儿先天性甲低的治疗应当在生后2个月之内开始，开始越早预后越好。根据甲低的病因和严重程度实施个体化用药。

3. 规律随访和管理　考虑目前推荐的LT_4起始剂量易导致过度治疗，治疗中应全程监测甲状腺功能，并个体化调整LT_4剂量。一些先天性甲低患者即使服用了标准（或甚至增加的）剂量的LT_4，可能也无法达到正常TSH浓度。最常见的原因是治疗的依从性差。因此，对那些未达到预期治疗效果的患儿应进行仔细随访。确认LT_4服用的方法是否正确，评估是否存在由于胃肠道条件导致的LT_4吸收受损（如乳糜泻）或可能同时服用了影响LT_4吸收的物质（如大豆配方、钙或铁补充剂等）。先天性甲低患儿经过早期诊断及适当治疗，大多预后良好。因此，建议从疾病诊断开始加强患者监护人教育，可以提高患儿监护人对先天性甲低的了解，促进家庭管理。

（李思涛　周　伟）

第二节　新生儿甲状腺功能亢进

新生儿甲状腺功能亢进（hyperthyroidism）简称“甲亢”，也称为新生儿甲状腺毒症（thyrotoxicosis），系指新生儿期出现的暂时性或持续性的甲状腺功能亢进，发病率较低，在1/50 000~1/25 000，但可引起严重并发症及较高病死率，影响远期精神认知功能。新生儿甲状腺功能亢进可为暂时性或持续性，以暂时性为主，多见于妊娠期或妊娠前患甲状腺自身免疫性疾病（约90%为Graves病）的孕母通过胎盘传输TRAb给胎儿所致。极少数持续性是由于TSH受体突变致病，为常染色体显性遗传病。新生儿甲状腺功能亢进临床症状及体征可涉及多个系统，表现多样，缺乏特异性，易误诊为宫内病毒感染、新生儿败血症等感染性疾病。

一、诊断要点

（一）病史和高危因素

1. 母亲孕期患甲状腺自身免疫性疾病（特别是Graves病），尤其是妊娠期TRAb水平超过正常值2~3倍的孕妇。

2. 产前监测提示胎儿期甲亢体征。

3. 有TSH受体基因突变家族史。

4. 有曾患新生儿甲状腺功能亢进的哥哥或/和姐姐。

对有高危因素的新生儿生后应即刻进行脐血TRAb检测。许多研究表明脐血TRAb阳性新生儿生后2周内很可能发展为新生儿甲状腺功能亢进。而脐血TRAb阴性新生儿则基本没有发生该病的风险。

（二）临床特点

1. 胎儿期甲亢　心动过速（>160次/min）、甲状腺肿大、宫内生长受限、羊水过多或羊水过少、骨龄提前、早产、颅缝早闭、小头畸形，严重时可导致死胎。

2. 新生儿期甲亢　甲状腺肿大（偶伴气道压迫）、低出生体重、双眼外突、眶周水肿、凝视、烦躁不安、易激惹、多动、出汗多、喂养困难、体重增长困难、呼吸急促、心动过速、心衰、收缩期高血压、肝脾及淋巴结肿大、胆汁淤积、高黏血症、血小板减少症等。

（1）新生儿甲亢多为暂时性，临床症状多在3~12周内缓解。持续性甲状腺功能亢进的症状可持续数月或数年才缓解，缓解后可再发，亦有一直不缓解者。

（2）新生儿甲亢的临床症状和体征可因为母亲使用抗甲状腺药物或抑制性抗体的同时存在，在24h内出现，也可在生后10天内出现。

（三）辅助检查

1. 甲状腺功能检测　表现为血清总FT_4和FT_3增高，TSH显著降低，如母亲孕期应用抗甲状腺药物，新生儿出生时甲状腺功能（T_3、T_4）可正常。除非生后即发现甲亢相关临床症状，建议在生后3~5天再进行初次TSH及FT_4检测，典型新生儿甲状腺功能亢进多在此时间段出现。推荐在生后10~14天复查TSH及FT_4。

2. 甲状腺超声检查　可评估甲状腺发育情况，了解甲状腺大小、结节性质以排除肿瘤、囊肿等。

3. X线骨龄测定　部分患儿可有骨龄超前。

二、治疗原则和措施

（一）治疗原则

1. 当甲状腺功能提示甲状腺功能亢进（FT_4升高、TSH降低）且出现相关症状及体征时即应开始积极抗甲亢药物治疗，以预防短期（心力衰竭）及远期并发症（颅缝早闭、小头畸形、精神发育迟滞等）发生，降低病死率，改善远期神经认知结局。

2. 对于甲状腺功能异常（FT_4升高、TSH降低）但无相关临床症状的新生儿是否开始早期治疗，目前仍缺乏统一的认识，比较谨慎的做法是密切随访观察。

（二）药物治疗

1. 他巴唑（methimazole，MMI）　又名甲巯咪唑，首选。开始剂量为0.2~0.5mg/（kg·d），分3次口服。对于伴有血流动力学异常的危重患儿，MMI可联合复方碘溶液（剂量为每次1滴，每天3次）或碘化钾（剂量为1滴/d）治疗。对于甲状腺功能检查异常而无临床症状者，建议也可予MMI 0.2~0.5mg/（kg·d），分2次口服。常见不良反应有转氨酶短暂升高、一过性白细胞下降、皮疹、胃肠道反应，严重不良反应少见，如粒细胞缺乏症、肝脏损伤、血管炎等。

2. 丙基硫氧嘧啶（propylthiouracil，PTU）　5~10mg/（kg·d），分2~3次口服。美国甲状腺协会指南推荐PTU仅可短期应用于治疗甲状腺功能亢进危象（简称甲亢危象）或对MMI有严重不良反应的患儿。

3. 碘剂　对于病情重的患儿，可合用碘剂，比如复方碘溶液（剂量为每次1滴，每天3次）或碘化钾（剂量为1滴/d）治疗，疗程为10~14天。可抑制甲状腺激素的释放，起效迅速。但其作用在数周后即减弱，只用于需迅速控制症状者。

4. 普萘洛尔　应用于重症甲亢患儿，剂量为2mg/（kg·d），分2~3次口服。可用于降低心率，疗程为1~2周。有充血性心力衰竭者停用。

5. 短期小剂量糖皮质激素　可用于治疗危重病例。氢化可的松剂量为2.5~10mg/（kg·d），分3次使用。泼尼松1~2mg/（kg·d），分2次使用。

6. 丙种球蛋白　剂量为1g/kg，连用2天。有报道可用于治疗危重患儿，其甲状腺功能在5天内迅速改善。

（三）支持治疗

维持水、电解质平衡，保证生长所需的能量和营养需求。

三、护理和监护要点

1. 密切观察病情变化　观察患儿神志、心率、呼吸、血压、体温变化，尤其是心率的变化，每小时准确记录生命体征。甲亢新生儿病情恶化易发生甲亢危象，如发现心动过速、高热、频繁呕吐、腹泻、烦躁不安等甲亢危象表现立即采取抢救措施。

2. 药物疗效及副作用的观察　每天定时、定量服药，用少量温水溶解药片，及时喂服，不掺到奶中同服，以免剩奶导致服药剂量不足。服用MMI期间观察患儿有无皮疹、频繁呕吐、血管炎、粒细胞缺乏等，服用普萘洛尔时密切关注患儿心率情况。

3. 保证营养供需平衡，加强喂养　甲亢患儿的代谢率增高，食欲亢进，应遵守按需喂养，保证其摄入充足的营养。注意按需喂养，喂奶时有耐心，吃奶速度不可过快，期间若患儿心率过快，可暂停喂奶，喂奶后抱起轻拍背部，预防误吸及反流。每天测量体重。

4. 舒适环境管理　甲亢患儿哭闹多，激惹，入院后尽量入新生儿暖箱，尽量减少环境对患儿的刺激，保证睡眠充足（可使用佩戴眼罩实现昼夜交替）；给患儿鸟巢式卧位，使其获得安全和舒适感。护理操作尽量集中，动作轻柔。烦躁、哭闹不安时给予轻拍、抚摸、拥抱患儿，必要时配合医生使用镇静剂苯巴比妥钠保持安静。

5. 皮肤护理　患儿处于高代谢状态，易出汗，勤擦洗，勤更换，注意皮肤皱褶处清洁，保持床单位清洁干燥。大小便后及时更换尿布，涂上护臀软膏，防止尿布皮炎。及时修剪指甲，防止抓伤皮肤。

四、疗效和预后评估

新生儿甲状腺功能亢进多为暂时性，随着从母亲获得的TRAb代谢，临床症状多在3~12周内缓解。所以在最初的治疗时，需每周复查甲状腺功能直至激素水平稳定，随后改为每2周复查，期间可根据FT_4、FT_3水平逐渐下调MMI剂量。当TRAb阴性、FT_4水平正常时，可考虑停药，平均治疗疗程为2~3个月，部分可能更长。

对于由于基因突变所致的持续性甲状腺功能亢进往往是永久性的，且治疗困难。部分严重患儿即便服用高剂量的抗甲亢药物仍不能避免甲状腺结节产生及早期甲状腺肿大，后期可能需要甲状腺次全切除术、放射性碘治疗等。

五、诊疗关键点和难点

1. 甲亢危象的早期识别及抢救　甲状腺功能亢进危象是甲亢病情的极度加重，可致多个脏器功能衰竭并危及患者生命的严重内分泌系统并发症。目前公认治疗甲亢危象的要点包括4个方面：①大剂量应用特异性的抗甲状腺药物如甲巯咪唑、丙基硫氧嘧啶和碘化物。②应用β受体阻滞剂及糖皮质激素类药物。③积极治疗原发疾病如控制感染、治疗外伤，纠正基础病变如心律失常等。④积极保护重要脏器，预防功能失代偿。甲亢危象时全身各系统处于代谢极度亢进的“过度燃烧”状态，各系统器官均处于氧缺乏状态，尤其是脑细胞和肝细胞对缺氧的耐受性很低，因此，要采用高流量给氧或其他无创正压通气。可选用巴比妥类药物（常用苯巴比妥），因为该类药物能加速T_3、T_4在周围代谢与灭能，有利于降低这些激素的血中浓度。

2. 出院后随访管理　患儿出院时，指导家属监测心率或脉搏的方法。若患儿出现发热、呼吸、心率加快、腹泻等症状时及时就诊。告知家属做好居家护理，营造安静、舒适环境，每天记录摄入奶量，每周监测体重，关注患儿体重增长情况。

3. 新生儿暂时性甲亢母乳喂养问题　对于有哺乳意向的甲亢母亲，既往认为服用抗甲状腺药物不是哺乳禁忌证。鉴于丙基硫氧嘧啶与血浆蛋白的结合率高且乳汁分泌量远低于甲巯咪唑，丙基硫氧嘧啶是哺乳甲亢母亲的首选药物，但甲巯咪唑也不是禁忌用药。目前的观点认为丙基硫氧嘧啶可能会对母代和子代产生肝衰竭等严重不良影响，推荐甲巯咪唑为哺乳期首选抗甲状腺药物。

（李思涛）

第三节　先天性肾上腺皮质增生症

先天性肾上腺皮质增生症（congenital adrenal hyperplasia，CAH）是一组因肾上腺皮质激素合成途径中酶缺陷引起的疾病，属常染色体隐性遗传病。由于类固醇激素合成过程中某种酶的先天缺陷，导致肾上腺皮质束状带合成的皮质醇受阻，经负反馈作用促使下丘脑-垂体分泌的促肾上腺皮质激素释放激素（CRH）及促肾上腺皮质激素（ACTH）增加，导致肾上腺皮质增生，不同类型的酶缺乏导致皮质激素前体堆积及旁路代谢产物增多，从而导致机体出现皮质功能不全或性激素合成障碍。常见的酶缺陷包括21-羟化酶、11β-羟化酶、3β-羟基类固醇脱氢酶、17α-羟化酶缺陷等，其中21-羟化酶缺乏症（21-hydroxylase deficiency，21-OHD）最常见，90%以上的CAH患儿为该酶缺陷所引起。主要的临床特点是肾上腺皮质功能不全、水盐代谢失调以及性腺发育异常。新生儿期患儿可因肾上腺危象而危及生命。在全世界新生儿发病率为1/15 000~1/10 000，男女比例为2∶1。

一、诊断要点

（一）病史和高危因素

1. 有CAH家族史或母亲已生过类似患儿者。

2. 不良孕产史的孕母或有不明原因夭折的哥哥或姐姐者。

（二）临床特点

1. 21-羟化酶缺乏症（21-OHD） 最常见，占本病的90%~95%。其临床特征为皮质醇分泌不足、失盐及雄激素分泌过多而引起的各种表现。通常分为经典型（包括单纯男性化型及失盐型）与非经典型（轻型或迟发型）。

（1）单纯男性化型 21-羟化酶不完全缺乏，活性为正常人的1%~11%，约占25%。该型患儿体内有失盐倾向，代偿性醛固酮增高使临床无失盐症状，仅表现为雄激素增高。男婴出生时外生殖器多正常，少数阴茎增大，睾丸大小正常；女婴出生时多伴有外生殖器不同程度男性化（阴蒂肥大，阴唇融合）。随着年龄增大，生长加速、骨龄超前，最终矮小。

（2）失盐型 21-羟化酶完全缺乏型（严重型），占75%。本型除了出现单纯男性化型的一系列表现外，还可因醛固酮严重缺乏而出现失盐症状。大多数女性患儿因有外生殖器异常，于出生后即被诊断；男性患儿出生时通常会被漏诊，直到生后出现失盐危象症状才进行诊治，且极易误诊。患儿通常在生后1~4周（平均2周）出现呕吐、腹泻、体重不增、脱水、皮肤色素沉着、难以纠正的低血钠、高血钾、代谢性酸中毒，甚至休克，病死率为4%~11.3%。

（3）非经典型 21-羟化酶活性达20%~50%，中国少见。患儿在儿童后期或青春期出现雄激素增多的体征。

2. 11β-羟化酶缺乏症 此类型占CAH的5%~8%。也可分为典型和非典型，典型11β-羟化酶缺乏的患儿，部分出现高血钠、低血钾、碱中毒和高血容量，又可因皮质醇减少出现皮质醇功能减低的症状及雄激素过高的症状，但雄性化程度比21-羟化酶缺乏轻，女性患儿仅有阴蒂增大，男性外生殖器出生时可正常，到儿童时期性发育提前。非典型者临床差异大，大部分因面部痤疮、月经不调来就诊，少数有高血压，大多血压正常。

3. 3β-羟基类固醇脱氢酶缺陷症 本型罕见，病情重。出生时即可出现失盐和肾上腺皮质功能不全症状，严重者因循环衰竭而死亡。男性为不同程度的外生殖器发育不全，如小阴茎；女性则为不同程度男性化，多毛，月经不调。

4. 17α-羟化酶缺乏症 较罕见，可发生在不同年龄。临床大部分患儿出现高血压、高血钠、低血钾和碱中毒，有轻度皮质醇不足的症状，男性假两性畸形，男性女性化。女性因雌激素缺乏表现为性幼稚至青春发育期无第二性征，原发闭经。

5. 先天性类脂质性肾上腺增生症 由于类固醇生成急性调控蛋白（StAR）基因突变所致。StAR失活导致类固醇激素生成严重受阻，胆固醇堆积于肾上腺皮质细胞并对其产生毒性作用致病。典型的临床表现有男性外生殖器完全女性化，皮肤色素沉着，糖皮质激素、盐皮质激素、性激素及其代谢物水平明显降低，发病早期若不进行适当治疗将导致死亡。

（三）辅助检查

1. 血气、电解质检查 血清电解质（Na^+、K^+、Cl^-）、血气测定，醛固酮水平下降导致低血钠、高血钾、代谢性酸中毒，失盐型可表现为严重而顽固的电解质紊乱及酸中毒，致命性高钾血症可达7~8mmol/L以上，可导致心搏骤停。

2. 17-羟孕酮（17-OHP） 血17-OHP浓度持续增高是21-OHD的重要诊断标准。通常17-OHP＞300nmol/L为经典型；6~300nmol/L主要见于非经典型，或21-羟化酶缺乏杂合子，或假阳性；＜6nmol/L为非经典型者或正常者。但由于17-OHP易受多种因素（如体质、应激、感染、疾病、服药时间、检测方法等）影响而波动，低体重儿和患某些心肺疾病时17-OHP也会上升。

3. 24h尿17-酮类固醇（17-KS） 为重要的诊断指标，是肾上腺皮质雄激素（不包括睾酮）的代谢产物。该症尿17-KS水平可增高，24h尿17-羟类固醇（17-OHCS）和尿四氢脱氧皮质醇稍减少，17-OHP代谢产物尿孕三醇增高。

4. 血皮质醇测定 典型失盐型CAH者，皮质醇水平低于正常，单纯男性化型其水平可在正常范围或稍低于正常。

5. 血ACTH测定 血ACTH水平不同程度升高，部分患儿尤其是非典型者可正常。

6. 血浆肾素、醛固酮 所有患儿其血浆肾素均有不同程度增高。失盐型者，血醛固酮早期可升高以代偿失盐倾向，严重失代偿后，其水平下降；单纯男性化型者大多正常或轻度增高。

7. 孕酮、脱氢表雄酮、雄烯二酮和睾酮测定 4种均可增高。对于＜5个月、青春期和成年期的男性患者，由于本身睾丸产生的睾酮水平增加，故在这些年龄阶段不能用测定睾酮来评价治疗适当与否。

8. 染色体核型分析 对于外生殖器两性难辨患儿均需要做染色体检查以明确遗传性别。

9. 基因诊断 基因诊断是遗传病诊断的最可靠方法。可对21-羟化酶缺乏症的致病基因*CYP21A2*或其他相关致病基因进行DNA序列分析。*CYP21A2*基因异常有基因缺失、基因转换及点突变三大类。

10. 肾上腺CT或MRI CAH患儿肾上腺CT或MRI可显示肾上腺皮质增厚。由于新生儿肾上腺皮质较小，判断困难，可不作为常规检查。

（四）诊断与鉴别诊断

诊断主要根据：①外生殖器性别不清，男性阴茎大或尿道下裂、隐睾，女性外生殖器男性化。②生后早期出现水盐代谢障碍或高血压。③家族史中有过本病患者。④实验室检查是确诊的重要依据。

需与真两性畸形、获得性女性假两性畸形、睾丸女性化综合征、XY性腺不发育综合征、假性醛固酮减低症、原发性醛固酮增多症、获得性肾上腺皮质功能不全等相鉴别。

二、治疗原则和措施

（一）治疗原则

1. 替代肾上腺皮质分泌不足。

2. 抑制垂体分泌过多的ACTH，减少皮质激素的前体类固醇异常增加和减少肾上腺皮质雄激素的过度产生，使男性化症状不再进展。

3. 抑制垂体对黑色素细胞过度分泌的促进作用，减轻皮肤色素沉着；对失盐型还需要补充盐皮质激素。女性患者及失盐型男女患者应终生治疗。

（二）药物治疗

1. 糖皮质激素治疗 首选氢化可的松或醋酸可的松治疗（处于生长发育期的CAH儿童通常使用半衰期短的氢化可的松），按每天10~20mg/m^{2}计算，总量分2~3次服用，新生儿开始治疗剂量宜大些（每天20~25mg/m^2），以抑制ACTH分泌和纠正水、电解质紊乱。在应激情况下，如感染或手术，剂量需加倍。婴儿期后根据临床及生长速率、骨成熟度、17-OHP、睾酮及ACTH等指标综合分析调整。

2. 盐皮质激素治疗 典型（失盐型及单纯男性化型）CAH，尤其是在新生儿期及婴儿早期，均需要同时给予盐皮质激素，以改善失盐状态。盐皮质激素也可用于非经典型（轻度）患者，有助于减少氢化可的松的剂量。临床上选用9α-氟氢可的松0.1~0.2 mg/d，分2次口服，通常治疗数日后水、电解质平衡趋于正常，维持量为0.05~0.1mg/d。应激状态下，通常不需要增加9α-氟氢可的松的剂量。

3. 急性肾上腺皮质功能衰竭处理

（1）扩容　30~60min内输入1：1的生理盐水和10%葡萄糖液10~20mL/kg，以后24h内输入50~100mL/kg，根据脱水程度分批输入，绝对不能补钾。

（2）激素　首选氢化可的松25mg或甲泼尼龙10mg静注维持生命，之后24h静滴氢化可的松100~125mg/m^2，而后每天减少25%至维持量，最后改口服。

（3）纠正低血钠　补钠量（mmol/L）=（135-实测值）×0.6×体重，前8~12h给予总量的1/2，余量放入维持量中补给；可用9α-氟皮质醇（9α-FHC）0.05~0.1mg/d或脱氧皮质酮（DOC）1~2mg肌内注射。

（三）外生殖器外科矫形治疗

对阴蒂肥大明显的女性患者，在代谢紊乱控制后，应尽早在出生3~12个月时，由一定手术经验的泌尿外科医师实行阴蒂整形手术。对阴蒂轻度肥大、随着年龄增大外阴发育正常而外观未显异常者，可无须手术。

三、护理和监护要点

1. 密切观察病情变化　密切观察患儿生命体征，尤其是血压。观察患儿精神情况，有无脱水、拒奶、呕吐、嗜睡、休克等，一旦发生肾上腺危象，立即实施抢救，予氢化可的松静脉用药，密切观察水、电解质及激素水平变化。

2. 糖皮质激素与盐皮质激素的应用护理　用药期间严格查对和交接班，避免漏服或重复应用，密切观察用药后的反应及效果。出现呕吐及时报告，根据服药时间判断是否补服，在应用过程中，应注意观察激素的副作用，按时服用护胃药、钙剂等。

3. 加强护理，预防感染　患儿应用糖皮质激素，易发生新生儿感染。入院即进温箱予保护性隔离，注意加强基础护理、口腔护理、肛周护理、皮肤护理等。加强手卫生消毒，避免交叉感染。

4. 健康宣教　向患儿家长交代按时按量服药的重要性，不要随意停药减药，告知其危害及防范措施。如患儿出现感染、发热、腹泻等应激情况时，机体对糖皮质激素的需要量增加，应及时调整氢化可的松口服剂量，否则会导致肾上腺危象的发生。

四、疗效和预后评估

经新生儿疾病筛查诊断的CAH患者如出生后3个月内得到早期治疗，并在治疗期间较好地控制雄激素水平且在整个生长发育过程中维持正常的生长速率和骨龄成熟，其最终成年身高影响较少，且能出现正常的青春期发育。如较晚诊断和治疗者，失盐型在治疗前因体内糖、盐皮质激素水平较低，出现严重而顽固的电解质紊乱及酸中毒，造成内环境紊乱、严重影响生长发育；治疗期间雄激素水平、生长速率和骨龄成熟控制不理想者或糖皮质激素剂量过大均可导致成年期身材矮小，且青春发育明显延迟或青春发育不良，最终影响成年后婚姻生活和生育能力，造成不良的心理状态和影响身心健康。

五、诊疗关键点和难点

1. 强调新生儿筛查的重要性，早期诊断，及时治疗。采用干血滴纸片法，生后2~5天采集足跟血，检测17-OHP浓度，如结果异常，需再次采血测定17-OHP。正常新生儿出生时17-OHP可有生理性增高，12~24h降至正常。

2. 应激状态的处理。在发热超过38.5℃、胃肠炎伴脱水、全麻手术、严重外伤等应激情况下，为预防肾上腺危象发生，需要增加氢化可的松剂量为原剂量的2~3倍，如服药后出现呕吐，则在呕吐后30min补服药物，如不能口服可采用肌内注射；危重情况下也可增加氢化可的松剂量至50~100mg/（m^2·d）。对需要手术患者，可根据手术的大小调整静脉用药的时间和剂量。通常在术前1~3天静脉滴注氢化可的松50 mg/（m^2·d），分2次，手术日可增加至100mg/（m^2·d），术后1~2天可减至50mg/（m^2·d），之后根据患儿情况快速减少剂量，并改为口服，术后数日至1周内减量至原维持剂量。

（李思涛）

第四节 新生儿低血糖症和高血糖症

新生儿出生后，因环境变化、呼吸做功和肌肉活动，能量消耗明显增加，加之脑组织需要连续葡萄糖供应，需要动用能量贮存以维持正常血糖水平。新生儿出生后最初能量代谢反应是糖酵解，出生24h内肝糖原水平明显降低。由于新生儿用于基础代谢的葡萄糖量要比成人大得多，故必须以糖异生作用来补充糖酵解作用。新生儿出生时已开始动员脂肪分解，血浆游离脂肪酸水平明显增加，其代谢增加具有稳定血糖作用。生长激素、胰高血糖素和儿茶酚胺水平增加可促进脂肪动员分解和葡萄糖异生作用。基于新生儿糖代谢特点，新生儿容易发生糖代谢紊乱。

一、新生儿低血糖症

由于新生儿个体差异较大，有关低血糖的界限值存在争议，多数学者认为，不论胎龄及出生日龄，全血葡萄糖水平＜2.2mmol/L（40mg/dL）应诊断为新生儿低血糖症（neonatal hypoglycemia），而＜2.6mmol/L（47mg/dL）则为临床需要处理的界限值。低血糖多见于早产儿及小于胎龄儿，严重而持久的低血糖可导致低血糖性脑损伤。由于新生儿生后早期母乳喂养，动态微量血糖监测，以及对低血糖高危儿生后立即采取加喂糖水或静脉营养等预防措施，已明显降低了新生儿低血糖发生率。

（一）诊断要点

1. 高危因素

（1）新生儿方面　早产儿、低出生体重儿；巨大儿；小于胎龄儿；大于胎龄儿；宫内生长迟缓；低体温、喂养不足、产时缺氧、红细胞增多症、溶血性贫血等。

（2）母亲方面　母妊娠糖尿病；母产前24h内尤其是产时使用过β受体阻滞剂、地塞米松、磺脲类降糖药、抗抑郁药，静脉大量输注葡萄糖等；母亲有代谢性疾病或内分泌疾病家族史。其中最常见且最主要的4种新生儿低血糖高危因素为

GDM、早产儿、SGA、LGA，非GDM的LGA需警惕有无内分泌系统疾病。

2. 临床表现　80%~90%的新生儿低血糖常缺乏临床症状，若出现症状，即使患儿血糖水平相似，临床表现也可轻重不一。多见于生后24～72h，表现为反应差、震颤、阵发性青紫、呼吸暂停或增快、哭声减弱或音调变高、肌张力低下、异常眼球转动及嗜睡，严重者出现惊厥，也可出现多汗、面色苍白、体温不升、心动过速和哭闹等。上述症状若经静脉注射葡萄糖后消失，血糖恢复正常，则称之为“症状性低血糖症”。

顽固性或反复发作性低血糖多由内分泌及遗传性代谢病所致。严重和持续性低血糖可引起脑损伤，但引起脑损伤的血糖界值目前尚无定论。损伤部位常以顶、枕部为主，部分患儿将留有永久性的神经功能损害。

3. 实验室检查

（1）血糖测定　高危儿生后应常规监测血糖。纸片法简单、快速、无创，可用于高危儿筛查及监测，确诊需用化学法如己糖激酶法。采血后应立即测定，以免因在室温中放置过久使血糖下降。

（2）其他血液学检查　持续性低血糖者，应作相应检查以明确病因，如血胰岛素、胰高血糖素、皮质醇、生长激素等。高胰岛素血症时，应做胰腺B超、CT或MRI检查。疑有遗传性代谢病时，除测定血糖外，还应进行血氨、血乳酸、氨基酸和酰基肉碱测定，以及尿有机酸分析等。必要时行活体组织检查和基因分析。

（3）神经影像学检查　症状性低血糖应行头部MRI检查。

4. 关于低血糖的相关概念

（1）过渡期低血糖　生后1～4h内血糖水平1.5～2.6mmol/L，且无低血糖症状。

（2）反复低血糖　连续3次或以上监测血糖水平均＜2.6mmol/L（包括常规监测及经临床干预后30min复测血糖水平）。

（3）持续低血糖　低血糖持续时间超过48h。

（4）严重低血糖　存在以下情况之一：①血糖水平＜1.5mmol/L。②葡萄糖输注速度≥8mg/（kg・min）仍存在反复或持续性低血糖。③需要药物治疗的新生儿低血糖。

（5）症状性低血糖　出现低血糖相关临床表现，同时监测血糖水平＜2.6mmol/L。

（二）治疗原则和措施

由于不能确定引起脑损伤的血糖阈值，故对低血糖患儿不论有无临床表现，均应及时治疗。

1. 无症状性低血糖　若患儿血糖低于2.6mmol/L，但无症状，能进食者，可先喂哺乳汁（不建议喂葡萄糖），并密切监测血糖；不能纠正者，应先按6～8mg/（kg・min）速率静脉输注10%葡萄糖液，4～6h后根据血糖测定结果调整，稳定24h后逐渐停用。

2. 症状性低血糖症　若患儿血糖低于2.6mmol/L且出现症状，立即按2mL/kg的剂量和1mL/min的速度静脉输注10%葡萄糖液，完毕后改为6～8mg/（kg・min）维持。动态监测患儿血糖水平并调整输糖速度。如症状消失，血糖正常12~24h可逐渐减慢输糖速度，并及时喂奶；如低血糖不缓解，逐渐增加输注葡萄糖量至10～12mg/（kg・min），24~48h内逐渐停止输注葡萄糖，以防低血糖反跳。葡萄糖应用过多或速度过快会导致持续性高胰岛素血症，继而发生反应性低血糖及其他代谢异常如代谢性酸中毒和高乳酸血症等，应注意避免，严重时采取相应措施纠正。

3. 持续性低血糖症　严重、反复和持续性低血糖可致神经系统损害。葡萄糖输注速率常需提高至12~15mg/（kg・min），以维持血糖在2.6~4.5mmol/L。外周静脉能耐受的输注葡萄糖最大浓度为12.5%，超过此浓度需经中心静脉输液。按12mg/（kg·min）速度输入葡萄糖后仍不能维持正常血糖水平者，则应加用氢化可的松（5mg/kg，静脉注射，每12h1次），疗程3～5天，可降低血糖的利用和诱导糖异生酶活性，必要时可加用胰高血糖素每次0.02mg/kg，肌内或皮下注射，或以10μg/（kg·h）速度静脉间歇或维持给药。合并高胰岛素血症者，为抑制胰岛素和生长激素释放，可用二氮嗪（每天5~20mg/kg，分3次口服）或生长抑素（每天5~20μg/kg，皮下注射或静滴6~8h）。

4. 其他治疗　对胰岛细胞增生症患儿，除药物治疗外，必要时作胰腺次全切除。对遗传性代谢病患儿，应采取特殊饮食疗法：半乳糖血症患儿应完全停止乳类食品，代以不含乳糖的饮食；对亮氨酸敏感者、甲基丙二酸血症或丙酸血症患儿应限制蛋白质饮食，用不含亮氨酸和/或蛋氨酸、苏氨酸和缬氨酸的特殊奶粉喂养；脂肪酸氧化障碍应防止饥饿，补充一定量的葡萄糖和中链脂肪酸。

（三）护理和监护要点

1. 生后尽早且不少于1h母婴皮肤接触，尽早生后2h内开奶，无条件喂养或非营养性喂养时静脉维持葡萄糖输注速度5~8 mg/（kg·min）。

2. 鼓励母乳喂养，母乳不足时可补充配方奶，不推荐糖水喂养。生后第1天喂养间隔时间≤3h。

3. 对低血糖高危儿常规使用床旁血糖仪进行末梢血糖监测。当出现疑似低血糖症状或体征时需立即进行血糖监测。

4. 对于无症状的低血糖高危新生儿，第1次有效喂养后30min，且不晚于生后2h进行首次血糖监测，随后常规的血糖监测在喂奶前进行；若最初2次血糖水平≥2.6mmol/L，随后可每3~6h监测喂奶前血糖；若连续3次血糖水平≥2.6mmol/L，出生24~48h内可根据具体的低血糖高危因素适当减少血糖监测频次。

5. 发生低血糖后，在补充喂养后或静脉推注葡萄糖后或改变葡萄糖输注速度后30min应复测血糖，建议每小时监测血糖，直至血糖水平≥2.6 mmol/L；若出生48h内血糖水平＞2.8mmol/L或出生48h后血糖水平＞3.3mmol/L，监测喂奶前血糖的频率调整为3~5h1次。

6. 停止补充喂养和/或静脉输注葡萄糖后，出生48h内连续3次喂奶前血糖水平＞2.8mmol/L或出生48h后连续3次喂奶前血糖水平＞3.3mmol/L，可停止监测血糖。

7. 新生儿低血糖临床处理阈值为血糖水平＜2.6mmol/L，若同时存在低血糖症状，应立即完善血浆葡萄糖检测，静脉推注10%葡萄糖液2mL/kg（1mL/min）后维持葡萄糖液或肠外营养液输注［葡萄糖输注速度5~8mg/（kg·min）］。

8. 对于首次血糖水平＜2.0mmol/L者，立即完善血浆葡萄糖检测，静脉推注10%葡萄糖液2 mL/kg（1mL/min）后维持葡萄糖液或肠外营养液输注［葡萄糖输注速度5~8mg/（kg·min）］；首次血糖水平为2.0~2.6mmol/L者，行补充喂养，30min后复测血糖。①如果血糖水平＜2.2mmol/L，立即进行血浆葡萄糖检测，静脉推注10%葡萄糖2mL/kg（1mL/min）后维持葡萄糖液或肠外营养液输注［葡萄糖输注速度5~8mg/（kg·min）］。②如果血糖水平≥2.2mmol/L且＜2.6mmol/L，继续补充喂养，若连续2次补充喂养后复测血糖达不到2.6mmol/L以上，立即进行血浆葡萄糖检测，维持葡萄糖液或肠外营养液输注［葡萄糖输注速度5~8mg/（kg·min）］。③如果血糖水平≥2.6mmol/L且＜2.8mmol/L，喂养频次为2~3h 1次。

9. 当血糖水平＜2.2mmol/L或血糖水平＜2.6mmol/L伴低血糖症状时按低血糖症处理：立

即进行血浆葡萄糖检测，静脉推注10%葡萄糖液2mL/kg（1mL/min）后维持葡萄糖液或肠外营养液输注［葡萄糖输注速度5~8mg/（kg·min）］；当血糖水平≥2.2mmol/L且＜2.6mmol/L时尽快维持目标血糖水平（出生48h内2.8～5mmol/L，出生48h后3.3～5mmol/L），立即进行血浆葡萄糖检测，维持葡萄糖液或肠外营养液输注［葡萄糖输注速度5~8mg/（kg·min）］。

10. 当葡萄糖输注速度＞8~10mg/（kg·min）仍不能维持正常血糖水平时，需考虑中心静脉置管；当葡萄糖输注速度需要＞10~12 mg/（kg·min）时，宜考虑药物治疗。

11. 严重性、持续性或症状性低血糖新生儿为低血糖脑损伤高危儿，建议出院前通过振幅整合脑电图（amplitude-integrated electroencephalography，aEEG）和头颅磁共振成像（magnetic resonance imaging，MRI）评估低血糖脑损伤情况及其严重程度。

（四）疗效和预后评估

疗效视导致低血糖的原因而异。多数足月新生儿出生后血糖降低，经数小时自行上升或随喂养而上升，如无异常体征，短期低血糖无临床意义。持续及反复低血糖可发生频繁惊厥、昏迷，严重者可致脑瘫和不同程度智力损害。当低血糖仅是疾病过程的一部分时，很难区分异常预后是由于低血糖还是其他原因所导致。

（五）诊疗关键点和难点

1. 对低血糖高危儿常规使用床旁血糖仪进行末梢血糖监测是及时发现低血糖的主要手段。

2. 及时发现、尽早合理干预以避免低血糖脑损伤的发生。

3. 持续及反复低血糖应进一步查明病因。

二、新生儿高血糖症

新生儿高血糖症（neonatal hyperglycemia）也无统一诊断标准，国外有以全血血糖＞7.0mmol/L、＞7.8mmol/L、＞8.0mmol/L或＞8.3mmol/L作为高血糖症的诊断标准，国内多将全血血糖＞7.0mmol/L（125mg/dL），或血浆葡萄糖水平＞8.0mmol/L（145mg/dL）定义为新生儿高血糖症。由于新生儿肾糖阈值低，当血糖＞6.7mmol/L（120mg/dL）时常出现糖尿。

（一）诊断要点

1. 高危因素　早产儿、小于胎龄儿，窒息缺氧，感染，低体温，肠外营养，输注葡萄糖，使用肾上腺素、糖皮质激素、咖啡因或茶碱等，真性糖尿病，假性糖尿病。

2. 临床表现　新生儿轻度高血糖症常无特异性临床症状。血糖增高显著或持续时间长的患儿，在原发病症状和体征加重基础上，出现血浆渗透压增高（血糖每增加1mmol/L，血浆渗透压增加1mOsm/L）和高渗性利尿，表现为脱水、烦渴、多尿、体重下降、电解质紊乱、酮症酸中毒和惊厥等，严重者（血糖＞25mmol/L）可诱发颅内出血，尿糖阳性，而尿酮可为阳性或阴性。

暂时性糖尿病少见，一般在生后6周内发病，血糖常高达14mmol/L，可出现消瘦、脱水，酮症酸中毒少见，尿糖阳性，而尿酮弱阳性或阴性，一般持续3～4周消失，但部分患儿可复发。永久性糖尿病罕见。

3. 实验室检查

（1）血糖测定　高危儿生后应常规监测血糖。纸片法简单、快速、无创，可用于高危儿筛查及监测，确诊需用化学法如葡萄糖氧化酶法。采血后应立即测定，以免因在室温中放置过久使血糖下降。

（2）其他血液学检查　持续性高血糖者，应作相应检查以明确病因，如血胰岛素、胰高血糖素、皮质醇、生长激素等。疑有遗传性代谢病时，除测定血糖外，还应进行血氨、血乳酸、氨基酸和酰基肉碱测定，以及尿有机酸分析等。

（二）治疗原则和措施

定期监测血糖和尿糖，早期发现高血糖，及时调节输糖速度是防治新生儿高血糖症的关键。

1. 对于医源性高血糖症，应根据患儿的病情尽早开始胃肠喂养，以促进胰岛素分泌；暂时停用或减少葡萄糖的输入量，严格控制输糖速度，对于ELBWI，输注10%葡萄糖溶液的开始速度为4~6mg/（kg・min），并监测血糖和尿糖；肠道外营养应从葡萄糖基础量开始，逐步增加。

2. 明显高血糖伴有脱水、酮症酸中毒表现者，在积极治疗原发病基础上，及时补充电解质和碱性溶液，迅速纠正脱水、电解质和酸碱平衡紊乱状态，降低血糖浓度、减少糖尿和尿酮。

3. 当输注葡萄糖溶液浓度已降至5%且速度＜4mg/（kg・min）时，高血糖仍难以控制（血糖＞14mmol/L或间隔4h连续2次血糖均＞12mmol/L），尿糖阳性或由于限制葡萄糖摄入导致热量不足者，可加用胰岛素治疗。方法包括①持续胰岛素输注：开始按0.05U/（kg・h）静脉滴注，每30min监测血糖1次，根据血糖变化调节输注速度；若血糖仍＞10mmol/L，增加输注速度至0.1U/（kg・h）；若发生低血糖，则停用胰岛素并加用1次10%葡萄糖溶液2mL/kg。②间歇胰岛素输注：0.05~0.1U/kg，每4~6h1次，静脉缓慢推注。③胰岛素皮下注射：仅用于新生儿真性糖尿病，0.5~3.0U/（kg・d），每4h1次，喂奶前30min皮下注射；注射前和注射后2h测定血糖和尿糖，指导胰岛素剂量调整。

4. 治疗原发病如停用激素、纠正缺氧、恢复体温、控制感染、抗休克等。

（三）护理和监护要点

1. 新生儿重症感染、窒息及低体温等应激情况下血糖多增高，应慎用高渗葡萄糖液，稀释药物用5%葡萄糖溶液为宜。

2. 早产儿、小于胎龄儿尤其有中枢神经系统损伤者输注葡萄糖速度为4～6mg/（kg・min），监测血糖、尿糖以调整葡萄糖输注速度和浓度。

3. 应用胰岛素期间，应密切监测血糖水平，还应监测血钾水平变化。

（四）疗效和预后评估

新生儿高血糖症多为自限性，很少有不良后遗症。

（五）诊疗关键点和难点

1. 预防和早期发现高血糖并及时调节输糖速度是治疗的关键。

2. 如需要输注胰岛素降低血糖水平时，应严密监测血糖水平，因新生儿特别是早产儿对胰岛素敏感容易导致低血糖发生。

（肖　昕）

第五节 新生儿糖尿病

新生儿糖尿病（neonatal diabetes mellitus，NDM）是新生儿期发生的、由多种病因（异源）引起的一种内分泌-代谢障碍综合征，其共同特点是体内胰岛素分泌相对或绝对缺乏和（或）胰岛素抵抗导致糖类代谢紊乱，对糖类的耐受性降低，血糖升高，并伴有脂肪、蛋白质代谢和水、电解质平衡紊乱。因其临床表现具有隐匿性，往往不易被察觉。NDM分为暂时性新生儿糖尿病（transient neonatal diabetes mellitus，TNDM）和永久性新生儿糖尿病（permanent neonatal diabetes mellitus，PNDM），活产婴儿中NDM发病率约为1/160 000，PNDM发病率为1/260 000～1/215 000。TNDM在生后18个月内缓解，但儿童期或青春期复发的概率高达50%。

一、诊断要点

（一）临床表现

1. NDM　患儿临床表现通常情况下没有“三多一少”的典型特征。40%患儿在就诊时已处于酮症酸中毒状态。其症状常比儿童糖尿病重，未经胰岛素治疗者的病情发展迅速。

2. TNDM　最早出现于生后5天之内，最晚可能到生后42天左右发病，一般情况下于21天以内发病。患者高血糖（通常情况下全血血糖超过7 mol/L）能持续14天以上，尿糖常阳性，尿酮体多呈阴性或弱阳性。多数患儿伴有宫内生长迟缓，有的伴严重脱水。另外较常见的症状还有消瘦、烦渴、多尿，两眼警觉状，有些伴脐、腹股沟疝，少见的还伴巨颌、巨舌、先天性心脏病，也常可并发泌尿系统感染和败血症，而伴发酮症酸中毒者少见。尽管TNDM是暂时性的，但60%的患儿将在青春期复发，之后一直需要胰岛素治疗。

3. PNDM　亦称为新生儿真性糖尿病，为终生性疾病。其临床表现基本与TNDM相同，但症状较严重，多有酮症酸中毒及丙酮尿，脱水发生率较高，高甘油三酯血症为常见表现，同时早期即可出现糖尿病血管并发症。PNDM患儿需终生依赖胰岛素治疗。

（二）实验室检查

1. 血糖测定　空腹血糖＞7mmol/L（125mg/dL），没有进行胰岛素治疗的患儿血糖迅速升高，可达100mmol/L（1 800mg/dL）以上。

2. 胰岛素及C-肽测定　血浆胰岛素及C-肽均降低或测不出。

3. 血气分析及电解质测定　重症患儿血气pH值降低，严重者可低至7.0以下；血清钠降低或正常，血钾多数正常，少数增高。

4. 其他　必要时完善血细菌培养、尿培养及胸片等其他相关检查。

5. 分子学诊断　对已确诊NDM的患儿，需要进行分子学诊断。

（三）诊断标准

凡空腹血糖≥7.0 mmol/L（新生儿期空腹4h以上），持续2周以上，需要胰岛素治疗以维持正常血糖，C肽降低或正常低值，糖尿病抗体（抗胰岛细胞抗体40kD、抗胰岛细胞抗体60kD、抗胰岛细胞抗体IA-2A、抗胰岛素抗体IAA、抗谷氨酸脱羧酶抗体）阴性，排除其他原因导致的新生儿高血糖，考虑诊断为NDM。基因检测有可能进一步明确诊断。

（四）鉴别诊断

本病需与暂时性高血糖、Fanconi-Bickel综合征（尿糖阳性，一般无高血糖，NDM或酮症酸中毒可能是其首发症状）、Pearson综合征（又称骨髓-胰腺综合征，多器官损害，生后可能出现NDM表现）等相鉴别。

二、治疗原则和措施

（一）治疗原则

（1）纠正脱水、酸中毒和电解质紊乱。

（2）胰岛素替代治疗，降低高血糖和恢复糖、脂肪及蛋白质的正常水平，保证正常的生长发育。

（3）控制感染。

（4）帮助患儿家属了解监护和持续治疗的一般方法和相关知识。

（二）液体疗法

包括补充累计损失量、生理需要量和持续损失量。NDM患儿按脱水征判定脱水程度不准确，以前后体重变化更为适宜。所以，轻、中、重度脱水分别按120~150mL/（kg·d）、150~200mL/（kg·d）、200~250mL/（kg·d）作为初始补充剂量，同时将滴注胰岛素所用生理盐水量包括在内。

1. 扩容阶段　对中、重度脱水用生理盐水10~20mL/kg，于15~30min静脉快速滴注，以迅速增加血容量，改善循环的肾功能。

2. 补充累计丢失量阶段　根据血钠决定液体张力，为不含糖盐水，输注速度按10mL/（kg·h），以后按6~10mL/（kg·h），于12h内补充总量的1/2，余量于12~24h滴完。当血糖降至14~17mmol/L（250~300mg/dL）时，改用含5%葡萄糖液的1/2张糖盐溶液。

3. 纠正酸中毒　轻症酸中毒，不需要补碱治疗。只有当pH＜6.9时，才用5%碳酸氢钠液1~2mL/kg在1h以上输入，必要时可以重复。

4. 补钾　经扩容后，见尿补钾，氯化钾按3~4mmol/（kg·d）［200~300mg/（kg·d）］，有明显缺钾症状者增加到4~6mmol/（kg·d）［300~400mg/（kg·d）］，加入静脉滴注液中，混合后的氯化钾浓度为0.3%（40mmol/L）。

（三）胰岛素替代治疗

酮症酸中毒的患儿多采用小剂量胰岛素持续静脉滴注治疗。胰岛素持续静脉滴注量为0.1U/（kg·h），自另一静脉通道输入，每小时复测血糖，并根据血糖调整胰岛素输入量。当血糖降低至8~12mmol/L、酮症消失和进食良好，改为皮下注射，每天0.5~3.0U/kg，分6次，喂奶前30min注射。注射前、注射后2h测血糖和尿糖，调整剂量。如果进食不佳，仍需静脉滴注糖盐水溶液。在停止静脉滴注胰岛素之前1~2h即开始皮下注射一次胰岛素，以便让胰岛素有时间吸收。没有酮症酸中毒的患儿，同样需要接受胰岛素治疗，初始剂量为0.5U/（kg·d），根据血糖水平调整用量，每天增加或减少0.1U/kg，平均分配在24h内使用。

（四）脲类药物治疗

磺脲类降糖药物能直接作用到磺脲类受体，实现ATP敏感性钾通道（ATP-sensitive potassium channel，K_{ATP}）的关闭功能，进而可让胰岛素释放功能正常；与此同时，因为磺脲类受体在神经组织或骨骼肌细胞中广泛存在，磺脲类药物对于一些基因缺陷所致的症状例如癫痫等也有比较理想的改善。

三、护理和监护要点

1. 密切监测尿量、脱水程度、体重变化。

2. 定时监测血糖、尿糖、血酮、尿酮体、血气电解质等指标。

3. 应用胰岛素期间，应密切监测血糖水平。

4. 向家属介绍糖尿病的有关知识，指导家庭监护和持续治疗的一般方法和注意事项。

四、疗效和预后评估

NDM患儿经及时、规律治疗通常可显著改变临床症状、增长体重、促进生长发育。所有IUGR患儿的生长发育在2岁时就能追赶上同龄儿童，并且TNDM和PNDM患儿具有相同的发育水平。

五、诊疗关键点和难点

1. 血糖升高是目前诊断NDM的主要依据。持续、反复高血糖应疑及本病，并进一步确诊。

2. 新生儿一旦诊断为NDM，需要立即应用胰岛素治疗，并尽快进行分子学的诊断，如系K_{ATP}通道缺陷，应使用磺酰脲类药物治疗。

3. 治疗过程中应防止低血糖症的发生。如出现显著的复发性低血糖或患儿年龄达2月以上，应尝试胰岛素减量。

（李思涛）

第六节　先天性高胰岛素血症

先天性高胰岛素血症（congenital hyperinsulinism，CHI）是指一组与胰岛素分泌失调相关的临床、遗传和形态上的异质性疾病，是新生儿期顽固性、持续性低血糖最常见原因。CHI主要由于胰岛β细胞持续不适当分泌胰岛素导致的严重低血糖症。总人群中，CHI的发生率在1/50 000~1/30 000活产婴儿，而在近亲婚配的群体中，发生率高达1/2 500。CHI临床特征为婴儿期出现高胰岛素性低血糖，常有低酮体血症及低脂肪酸血症，其低血糖常难以纠正，可导致神经系统并发症（尤其是低血糖脑病），从而致残甚至致死。

一、诊断要点

（一）临床表现

1. 高胰岛素血症的临床表现主要为难以纠正的持续性低血糖。低血糖的临床表现无特异性，临床症状以心动过速、面色苍白、多汗最常见，小婴儿还可表现为发绀和呼吸暂停。严重者可出现休克和中枢神经系统症状，表现为激惹、喂养困难、无力，甚至抽搐或昏迷。

2. 新生儿CHI患儿中多数为巨大儿，部分患儿可伴中度肝脏肿大、肥厚型心肌病以及轻微的特殊面容，如前额突出、小鼻梁、四方脸等。

3. 持续的反复的低血糖可能造成新生儿急性神经系统功能障碍，且可能造成远期神经系统发育异常。低血糖性脑损伤受累部位主要是顶枕叶皮质及皮质下白质，脑干和齿状核也可累及，颞叶受影响最小。

（二）辅助检查

1. 实验室检查　①血糖：＜2.2mmol/L，严

重者＜1mmol/L，甚至测不出。②尿或血酮体：阴性。③血胰岛素测定：血胰岛素水平增高。

2. 影像学检查　常规的腹部B超、CT和MRI检查常正常。有低血糖性脑损伤的患儿，头颅MRI在低血糖脑损伤早期（3天内），DWI检查表现出顶枕叶受累部位高信号，T_1WI和T_2WI均为正常信号。而在晚期（6个月复查时）则表现为相应病灶部位DWI正常信号，T_1WI低信号，T_2WI高信号。

（三）诊断标准

1. 新生儿或小婴儿反复低血糖发作，多为严重的低血糖，＜1mmol/L，甚至不能测出。

2. 有绝对或相对的持续性高胰岛素血症，如低血糖时空腹血胰岛素＞10U/L；血糖0.6~0.8 mmol/L时，血胰岛素水平＞5U/L；血胰岛素（U/L）与血葡萄糖（mg/dL）比值＞0.3；注射胰高血糖素1 mg（静脉注射或肌内注射）后0.5h，血胰岛素＞80 U/L。

3. 低血糖时无酮症。

4. 静脉输注葡萄糖需要≥8mg/（kg· min）才能维持血糖在正常范围。

5. 影像学检查无异常发现。

（四）鉴别诊断

本病需与围产期应激导致的暂时性高胰岛素血症性低血糖症、孕母应用药物导致新生儿高胰岛素血症性低血糖症、胰岛素瘤、胰岛素抵抗综合征等相鉴别。

二、治疗原则与措施

治疗目标为防止低血糖脑损伤的发生，建立正常喂养方式，确保能够耐受饥饿状态不产生低血糖并保证患儿的正常发育。

（一）营养管理

尽快通过静脉输注葡萄糖，维持血糖正常。肠道喂养开始后，可逐渐降低葡萄糖输注速度，并在每次喂养前监测血糖水平。如果正常的喂养方案期间仍有低血糖发生，可以缩短喂养的间隔时间，增加喂养次数或持续喂养。当患儿不能正常进食时，可采用经胃管喂养。

（二）药物治疗

当患儿需要葡萄糖输注速度＞10mg/（kg·min）才能维持血糖水平正常时，可以开始药物治疗。

1. 胰高血糖素　多在急性严重低血糖发作时使用，可单独使用也可联合奥曲肽使用。一般每次0.02mg/kg，皮下或静脉注射，严重低血糖发作时若无静脉通道，可肌内注射胰高血糖素0.5~1.0mg。大剂量使用胰高血糖素时，需配合静脉输注葡萄糖以防止低血糖发作。胰高血糖素维持剂量为5~10μg/（kg·h）。

2. 二氮嗪　二氮嗪是治疗CHI的一线药物。新生儿CHI治疗的起始剂量为5~20mg/（kg·d），分3次服用，根据血糖监测情况可逐渐调整至最大剂量20mg/（kg·d）。在最适剂量治疗5天后才能进行疗效判断。二氮嗪维持治疗时，剂量不需随体重增加而增加。

3. 奥曲肽　奥曲肽是二氮嗪治疗无反应时的二线治疗药物。奥曲肽的推荐剂量为5~25μg/（kg·d），持续静脉滴注6~8h，也可皮下注射。评估奥曲肽的疗效一般需在用药后48h。开始时应每2天调整一次剂量，病情稳定后其使用剂量随体重增加而增加。不推荐大剂量使用奥曲肽。

4. 西罗莫司　是特定的哺乳动物雷帕霉素靶蛋白抑制剂，可抑制胰岛β细胞的增生和胰岛素分泌。近年来被成功用于二氮嗪联合奥曲肽治疗失败的弥漫性CHI。起始剂量为每天1mg/m^2，根据目标浓度调整，目标浓度为5~15ng/mL。

5. 其他　磺酰脲类药物及卡马西平已被成功用于ABCC8基因突变所致的CHI治疗。药物的有效性及安全性仍未明确。

（三）手术治疗

二氮嗪、奥曲肽不敏感，局灶性病变，饮食治疗及药物治疗无法控制的低血糖患儿需手术治疗，但手术切除范围需慎重考虑。局灶性病变可通过切除局部胰腺达到治疗目的，而弥散性病变需切除大部分胰腺，切除面积达80%~90%，甚至达95%~98%胰腺组织的均有报道，弥散性病变手术效果差异较大。在术式选择上，腹腔镜下切除术有逐渐取代开腹手术的趋势。

三、护理和监护要点

1. 密切动态监测血糖水平。

2. 密切观察病情变化　注意患儿有无心动过速、面色苍白、多汗，婴儿有无发绀和呼吸暂停等低血糖症状。中枢神经系统症状表现为激惹、喂养困难、无力、抽搐或昏迷。

3. 常规随访生长、发育、神经结局。

4. 评估药物副作用，定期评估禁食耐受性以便调整药物剂量或撤药。

四、疗效和预后评价

CHI的神经预后主要与低血糖出现的年龄有关。对药物治疗无反应的严重CHI患儿、生后一周内出现症状的CHI患儿发生脑损伤的风险明显增高。低血糖性脑损伤缺乏特异的临床表现，新生儿期头MRI检查结果对神经系统预后评估具有指导意义。远期受影响的功能主要包括运动、语言障碍、智能缺陷和社会情感问题等。新生儿时期诊断的弥漫性和局灶性CHI患儿神经预后没有差别。

五、诊疗关键点和难点

1. 由于胰岛素的分泌是脉冲式的，在诊断时可能需要多次测定胰岛素水平。

2. 严密监测血糖，维持血糖浓度在正常范围内，以防发生神经系统并发症。

3. 一旦临床考虑新生儿CHI，应尽快完善患儿及其父母的基因检查，这不仅能确诊新生儿CHI，还能帮助分析病因及病理学类型。对基因检查支持或不能除外局灶性病变的患儿，应完善18F-DOPA PET/CT检查，该检查是术前鉴别弥漫性和局灶性病变的金标准，同时能进行病变定位。

（李思涛）

第七节　先天性糖代谢疾病

碳水化合物是机体内重要的能量来源，人体所需能量的50%～70%来自于糖类，包括葡萄糖、半乳糖、果糖和糖原。先天性酶的缺陷会引起多种糖代谢异常，其中多数疾患可导致低血糖，临床表现为多汗、呕吐、抽搐、意识丧失，大部分呈慢性经过，但部分严重的糖代谢异常如糖原贮积病（glycogen storage disease，GSD）Ⅰ型、果糖-1,6-二磷酸酶缺乏症等，患者可急性起病，病情危重导致低血糖性脑病、心肌病、肝病、骨骼肌损害等多器官损伤。若能及时诊断和干预，大多糖代谢异常预后良好。一些严重患者猝死，需要依靠代谢尸检明确病因诊断，以指导家族遗传咨询。本节主要对容易造成猝死及危重症的先天性糖代谢异常疾患进行阐述。

一、诊断要点

（一）糖原贮积病

糖原贮积病（glycogen storage disease，GSD）是一组由于先天性酶缺陷所造成的疾病，其共同生化特征是糖原代谢异常，多数疾病患者肝脏、肌肉、肾脏等组织中糖原贮积量增加而致病。尤其在饥饿、感染、应激等情况下，葡萄糖的生成急剧减少，发生严重的低血糖，甚至导致猝死。已经证实糖原合成和分解代谢中至少需要12种酶，目前已分类的糖原贮积病至少有12种亚型（表15-1），其中新生儿期发病的有Ⅰ型、Ⅱ型、Ⅲ型、Ⅳ型。GSDⅠ型、Ⅲ型、Ⅳ型、Ⅵ型、Ⅸ型以肝大、低血糖为首发和主要症状；GSDⅡ型、Ⅴ型、Ⅶ型等以肌肉痉挛、易疲劳、进行性肌无力为特征。

表 15-1 几种主要糖原贮积病的特征

型别	病名	缺陷的酶	基因定位	基因名	主要受累器官	临床表现
0a	糖原合成酶缺乏	糖原合成酶	12p12.1	*GYS2*	肝脏	严重低血糖，酸中毒，肝肿大（脂肪肝引起）
0b	糖原合成酶缺乏	糖原合成酶	19q13.33	*GYS1*	心肌，骨骼肌	低血糖，肥厚型心肌病
Ⅰa	Von Gierke病	葡萄糖-6-磷酸酶	17q21.31	*G6PC*	肝、肾、肠、红细胞、白细胞	肝肿大，低血糖，高脂血症，酸中毒
Ⅰb	Von Gierke病	葡萄糖-6-磷酸移位酶		*SLC37A4*	肝、肾、肠、红细胞、白细胞	肝肿大，低血糖，高脂血症，酸中毒
Ⅱ	Pompe病	溶酶体α-1，4葡萄糖苷酶	17q25.3	*GAA*	全身性，主要为心、横纹肌，次为肝、中枢神经系统、白细胞	肌无力，巨舌，心肌肥厚，P-R间期缩短，婴儿早期心力衰竭，洋地黄无效。1岁内死亡
Ⅲ	Cori病，限制性糊精病	脱支酶（淀粉，1，6-葡萄糖苷酶）	1p21.2	*AGL*	肝、肌、红细胞、白细胞	低血糖，肝肿大，肌无力，可分为肝型、肌型和肝、肌型3种，症状较Ⅰ型为轻
Ⅳ	Andersen病	分支酶（糖原结构无分支，与正常糖原不同）	3p12.2	*GBE1*	肝、脾、心、肌	异常糖原刺激肝纤维增生，故早期门脉性肝硬化，肝、脾肿大，幼儿期死于肝衰竭
Ⅴ	McArdle病	肌磷酸酶	11q13.1	*PYGM*	横纹肌	肌无力，运动后肌僵硬、强直，后期肌萎缩。儿童、青年期发病为多
Ⅵ	Hers病	肝磷酸酶A	14q22.1	*PYGL*	肝	同Ⅰ型，但症状轻，且无酸中毒和高脂血症
Ⅶ	Tarui病	肌磷酸果糖激酶	12q13.11	*PFKM*	肌、红细胞	同Ⅴ型
Ⅸa	Hug病	肝磷酸酶激酶	Xp22.13	*PHKA2*	肝	肝大，低血糖

1. 临床特点

（1）GSD Ⅰ型　新生儿期表现主要是低血糖，而肝大和其他代谢紊乱可不明显。诊断时首先要除外其他原因所致低血糖。确诊需行葡萄糖-6-磷酸酶基因突变分析或肝穿刺进行葡萄糖-6-磷酸酶活性测定。

（2）GSD Ⅱ型　婴儿型（Pompe病）于新生儿期至生后3个月内起病，表现为四肢无力，运动发育迟缓，喂养及吞咽困难。体检肌张力低下，心脏扩大，舌体增大。常伴体重不增、反复吸入性肺炎、呼吸道感染等。病情发展迅速，常于1岁左右死于心力衰竭和呼吸衰竭。血生化检查示肌酸激酶增高，心脏超声显示心肌肥厚。无低血糖和酸中毒。确诊有赖于淋巴细胞、皮肤成纤维细胞培养、肌肉组织等酸性葡萄糖苷酶活性测定或基因突变分析。

（3）GSD Ⅲ型　临床表现与Ⅰ型类似，但随年龄增长，低血糖表现和肝肿大可明显减轻。确诊有赖于糖原脱支酶基因突变分析，肌肉或肝活检测酶活性也可提供诊断依据。

（4）GSD Ⅳ型　新生儿期发病的主要有经典肝损害型（肝大、肝衰竭）、致死性围产期神经肌肉型（胎儿水肿、孕中晚期胎动减少、新生儿肌无力、四肢关节弯曲挛缩、常于新生儿期死亡）和先天性神经肌肉型（主要表现为肌无力和扩张型心肌病）。诊断有赖于受累组织（肝或肌肉）活检和糖原分支酶活性测定。糖原分支酶基因突变分析也可明确诊断。

2. 实验室检查

（1）血生化检查　血糖、肌酶、肝酶测定等。

（2）糖代谢功能试验　肾上腺素耐量试验、胰高血糖素试验、果糖或半乳糖变为葡萄糖试验、糖耐量试验等。

（3）肌肉组织或肝组织活检　活检组织作糖原定量和酶活性测定，可作为确诊的依据，但损伤性大。

（4）基因检测　糖原贮积病均为遗传性疾病，相关基因中的任何一个核苷酸位点发生突变，则可能导致其编码的蛋白质结构与功能异常，从而导致发病。

（5）其他辅助检查　骨骼X线检查、腹部B超、心电图、超声心动图等。

（二）半乳糖血症

半乳糖血症（defects in galactose metabolism）是由于半乳糖代谢途径中酶的遗传性缺陷所致，属常染色体隐性遗传病，发病率约为1/62 000。临床上分3型，其中半乳糖-1-磷酸尿苷酰转移酶缺陷症（GALT）又称为经典型半乳糖血症，是临床上最常见、表型最严重的一型，发病率约为1/400 000。

1. 临床特点

（1）肝功能损害伴低血糖　典型患儿常在喂乳类食品后数天即出现呕吐、拒食、体重不增和嗜睡等症状，继而黄疸和肝肿大，常在2～5周内出现腹水、肝衰竭、出血等终末期症状。

（2）白内障　在发病早期即可见白内障。

（3）神经系统损害　未经及时诊断和治疗的患儿多数在新生儿期死亡，即使幸免，多遗留有智力低下。

2. 实验室检查

（1）常规检查　包括血糖、肝功能、凝血功能、乳酸、血及尿培养等。

（2）筛查Paigen试验　用于检测血滴纸片半乳糖和1-磷酸半乳糖；应用MS/MS进行筛查更为便捷和准确。

（3）尿还原糖试验　对疑似患儿可进行尿还原糖检测。哺乳后1h留尿，用班氏试剂或药片测定，如还原糖试验强阳性，再测葡萄糖，如为阴性，支持半乳糖血症的诊断。

（4）酶活性测定　外周血红细胞及白细胞、皮肤成纤维细胞和肝活检组织等均可供测定酶活性之用，以红细胞最为方便。

（5）代谢产物检测　留尿作代谢病筛查。用尿素酶前处理法进行GC/MS分析，结果示半乳糖及半乳糖醇等水平明显增高，结合临床表现可诊断。

（6）基因检测　GALT基因突变分析检出2个致病突变可以确诊。

（三）遗传性果糖不耐受

遗传性果糖不耐受（hereditary fructose intolerance，HFI）是由于*ALDOB*基因突变导致果糖-1,6-二磷酸醛缩酶B功能缺陷的遗传代谢性疾病，呈常染色体隐性遗传方式，在欧洲的发病率为1/30 000～1/20 000。本病患儿肝脏内果糖二磷酸醛缩酶活性完全缺如或仅为正常的12%左右，当摄入果糖后1-磷酸果糖在肝脏内累积，抑制糖异生和糖原分解，减少ATP的再生，导致低血糖和肝细胞坏死、脂肪浸润、胆管增生和纤维化，甚至肝硬化。

1. 临床特点

（1）起病时间与饮食有关　人工喂养者常在生后2~3天内起病，母乳喂养儿在添加含蔗糖或果糖的辅食后约30min内起病，出现呕吐、腹泻、脱水等消化道症状。

（2）肝、肾功能损害　患儿出现食欲减退、腹泻、体重不增、肝脏肿大、黄疸、出血、浮肿和腹水等急性肝衰竭表现。亦可出现肾小管性酸中毒和Fanconi综合征样肾小管吸收障碍。

（3）拒食甜食　有些患儿因屡进甜食后出现不适症状而自动拒绝甜食。

2. 实验室检查

（1）常规检查　血糖、血钾、血磷降低，血镁增高，尿酸、乳酸、游离脂肪酸增高，肝功能异常。

（2）特殊检查　尿液果糖检测尿还原糖试验、果糖耐量试验、酶活性测定、基因诊断。

（四）其他罕见糖代谢遗传疾病

1. 果糖-1,6-二磷酸酶（fructose-1,6-bisphosphatase，FBPase）缺乏症　一种罕见的常染色体隐性遗传病，法国报道的发病率低于1/900 000。患儿多于2岁内起病，其中约50%为出生后1~4天出现症状，患儿在长时间饥饿、急性疾病状态下或大量摄入果糖后诱发糖异生障碍。临床上表现为呕吐、腹泻等消化道症状、意识障碍、呼吸窘迫、抽搐和肝大等，重者昏迷、惊厥，甚至死亡。该病发病率低，如果认识不足，常被误诊为婴儿猝死综合征或Reye综合征。生化改变有酮症性低血糖、高乳酸血症、代谢性酸中毒等。

2. 先天性乳糖酶缺陷症（congenital lactase deficiency）　一种常染色体隐性遗传病，是由于乳糖-根皮苷水解酶（lactase-phlorizin hydrolase，LPH）基因突变，导致小肠该酶功能缺陷所致，该病极为罕见。临床上表现为婴儿进食母乳或牛乳后不久即出现呕吐，出现脱水、酸中毒、乳糖尿、氨基酸尿症及生长缓慢，病情严重，预后较差。

3. 先天性蔗糖酶-异麦芽糖酶缺陷症（congenital sucrase-isomaltase deficiency，CSID）　由于蔗糖酶-异麦芽糖酶（sucrase-isomaltase，SI）缺乏导致蔗糖和麦芽糖吸收不良，肠道正常生理功能受损，机体营养不良，生长发育落后，甚至产生危及生命的胃肠道症状，最主要的临床表现是腹泻。中国人群的CSID发病率未见报道。

二、治疗原则和措施

1. 糖原贮积病　目前无根治方法，主要是对症治疗。

（1）营养管理　伴低血糖的，给予频繁喂奶的方法维持血糖在正常范围而达到减轻其他继发性代谢紊乱的目的；无低血糖时以高蛋白饮食为主可能减缓肌无力的发展。

（2）酶替代治疗　Ⅱ型患儿特异性酶替代治疗被公认为目前最有希望的疗法。

（3）外科治疗　肝衰竭患儿可考虑肝移植。

（4）其他对症治疗　防治感染、纠正酸中毒（可用碳酸氢钠，禁用乳酸钠）、纠正高脂血症（可用安妥明）、纠正高尿酸血症（饮食疗法，可用别嘌呤醇）等。

2. 半乳糖血症

（1）停用乳类食品　诊断明确立即停喂乳类，改喂豆浆、米粉等，并辅以维生素、脂肪等营养物质。

（2）对症支持治疗　静脉输给葡萄糖，纠正水、电解质和酸碱平衡紊乱，对合并败血症者给予适当抗生素治疗。

3. 遗传性果糖不耐受

（1）立即终止一切含果糖和蔗糖的饮食，防止低血糖发生。

（2）对症支持治疗　急性肝功能衰竭时应积极支持治疗，纠正低血糖和电解质紊乱，有出血倾向者可给予成分输血。

4. 果糖-1,6-二磷酸酶缺乏症

（1）维持正常的血糖水平，避免长期禁食、饥饿和感染，增加喂养次数。

（2）限制果糖、蔗糖或山梨糖醇。

（3）急性期限制高蛋白、高脂肪食物。

5. 先天性乳糖酶缺陷　主要是限制饮食，禁食奶类及含有乳糖的食物。

6. 先天性蔗糖酶-异麦芽糖酶缺陷症

（1）禁食蔗糖，限制支链淀粉的摄入。

（2）服用蔗糖酶。

三、护理和监护要点

1. 密切观察低血糖症状　监测患儿生命体征和血糖。低血糖发作时，易出现精神萎靡，四肢活动无耐力、心悸、头晕、烦躁、出冷汗等表现。当出现低血糖时及时处理，立即进食或静脉补充葡萄糖。

2. 加强酸中毒症状的观察　定时监测血气分析及各项生化指标。

3. 保持呼吸道通畅　维持有效通气，避免呛奶、定期翻身拍背、气道湿化、呼吸肌训练等，必要时予呼吸机辅助通气。

四、疗效和预后评估

先天性糖代谢异常是一种需要终生治疗的疾病。不治疗或治疗不当都会造成严重后果。患儿因低血糖和酸中毒发作频繁，会影响体格和智能发育。伴有高尿酸血症患者常在青春期并发痛风或高血脂。研究表明患者在成年期的心血管疾病、胰腺炎和肝脏腺瘤（或腺癌）的发生率高于正常人群，少数患者可并发进行性肾小球硬化症。因此早期诊断，尤其是出现症状前诊断，并进行早期正确治疗，对于减少先天性糖代谢障碍的近期及远期并发症具有重要意义。

五、诊疗关键点和难点

1. 早期诊断　由于先天性糖代谢异常临床表现的多样性和非特异性，为早期诊断增加了难度，进而影响到患儿的早期干预。因此对于不明原因的低血糖、高乳酸血症、酮症酸中毒、肝损害及多器官损害患儿，应高度重视潜在糖代谢异常疾病的筛查。

2. 代谢危象的识别与处理　先天性糖代谢异常疾患急性发作期疾病凶险，是一类严重、有潜在致命危险的疾病，若未及时处理，则可迅速出现惊厥、昏迷、呼吸异常，甚至短时间内死亡。如何识别与正确及时处理代谢危象十分重要。

（郝　虎）

第八节 有机酸血症

有机酸血（尿）症（organic acidemia/aciduria）是临床最常见的一类遗传代谢病，目前已经发现有50余种，多数在新生儿期发病。临床上多表现为顽固性代谢性酸中毒、发作性呕吐、喂养困难、肌张力低下、惊厥和意识障碍等。由于本类疾病临床没有特异性，若不能早期诊断和治疗，易出现猝死或不可逆转的神经系统损伤。利用GC-MS和/或MS-MS对疑似有机酸血（尿）症患儿进行早期生化诊断是改善患儿预后和挽救患儿生命的关键。

有机酸为氨基酸降解、糖酵解、脂肪酸氧化等分解代谢过程中产生的中间产物（羧基酸）。正常情况下，这些羧基酸在体内迅速转化，在体液内含量极低。某些相关酶缺陷可导致其代谢发生障碍，大量有机酸在体内蓄积，血浓度增高，并从尿中大量排出。有机酸血症单个病种发病率较低，但由于病种繁多，总体发病率并不低。自1966年Tanaka通过GC-MS诊断首例异戊酸血症以来，由于实验技术改进和发展，至今已发现了50多种有机酸血症，多数为常染色体隐性遗传病。临床上常见的有机酸血症包括甲基丙二酸血症、丙酸血症、异戊酸血症、枫糖尿症、生物素酶缺乏症和多种羧化酶缺乏症等。

一、诊断要点

（一）临床表现

新生儿生后头几天可无症状或症状轻微而未引起注意；随着肠内外营养支持的开始和继续，进入到新生儿体内的某些氨基酸、脂肪和碳水化合物等前体物质不能进行正常代谢，体内有机酸蓄积而发病。急性起病的新生儿病情往往较重，由于对疾病的反应能力不成熟，以呈现非特异性临床表现为主，如反应差、拒食、频繁呕吐、脱水、呼吸困难、肌张力增高或减低、顽固性惊厥、嗜睡和昏迷等，易误认为新生儿常见疾病如呼吸窘迫综合征、严重感染（肺炎、败血症、中枢神经系统感染）和脑损伤（缺氧缺血性脑病、颅内出血）等，发病后常呈进行性加重，许多常规治疗方法难以奏效。部分轻症患儿则在幼儿期、儿童期、青少年期甚至成年期发病，多由应激状态（严重疾病、外伤或手术等）诱发。有机酸血症发病年龄越早，病情越重，病死率越高，是不明原因危重患儿死亡的重要原因之一，存活者可造成永久性严重损害，如精神运动发育迟缓等。

（二）实验室检查

对于临床怀疑本症的患儿，常规实验室检查

（血液和尿液分析、血清电解质和血气分析、肝肾功能、血氨和乳酸等）可提供重要的诊断线索，如无法解释的明显代谢性酸中毒（动脉血pH＜7.2）伴阴离子间隙增高（AG＞16mmol/L）、严重且难以纠正的低血糖、高氨血症、乳酸血症和酮症等均提示需要进一步进行尿特殊生化检测。UP-GC-MS是临床常用的早期有机酸血症生化诊断方法，MS-MS可辅助有机酸血症的诊断，酶活性测定和基因分析为有机酸血症确诊方法，但由于耗时较长，对有机酸血症难以做到早期诊断，无法指导临床早期干预。

新生儿时期常见有机酸血症的酶缺陷、临床和实验室特征总结于表15-2。

表 15-2　新生儿时期常见有机酸血症的酶缺陷及临床和实验室特征

有机酸血症	酶缺陷	临床表现	尿有机酸
甲基丙二酸血症	甲基丙二酰CoA变位酶	新生儿早期（生后2~3天）起病，反应差、呕吐、昏迷、肌张力改变、抽搐、致死性代谢性酸中毒，病死率高	甲基丙二酸、甲基枸橼酸等
丙酸血症	丙酰CoA羧化酶	新生儿期严重酸中毒、拒食、呕吐、嗜睡和肌张力低下，脱水、惊厥、肝大、酮症酸中毒	丙酸
异戊酸血症	异戊酰CoA脱氢酶	生后数天内体温低下、拒奶、呕吐、脱水、倦怠、嗜睡、震颤或惊厥，特殊"汗脚"味，酮症或乳酸酸中毒，显著高氨血症，低钙血症，病死率高	异戊酰甘氨酸、3-羟基异戊酸等
戊二酸血症Ⅰ型	戊二酰CoA脱氢酶	出生时正常，数周后出现急性脑病症状：嗜睡、昏迷、抽搐、肌张力改变	戊二酸、3-羟戊二酸、戊烯二酸
戊二酸血症Ⅱ型	多种酰基CoA脱氢酶	新生儿时期出现肌张力低下、肝大、代谢性酸中毒、低血糖、高氨血症，类似异戊酸血症的“汗脚”味。早产儿多见，可伴先天畸形	大量乳酸、戊二酸及乙基丙二酸、丁酸、异丁酸、3-甲基丁酸、异戊酸
多种羧化酶缺陷症	3-甲基巴豆酰CoA羧化酶、丙酰CoA羧化酶、丙酮酸羧化酶、乙酰CoA羧化酶	生后数小时开始至15个月内发病，吞咽困难，呼吸困难，肌张力低下，抽搐，昏睡，皮疹，脱发，口腔糜烂，角膜炎，结膜炎，发育迟缓，常合并感染，酮症酸中毒	一系列有机酸增高：3-HIV、3-MCG、3-羟基丙酸、甲基巴豆酰甘氨酸、甲基枸橼酸、乳酸、2-HB、3-HB

二、治疗原则和措施

（一）治疗原则

对于有机酸血症尚无特殊治疗方法，治疗原则就是减少蓄积、补充需要、促进排泄。

（二）治疗措施

1. 对症治疗　新生儿期有机酸血症常伴严重代谢性酸中毒，在诊断尚未明确之前即应予以紧急处理，包括辅助呼吸，静脉点滴碳酸氢钠液纠正酸中毒，输液纠正脱水，输入葡萄糖液提供热量等。感染常为有机酸血症急性发作的诱因，故应积极控制感染。有机酸及其衍生物可损害中枢神经系统，应立即清除，可用交换输血、血液透析、腹膜透析和利尿等方法。

2. 饮食治疗　氨基酸代谢障碍相关的有机酸血症应限制蛋白质摄入，每天不超过1~1.5g/kg，摄取足量碳水化合物以满足机体能量需要，以防止组织分解代谢。选用已去除患儿不能代谢的氨基酸及其前体的特殊配方奶粉进行喂养，如枫糖尿症、甲基丙二酸和丙酸血症患儿用不含支链氨基酸奶粉，苯丙酮尿症患儿用低苯丙氨酸奶粉喂养，效果甚佳。

3. 药物治疗　某些维生素为有机酸代谢相关酶的辅酶，临床上大剂量应用维生素治疗有机酸血症（增加残余酶的活性）已取得一定经验，如大剂量维生素B_{12}（1~5mg/d）治疗维生素B_{12}有效型甲基丙二酸血症；生物素（VitH，起始剂量5~40mg/d，一般10～20mg/d）治疗生物素酶缺乏症和多种羧化酶缺乏症；维生素B_1（100~1 000mg/d）治疗枫糖尿症；维生素B_2（100~300mg/d）治疗戊二酸尿症Ⅱ型；甘氨酸［250mg/（kg·d）］治疗异戊酸血症。左旋肉碱（50~300mg/d）对大部分有机酸血症都有较好的作用。

4. 代谢危象的紧急处理　一些有机酸血症患儿在应激状态下，出现急性严重代谢紊乱（代谢危象）：严重代谢性酸中毒、低血糖症和高氨血症等，病情重，病死率高。患儿出现代谢危象需紧急处理，目标是维持血糖水平、纠正严重酸中毒和降低高血氨。

（1）限制前体物质摄入　立即停止摄入导致有机酸明显升高的相关营养物质（蛋白质和氨基酸等）；在禁食的同时，应输入葡萄糖和脂肪乳，以维持正常血糖水平和供给能量，避免因机体蛋白分解代谢造成毒性产物继续堆积。

（2）纠正代谢性酸中毒　存在明显持续性代谢性酸中毒者（pH<7.2），应大剂量静脉给予碳酸氢钠液，一般1mmol/kg静脉缓慢推注后，再以相同的剂量静脉维持滴注；严重酸中毒用碳酸氢钠不能纠正者，应考虑腹膜透析、血液透析或连续性肾脏替代疗法。

三、疗效和预后评估

有机酸血症治疗效果及预后取决于是否早期发现、及时和长期治疗。有机酸血症中，3-甲基巴豆酰CoA羧化酶缺陷症和多种羧化酶缺乏症早期通过限制亮氨酸饮食、应用生物素和左卡尼汀等治疗，可获得一定疗效，预后良好。大多数有机酸血症在新生儿期发病提示病情严重，目前无特异性治疗方法，只能采取特殊饮食、左卡尼汀、维生素和对症支持等，可缓解病情。但当患儿存在发热、感染、饥饿、外伤等应急状态时，往往发生代谢危象，若不及时治疗，病死率很高，存活者多数有严重神经损伤，预后大多不良。

四、监护和护理要点

（一）病情观察

严密观察患儿体温、呼吸、血压、尿量和血氧饱和度等生命体征变化；密切观察神志、瞳孔、前囟、肌张力等变化；动态监测血常规、动脉血气、血糖、血氨、血乳酸等变化；应用GC-MS和MS-MS监测尿液和血液有机酸血症相关指标变化，密切注意心、肺、肝、肾、脑等重要器官功能和凝血功能变化。

（二）饮食管理

对于有机酸血症来说，控制蛋白质饮食喂养非常重要，这是因为某些氨基酸是产生有机酸的前体物质，急性期摄入应严格限制：甲基丙二酸血症和丙酸血症限制蛋氨酸、苏氨酸、异亮氨酸和缬氨酸的摄入；异戊酸血症和3-甲基巴豆酰CoA羧化酶缺陷症限制亮氨酸的摄入；戊二酸血症I型限制赖氨酸和色氨酸的摄入。在此期间，应用特殊奶粉喂养、肠道外营养葡萄糖和脂肪乳，为患儿提供一定能量，防治低血糖。在疾病缓解期可适当补充蛋白质，以防机体组织分解，产生负氮平衡或必需氨基酸缺乏。

（三）情感支持

有机酸血症为终生疾病，病情重，无特效治疗，一旦确诊对每个家庭来说都是巨大打击，父母将要长期承受庞大的经济和精神负担，面对一个极有可能有严重精神运动发育迟缓的患儿，往往会产生焦虑、悲观和消极情绪，甚至要求放弃治疗。因此，医务人员及时、耐心、细致的宣教工作十分重要，应充分告知疾病发生原因、主要干预措施和预后，让父母对疾病有一定了解，并对长期乃至终生治疗有充分的思想准备和信心。

五、诊疗关键点和难点

1. 早期正确诊断和及时有效治疗是挽救患儿生命的关键。新生儿有机酸血症临床表现复杂多样，常常因为缺乏特异性而被漏诊和误诊，若不及时治疗，病死率很高，存活者多数有严重神经损伤，故当患儿存在不能用其他疾病或原因解释的非特异性表现，如不明原因严重代谢性酸中毒、低血糖症、高氨血症、高乳酸血症以及神经系统受损症状，应想到有机酸血症等遗传代谢病可能，及时进行相关检查明确诊断。

2. 及时识别和处理代谢危象。在大多数有机酸血症患儿中，婴幼儿期发生代谢危象的频率最高，随着年龄增长，感染机会及蛋白质摄入减少，发作频率也逐渐下降。对于原因未明但疑似有机酸血症的危重患儿，应用UP-GC-MS检测有机酸等可以确诊，但最快也要24～48h才能检测完毕，所以对疑诊患儿不要一味等待分析结果，应立即实施适当干预（即使最终有机酸血症被排除），因为有效及时的干预是救命的措施，可降低病死率和减少神经系统后遗症发生率。

六、新生儿常见的有机酸血症

（一）甲基丙二酸血症

1. 临床特征　甲基丙二酸血症（methylmalonic acidemia，MMA）是一种常染色体隐性遗传病，为甲基丙二酰CoA变位酶缺陷或其辅酶腺苷维生素B_{12}（腺苷钴胺素，cobalamin，cbl）先天性障碍所致，是我国有机酸血症中最常见类型，其中MMA合并同型半胱氨酸血症占60%~80%。根据酶缺陷类型MMA分为甲基丙二酰辅酶A变位酶缺陷型（Mut型）及钴胺素代谢障碍型（cblA、cblB、cblC、cblD、cblF和cblH）两大类。根据MMA患儿对维生素B_{12}治疗反应性（负荷试验），临床上将MMA分为维生素B_{12}无效型和维生素B_{12}有效型。维生素B_{12}无效型是MMA新生儿期发病最常见类型。

MMA可新生儿期起病，临床表现无明显特异性，常见喂养困难、反复呕吐、呼吸急促、反应差、嗜睡、惊厥、肌张力异常等。Mut缺陷型患儿常较钴胺素代谢异常患儿神经系统损害出现早而严重。Mut缺陷型患儿在发热、感染、饥饿、手术等应激状态下可诱发急性代谢危象，出现急性脑病表现，如昏迷、呼吸暂停、代谢性酸中毒、高乳酸血症、酮症、低血糖、高氨血症、高甘氨酸血症、肝损害、肾损害，甚至脑水肿和脑出血等，预后不良，病死率极高。

近年来，随着GC-MS、MS-MS及基因分析技术在遗传性代谢病筛查和诊断中的应用，发现了一些无症状的“良性”MMA，这些患儿血丙酰肉碱和尿甲基丙二酸升高，基因分析也证实为MMA，但无临床症状、生长发育正常，无酸中毒发作，尿中甲基丙二酸排泄量轻度增加，多见于钴胺素代谢异常（cblC、cblD和cblF）所致MMA。部分“良性”MMA患儿新生儿期不发病，但可在婴幼儿时期甚至成年期出现严重代谢性酸中毒，因此对此类患儿须长期随访观察，其长期预后以及临床表现还有待进一步研究。

2. 实验室检查

（1）质谱分析　①尿GC-MS：应用GC-MS检测尿甲基丙二酸水平对临床确诊MAA具有重要意义。正常患儿尿甲基丙二酸浓度小于＜4mmol/（mol·肌酐）；MMA患儿尿液甲基丙二酸和甲基枸橼酸明显升高，可伴3-羟基丙酸升高。②血MS-MS：应用MS-MS检测患儿血丙酰肉碱（C3）、乙酰肉碱（C2）等酰基肉碱，以及同型半胱氨酸和甲硫氨酸等氨基酸，可辅助MMA临床确诊。MMA患儿血C3及C3/C2升高；合并型MMA患儿的血甲硫氨酸水平降低，同型半胱氨酸升高。

（2）维生素B_{12}负荷试验　判断患儿对维生素B_{12}的反应性。连续3天肌内注射维生素B_{12} 1mg，若症状好转，生化指标改善，尿甲基丙二酸水平、血C3水平及C3/C2比值较应用前下降50%，则为维生素B_{12}有效型，否则为无效型。

（3）基因分析　应用一代或NGS测序技术进行基因突变分析，可确诊MMA并可明确其基因分型。

3. 治疗

（1）急性期　严格限制蛋白摄入，避免氨基酸静脉滴注，补充葡萄糖和脂肪乳以提供适当热量。大剂量应用碳酸氢钠，纠正酸中毒及电解质紊乱。左旋肉碱100～300mg/（kg·d），静脉滴注；维生素B_{12}每天（羟钴胺和氰钴胺两种制剂）1mg肌注，连用3～6天。若伴有高氨血症，可静滴精氨酸250mg/（kg·d），严重者（血氨＞600μmol/L），则需要通过连续性肾脏替代疗法（CRRT）和血液透析。

（2）缓解期　单纯MMA应限制天然蛋白质摄入，摄入量控制在0.8～1.2g/（kg·d），用不含异亮氨酸、缬氨酸、蛋氨酸和苏氨酸的特殊奶粉喂养。大部分MMA合并同型半胱氨酸、维生素B_{12}治疗效果显著患儿则不需要严格控制天然蛋白质的摄入。维生素B_{12}无效型患儿长期治疗以低蛋白高热量饮食为主；维生素B_{12}有效型则以长期坚持维生素B_{12}治疗为主，辅以低蛋白高热量饮食治疗。由于蛋氨酸、异亮氨酸和缬氨酸为必需氨基酸，体内不能合成，完全需要外源性补充，故限制天然蛋白摄入患儿需定期检测血蛋氨酸、异亮氨酸和缬氨酸水平，以避免缺乏。

（3）药物治疗　①维生素B_{12}：用于维生素B_{12}有效型的长期维持治疗，每周肌注1～2次，每次1～2mg，羟钴胺可以皮下注射，疗效优于氰钴胺素。②左旋肉碱：50~200mg/（kg·d），口服或静脉滴注。可保持细胞内CoA稳态，改善脂肪酸代谢，促进甲基丙二酸和丙酰肉碱的排泄，增加机体对天然蛋白的耐受性，补充肉碱有助于MMA血症急性期病情控制和有效地改善预后。③甜菜碱：100~500mg/（kg·d），口服，用于MMA合并同型半胱氨酸血症患儿。④叶酸：5mg/d，口服用于合并巨幼细胞性贫血或同型半胱氨酸血症的MMA患儿。⑤新霉素或甲硝唑：口服新霉素50mg/（kg·d）或甲硝唑10~20mg/（kg·d），可减少肠道细菌产生丙酸等小分子物质。长期使用可引起肠道菌群紊乱，应短期间歇给药，必要时可加用肠道益生菌。⑥苯甲（乙）酸钠：150~250mg/（kg·d），静脉滴注，高氨血症时用。⑦胰岛素或生长激素：应激状态下应用，可增加蛋白质和脂质合成，改善体内代谢，促进正氮平衡，防治急性代谢危象。⑧抗氧化剂：辅酶Q10 10~30mg/d和维生素E可预防MMA患儿急性视神经损伤。

（二）丙酸血症

1. 临床特征　丙酸血症（propionic acidemia，PA）为支链氨基酸、胆固醇侧链和奇数链脂肪酸代谢异常的一种常染色体隐性遗传病。PA是临床较常见的有机酸血症，是由于丙酰辅酶A羧化酶（propionyl CoA carboxylase，PCC）缺乏，使得丙酰CoA不能转化为甲基丙二酰CoA，导致体内丙酸及其代谢物前体异常蓄积所致，临床上可出现一系列生化异常、神经系统和其他脏器损害症状，其中以反复发作的代谢性酮症酸中毒，蛋白质不耐受和血浆甘氨酸水平显著增高为特征。

根据临床表现出现时间丙酸血症可分为早发型（新生儿起病型）和迟发型（多在婴幼儿时期及以后发作）两种。早发型最常见。患儿生后可有一段时间（数小时至一周）无异常，然后无明显诱因下出现反应差、吮吸无力、拒食、呕吐、腹胀和呼吸急促等，随即迅速发展为不明原因的强烈神经系统异常，如嗜睡、惊厥和肌无力等，脑电图可见爆发抑制现象。此时若不及时治疗，即可出现昏迷、进行性脑水肿、低体温和呼吸困难等，可在几天内死亡，幸存者则存在永久性脑损伤。常伴有AG增高型代谢性酸中毒、乳酸血症、酮尿症、低血糖、高氨血症、中性粒细胞和血小板减少等。

2. 实验室检查

（1）质谱分析　尿有机酸和血酰基肉碱检测提示尿3-羟基丙酸、丙酰甘氨酸及甲基枸橼酸升高，可伴有甲基巴豆酰甘氨酸升高；血C3及C3/C2比值升高，部分患者甘氨酸升高。

（2）基因分析　基因突变分析有利于丙酸血症的诊断、基因分型和产前诊断。

3. 治疗

（1）新生儿期和急性期　一旦诊断明确，应尽快治疗，措施包括限制天然蛋白质摄入，不含异亮氨酸、苏氨酸、蛋氨酸及缬氨酸的特殊配方奶粉或蛋白粉喂养，使用不产生丙酸前体的肠外氨基酸，大剂量碳酸氢钠纠正酸中毒，防治水、电解质平衡紊乱。积极补充能量（基础能量需求的1.5倍补充），限制分解代谢，促进合成代谢，急性期按6~8mg/（kg·min）静脉输入10%葡萄糖溶液［若出现高血糖可加用胰岛素0.1U/（kg·h）］，不足能量部分以脂肪乳补充［从3g/（kg·d）开始］；静脉滴注左旋肉碱，100~300mg/（kg·d）；血氨增高者，静滴精氨酸250mg/（kg·d）和/或苯甲（乙）酸钠250mg/（kg·d），必要时应用CRRT或血液透析（血氨＞300μmol/L）。研究表明，氨甲酰谷氨酸在丙酸血症急性期对高血氨有解毒作用，口服6h后血氨水平降至正常，可避免进一步的透析治疗。

（2）稳定期和长期治疗　饮食治疗为主要治疗措施，给予不含异亮氨酸、苏氨酸、蛋氨酸及缬氨酸的特殊配方奶粉或蛋白粉喂养，控制但非严格限制天然蛋白质饮食，以保证足够的蛋白质和能量供应，防止必需氨基酸缺乏；应避免饥饿，抑制肌肉组织和脂肪组织分解代谢。部分丙酸血症患儿在婴幼儿时期已伴生长发育落后，每日所需总蛋白质量，婴儿为2.5～3.5g/kg。

（3）药物治疗　①左旋肉碱：一般口服50~100mg/（kg·d），可与体内酸性物质结合，促进酸性物质代谢和排出，部分患儿使用后可出现轻度腹泻。②新霉素或甲硝唑：新霉素50mg/（kg·d），甲硝唑10～20mg/（kg·d）。由于体内丙酸一部分是由肠道细菌代谢产生吸收入血液，抗生素应用可抑制肠道细菌的繁殖代谢，减少肠道细菌代谢产生丙酸，但长期使用可能导致肠道内菌群紊乱，故建议急性期或短期间歇使用，并加用益生菌。③氨甲酰谷氨酸：氨甲酰谷氨酸是一种安全有效的治疗药物，口服可明显降低血氨水平，减少尿丙酰甘氨酸的排泄，增加游离肉碱和总肉碱水平，从而改善有机酸血症患儿代谢稳定性。

（三）异戊酸血症

1. 临床特征　异戊酸血症（isobaleric acidemia，IVA）是一种较为常见的有机酸血症，属常染色体隐性遗传病。主要是由于亮氨酸代谢过程中异戊酰辅酶A脱氢酶（isvaleryl-CoA dehydrogenase，IVD）的先天性缺陷所引起，导致异戊酰辅酶A转化为3-甲基巴豆酰辅酶A途径中断，从而使其上游物质异戊酰辅酶A及其代谢产物异戊酸、3-羟基异戊酸、异戊酰甘氨酸和异戊酰肉碱（C5）等异常增高，引起机体损伤。

异戊酸血症主要分为急性新生儿型和慢性间歇型；部分患儿无明显临床表现（无症状型），可通过新生儿遗传性代谢病筛查发现。急性新生儿型多在生后2周内急性发病，表现为出生时“正常”新生儿，在开奶后不久突然出现拒乳、呕吐、嗜睡、惊厥、脱水和低体温等表现，严重患儿迅速出现青紫、昏迷甚至死亡。急性发作期在汗液和耵聍中易闻到特殊的“汗脚味”，是由于游离异戊酸经体液挥发所致。常出现有机酸血症的共同实验室检查异常，如严重高AG型代谢性酸中毒、酮症、高氨血症、低血钙、低或高血糖，由于骨髓抑制可出现外周血红细胞、中性粒细胞和血小板降低等。若未及时诊断和处理，可因脑水肿和脑出血导致昏迷，甚至死亡；如果患儿顺利度过急性期的代谢危象而存活，可转为慢性间歇型。在慢性间歇期，其临床表现为非特异性喂养不耐受和生长发育落后等，常由急性上呼吸道感染或摄入高蛋白饮食等应激状态下诱发急性代谢危象。

随着质谱技术在新生儿遗传性代谢病筛查和诊断中的应用，已发现越来越多的无症状患儿。这类患儿仅有生化改变，应激状态下也可出现不典型的临床表现。

2. 实验室检查

（1）质谱分析　①MS-MS：异戊酸血症急性发作时，血C5升高主要是代表异戊酰肉碱水平增加。②尿GC-MS可见异戊酰甘氨酸极度增高，伴有显著3-羟基异戊酸、异戊酸增高，其他代谢物如4-羟基异戊酸、甲基琥珀酸、3-羟基异庚酸、异戊酰谷氨酸、异戊酰葡萄糖醛酸、异戊酰丙氨酸和异戊酰肌氨酸也可增高。血C5和尿异戊酰甘氨酸升高程度与病情和基因型相关。

（2）酶活性和基因分析　通过检测成纤维细胞、淋巴细胞和羊水细胞异戊酰辅酶A脱氢酶活性，可辅助异戊酸血症的诊断。基因突变分析可确诊异戊酸血症先证者的基因型，有助于产前诊断。

3. 治疗

（1）急性期　应严格限制外源性天然蛋白质摄入，为提高热量和减少亮氨酸摄入，可口服糖类和无亮氨酸的氨基酸粉。如患者不能经口摄入，可静脉补充10%葡萄糖溶液，同时纠正脱水、代谢性酸中毒及电解质紊乱，给予左旋肉碱［100~300mg/（kg·d）］、甘氨酸［250~600mg/（kg·d）］静脉输注，以及大剂量维生素B族、生物素等，促进毒性代谢产物的排出。若血氨升高，可静脉点滴苯甲酸钠或苯丁酸钠，必要时血液透析或CRRT。

（2）间歇期或缓解期　可通过饮食控制减少来自亮氨酸及其分解产生的异戊酰辅酶A代谢物达到治疗的目的。给予低蛋白高热量饮食，同时应根据年龄调整氨基酸摄入量，选用不含亮氨酸的医用蛋白食品，可减少急性发作次数，但总蛋白和热量必须能保证正常生长发育。由于亮氨酸在促进蛋白合成中的重要作用，过度限制摄入可能会有包括肌肉萎缩等副作用，需根据患儿生长发育情况进行调整。在饮食治疗基础上，辅助应用左旋肉碱［50~100mg/（kg·d）］和甘氨酸［150~250mg/（kg·d）］，分3~4次服用。

（四）戊二酸血症Ⅰ型

1. 临床特征　戊二酸血症Ⅰ型（glutaric acidemia typeⅠ，GA-Ⅰ）由于赖氨酸、羟赖氨酸和色氨酸代谢过程中戊二酰辅酶A脱氢酶（GCDH）缺陷，导致体液中戊二酸、3-羟基戊二酸等蓄积所致。GA-Ⅰ是一种罕见的常染色体隐性遗传病，总发病率约为1/100 000，具有种族和地区差异。临床以反复发作的非酮症性或低酮症性低血糖、脂质贮积性疾病、代谢性酸中毒及轻度的高氨血症为主要特征。

新生儿期临床症状不典型，可有呕吐、易激惹或暂时性肌张力低下等，易被忽视。多于出生时即有巨颅或出生后不久头围迅速增大，可为本病早期诊断线索。多数患儿在婴幼儿期发病，除头颅异常增大外，可出现轻微的非特异性神经系统表现如喂养困难、呕吐、腹泻和兴奋等；部分患儿可由发热、感染、疫苗接种或外科手术等应激状态下诱发急性脑病危象，出现急性肌张力减退、肌力下降和癫痫样发作，继而运动能力、语言能力、咀嚼和吞咽能力以及意识急性丧失等。随着病程进展和急性脑病反复发作，神经系统进行性损伤，出现明显发育倒退现象，最终出现严重认知障碍。

2. 实验室检查

（1）质谱分析　①MS-MS检测可发现GA-Ⅰ患儿血戊二酰肉碱（glutarylcarnitine，C5DC）及C5DC/C2比值升高。②尿GC-MS可检测GA-Ⅰ患儿戊二酸、3-羟基戊二酸等有机酸增高。

（2）酶活力测定和基因分析　成纤维细胞或白细胞GCDH酶活力测定及GCDH基因分析是GA-I确诊“金标准”。GCDH基因分析可明确基因突变类型，除基因水平确诊外，还有助于下一胎产前诊断。

3. 治疗

（1）急性期　严格控制、必要时可停止天然蛋白质摄入，持续给予不含有赖氨酸、色氨酸的氨基酸混合物补液，同时提供足量的高碳水化合物，纠正分解代谢状态并保证能量供给，也可以口服10%～20%葡萄糖溶液，严重者可静脉输注。同时，口服或静脉输注足量左旋肉碱，100～300 mg/（kg·d），帮助有机酸排泄，避免或降低神经系统并发症。补充核黄素（维生素B_2），每天50～300mg，口服，部分患者有效。要适时补充水分、电解质及营养成分，改善脱水与代谢性酸中毒的现象，若血氨升高，要即刻降低血氨。

（2）稳定期　限制赖氨酸和色氨酸的摄取，避免中间毒性产物过量的累积，注意维持足够的能量与蛋白质摄取，过度的限制可能会造成生长迟滞。每天补充核黄素（维生素B_2）200～300mg，可以提升缺陷酵素作用的效率；每天补充肉碱50～100mg，可以加速戊二酸与肉碱的结合从而加速戊二酸代谢，降低毒性物质的累积。

（五）多种羧化酶缺乏症

1. 临床特征　多种羧化酶缺乏症（multiple carboxylase deficiency，MCD）是一种以神经系统和皮肤损害为特征的常染色体隐性遗传病。MCD根据病因可分为生物素酶缺乏症（biotinidase deficiency，BTD）和全羧化酶合成酶缺乏症（holocarboxylase synthetase deficiency，HCSD）两类疾病。

根据起病时间可分为早发型和迟发型MCD，症状表现复杂多样，无特异性，涉及神经系统、皮肤、呼吸系统、消化系统和免疫系统等。难治性皮疹且伴有严重代谢性酸中毒和神经系统异常是该病特征之一，需要高度关注。

HCSD以早发型为主，多数患儿于新生儿期、婴幼儿早期发病。发病初期皮肤表现为头部脂溢性皮炎，头发变细、脱落，严重者全秃，睫毛及眉毛亦可脱落。可伴有口周、鼻周及其他褶皱部位难治性皮损如湿疹、全身性红斑、脱屑以及尿布皮炎等，易合并真菌或细菌感染。患儿还可有消化和呼吸系统症状（气促、喘鸣、喂养困难、腹泻、呕吐等）、精神运动发育落后、骨骼肌张力减退、嗜睡及惊厥发作（对抗惊厥药反应差）等表现。严重者或急性发作期可出现酮症酸中毒性昏迷，高乳酸血症（丙酮酸羧化酶缺乏所致）、高氨血症及尿中有机酸（甲基枸橼酸、乳酸、3-羟基异戊酸、3-羟基丙酸及3-甲基巴豆酰甘氨酸等）聚积。早发型HCSD使用生物素疗效不佳，若未及时积极治疗，将留下严重的神经系统后遗症，病死率极高。

BTD以迟发型为主，可在幼儿至成人各阶段发病，多在青少年期发病，生物素治疗效果佳。

2. 实验室检查

（1）质谱分析　①尿GC-MS检测可发现3-甲基巴豆酰甘氨酸、3-羟基异戊酸、3-羟基丙酸、甲基枸橼酸增高，可伴有乳酸、丙酮酸、乙酰乙酸、3-羟基丁酸等有机酸增高。②血MS-MS检测可发现3-羟基异戊酰肉碱（C5-OH）增高，可伴有或不伴有丙酰肉碱（C3）、C3/C2增高。

（2）酶活性测定　成纤维细胞及血清全羧化酶合成酶、生物素酶活性分析或/和基因突变分析是BTD和HCS最可靠的确诊依据。生物素酶活性不稳定，血清或血浆标本留取后应立即检测，否则需-70℃以下保存。完全缺乏型BTD患者生物素酶活性仅为正常人的1%~10%；部分缺乏型患者酶活性为正常人的10%~30%。有报道BTD临床表现出现时间与其生物素酶活性相关：酶活性＜1%者在新生儿期或婴幼儿早期出现症状；酶活性在1%~10%者，多在生后数月出现症状。

（3）基因分析　基因突变分析是BTD和HCSD最可靠确诊依据。基因型与临床表型（发病年龄、临床严重性等）无明显相关性。

3. 治疗　治疗MCD的关键是早发现、早诊断和早治疗。早期应用生物素治疗MCD效果良好。对于合并代谢性酸中毒或高氨血症的重症患儿，应限制蛋白质饮食［0.5~1.0g/（kg·d）］，补充大量葡萄糖供能，大剂量5%碳酸氢钠液纠正酸中毒，左旋肉碱100~200mg/（kg·d）促进有机酸排泄。

所有BTD和HCSD确诊后均需游离生物素治疗，一般5~20mg/d，口服，需长期维持，终生治疗。部分HCSD患儿需要的生物素治疗剂量大于BTD治疗量（10~40mg/d），但有些病例即使在使用大剂量生物素（100~200mg/d）治疗后病情仍有进展。建议使用胶囊型或片剂型游离生物素，其治疗效果更佳。生物素治疗起效快，抽搐可在生物素治疗数小时内至2~3天停止，酸中毒得以纠正，血乳酸及血氨恢复正常；治疗后1~2周内皮损明显好转，尿异常有机酸水平随之下降；脑萎缩及脑白质异常一般生物素治疗2月左右明显改善；血C5-OH含量下降较慢，多在治疗3~6个月降至正常。

（六）3-甲基巴豆酰辅酶A羧化酶缺乏症

1. 临床特征　3-甲基巴豆酰辅酶A羧化酶缺乏症（3-methylcrotonyl-CoA carboxylase deficiency，MCCD）属常染色体隐性遗传病，其编码基因MCCA或MCCB突变分别可致MCCD I型和

MCCDⅡ型。单纯性MCCD是新生儿筛查中常见的有机酸尿症。MCCD临床表现差异较大，可从无症状（无症状型或良性）到明显代谢性酸中毒等代谢紊乱（症状型），严重者甚至死亡。另外，新生儿体内增高的C5-OH也可来自无症状MCCD母亲（母源性）。

症状型MCCD大多在1~3周岁发病，也可早至生后数天或晚至5周岁发病。仅10%左右的患儿出现症状且无特异性，不同患儿可出现不同临床表现，可表现为喂养困难、阵发性呕吐、腹泻、精神运动发育迟缓、嗜睡、昏迷、抽搐、反射亢进、肌张力增高或低下等，可有顽固性皮损、脱发和"猫尿"味等，严重者可出现脑水肿、呼吸困难、心肌病、脂肪肝（Reye综合征样表现）等多器官功能障碍。在感染、发热、高蛋白饮食或外伤等应激状态下易诱发威胁生命的低血糖和酮症酸中毒等。

2. 实验室检查

（1）质谱分析　①血3-羟基异戊酰肉碱（C5-OH）增高，血游离肉碱（C0）浓度可降低。②尿3-甲基巴豆酰甘氨酸（3-MCG）增高（主要诊断指标），也有患儿仅有少量或无3-MCG排出，易造成漏诊。

（2）酶活性测定　必要时可行外周血单个核细胞或培养的皮肤成纤维细胞MCC酶活性测定确诊。酶活性降低阳性率在培养的皮肤成纤维细胞较外周血单个核细胞高。患儿MCC酶活性常低于正常对照者活性的20%。MCC酶活性下降程度与临床表现、血和尿异常代谢产物浓度无明显相关性。

（3）基因分析　MCCA和MCCB基因突变分析是MCC确诊的最可靠依据，并有助于产前诊断。

3. 治疗　无症状者一般无须治疗，有症状者及其急性发作期必须治疗。本病治疗效果及预后取决于发现、治疗早晚以及是否长期治疗。

（1）急性期　严格限制亮氨酸或蛋白质饮食，静脉输注葡萄糖等液体，纠正代谢性酸中毒、电解质紊乱、严重低血糖、高氨血症和脱水等代谢性紊乱。给予左旋肉碱［100~200mg/(kg·d)］等药物治疗，监测血串联质谱和尿气相质谱中各主要指标变化，适时调整药物用量。

（2）长期　对有症状患儿，应长期限制亮氨酸或蛋白质饮食［蛋白质摄入量一般为0.75~1.5g/(kg·d)］，予以高糖饮食，并保证热量及各种营养素供应。可应用生物素治疗，但疗效欠佳；肉碱缺乏时，可给予左旋肉碱50~100mg/(kg·d)。

（肖　昕）

第九节　新生儿高氨血症

新生儿高氨血症是常见的代谢障碍性疾病，尤其是器官尚未发育成熟的早产儿高氨血症的发生率更高。引起新生儿高氨血症的病因复杂多样，其中常见的是尿素循环障碍（urea cycle disorders，UCDs）、部分有机酸或脂肪酸代谢障碍疾病和肝功能损伤等。新生儿高氨血症主要表现为血氨增高及中枢神经功能障碍，如拒乳、呕吐、嗜睡、昏迷、惊厥、共济失调和肌张力降低等，如果治疗不及时，容易引起严重的神经系统损伤，甚至死亡。早期预防、早期诊断及合理的治疗对改善新生儿高氨血症的预后至关重要。

一、诊断要点

（一）临床特点

无论何种原因导致的高氨血症，其症状和体征以神经系统为主，且病情严重程度与酶的缺陷程度、血氨水平密切相关。酶的活性越低、发病越早、病情越重、预后越差。血氨＜100μmol/L时，患儿多表现正常，部分患儿血清转氨酶升高；血氨100~200μmol/L时，可出现兴奋、行为性格异常、呕吐、喂养困难、厌食蛋白倾向；血氨＞200μmol/L，则可出现意识障碍、惊厥；血氨＞500μmol/L，将出现昏迷、呼吸困难，甚至猝死。

临床症状的严重程度也取决于酶活性缺陷的程度，完全酶活性缺陷者病情最重，常在新生儿期发病，哺乳后即发生暴发性的高氨血症，表现为嗜睡、拒乳、呕吐；随着血氨积累的增加，会出现呼吸性碱中毒、呼吸暂停、肌张力低下或增高，可伴有惊厥发作，昏迷，进行性脑干功能减弱及颅内压增高，病死率极高。

部分酶活性缺陷引起的晚发型高氨血症可在多种年龄阶段出现，患儿体内的酶有一定活性，在进食大量蛋白质后诱发，症状多较轻，可呈间歇性发作。急性发作时可表现为呕吐、神经精神症状如共济失调、神志恍惚、激惹不安、发热和攻击性行为，也可出现嗜睡甚至昏迷，部分患儿症状不典型，可表现为厌食、头痛、运动智能发育迟缓。

（二）实验室检查

1. 血氨检测　血氨间歇性或持续性增高是高氨血症患者早期诊断的关键。新生儿期起病的患儿，急性脑病期血氨浓度常高于200μmol/L，甚至高达500～1 000μmol/L；迟发型患者在急性发作时血氨浓度多高于100μmol/L，但病情缓解期可恢复正常。

2. 一般生化检查　出现过度换气的脑病患儿多存在呼吸性碱中毒，但昏迷数日后患儿可能会出现酸中毒；急性发作期多数患儿有急、慢性肝损伤，其肝酶、胆红素等增高，伴凝血时间延长。

3. 代谢检测　尿液气相色谱-质谱（GC-MS）和血液串联质谱（MS-MS）联合分析尿中乳清酸、尿嘧啶浓度及血中谷氨酸、谷氨酰胺、丙氨酸、瓜氨酸、精氨酸的浓度水平差异可初步鉴别尿素循环障碍疾病种类。

4. 酶活性检测及基因检测　区分尿素循环障碍疾病种类，或与其他高氨血症的疾病鉴别时，可进行肝细胞活检酶学测定及外周血基因变异检测以明确诊断。

（三）鉴别诊断

新生儿高氨血症的病因诊断复杂，涉及遗传因素和外源因素，其鉴别诊断思路见图15-1。

二、治疗原则和措施

高氨血症的临床治疗目的是减少产氨、促进氨排泄、降低血氨水平并减少并发症的发生。急性期的治疗原则是降低血氨、稳定内环境、保护重要器官功能；长期治疗原则是控制饮食，预防高血氨危象的发生，尽量保证患者生长发育所需的营养。

1. 急性发作时应严格限制天然蛋白质摄入，进行排氨、补液及对症治疗，并根据疾病类型和病情给予不同的药物治疗方案，如静脉滴注精氨酸、瓜氨酸、苯甲酸钠等。口服或静脉给予降血氨药物。①苯甲酸钠：0.1～0.25g/（kg·d），

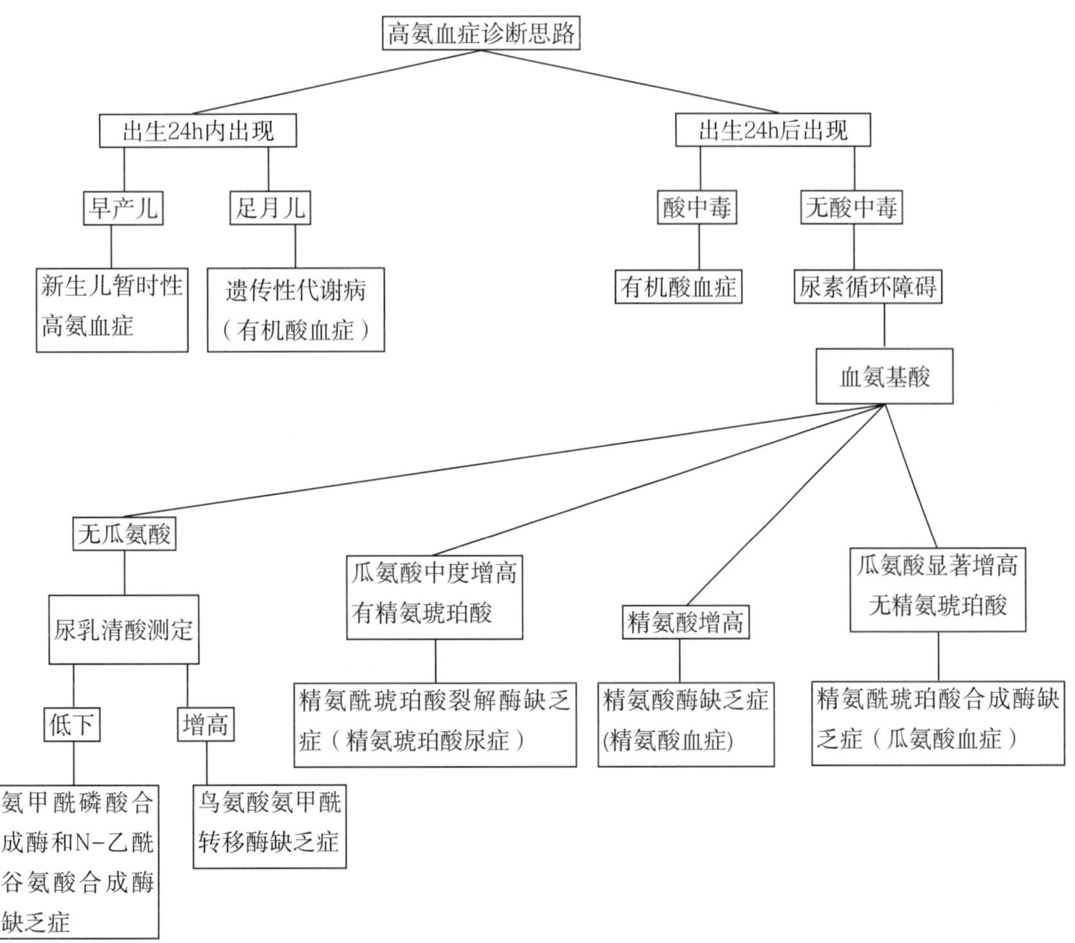

图15-1　新生儿高氨血症的诊断思路

每天最大剂量12g。②苯丁酸钠：体重≤20kg时，0.25～0.6g/（kg·d）；体重＞20kg时，9.9～13.0g/（m^2·d），每天最大剂量12g。③精氨酸：体重≤20kg时，0.1～0.2g/（kg·d）；体重＞20kg时，2～6g/（m^2·d），每天最大剂量6g。④瓜氨酸：0.1～0.2g/（kg·d），每天最大剂量6g。如果治疗未能降低血氨时，需进行透析包括腹膜透析或血液透析以促进氨的排除。

2. 缓解期在饮食控制的基础上，给予苯甲酸钠、苯乙酸钠和苯丁酸钠等药物，适当补充必需氨基酸，并保证充足的热量供给。尿素循环各型酶缺乏症，除了精氨酸酶缺乏症外，均应补充精氨酸，重症CPS、OTC患儿可补充瓜氨酸，效果优于精氨酸。为减少肠道产氨，应注意通便，或给予适量抗生素口服，抑制肠道细菌繁殖。丙戊酸钠、大环内酯类抗生素、皮质类固醇等药物可诱发或加重高氨血症，需避免使用此类药物。

3. 如果经以上饮食及药物治疗均不能缓解患者高氨血症，需进行肝移植。活体肝移植可显著降低患者血氨水平，甚至停用降氨药物，恢复正常饮食，明显改善患者生活质量，但需长期服用免疫抑制剂。此外，肝移植不能逆转已经发生的脑损伤，对于临床情况控制稳定的患儿，建议3个月至1岁行肝移植，可有效保护神经系统。

三、护理和监护要点

1. 急性期需密切监测病情变化，预防脱水及电解质紊乱。患者如果出现进行性脑病和高氨血症时，应立即给予紧急处理。当血氨水平达到100～250μmol/L时，需禁止蛋白质摄入，但禁食蛋白质一般不超24h，最长不能超过48h。需要注意的是，降血氨药物会引起继发性肉碱缺乏，故需补充左卡尼汀0.03～0.10 g/（kg·d）。

2. 稳定期主要以低蛋白质、高热量饮食治疗为主，目标是既能纠正患者生化异常，又要满足生长发育所需营养。通过提供充足的碳水化合物和脂肪供给，避免长时间禁食，以减少氨的产生。蛋白质摄入量需根据患者年龄和血氨浓度进行调控，过度限制蛋白质摄入可导致内源性蛋白质过度分解代谢，反而引起血氨升高。患者的日常食物应由普通天然食物组成，包括天然的低蛋白或无蛋白食物和少量的优质高蛋白食物。患者的每日蛋白质摄入量应至少满足安全摄入量，若天然蛋白质摄入不足可由含必需氨基酸的特殊配方营养粉补充。此外，需要预防矿物质、微量元素及维生素的缺乏，及时补充，此外还要适当补充多不饱和脂肪酸。

四、疗效和预后评估

尿素循环障碍疾病患儿需定期随访，主要监测药物服用及血氨控制情况、体格生长指标及神经发育情况、蛋白摄入量及饮食营养情况，以及血氨、肝功能等生化指标、代谢指标等。对婴幼儿及重症患者，稳定期至少1～3个月随访1次，轻症或病情较稳定的患者可1年随访1次。

五、诊疗关键点和难点

1. 对任何不能解释的呕吐、精神反应差，或有脑病症状的新生儿都应做血氨水平测定。

2. 尿素循环障碍疾病的主要临床特征为高氨血症及神经损害，临床表现缺乏特异性，需与其他原因导致的高氨血症鉴别，如严重肝功能损伤、有机酸血症、脂肪酸氧化障碍、高胰岛素高氨血症综合征等，可依据代谢检测、肝酶、血气分析、血糖、血乳酸、尿酮体及血清胰岛素等鉴别诊断。

3. 新生儿期发病的尿素循环障碍疾病也易被诊断为新生儿败血症、缺血缺氧性脑病、脑炎及神经变性病等，需结合病史及以检测结果进行鉴别。

4. 通过新生儿血MS-MS、尿GC-MS疾病筛查可及早发现尿素循环障碍疾病患儿，尽早干预，可明显改善预后。

（郝　虎）

第十节 氨基酸代谢病

氨基酸代谢病（aminoacidopathy）是指由于氨基酸代谢途径中相关酶活性缺陷或合成障碍，进而导致大量有机酸在体内积蓄，造成多器官系统损伤的疾病。临床表现多样，易漏诊、误诊。早期症状轻，开始肠内外营养支持后渐出现反应差、拒食、呕吐、脱水、呼吸困难、肌张力障碍等非特异性表现。发病越早，病情越重，病死率越高，是“不明原因”危重症患儿死亡的重要原因之一。

一、诊断要点

（一）病史和高危因素

氨基酸代谢病的危险因素包括：孕妇有不良妊娠史、家族中有不明原因夭折史、近亲结婚。一旦出现不明原因代谢性酸中毒、喂养困难、嗜睡、尖叫、激惹、惊厥、凝视等，应警惕该病的可能。

（二）临床特点

1. 一般表现　临床表现复杂、个体差异大，新生儿发病常表现为顽固性酸中毒、喂养困难、惊厥等非特异性表现。

2. 神经系统症状　由于能量代谢障碍和有机酸的积蓄，大部分氨基酸代谢病可导致轻重不一神经系统损害，以惊厥、运动和智力发育迟缓为主。

3. 脏器损害　氨基酸代谢障碍，导致大量氨基酸或其中间产物在机体积蓄，导致脏器损害并出现相应症状。

4. 特异性表现　部分氨基酸代谢病可出现特异性表现，如枫糖尿症患儿尿液及汗液有枫糖味、苯丙酮尿症患儿有鼠尿味、异戊酸血症患儿有汗脚味。白化病患儿由于缺乏黑色素，皮肤、毛发呈白色。

（三）实验室检查

1. 一般血生化检查　明显代谢性酸中毒（动脉血pH＜7.2）伴阴离子间隙增高（＞16mmol/L）、严重且难以纠正的低血糖、高氨血症、乳酸血症和酮症等。

2. 质谱分析　GC-MS、MS-MS进行尿有机酸、血氨基酸分析。

3. 酶活性测定和基因分析　特异性酶活性测定或基因突变检测可获得遗传代谢病确诊。

二、治疗原则和措施

1. 对症治疗　呼吸支持，纠正酸碱失衡及水、电解质紊乱，静脉补充葡萄糖减少分解代谢等。

2. 饮食治疗　限制蛋白质摄入（每天不超过1.0~1.5g/kg），补充足量碳水化合物，抑制组织分解代谢。选用相应特殊配方奶粉和普通配方奶粉混合喂养。

3. 维生素治疗　维生素作为氨基酸代谢途径中的辅酶，足量的维生素可加快氨基酸代谢，如维生素B_{12}治疗维生素B_{12}有效型甲基丙二酸尿症；维生素B_1治疗枫糖尿症；维生素B_2治疗戊二酸尿症Ⅱ型等。

三、护理和监护要点

1. 密切观察病情变化　患儿因频繁呕吐不能进食，易导致水、电解质和酸碱紊乱。

2. 加强饮食管理　根据疾病类型制订饮食方案，减少相应氨基酸摄入，同时补足热量及其他营养素供给。

3. 康复指导　发生后遗症时应尽早开展康复治疗，定期评估体格发育、营养、智力，包括身高、体重、头围、骨龄等生长指标，提高生活质量。

四、疗效和预后评估

氨基酸代谢病的疗效及预后取决于氨基酸代谢障碍的种类、治疗开始的早晚、症状及后遗症出现与否。一般发病越早、病情越重，预后越差。现部分氨基酸代谢病已有有效治疗方法，对于这部分疾病应早期确诊并及时干预治疗，以改善预后，提高患儿长期生活质量。

五、诊疗关键点和难点

1. 早期诊断、及时治疗，对于改善预后非常重要。一旦出现不明原因代谢性酸中毒、喂养困难、嗜睡、尖叫、激惹、惊厥、凝视等，应警惕该病可能，尽早进行质谱分析、酶活性检测或基因分析明确诊断。

2. 制订个体化饮食方案，加强饮食管理。

六、几种常见的氨基酸代谢病

（一）高苯丙氨酸血症

高苯丙氨酸血症（hyperphenylalaninemia，HPA）是由于苯丙氨酸代谢途径中酶缺陷导致的常染色体隐性遗传病，以肝细胞先天性苯丙氨酸羟化酶（phenylalanine hydroxylase，PAH）缺乏引起的经典型苯丙酮尿症（phenylketonuria，PKU）最常见。患儿尿液中常有令人不快的鼠尿味。新生儿筛查数据显示，中国人中高苯丙氨酸血症的平均发病率约为1/11 000，其中大部分为PKU，少部分为四氢生物蝶呤（tetrahydrobiopterin，BH_4）缺乏症。

1. 临床特征　新生儿时期可出现喂养困难、呕吐，或无特殊肯定的临床症状。3～4个月后逐渐出现异常。

（1）神经系统损害　智力发育迟缓进行性加重，最终可发展成为严重神经发育迟缓及神经系统损伤，出现智力低下、癫痫、震颤、肢体强直痉挛。

（2）毛发及肤色　由于黑色素缺乏，患儿常表现为头发稀黄、皮肤和虹膜色浅。

（3）特殊气味　苯丙氨酸代谢旁路产物增加，经尿液排出使尿具有特殊的鼠尿味。

2. 实验室检查

（1）新生儿干纸片血筛查　取生后72h的足跟血，采用荧光法或串联质谱法（MS-MS）测定血苯丙氨酸和酪氨酸浓度。

（2）血液苯丙氨酸浓度检测经典型PKU患者血液中苯丙氨酸水平会超过20mg/dL（1 200μmol/L），非经典型PKU患者血液中苯丙氨酸水平为6～20 mg/dL（600～1 200μmol/L），轻型高苯丙酮尿症患者血液中苯丙氨酸水平为2～6 mg/dL（120～600μmol/L）。

（3）尿蝶呤谱分析和红细胞二氢蝶呤还原酶（dihydropteridine，DHPR）测定　当血苯丙氨酸＞120μmol/L以及血苯丙氨酸与酪氨酸比值＞2时，进一步行尿蝶呤谱分析和红细胞DHPR测定。

确诊指标：①血苯丙氨酸＞1 200μmol/L；②血苯丙氨酸与酪氨酸比值＞2；③尿蝶呤谱分析和红细胞DHPR测定正常。

（4）尿液代谢物检测分析　尿苯丙酮酸、2-羟基苯乙酸、4-羟基苯乙酸、苯基乳酸和苯乙酸含量明显升高。

（5）PAH基因突变分析　典型患者的诊断不需要行基因分析；不典型患者以及产前诊断必须行基因突变分析，发现2个致病突变以达到基因水平的确诊。

（6）BH_4负荷试验　在明确经典型PKU诊断之后，进一步行此试验可检测出BH_4反应型PKU，以利精确治疗，改善预后。建议2天或更长时间的BH_4负荷试验，第一天口服BH_4 20mg/kg后8h、16h、24h测血苯丙氨酸水平，第二天重复第一天的试验，如果血苯丙氨酸水平平均下降至少30%，则判断为BH_4反应型PKU。

3. 治疗原则和措施　控制饮食中的苯丙氨酸摄入。明确诊断后，若血苯丙氨酸浓度＞360μmol/L，应尽早给予低蛋白饮食和低苯丙氨酸配方奶粉。每3天测定血苯丙氨酸浓度（奶后2～3h进行），稳定后每周复查1次，避免低血苯丙氨酸造成脑发育和功能损害。对BH_4反应性

PAH缺乏症，BH_4治疗可使血苯丙氨酸含量下降30%，用量为每天10～20mg/kg。

（二）甲基丙二酸血症

甲基丙二酸血症（methylmalonic acidemia，MMA）是由于甲基丙二酰辅酶A变位酶（methylmalonyl-CoA mutase，MCM）自身缺陷或者其辅酶钴胺素（Vitamine B_{12}）代谢缺陷所致的一种常染色体隐性遗传病。MMA在全球的发病率为1/127 000～1/50 000。临床表现以呕吐、喂养困难、发育迟缓、癫痫及运动障碍等非特异性表现为主。

1. 临床特征　临床表现复杂多样，缺乏特异性，可累及神经、心脏、肾脏及免疫等多个脏器和系统。新生儿期表现为呕吐、喂养困难、意识障碍、昏迷和抽搐；晚发型主要表现为发育迟缓、癫痫及运动障碍。

2. 实验室检查

（1）血同型半胱氨酸水平检测　区分单纯型MMA和合并型MMA。

（2）血串联质谱（tandem mass spectrometry，MS/MS）　MMA患儿丙酰肉碱与乙酰肉碱（C3/C2）比值和/或C3增高。

（3）尿气相色谱-质谱法（gas-chromatography mass spectrometry，GC-MS）　MMA患儿尿中甲基丙二酸及甲基枸橼酸增高。

（4）酶活性测定　测定MCM活性，可用于区分两种MUT亚型（MUT^0和MUT^-）和两种MMA变体（Cbl应答和Cbl无应答）。

（5）基因突变分析　突变分析可为MMA分型提供可靠依据。*MUT*基因突变为MUT^0或MUT^-型。*MMAA*基因突变为cblA型；*MMAB*基因突变为cblB型；*MMACHC*基因突变为cblC型；*MMADHC*基因突变为cblD型；*LMBRD1*基因突变为cblF型；*HCFC1*基因突变为cblX型；*ABCD4*基因突变为cblJ型。

3. 治疗原则和措施

（1）急性期　限制蛋白摄入，葡萄糖加适当胰岛素促进合成代谢，纠正水、电解质、酸碱失衡，降血氨，补充左旋肉碱200mg/（kg·d），必要时行血液透析治疗。

（2）长期　维持正常生长发育水平，纠正代谢紊乱，防治并发症，提高生活质量。①限制异亮氨酸、缬氨酸、苏氨酸和蛋氨酸，并且给予高热量饮食抑制分解代谢。②维生素B_{12}有效型MMA患者每周1～14mg维生素B_{12}静脉注射和5～21 mg口服，联合使用左卡尼汀、亚叶酸钙、琥珀酸盐使尿甲基丙二酸浓度和血C3在适当水平，合并型MMA患者口服甜菜碱来降低同型半胱氨酸水平。③肝移植，尤其是肝肾联合移植可有效改善病情，提高生活治疗，但并不能够治愈疾病。

（三）枫糖尿症

枫糖尿症（maple syrup urine disease，MSUD）是一种常染色体隐性遗传病，由于支链酮酸脱氢酶复合体缺陷导致各种支链氨基酸的酮酸衍生物氧化脱羧作用受阻，大量支链氨基酸及相应酮酸衍生物在体内蓄积，造成一系列中枢神经系统损害的疾病。大量支链α-酮酸从尿中排出，使得尿液具有枫糖味。我国发病情况不详。

1. 临床特征

（1）一般表现　激惹，喂养困难，代谢性脑病时可表现为昏睡、间歇性呼吸暂停，可有刻板动作。

（2）特殊气味　大量支链α-酮酸从尿中排出，使得尿液具有特殊枫糖味。

2. 实验室检查

（1）血氨基酸分析　生后18～24h亮氨酸显著升高超过1 000μmol/L即可确诊，亮氨酸正常，但临床表现高度疑诊的患儿应在24～36h后重复采血检测。

（2）尿支链α-酮酸检测　生后2～3天尿支链氨基酸升高。

3. 治疗原则和措施

（1）急性期　腹膜透析是急性期治疗的最佳方法。在急性失代偿期也可行持续血液透析，24h血亮氨酸清除率应＞750μmol/L，在确诊后2~4天内将血亮氨酸水平降至400μmol/L以下。同时应补充必需氨基酸与非必需氨基酸，蛋白质量3~4g/（kg・d），异亮氨酸和缬氨酸分别80~120mg/（kg・d），谷氨酰胺和丙氨酸分别250mg/（kg・d）；静脉滴注10%及25%葡萄糖溶液，注意监测血糖，必要时补充胰岛素，保证患儿足够热量120~140kcal/（kg・d），脂肪摄入占总热量的40%~50%；异亮氨酸和缬氨酸水平维持400~600μmol/L。处理及预防脑水肿，维持血钠138~145mmol/L，保持血浆渗透压290~300mmol/L，尿液渗透压＜300~400mmol/L，尿密度＜1.010。已发生脑水肿者给予呋塞米0.5~1mg/kg，每6h 1次；可交替使用甘露醇每次0.25~0.5g/kg。给予左旋肉碱促毒性有机酸代谢产物排出。

（2）慢性期　给予无支链氨基酸特殊奶粉喂养，必要时适当补充亮氨酸60~90mg/（kg・d）、异亮氨酸和缬氨酸40~50mg/（kg・d），以及其他必需氨基酸，控制血亮氨酸浓度在100~300μmol/L。维生素B_1有效者，每天口服100~300mg，长期治疗。

（3）肝移植　肝移植可有效治疗枫糖尿症，无须限制支链氨基酸饮食治疗，避免急性代谢紊乱的发生。

（郝　虎）

第十一节 新生儿脂肪酸氧化障碍

脂肪酸氧化障碍（fatty acid oxidation disorders，FAODs），是由于脂肪酸转运及氧化途径中的酶或转运蛋白功能缺陷，导致脂肪酸代谢障碍的疾病。新生儿期往往表现为高血氨、低血糖、代谢酸中毒等。

一、诊断要点

（一）病史和高危因素

孕母有不良妊娠史、家族中不明原因夭折及相关家族史、近亲结婚。一旦出现不明原因代谢性酸中毒、顽固性低血糖、嗜睡、肌张力低下等，应警惕该病可能。

（二）临床特点

1. 一般表现　新生儿发病常表现为不明原因酸中毒、顽固性低血糖、呕吐、腹泻、肌张力低下、生长发育迟缓等非特异性表现。

2. 肝功能异常　可有急性肝功能损伤及肝肿大。

3. 神经系统损伤　高氨血症及低血糖易造成脑损伤，出现惊厥、癫痫等表现。

（三）实验室检查

1. 血生化检查　如血糖、血氨、肝功能、血乳酸等。

2. 血串联质谱检测　血浆游离肉碱、酰基肉碱水平、羟酰基肉碱水平、烯酰基肉碱水平。

3. 尿气相色谱质谱检测　尿有机酸检测可协助脂肪酸代谢病的诊断及鉴别诊断。

4. 基因突变分析　特异性基因突变检测可获得遗传代谢病确诊。

二、治疗原则和措施

1. 急性期治疗　纠正低血糖及防治并发症。主要措施是静脉补充葡萄糖溶液并且严格限制脂肪摄入。

2. 长期治疗　主要是饮食疗法，少量多餐，高碳低脂，分次进食，避免低血糖发生。适当补充必需氨基酸，对于肉碱缺乏症需长期补充左旋肉碱。

三、护理和监护要点

1. 密切观察病情，监测生命体征及出入量。避免长期禁食，禁食期间需补充肠道外营养避免低血糖诱发代谢危象，静脉补液以纠正脱水及电解质紊乱。

2. 低脂、高碳水化合物饮食，避免饥饿。睡前适当进食，避免夜间及清晨低血糖。定期随访，预防感染。

四、疗效和预后评估

发病越早、病情越重。反复发作低血糖、能量代谢障碍、酸中毒是导致死亡的主要原因；低血糖或能量代谢障碍可损伤大脑，导致智力落后和神经系统后遗症。

五、诊疗关键点和难点

1. 早期诊断。对于不明原因的顽固性低血糖、酸中毒、高氨血症应考虑该类疾病可能，并进一步完善相关检查尽快明确诊断。

2. 饮食管理。

六、几种常见的脂肪酸氧化障碍疾病

（一）原发性肉碱缺乏症

原发性肉碱缺乏症（primary carnitine deficiency，PCD）又称肉碱转运障碍或肉碱摄取障碍，是由于细胞膜上高亲和力的肉碱转运体肉碱转运蛋白基因突变所致的一种脂肪酸β氧化代谢病，表现为血浆肉碱水平明显降低及组织细胞内肉碱缺乏。临床表现差异较大，可有低血糖、高血氨、代谢性酸中毒、肝肿大、抽搐、肌张力减退、心肌病等表现。发病率为（0.8~2.5）/100 000万，不同地区的患病率存在差异。

1. 临床特征

（1）急性能量代谢障碍危象　表现为低酮性低血糖、高血氨、代谢性酸中毒、脑损伤等。

（2）肝脏损害　表现为肝功能异常、肝肿大、脂肪肝等。

（3）肌病、心肌病　表现为肌无力、肌张力减低、肌痛、心室肥厚、心功能异常、心律失常等。

2. 实验室检查

（1）血生化检查　患儿常出现低酮性低血糖、肌酸激酶增高、高血氨、代谢性酸中毒、转氨酶升高等。

（2）血MS-MS检测　C0降低，患儿检测值常低于10μmol/L，且伴随多种酰基肉碱浓度降低。

（3）尿GC-MS检测　发病时尿中二羧酸浓度增高，未发病时检测结果可能无异常。通过尿GC-MS检测可以鉴别有机酸血症等其他疾病引起的继发性肉碱缺乏症。

（4）基因分析　进行SLC22A5基因突变分析可对PCD进行确诊，以此鉴别诊断原发性肉碱缺乏症和继发性肉碱缺乏症。

3. 治疗原则和措施

（1）急性期　立即静脉输注足量葡萄糖以维持血糖水平＞5mmol/L，调整左旋肉碱剂量为每天100~400mg/kg，静脉或口服给药。当出现急性心力衰竭时，静脉输注左旋肉碱的同时，联合洋地黄、利尿剂等药物对症治疗，并限制钠盐摄入；对有心律失常者，同时给予抗心律失常药物治疗。

（2）长期　定期检测血游离肉碱及酰基肉碱水平，根据患者血浆游离肉碱和酰基肉碱水平并结合具体病情变化，进行个体化给予左旋肉碱治疗。需终生用药，自行停药有反复低血糖及猝死风险。

（二）β-酮硫解酶缺乏症

β-酮硫解酶缺乏症（β-ketothiolase deficiency，β-KT）是由于缺乏线粒体乙酰辅酶A硫解酶（acetoacetyl-CoA thiolase，T_2）引起机体大量酮体（3-羟基丁酸和乙酰乙酸）蓄积的遗传代谢病。常表现为急性发作的酮症酸中毒，呼吸深快，可有酮味，伴有呕吐、脱水、昏睡及昏迷。该病的发病率为1/333 000~1/111 000，不同国家和地区存在较大差异。

1. 临床特征　饥饿、禁食、发热、胃肠道及呼吸道感染可诱导急性发作，表现为急性酮症酸中毒、呕吐、意识障碍等。

2. 实验室检查

（1）常规生化检测　尿常规检测酮体阳性，血气分析pH＜7多见，部分患儿有血糖、血氨异常表现。

（2）血串联质谱检测　3-羟基戊酰肉碱（C5-OH）、3-羟基丁酰肉碱（C4-OH）、异戊烯酰肉碱（C5：1）升高。

（3）尿气相质谱检测　尿2-甲基-3-羟基丁酸、甲基巴豆酰甘氨酸及3-羟基丁酸显著升高。

（4）基因分析　基因突变检测可确诊。

3. 治疗原则和措施

（1）急性期　限制脂肪和蛋白摄入，给予高热量饮食或静脉输注葡萄糖，抑制分解代谢，减少酸性代谢物的产生，补充左旋肉碱，促进有毒代谢物排出，尽快纠正酸中毒。

（2）长期　避免饥饿，在发热和呕吐时，及时补充热量。限制蛋白质摄入，并给予左旋肉碱，加快体内蓄积的酸性代谢物的排出。

（三）多种酰基辅酶A脱氢酶缺乏症

多种酰基辅酶A脱氢酶缺乏症（multiple acyl-CoA dehydrogenase deficiency，MADD）也称为戊二酸血症2型，是较常见的脂肪酸氧化代谢障碍，由多种酰基辅酶A脱氢酶功能障碍导致脂肪酸、氨基酸及胆碱代谢紊乱的疾病。新生儿期发病型可表现为低血糖脑病，肌张力低下，呼吸急促或呼吸困难，严重酸中毒等。晚发型一般生后数周至成年发病，以间歇性肌无力、肝病、脑病为主要表现。

1. 临床特征

（1）新生儿期起病伴先天畸形　特殊面容（头大、高前额、鼻梁低平、耳畸形），腹壁肌肉缺损，脐膨出，尿道下裂，外生殖器异常，多囊肾，脑发育不良，肺发育不良。生后24～48h出现严重低酮体性低血糖，乳酸性酸中毒，高血氨，肌张力低下，肝大，有特殊汗脚气味。病情严重，常致死性。

（2）新生儿期起病不伴先天畸形　除不伴先天畸形外，其他表现同伴先天畸形者。

（3）晚发型　生后数周至成人均可发病，主要表现为间歇性肌无力，可有嗜睡、呕吐、腹痛、低酮体性低血糖、代谢性酸中毒、肝肿大、心脏肥大和/或高氨血症、高乳酸血症。

2. 实验室检查

（1）常规生化检测　代谢性酸中毒、低酮性低血糖伴有血转氨酶和心肌酶谱升高。

（2）血串联质谱检测　C4~C18酰基肉碱升高。

（3）尿气相质谱检测　大量有机酸从尿液排出，主要有戊二酸、二羧酸（乙基丙二酸、异戊酸、己二酸、辛二酸和葵二酸）、羟基酸（2-羟基丁酸、2-羟基戊二酸、5-羟基己酸、3-羟基异戊酸、2-羟基异己酸）和乳酸。

（4）基因分析　基因检测可确诊。

3. 治疗原则和措施

（1）饮食治疗　低脂、高碳水化合物、中等量蛋白质饮食，避免长时间空腹。新生儿需增加喂养频次，喂养间隔不宜超过4h。

（2）药物治疗　①大剂量维生素B_2：100~300mg/d可改善临床症状和异常的酰基肉碱。②左卡尼汀或肉碱：50~100mg/（kg·d），分次静注或口服，辅助脂肪酸代谢，改善心肌病变，并促进毒性有机酸类代谢物排出。③辅酶Q_{10}：30mg/d，分2次，可改善线粒体能量代谢。④苯扎贝特：对于核黄素无反应型患者有效，10~20mg/（kg·d），分2~3次口服。

（3）失代偿期治疗　抗感染、纠正低血糖及酸中毒、降氨等对症处理，缩短喂养间隔，可予鼻饲或静脉营养，维持足够热量及水、电解质平衡，确保尿量>3mL/（kg·h），以防出现急性肾衰竭。静脉注射左卡尼汀50~100mg/（kg·d），分2~4次，避免肉碱耗竭，并促进有机酸排泄。

（郝　虎）

第十二节　新生儿遗传性代谢病代谢危象的快速识别与急救

在胎儿时期，由于母胎循环的存在，大部分有毒代谢产物可经胎盘清除，使宫内胎儿免受损害，故存在有遗传代谢病（inherited metabolic diseases，IMD）的新生儿在生后几天内可不出现症状或症状轻微而未引起注意。随后几天，随着肠内外营养的开始和继续，进入到新生儿体内的某些氨基酸、脂肪和碳水化合物等前体物质不能进行正常代谢而发生紊乱，有毒代谢产物蓄积而发病。IMD新生儿一旦急性发病，多陷于严重中毒、能量代偿不足、神经意识昏睡状态（代谢危象），诊断治疗不及时会导致严重的脑损伤或发育迟缓甚至死亡，因此就诊时需要快速有效的相关生化和代谢检测来明确诊断和决定治疗方案。

一、IMD及其代谢危象的识别

一般说来，首诊医生对因呕吐、拒奶、呼吸困难、惊厥、意识障碍、肌张力改变等严重非特异性症状就诊患儿要建立“不要漏诊IMD”的意识，在就诊1h之内紧急实施实验室一线检查（initial laboratory investigations），包括血气、血糖、血氨、血乳酸和血电解质等项目，其结果是诊断和鉴别诊断IMD、确定代谢危象存在与否以及制订抢救治疗方案的重要参考依据。然后根据一线检查结果，以及24h内完善的遗传代谢病二线实验室检查（secondary laboratory investigations）如血液氨基酸谱和脂酰肉碱谱、尿液有机酸代谢谱等，作出是否诊断IMD的判断，并对其代谢危象采取有效治疗方案。

（一）IMD及其代谢危象诊断的一线实验室检查

IMD及其代谢危象诊断的一线实验室检查项目和临床意义见表15-3，其中最重要也是不可缺少的项目是血气、血糖、血氨、血乳酸和电解质分析，根据检测结果可以初步作出IMD大致方向性鉴别诊断（表15-4），在此结果之上做出展开二线实验室检查的计划。

值得强调的是：①乳酸增高是心脏疾病、休克缺氧的常见改变，但有机酸血症、氨基酸代谢异常疾病以及线粒体疾病时乳酸也常常增高；血pH值正常也不能完全排除乳酸血症，因为乳酸增高未达到45mg/dL（5mmol/L）时，血pH值往往在正常范围。②末梢血常规检查结合CRP或PCT检测除判断患者有否感染外，若中性粒细胞减少则是提示有机酸血症可能存在的重要信息。

表15-3　遗传代谢病诊断的一线实验室检查项目

项目	临床意义
血气分析（pH，PO_2，PCO_2，HCO_3，BE）	判断代谢性酸中毒情况
血糖	判断有否低血糖发生
血氨	判断有无高氨血症
血乳酸、丙酮酸	反应体内氧化还原反应的平衡状态，有助于高乳酸血症的鉴别诊断
电解质（碳酸氢根和阴离子间隙）	对判断体内电解质平衡状态和代谢性酸中毒意义重大
血酮体（丙酮、乙酰乙酸和γ-羟丁酸）	判断三羧酸循环对乙酰辅酶A的氧化能力和酮体代谢情况
尿酮	大部分有机酸血症急性发作的表现
血尿酸	主要判断嘌呤代谢异常
血心肌酶谱（CK、CK-MB）	判断有否心肌和骨骼肌损伤的重要指标
血钙	有助于抽搐病因的鉴别诊断
肝功能	大部分代谢疾病的代谢关键反应酶位于肝脏，肝功能异常会影响一系列酶活性
末梢血常规	了解患儿血液系统改变，有助于排除感染性疾病
尿常规	了解尿蛋白和尿糖
外周血CRP、PCT	有助于遗传代谢病与感染性疾病的鉴别

表15-4　一般血液检查结果与代谢病分类的相关性

代谢异常分类	pH值	血糖	酮体	血氨	血乳酸
尿素循环异常	N or ↑	N	N	↑↑	N or ↑
有机酸血症	↓↓	N or ↓	N or ↑	↑	N or ↑
酮体分解异常	N or ↓	N or ↓	↑↑	N	N or ↑
脂肪酸氧化异常	N or ↓	N or ↓	↓↓	N or ↑	N or ↑
高胰岛素血症	N	↓↓	N	N or ↑	N or ↑
线粒体疾病	N or ↓	N or ↓	N or ↓	N or ↑	↑↑
垂体/肾上腺异常	N	↓	↑	N	N

注：N = Normal（正常）；↓ = decreased（降低）；↑ = increased（升高）。

通过一线实验室检查结果，可以迅速将代谢紊乱或危象归类为代谢性脑病、低血糖症、高氨血症、代谢性酸中毒及高乳酸血症等，这类代谢紊乱的程度和持续时间将是导致患者神经系统受损、脑损伤甚至休克死亡的直接原因，对于这些代谢紊乱或危象的详细的鉴别诊断需要结合更详细的实验室检查来判断。

在初诊阶段尚无法判断其代谢紊乱或危象的最终原因时，不要一味等待确诊结果，应立即实施及时有效的“代谢急救”，可降低病死率和减少神经系统后遗症发生率。“代谢急救”措施要点如下：①一线检查提示低血糖，但无明显代谢性酸中毒和高氨血症时，立即静脉点滴葡萄糖。②一线检查提示明显代谢性酸中毒或高氨血症时，补充充足热量、降血氨处理和预防用药如左旋肉碱、维生素B_1、维生素B_{12}、维生素C、生物素、辅酶Q_{10}等。③一线检查提示高乳酸血症时，输注10%葡萄糖溶液，监测血乳酸浓度，视乳酸浓度结果调整葡萄糖浓度。

通过上述一线实验室检查和“代谢急救”措施的落实，大部分遗传代谢病患者的代谢危象会得到不同程度的控制或缓解，但是遗传代谢性疾病的种类繁多，同一种类疾病的临床表现型也是多种多样，详细的鉴别诊断需要借助一些特殊性的实验室检查技术，无论所在医疗机构备有或不备有遗传代谢病的特殊检查条件，对于可疑患者都必须检查，也是防止遗传代谢病漏诊或误诊的重要措施。

（二）IMD及其代谢危象的二线实验室检查

当一线检查获得异常结果后，通过二线实验室检测展开更确切的IMD鉴别诊断和代谢危象的识别。二线实验室检查项目的检测技术特殊、检测数据解读繁琐，但检测结果的临床诊断参考意义重大。目前，在IMD诊断领域把这类实验室检查项目称为IMD高危筛查项目，意味着对某些具有IMD高危因素的患者是一种接近于临床诊断技术，而对另一些病种只是一种可能性提示，或不能排除非遗传代谢性因素所致的一过性代谢紊乱。因此，对于二线检查结果的解释需要结合遗传代谢疾病专家的咨询意见、患者临床各种资料以及用药资料进行综合判断。二线检查主要包括血/尿氨基酸谱、血游离肉碱和脂酰肉碱谱分析；尿有机酸以及尿代谢病态分析等（表15-5）。

表 15-5　二线实验室检查项目及临床意义

检查项目	标本材料	分析设备	检查结果	临床意义
血氨基酸分析	血浆	氨基酸分析仪HPLC	血浆氨基酸定量分析	氨基酸血症，尿素循环障碍
尿氨基酸分析	尿液	氨基酸分析仪HPLC	尿液氨基酸定量分析	肾小管回吸收异常，尿素循环障碍
血脂酰肉碱谱分析	血清或血斑	液相串联质谱LC/MS/MS	游离肉碱和C2～C18脂酰肉碱定量分析	肉碱缺乏症，脂肪酸氧化障碍，部分有机酸血症
尿有机酸筛查	尿液或尿滤纸片	气相色谱质谱连用GC/MS	尿中有机酸系列定量和定性分析	有机酸血症生化诊断

续表

检查项目	标本材料	分析设备	检查结果	临床意义
尿代谢病态分析筛查	尿液或尿滤纸片	气相色谱质谱连用仪 GC/MS	有机酸系列， 氨基酸系列， 脂肪酸系列， 糖及醇系列， 核酸及碱基系列， 定量和定性分析	有机酸血症， 氨基酸代谢病， 氨基酸尿症， 脂肪酸代谢障碍， 糖代谢病， 核酸代谢病， 肾小管回吸收异常等其他疾病的化学诊断

（三）以代谢危象为线索的IMD诊断与鉴别诊断

半数以上IMD在新生儿期发病，病情往往较重，由于对疾病的反应能力不成熟，临床上以呈现非特异性症状为主，如反应差、拒食、频繁呕吐、脱水、呼吸困难、肌张力增高或减低、顽固性惊厥、嗜睡和昏迷等，发病后常呈进行性加重，出现代谢危象，许多常规治疗方法难以奏效。因此，当患儿出现不能用其他疾病或原因解释的非特异性严重表现，且常规治疗效果欠佳时均应想到IMD及其代谢危象可能。对于临床怀疑IMD及其代谢危象患儿，常规实验室检查可提供重要的诊断线索，如无法解释的神经系统表现（急性代谢性脑病）、高氨血症、顽固性低血糖、代谢性酸中毒伴阴离子间隙增高、酮症酸中毒和乳酸血症等均提示需要进一步应用MS-MS和GC-MS技术进行分析，在临床和生化层面进行IMD诊断及其代谢性危象的识别。

1. 急性代谢性脑病　多数IMD都有不同程度的神经系统表现，新生儿时期可出现反应差、嗜睡、昏迷、肌张力改变和惊厥等，即所谓急性代谢性脑病。

以单一抽搐为首发症状的新生儿疾病常见于维生素B_6依赖症、镁代谢障碍、亚硫酸盐氧化酶缺乏症和多种羧化酶缺乏症等。肌张力低下多数由于缺氧缺血性脑损伤和重症感染等非遗传性疾病造成；部分由于非代谢性遗传性疾病引起，如遗传性神经肌肉病变和染色体畸变等；少数由IMD引起，如尿素循环缺陷、有机酸血症、先天性高乳酸血症、氨基酸血症（枫糖尿症）和非酮症性高甘氨酸血症等，患儿早期可因反应差，进食少、呕吐、呼吸暂停或呼吸过快而被注意，逐渐出现嗜睡、昏迷、肌张力改变等危及生命的急性代谢性脑病表现（易被误诊为败血症或颅内病变）、低血糖症、严重代谢性酸中毒和高氨血症。EEG常可见棘波和棘慢综合波等，是中枢神经系统异常代谢产物累积的毒性效应。新生儿IMD所致急性代谢性脑病抢救成功有赖于及时正确诊断和鉴别诊断，其步骤如图15-2。

2. 高氨血症　正常血氨水平，早产儿为50~150μmol/L，足月新生儿为50~75μmol/L。高氨血症是IMD所致急性代谢性脑病的常见生化异常，其基本特征是患儿出生时一般正常，在进食数日后逐渐出现嗜睡、拒食、呕吐、肌张力减低，有时可见交替性肢体强直和不正常动作，严重者惊厥、昏迷、死亡。

新生儿期高氨血症多见于尿素循环异常和有机酸血症，婴幼儿高氨血症多见于脂肪酸氧化异常。新生儿期的高氨血症表现较为严重，血氨＞300μmol/L会导致神经系统后遗症，血氨＞1 000μmol/L可引起新生儿脑病，是致残致死的主要原因。高氨血症的鉴别诊断需要参考血气分析结果：血气分析正常或伴有呼吸性碱中毒，提示尿素循环障碍；存在代谢性酸中毒提示有机酸血症、能量代谢异常的线粒体病、三羧酸循环异常或脂肪酸氧化障碍。在排除新生儿败血症和肝炎等所致的肝功能衰竭所致高氨血症（一般为轻度升高）基础上，新生儿及婴幼儿高氨血症的诊断和鉴别诊断思路见图15-1。

3. 代谢性（酮症和乳酸）酸中毒　IMD急性发作时另一重要而常见生化依据是代谢性酸中毒，常伴阴离子间隙（AG）增高（>16mmol/L），多数是由于细胞缺氧或低血糖造成能量供应不足，体内乳酸和其他酸性代谢产物堆积所致。新生儿肾功能不成熟，当体内乙酰辅酶A的生成超过三羧酸循环的氧化能力时，乙酰辅酶A即还原成酮体（丙酮、乙酰乙酸、γ-羟基丁酸），造成酮症酸中毒和酮尿，新生儿期出现酮尿均应视为异常。由于缺氧、糖酵解过盛等因素影响，丙酮酸不能正常氧化进入三羧酸循环时，乳酸大量累积，发生伴有丙酮酸和丙氨酸升高的乳酸性酸中毒。因此，对于存在严重而不易纠正的代谢性酸中毒患儿，应高度怀疑IMD的存在，应结合血AG、乳酸、丙酮酸和有机酸等水平等进行综合考虑，作出正确的判断（图15-3）。

AG正常的代谢性酸中毒仅限于严重腹泻病和肾小管性酸中毒。在AG增加的严重代谢性酸中毒患儿中，最常见的是有机酸血症（甲基丙二酸血症、丙酸血症和异戊酸血症）、枫糖尿症和全羧化酶缺陷症等。

病理性酮症表现为总酮体>6mmol/L，血HCO_3^-<18mmol/L，同时伴有低血糖、高乳酸血症、伴或不伴有肝肿大。酮症酸中毒最常见的是糖尿病性酮症酸中毒，其次才是IMD（有机酸血症），糖原贮积病Ⅲ型以及糖原合成酶缺乏（无肝肿大）也可见；而不伴有酮症的低血糖多为脂肪酸氧化异常所致。

高乳酸血症的发生机制是各种原因导致的乳酸和丙酮酸之间的氧化还原反应失衡所致，主要相关代谢疾病大致有4大类：肝脏的糖原代谢异常、糖异生异常、乳酸/丙酮酸氧化异常（PDH，PC，TCA循环异常）以及线粒体呼吸链疾病。鉴别诊断的重要参考指标是有无低血糖或神经系统症状，前者基本为糖原代谢和糖异生疾病，后者

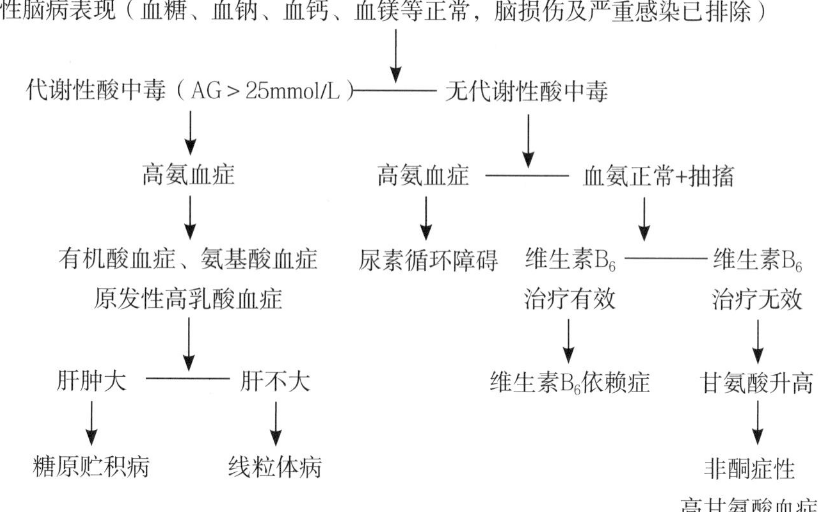

图15-2　急性代谢性脑病的诊断和鉴别诊断步骤

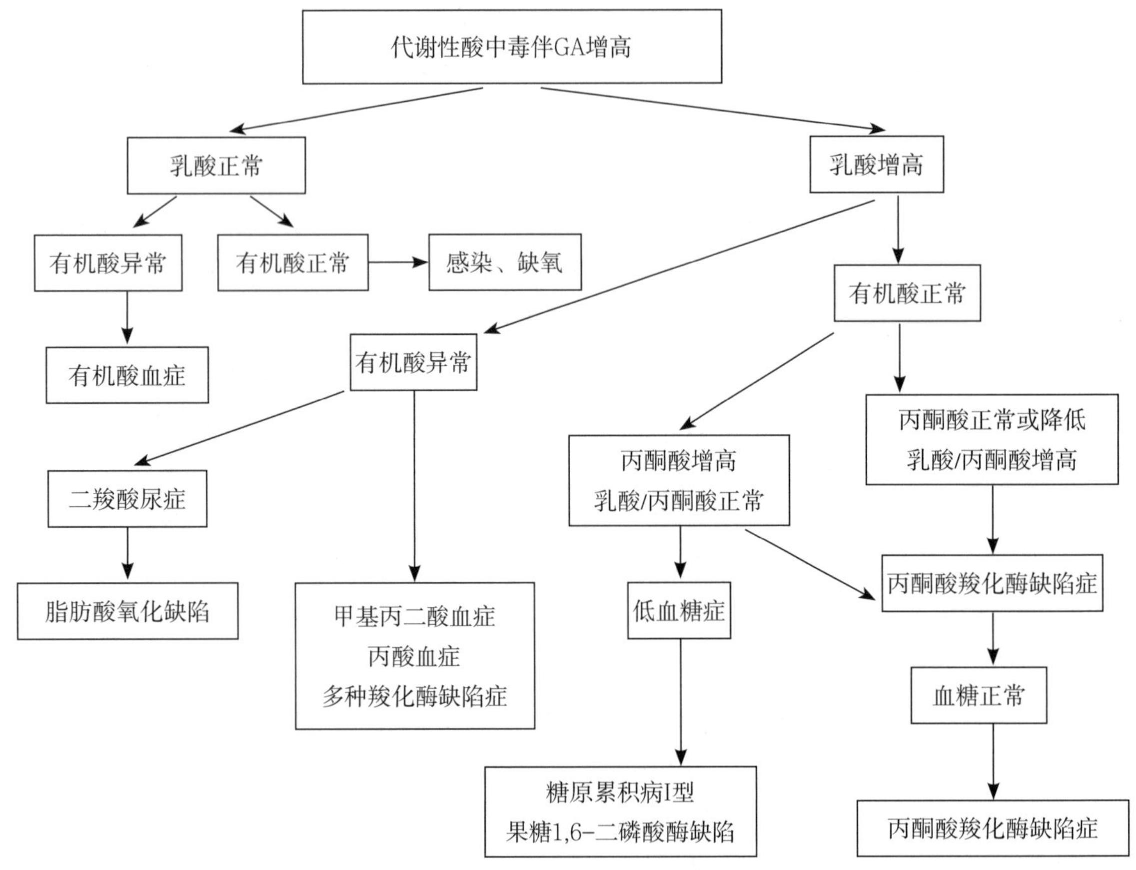

图15-3 代谢性酸中毒的诊断和鉴别诊断思路

则是氧化异常疾病。同时高乳酸血症的发生时机与饮食时间关系和乳酸/丙酮酸比值也是疾病鉴别分类的要点。分析高乳酸血症原因时，下列几点值得注意：①血乳酸和丙酮酸升高时，首先应除外感染或组织缺氧等因素所致。②中度乳酸血症（3~6mmol/L）常见于有机酸血症和尿素循环障碍；当血乳酸＞6mmol/L并伴AG增高＞25mmol/L时，常提示有机酸血症等IMD存在。③检测同一标本中乳酸（L）、丙酮酸（P）、γ-羟基丁酸（γ-OHB）和乙酰乙酸（AA）含量、L/P和γ-OHB/AA的比值等，可反映细胞浆和线粒体氧化还原状态，有助于IMD的诊断和鉴别诊断，即正常情况下，L/P为25，γ-OHB/AA＜1；丙酮酸羧化酶缺乏时，L/P＞50；丙酮酸脱氢酶缺乏时，L/P＜25；脂肪酸氧化障碍所致的有机酸血症时，血浆γ-OHB/AA＞1。

4．低血糖症 新生儿低血糖症（血糖＜2.2mmol/L）一般见于内分泌紊乱、糖代谢缺陷、有机酸和氨基酸代谢紊乱、脂肪酸β-氧化障碍等，其主要临床表现为反应差、阵发性发绀或苍白、震颤、凝视、惊厥、呼吸暂停等，易与原发疾病症状相混淆。纠正低血糖状态是解救低血糖危象的必然治疗措施，但是寻找低血糖的原因是治疗低血糖的根本。在分析低血糖发生的原因和遗传代谢疾病的关系时，需要参照低血糖发生时机与饮食时间的关系、低血糖与肝脏大小的关系，结合伴有和不伴有高乳酸血症或酮症酸中毒来逐步展开。

新生儿低血糖发生在进食后，补给葡萄糖症状无明显缓解，或伴有明显酮症酸中毒或其他代谢紊乱，或反复发生低血糖时，需考虑由IMD引起：低血糖伴心功能不全，应考虑脂肪酸β-氧化障碍，其母常有HELLP综合征（hemolysis，elevated liver funcion and low platelet count syndrome），生化检测可发现非酮症低血糖（特征性生化改变，乙酰辅酶A和酮体生成减少所致）、代谢性酸中毒、高氨血症、CK、CK-MB和血尿酸升高等。低血糖伴肝衰竭常见于半乳糖血症、遗传性果糖不耐症、酪氨酸血症Ⅰ型，也可以是脂肪酸β-氧化障碍所致，表现为喂给乳类食物后数天出现呕吐、拒食、体重不增和嗜睡等症状，继而出现瑞氏综合征表现（严重黄疸、肝肿大和肝功能异常），病程中血糖纠正后肝功能衰竭持续存在，生化检测发现低血糖、酸中毒和高氨血症等。糖原贮积病I型患儿常表现为顽固性低血糖，补充葡萄糖后低血糖也很难纠正。低血糖伴肝肿大见于糖原贮积病Ⅲ型和1,6二磷酸果糖酶缺陷，临床特征为持续葡萄糖液输入下血糖水平正常，肝进行性肿大而肝功能正常。

二、新生儿IMD“代谢危象”的急救

IMD及其代谢危象的处理应该遵循如下原则：①病因未明但高度怀疑IMD的危重患儿，应做到诊断与治疗同步进行，即在积极治疗的同时进行相关检查以查明病因。②诊断明确的IMD患儿除采取综合治疗外，应调整营养支持方案，限制前体物质摄入，减少有毒代谢产物蓄积并促进其排出体外，同时应注意补充必需的营养需要。

（一）急性期处理

一些IMD患儿在间歇期无症状或症状轻微，在某种诱因刺激下出现急性严重代谢紊乱（表15-6），起病急，病情重，病死率高，即所谓的“代谢危象”。多为小分子（氨基酸和有机酸）代谢异常所致，患儿多存在严重代谢性酸中毒、低血糖症、高氨血症和能量代谢障碍等。应用MS-MS和GC-MS检测氨基酸和有机酸等可以确诊IMD，但需在24~72h内完成，故对拟似IMD危重患儿不要一味等待分析结果，应立即实施适当的干预，即使最终诊断可能被排外，也应该立即开始治疗，因为及时干预可能是救命的，可降低病死率和减少神经系统后遗症发生率。急性期治疗目的在于维持血糖水平，纠正严重酸中毒，降低高血氨。腹膜透析、血液透析及连续性肾脏替代疗法（CRRT）是“代谢危象”的有效治疗方法，已在有机酸血症和尿素循环障碍性疾病中应用。

表 15-6　危重 IMD 代谢危象的诱发因素

疾病	诱发因素
蛋白质、氨基酸、糖代谢障碍	禁食、感染、接种、发热
氨基酸血症、有机酸血症、尿素循环障碍	手术、摄入高蛋白
高胰岛素血症、线粒体病	迅速吸收过多碳水化合物
果糖不耐受症	果糖、蔗糖
半乳糖血症	乳糖、乳制品
脂肪酸氧化缺陷、脂蛋白酶缺乏	高脂饮食
卟啉病、脂肪酸氧化缺陷	磺胺、非甾体解热镇痛药

1. 有机酸血症的紧急处理

（1）先去除有机酸异常代谢产物，若怀疑IMD（半乳糖血症、果糖-1,6-二磷酸酶缺乏和苯丙酮尿症等）急性起病与乳糖、果糖、蛋白质摄

入有关，对相关营养物质应该立即停止摄入。在禁食的同时，应输入葡萄糖以维持血糖水平在正常高值，避免因机体蛋白分解代谢造成毒性产物继续堆积。

（2）存在明显持续性代谢性酸中毒者（pH＜7.2或HCO_3^-＜14mmol/L），应大剂量静脉给予碳酸氢钠溶液，一般1mmol/kg静脉缓慢推注后，再以相同的剂量静脉滴注维持。应用期间，动态监测酸碱状态并做出相应的调整。严重酸中毒用碳酸氢钠不能纠正者，应考虑腹膜透析、血液透析或CRRT。出现呼吸衰竭、脑功能衰竭者，应及早实施机械通气。

（3）怀疑为有机酸血症，应肌内注射维生素B_{12} 1mg，以期证实B_{12}敏感的MMA。多种羧化酶缺乏患儿对生物素敏感，应口服或鼻饲生物素10mg。有机酸血症、脂肪酸氧化缺陷症和乳酸性酸中毒常伴发肉碱缺乏，疑诊患儿在等待结果期间应常规补充左旋肉碱［50~100mg/（kg·d），静脉或口服给药］，不良反应有恶心、呕吐和腹泻等。肉碱是小分子水溶性氨基酸衍生物，为各种代谢途径的辅助因子，对脂肪酸β氧化具有重要作用，可携带长链脂肪酸进入线粒体降解而产生能量，从线粒体移出毒性复合物经尿排出体外。

2. 高氨血症的紧急处理

（1）首先去除氨等积累代谢产物，并立即停止摄入相关蛋白质。

（2）高氨血症的危重患儿血液透析或CRRT必须立即进行，没有必要等待那些饮食调整、药物治疗或其他辅助的治疗措施。

（3）对不伴酸中毒的明显高氨血症（尿素循环障碍）患儿，可持续静脉滴注（90min以上）10%盐酸精氨酸6mL/kg；对于瓜氨酸血症和精氨琥珀酸尿的患儿，该处理常可使血氨水平迅速降低。此外，也可应用苯甲酸钠、苯乙酸钠治疗，但应注意患儿肝功能情况。

（二）饮食疗法

饮食疗法的目的是限制前体物质摄入，减少有害代谢产物在体内的代谢和堆积。通过饮食治疗，许多IMD可取得较好的疗效。用不含异亮氨酸、缬氨酸、苏氨酸和蛋氨酸等支链氨基酸（有毒代谢产物甲基丙二酸和丙酸的前体物质）的特殊奶粉喂养MMA患儿就是饮食疗法一个很好的例子。需要注意的是，由于支链氨基酸多为必需氨基酸，机体本身不能合成，长时间限制其摄入又可能导致患儿出现其他代谢紊乱，如体内缬氨酸含量过低，可引发患儿严重皮疹等不良反应。因此，饮食治疗过程中需要动态检测患儿体内甲基丙二酸水平，合理制定饮食治疗方案，必要时给予部分普通奶粉，在特殊奶粉和普通奶粉喂养间寻求平衡。其他一些IMD的饮食疗法如表15-7。

表15-7　IMD的饮食治疗

遗传代谢病	饮食
有机酸血症（甲基丙二酸血症、丙酸血症）	特殊奶粉喂养，低蛋白、高热量饮食
苯丙酮尿症	低苯丙氨酸饮食，苯丙酮尿症特殊奶粉
枫糖尿症	严格限制支链氨基酸饮食
高氨血症	低蛋白、高热量饮食
半乳糖血症	无乳糖、无半乳糖饮食
家族性高胆固醇血症	限制胆固醇饮食
肝豆状核变性	低铜饮食

续表

遗传代谢病	饮食
糖原贮积病	生玉米淀粉喂养
脂肪酸代谢障碍	低脂肪饮食，预防饥饿

（三）药物治疗

药物治疗的目的就是补充缺乏物质或辅酶，促进蓄积物的排泄。维生素作为辅酶参与物质代谢，而一些IMD就是辅酶代谢障碍所致。一些IMD通过维生素治疗，可增加残留酶的活性，有助于正常代谢的运行。MMA、同型半胱氨酸血症、戊二酸血症Ⅱ型、枫糖尿症、线粒体病、高乳酸血症和多种（全）羧化酶缺乏症等IMD通过大剂量维生素治疗，可取得良好疗效。此外，其他药物对IMD也有很好的治疗效果，如D-青霉胺治疗肝豆状核变性，苯甲酸钠、苯乙酸钠治疗尿素循环障碍导致高氨血症，四氢生物蝶呤（BH_4）、左旋多巴和5-羟色胺联合治疗异型PKU等（表15-8）。

表15-8　遗传代谢病的治疗药物及其用量

遗传代谢病	药物及其用法
枫糖尿症	维生素B_1（100~1 000mg/d）
高乳酸血症	维生素B_1（100~1 000mg/d）、左旋肉碱［50~100mg/（kg·d）］、辅酶Q_{10}［10~30mg/d］、二氯乙酸钠
戊二酸尿症Ⅱ型	维生素B_2（100~300mg/d）
同型半胱氨酸血症（维生素B_6反应型）	维生素B_6（50~500mg/d）
同型半胱氨酸血症（维生素B_6无反应型）	甜菜碱（1 000~3 000 mg/d）
同型半胱氨酸血症（Ⅲ型）	叶酸（15mg/d）
MMA（维生素B_{12}反应型）	维生素B_{12}（1~5mg/d），左旋肉碱［100~300 mg/（kg·d）］
黑酸尿症	维生素C（300mg/d）
线粒体病	维生素K_1［0.4mg/（kg·d）］、维生素E（10~100U）
生物素酶缺乏症	生物素［维生素H，10~100mg/（kg·d）］、左旋肉碱［50~300mg/（kg·d）］
多种（全）羧化酶缺乏症	生物素［维生素H，10~100mg/（kg·d）］、左旋肉碱［50~300mg/（kg·d）］
异型PKU	BH_4、5-羟色氨酸、左旋多巴
脂肪酸氧化障碍	左旋肉碱［50~300mg/（kg·d）］
肝豆状核变性	D-青霉胺、锌剂
尿素循环障碍导致高氨血症	苯甲酸钠、苯乙酸钠、苯丁酸钠
鸟氨酸氨甲酰基转移酶缺乏症	瓜氨酸、苯丁酸、苯丁酸钠及其甘油酯
瓜氨酸血症	精氨酸［50~100mg/（kg·d）］、苯丁酸
糖原贮积病	葡萄糖
肉碱缺乏症	左旋肉碱［50~300mg/（kg·d）］

续表

遗传代谢病	药物及其用法
酪氨酸血症Ⅰ型	2-（2-硝基-4-三氟苯甲酰）-1,3环己二醇
甘油尿症	氢化可的松
异戊酸血症	甘氨酸［150mg/（kg·d）］
Menkes病	组氨酸铜、硫酸铜

（肖　昕）

参考文献

[1] 黄蓉，邹福兰，李茂军，等.《2020～2021年欧洲内分泌参考网共识指南：先天性甲状腺功能减低症》解读[J]. 中国当代儿科杂志，2021，23（11）：1075-1079.

[2] 孟祥慧，徐书杭. 先天性甲状腺功能减退症的筛查与诊治进展[J]. 中华内科杂志，2020，59（9）：738-740.

[3] 邓臣前，陈树春. 欧洲儿科内分泌学会与欧洲内分泌学会《关于先天性甲状腺功能减退症的筛查、诊断和管理共识2020-2021年更新版》要点解读[J]. 中国全科医学，2021，24（36）：4555-4562.

[4] 邵肖梅，叶鸿瑁，丘小汕. 实用新生儿学[M]. 5版. 北京：人民卫生出版社，2019：909-978.

[5] 宋阳，尹弘霁，黄启坤. 新生儿甲状腺功能亢进诊治进展[J]. 国际儿科学杂志，2019，46（2）：116-118.

[6] 叶娟，罗小平. 新生儿期甲状腺功能异常相关诊疗问题[J]. 中华围产医学杂志，2012（2）：65-68.

[7] 黄静，芦起，余加林. 新生儿甲状腺危象1例报告[J]. 中国当代儿科杂志，2014，16（6）：659-660.

[8] 王琴，罗飞翔，张培，等. 新生儿暂时性甲状腺功能亢进症合并甲状腺危象的护理[J].中华急危重症护理杂志，2021，2（2）：189-192.

[9] 罗飞宏. 先天性肾上腺皮质增生症诊断治疗进展[J]. 中华实用儿科临床杂志，2015，30（8）：564-569.

[10] 梁玲，辛颖. 先天性肾上腺皮质增生症的诊断和治疗进展[J]. 国际儿科学杂志，2014，41（1）：55-58.

[11] 王唯，任艳. 类固醇21-羟化酶缺乏导致的先天性肾上腺皮质增生症2018年新版指南解读[J]. 西部医学，2019，31（10）：1484-1492.

[12] 中华医学会儿科学分会新生儿学组. 新生儿低血糖临床规范管理专家共识（2021）[J]. 中国当代儿科杂志，2022，24（1）：1-13.

[13] 闫果林，封志纯. 新生儿高胰岛素血症性低血糖症研究进展[J]. 中国新生儿杂志，2015，30（2）：149-151.

[14] 陈永兴，杨艳玲. 糖代谢异常与猝死及危重症[J]. 中国实用儿科杂志，2019，34（7）：559-562.

[15] 赵玉姝，刘赫. 先天性糖代谢酶缺陷致低血糖伴高血糖症的临床识别及处理[J]. 实用糖尿病杂志，2016，12（5）：8-10.

[16] 中华医学会儿科学分会内分泌遗传代谢学组，中华医学会医学遗传学分会，中华医学会儿科学分会罕见病学组，等. 儿童糖原累积病Ⅱ型诊断及治疗中国专家共识[J]. 中华儿科杂志，2021，59（6）：439-445.

[17] 程燕丽，王丽，韩乐，等. 先天性果糖代谢缺陷病的研究进展[J]. 生理科学进展，2020，51（6）：469-474.

[18] 刘璐. 肝糖原累积病研究进展[J]. 国际儿科学杂志，2011，38（1）：62-65.

[19] 李溪远，华瑛，丁圆，等. 新生儿期发病的经典型异戊酸血症四例分析[J]. 中华围产医学杂志，2015，18（3）：188-194.

[20] 韩连书，杨艳玲，杨茹莱，等. 戊二酸血症1型诊治专家共识[J].中华医学遗传学杂志，2021，38（1）：1-6.

[21] 李秀珍，刘丽，盛慧英，等. 多种羧化酶缺乏症15例临床分析及长期随访[J]. 中华实用儿科临床杂志，2014，29（8）：590-594.

[22] 叶军，宫丽霏，韩连书，等. 新生儿筛查疑诊3-甲基巴豆酰辅酶A羧化酶缺乏症患儿的随访及基因分析[J]. 中华儿科杂志，2014，52（6）：409-414.

[23] 陈子衿，谢诚，艾涛. 全羧化酶合成酶缺乏症研究进展[J]. 四川医学，2020，41（12）：1303-1307.

[24] 韩笑，韩炳娟，朱薇薇. 甲基丙二酸血症诊治及预后研究进展[J]. 中国实用儿科杂志，2021，36（6）：463-468.

[25] 杨艳玲，莫若，陈哲晖. 甲基丙二酸血症的多学科综合治疗与防控[J]. 中华实用儿科临床杂志，2020，35（9）：647-652.

[26] 杨艳玲，孙芳，钱宁，等. 尿素循环障碍的临床和实验室筛查研究[J]. 中华儿科杂志，2005，43（5）：331-334.

[27] 高平明，郝虎，李思涛，等. 尿素酶预处理气相色谱-质谱技术筛查遗传代谢高危儿[J]. 中华实用儿科临床杂志，2012，27（20）：1569-1571.

[28] 肖昕，郝虎. 质谱技术在遗传代谢病筛查中的应用[J]. 中国新生儿科杂志，2013，28（1）：3-6.

[29] 李秀珍，刘丽. 尿素循环障碍的诊断与急诊处理[J]. 中国小儿急救医学，2008，15（1）：88-89.

[30] 曾健生. 高氨血症相关遗传代谢病危重症[J].中国实用儿科杂志，2015，30（8）：573-578.

[31] 顾学范. 临床遗传代谢病[M]. 北京：人民卫生出版社，2015：1-32，76-78.

[32] 杨楠，韩连书，叶军，等. 新生儿期氨基酸、有机酸及脂肪酸氧化代谢病疾病谱分析[J]. 临床儿科杂志，2012，30（9）：805-808.

[33] 中华医学会医学遗传学分会遗传病临床实践指南撰写组. 苯丙酮尿症的临床实践指南[J]. 中华医学遗传学杂志，2020，37（3）：226-234.

[34] 叶军. 高苯丙氨酸血症的诊治及研究进展[J]. 临床儿科杂志，2010，28（2）：197-200.

[35] 余紫楠，张玉，黄新文. 欧洲甲基丙二酸血症与丙酸血症诊治指南[J]. 中华急诊医学杂志，2019，28（5）：560-562.

[36] 李婕，梁雁，罗小平. 枫糖尿症诊治进展[J]. 临床儿科杂志，2013，31（7）：683-686.

[37] 范国清. 枫糖尿症研究进展[J]. 国际儿科学杂志，2013，40（5）：514-517.

[38] 肖昕，郝虎. 有机酸血（尿）症及其临床处理[J]. 中国小儿急救医学，2014，21（6）：351-353.

[39] 李璐，张改秀. 甲基丙二酸血症的诊断及治疗研究进展[J]. 山东医药，2020，60（15）：99-103.

[40] 徐烽，韩连书，邱文娟，等. β-酮硫解酶缺乏症的临床及基因诊断[J]. 中华医学遗传学杂志，2019，36（3）：199-202.

[41] 邢雅智. 多种酰基辅酶A脱氢酶缺乏症的诊治进展[J]. 国际儿科学杂志，2010，37（5）：518-521.

[42] 中国妇幼保健协会儿童疾病与保健分会遗传代谢病学组. 多种酰基辅酶A脱氢酶缺乏症的筛查与诊治共识[J]. 中华医学遗传学杂志，2021，38（5）：414-418.

[43] 杨艳玲. 遗传代谢病的诊断与治疗[J]. 国外医学（内分泌学分册），2005，25（4）：238-240.

[44] 吴德华，杨茹莱，郑静，等. 原发性肉碱缺乏症的筛查、诊断、治疗及基因型研究[J]. 中国儿童保健杂志，2020，28（4）：403-406.

[45] 中华预防医学会出生缺陷预防与控制专业委员会新生儿遗传代谢病筛查学组，中华医学会儿科学分会出生缺陷预防与控制专业委员会，中国医师协会医学遗传医师分会临床生化遗传专业委员会. 原发性肉碱缺乏症筛查与诊治共识[J]. 中华医学杂志，2019，99（2）：88-92.

[46] 刘晓红，吕元红. 线粒体脂肪酸氧化缺陷与能量代谢研究[J]. 中国优生与遗传杂志，2006，14（8）：10，22.

[47] 黄新文，张玉. 脂肪酸氧化代谢病新生儿筛查[J]. 中国实用儿科杂志，2019，34（1）：11-14.

[48] VAN TROTSENBURG P，STOUPA A，LÉGER J，et al. Congenital hypothyroidism：a 2020-2021 consensus guidelines update-An ENDO-European Reference Network Initiative Endorsed by the European Society for Pediatric Endocrinology and the European Society for Endocrinology[J]. Thyroid，2021，31（3）：387-419.

[49] SPEISER P W，ARLT W，AUCHUS R J，et al. Congenital adrenal hyperplasia due to steroid 21-hydroxylase deficiency：an endocrine society clinical practice guideline[J]. J Clin Endocr Metab，2018，103（11）：4043-4088.

[50] LEMELMAN M B，LETOURNEAU L，GREELEY SAW. Neonatal diabetes mellitus：an update on diagnosis and management[J]. Clin Perinatol，2018，45（1）：41-59.

[51] KE H，LI L，FU J F，et al. Permanent neonatal diabetes mellitus in China[J]. BMC Pediatrics，2014，14：188.

[52] HÜSEYIN D，KHALID H. Congenital hyperinsulinism：diagnosis and treatment update[J]. J Clin Res Pediatr Endocrinol，2017，9（2）：69-87.

[53] SONYA G，SARA A K，KHALID H. Diagnosis and management of hyperinsulinaemia hypoglycaemia[J]. Best Pract Res Clin Endocrinol Metab，2018，32：551-573.

[54] KLÁRA R，MARIA G，PRATIK S，et al. The diagnosis and management of hyperinsulinaemic hypoglycaemia[J]. J Clin Res Pediatr Endocrinol，2015，7（2）：86-97.

[55] KANUNGO S，WELLS K，TRIBETT T，et al. Glycogen metabolism and glycogen storage disorders[J]. Ann Trans Med，2018，6（24）：474.

[56] MCCORVIE T J，KOPEC J，PEY A L，et al. Molecular basis of classic galactosemia from the structure of human galactose 1-phosphate uridylyltransferase［J］. Hum Mol Genet，2016，25（11）：2234-2244.

[57] WELLING L，BERNSTEIN L E，BERRY G T，et al. International clinical guideline for the management of classical galactosemia：diagnosis，treatment，and follow-up［J］. J Inherit Metab Dis，2017，40（2）：171-176.

[58] KISS E，BALOGH L，REISMANN P，et al. Diet treatment of classical galactosemia［J］. Orv Hetil，2017，158（47）：1864-1867.

[59] JÄRVELÄ I，TORNIAINEN S，KOLHO K L. Molecular genetics of human lactase deficiencies[J]. Ann Med，2009，41（8）：568-575

[60] BAUMGARTNER M R，HÖRSTER F，DIONISI-VICI CARLO，et al. Proposed guidelines for the diagnosis and management of methylmalonic and propionic acidemia[J]. Orphanet J Rare Dis，2014，9：130.

[61] CHANDLER R J，VENDITTI C P. Gene therapy for methylmalonic acidemia：past，present，and future[J] .Hum Gene Ther，2019，30：1236-1244.

[62] BATSHAW M L，TUCHMAN M，SUMMAR M，et al. A longitudinal study of urea cycle disorders[J]. Mol Genet Metab，2014，113（1-2）：127-130.

[63] SUMMAR M L，DOBBELAERE D，BUSILOW S，et al. Diagnosis，symptoms，frequency and mortality of 260 patients with urea cycle disorders from a 21-year，multicentre study of acute hyperammonaemic episodes[J]. Acta Paediatr，2008，97（10）：1420-1425.

[64] POSSET R，GROPMAN A L，NAGAMANI SCS，et al. Impact of diagnosis and therapy on cognitive function in urea cycle disorders[J]. Ann Neurol，2019，86（1）：116-128.

[65] BRAISSANT O. Current concepts in the pathogenesis of urea cycle disorders[J]. Mol Genet Metab，2010，100：S3-S12.

[66] POSSET R，GARBADE S F，GLEICH F，et al. Long-term effects of medical management on growth and weight in individuals with urea cycle disorders[J]. Sci Rep，2020，10（1）：11948.

[67] LEONARD J V，MCKIERNAN P J. The role of liver transplantation in urea cycle disorders[J]. Mol Genet Metab，2004，81：S74-78.

[68] TOMIKO K. Diagnosis and monitoring of inborn errors of metabolism using urease-pretreatment of urine，isotope dilution，and gas chromatography - mass spectrometry[J]. J Chromat B，2002，781：497-517.

[69] COPELAND S. A review of newborn screening in the era of tandem mass spectrometry：What is new for the pediatric neurologist[J]. Semin Pediatr Neurol，2008，15（3）：110-116.

[70] FANOS V，BARBERINI L，ANTONUCCI R，et al. Metabolomics in neonatology and pediatrics[J]. Clin Biochem，2011，44：452-454.

[71] FANOS V，ANTONUCCI R，BARBERINI L，et al. Clinical application of metabolomics in neonatology[J]. J Matern Fet Neo Med，2012，37：132-138.

[72] PRIETSCH V，LINDNER M，ZSCHOCKE J，et al. Emergency management of inherited metabolic diseases[J]. J Inherit Metab Dis，2002，25（7）：531-546.

[73] SUMMAR M，TUCHMAN M. Proceedings of a consensus conference for the management of patients with urea cycle disorders[J]. J Pediatr，2001，138：S6-10.

第十六章

新生儿其他危重症

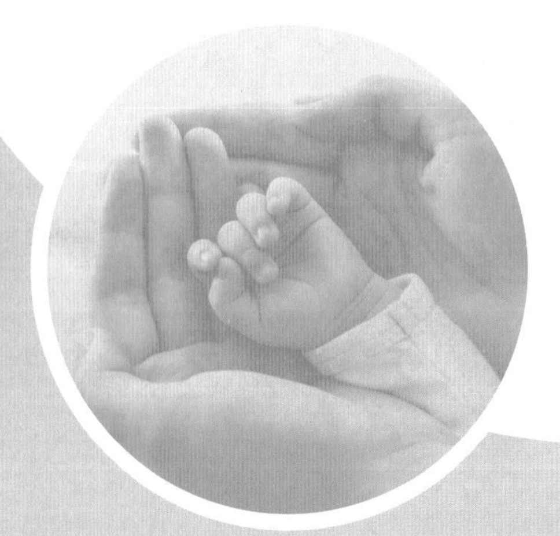

第一节 胎儿水肿

胎儿水肿（hydrops fetalis）是指胎儿总体液过量，在组织间隙或体腔内聚集的一种病理状态，其发病在妊娠早、中期较多见。分为免疫性胎儿水肿和非免疫性胎儿水肿两大类，其病因及发病机制较复杂，病死率较高，诊断后应尽快明确发病原因，以便及时选择合适的临床处理方式，改善预后。

一、诊断要点

（一）诊断标准

超声检查发现2处或2处以上的胎儿组织间隙或体腔异常积液，包括胸腔积液、腹腔积液、心包积液、皮肤水肿（胸部或头皮处皮肤厚度>5mm），以及胎盘增厚（孕中期厚度≥4cm，或妊娠晚期≥6cm）和羊水过多。

（二）免疫性胎儿水肿

免疫性胎儿水肿（immune fetal hydrops，IFH）常指母胎血型不合所致胎儿水肿，包括30种不同的血型系统和328种红细胞抗体，其中以Rh血型不合最为常见。

（三）非免疫性胎儿水肿

非免疫性胎儿水肿（nonimmune fetal hydrops，NIFH）指与母体红细胞抗体无关的胎儿水肿，占比85%～90%，发病率约为3/10 000。病因广泛，约60%的病例产前可找到原因，80%的病例产后可明确病因（表16-1），总活产率为40%，且仅有50%的胎儿水肿新生儿能继续存活至生后7天。

表 16-1　非免疫性水肿的主要病因

分类
心血管系统
结构异常：Ebstein异常；无肺动脉瓣的法洛四联症；左心或右心发育不良；动脉导管提前关闭；动静脉连接异常
心肌病
快速型心律失常
心动过缓：发生于心内膜垫缺失的内脏易位综合征；SLE母亲抗Ro/La抗体阳性者
染色体病
Turner's综合征（45，x）
三体异常（21-、18-、13-三体综合征）
血液系统疾病
地中海贫血
红细胞酶和膜异常
红细胞增生/异常红系造血
红细胞增生减少（骨髓增生异常）
胎母输血

续表

分类
感染 微小病毒B19；梅毒；巨细胞病毒；弓形虫；风疹；肠病毒；水痘；单纯疱疹病毒；柯萨奇病毒；李斯特菌病；钩端螺旋体病；查格斯病；莱姆病
胸部畸形 肺囊腺瘤 隔离肺 膈疝 乳糜胸 先天性气道（高位）梗阻序列征 纵隔肿瘤 骨骼发育不良并小胸廓
淋巴系统异常 淋巴水囊瘤 肺淋巴管扩张
胎盘、双胎和脐带异常 胎盘绒毛膜血管瘤；双胎输血综合征；双胎反向动脉灌注序列征；脐血管血栓形成；双胎贫血；红细胞增多序列征
泌尿系统疾病 肾脏异常 膀胱流出道梗阻 先天性肾病；Bartter综合征；中胚层肾脏肿瘤
综合征 先天性关节痉挛 致死性多发性翼状胬肉 先天性淋巴水肿 Ⅰ型营养不良型肌强直 Neu-Laxova、Noonan、Pena-Shokeir综合征
其他少见异常，包括基因异常 先天性代谢异常：戈谢病；半乳糖病；糖尿病；黏多糖贮积症；神经节苷酯蓄积病 肿瘤：骶尾部畸胎瘤；Kassabach-Merritt综合征合并血管内皮瘤
母体因素 严重妊娠期糖尿病；严重贫血；甲状腺功能亢进；系统性红斑狼疮
不明原因

非免疫性胎儿水肿诊断流程：

1. 病史采集　母体病史包括家族史、孕期药物使用史、不良孕产史、感染性疾病史等。

2. 胎儿影像学检查及母体状况评估　①胎儿影像学检查。首选超声检查，包括系统性超声筛查（三级医疗中心）的结构检查、胎儿心脏超声检查、胎儿多普勒血流检查（包括胎儿大脑中动脉血流、脐动脉血流、脐静脉有无脉冲波、静脉导管A波）、脐带及胎盘超声检查。必要时行MRI及骨骼系统X线检查。②母体体征及实验室检查。母体血压、心率、水肿情况；血/尿常规、血生化、凝血功能；NIFH与IFH的鉴别诊断（母体血型、不规则抗体筛查，Kleihauer-Betke试验，即母血中找胎儿红细胞）；胎儿宫内感染性疾病的排除（TORCH、梅毒、细小病毒B19）；K-B试验（排除胎母输血综合征）；免疫性抗体检查如SSA，SSB（特别是胎儿心脏超声检查提示房室传导阻滞时）；一些少见单基因疾病的筛查，血红蛋白电泳，地中海贫血的基因筛查、G-6-PD筛查。③胎儿无创产前检测（non-invasive prenatal testing，NIPT）。采用高通量测序技术对提取的母体外周血游离DNA片段进行检测，判断胎儿是否携带目标遗传性疾病。

3. 介入性产前诊断　①羊膜腔穿刺术。细胞及分子遗传学检测、荧光原位杂交、染色体核型分析、染色体微阵列、留存羊水标本以备外显子测序或单基因检测部分高度怀疑感染的病例，羊水标本做CMV及细小病毒B19的病毒DNA检测；对于胎儿胸腔积液的病例可同时行胎儿胸腔积液抽吸术，抽取胸水行淋巴计数、胸水生化、病毒学检测；可在羊膜腔穿刺术的同时行胎儿腹腔积液和/或胸腔积液穿刺术。穿刺液行淋巴细胞计数、蛋白/氨基酸、肌酐电离图（腹腔积液）、病原体PCR检测以及细菌培养。②胎儿脐静脉/肝静脉穿刺（对于胎儿MCA-PSV增高的病例可在备胎儿宫内输血的情况下行胎儿血取样术）。胎儿血常规、血型及抗体、血液TORCH、血液生化、血液电泳检查等。

4. 产后或胎死宫内引产后　新生儿、死胎外观的详细检查并记录；胎儿细胞或皮肤组织培养（必要时）；胎儿组织（血液、羊水、皮肤组织）DNA保存，代谢性检查；新生儿或死胎骨骼系统检查（必要时）；病理学检查（胎盘病理学检查，如为死胎则尸检）。

（四）镜像综合征

镜像综合征又称Ballantyne's综合征，为胎儿水肿特有的母体并发症，其特点是不同程度的母体水肿、体重增加、伴或不伴高血压和蛋白尿等，母体水肿多局限于双下肢，但也可能进展为全身性水肿，累及肺脏，与胎儿水肿和胎盘水肿构成一种“镜像关系”。常发生于胎儿水肿保守治疗的过程中。出现镜像综合征后，如无有效缓解胎儿水肿的措施，应尽快终止妊娠。症状多在胎儿水肿减轻或终止妊娠后缓解。

二、治疗原则和措施

治疗方法取决于胎儿胎龄、水肿病因及严重程度，要权衡现有干预措施和期待治疗的利弊来制订适当的治疗方案。发现胎儿水肿后尽快转运到有条件的三级医疗中心诊治。若预期治疗后胎儿情况恶化，应密切监测并进行宫内干预，甚至考虑终止妊娠。

（一）产前处理

尽量明确水肿原因，并根据病因，进行相应处理。

1. 免疫性胎儿水肿　①妊娠前和分娩后注射抗D免疫球蛋白。②大脑中动脉血流监测和宫内输血。

2. 宫内输血　纠正重度胎儿贫血。

3. 激光或射频消融治疗　适用于存在主要结构异常者。

4. 宫内干预手术　①产前体腔减压术，对大量胸腔积液、严重腹腔积液及严重羊水过多的胎儿进行穿刺抽液，介入引流或胸腔-羊膜腔分流。②开放性胎儿手术，适用于先天性肺囊腺瘤，胸腔囊性病变、隔离肺或骶尾部畸胎瘤、胎儿心脏结构异常和肺淋巴管扩张。

5. 通过母体给药治疗　胎儿快速心律失常，胎儿甲状腺功能亢进症。

6. 胎儿镜激光血管凝结　严重和早期双胎输血综合征（Ⅳ期）伴水肿胎儿。

7. 分娩时机和分娩方式　综合考虑胎儿肺发育及成熟度、胎儿基本情况、代表胎儿情况恶化的水肿进展，以及母体情况后决定分娩时机。而分娩方式的选择则基于对胎儿水肿的病因判断、成功救治概率的预测、孕妇自身状况及家庭对胎儿的期望值等因素，但由于水肿胎儿难以耐受阴道分娩期间的缺氧，其分娩方式多选择剖宫产。当出现胎儿水肿时，仅对母体及有生存可能的胎儿进行全面检查和动态超声监测，避免不必要的侵袭性检查与治疗。

（二）出生后的处理

1. 详细体检与相关检查　对大量胸腔积液、严重腹腔积液患儿，在出生后立即进行胸腔或腹腔穿刺引流，以降低体腔压力，改善重要器官功能。

2. 继续进行病因学研究　①留取相关组织（如血液、羊水、皮肤组织）进行组织细胞培养，DNA保存，代谢性检查。②胎盘病理学检查。③心脏、头颅超声检查。④骨骼系统检查。

3. 心肺功能支持　肺表面活性物质应用，吸氧，机械通气，纠正低血压，血管活性药物应用。

4. 维持水、电解质及液体平衡　尤其注意低蛋白血症的纠正；对免疫性水肿患儿，应用免疫球蛋白，减少红细胞破坏，降低血浆置换治疗的可能性；在出生后2周，患儿体重降至最低值，体重减少20%～30%。

5. 脑功能保护　包括纠正低氧血症，维持血糖处于正常上限等。

6. 注意纠正凝血功能障碍　必要时进行成分输血，及新鲜冰冻血浆和冷沉淀输注。

7. 遗传咨询　包括多学科咨询，患儿预后咨询及再次妊娠的风险与管理计划等。

三、护理和监护要点

1. 进行孕期常规检查。

2. 对有胎儿水肿史的孕母或已发现胎儿水肿者进行胎儿监护，根据胎儿孕周、水肿病因及严重程度制订严格的个体化胎儿监护措施。

3. 制订个体化的产前、产后诊疗计划。

4. 胎儿监护可为计划性分娩提供依据。

5. 分娩时产儿科合作，进行有效的窒息复苏；出生后存活新生儿立即转入新生儿监护室，按危重新生儿进行护理和监护。

四、疗效和预后评估

疗效和预后主要取决于以下因素：

1. 胎儿胎龄、水肿病因及严重程度。

2. 胎儿水肿严重程度主要与宫内贫血、心力衰竭和低蛋白血症有关。

3. 胎龄24周前发病、伴染色体异常、心脏结构异常或严重胸腔积液者预后不良。

4. 伴明显神经系统损害者预后不良　①常见的神经系统损害包括隐形神经损害，缺氧缺血性脑损伤，颅内出血，先天性异常，孔洞脑，胼胝体缺如，脑疝等。②脑电图检查常见爆发性低电压，异常背景波形和多发病灶波形。③病理检查可见基底神经节、海马及脑干神经元减少。

5. 发现胎儿水肿后，是否及时转运到有条件的三级医疗中心进行进一步诊治，以及个体化胎儿监护措施与个体化的产前产后诊疗计划是否得到有效实施也与预后有关。

6. 一般而言，胎儿水肿总体存活率为50%，淋巴管畸形婴儿的存活率为83%。先天性代谢病新生儿病死率最高，达57.7%；而先天性乳糜胸新生儿病死率最低，为5.95%。

7. 在存活新生儿中，90%～95%神经系统检查正常，随诊6个月至6岁，发现80%～85%神经系统发育正常；65%～85%的非免疫性水肿患儿神经系统正常。

五、诊疗关键点和难点

1. 胎儿水肿的病因广泛，其诊断及鉴别诊断过程就是寻找胎儿水肿可能病因的过程。

2. 尽管进行严格的胎儿监护措施及产后病因学的继续研究，仍仅有60%的非免疫性水肿患儿产前找到原因，80%的患儿产后明确病因，给产前产后诊疗计划的制订造成严重影响。

3. 胎儿水肿发生时间不定，难以明确胎儿监护的开始时间。

4. 胎儿水肿的病因复杂，没有统一的胎儿监护措施。

5. 胎儿水肿的病因各不相同，需进行个体化治疗，目前无统一的治疗方案。

6. 水肿胎儿的胎龄、病因及严重程度差异较大，难以确定合适的分娩时机和分娩方式。

（农绍汉）

第二节 新生儿戒断综合征

孕妇长期或大量服用镇静、麻醉、止痛剂或致幻剂，以致产生对该药品的依赖或成瘾时，药物可通过胎盘，使胎儿也产生对该药品一定程度的依赖，出生后其血中药物浓度逐渐下降，从而出现一系列神经系统、呼吸系统和消化系统的症状和体征，称之为新生儿戒断综合征（neonatal abstinence syndrome，NAS）或新生儿撤药综合征。美国1998年的一项全国流调显示，在410万育龄妇女中，孕期滥用药物者占3%～11%，在特殊人群中可高达50%，受累新生儿为3%～50%，新生儿病死率约为5%。

一、诊断要点

（一）病史和高危因素

1. 对怀疑患本病的婴儿母亲应详细询问孕期是否用过阿片类、巴比妥类、苯二氮䓬类、其他镇静催眠剂、抗焦虑抑郁剂、大麻碱类、乙醇类、吲哚烷胺类、苯乙胺类、苯异丙胺类、苯丙胺类、苯丙胺同源剂或其他兴奋剂，何时开始使用、药物品种及剂量、末次用药距离分娩的时间以及是否实施母乳喂养。

2. 使用成瘾药物的母亲，常有死胎、死产、流产、急产、胎盘早剥的既往史，可有阵发性高血压、脑血管意外或心肌梗死的既往史。

（二）临床特点

1. 发病时间和形式

新生儿戒断综合征的发病时间和持续时间与母亲所用药物的种类、剂量、用药时间的长短、末次用药距分娩的时间、胎龄和出生体重、分娩时是否使用了麻醉剂及其剂量，以及新生儿是否合并原发疾病等有关，通常在生后24～48h发病，持续时间不等。该病发作的形式开始可以是轻型的、暂时的、间断的，以后逐渐加重；也可是严重的急性发作，后逐渐减轻；还可是双向的，在病情改善后又复发，变成亚急性的表现。

2. 症状和体征 新生儿戒断综合征临床表现缺乏特异性，可累及多系统如中枢神经系统、消化系统、呼吸系统、循环系统和自主神经等。

（1）中枢神经系统 可表现为颤抖、易激惹、听觉过敏、睡眠困难、高音调哭声、惊厥、啃手指等兴奋症状；也有肌张力增强、深腱反射亢进、角弓反张、拥抱反射增强等表现。

（2）消化系统 常伴有呕吐、腹胀、腹泻、脱水等；也可表现为吃奶差或食欲亢进，反复不间断、不协调的吸吮和吞咽动作。

（3）呼吸系统 呼吸暂停或呼吸加快但无其他呼吸困难。

（4）循环系统 常有心动过速或过缓，血压升高。

（5）自主神经方面 多汗、鼻塞、频繁打呵欠和喷嚏、流涎、皮肤发花或肤色潮红、发热、体温不稳定等。

3. 症状和体征评分

（1）Lipsite评分法 共11项指标。总分＞4分对诊断有意义（敏感度77%）；如总分＞6分需用药物治疗（表16-2）。

表16-2 Lipsite新生儿撤药综合征评分表

症状体征	0分	1分	2分	3分
肢体颤抖	无	饥饿或打扰时略有颤抖	中度或明显颤抖，喂奶或舒适抱位时消失	明显或持续的颤抖
激惹（过度哭闹）	无	略增强	饥饿或打扰时中/重度	安静时明显激惹
反射	正常	增强	明显增强	
大便	正常	喷发式但次数正常	喷发式每日8次以上	
肌张力	正常	增强	紧张	
皮肤擦伤	无	膝、肘部发红	皮肤擦破	
呼吸频率（次/min钟）	＜55	55～75	76～95	
反复喷嚏	无	有		
反复哈欠	无	有		
呕吐	无	有		
发热	无	有		

摘自：LIPSITE PJA. Proposed narcotic withdrawal score for use with newborn infants. A pragmatic evaluation of its efficacy[J]. Clin Pediatr，1975，14：592-594.

（2）修正的Finnegan新生儿撤药综合征评分法：一般于出生后2h左右喂养后开始评估，以后根据情况每3～4h清醒时续评1次，如评分连续3次≥8分或连续3次的平均分≥8分需要用药治疗；一旦评分≥8分，应把评分间隔从4h降至2h；如连续2次≥12分或连续2次的平均分≥12分则需立即用药，该评分也可用于调整药物的剂量（表16-3）。

表16-3 修正的Finnegan新生儿撤药综合征评分表

症状体征	1分	2分	3分	>3分
哭闹		高调	持续	
喂奶后睡眠时间	3h	2h	1h	
拥抱反射		活跃	亢进	
刺激时震颤		轻度	明显	
安静时出现震颤			轻度	明显（4分）
肌张力增加			轻度	明显（6分）
惊厥				有（8分）
狂吮拳指	有			
吃奶不好	有			
呃逆	有			
喷射性呕吐	有			
大便		稀	水样便	
体温		>37.8℃		
呼吸频率	>60次/min	伴三凹征		
皮肤擦伤	鼻、膝、脚趾			
频繁打哈欠	有			
喷嚏	有			
鼻塞	有			
出汗	有			
总分				

摘自：FINNEGAN LP，CONNAUGHTON JF Jr，KRON RE，et al. Neonatal abstinence syndrome：assessment and management[J]. Addict Dis，1975，2（1-2）：141-158.

（三）实验室检查

1. 可测母、婴血药物浓度或尿粪代谢药物浓度，阳性有助诊断，阴性不能否定诊断。

2. 新生儿脑电图检查。

（四）鉴别诊断

本病主要与缺氧缺血性脑病、中枢神经系统感染、颅内出血、电解质紊乱、低血糖等鉴别。

二、治疗原则和措施

（一）治疗原则

1. 病情轻、中度（稍有异常或刺激时出现症状）不需药物治疗；重度（安静时也有症状）需药物治疗。

2. 针对戒断类型选择药物。一般选用与母亲成瘾药同源性的药物。阿片类戒断者首选阿片酊或美沙酮；镇静催眠药戒断者首选苯巴比妥。

3. 严密观察并记录症状改善情况，以便正确评定疗效。

4. 症状控制后逐渐减量至停药，但需继续观察，防止复发。

（二）药物治疗

1. 新生儿药物治疗　该病为自限性疾病，药物治疗的适应证是激惹进行性加重，持续喂养困难，体重明显减轻；Finnegan评分如果连续3次≥8分或连续3次的平均分≥8分需要用药治疗，如连续2次≥12分或连续2次的平均分≥12分需立即用药。

（1）吗啡（morphine） 首选药物。初始剂量为0.05～0.2mg/kg，口服或静脉注射，每3～4h1次，可每次增加0.05mg/kg，直到症状得到控制。最大剂量为1.3mg/（kg·d）。一旦症状得到控制（Finnegan评分＜8分），治疗持续72h，然后开始逐渐减量。只要症状不复发，吗啡剂量每天减少10%。如在减药过程中出现症状，需要重新恢复到控制症状的剂量。副作用有嗜睡、便秘、呼吸抑制、低血压等。

（2）美沙酮（methadone） 主要用于阿片类戒断综合征治疗，首次0.1mg/kg，口服或静脉注射，每6h1次，如无效，可每次增加0.05mg/kg，症状控制后改为每12h1次，逐渐减量至0.05mg/kg；然后每24h减量0.01mg/kg，直至0.01mg/kg，每12h1次；再0.01mg/kg，每24h1次，连续观察3天方可停药。如果Finnegan评分在过去的24h内＜8分，则进行下一次的减量；如果为8～12分，则不减量；如果≥12分，则回到上一次剂量。如果连续2天不能减量，可加用苯巴比妥。

（3）可乐定（clonidine） 主要用于阿片类戒断综合征、乙醇戒断综合治疗，首次口服剂量为0.5～1μg/kg，以后维持量为3～5μg/（kg·d），分4～6次服用，每4～6h1次，疗程平均为13天。

（4）苯巴比妥（phenobarbital） 主要用于镇静、催眠、安定戒断综合征治疗，也常用作吗啡或美沙酮治疗戒断综合征过程中的辅助药物，较少单独使用。用法为静脉注射或口服，负荷量为10～15mg/kg，如果连续3次评分＞8分或连续2次评分＞12分，根据需要每8～12h可追加10mg/kg，直到累计总量达到最大负荷量40mg/kg。24h后改为维持量，维持剂量取决于总的负荷量，如累积负荷量为20mg/kg、30mg/kg或40mg/kg，则维持量分别为每5mg/kg、6.5mg/kg或8mg/kg，每24h 1次。

（5）地西泮（diazepam） 口服或静脉注射，0.5～1mg/kg，每8h1次，症状控制后改为每12h1次，对中枢神经系统控制效果较好，但停药后容易复发，在新生儿一般不推荐使用，尤其对于早产儿、高胆红素血症患者需慎用。

（6）氯丙嗪（chlorpromazine） 对控制麻醉品和非麻醉品戒断症状非常有效。有多种副作用（降低惊厥发作阈值、引起小脑功能障碍和血液问题），如有替代药物，则不适用于新生儿。剂量为3mg/（kg·d），分为3～6次。

（7）丁丙诺啡（buprenorphine） 是一种半合成的阿片类药物。在一项随机对照试验中发现，舌下丁丙诺啡可以缩短新生儿戒断综合征和药物治疗的时间及住院时间，还需要进一步的研究。

2. 联合治疗 在一项研究中，稀释后的阿片酊（阿片酊兑水1：25稀释）与苯巴比妥联合使用优于单独使用稀释后的阿片酊。接受联合治疗的患者严重戒断的时间更短，所需的稀释阿片酊也更少，住院时间明显缩短。可乐定（1μg/kg，每4h1次）与阿片酊联合使用也可缩短新生儿戒断的药物治疗时间。

3. 长期治疗 出院后，轻度的戒断症状可能会持续几个月。有报告显示，在这种情况下，虐待儿童的发生率增加，需要进行随访。服用低剂量美沙酮的母亲可以进行母乳喂养。建议在使用氟西汀时最好避免母乳喂养，因为药物有很长的消除半衰期和积累风险。

三、护理和监护要点

保持环境安静，尽量减少声光和触觉刺激。

适宜的室温和湿度，护理操作轻柔、集中进行。严密观察患儿病情变化，必要时予吸氧或其他呼吸支持。供给足够的热量和水分，维持水、电解质和酸碱平衡。合理喂养，腹胀时置胃管可胃肠减压。观察患儿是否出现呕吐，垫高头肩部，头偏向一侧，保持呼吸道通畅，防止窒息。戒断综合征新生儿免疫功能差，易患各种疾病，应严格进行消毒隔离和无菌操作，防止交叉感染。

四、疗效和预后评估

如药物治疗有效，首先是自主神经方面和呼吸系统症状消退，然后是消化系统和中枢神经系统症状。持续最久的是中枢神经系统的改变，主要表现在肌张力的增高及震颤。当患儿戒断症状消失，喂养及睡眠良好，体重增长，以最小剂量药物能维持稳定的戒断评分时即可出院。

新生儿戒断综合征的病死率已显著下降，主要死因为早产、感染和窒息。中度和重度病例可发生婴儿猝死综合征，多在出生后2～4个月。远期可致神经行为发育及认知功能落后。出院后应进行随访，内容包括神经发育评估、心理行为评估、生长和营养评估、家庭支持评估等。

五、诊疗难点和关键点

1. 本病临床表现无特异性，容易误诊，诊断主要依靠母亲病史，特别是孕期用药史，注意排除其他疾病。

2. 有些母亲忌讳叙述病史和孕期用药史，故对于在怀孕期间使用药物的准确信息可能很难获得，需要耐心引导。

（黄辉文）

第三节 新生儿寒冷损伤综合征

新生儿寒冷损伤综合征（neonatal cold injure syndrome）也称新生儿硬肿症（scleredema），是由寒冷、感染等多种因素导致的皮肤及皮下脂肪硬化、水肿的一组临床症候群，常伴有低体温和多脏器功能障碍。本病多发在寒冷季节或继发于严重感染、颅内出血、出生窒息、缺氧及早产儿等。严重者可发生肺出血、休克、弥散性血管内凝血和急性肾衰竭甚至死亡，是新生儿危重症之一。

一、诊断要点

（一）病史和高危因素

1. 早产和保暖不足　是发生低体温和皮肤硬肿的重要原因。

2. 寒冷环境　新生儿会通过增加产热维持体温恒定，棕色脂肪组织分解增加。但长时间的寒冷环境会使棕色脂肪组织耗竭，产热能力骤降。

3. 摄入量不足　新生儿体内糖原储备不足，当新生儿产热的来源受限，摄入量不足时，容易发生新生儿寒冷损伤综合征。

4. 感染　严重感染性疾病如败血症、化脓性脑膜炎、肺炎、感染性腹泻等可伴发硬肿症。

5. 基础疾病和多脏器功能损害　窒息缺氧、心力衰竭和休克等会使能源物质消耗增加，严重的颅脑疾病可抑制体温调节中枢，出现低体温甚至皮肤硬肿。

（二）临床特点

1. 一般表现　低体温的严重程度与潜在疾病有关，多表现为“五不”症状：不吃、不哭、不动、体温不升或降低、体重不增或减少。

2. 低体温　全身或肢端凉，体温常≤35℃，重症者≤30℃。低体温早期或轻症，棕色脂肪组织可代偿一部分产热。

3. 皮肤硬肿　主要包括皮脂硬化和水肿：①皮肤变硬，不能提起。严重时，肢体僵硬，触摸似硬橡皮样，活动受限。②皮肤呈暗红色，可伴凹陷性水肿。硬肿常为对称性。受累部位依次双下肢，臀部，面颊，上肢，背部，腹部，胸部甚至遍及全身。合并感染时皮肤常呈苍白色或青灰色。

4. 器官功能障碍　①循环功能障碍：可表现为低体温、心率快，当体温＜30℃或硬肿面积增大时，出现明显微循环障碍，患儿表现为面色苍白、四肢冰冷、皮肤花纹、毛细血管再充盈时间延长，严重者心律失常。②肾功能障碍：表现为少尿或无尿，血尿素氮、肌酐清除率增高，甚至肾衰竭。③呼吸功能障碍：主要表现呼吸减慢、呼吸暂停、呼吸不规则、发绀，肺部可闻及湿啰音，可导致呼吸窘迫综合征甚至肺出血。④消化系统功能障碍：可表现为肠蠕动减弱、腹胀、呕吐，严重的可发生坏死性小肠结肠炎。⑤凝血功能异常：主要表现为血小板减少、凝血酶及凝血因子缺乏，严重的可导致弥散性血管内凝血。⑥电解质紊乱：可出现低血糖，低血钠、低血钙、高血钾、酸中毒等。

（三）实验室检查

根据需要检测血、尿常规，血培养，动脉血气，血电解质，血糖，血尿素氮或肌酐，凝血功能，心电图，胸腹部X线摄片等。

（四）临床分度

新生儿寒冷损伤综合征可根据体温、硬肿范围和器官功能改变分别评分并进行临床分度：①总分为0分者属轻度，1～3分者为中度，4分以上者为重度（表16-4）。②体温检测：测肛温时在直肠内距肛门约3cm，持续4min以上；测腋温时将上臂紧贴胸部测8～10min。③硬肿范围计算：头颈部20%，双上肢18%，前胸及腹部14%，背部及腰骶部14%，臀部8%，双下肢26%。④器官功能低下：包括不吃、不哭、反应低下、心率慢或心电图及血生化异常。⑤器官功能衰竭指休克、心力衰竭、DIC、肺出血、肾衰竭等。⑥无条件测肛温时，腋温＜35℃为1分，＜30℃为4分。

表16-4　新生儿寒冷损伤综合征临床分度及评分标准

评分	体温/℃		硬肿范围/%	器官功能改变
	肛温	腋温–肛温差		
0	≥35		＜20	无明显改变
1~3	＜35且≥30	0或正值	20～50	明显功能低下
4	＜30	负值	＞50	功能衰竭

（五）鉴别诊断

需与低蛋白性水肿、免疫性水肿、营养不良性水肿及体位性水肿，皮肤感染性疾病如蜂窝织炎、皮下坏疽及局部淋巴循环障碍等鉴别。

二、治疗原则和措施

总的治疗原则为：正确复温，合理供给液体及热量，积极去除病因，加强监护，防止休克和肺出血，及早防治脏器功能衰竭。

（一）复温

1. 轻、中度（肛温＞30℃）产热良好（腋温-肛温差值为正值）的患儿 用暖箱复温，患儿置入预热至30℃的暖箱内，调箱温于30～34℃，使患儿6～12h内恢复正常体温。没条件时可用热水袋、热炕、电热毯包裹或母怀取暖等方法，如无效立即转上级医院。

2．重度（肛温＜30℃）或产热衰竭（腋温-肛温差为负值）的患儿 先以高于患儿体温1～2℃的暖箱温度（不超过34℃）开始复温，每小时提高箱温0.5～1℃，在12～24h内恢复至36℃，必要时辅以恒温水疗法（水温39～40℃，脐部置消毒小纱布，用橡皮膏固定，头露水外，每次15min，每天1～2次），浴后立即擦干放入30～32℃暖箱内保温；或用远红外线抢救台快速复温，床面温度从30℃开始，每15～30min升高体温1℃，随体温升高逐渐提高远红外线箱的温度（最高33℃），恢复正常体温后置于预热至适中环境温度的暖箱中（表16-5）。辐射抢救台环境温度易受对流影响，可用塑料薄膜覆盖患儿上方。

表 16-5 不同出生体重早产儿暖箱温度、湿度参考数（在裸体情况下）

出生体重/g	暖箱温度/℃		相对湿度/%
	初生者	日久者	
＜1 000	36	34	55～56
1 000～1 500	36	32	55～56
1 501～2 000	34	30	55～56
＞2 000	32	30	55～56

（二）热量和液体的供给

复温需要足够的热量，热量供给开始以50 kcal/kg开始，并逐渐增至100～120 kcal/kg，早产儿可适当增加热量。少尿、无尿或心功能损害时，应严格限制液体入量和输液速度。

（三）控制感染

根据感染性质选择不同的抗生素，但对肾脏有毒副作用的药物应禁用或慎用。

（四）纠正器官功能障碍

1．微循环障碍或休克 应及时扩容、纠正酸中毒。①扩容：先用2∶1张液10～20mL/kg（明显酸中毒者用1.4%碳酸氢钠溶液等量代替）在1h内静脉滴入，继用1/3或1/4张液，按每天70～90mL/kg。②纠正酸中毒：给5%碳酸氢钠溶液每次3～5mL/kg，或以血气值计算：补充碳酸氢钠（mmol）数＝-BE×体重（kg）×0.5或（22-实测HCO_3^-/mmol）×体重（kg）×0.5。先给1/2量，以2.5倍注射用水或10%葡萄糖溶液稀释成等渗液，快速静脉滴注（5%碳酸氢钠溶液1.7mL=1mmol），余量4～6h内给予。③血管活性药：早期伴心率低者首选多巴胺每分钟5～10μg/kg静脉滴注，和/或酚妥拉明每次0.3～0.5mg/kg，每4h1次。

2．DIC DIC或高凝状态时，立即用肝素，首剂1mg/kg，6h后按0.5～1mg/kg给予。病情好转后改为每8h1次。2～3天内逐渐减量停药，通常第2剂肝素后应给予新鲜全血或血浆每次20～25mL以补充凝血因子。

3．急性肾衰竭 少尿或无尿时使用呋塞米，每次1～2mg/kg，并严格限制液体入量。无效则加用多巴胺。并发高钾血症应限制钾的摄入，严重时给予胰岛素加葡萄糖溶液静脉输注（每2～4g葡萄糖加1U胰岛素）或静脉注射适量葡萄糖酸钙以拮抗钾对心脏的毒性作用。

4．肺出血 一经确立早期给予气管内插管，进行正压呼吸支持，2～3天后病情好转降低呼吸机参数或撤机。同时积极治疗引起肺出血的病因，如DIC、肺水肿、急性心力衰竭、急性肾衰竭等。

（五）中药治疗

新生儿寒冷损伤综合征属中医“痹症”范

畴，采用具有活血化瘀、温经散寒的中药（如红花、透骨草活血化瘀；防风、桑枝祛风寒，利关节；艾叶温经散寒）进行药液温浴和按摩，可使皮肤血管扩张，血液循环增加，皮肤及皮下脂肪变软，水肿消退。

三、护理和监护要点

1. 复温时的监护 ①严密观察并按规定记录血压、脉搏/心率、呼吸、指脉氧饱和度、肛温、腋温、腹壁皮肤温度、暖箱温度和湿度、硬肿范围和程度的动态变化。②观察并记录尿量，如果少尿或无尿，应及时处理，防止肾衰竭。③观察患儿皮肤颜色和循环情况，随着体温的恢复，肤色可由青紫转为红润，肢端由凉转暖。④观察有无出血倾向。肺出血是寒冷损伤综合征患儿死亡的重要原因。如突然面色青紫，呼吸增快，肺部湿啰音增多，呼吸道内涌出或吸出血性液体，提示有肺出血，应及时抢救。

2. 复温后护理 复温后可进行辅助治疗，将患儿裸置于预热32～34℃的远红外辐射台上，每次40～60min，每天1～2次，应勤翻身以利硬肿部位充分接受照射，并防止照射灼伤。护理人员可将红花油或维生素E滴于手掌上，在硬肿部位轻轻按摩，每次10～20min，每天1～2次。完毕后再将患儿包裹放入暖箱。

3. 保持呼吸道通畅 及时清除呼吸道分泌物，必要时予呼吸支持。

4. 预防感染 严格无菌操作，加强口腔、皮肤、脐部护理，保持皮肤的完整性。

5. 合理喂养 喂养能耐受者，给予少量多次、间歇或持续喂养，逐渐增加奶量。

四、疗效和预后评估

轻、中度患者经及时、合理的处理大多预后良好。重度患者可继发肺出血和多器官功能衰竭甚至死亡。“新生儿寒冷损伤综合征临床分度及评分标准”也可用于对疗效的判断。

五、诊疗关键点和难点

1. 复温是治疗新生儿寒冷损伤综合征的关键措施。目前主张快速复温，但应遵循正确的复温方法进行复温。

2. 肺出血是本病最危重的临床征象和主要死因，应密切监测，尽早发现，及时抢救处理。

3. 注意与低蛋白性水肿、免疫性水肿、营养不良性水肿、体位性水肿及皮肤感染性疾病等鉴别。

（黄辉文）

第四节 新生儿大疱性表皮松解症

新生儿大疱性表皮松解症（epidermolysis bullosa，EB）是一组少见的常染色体隐性或显性多基因遗传性水疱性皮肤病，以轻微摩擦损伤导致水疱形成为特征，发生率约为2 /100 000活产儿。该病临床表现变异大，内脏器官可受累。伤口修复后可遗留皮肤损害和结痂。

一、诊断要点

（一）病史

皮肤受压或摩擦后即可引起大疱。

（二）临床表现

1. 原发性损害　大小不等的水疱、大疱、血疱。

2. 继发性损害　糜烂、结痂、感染、炎症后色素沉着或减退、粟丘疹、萎缩、瘢痕和甲营养不良。

3. 分型　根据皮肤活检和透射电镜下水疱发生部位分为3型：单纯型、营养不良型和交界型。

（1）单纯型（epidermolysis bullosa simplex，EBS）　根据疾病严重程度又可分为十多种亚型，最常见的亚型有3种，均为常染色体隐性遗传。①泛发性大疱性表皮松解症（即Koebner综合征）：起病于新生儿期和婴儿早期，皮损多见于手、足和四肢，也可见掌、跖过度角化和脱屑，不累及甲、牙齿和口腔黏膜。②手足单纯性大疱性表皮松解症（即Weber-Cockayne综合征）：最常见亚型，水疱主要发生于足跖，其次为手掌，机械摩擦严重时水疱可发生于身体任何部位，在新生儿或婴儿期发病，少数延迟至青春期或成年期。随年龄增长有些患者的病情有所缓解，少数患者有甲营养不良、粟丘疹和瘢痕形成，无皮肤外病变。③疱疹样大疱性表皮松解症（即Dowling-Meara综合征）：出生时即可发病，是最严重的类型，水疱广泛分布于全身，可累及口腔黏膜，躯干和四肢近端可出现疱疹样水疱，愈后不留瘢痕，指（趾）甲可脱落但常可再生。发病部位多在易受摩擦处，主要为清澈紧张的大疱或血疱，Nikolsky征阴性，疱破糜烂，迅速痊愈，不留瘢痕。

（2）营养不良型（Dystrophic EB，DEB）　本型常有家族史，在出生后1～28天内发病，受压部位易出现水疱，多伴有血疱和粟粒疹，Nikolsky征常阳性，疱疹结痂脱落后易留瘢痕，可伴有指甲营养障碍，指端的融合和自行离断导致典型的“手套状并指畸形”。根据皮损的分布范围和遗传方式不同，分为9个亚型。其中一种亚型“新生儿暂时性大疱性表皮松解症”特点为出生时或摩擦后出现水疱、大疱性皮疹，数月后可自行恢复，一般无瘢痕形成。

（3）交界型（junctional EB，JEB）　本型较严重，预后差，易出现呼吸道黏膜剥脱，导致呼吸困难，呼吸暂停，需要呼吸机辅助通气；部分可侵犯消化道，导致患儿发生腹胀，便秘，腹泻，拒奶，恶心，呕吐，口腔发疱，糜烂；侵犯泌尿系统，发生包茎，阴囊发亮水肿，阴道狭窄；疱疹反复发生，易留瘢痕，可伴有营养不良及贫血。均为常染色体隐性遗传，根据皮损累及的范围及其他一些临床和实验室特点将此型进一步分为6个亚型。常见的为以下3个亚型：

1）重型交界性大疱性表皮松解症（JEB，gravis）　亦称Herlitz型或致死性JEB（EB lethalis）。临床特点为全身泛发水疱、糜烂和萎缩瘢痕，当皮损累及头皮时，可形成部分或完全性秃发。可累及多器官系统，包括呼吸道、胃肠道、泌尿生殖道损害。此型皮肤脆性极度增高，常见甲营养不良，以致最终可造成甲脱落，甲床被瘢痕组织覆盖。患儿常在婴儿期死于败血症、多器官衰竭和营养不良。

2）轻型交界性大疱性表皮松解症（JEB，mitis）　亦称非Herlitz型或全身性萎缩性良性EB（generalized atrophic benign EB）。尽管水疱、糜烂、萎缩瘢痕和炎症后色素减退或加深均可发生，但增生性肉芽缺乏。而且除了气管、喉部病变外，其他皮肤外病变缺乏，甲、头皮病变与Herlitz型相似，但寿命正常。

3）泛发性良性营养不良型大疱性表皮松解症：出生时即可有临床表现，累及全身皮肤，主要在四肢出现大小不等的水疱。水疱萎缩性愈合是本型的特征，甲可出现严重营养不良，可有轻度口腔黏膜受累，水疱可随年龄增长而缓解，但牙齿异常和皮肤萎缩性瘢痕可持续到成年。

（三）实验室检查

可对新的水疱进行活检、电子显微镜检查、免疫荧光标记分析等。

（四）产前诊断

可通过胎儿镜直视皮损和根据胎儿皮肤的胶原酶过度表达可做产前诊断和遗传咨询指导。

（五）鉴别诊断

需与新生儿脓疱疮、金黄色葡萄球菌烫伤样皮肤综合征鉴别。

二、治疗原则和措施

主要是减少摩擦，保护创面，严格执行无菌操作。加强皮肤护理，预防感染，促进伤口愈合。强调营养支持，维持水、电解质平衡。联合应用皮肤外用药，如莫匹罗星、碱性成纤维细胞生长因子等。积极处理并发症。有报道大剂量维生素E治疗可以缓解症状报道。交界型可短期应用肾上腺皮质激素以缓解症状。

三、护理和监护要点

1. 创面保护　疱疹多位于易摩擦的膝、肘、手足等。需裸露患儿置暖箱中，严格调节温度与湿度，充分暴露创面，勤换衬垫，维持患儿皮肤干燥状态。

2. 创面清洁　清洗后彻底清除腐败痂皮，外涂创面修复剂，对创面愈合有一定辅助性作用。

3. 疼痛管理　部分患儿因疼痛，出现哭闹、烦躁等现象，容易引起肢体摩擦，必要时给予镇痛剂、镇静剂或非药物性镇痛。

4. 保护性隔离，预防感染。

5. 密切观察病情　每小时观察患儿生命体征、反应、面色、哭声、皮肤颜色、吸吮功能、有无呕吐、四肢活动等情况并记录。观察患儿有无新的大疱发生，以及伤口敷料是否干燥、有无渗液。

四、疗效和预后评估

本病主要对症治疗，提高生存质量，尚无彻底根治的方法。积极预防感染的发生对降低病死率非常重要。单纯型一般预后良好，痊愈快，不留瘢痕；营养不良型疱疹结痂脱落后容易留有瘢痕；交界型一般病情相对严重，预后差。

五、诊疗关键点和难点

1. 本病临床诊断不难，但有条件单位应进行水疱活检，电子显微镜检查，免疫荧光标记分析等对本病分型，有助于预后判断。

2. 因皮肤、黏膜屏障受损，防治感染非常重要。应采取保护性隔离，严格无菌操作。

3. 患儿有皮肤和黏膜脆性，即使温和的护理操作也会导致损伤、起疱的风险，悉心护理对患儿病情的康复起着十分关键的作用。

4. 注意与金葡菌烫伤样皮肤综合征鉴别

5. 出院时做好护理宣教，树立战胜疾病的信心。

（黄辉文）

第五节 色素失禁症

色素失禁症（incontinentia pigmenti，IP），又称Bloch-Sulzberger综合征或Bloch-Siemens综合征，是一种少见的X染色体连锁显性遗传性疾病（也可为常染色体显性遗传），多为女性发病，但男性病情严重、多为死胎。发病率约为1/50 000。该病在新生儿期多以皮肤损害为首发症状，常被误诊为脓疱疹、湿疹、大疱性表皮松解症等，但因该病可导致神经系统损害、智力发育迟缓及眼、牙齿、毛发等多处发育异常，临床需提高对该病的认识，早期诊断。

一、诊断要点

（一）临床特点

1. 皮肤损害　多为首发症状，临床可分4个阶段。第1阶段（红斑水疱期）：患儿出生或出生后不久即在四肢或躯干见到大小不等的疱疹，排列成行，并伴有不规则线条状红色结节或斑块，可反复出现，持续数周至数月，易误诊为脓疱病，但疱疹破溃液中查不到细菌。第2阶段（疣状增生期）：皮损呈线状疣样损害，发于手、足背部，特别是在指趾背部，皮肤变硬、变厚。第3阶段（色素沉着期）：有些患儿生后即可见皮肤有黄褐色或灰黑色的色素沉着，图形奇特，可呈螺旋状、线条状、网状或片状，有的像大理石花纹，主要分布在四肢及躯干，不沿皮纹或神经分布。色素持续多年。前三个阶段的皮损可交替出现。第4阶段（色素消退期）：数年后，患儿皮肤色素可完全消退或变浅。

2. 眼部异常　约1/3的病例有先天性白内障、视神经萎缩、视盘炎、视网膜出血、色素沉着、眼球震颤、蓝色巩膜、斜视等。

3. 其他　约1/3的病例有神经系统症状，可出现小头畸形、智力低下、痉挛性瘫痪和癫痫等表现。还常伴有萌牙延迟、栓状齿、恒牙冠形成异常、头发稀疏、头顶瘢痕脱发、指甲发育不良、指甲薄软伴纵横条纹等症，此外罕见高腭弓、腭裂或唇裂、脊柱裂等。

（二）实验室检查

1. 水疱活检　角质层下充满嗜酸性粒细胞。

2. 染色体和基因检查　检测X染色体上的NEMO基因序列，可为诊断提供参考。

3. 血常规　白细胞和嗜酸性粒细胞增多。

（三）诊断标准

主要依据Landy和Donnai诊断标准。

1. 无家族史者主要诊断标准　主要诊断指标：①新生儿期出现皮疹，表现为红斑、线性分布，血嗜酸性粒细胞增多。②典型线状色素沉着，主要分布在躯干部。③皮肤呈线状萎缩，毛发受损。支持指标：①牙齿受累。②秃发。③羊毛样卷发。④指甲异常。至少满足1条主要诊断指标，加1条支持指标可确诊。基因检测有助确诊。

2. 有阳性家族史者临床诊断标准　①曾具备典型皮疹的病史或皮疹的证据。②典型的皮肤损害表现（色素沉着，原色素沉着部位皮肤相关瘢痕，皮肤条状无毛发，秃发）。③牙齿异常。④羊毛样卷发。⑤视网膜疾病。⑥多次妊娠男胎流产。具备1条临床诊断指标即可诊断。

（四）鉴别诊断

需与大疱性表皮松解症和单纯疱疹病毒感染鉴别。

二、治疗原则和措施

本病无特异性治疗，主要是对症支持治疗，防治感染。皮肤改变有逐渐减轻趋势，有的患儿可恢复。若婴儿期发病，色素沉着常到青春期消退。在水疱期应注意防止继发感染，可外用含肾上腺皮质激素类的抗生素软膏。伴随的秃发及牙、眼和中枢神经系统的病变常不随之好转。

三、护理和监护要点

加强皮肤护理，避免在色素沉着斑的皮肤进行静脉穿刺和胶布、心电监护电极片、敷贴的使用。导连线及各管道合理放置，防止患儿皮肤受压而破损。其他受累系统要根据病变特点做相应的护理。眼睛视网膜并发症如早期发现可以预防治疗，应在婴幼儿期定期检查眼底。做好患儿父母的沟通和宣教工作。

四、疗效和预后评估

目前认为本病的远期预后主要取决于是否合并其他系统受累，尤其是合并有神经系统和眼部受累的患儿预后较差。皮肤损害可自愈。提高儿科医师对该疾病的认识，制订合理的诊疗和随访计划，对患儿的预后十分重要。可对患儿进行产前诊断和早期干预，为家庭提供遗传咨询。

五、诊疗关键点和难点

1. 红斑水疱期、疣状增生期和色素沉着期的皮损可交替或同时存在，故皮损呈多样性。
2. 注意与大疱性表皮松解症鉴别。
3. 注意保护性隔离，预防感染。

（黄辉文）

第六节　先天性鱼鳞病

先天性鱼鳞病（congenital ichthyosis），是一组以皮肤干燥并伴有鳞状脱屑为特征的异质性疾病，属于常染色体单基因遗传病。其共同特征都是皮肤局限性或泛发性过度角化异常。新生儿期起病的先天性鱼鳞病包括性联鱼鳞病、板层状鱼鳞病、显性遗传先天性鱼鳞病样红皮病、胎儿鱼鳞病、火棉胶婴儿等。

一、诊断要点

（一）临床表现

1. 性联寻常性鱼鳞病（X-linked ichthyosis vulgaris，XLI）　又名黑鱼鳞病，X连锁隐性遗传，几乎全为男性发病。出生时或出生后不久即发病，表现为轻度弥漫性脱屑，渐进展演变为更大的多边形透明鳞屑。鳞屑可能变为板层状、具有黏附性，呈棕/褐色，以面部、颈部、躯干最严重，手掌、足底和面中部通常不受累。皮损不随年龄而减轻。眼裂隙镜检查，男、女均可见到在角膜后壁或弹性层膜上具有多数小的混浊点。男性患儿可伴隐睾，少数有神经系统、认知和发育异常。

2. 板层状鱼鳞病（lamellar ichthyosis，LI） 又名隐性遗传先天性鱼鳞病样红皮病（congenital ichthyosiform erythroderma，CIE），属常染色体隐性遗传。出生时或出生后不久发病，皮损特点为较厚的、暗色、板状附着性角化过度鳞屑，中央黏着，边缘呈游离凸起，伴弥漫性红斑，还存在不同程度的掌跖角化（手掌和足底增厚）。角化过度可能损害汗腺功能，导致少汗。

3. 先天性鱼鳞病样红皮病（大疱型）（congenital ichthyosiform erythroderma，CIE） 属常染色体显性遗传。出生时即有皮肤发红，角质样增厚，鳞屑如盔甲状分布于全身，呈灰棕色，脱屑后留下湿润面，可伴有松弛性大疱，其上再度形成鳞屑，以四肢屈侧和皱褶部位如腹股沟、腕部，腋窝和肘部受累较重。随年龄增长症状可减轻。

4. 胎儿鱼鳞病（ichthyosis fetalis） 又名丑角样鱼鳞病（harlequin ichthyosis，HI）属常染色体隐性遗传。罕见，但为最严重的先天性鱼鳞病。出生时即可见全身覆盖较厚、裂缝性盔甲样板状角化过度，伴严重眼睑外翻、嘴唇外翻和耳郭畸形，面容丑陋。大多数为死胎，或生后因呼吸、吸吮困难于数天或数周内死亡。

5. 火棉胶样儿（collodion baby） 又名羊皮症，属常染色体隐性遗传。出生时即可见全身被覆盖一层羊皮纸样或胶样薄膜，膜无弹性，呈光亮束于全身，使体位固定受限，并引起眼睑外翻。随后胶膜出现裂隙、脱落露出潮湿、高低不平、呈红斑样的皮。脱屑从皲裂部位开始，并逐渐遍及全身，头颅和肢端最晚脱屑。鳞屑为糠秕状，也可增厚如甲片。大部分病例数天后嫩皮又角化变成火棉胶样，如此反复硬化和脱屑，迁延不愈。少数病例反复数次后不再角化。重症者耳鼻被拉紧而变得平坦，口唇和眼睫毛向外翻出。

（二）辅助检查

1. 皮肤活检 皮肤活检标本成纤维细胞培养是敏感性最高的方法，染色体缺失或突变引起的病例都能检出。

2. 基因检测 鱼鳞病系遗传性疾病，根源在于基因的异常，不同类型的鱼鳞病，异常基因所在的染色体和定位不相同，目前对致病基因的定位还处于研究之中。

3. 产前诊断 羊膜穿刺术和绒毛膜绒毛取样胎儿细胞的DNA进行基因分析，也可以通过超声检测胶体膜角质化。妊娠中期行唐氏综合征血液筛查时得出血清游离雌三醇水平异常低下的孕妇需警惕怀有隐性XLI胎儿。

4. 携带者检测 经基因检测检出的男性XLI受累者，可针对性采用相同技术检测该患者的女性亲属（如母亲）是否携带致病染色体。遗传咨询对患者家庭有意义。

二、治疗原则及措施

鱼鳞病尚无特效治疗。大部分遗传性鱼鳞病不能治愈，对症治疗、局部保湿、促进愈合、改善皮肤屏障功能、防止感染是主要治疗手段。频繁和大量使用润肤剂和保湿剂是主要治疗方法，可以滋润和抚平皮肤，包括使用保湿剂（如甘油）、封闭剂（如凡士林）、润肤剂（如鲸蜡醇）等，婴幼儿不主张使用角质层分离剂（如尿素和α-羟基酸）。

1. 治疗目的是缓解症状，增加角质层含水量和促进正常角化。

2. 全身治疗，可试用维生素A软膏、乳膏基质、银屑灵等。

3. 局部可用增加角质层含水量，去除过度角化的物质，如5%乳酸软膏、鳞康等。用美皮康加银离子敷料外敷皮肤，优拓纱布覆盖双眼、手指和足趾。

4. 有感染可外用抗生素软膏。鱼鳞病会增加皮肤和头皮癣菌感染的风险，在合并感染时局部抗真菌治疗。

5. 给予维生素A、维生素D口服。

三、护理和监护要点

1. 密切观察病情，监测生命体征。

2. 采取保护性隔离，严格无菌操作，防治感染。

3. 箱温调至32～34℃，湿度50%～70%，避免箱内环境过于干燥增加患儿不显性失水量，包被叠成“鸟巢”样式。

4. 加强皮肤护理，如规律涂用温和的润肤剂如凡士林可部分代替皮肤屏障功能，使堆积的鳞屑脱落，并为皲裂或糜烂的愈合提供合适的环境。避免使用皂液或沐浴液。加强眼部、口腔护理。

5. 加强营养支持。由于过度增生情况下表皮更新加速使代谢需求增加，需要及时补充热量和营养。

6. 评估和处理疼痛，必要时给予非药物或药物性镇痛。

四、疗效和预后评估

不同类型患者预后不同。对于多数患者，随着时间的推移病情会显著改善并能保持稳定。重症患儿预后较差，多因不能吸吮或继发感染而死亡；轻症者皮肤可反复剥脱数月，最终局限于四肢伸侧，患儿的营养和活动均不受影响。但因为它影响人的外貌和美观，所以需要终生使用药物（药膏）治疗。

对于皮肤干燥和鳞屑很严重的患者，推荐定期进行皮肤科随访每6周1次，直到皮肤干燥改善且患者和/或家属能够很好地处理这一问题为止。遗传咨询有助于诊断和优生优育。

五、诊疗关键点和难点

1. 加强皮肤护理，局部保湿，减轻皮肤干燥，预防继发感染。

2. 恰当评估和处理患儿疼痛。

（黄辉文）

第七节　新生儿皮下坏疽

新生儿皮下坏疽（neonatal infectious gangrene of subcutaneous tissue）是新生儿期一种严重的皮下组织急性感染，病原菌多系溶血性金黄色葡萄球菌，发病后皮下组织广泛炎症和坏死，病情发展快，短时间内病变范围可迅速扩大，易并发败血症，病死率高。

一、诊断要点

（一）临床表现

1. 皮下坏疽好发于身体受压部位，多见于臀部和背部，也可发生在枕、颈、骶、会阴等部位。

2. 细菌感染病原菌多为金黄色葡萄球菌，少数为表皮葡萄球菌、产气杆菌、大肠埃希菌、铜绿假单胞菌等。

3. 起病急，病变发展快。多有高热，体温达38～39℃，可有拒乳、哭闹。如合并败血症，多出现黄疸、出血点、腹泻、腹胀、肝脾大、精神萎靡、体温不升，严重者有呼吸困难、抽搐、昏迷、休克、DIC、肾衰竭等。

4. 局部典型表现为皮肤片状红肿，皮温增高，触之稍硬，边界欠清。病变迅速向周围扩散，出现弥漫性潮红，指压褪色，中心部位皮肤渐变为暗红、紫褐色，质地由硬变软，有漂浮感，少数病例积脓稍多时有波动感。有时中心可见小孔，向外流出混浊黄褐色带油珠样液体。晚期病变部位可由暗紫色变为紫黑色，和健康皮肤有明显分界。有些甚至破溃流脓。

5. 临床分型　根据病变区域表现可分为4型：坏疽型（最多见）、脓肿型、蜂窝织炎型和坏死型。

（二）辅助检查

1. 血常规　外周血白细胞计数多升高，中性粒细胞增高，可有核左移。

2. 血培养　有细菌生长时可确诊为败血症。

3. 脓液培养　可协助查找病原菌，选择抗生素。

（三）鉴别诊断

新生儿皮下坏疽需与尿布疹、新生儿硬肿症、丹毒、皮下脂肪坏死等鉴别。

二、治疗原则和措施

1. 抗感染　多采用联合抗生素治疗，选用三代头孢菌素、氨苄青霉素等联合应用，以后根据细菌药物敏感试验结果换用有效的抗生素。抗生素停用指征：体温正常3～5天；病变范围明显缩小；伤口见新鲜肉芽组织生长，分泌物少；无全身感染病灶。应防止长时间使用抗生素导致菌群失调及二重感染。

2. 局部处理　炎症初期或蜂窝织炎型，可外敷莫匹罗星、多磺酸粘多糖或鱼石脂软膏。当皮肤出现暗红或手触之有漂浮感时，应及早切开引流，在病变区做多个放射状小切口，病变中央区作数个横切口。然后在健康与病变皮肤交界处做多个小切口，每个切口长0.5～1cm，切口间距2～3 cm，以小血管钳分开两切口间的皮下间隙，放入凡士林纱条压迫止血并引流。术后每天用生理盐水、呋喃西林溶液或含抗生素的溶液清洗伤口，视分泌物多少每天清洗换药1～3次。如有扩散随时加做切口，使引流通畅。一般创面愈合后不留严重瘢痕，如有大片皮肤坏死留有较大创面时，可应用负压封闭引流技术（vacuum sealing drainage，VSD）促进引流和周围皮肤生长，缩短愈合时间。对于坏死组织要早期清除，对于皮肤因波及面大而大范围损伤者宜采用点状植皮术，可促使创面早期愈合。

3. 加强支持疗法　凡有高热、拒食、脱水、酸中毒或重型病例，要加强支持疗法，注意补充水、电解质、热量及维生素。可多次使用白蛋白、新鲜血浆、复方氨基酸等营养治疗，促进创面愈合。

三、护理和监护要点

加强创面护理，及时换药；采取合适体位，避免切口受压。

四、疗效和预后评估

预后与就诊早晚和治疗正确与否有关，近年

来由于卫生状况的改善和预防措施的加强，发病数和病死率已明显降低。

五、诊疗关键点和难点

1. 由于新生儿皮下坏疽进展迅速，在病变初期即应按急症处理，限制病变扩散，积极预防和治疗全身感染症状。

2. 当皮肤出现暗红色且有漂浮感时，应早期切开充分引流。

3. 注意与新生儿硬肿症、丹毒、皮下脂肪坏死等鉴别。

（黄辉文）

第八节　新生儿医源性皮肤损伤

新生儿医源性皮肤损伤（iatrogenic skin injuries，ISIs）系指新生儿住院期间有创性的操作、药物输入和固定粘胶移除等导致的与皮肤疾病无关的皮肤损伤。国内NICU患儿医源性皮肤损伤发生率为15.10%，其中胎龄＜29周的早产儿发生率为36.80%，主要包括医用胶相关性皮肤损伤（MARSI）、医疗器械相关性压力损伤（MDRPI）、药物外渗等。

一、诊断要点

诊断主要依据临床表现及相关的医疗行为史（如护理史、药物注射史、医疗器械使用史等）。

（一）病史和高危因素

有粘贴敷料、使用皮肤消毒剂、动静脉穿刺、输液、使用经鼻正压通气或经鼻气管插管等病史。危险因素主要有：低出生体重、胎龄、住院时间、使用中心静脉管路、机械通气和持续正压管路使用时间、粘贴敷料方法、皮肤消毒剂影响以及割伤、摩擦伤、压伤等，与医用粘胶材质、医疗器械以及护理手法等都具有密切关系。

（二）临床特点和分类

1. 医用粘胶相关性皮肤损伤　主要有医用胶布、敷料敷贴、电极片等粘贴所引发的皮肤过敏及皮肤撕脱伤等。移除粘胶后皮肤出现持续30min或更长时间的红斑和/或皮肤异常（包括但不限于水疱、糜烂或撕裂）的情况。

2. 药物渗漏所致的皮肤损伤　在静脉输入多巴胺、万古霉素、钙剂、甘露醇等高渗透压或刺激性强的药物时，易引起静脉炎，使局部血管通透性增高，发生药液或液体渗出、外渗至正常血管通路以外的周围组织中，表现为肢体肿胀、发白，局部皮肤损伤、坏死，渗漏导致皮下组织钙化等，是静脉输液治疗中常见的不良事件。

3. 医疗器械相关性压力损伤　医疗器械对接触部位皮肤产生压力是导致压力性损伤的主要原因。局部组织长时间受压导致血液循环障碍，局部持续缺血、缺氧、营养不良而致软组织溃烂和坏死，主要包括持续气道正压通气鼻塞压迫、引流管压迫、因治疗需要局部制动、暖箱探头压迫、穿戴过紧等所致的皮肤压迫损伤。损伤部位形状和范围与医疗器械形状一致。

4. 皮肤感染所致的损伤　因护理不当导致的局部感染，通常发生在皮肤已受损伤的部位，主要有尿布皮炎、留置针穿刺点局部的静脉炎、外科术后和造口相关皮肤损伤、头皮电极放置部位感染及足跟采血部位感染等。

5. 刮擦伤　患儿哭闹躁动导致双足外踝皮肤摩擦伤、指甲、锐器刮伤。

6. 烫伤　沐浴或热水袋、暖箱、蓝光箱、烤灯使用不当导致的皮肤损伤。

二、治疗原则和措施

（一）医用粘胶相关皮肤损伤

1. 在充分评估伤口的基础上清洗伤口，去除粘胶残留物质、细菌和坏死组织；用无菌生理盐水低压冲洗伤口，保护肉芽组织；为伤口提供一个湿润的环境，以促进细胞生长加速伤口愈合。

2. 如为接触性皮炎，明确致敏物质后应避免再次接触；富含脂质的润肤霜可以帮助皮肤维持完整的屏障功能，避免外界物质的刺激。

（二）医疗器械相关压力性损伤

1. 使用生理盐水冲洗压力性损伤伤口，冲洗伤口能够促进压力性损伤的愈合。

2. 对于疑似感染、确诊感染或疑似严重细菌定植的压疮，可选用具有抗菌作用的溶液清洗，但新生儿选择何种抗菌清洗液暂未见相关报道。

3. 对失活的压力性损伤组织进行清创。当伤口延迟愈合（4周或4周以上），且一般的伤口护理和/或抗生素治疗无效，高度怀疑有生物膜存在时应进行清创。

4. 若创面位于缺血肢体，且呈牢固、坚硬、干燥的焦痂，不行清创处理。一旦出现感染迹象，宜立即清创。

（三）静脉输液渗漏性损伤

1. 发现输液渗漏伤后立即停止输液并早期通过静脉通路尽量回抽药液，减少渗出药液的量，可以降低损伤程度。

2. 当药液渗漏至肢体肿胀时，抬高患肢有利于降低毛细血管静压从而减轻水肿，预防筋膜室综合征的发生。

3. 治疗必须迅速或在发生静脉外渗后1h内进行。外渗处的皮肤不能采用湿热敷。可外用硝酸甘油治疗，使用50%硫酸镁湿敷（用37～40℃的50%硫酸镁溶液浸湿无菌脱脂纱布，覆盖渗漏肿胀处，每天2次，每次30min）；并使用0.9%氯化钠溶液皮下冲洗或联合透明质酸酶处理。

4. 当刺激性强的液体（如肠外营养液、万古霉素等）严重渗漏时，推荐采用反复多次0.9%氯化钠溶液皮下冲洗（于渗漏伤周围做小切口，生理盐水经切口处注入皮下后抽吸出，多次反复进行或先在渗漏部位周围皮下注射透明质酸酶，再进行盐水冲洗），能促进渗漏药液的吸收、稀释和分散，与透明质酸酶皮下注射联合使用效果更好。

5. 对于静脉使用血管活性药物（如肾上腺素、去甲肾上腺素、多巴胺、多巴酚丁胺等）渗漏后应立即沿渗出部位周围皮下注射酚妥拉明（配制成1mg/mL），再用余液湿敷坏死处皮肤。使用时要严密观察心率和血压，如出现血压降低、心率增快、休克、低血糖、心律失常等，应慎用。

6. 对于静脉使用非血管活性药物渗漏后应立即沿渗出部位边缘皮下注射透明质酸酶（15U/mL），用1mL的注射器向穿刺点和4个部位分次注射0.2mL的溶液。每次注射时需要更换针头，避免交叉感染。

7. 硝酸甘油外用软膏可以有效缓解新生儿局部皮肤缺血症状及药物外渗所导致的局部缺血

损伤。

8. 使用喜辽妥按摩能够加快皮肤肿胀消退、缩短皮肤痊愈时间，减轻损伤程度。

9. 局部减压处理严重输液渗漏所致组织肿胀。

10. 使用静脉输液过滤器可有效预防静脉炎发生，发生静脉炎可在中心静脉置管部位上方皮肤、沿血管走向贴水胶体敷料。

（四）烫伤

1. 一旦发生烫伤，立即用冷水冲洗或冷敷创面。

2. 创面未污染、水疱表皮完整者，不去除水疱，严格消毒后，水疱低位刺孔引流，用无菌纱布轻拭创面，再外用重组人表皮生长因子衍生物喷洒创面，然后用烫伤膏例如磺胺嘧啶银油纱布换药覆盖无菌纱布包扎，隔天换药1次。

3. 对于水疱表皮已破溃者，则去除疱皮，然后用生理盐水冲洗，外喷重组人表皮生长因子衍生物后用烫伤膏油纱布换药包扎。

4. 对于小面积烫伤和一些特殊部位的烫伤如头面部、颈部、会阴部、臀部创面，予灭菌生理盐水冲洗后暴露，外喷重组人表皮生长因子衍生物，再轻轻涂上烫伤膏冷霜，每天2次，并保持创面清洁干燥。后期用具有生肌作用的烧伤湿润膏换药。

三、护理和监护要点

（一）皮肤常规护理

新生儿首次沐浴时间推迟至生后24h之后，以防止低体温发生。相比擦浴，襁褓式沐浴和盆浴更能维持早产儿沐浴后的体温稳定。保持臀部皮肤清洁和干爽，减少尿布皮炎的发生，根据条件选择使用液体辅料、润肤剂、软膏类的具有屏障作用的护肤产品，如含凡士林或氧化锌的护臀膏或鞣酸软膏，尿布皮炎也可采用局部氧疗和维生素AD、维生素E涂抹有一定疗效。查找腹泻病因并治疗。暴露新生儿脐带残端，并保持干燥、清洁，如脐带残端无感染征象，则不用任何药物或消毒剂。润肤剂有助新生儿维持皮肤状态稳定，降低皮炎发生风险，常用润肤剂包括凡士林软膏和橄榄油、葵花籽油、椰子油等矿、植物油剂，涂抹时应轻柔以免损伤皮肤。皮肤消毒时应使用碘伏，待干后用无菌0.9%氯化钠溶液清除残留碘伏。不推荐使用氯己定或酒精消毒皮肤。

（二）医用粘胶相关皮肤损伤

1. 根据预期用途、位置和皮肤环境选择医用粘胶产品。如：血管通路固定选择透明的聚乙烯敷料，面部适宜选择含有硅酮的粘胶产品，水肿的皮肤环境选择延展性好的粘胶产品，避免使用黏附力过强的粘胶产品。

2. 医用粘胶使用前，保持皮肤清洁和干爽，采用液体敷料、硅酮敷料、水胶体敷料等不含酒精的皮肤隔离保护剂，能够有效减少医用粘胶所致的表皮剥脱和红斑。保护皮肤免于体液、渗出液、尿液和粪便的侵蚀。固定各种导管和插管前使用水胶体敷料贴于固定部位。

3. 采用无张力性粘贴和水平撕脱的方法粘贴与移除粘胶产品。无张力性粘贴是指在粘贴粘胶产品时不施加任何张力，避免粘胶产品紧绷，并且应顺着皮肤的纹理粘贴，需要在关节附近粘贴时，关节屈伸不受限。水平撕脱操作方法为松开粘胶剂边缘后，一只手在粘胶边缘将皮肤下压，另一只手沿着毛发生长方向靠近皮肤水平（0° 或180° ）缓慢地撕下粘胶剂。可用医用粘胶去除剂（推荐使用含高亚油酸但低油酸的矿物油和植物油去除粘胶产品，目前，医用硅酮除胶剂应用较为广泛，多为喷雾剂型），持续湿润粘贴区域皮肤表面，使用水胶体敷料、透明敷料或泡沫敷料等为伤口提供湿润环境，以减轻患儿疼痛感，减少由移除粘胶所致皮肤损伤。

（三）医疗器械相关压力性损伤

1. 应选择合适的器械型号以及对患儿危害较小的材料并采取保护措施。医疗器械型号选择不合适可导致局部受压严重，增大摩擦力；固定医疗器械时为其提供必要支撑，避免医疗器械对皮肤造成额外的压力或剪切力，同时保证固定稳妥，避免医疗器械移位。

2. 时常对医疗器械接触部位及周围的皮肤或黏膜进行评估，内容包括医疗器械对皮肤组织造成的压力类型（垂直压力、摩擦力、剪切力）、皮肤组织持续受压的时间、皮肤颜色、温度、有无水肿、硬结、水疱、破损、渗液等。

3. 对于可预见的压力，使用保护性屏障敷料能够有效预防压力性损伤的发生。新生儿科常用的保护性屏障敷料包括硅胶敷料、水胶体敷料、泡沫敷料等。

4. 留置胃管时，选择的胃管管径应适合新生儿鼻孔大小，胃管与鼻孔内黏膜间留有间隙；固定胃管时使用水胶体敷料垫在胃管下，避免胶布直接固定于皮肤表面；置胃管时确保不对鼻或口周皮肤形成潜在的压迫风险。

5. 无创正压通气时，选择合适型号的帽子及鼻塞或鼻罩；鼻部、人中及面部两颊贴水胶体敷料；帽子佩戴于正中位置，固定架位于头正中位，松紧适宜；鼻塞与鼻孔内黏膜留有间隙，避免将鼻塞的壶腹部全部塞入鼻腔；每2～4h交替使用鼻塞和鼻罩或每2～4h取下鼻塞或鼻罩，并用润肤油润滑鼻腔。

6. 留置气管插管时，选择经口气管插管；每4～6h评估气管插管下方及周围皮肤的完整性、皮肤颜色和皮肤张力；呼吸机应放置于暖箱外靠近患儿脚部的位置；可用固定支架固定经口气管插管，降低对口唇部的压力，并提高气管插管末端位置的稳定性。

7. 留置引流管时，用泡沫敷料使引流管与皮肤不直接接触，并吸收引流管分泌物的浸渍；在泡沫敷料一边剪开至中心位置，沿中心点剪一小三角形，便于安置引流管；引流管在皮肤的出口处周围用泡沫敷料进行皮肤的保护，再用弹性柔棉宽胶带将引流管固定于泡沫敷料上。

8. 固定血管通路导管时，可用无菌皮肤保护膜涂抹于皮肤表面进行保护；采用无张力粘贴法行血管通路导管固定；外周静脉留置针的肝素帽或无针输液接头处下方需垫水胶体敷料防止压力性损伤 。

（四）静脉输液渗漏性损伤

1. 利用外周静脉输液或输注药物时，宜选择粗直的静脉进行穿刺置管；尽量避免将血管通路装置放置在难以固定的区域，例如关节处；外周静脉血管通路应使用尽可能接近生理渗透浓度的药物；静脉营养液的糖浓度应≤12.5%，渗透浓度＜900 mOsm/L，药物pH值为5～9；当出现滴速减慢或不滴、局部有渗出、穿刺点周围皮肤有发红等临床指征时需更换。

2. 利用中心静脉输液或输注药物时，应由经过专业培训、具有穿刺资质的医护人员实施穿刺，并建立中心静脉置管规范化操作和维护流程。发生静脉炎时，在中心静脉置管部位上方皮肤、沿血管走向贴水胶体敷料。

（五）烫伤

安全使用暖箱、光疗箱、辐射台等，加强巡视，沐浴时做好水温监测。密切观察伤口变化情况。

四、诊疗关键点和难点

应严格遵守各项操作规程，尽量避免发生医源性皮肤损伤。如果难以避免，应加强巡视和监测，尽早发现，及时干预，尽量减轻损伤程度。

（黄辉文）

第九节　早产儿视网膜病

早产儿视网膜病（retinopathy of prematurity，ROP）是早产儿尤其是低出生体重儿发生的一种视网膜异常血管化的双侧性眼睛疾病，包括视网膜和玻璃体的异常血管化、细胞成熟与分化异常等，主要表现为视网膜缺血、新生血管形成、纤维组织增生，最终牵拉视网膜，造成视网膜剥离，为视力损害（包括近视、散光、失明等）的重要原因之一。早产、低出生体重及吸氧是公认的ROP三大危险因素，预防早产、合理用氧、及时筛查与合理治疗是预防ROP所致视力损害的重要措施。目前ROP的治疗方法主要有冷凝治疗、激光光凝治疗、巩膜环扎术、玻璃体切割术及药物治疗等，而随着研究的不断深入，药物治疗已逐渐成为ROP治疗的主要手段之一。

一、诊断要点

（一）病史和高危因素

1. 早产、低出生体重　胎龄越小、出生体重越低，ROP的发生率越高、程度越重。

2. 氧疗和动脉血氧分压　吸氧浓度越高，吸氧时间越长，ROP发生率越高。但目前很难确定吸入氧浓度大于多少易发生ROP。动脉血氧分压（PaO_2）波动越大（尤其是生后第1周内）或PaO_2越低，ROP发生率越高，程度越重。现一般建议早产儿PaO_2维持于50～80mmHg，鉴于SpO_2不能准确反映PaO_2，经皮血氧饱和度（SpO_2）为95%～96%时，PaO_2为8～10kPa，故对早产儿，SpO_2最好维持在90%～94%，报警上限设为95%。

3. 其他　其他相关危险因素包括早产儿贫血，早产儿体重增加缓慢，真菌败血症，低胰岛素样生长因子1，表面活性剂的使用，长期的人工辅助呼吸，遗传因素，吲哚美辛应用，反复呼吸暂停或心率缓慢，宫内慢性缺氧，持续代谢性酸中毒，绒毛膜羊膜炎，高碳酸血症，呼吸窘迫综合征，抽搐，新生儿低血压，血液黏稠等。

（二）临床表现

ROP的临床表现主要是眼底视网膜病变。根据《早产儿视网膜病变国际分类法》（International Classification of Retinopathy of Prematurity，ICROP）（第3版），将ROP眼底病变进行分区和分期。

1. 按区域定位　以视盘为中心分为三区（图16-1）。

（1）Ⅰ区　即后周视网膜，以视盘为中心，以视盘到黄斑中心凹距离的2倍为半径的圆内区域。检查时用25D或28D镜头的间接检眼镜观察眼底，如所见视野一侧放在视盘鼻侧缘，则视野颞侧缘就相当于Ⅰ区的颞侧缘。

（2）Ⅱ区　以视盘为中心，以视盘至锯状肌鼻缘距离为半径，Ⅰ区以外的圆内区域；后Ⅱ区指在Ⅰ区和Ⅱ区交界处，由Ⅰ区的边缘向周边延伸2个视盘直径（DD）的环形区域。其病变较更周边的Ⅱ区病变威胁更大。

（3）Ⅲ区　即周边视网膜，Ⅱ区以外的颞侧半月形区域，是ROP最高发的区域。

（4）永存无血管视网膜（persistent avascular retina，PAR）描述视网膜的无血管化，可发生于周边或后部视网膜，应同时记录其位置（如后Ⅱ区）和范围（如鼻侧）。

（5）切迹　指在水平子午线上下1～2个钟点范围内的病变伸入更后部的区域，较其他区域的病变更靠近后极部。如一眼大部分病变位于Ⅱ区，但颞侧的切迹已伸至Ⅰ区，此时应记录为“继发于切迹的Ⅰ区病变”，以区别大多数病变位于Ⅰ区的患眼；同理，若大部分病变位于Ⅲ区，而颞侧切迹伸至Ⅱ区时，应记录为“继发于切迹的Ⅱ区病变”，以示与大部分位于Ⅱ区的病变严重程度不同。

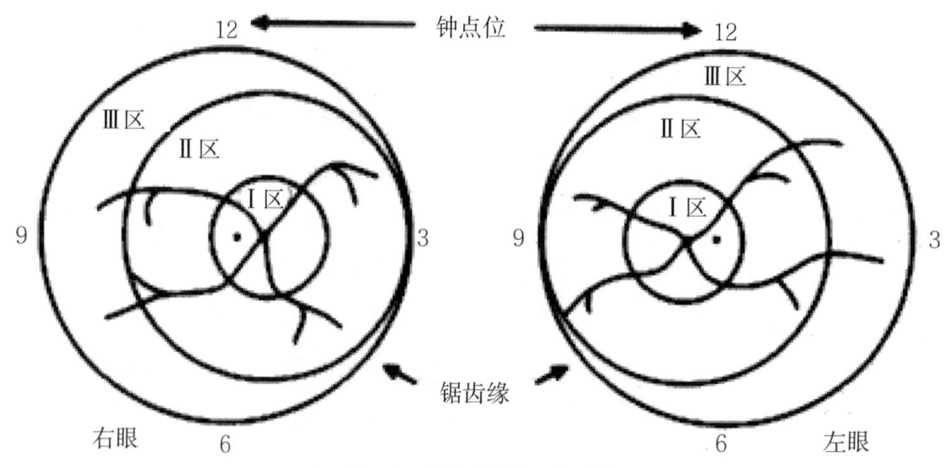

图16-1　视网膜分区示意图

2. 按时钟钟点定位病变范围　将视网膜按时钟钟点即12个30°扇形区域描述病变范围（图16-1）。

3. 按疾病严重程度分期　分为Ⅰ～Ⅴ期。Ⅰ～Ⅲ期为急性期[包括急进型ROP（aggressive ROP，A-ROP）]，Ⅳ～Ⅴ期为视网膜脱离期。

（1）Ⅰ期　血管分界线。一般情况下，视网膜血管发育在胚胎32周时达鼻侧锯齿缘，到足月时达颞侧锯齿缘；当视网膜有血管和无血管交界处未出现ROP血管特征时，推荐使用“血管化不完全（incomplete vascularization）”描述，并关注血管化部位。如有血管和无血管交界处位于Ⅲ区，记录为“Ⅲ区血管化不完全”。

（2）Ⅱ期　嵴状改变。

（3）Ⅲ期　嵴状改变伴有血管纤维化的增生性改变。

（4）Ⅳ期　视网膜部分剥离。分为视网膜次全剥离；和凹面外剥离，伴或不伴凹面剥离两种。

（5）Ⅴ期　视网膜全剥离。根据视网膜脱离漏斗的形态，分为前后均开放型、前部开放-后部闭合型、前部闭合-后部开放型和前后均闭合型4型；而为床边检查判断的便利，又分3个亚期。①5A期：检查镜下可见视盘，为宽漏斗脱离。②5B期：为晶状体后纤维增殖阻挡，或闭漏斗脱离，视盘不可见。③5C期：为在5B期基础上，伴眼前节异常，如晶状体脱位、浅前房、虹膜晶状体粘连、晶状体与角膜内皮粘连并角膜中央混浊等。

4. 一些特殊病变

（1）急进型ROP（aggressive ROP，A-ROP）　为常见于极低出生体重儿的更严重、进展更快的一种视网膜病变。特征为常见于Ⅰ区和Ⅱ区后部的病理性扁平状新生血管网快速发展，伴严重的附加病变，病变不依常规由Ⅰ期向Ⅲ期发展，而可直接发展至视网膜脱离（Ⅳ期）；病变不限于后极部，也可见于出生胎龄和体重较大的早产儿。病变的关键在于疾病发展的速度和异常血管的形态，而非病变的部位。

（2）阈值前病变　包括4种情况：病变局限于Ⅰ区的Ⅰ、Ⅱ、Ⅲ期ROP；病变位于Ⅱ区的Ⅱ期ROP伴Plus；或Ⅲ期ROP不伴Plus；以及Ⅲ期ROP伴Plus，但病变连续不到5个时钟点或累计不到8个时钟点。

（3）高危阈值前病变　包括3种情况：Ⅰ区伴有Plus病变的各期ROP；Ⅰ区不伴Plus病变的Ⅲ期ROP；Ⅱ区伴Plus病变的Ⅱ期或Ⅲ期ROP。

（4）阈值病变　Ⅰ区或Ⅱ区Ⅲ期ROP，病变达到连续5个钟点或累计＞8个钟点，同时伴有附加病变。

（5）附加病变（plus disease）和前附加病变（pre-plus disease）　依严重程度排列，附加病变包括后周视网膜血管扩张与扭曲；虹膜血管怒张；瞳孔僵硬；伴玻璃体混浊的周边血管充血。前附加病变指介于后极部正常血管表现和明显的附加病变之间的一种中间型血管扩张和迂曲。诊断时以广角照片所见Ⅰ区血管为准，而非基于小角度照片中所见血管或异常血管的象限数；强调从正常血管至前附加病变，再到附加病变，代表视网膜血管的连续性变化。

（6）退行（regression）　为ROP的晚期阶段，指病变的退化或消除；分为自发退行和治疗后退行，包括血管改变和周边ROP病变等。

1）血管改变　最初表现为特征性的血管变化，如附加病变减轻和血管向周边无血管视网膜生长；与激光治疗后和自发退行比较，抗VEGF治疗后血管改变出现更快。

2）周边ROP病变　表现为新生血管组织变薄和变白。ROP退行后，视网膜血管化可呈完全性，不完全性（部分性）或无血管化，自发退行后不完全血管化可占到19%。其中外周性改变有：视网膜外周静脉未能血管化，非分叉视网膜分枝静脉异常，出现连结周围血管的血管连拱和毛细血管扩张；视网膜颜色改变，玻璃体视网膜界面改变，视网膜变薄，周围视网膜出现皱褶，玻璃体膜状改变（伴或不伴视网膜剥离），格子样退行性改变，视网膜断裂和牵引性或破裂源性视网膜剥离。后周改变有：血管扭曲，颞部连拱血管变直和主要颞部连拱血管植入角度变小；视网膜颜色改变，黄斑扭曲与异位，黄斑区行向周边的视网膜向外延伸与出现皱褶，玻璃体视网膜界面改变，玻璃体膜状改变，覆盖视盘的视网膜出现牵拉状改变以及牵引性或破裂源性视网膜剥离。

3）其他表现　如晶状体血管膜消退、瞳孔更易散大、屈光间质更清楚和视网膜内出血吸收等。

（7）复活（reactivation）　发生于完全或部分退行后，表现程度不一，从新发的自限性分界线，到再现伴附加病变的Ⅲ期病变不等。其特征有血管改变和ROP病变，但不按急性期病变分期的正常顺序发展。血管改变包括重新出现类似于附加病变和前附加病变的血管扩张或迂曲，但较急性期ROP轻，表现为视网膜外血管纤细，可伴出血；复活通常发生在原有嵴的位置，或在视网膜内血管生长的前缘。记录时应包括病变的程度和部位，并用“复活”二字限定；如复活时出现分界线，记录为“复活的Ⅰ期病变”。若有多个嵴并存时，因靠前者活跃度更高，故限定词“复活”应加在靠前的嵴上。

（三）筛查

1. 筛查对象和指征

（1）胎龄＜34周或出生体重＜2 000g的早产儿。

（2）出生体重＞2 000g早产儿，但病情危重曾接受机械通气或无创正压通气，吸氧时间较长。

（3）不同地区可能有不同的筛查要求，如广州市ROP免费筛查标准胎龄放宽到所有在广州出生的早产儿；而在广州出生的新生儿，若出生体重＜2 000g，即使胎龄＞37周，依然属于ROP的筛查范围，但不属于免费筛查范围。

2. 筛查开始时间　从生后第4周开始，若胎龄＜28周，则从PMA 31～32周开始。

3. 检查方法

（1）间接检眼镜　一般用屈光度25D或28D透镜进行眼底检查。此方法有一定主观性，可能存在漏诊，需要检查者有较高的技术。

（2）广角数码视网膜成像系统（RetCam）眼底照相技术　此方法检查结果较客观，不同眼科医生对结果判断的准确性、一致性和可靠性比较好；检查结果可保存；可减少由检查本身造成的眼球损伤。

4. 筛查及随访频度　根据第一次检查结果而定。

（1）无ROP者，每2周1次，直至PMA42周，或直至周边视网膜血管化。

（2）Ⅰ、Ⅱ期ROP，每周1次，直到出现退行性改变。

（3）Ⅲ期阈值前ROP，每周检查2～3次，准备手术治疗。

（4）Ⅲ期阈值ROP，诊断后72h内手术治疗。

（5）Ⅳ、Ⅴ期ROP，眼科手术治疗。

（6）转院或出院者仍应坚持眼科随访直至PMA 44周。

（7）ROP有瘢痕残留者最少每年随访一次，直至终生。

二、治疗原则和措施

Ⅰ期和Ⅱ期ROP一般不需要立即治疗，但需严密观察；Ⅲ期为治疗的关键，如发现Ⅲ期病变即开始治疗，疗效比较好，大部分可以避免致盲；Ⅳ期和Ⅴ期ROP治愈率比较低，视力损害和致盲发生率均很高。

常用治疗方法包括冷凝治疗、激光光凝治疗、手术治疗（巩膜环扎术、玻璃体切割术）及药物治疗等，目前药物治疗已逐渐成为ROP治疗的重要手段之一。

1. 冷凝治疗　阈值ROP的经典治疗方法，但并发症较多，目前多用于前部病变的ROP。

2. 激光光凝治疗　操作更精确，并发症更少，现已很大程度上取代了冷凝治疗。适应证如下。①Ⅰ区病变：Ⅲ期ROP或任一期ROP伴附加病变。②Ⅱ区病变：Ⅱ/Ⅲ期ROP伴附加病变。③A-ROP、ROP阈值病变、Ⅰ区阈值前病变的最佳治疗方式是在诊断后72h对无血管区视网膜边缘进行激光消融，范围为锯齿缘到嵴之间的视网膜无血管区；可分为两阶段的激光光凝治疗，出血更少且没有纤维增殖。

3. 巩膜环扎术　适用于Ⅳ期或能看清眼底的Ⅳ期患儿，可解除视网膜牵拉，促进视网膜复位；失败后可再进行玻璃体切割术。

4. 玻璃体切割术　是晚期ROP的主要治疗方式，可使视网膜部分或完全解剖学复位；其潜在并发症包括炎症、孔源性视网膜脱离、青光眼和白内障等。

5. 药物治疗　主要指玻璃体内注射VEGF抗体，不会破坏无血管区视网膜，但治疗后ROP复发时间明显延迟，随访时间也需要相应延长。主要适用于Ⅲ期ROP和A-ROP，尤其是Ⅰ区和/或后Ⅱ区的活动性病变；禁用于Ⅳ期和Ⅴ期ROP。相对于激光光凝治疗，药物治疗创伤小，不需要全麻、外周视网膜血管可继续发育、可抑制视网膜新生血管形成促进附加病变迅速缓解、1年后近视发生率较低。主要并发症有感染性眼内炎，孔源性视网膜脱离，近视和散光等。常用药物包括以下几项。①雷珠单抗：首选，推荐剂量为单眼单次玻璃体内注射0.25mg；对Ⅰ区ROP，雷珠单抗治疗复发率更高，而贝伐单抗治疗者近视并发率更高；对A-ROP患儿，雷珠单抗单药治疗者，短期效果良好，但复发率较高。②贝伐单抗：常用，用于新生儿ROP的推荐剂量为0.625mg。③哌加他尼。④阿柏西普：与贝伐单抗比较，ROP退化率更高，但复发率也更高。⑤其他如类胰岛素生长因子Ⅰ、木犀草素，DHA对ROP患儿可能也有一定的辅助作用。

6. 联合治疗　与激光联合治疗时，结构不良发生率较低；外科手术辅以玻璃体溶解术、抗VEGF药物或激素治疗可提高成功率。

三、护理和监护要点

1. 对存在高危因素的早产儿从出生后第4周开始，若胎龄<28周，则从PMA 31～32周开始进行规范的ROP筛查。

2. 检查时密切监测生命体征的变化。

3. 根据第一次检查结果制订筛查及随访频度。

4. 注意眼部清洁及术后护理。

（四）疗效和预后评估

ROP严重程度、部位、附加病变，以及治疗方法不同，其预后也不同。Ⅰ期和Ⅱ期ROP一般不需要立即治疗；如发现Ⅲ期病变即开始治疗，疗效比较好，大部分可以避免致盲；Ⅳ期和Ⅴ期ROP治愈率比较低，视力损害和致盲发生率均很高，可发生一系列眼部后遗症，如视网膜脱离（牵拉性、孔源性或渗出性）、视网膜劈裂（由较重的Ⅲ期病变对黄斑牵拉所致）、黄斑异常（如中心凹无血管区小、中心凹凹陷变浅或缺失、中心凹视网膜神经细胞层次多等）、视网膜血管改变（如血管持续迂曲、血管弓拉直伴黄斑牵拉、镰状皱襞、异常血管分叉、血管弓环形连接、血管扩张、玻璃体积血等）以及继发性闭角型青光眼。

（五）诊疗关键点和难点

1. 早产儿存在发生ROP的风险，早期诊断非常重要。早期诊断最好的办法是在适当的时机开展筛查，建立筛查制度，早期发现病变，及时进行干预。

2. 对存在高危因素的早产儿使用RetCam眼底照相进行规范的眼底筛查。

3. 需要经验丰富的眼科专业人员进行诊断、治疗及随访。

（农绍汉）

第十节　早产儿代谢性骨病

早产儿代谢性骨病（metabolic bone disease，MBD）是因为早产儿与骨化相关的钙、磷代谢异常和/或调节钙磷代谢的维生素D、甲状旁腺激素分泌异常，导致骨矿物质含量减少、骨小梁数量减少，从而引起影像和生化改变的一种疾病。骨骼X线异常多发生于生后6~12周，症状多出现在生后10~16周。多发生于极低和超低出生体重儿，发病率与胎龄、出生体重及生后所提供的喂养方式密切相关。

一、诊断要点

目前无公认的MBD诊断标准，一般主要依靠临床表现，影像学表现，生化指标以及骨密度测定综合判断。

（一）病因及高危因素

1. 产前高危因素　孕妇维生素D水平过低、使用硫酸镁＞5天、胎盘功能不全、绒毛膜羊膜炎、先兆子痫和胎儿宫内生长受限等。

2. 生后高危因素　胎龄＜32周和/或出生体重＜1 500g的极/超低出生体重早产儿，钙、磷、维生素D补充不足，单纯母乳喂养等。

3. 病理性高危因素　早产儿合并支气管肺发育不良、坏死性小肠结肠炎、胆汁淤积性肝病等，使用糖皮质激素、甲基黄嘌呤类药物、袢利尿剂、苯巴比妥、苯妥英钠等，延迟建立肠内营养，肠外营养治疗时间＞4周和制动＞4周等。

（二）临床表现

早期一般无明显症状体征。骨密度减少20%~40%以上才可能出现症状，多于生后6~12周起病，典型临床症状体征通常出现在生后10~16周，可表现为颅缝增大、前囟增大、前额隆起、颅骨软化、胸廓塌陷、肋骨与肋软骨连接处及腕关节增厚，严重者可见骨折。肋骨软化、胸壁顺应性增加可导致呼吸困难或撤机困难等呼吸系统问题。

（三）实验室检查

1. 血清生物标记物

（1）血清钙　一般正常。

（2）血清磷　＜1.8mmol/L；为矿物质代谢紊乱早期标记物，常见于生后7～14天，但作为MBD诊断依据时，其敏感性不足。

（3）血清碱性磷酸酶（alkaline phosphatase，ALP）　＞900U/L，伴有血磷＜1.8mmol/L时，高度提示MBD可能。有研究者根据ALP和血磷，把MBD分为：①轻度MBD，ALP＞500U/L，血磷≥4.5mg/dL。②重度MBD，ALP＞500U/L，血磷＜ 4.5mg/dL。当ALP＜ 500U/L时，无MBD发生，ALP＞ 500U/L可作为MBD的早期诊断阈值。

2. 相关激素血清水平

（1）甲状旁腺激素（PTH）　＞100pg/mL，提示超低出生体重儿有发生MBD风险，可同时进行肾小管磷重吸收率（tubular reabsorption of phosphorus，TRP）检测。出生3周后血PTH＞180 pg/mL，伴有血磷＜1.5 mmol/L，提示严重MBDP。

（2）血清25（OH）D　多数MBD早产儿结果正常，目前无统一标准。不推荐将25（OH）D作为MBDP的诊断依据。

（3）其他　如性激素，生长激素，降钙素及甲状旁腺激素相关蛋白。

3. 尿液生物标记物　尿生化指标包括尿钙（尿钙＞1.2mmol/L）、尿磷（尿磷＞0.4mmol/L）、尿钙/肌酐、尿磷/肌酐和TRP。尿钙、尿磷排泄与新生儿成熟程度、喂养方式及药物（利尿剂、激素）使用等有关，变异很大。由于ELBW早产儿肾磷阈值很低，即使体内血磷偏低，仍可从尿中排泄磷。TRP的计算公式为：TRP（%）=［1-（尿磷/尿肌酐）×（血肌酐/血磷）]×100。通过检测经肾脏滤过后重吸收磷来反映机体磷储备状况，正常值为85%~95%。TRP>95%伴血磷下降提示机体磷缺乏；TRP正常或降低伴PTH增高可能提示机体钙缺乏。关于尿生化指标对MBDP诊断价值的研究结果还存在争议，目前不推荐单独将尿生化指标用于诊断MBDP。

（四）影像学检查

1. X线检查　可见骨小梁数量减少，骨皮质变薄，骨膜反应，或佝偻病样改变，甚至骨折像。出现X线改变时提示骨矿物质已减少20%～40%。X线检查不能作为早期筛查/诊断的标准。

X线检查分级。①0级：正常骨骼。②1级：仅有骨质疏松。③2级：干骺端模糊、杯口样改变、骨膜下新骨形成等。④3级：具备2级表现，外加骨折。

2. 骨密度测定　常选用双能X线吸收法，其他方法包括传统的单光子吸收测定法，以及定量CT扫描法与骨定量超声技术。

（1）双能X线吸收法（dual-energy x-ray absorptiometry，DEXA）评估金标准，>0.068g/cm^{2}时基本排除；检查部位一般选择腰椎、前臂或跟骨。一般在出院前检查。DEXA对早产儿矿化和骨密度微小改变很敏感，所需的辐射量很低（0.03mSv），可多次测量，是目前测量骨密度最常用的方法。但目前缺少婴幼儿、新生儿，尤其是早产儿骨密度的标准。研究显示，当骨密度< 0.068g/cm^{2}时，90.3%发生MBD，当骨密度>0.112g/cm^{2}时，MBD发生则不足10%。因婴儿骨矿物质沉积与骨骼发育不完全平行，骨矿物质密度不能充分评估婴儿骨骼发育状态，故DEXA有一定的局限。

（2）定量CT扫描　可反映新生儿骨矿物质含量及骨密度，但无统一标准，临床上较少应用。

（3）骨定量超声技术　定量超声（QUS）通过测量骨声波传导速度（SOS）对骨骼矿化程度，皮质厚度、弹力学和微结构进行评估，可用来测量骨质密度以评估早产儿骨骼状态，同时可用于评估MBD的治疗效果、随访骨骼的强度。SOS与胎龄有关，足月儿SOS在生后1个月开始下降，6月龄降至最低，随后慢慢上升，至18月龄恢复至较高水平，而早产儿SOS生后即出现波动，2~3月龄达最低点，然后缓慢上升。因为这些波动，目前尚无明确的指标评定MBD的临界值。胫骨超声速率与DEXA测得骨密度呈显著正相关。胎龄越小、出生体重越低，SOS值越低。使用设备不同、测量部位不同，则有不同值。应结合生化指标综合评价早产儿骨发育。

（五）鉴别诊断

需与维生素D缺乏性佝偻病、外伤后改变、胎传梅毒及其他代谢性疾病鉴别。

二、治疗原则和措施

治疗原则：早期即给予充足的营养支持以及适度的被动锻炼，必要时给予合理的药物治疗。

（一）营养支持

在给予充足的营养物质及保证热量基础上，补充足够的钙磷。

1. MBD高危儿生后早期部分肠外营养（parenteral nutrition，PN）期间，每天元素钙24~40mg/kg，元素磷18~30 mg/kg，钙磷比（质量比）为（1~1.3）：1；全量PN时，元素钙目标量为65~100mg/kg，元素磷目标量50~80 mg/kg，钙磷比可至1.7：1。

2. MBD高危儿达全肠内喂养后，每天钙摄入量为100~160mg/kg，磷摄入量为60~90mg/kg，钙磷比（1.6~1.8）：1；通过强化母乳或早产儿配方奶补充钙磷摄入量。

3. MBD高危儿出院后应持续强化营养配方奶喂养到矫正足月或直至定期临床监测无合并MBDP的证据。

4. 早产儿每日维生素D摄入量400~1 000U，生后1~2周开始通过添加母乳强化剂、早产儿配方奶或维生素D制剂补充，需定期监测血清25（OH）D的浓度以维持其水平＞50 nmol/L。

（二）被动锻炼

每天物理刺激5～15min，包括被动运动或关节挤压，可有助于骨矿物质沉积。

（三）药物治疗

在强化营养配方奶喂养基础上，需要额外补充钙、磷及维生素D制剂。元素磷起始剂量为每天10~20mg/kg，最大剂量为每天40~50mg/kg；元素钙起始剂量为每天20mg/kg，最大剂量为每天70~80mg/kg；维生素D摄入量为每天400~1 000U。若补磷后血磷水平仍未增高，并伴有ALP持续升高时考虑给予钙化醇或阿尔法骨化醇治疗。当血磷恢复正常，血清ALP＜500U/L且有降低趋势时，可考虑停止钙、磷治疗。

三、护理和监护要点

1. 具备以下问题之一的新生儿均应进行MBD监测：出生体重＜1 500g；胎龄≤28周；全肠外营养＞4周；接受利尿剂或糖皮质激素治疗；长期感染（＞4周）等。每周进行血清钙、磷和ALP检测，若血磷＜1.8mmol/L合并ALP＞500U/L时，检测尿TRP＞95%开始磷补充治疗。

2. 存在MBD高危因素的早产儿生后2～4周开始每2周进行血清钙、血清磷、血清碱性磷酸酶检测，当ALP＞500U/L且呈上升趋势，和/或血磷＜1.8mmol/L时，进一步检测血PTH、25（OH）D和尿TRP，必要时摄X线片。如异常，应予补充钙、磷或维生素D治疗，并每隔1～2周复查血钙、磷、ALP、PTH、尿TRP等。

3. 注意观察有无受累肢体的疼痛表现，并及时发现骨折。

4. 注意“轻柔”护理，避免骨折的发生。

四、疗效和预后评估

通过早期筛查和诊断MBD并及时补充足够的钙、磷和维生素D，多数MBD病例在2岁时恢复或自行消退，预后良好。由于ELBWI或VLBWI的骨量减少大多出现于PMA 40周左右，易被忽视，可导致撤机困难、骨质疏松、骨折、佝偻病或骨骼畸形、生长发育落后等并发症。

MBD预后受多种因素影响，如胎龄、出生体重、并发症、药物和营养等，为减少MBD并发症，改善其近远期预后和线性生长，对存在MBD高危因素的早产儿强调定期随访与监测，管理目标是保持正常的血钙和血磷，并避免过度的尿钙排泄；以保持理想的身长、体重和头围等指标增长。

五、随访

1. 应根据MBD高危因素的风险程度及MBD严重程度制订随访监测计划，监测时间/频率为：出院时、出院后至纠正1月龄内每2周1次，纠正1~6月龄内每月1次，纠正7~12月龄内每2个月1次；纠正13~24月龄内每3个月1次；纠正24月龄后每半年1次。

2. 定期（可选择在出院时、纠正1月龄、3月龄以及6月龄）监测骨代谢生化指标并评估治疗效果，必要时可结合QUS和DEXA等进行骨密度测定。

3. MBD出院后定期监测体重、身长、头围等体格生长指标并进行专业的营养评估和指导。

4. 诊断为MBD的早产儿在出院后随访过程中，一旦评估与监测发现异常，应及时补充维生素D、钙和磷；加强户外活动，结合被动运动和抚触；并给予个体化的营养/喂养指导。

六、诊疗关键点和难点

1. 早期无特异性表现，早期诊断困难，一般在X线出现典型病变时才诊断。

2. 在影像学典型改变前，骨矿物质血液学指标多在出生后第2个月初即已发生改变，因此对存在高危因素的早产儿，应及时进行相关筛查。

（农绍汉）

第十一节　新生儿猝死

新生儿猝死（sudden death in newborn，SDN）是指貌似健康或病情稳定或病变“轻微”的新生儿，突然发生苍白、意识丧失、呼吸停止、肌张力低下、发绀等明显威胁生命事件（apparent life threatening events，ALTE），经复苏抢救无效而短期内死亡。在新生儿期内均可发生，但多见于生后1周内。新生儿猝死常可找到病因，与婴儿猝死综合征（sudden infant death syndrome，SIDS）不同，后者指貌似健康的婴儿在睡眠中突然发生的意外死亡，各种检查，甚至尸检均无法明确致死原因，在生后2～4个月时多见。

一、诊断要点

（一）临床特征

1. ALTE四大表现　呼吸暂停，皮肤颜色改变，肌张力变化和窒息。

2. 新生儿期内突然死亡。

3. 多存在以下一个或多个“轻微”病症。

（1）消化系统问题　如胃食管反流、胃扭转、肠套叠等。

（2）神经系统问题　如惊厥、屏气发作，脑积水，觉醒和哭闹时迷走神经反应增强，或临床症状不明显的颅内感染，急剧恶化型的脑室周围-脑室内出血，先天性脑干畸形及先天性中枢性低通气综合征等。

（3）呼吸系统问题　多见于各种原因引起的呼吸暂停，喉气管软化，先天畸形导致呼吸道梗阻等。

（4）心血管问题　如长QT综合征、心律失常、左心梗阻性先天性心脏病（左心室发育不良，主动脉狭窄等）或暴发型心肌炎等。

（5）代谢性疾病　如中链乙酰CoA脱氢酶缺陷引起线粒体脂肪酸氧化异常，精氨酸酶缺乏症引起尿素循环缺陷等。

（6）内分泌问题　如低血糖、肾上腺皮质增生症、严重电解质混乱等。

（7）其他　如喂养过量致急性反流、一氧化碳中毒、药物中毒、内脏破裂或暴发型感染等。

（二）ALTE和SDN病因学实验室检查和评估

参见表16-6。

表16-6　ALTE和SDN病因学实验室检查和评估

评估措施	诊断目的
X线胸片	肺部感染，心肌肥大
血常规和分类	感染，贫血
心电图	心律失常，QT异常，T波异常
血电解质，镁，钙	代谢性疾病，脱水
动脉血气	缺氧，酸中毒
血氨	遗传代谢病，肝脏疾病
血培养	败血症
颅脑CT或MRI	创伤，肿瘤或先天发育异常
肝功能	肝脏病变
腰椎穿刺脑脊液培养	脑膜炎
食管下端pH值监测	胃食管反流

二、治疗原则和措施

1. 呼吸暂停处理。
2. 窒息复苏。
3. 其他对症和病因治疗。
4. 重要器官功能维护与康复。

三、护理和监护要点

1. 加强监护和巡视，及时发现问题、及时处理。
2. 提倡仰卧位睡眠，尽量避免俯卧位和侧卧位睡眠。
3. 选用硬床面，避免柔软床上用品，如枕头、棉被、羊毛毯、充填的玩具等。
4. 避免婴儿被动吸烟。
5. 母婴同室，但分床睡眠。
6. 诱导入睡时，可使用安慰奶嘴，除非婴儿拒绝，熟睡后宜拿走。
7. 中性环境温度中睡眠，穿盖适度。
8. 对存在ALTE发作史的患儿，进行家庭呼吸监测仪、心电及经皮氧饱和度监测。

四、疗效和预后评估

ALTE的预后与其原发病密切相关，总体病死率在0～4%，4%～10%的ALTE患儿最终死于SDN；但若能及时发现与处理，其远期预后，如神经发育、智力和粗大运动技能方面，与正常无明显差异。

五、诊疗关键点和难点

1. 新生儿猝死发生前或多或少有不典型病情改变如食欲减退、出现喂养不耐受、体温波动、血糖波动、呼吸道症状等，应对任何病情变化引起足够重视，加强监护和巡视，及时干预，防患于未然。

2. 对有ALTE发作史的患儿，可考虑进行家庭监护及猝死基因检测；在发生ALTE后，需对重要器官功能进行监测、维护与康复。

（农绍汉）

第十二节　新生儿捂热综合征

新生儿捂热综合征又称新生儿蒙被综合征，或新生儿蒙被缺氧综合征，是由于过度保暖及捂闷过久引起新生儿高热、面色潮红、大汗、脱水、缺氧、抽搐、昏迷，严重者可致呼吸、循环衰竭，存活者可能会发生智力落后、癫痫等后遗症。多见于冬、春寒冷季节。

一、诊断要点

1. 保暖过度史。

2. 多数起病前身体健康。

3. 特征性临床表现　高热、面色潮红、大汗淋漓、脱水表现、缺氧；严重者可见抽搐、昏迷，甚至呼吸、循环衰竭。

4. 排除其他原因所致发热　如感染性发热，脱水热，吸收热，夏季热（暑热证）等。

（1）脱水热　多见于生后第2～3天摄食少的新生儿，表现为发热（体温骤然上升）、烦躁、哭闹、皮肤潮红，尿少和体重下降；发热一般持续数小时或1～2天，摄食增加或补充水分后，体温即可降至正常。

（2）吸收热　有颅内出血，皮下血肿或局部组织缺血坏死史，多数仅表现为低热；

（3）夏季热或暑热证　由先天性外胚层发育不良所引起，患儿汗腺缺乏，散热障碍，入夏即长期发热，口渴多饮，多尿，但汗少或无汗。

5. 实验室检查　血常规、C反应蛋白、降钙素原、血生化、血气电解质分析、头颅B超等，有助于鉴别诊断和疾病严重程度的判断。

二、治疗原则和措施

1. 立即去除捂热的原因，解除包裹过多的衣物等。

2. 撤离高温的环境。

3. 退热处理　首选物理降温法，如使用冰垫或温水擦浴等；慎用退热药物，以免出汗过多加重脱水表现。

4. 液体疗法　迅速纠正脱水，维持血电解质平衡，纠正酸中毒。

5. 呼吸新鲜空气，必要时给予氧疗。

6. 必要时给予抗惊厥、抗脑水肿治疗和亚低温治疗。

7. 其他对症处理。

三、护理和监护要点

1. 衣物穿着适宜　手、足、躯干暖和，但无出汗；穿衣可比成人多一件；室外比室内多一件，玩时要比静时少一件；睡时只穿内衣，被褥松软，不能太厚；被褥不宜盖过头部。

2. 合适的周围环境温度与湿度　最好是处于中性环境温度下，湿度保持于50%～60%。

3. 随环境温度增减衣物。

4. 不含乳头睡于母亲腋下，提倡母婴分睡。

5. 注意监测生命体征。

四、疗效和预后评估

对新生儿捂热综合征，若能及时发现与正确处理，一般预后良好，无后遗症。对出现昏迷，呼吸、循环衰竭，或脑水肿的重症病例，可能会发生智力落后、癫痫等后遗症。

五、诊疗关键点和难点

详细询问病史；注意与感染性发热、脱水热、吸收热和夏季热（暑热证）等鉴别。

（农绍汉）

第十三节　新生儿Prader-Willi综合征

Prader-Willi综合征（Prader-Willi syndrome，PWS）又称普拉德-威利综合征或肌张力低下-智力障碍-性腺功能落后-肥胖综合征，是一种以基因组印迹异常为主要致病机制的多系统遗传病，其临床表现因年龄而异，新生儿期及婴儿期主要表现为肌张力低下、喂养困难、生长和精神运动发育落后，随着年龄的增长逐步出现食欲亢进、过度摄食、病态肥胖、代谢异常、身材矮小、智力落后、生殖器发育不全及认知行为异常等。本病由Prader和Willi在1956年首次报道及命名，国外新出生人群发病率为1/15 000～1/10 000，目前无有效治疗方法，预后较差。

一、诊断要点

（一）病史

胎儿期胎动少，羊水多；出生时多为臀位产。

（二）临床表现

1. 体貌体征　出生时可不明显，随年龄增长逐渐出现典型特征性面容：长颅、前额突出、窄脸、杏仁眼、小嘴、薄上唇、嘴角向下等。

2. 肌力、肌张力　表现为中枢性肌张力低下（松软儿），吸吮和吞咽困难，喂养困难，常需胃管管饲喂养，哭声弱或不哭，嗜睡，活动少。由于肌张力低下，患儿双髋关节稍显外翻，形成了PWS新生儿特异性的睡姿。

3. 生长、神经精神发育　生长和精神运动发育落后。

4. 性腺发育　外生殖器发育不良，男婴阴囊发育不全、隐睾、小阴茎，女婴阴唇、阴蒂缺如或严重发育不良等。

5. 其他　可伴有出生时窒息、先天性心脏病、脊柱畸形等。

（三）实验室检查

1. 染色体检查　15q11.2-q13区域染色体表达异常，包括：①父源性染色体微小缺失（占65%～75%）。②母源性单亲二倍体（占20%～30%）。③印记关键区域基因突变或微缺失及功能缺陷（占1%～3%）。④15号染色体平衡易位或异常（<1%）。

2. 基因诊断　通过甲基化聚合酶链反应、染色体基因微阵列分析、荧光原位杂交或高通量测序等分子生物学技术进行基因诊断。

3. 其他检查　包括头颅MRI，脑电图，胸腹X线摄片，心血管系统、泌尿系统、消化系统超声检查以及先天性遗传代谢病筛查等，有助于鉴别诊断。

（四）鉴别诊断

本病在新生儿期需与新生儿败血症，新生儿缺氧缺血性脑病，各类神经肌肉疾病如脊髓性肌萎缩症、先天性肌营养不良、糖原贮积病Ⅱ型、先天性强直性肌营养不良Ⅰ型等，其他遗传综合征如脆性X染色体综合征、Angelman综合征等相鉴别。

二、治疗原则和措施

目前本病无特异性治疗方法，多采用综合治疗。主要根据不同年龄的特点予以相应对症处理，包括饮食行为和营养管理，性腺发育不良及青春期发育问题的处理，生长激素和其他内分泌问题的治疗等。新生儿期主要治疗原则和措施如下。

1. 加强营养管理，必要时采用管饲喂养，确保足够的营养摄入，预防营养不良。

2. 尽早进行口腔运动治疗，刺激口腔内各肌群，使咀嚼、吞咽反射协调，以期改善患儿早期的吮吸困难和吞咽困难。有研究显示PWS患儿后期的语言发育延迟与管饲时间呈正相关，应尽量缩短管饲时间。

3. 有些患儿因严重肌张力低下导致呼吸困难，需给予无创正压通气或气管插管机械通气等呼吸支持。

4. 有些患儿伴出生时窒息，需给予正确的复苏和复苏后处理。

5. 如合并甲状腺功能低下，应给予左甲状腺素（优甲乐）治疗，首剂10～15μg/（kg·d），一周后根据甲状腺功能复查结果调整剂量，尽量用最低剂量维持正常的甲状腺功能。

6. 重组人生长激素（recombinant human growth hormone，rhGH）　有助于促进蛋白质合成，改善体格发育和运动发育。可从生后2～6个月开始使用，不晚于2岁，疗程3年或更长，剂量为0.03mg/（kg·d）或1mg/（m^2·d）。

7. 人绒毛膜促性腺激素（human chorionic gonadotropin，hCG）　促进阴囊及阴茎发育，促使睾丸下降至阴囊正确位置。生后6月龄内开始使用。剂量250～500U，肌注，每周2次；或0.15U/（kg·d），每天1次；疗程6周或更长。

三、护理和监护要点

1. 根据患儿的饮食营养分期，进行严格的个体化营养管理。

2. 及时进行口腔运动治疗，必要时采用胃管喂食，或对影响正常生活的畸形尽早进行手术矫形，改善患儿早期的喂养困难。

3. 预防各种并发症，尤其是睡眠呼吸暂停，骨骼畸形及胃肠道穿孔。

4. 尽早进行激素替代治疗，监测内分泌激素水平及生长发育情况。

5. 做好随访和评估工作，维持电解质平衡，防治维生素及矿物质缺乏，尤其是维生素D及钙的缺乏。早期随访监测内容包括：体格发育指标、营养、甲状腺功能、生长因子、骨骼发育、性激素及性征等。

6. 向患儿父母或监护人进行详细的健康教育，告知此病的基本信息，教授他们学会促进喂养及防治窒息等方面的技能，增加患儿被动活动以及促进患儿正常发育的营养管理措施，预防营养摄入过多或不足。

四、疗效和预后评估

早期诊断和及时的综合治疗可显著提高存活

率，明显改善患儿的身高、运动发育及认知行为，提高其生存质量，但无法治愈。生育能力低下，部分患儿出现肥胖相关性并发症。在死亡患者中呼吸道原因占比50%以上。

五、诊疗关键点和难点

1. PSW早期临床表现不具特异性，易与其他神经系统疾病混淆，新生儿期诊断困难。如果新生儿期出现无明显原因的肌张力低下和喂养困难，临床上应怀疑本病，仔细观察颅面特征，对符合部分颅面特征的患儿即应积极进行遗传学诊断。在明确诊断之后即应早期进行干预。

2. 加强吞咽训练，尽量缩短管饲时间。

（农绍汉）

第十四节 Kasabach-Merritt综合征

Kasabach-Merritt综合征（Kasabach-Merritt syndrome，KMS），又称血管瘤伴发血小板减少综合征，或Kasabach-Merritt现象（Kasabach-Merritt phenomenon，KMP），是一种罕见的血管瘤的严重并发症，好发于婴幼儿，尤其是6个月以内的婴儿，由Kasabach等于1940年首次报道。其临床特征是在脉管性病变基础上，伴发一系列凝血功能异常，可见血小板和多种凝血因子减少及贫血；组织病理上主要表现为卡波西型血管内皮细胞瘤（Kaposi form hemangioendothelioma，KHE）或丛状血管瘤（tufted angiomas，TA）。前者易向深部浸润，导致KMS的概率明显高于后者。KMS在婴幼儿血管瘤患者中发病率为0.3%；约50%的患者于生后即可诊断，90%病例于生后1年内诊断，病死率可高达20%~30%。

一、诊断要点

（一）临床特点

主要表现为巨大血管性肿瘤，可在短期内迅速增大并向周围扩散，表面紫红、温热，质硬有光泽，触痛，局部可见出血点和（或）瘀斑；瘤体可发生于体表任何部位，但好发于胸腹部和颌面部，或大腿及后腹膜。当瘤体位于内脏，尤其是无皮肤病灶表现时诊断常较困难，故患儿出现无法解释的血小板减少症和凝血功能障碍时应考虑KMS的可能。

（二）实验室检查

血小板减少（$<60\times10^9$/L），纤维蛋白降低，D-二聚体升高；凝血酶原时间和部分凝血酶原时间正常。但可发生出血、贫血，严重时可致全身弥散性血管内凝血。

（三）影像学检查

1. 超声检查　可见瘤体表现为混合回声团块，边界不清晰，形态不规则，内部回声不均匀，其血流信号丰富而杂乱。

2. 血管造影　可见KMS病灶表现为正常的动脉分出无数细小的供血动脉，瘤体供血动脉非常纤细，与病灶大小不成比例；部分患儿可见动-静脉瘘表现。

二、治疗原则和措施

目前无标准的治疗方案，治疗原则主要是根据肿瘤的大小和部位，采用以手术或联合介入治疗为核心，辅以药物治疗及针对低凝血状态、出血等症状给予对症支持治疗等多种方式的综合治疗。

（一）手术治疗

1. 手术切除　适用于体表血管瘤，或早期、瘤体较小且解剖结构清楚，邻近无重要组织结构的KMS患者。

2. 减瘤手术　适用于无法完全切除、病变范围大的KMS患者。术后辅以药物抑制残余病灶。

3. 姑息手术　适用于：①瘤体具有高浸润性，界限不清，累及重要血管、神经甚至内脏器官，手术风险较大者。②药物治疗无效或起效前即为病危者。方法为术前应用激素冲击，或输注丙种球蛋白及血制品等，使瘤体相对缩小，以提高患儿耐受程度，但血小板输注仅在急性出血时或外科手术前使用。术中部分切除瘤体，联合U形缝合以减少瘤体血供；术后给予长春新碱化疗，预防残留瘤体扩大。

（二）药物治疗

1. 雷帕霉素　包括西罗莫司及其衍生物依维莫司，适用于多种治疗无效的KMS危重儿。剂量：雷帕霉素0.1mg/（kg·d），口服，平均起效时间5.3天，维持血药浓度在8～15ng/mL，治疗持续时间取决于血管瘤缩小程度，多数疗程为55个月。药物副作用包括口腔炎、肝功受损、皮疹及血脂异常等，对生长发育的影响尚需进一步评估。

2. 糖皮质激素　一线药物，适用于血小板≤10×10^9/L的患儿。常用泼尼松、甲泼尼龙和地塞米松等，三者换算比例为5：4：0.75，有效率为11%～81%。①泼尼松：剂量2～4mg/（kg·d），口服，2～4周；2周后无效者需联合其他手段，有效者则持续6周；间隔6周后视情况再进行第二疗程的治疗，随后小剂量口服维持治疗，但停药后易复发。②大剂量地塞米松冲击治疗：适用于血小板显著下降者，起始量为0.75mg/（kg·d），分2次静脉滴注。对多数患儿，次日即可见血小板计数显著上升；而对部分因不规范治疗导致激素不敏感的患儿，可逐渐加大地塞米松剂量，直至血小板显著上升；最大用量可至2mg/（kg·d）。激素冲击疗法一般仅短期有效，降低剂量或停用后，可致病情加重，甚至出现治疗抵抗现象或导致严重并发症。③药物联合治疗：适用于类固醇激素耐药者，类固醇激素联合长春新碱或干扰素等。

3. 长春新碱　二线药物，适用于需要长期控制的患儿。剂量：1～1.5mg/m^2，每周1次，一般在1～3周内取得显著疗效。主要不良反应包括：①神经毒性，如短暂性外周神经病变，常见外周混合性感觉和运动神经病变，致深部反射丧失。②自主神经性病变，可见腹痛、便秘和肠梗阻，导致血细胞水平、电解质及肝功能等改变。

4. α-干扰素　有较大争议，一般不单独使用，适用于对激素不敏感患者的联合用药。剂量：3×10^6U/（m^2·d），1~2周后起效，连续使用1个月以上。副作用包括发热、流感样症状、中性粒细胞减少症、贫血、肝功能受损等，少见婴儿痉挛性双侧瘫痪。

5. 普萘洛尔　存在较大争议，疗效有限，可作为联合用药。

（三）介入治疗

采用硬化剂和栓塞剂栓塞瘤体供血动脉，使瘤体缺血、变性及坏死，缩小瘤体体积，使血小板在瘤体内被捕获及破坏减少，甚至完全消除瘤体，达到根治效果。但栓塞不当也可损害重要器官组织血供，或引起瘤体坏死感染，甚至引起脓毒血症。常用术式为经导管动脉硬化栓塞术，进行相应的超选择性插管时需尽可能超选到每一根供血分支，并且尽可能越过正常分支。治疗前尽量减缓瘤体中血流速度，四肢病灶可使用止血带。术后患儿血小板计数逐渐恢复正常，瘤体颜色由鲜红色转为暗红色，表面皮肤出现皱褶，局部温度下降，提示治疗有效。

（四）注射治疗

对于瘤体较大、不易手术切除且内科治疗无效的患儿，也可以采用病灶局部注射治疗，常用药物为平阳霉素、无水乙醇和糖皮质激素（如倍他米松）等。对极低出生体重儿或血管条件极差的患儿，无法进行经导管动脉硬化栓塞术者，可选择此法。

（五）支持治疗

支持治疗的主要目的是避免危重患儿发展为弥散性血管内凝血。

1. 输注血制品　①新鲜冰冻血浆，15mL/kg，适用于出现病灶内出血、广泛出血或在侵入性治疗前凝血时间延长的患儿。②冷沉淀剂，5~10mL/kg，适用于严重的低纤维蛋白原血症。③血小板，不作为常规手段，仅用于急性出血或术前准备。根据血小板计数及凝血功能监测结果，及时调整输注血制品。

2. 丙种球蛋白　大剂量（2g/kg）静脉滴注。但效果不理想，一般作为联合治疗手段之一。

（六）其他治疗

1. 放射疗法　即低剂量放射治疗，仅用于危重患儿或其他治疗方法无效者。副作用包括局部生长障碍、晚期皮肤损害、骨组织破坏、诱发恶变或继发其他肿瘤等。

2. 加压包扎法　适用于体表血管瘤，仅作为辅助治疗方法之一。

三、护理和监护要点

护理方法及监护要求依血管瘤的瘤体部位、大小，以及治疗方法而有所不同。

（一）一般的护理与监护要点

1. 维护皮肤的完整性，预防瘤体损伤与出血，避免发生水疱、溃烂和坏死，防治感染。

2. 瘤体大小监测，邻近重要器官及组织血流监测，出血点和淤斑监测。

3. 密切观察病情，预防并发症发生，包括局部压迫症状，如呼吸困难、咯血等。

4. 血小板、贫血及DIC的实验室监测；心功能监测。

5. 与家长的沟通及心理引导。

（二）个性化护理与监护

1. 药物治疗　注意用药的合理性，监测与及时处理药物可能的副作用。

2. 手术治疗　监测残留瘤体的大小和血流变化，以及邻近重要器官与组织的血流改变，预防手术并发症。

3. 介入手术　重点监测是否有血管瘤破溃、体循环栓塞和肺循环栓塞等并发症，监测患处及全身出血倾向。

4. 注射治疗　监测生长迟缓，局部多毛和皮肤菲薄破裂出血等。

5. 放射治疗　监测局部生长障碍、晚期皮肤损害、骨组织破坏以及诱发恶变等。

四、疗效和预后评估

治疗有效时一般表现为血小板计数逐渐恢复正常，凝血因子回升，瘤体颜色由鲜红色转为暗红色，表面皮肤出现皱褶，局部温度下降。但部分患儿仍可发生咯血、高流量性心力衰竭、瘤体破溃出血、感染、DIC等，病死率高达20%~30%。

五、诊疗关键点和难点

当检查发现血管瘤，尤其是超声检查或血管造影检查发现卡波西型血管内皮细胞瘤或丛状血管瘤时，结合实验室检查证实血小板和多种凝血因子减少及贫血时诊断不难；但当瘤体位于内脏，尤其是无皮肤病灶表现时诊断常较困难；故在患儿出现无法解释的血小板减少症和凝血功能障碍时应考虑本病的可能。

（农绍汉）

参考文献

[1] 邵肖梅，叶鸿瑁，丘小汕. 实用新生儿学[M]. 5版. 北京：人民卫生出版社，2019：1003-1049.

[2] JACQUELINE MCGRATH，褚梁梁. 新生儿戒断综合征管理研究进展[J]. 中国护理管理，2020，20（11）：1666-1670.

[3] 孙乾，于延军. 新生儿戒断综合征的临床特点及救治体会[J]. 现代医药卫生，2005，21（22）：3051-3052.

[4] 王文兰，王欣欣，罗晓明. 新生儿戒断综合征8例临床分析[J]. 浙江中西医结合杂志，2012，22（10）：809-810.

[5] 杜立中. 新生儿寒冷损伤综合征液体疗法的有关问题[J]. 中国实用儿科杂志，1999，14（5）：264-265.

[6] 张全德，任培荣，吴朝晖，等. 中西医结合治疗中重度新生儿寒冷损伤综合征44例临床观察[J]. 现代中西医结合杂志，2010，19（32）：4136-4137.

[7] 李美菊，陈梅枝，刘继花. 新生儿寒冷损伤综合征的护理[J]. 中华实用诊断与治疗杂志，2008，10（8）：351-352.

[8] 胡丹丹，麦坚凝，刘晓红. 新生儿大疱性表皮松解症的临床特点与诊治分析[J]. 临床医学工程，2012，19（9）：1507-1508.

[9] 付慧，熊虹，康文清. 新生儿大疱性表皮松解症临床分析[J]. 皮肤病与性病，2018，40（3）：381-383.

[10] 汤泽中，侯新琳，周丛乐，等. 色素失禁症在新生儿期的表现及随访研究[J]. 实用儿科临床杂志，2005，20（2）：4.

[11] 都丽红，荣丽英，麻庆荣，等. 新生儿色素失禁症临床特点分析[J]. 临床荟萃，2010，25（19）：1711-1712.

[12] 胡亚美，江载芳. 诸福堂实用儿科学[M]. 8版. 北京：人民卫生出版社，2015：2478-2479.

[13] 杨童玲，胡晓静，吕天婵. NICU患儿医源性皮肤损伤的现况调查[J]. 中华护理杂志，2019，54（9）：1369-1372.

[14] 中国医师协会新生儿科医师分会循证专业委员会. 重症监护病房新生儿皮肤管理指南（2021）[J].中国当代儿科杂志，2021，23（7）：659-670.

[15] 新生儿医源性皮肤损伤的评估要点和预见性护理的专家共识工作组，海峡两岸医药卫生交流协会第一届新生儿专业委员会新生儿护理与护理管理学组. 新生儿医源性皮肤损伤的评估要点和预见性护理的专家共识[J].中国循证儿科杂志，2020，15（3）：161-165.

[16] 陆丽华，谭宝琴，侯海萍，等. NICU新生儿医源性皮肤损伤的循证防护效果观察[J]. 护理实践与研究，2021，18（4）：570-572.

[17] 王雨生. 解读2021最新版《早产儿视网膜病变国际分类法（第3版）》[J]. 眼科新进展，2021，41（8）：701-705.

[18] 常艳美，林新祝，张蓉，等. 早产儿代谢性骨病临床管理专家共识（2021年）[J]. 中国当代儿科杂志，2021，23（8）：761-772.

[19] 张新萍，肖政辉. 婴儿捂热综合征血降钙素原增高的意义[J]. 中国小儿急救医学，2015，22（5）：313-315，319.

[20] 李灼，王晓榕，俞文亮，等. 婴儿捂热综合征中亚低温疗法的应用[J]. 实用医学杂志，2010，26（19）：3585-3587.

[21] 王文静，贾小芳，程伟. 新生儿捂热综合征649例临床分析[J]. 中国儿童保健杂志，2004，12（2）：170-171.

[22] 中华医学会儿科学分会内分泌遗传代谢学组，《中华儿科杂志》编辑委员会. 中国Prader-Willi综合征诊治专家共识（2015）[J]. 中华儿科杂志，2015，53（6）：419-424.

[23] 李克雷，袁姚伟，秦中平，等. Kasabach-Merritt现象诊断与治疗中国专家共识[J]. 中国口腔颌面外科杂志，2019，17（2）：97-105.

[24] PRODINGER C，REICHELT J，BAUER JW，et al. Epidermolysis bullosa：advances in research and treatment[J]. Exp Dermatol，2019，28（10）：1176-1189.

[25] MELLERIO J E，HACHEM MEI，BELLON N，et al. Emergency management in epidermolysis bullosa：consensus clinical recommendations from the European reference network for rare skin diseases[J]. Orphanet J Rare Dis，2020，15（1）：142-151.

[26] PIGORS M，IRITSI D，KRÜMPELMANN S，et al. Lack of plakoglobin leads to lethal congenital epidermolysis bullosa：a novel clinico-genetic entity[J]. Hum Mol Genet，2011，20（9）：1811-1819.

[27] AL-KOUATLY H B，MAKHAMREH M M，RICE S M，et al. High diagnosis rate for nonimmune hydrops fetalis with prenatal clinical exome from the Hydrops-Yielding Diagnostic Results of Prenatal Sequencing（HYDROPS）Study[J]. Genet Med，2021，23（7）：1325-1333.

[28] CHAINARONG N，MUANGPAISARN W，SUWANRATH C. Etiology and outcome of non-immune hydrops fetalis in relation to gestational age at diagnosis and intrauterine treatment[J]. J Perinatol，2021，41（10）：2544-2548.

[29] CORREA ARE，NAINI K，MISHRA P，et al. Utility of fetal whole exome sequencing in the etiological evaluation and outcome of nonimmune hydrops fetalis[J]. Prenat Diagn，2021，41（11）：1414-1424.

[30] DENG Q，FU F，YU Q，et al. Nonimmune hydrops fetalis：genetic analysis and clinical outcome[J]. Prenat Diagn，2020，40（7）：803-812.

[31] HAN J，LI D Z. Further genetic testing in prenatal cases of nonimmune hydrops fetalis with a normal array：a targeted

panel or exome? [J]. Am J Obstet Gynecol，2021：S0002-9378（21）01089-9. doi：10.1016/j.ajog.2021.09.040. Online ahead of print.

[32] HASIJA V K，MIRZA A，KHOWAJA W H，et al. Clinical profile and predictors of mortality in neonates born with non-immune hydrops fetalis：experience from a lower-middle-income country[J]. Cureus，2021，13（9）：e17830. doi：10.7759.

[33] KILBY M D. Nonimmune Hydrops fetalis - more than meets the eye? [J]. N Engl J Med，2020，383（18）：1785-1786.

[34] KOSINSKI P，KRAJEWSKI P，WIELGOS M，et al. Nonimmune hydrops fetalis-prenatal diagnosis，genetic investigation，outcomes and literature review[J]. J Clin Med，2020，9（6）：1789. doi：10.3390.

[35] MOHAMAD ZON E，NIK LAH NAZ，HOO P S. Late-onset mirror syndrome[J]. Malays Fam Physician，2021，16（1）：129-132.

[36] MONE F，EBERHARDT R Y，HURLES M E，et al. Fetal hydrops and the Incremental yield of Next-generation sequencing over standard prenatal Diagnostic testing（FIND）study：prospective cohort study and meta-analysis[J]. Ultrasound Obstet Gynecol，2021，58（4）：509-518.

[37] NORTON M，SPARKS T N. Response to “Further genetic testing in prenatal cases of nonimmune hydrops fetalis with a normal array：a targeted panel or exome?”[J]. Am J Obstet Gynecol，2021：S0002-9378（21）01090-5. doi：10.1016/j.ajog.2021.09.039. Online ahead of print.

[38] NORTON M E，ZIFFLE J V，LIANOGLOU B R，et al. Exome sequencing vs targeted gene panels for the evaluation of nonimmune hydrops fetalis[J]. Am J Obstet Gynecol，2021：S0002-9378（21）00828-0. doi：10.1016/j.ajog.2021.07.014. Online ahead of print.

[39] QUINN A M，VALCARCEL B N，MAKHAMREH M M，et al. A systematic review of monogenic etiologies of nonimmune hydrops fetalis[J]. Genet Med，2021，23（1）：3-12.

[40] RAKHA S，ELMARSAFAWY H. Nonimmune hydrops fetalis management from the perspective of fetal cardiologists：a single tertiary center experience from Egypt[J]. J Neonatal Perinatal Med，2021，14（2）：237-244.

[41] SPARKS T N，LIANOGLOU B R，ADAMI R R，et al. Exome sequencing for prenatal diagnosis in nonimmune hydrops fetalis[J]. N Engl J Med，2020，383（18）：1746-1756.

[42] TAI H L，MOK TYD，CHAO A S，et al. Staged management of congenital chylothorax with hydrops fetalis：an insight into EXIT related procedures[J]. Front Pediatr，2021，9：633051. doi：10.3389.

[43] TOLIA V N，HUNTER CLARK R J R，PERELMUTER B，et al. Hydrops fetalis-trends in associated diagnoses and mortality from 1997-2018[J]. J Perinatol，2021，41（10）：2537-2543.

[44] PATRICK S W，BARFIELD W D，POINDEXTER B B，et al. Neonatal opioid withdrawal syndrome[J]. Pediatrics，2020，146（5）：e2020029074.

[45] PICCOTTI L，VOIGTMAN B，VONGSA R，et al. Neonatal opioid withdrawal Syndrome：a developmental care approach[J]. Neonatal Netw，2019，38（3）：160-169.

[46] CARRASCO M，RAO S C，BEARER C F，et al. Neonatal gabapentin withdrawal syndrome[J]. Pediatr Neurol，2015，

53（5）：445-447.

[47] GOLDSMITH J R，ARBELI Y，STONE D. Preventability of neonatal cold injury and its contribution to neonatal mortality [J]. Environ Health Perspect，1991，94（1）：55-59.

[48] CULIC S. Cold injury syndrome and neurodevelopmental changes in survivors [J]. Arch Med Res，2005，36（5）：532-538.

[49] EGLIN C M，MONTGOMERY H，TIPTON MJ. Non-freezing cold injury：a multi-faceted syndrome [J]. Brain，2018，141（2）：e9.

[50] COHEN P R. Incontinentia pigmenti：clinicopathologic characteristics and differential diagnosis[J]. Cutis，1994，54（3）：161-166.

[51] GOLDBERG M F，CUSTIS P H. Retinal and other manifestations of incontinentia pigmenti（Bloch-Sulzberger syndrome）[J]. Ophthalmology，1993，100（11）：1645-1654.

[52] KEITH C，JENNIFER L H. Overview and classification of the inherited ichthyoses[OL]. UpToDate，Topic 15465，Version 16.0.

[53] PHILIP F，JENNIFER L H. Ichthyosis vulgaris[OL]. UpToDate，Topic 15471，Version 4.0.

[54] KEITH C，JENNIFER L H. Autosomal recessive congenital ichthyosis[OL]. UpToDate，Topic 112583，Version 5.0.

[55] ZUNDEL S，LEMARÉCHAL A，KAISER P, et al. Diagnosis and treatment of pediatric necrotizing fasciitis：A systematic review of the literature[J]. Eur J Pediatr Surg，2017，27（2）：127-137.

[56] JAMAL N，TEACH SJ. Necrotizing fasciitis[J]. Pediatr Emerg Care，2011，27（12）：1195-1199.

[57] CSOMA ZR，MESZES A，ÁBRAHÁM R，et al. Iatrogenic skindisorders and related factors in newborn infants[J]. Pediatr Dermatol，2016，33（5）：543-548.

[58] KUGELMAN A，INBAR-SANADO E，SHINWELL E S，et al. Iatrogenesis inneonatal intensive care units：observational and interventional，prospective，multicenter study[J]. Pediatrics，2008，122（3）：550-555.

[59] ANGELA R，PAULENE E，FERIEL M，et al. Best Practice Statement：Principles of wound mangement in pediatric patients[J]. Wounds UK，2014，11（1）：10-11.

[60] ABDEL SALAM GOMAA N，HELMY YAH，MAHER S，et al. Clinical Characteristics of Preterm Neonates with Aggressive Posterior Retinopathy of Prematurity[J]. Clin Ophthalmol，2021，15：2263-2277.

[61] BAHMANI T，KARIMI A，REZAEI N，et al. Retinopathy prematurity：a systematic review and meta-analysis study based on neonatal and maternal risk factors[J]. J Matern Fetal Neonatal Med，2021：1-19. doi：10.1080/14767058.2021.1940938. Online ahead of print.

[62] BARNETT J M，HUBBARD G B. Complications of retinopathy of prematurity treatment[J]. Curr Opin Ophthalmol，2021，32（5）：475-481.

[63] CHIANG M F，QUINN G E，FIELDER A R，et al. International classification of retinopathy of prematurity[J]. Third Edition. Ophthalmology，2021，128（10）：e51-e68.

[64] HONG E H，SHIN Y U，CHO H. Retinopathy of prematurity：a review of epidemiology and current treatment strategies[J]. Clin Exp Pediatr，2021，doi：10.3345/cep.2021.00773. Online ahead of print.

[65] ITTARAT M. Comparison of outcomes between combined sparing laser photocoagulation and intravitreal bevacizumab treatment versus conventional laser photocoagulation in aggressive posterior retinopathy of prematurity[J]. J Pediatr Ophthalmol Strabismus，2021，58（5）：292–297.

[66] MARTíNEZ-CASTELLANOS MA，ORTIZ-RAMIREZ GY. Surgery for stage 5 retinopathy of prematurity[J]. Curr Opin Ophthalmol，2021，32（5）：482–488.

[67] NARNAWARE S H，BAWANKULE P K，RAJE D. Aggressive Posterior Retinopathy of Prematurity（APROP）：LASER as the Primary Modality of Treatment[J]. J Ophthalmic Vis Res，2021，16（3）：400–407.

[68] REPKA M X. A Revision of the international classification of retinopathy of prematurity[J]. Ophthalmology，2021，128（10）：1381–1383.

[69] RIAZI-ESFAHANI H，MAHMOUDI A，SANATKAR M，et al. Comparison of aflibercept and bevacizumab in the treatment of type 1 retinopathy of prematurity[J]. Int J Retina Vitreous，2021，7（1）：60.

[70] SEN P，AGARWAL AAK，BHENDE P，et al. Treatment outcomes of combination of anti-vascular endothelial growth factor injection and laser photocoagulation in Type 1 ROP and APROP[J]. Int Ophthalmol，2021. doi：10.1007/s10792-021-02004-8. Online ahead of print.

[71] VALIKODATH N G，CHIANG M F，CHAN RVP. Description and management of retinopathy of prematurity reactivation after intravitreal antivascular endothelial growth factor therapy[J]. Curr Opin Ophthalmol，2021，32（5）：468–474.

[72] CHIN L K，DOAN J，TEOH Y S，et al. Outcomes of standardised approach to metabolic bone disease of prematurity[J]. J Paediatr Child Health，2018，54（6）：665–670.

[73] CHINOY A，MUGHAL M Z，PADIDELA R. Metabolic bone disease of prematurity-National survey of current neonatal and paediatric endocrine approaches[J]. Acta Paediatr，2021，110（6）：1855–1862.

[74] CHINOY A，MUGHAL M Z，PADIDELA R. Metabolic bone disease of prematurity：causes，recognition，prevention，treatment and long-term consequences[J]. Arch Dis Child Fetal Neonatal Ed，2019，104（5）：F560–F566.

[75] FAIENZA M F，D'AMATO E，NATALE M P，et al. Metabolic bone disease of prematurity：diagnosis and management[J]. Front Pediatr，2019，7：143. doi：10.3389.

[76] MONTANER RAMÓN A. Risk factors of bone mineral metabolic disorders[J]. Semin Fetal Neonatal Med，2020，25（1）：101068. doi：10.1016.

[77] MUTLU M，AKTÜRK-ACAR F，KADER Ş，et al. Risk factors and clinical characteristics of metabolic bone disease of prematurity[J]. Am J Perinatol，2021，doi：10.1055/s-0041-1729559. Online ahead of print.

[78] RAYANNAVAR A，CALABRIA A C. Screening for metabolic bone disease of prematurity[J]. Semin Fetal Neonatal Med，2020，25（1）：101086. doi：10.1016.

[79] ALLEN K，ANDERSON T M，CHAJEWSKA U，et al. Factors associated with age of death in sudden unexpected infant death[J]. Acta Paediatr，2021，110（1）：174–183.

[80] BEAL J A. Sudden unexplained infant deaths：new study findings related to day of life[J]. MCN Am J Matern Child Nurs，2020，45（3）：185. doi：10.1097.

[81] BRASHEARS K A，ERDLITZ K. Screening and support for infant safe sleep：a quality improvement project[J]. J Pediatr

Health Care, 2020, 34 (6) : 591-600.

[82] GOODSTEIN M H, STEWART D L, KEELS E L, et al. Transition to a safe home sleep environment for the NICU patient[J]. Pediatrics, 2021, 148 (1) : e2021052045. doi: 10.1542.

[83] HAN D, KHADKA A, MCCONNELL M, et al. Association of unexpected newborn deaths with changes in obstetric and neonatal process of care[J]. JAMA Netw Open, 2020, 3 (12) : e2024589. doi: 10.1001.

[84] KELLAMS A, FELDMAN-WINTER L. Sudden unexpected infant death: keeping the newborn safe in hospital and at home[J]. Clin Perinatol, 2021, 48 (3) : 619-630.

[85] CAI X F, SUN J M, LI W B. Clinical value of serum procalcitonin in evaluating severity of infant muggy syndrome[J]. Zhongguo Dang Dai Er Ke Za Zhi, 2015, 17 (9) : 922-926.

[86] PING WANG, WEI ZHOU, WEIMING YUAN, et al. Prader - Willi syndrome in neonates: twenty cases and review of the literature in Southern China[J]. BMC Pediatrics, 2016, 16: 124-129.

[87] DAĞDEVIREN ÇAKIR A, BAS F, AKIN O, et al. Clinical characteristics and growth hormone treatment in patients with Prader-Willi syndrome[J]. J Clin Res Pediatr Endocrinol, 2021, 13 (3) : 308-319.

[88] KHERRA S, FORSYTH PATERSON W, CIZMECIOĞLU FM, et al. Hypogonadism in the Prader-Willi syndrome from birth to adulthood: a 28-year experience in a single centre[J]. Endocr Connect, 2021: EC-21-0277.R2. doi: 10.1530/EC-21-0277. Online ahead of print.

[89] KIMONIS V E, TAMURA R, GOLD J A, et al. Early diagnosis in Prader-Willi syndrome reduces obesity and associated co-morbidities[J]. Genes (Basel), 2019, 10 (11) : 898. doi: 10.3390.

[90] TAUBER M, DIENE G. Prader-Willi syndrome: Hormone therapies[J]. Handb Clin Neurol, 2021, 181: 351-367.

[91] PING WANG, WEI ZHOU, LI TAO, et al. Clinical analysis of Kasabach-merritt syndrome in 17 neonates[J]. BMC Pediatrics, 2014, 14: 146.

[92] CRANE J, MANFREDO J, BOSCOLO E, et al. Kaposiform lymphangiomatosis treated with multimodal therapy improves coagulopathy and reduces blood angiopoietin-2 levels[J]. Pediatr Blood Cancer, 2020, 67 (9) : e28529. doi: 10.1002.

[93] FAMULARO G. Kasabach-Merritt Syndrome[J]. Am J Med, 2020, 133 (12) : e747.

[94] WANG Y H, DAI L Y, WANG L L, et al. Clinical features of Kasabach-Merritt syndrome: an analysis of 16 neonates [J]. Zhongguo Dang Dai Er Ke Za Zhi, 2021, 23 (7) : 696-701.

[95] YAO W, LI K L, QIN Z P, et al. Standards of care for Kasabach-Merritt phenomenon in China[J]. World J Pediatr, 2021, 17 (2) : 123-130.

[96] YAO W, LI K, WANG Z, et al. Comparison of efficacy and safety of corticosteroid and vincristine in treating kaposiform hemangioendothelioma and tufted angioma: a multicenter prospective randomized controlled clinical trial[J]. J Dermatol, 2021, 48 (5) : 576-584.

第十七章

高危儿的随访

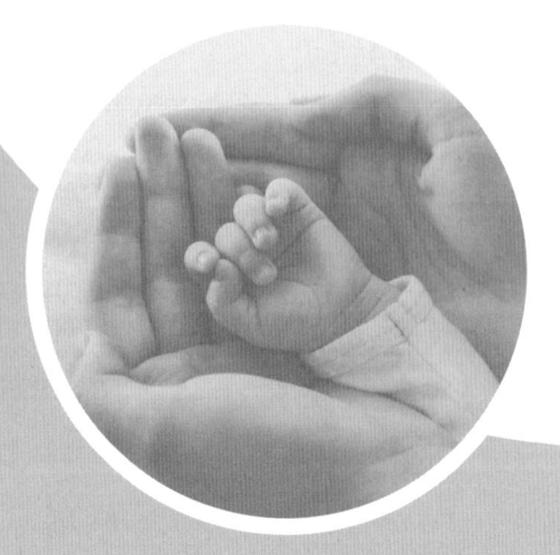

随着围产医学及新生儿重症监护诊疗技术的发展，越来越多的高危儿由于及时得到正确的监护和治疗得以存活，但是高危儿生长发育迟滞、精神运动发育异常、视网膜病、听力障碍等疾病的发生率仍明显高于正常出生的新生儿。因此，高危儿的出院并不意味着治疗、管理的结束，而是新的治疗、管理模式的开始。规范的随访，是改善高危儿近、远期健康状况的必要措施。

第一节 高危儿出院时评估

一、出院指征及出院前评估

（一）出院指征

1. 在正常环境温度中，离开温箱后可以维持腋温在36.5～37.5℃。

2. 生命体征稳定至少1周。

3. ＞1周以上没有呼吸暂停、没有心动过缓发作。

4. 可以经口吸吮母乳或奶瓶，摄入足够的营养来促进生长发育。

5. 体重可维持合适的增长趋势，对于＜2kg的早产儿，体重增长的目标为15～20g/d，体重＞2kg的早产儿，体重增长目标为20～30g/d，足月儿体重增长为25～35g/d。

6. 必要的基本检查已经完成，包括新生儿代谢筛查、听力和视力筛查等。

7. 无其他需要特殊处理的病理状态。

（二）出院前评估

当高危儿接近出院标准时，主管医生、护士及患儿父母均应分别做好相关的准备工作。对高危儿住院情况进行回顾总结，评估当前情况，制订下一步的管理及随访计划。

1. 回顾总结　高危儿出生前后的情况，包括：母亲疾病史、特殊的孕产史、患儿出生情况，住院诊疗经过，喂养、生长发育情况。检查有无存在不当及错漏，并完善最终诊断，书写完整详细的出院小结。

2. 病情评估　是否存在尚未解决的病理情况，并发症是否痊愈，检验指标是否正常，各系统功能如何，是否需要用氧等。

3. 一般情况评估　生命体征是否稳定，喂养情况、呼吸情况、体重增长是否稳定，正常室温内体温是否可以维持正常。

4. 生长发育评估　评估各项体格发育指标，体重、身长、头围是否正常。

5. 神经系统发育情况评估　精神、反应、睡眠、生理反射；眼底检查、听力筛查、脑干诱发电位检查；视情况完善头颅超声或头颅MRI检查。

6. 宣教及评估　对父母进行家庭宣教，评估父母及看护人的监护、喂养能力及对出院计划的依从性。

二、制订出院计划

（一）出院计划制订的原则

1. 出院计划的个体化　每个新生儿的病种不同，病情的危重程度不同。个体化的出院计划应该从住院时开始。新生儿出院计划中应该记录新生儿住院期间详细的病情介绍。同时帮助家长根据家庭具体情况和家庭具有的各种资源制订出院后的护理计划。例如保暖、洗澡、喂奶等。家庭中不同成员由于受教育程度不同，理解问题和解决问题的能力也不同，在出院过程中也需要有针对性地进行个体化培训和教育，达到良好的培训效果，有效地解决出院后高危儿护理和其他的治疗计划。

2. 出院计划的可操作性　由于高危儿随访中个体差异较大，对于部分住院时间长，出院时还存在一些病理情况的高危儿，建议可以提前一段时间对家属进行新生儿相关护理工作的培训，必要时，在新生儿出院前，可先转至普通病房，让患儿父母对新生儿进行护理，逐步掌握新生儿的护理技能，为出院后居家护理打下基础。对于居住较远、交通不便的家庭，频繁的随访可能会增加家庭负担，减少随访的依从性，可以根据高危儿的实际情况适当地调整随访策略。采用不同的随访方式（例如微信、电话、其他网络平台等）替代部分回医院随访。

3. 家属可接受的出院计划　出院计划主要是由医生与患儿家长共同商议制订，但出院后随访计划的实施，主要还是要看出院随访计划是否合理和具有可操作性。要与家长充分沟通使其了解高危儿随访的重要性及失访可能带来的不利结果，取得家长的配合，安排出院随访时间表，制订个体化的评估与随访计划。同时尽量不要制订过多出院后的计划而增加患儿家长的经济负担和影响整个家庭的生活。

（二）出院计划的内容

出院计划应根据新生儿出院前评估来制订，是一个与新生儿父母共同合作完成的个体化计划。具体内容主要包括如下。

1. 住院期间诊疗情况的介绍（对患儿预后有影响的相关检查结果和数据应详细记录），最终诊断及出院医嘱。

2. 根据不同的喂养方式指导喂养，包括选择乳品，喂养量、母乳添加剂等。

3. 生活的护理，包括环境温度、洗澡、大小便、臀部护理、脐部护理等需要注意的问题。

4. 出院后的首次随访时间及出院后随访计划。

5. 出院后继续用药的方法、剂量及时间。

6. 视力和听力筛查的结果及出院后需继续完成的检查。

7. 神经行为检查结果及出院后干预。

8. 疫苗接种情况及出院后接种程序。

9. 判断和识别新生儿正常和异常情况的方法及出现异常情况的紧急处理方法。告知紧急联系方式。

三、出院前的父母教育

（一）父母教育的必要性

完善的出院计划是保证高危儿从医院到家庭顺利过渡的关键，而患儿父母对其病情的充分了解，是高危儿回归家庭后得到良好的照顾和护理、确保出院计划可以顺利实施、减少不良结局发生的关键。

（二）父母教育的形式和内容

应该对高危儿的父母及看护人进行高危儿出院后相关知识培训，具体的培训形式由单位的实际情况来决定，可以采用现场教学，模拟练习，部分内容可以通过微信、网络等形式进行宣教，以达到让父母掌握高危儿护理的相关技能。主要的培训内容包括：

1. 由主管医生和责任护士向其介绍住院期间主要的疾病以及并发症相关的知识及护理方法。

2. 由专人示范新生儿护理，包括喂奶、洗澡、脐部护理、更换尿布等，如果条件允许，可让家属亲自参与到新生儿相关的生活护理中。

3. 培训喂养相关知识和常用的生长发育监测指标及评估标准。

4. 培训促进运动、语言、视力、听力和心理发育常用的方法和简单的评估标准。

5. 制订出院后的随访时间表，并注明具体随访的时间、地点、负责随访的人员和联系电话。

6. 出院后的常用药物的使用方法和剂量。

7. 对存在视力、听力障碍，心脏、神经系统等异常或生化指标异常的新生儿，告知父母复查的时间、诊断程序及干预手段。

8. 对父母进行疫苗接种方面的相关知识培训。

9. 根据个体的实际情况，告知高危儿父母出院后可能会出现的再入院的常见疾病及风险。

10.告知父母出现一些紧急情况，如呛奶、呕吐、发热等的简单处理方法，及提供可以迅速就医的医疗机构的联系方式。

第二节 随访计划的安排

一、随访的时间

高危儿出院后随访的时间安排和随访频率主要由患儿出院后自身疾病的恢复情况所决定。但一般来说，6个月以下的婴儿每个月随访1次，6～12个月每2个月随访1次，12～24个月每3～6个月随访1次，然后可以1年随访1次。对于部分高危的早产儿，或存在严重病理状态的高危儿，根据患儿的实际情况，个体化随访，适当增加随访的次数和频率。以下是几个关键的随访时刻。①出院后7～10天：评估新生儿疾病恢复情况及是否适应家庭环境。②4～6个月：评估有无追赶生长和需要早期干预的神经学异常。③12个月：证实是否存在脑瘫或其他神经学异常的可能性，同时进行智力发育的评估。④18～24个月：大多数暂时性的神经学异常都已消失，大多数追赶生长也都发生，可做出儿童生长发育的最终预测和确诊重大残疾如脑瘫、智力低下的存在。⑤3岁：可更好地进行认知和语言功能评估，进一步确认孩子的认知功能。对有不良预后风险或已经发现存在神经系统发育落后的危重新生儿，建议随访时间应该延长至学龄期，甚至青春期。

二、生长发育监测

危重新生儿出院后生长发育监测是出院后随访的重要内容，新生儿时期是一生中生长发育速度最快的时期，提前出生使其失去了宫内发育的关键时期，再加上生后在NICU住院，受到各种疾病和疼痛的刺激，导致这段时期营养需求和能量消耗均较高。但未成熟的消化系统吸收能力有限，导致其出院时体格发育落后于同龄者。随着疾病的治愈和最佳的营养供给，在婴幼儿期可逐渐完成追赶生长。50%小于胎龄（SGA）的极低出生体重儿（VLBWI）出生时头围低于正常，20%适于胎龄（AGA）的VLBWI在新生儿期存在头围增长迟缓。头围的追赶生长可发生在纠正年龄6～12个月期间，但有约10%的AGA的VLBWI和25%的SGA的VLBWI在2～3岁时仍有低于正常的头围并持续到学龄期。头围是反映脑容量的客观指标，出生时头围异常、新生儿期头围增长缓慢和缺乏后期的追赶生长均可能提示存在脑损伤后遗的神经发育结局不良。因此，出院后继续生长发育管理非常重要。高危儿特别是早产儿的体格生长不仅与神经系统发育密切相关，还与骨健康及成年后心血管疾病、糖代谢调节、血脂代谢调节等密切相关。

对于早产儿出生后体格生长的评价需同时关注体重、身长、头围，同时要评估各指标间的关系。头围和身长的发育与蛋白质的摄入密切相关，住院期间应每周测1次，出院后应每月测1次。出生后PMA 40周前根据性别使用相应的宫内生长曲线作为体格生长评价标准，40周后则可以使用2009年我国儿童生长曲线，对早产儿的体格发育情况进行评估。

生长发育监测的另外一个重要作用是避免营养过剩、生长速度过快，出现体重过重，甚至肥胖，婴儿期的肥胖会增加青春期和成年后肥胖、糖尿病和心血管疾病的风险。

三、营养与喂养监测

高危儿出生时由于各种危重症和合并症，出院时大多未能达到理想的体重增长，如果出院时体重低于同胎龄儿的第3百分位，则成为宫外生长发育迟缓（EUGR）。出院后合理的营养和喂养，是高危儿能够追赶生长的重要保证，因此，高危儿出院后仍需继续强化营养，保障生长发育。

建议纯母乳喂养的早产儿在PMA 40周前，体重增长达到同龄第50百分位前添加全量母乳强化剂（完全强化营养，能量密度为80～85kcal/100mL），达到同胎龄第50百分位后建议添加半量母乳强化剂（能量密度为72～74kcal/100mL）。早产儿出院后母乳强化剂使用的时间由婴儿的体格生长情况决定，停用母乳强化剂的标准为体重、身长及头围达到相同矫正月龄、同性别婴儿测定值的第25～50百分位（P_{25}～P_{50}），小于胎龄早产儿各指标达到P_{10}即可，继续追赶生长在后期逐渐完成。如未能得到母乳强化剂，可选用一半母乳，一半早产儿配方奶，直到体重达到同月龄体重的第25百分位，改为纯母乳喂养。母乳强化应从标准强化开始，需根据个体状况评估后调整母乳强化的程度，做到个体化母乳强化。

四、维生素及矿物质的补充

高危儿除了强化母乳和配方乳外，还应该注意维生素、微量元素和各种矿物质（铁、钙等）的补充和积累，特别是存在慢性疾病，如支气管肺发育不良，胆汁淤积性黄疸或存在代谢性骨病的高危儿。

对于早产和低出生体重儿，生后即可开始补充维生素D 800～1 000U/d，3月龄后改为400U/d，直到3岁；维生素A推荐摄入量1 200～3 000U/d，出院后可按下限进行补充。

出院前大部分重度贫血的新生儿贫血都会得到纠正，但随着出院后生长发育、体重增长或者由于存在某些疾病状态，部分高危儿会逐渐出现贫血的症状，需特别关注。如果出院时就已存在贫血，出院后应每2周复查血红蛋白，可口服铁剂，补充铁元素2mg/（kg·d），根据情况可补充至矫正月龄12月龄。同时，如果使用母乳强化剂、强化铁的配方奶或其他富含铁的食物时，需酌情减少铁剂的补充量。酌情补充钙、磷等矿物质。

五、神经发育监测

神经发育随访是高危儿随访中的重要内容，神经系统发育的异常所致的不良结局中，轻者可能仅表现为学习能力的缺失，包括认知、语言和感受等功能的障碍，注意力缺陷或行为问题；重者可表现为重度精神发育迟滞、脑瘫、感音性听力丢失、失明、惊厥等。其中以足月新生儿缺氧缺血性脑病和早产相关的脑出血、脑实质囊性变、脑白质软化等最常见，其他的导致新生儿出现脑损伤的原因有围产期的感染（包括先天性的宫内感染）、低血糖所致的脑损伤、胆红素神经毒性所致的脑损伤、脑梗死等。

2岁前，婴幼儿的神经系统有很好的修复和再生能力，早期在正确的良性刺激和训练下，可促进脑结构的改变，以代偿原本损伤部位应有的功能，可以尽可能减少损伤的程度和改善预后。因此，出院后定期评估神经行为发育情况，及时干预，以减轻和减少脑损伤带来的不良后果。建议PMA 40周时进行新生儿神经行为测定（NBNA）。每次随访，使用“0~6岁儿童心理行为发育问题预警征象筛查表”等进行发育监测。矫正月龄3、6、9、12月时，采用儿心量表或DDST量表进行检查。矫正月龄18月及实际月龄30月时，进行语言发育筛查、查体量表、社会适应能力（SM）量表评估检查。发现筛查异常者，建议采用诊断性发育量表（Gesell）进行评估。

六、眼科随访

早产儿视网膜病（ROP）的发病高峰为PMA 34～37周，个别发病最长可延迟到PMA 40周，大多数早产儿出院时PMA在34～36周，此时是ROP发生发展的关键时期。根据《中国早产儿视网膜病筛查指南（2014年）》建议出生胎龄和出生体重的筛查标准：①对出生体重＜2 000g，或出生胎龄＜32周的早产儿和低体重儿，进行眼底病变筛查，随诊至周边视网膜血管化。②对患有严重疾病或有明确较长时间吸氧史，儿科医师认为比较高危的患者可适当扩大筛查范围。

对于出院时存在ROP的高危儿，应在眼科医生的安排下定期进行随诊，满足以下条件之一即可终止随诊：①视网膜血管化。②PMA 45周，无阈值前病变或阈值病变，视网膜血管已发育到Ⅲ区。③视网膜病变退行。

早产儿即使没有发生ROP，也仍然存在影响视觉发育的其他眼科疾病，如屈光不正、斜视等。在矫正月龄12个月后，出生胎龄＜32周的早产儿均应再次进行眼科检查，以确定是否需要及时治疗。对于有复杂的视觉障碍的儿童，应进行视觉评估和视觉治疗，有助于早产儿视觉的发育和康复。

七、听力随访

正常的听觉过程需要外耳、中耳、内耳和上行的脑干听觉通路的正常功能，最后将听觉信息传递至颞叶的听觉皮质。听觉通路任意一个部位的受损均有可能引起听觉功能异常。严重酸中毒、高胆红素血症、窒息、感染、药物等均是胎儿和新生儿听力损害的高危因素，听力筛查应该在出院前完成。如果没有通过的应该定期复查。所有听力障碍的婴儿都应在3个月前被发现，6个月前给予干预。即使听力筛查通过的高危儿也应该在12～24个月的时候复查，因为宫内病毒感染导致的听力障碍常为进行性。出院后的听力检查一般是由新生儿科和耳鼻喉科医生共同完成。

八、生化指标异常的监测

新生儿住院期间，因为疾病的原因，出院时可能存在不同程度的生化检验指标的异常，包括：贫血、胆汁淤积、转氨酶异常、甲状腺功能异常等情况，出院后需根据个体情况进行相关异常指标的复查。

第三节 随访计划的实施

随访计划的顺利实施有利于确保高危儿的病理状况可以得到及时有效的干预，减少不良后果的发生。随访计划的顺利实施需要医务人员和患儿父母的共同努力。

一、实施出院随访的人员

出院后的随访可分为出院后早期和远期随访。高危儿出院早期是指出院后的6～12个月之前。高危儿早期随访大多数由NICU高年资医生作为主要随访医生，因为NICU的医生对患儿住院期间的病情更加了解，更清楚出院后随诊的事项和关注重点，以及随访患儿出院后疾病的状况和预后。有些单位主要以儿童保健科为主进行高危儿的随访，则需要新生儿科和其他科室，包括由眼科医生、耳鼻咽喉科医生、康复科医生及神经科医生等共同参与协助完成高危儿的随访。

高危儿出院后的随访存在明显的个体化差异，应该由多学科共同完成整个随访过程，例如：对于存在ROP的早产儿，应该由眼科医生进行随访，由眼科医生根据ROP病变情况决定随访时间和随访计划，直至随访结束；对于出院后存在听力筛查异常的高危儿，则由耳鼻喉科专业医生完成听力复查；存在远期生长发育延迟、精神和神经发育落后的危重新生儿，应该由NICU医生、小儿神经科医生及康复科医生共同完成随访；对需要长期进行康复治疗的高危儿，由儿童康复医生制订康复治疗方案，定期进行康复治疗。

二、患儿父母在随访计划中的作用

1. 出院前教育　高危儿出院时，由于环境、生活节律和喂养方式的改变，可能会出现不适应的表现，如出现喂养困难、进食减少、体重不增等情况，使再次入院的概率增加，尤其是出院的时候尚未完全康复的早产儿，有支气管肺发育不良、胃食管反流等并发症者，出院后仍有较高的发病风险，因此出院前应对家长进行相关知识的宣教，学会喂养和护理方法，要指导家长学会观察生命体征和异常情况，预防和紧急处理喂养过程中的不良事件。通过出院前的教育，使父母可以尽快地融入高危儿出院后的护理中，遇到需要处理的紧急情况时可以及时有效地采取正确的处理措施。

2. 提高随访的依从性　高危儿特别是早产儿在出院后相当长的一段时间内都面临着生长发育落后、神经发育迟缓和发病率增加的风险，尤其出生后第1年是追赶生长的关键期，定期监测和评估，针对性的喂养指导和干预，能有效帮助大多数早产儿达到理想的生长发育，改善其预后。应使家长了解出院后随访的重要性，增加依从性。医院可以根据自身的特点，开展不同形式的高危儿家长教育，使家长充分认识到高危儿随访对其生长发育的重要意义。

（杨乔焕　孟　琼）

参考文献

[1]中华医学会眼科学分会眼底病学组. 中国早产儿视网膜病变筛查指南（2014年）[J]. 中华眼科杂志，2014，50（12）：933-935.

[2] 冯琪. 早产儿出院后营养管理及随访[J]. 中国新生儿科杂志，2015，30（3）：171-174.

[3] 中国医师协会儿童健康专业委员会第一届儿童早期健康发展专业委员会，中国医师协会第一届儿童早期健康发展专业委员会西安医学会新生儿学分会. 早产儿出院后随访及管理建议[J]. 中国妇幼健康研究，2019，30（9）：1048-1052.

[4] 早产儿母乳强化剂使用专家共识工作组，中华新生儿科杂志编辑委员会. 早产儿母乳强化剂使用专家共识[J]. 中华新生儿科杂志，2019，34（5）：321-328.

[5]童笑梅，韩彤妍，朴梅花. 新生儿重症监护医学[M]. 北京：北京大学医学出版社，2019：865-874.

第十八章

危重新生儿的转运

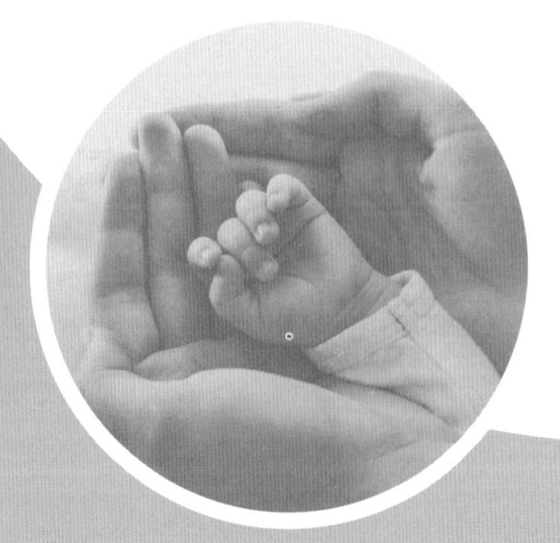

新生儿转运的目的是安全地将疑难危重或高危新生儿转运到有条件救治的医院的NICU进行救治，充分发挥优质卫生资源的作用。转运实施过程中也可能存在患儿出现病情变化和死亡的风险。因此，应规范和优化新生儿转运工作，充分防范转运风险，以实现安全、快速的转运，达到降低新生儿病死率的目的。

第一节 转运指征

一、宫内转运

宫内转运，即产前转运，是指在分娩前以救治胎儿为主要目的，在新生儿出生前，通过宫内转运的形式，让产妇转诊到有更丰富新生儿救治经验的医疗机构进行分娩。与新生儿转运相比，宫内转运有如下优点：①全面考虑母胎安全，使孕妇和胎儿得到良好的监护。②宫内转运可以提前对影响围产儿结局的危险因素进行干预，改善围产儿的预后。③推迟和减少早产的发生，降低新生儿转诊的相关并发症。④优化医疗资源配置，宫内转运成本和安全性都明显要低于新生儿转运。近年来，随着围产医学水平的提高，医疗转运救治网络的不断完善，宫内转运的比例也在增加。

（一）宫内转运的指征

目前仍无公认的孕妇宫内转诊的指征，各转运机构可根据各单位的实际情况制定。宫内转运的常见指征主要包括以下几个方面。

1. 胎儿因素　早产儿，尤其是胎龄≤32周和/或出生体重≤1 500g者；产前检查发现胎儿存在严重畸形，生后需尽快行手术治疗者；早产性的胎膜早破、胎儿发育异常、先兆早产等。

2. 胎盘和脐带的因素　胎盘早剥、前置胎盘、脐带脱垂、脐带真结等。

3. 孕妇因素　重度子痫前期及其他高血压的并发症、妊娠期并发症和合并症（如糖尿病、肾病、甲亢、红斑狼疮等）、妊娠期接触过大量放射线、化学毒物或服用过对胎儿有影响的药物者。

（二）禁忌证

转运前需充分评估孕妇是否适合宫内转运。如存在明显的胎儿宫内窘迫需尽快结束妊娠、孕妇生命体征不稳定或在转运途中可能分娩等情况时，不宜进行宫内转运。

二、出生后转运

危重新生儿转运指征的制定主要以卫生和计划生育委员会颁布的《新生儿病房分级建设和管理指南》定义的各等级NICU的业务范围为依据，按照不同级别新生儿转运救治中心的救治能力制定相应的转运指征逐级进行转运。通常的新生儿转运包括危重症新生儿和高危新生儿。由于我国幅员辽阔，不同地区之间医院设备、技术水平差异较大，每个单位的救治能力各异，难以制定统一的新生儿转诊标准。但通常存在以下情况的新生儿建议转诊到三级水平NICU进行救治。

1. 窒息需经气管插管才能复苏的新生儿或窒息后有神经系统异常表现者。

2. 任何需机械通气的新生儿。

3. 存在呼吸衰竭的新生儿。

4. 胎龄≤32周和/或出生体重≤1 500g。
5. 存在休克或严重贫血。
6. 存在中枢神经系统疾病或出现惊厥的新生儿。
7. 已达到换血指征的高胆红素血症新生儿。
8. 存在外科疾病需行外科手术治疗的新生儿。
9. 母亲有不良孕产史的珍贵儿，即使无上述症状，亦可作为高危儿转诊。

第二节　转运设备及用品

一、转运车

可使用普通的120救护车进行改装，要求要有可外接的220V电源以保证新生儿转运温箱和转运呼吸机等设备的正常运转，同时需配备升降和固定新生儿转运温箱的装置。

二、转运温箱

应配备专用的新生儿转运温箱，箱内需配有安全带以固定患儿，避免转运期间强烈震动或因意外导致新生儿出现伤害；箱内配有光源照明，以利于在转运期间观察或处理患儿；转运温箱可以固定在升降架上或者转运车床上，可在院内进行转运，要求转运温箱配备可给温箱加热的蓄电池，保证在转运过程中，没有连接车载电源时，至少可以维持箱温30min以上，有利于保证新生儿体温的恒定。

三、常用转运设备及药品

其他常用的转运所需物品见表18-1。

表 18-1　转运所需物品

药物	基本设备	物品
5%、10%葡萄糖注射液	转运温箱	喉镜及镜片
0.9%氯化钠注射液	转运呼吸机	气管导管
5%碳酸氢钠液	脉搏氧饱和度监护仪或心电监护仪	静脉留置针
10%葡萄糖酸钙注射液	微量血糖仪	输液器
肾上腺素	氧气罐	听诊器
阿托品	输液泵	胶布
多巴胺	T-组合复苏器	体温计
多巴酚丁胺		无菌手套
呋塞米		备用电池
甘露醇		导丝
苯巴比妥钠注射液		复苏球囊、面罩
咪达唑仑		吸氧管
芬太尼		吸痰管
灭菌注射用水		胃管
安尔碘、酒精		各型号注射器

四、其他药物及设备

如肺表面活性物质、前列腺素E等一些较少使用的药品可根据转诊患儿的病情临时配备。便携式的无创心输出量监测仪、血气及电解质分析仪、经皮氧分压及二氧化碳监测仪，NO吸入治疗仪、亚低温治疗仪和体外膜肺等仪器，在一些转运中心也逐渐开始配备，可根据患儿和转运中心的实际情况选用。

五、通信设备

接收单位的转运中心应设置两条转运专线电话和一部移动电话，24h值班，接收转运信息。出车值班人员应配备一部移动电话，转运过程中保持联络信息通畅。国内已有一些单位成立了5G移动NICU转运系统，通过车载的5G网络系统和相应的终端设备，转入单位可实时了解转运过程中新生儿病情的动态变化，指导转运中的救治，更有利于提高转运的质量。

第三节 转运人员配备

一、对转运人员的要求

由新生儿科医生、护士及救护车司机组成转运小组，转运小组的医生和护士应熟练掌握新生儿复苏技术、转运流程、患儿抢救及所有仪器的使用。医生在转运小组中应起主导作用，是转运的组织者和决策者，应具有独立工作、团队协作和良好的沟通能力。转运单位需定期对转运工作人员进行培训和考核，重点培训转运人员在转运过程中对突发事件的应变处理能力。

二、转运医师和护士必须掌握的技术

1. 识别潜在的呼吸衰竭，掌握气管插管、T-组合复苏器及机械通气技术。

2. 能熟练建立周围静脉通道、脐静脉置管。

3. 能正确处理气胸、窒息、惊厥、发热、呕吐等常见问题。

4. 识别早期休克征象、掌握扩容、纠正酸中毒等技术。

5. 特殊治疗，如窒息复苏、败血症休克、新生儿惊厥和一些外科相关问题的处理。

6. 熟练掌握新生儿急救用药的剂量和方法、掌握表面活性物质替代治疗技术。

7. 掌握转运过程中所用监护、治疗仪器的应用和数据分析。

第四节 转运方式

一、转运交通方式

常用的转运交通方式有陆路、空运两种。合适的转运方式取决于现有资源、地理位置、患儿病情紧急程度及工作人员的经验等。

1. 地面救护车　最常用的新生儿转运模式。适用于短距离转运，比空中转运更高效率和迅速，或当气候情况不能进行空中转运时。具有运输费用低、受气候情况影响小、有宽敞的车内空间便于设备的安置及患者的救治等优点；但相对较缓慢，救护车内部必须重新进行特殊装修以放置及固定转运暖箱和所有抢救及监护设备以适应危重新生儿的转运。

2. 铁路转运　随着国内高速铁路的普及，已有一些危重新生儿通过高铁进行转运救治的报道，有利于把距离较远的危重患儿快速的转运至NICU救治中心进行治疗，极大地扩展了新生儿转运的距离。

3. 空运　国内较少开展，对转运人员的技术和设备要求高。①直升机：适用于中距离转运（240km内）。具有快速、机动性能好，减少转运时间等优点；但需要医院附近有着陆点、运输费用高、飞行期间会限制对患者的处置、飞行期间的高噪声和振动可干扰对患者的评估。②固定翼飞机：适用于长距离转运（＞240km）。具有长距离转运效率高、有宽敞的内部空间便于设备的安置及患者的救治等优点；但需要到飞机场起降，并需要陆路救护车的接运而增加转运时间。

二、转运模式

1. 转出医院转运　基层转出医院自己有救护车或120救护车，与接收医院联系后，派人将患者转送到接收医院。但许多基层医院无救护车，无新生儿专业转运队伍。

2. 接收医院转运　三级新生儿医疗单位建立新生儿转运队伍，具有转运工具。转出医院直接与接收医院联系，接收医院派人派车去转出医院将患儿接过来。目前我国许多医院和地区都是采取这种模式。这种模式方便、可减少中间环节，但接收医院需救护车和司机值班。

3. 120急救中心转运　由120急救中心完全负责，转出医院与120急救中心联系，120派人和车去转出医院转运，将患儿转到接收医院。但大部分地区120急救中心没有新生儿专业转运队伍。

4. 120急救中心与接收医院联合转运　转出医院与接收医院联系，请求转运；接收医院通知120急救中心派车到接收医院；接收医院的新生儿专科医生和护士、转运工具一起去转出医院，将患者转运到接收医院。此种模式的优点在于医院不需要救护车和司机，风险分担，划区分片，固定对口，转运队伍专业化。

第五节 转运前的准备及病情稳定

一、转运前的准备

（一）转出医院的准备

对符合转院标准的新生儿，由转出医院的主管医生向转入医院NICU提出转诊请求，报告新生儿的出生情况，目前诊断及诊疗经过，经转入医院同意后完成以下工作。①与患儿家属沟通，告知其目前患儿的病情、转诊的必要性、潜在风险、转运和治疗费用，获取患儿父母的知情同意和合作，并在转诊知情同意书上签字。家属有权决定是否转运及向何处转运。紧急情况下，为抢救患儿的生命，在法定监护人或被授权人无法及时签字的情况下，可由医疗机构法人或者授权的负责人签字。②再次通知转运中心，启动新生儿转运程序。③在转运单位到达前，填写完成新生儿转诊单，内容包括新生儿的病史、诊疗经过及目前诊断等内容，在转诊单位到达前，对新生儿进行相应的处理，稳定病情。

（二）转入医院的准备

转入医院接到转诊请求后，充分了解患儿的病史、诊断，经主治医师同意转诊后启动转诊程序，并完成以下转诊前准备工作。①转诊小组迅速到位，联系医院安排救护车。②迅速检查所有转运设备、仪器、物品是否齐全，工作状态是否正常；尤其要注意根据转诊患儿的病情和转运距离，准备足够的氧气。③特殊患儿则根据其病情需要，准备相应药物、设备和仪器。④随时与转出单位保持联系，必要时通过电话指导转出单位对新生儿进行抢救治疗。

二、新生儿病情的稳定

转运小组到达转出医院后，尽快熟悉患儿的病史及诊疗经过，参与患儿的抢救并进行评估，对符合转运条件的患儿，再次与患儿家属交代病情，征得家属同意，并签字确认知情同意后再进行转运。

（一）转运前评估

1. 气道的评估　评估气道是否通畅，或气道是否保持持续开放和稳定。

2. 呼吸的评估　观察呼吸的频率和节律，胸廓运动是否对称，听诊双肺呼吸音是否对称及强弱，有否辅助呼吸肌的参与如鼻扇、三凹征等，唇色及肤色，意识状态，经皮血氧饱和度等。

3. 循环的评估　评估心率及心律，血压，意识状态，皮肤灌注包括肤色、皮温、毛细血管充盈时间，肢端脉搏的搏动及尿量等。

4. 感染的评估　评估是否存在严重感染。败血症的临床症状包括：呼吸困难，皮肤灌注异常，体温不稳定，喂养不耐受，心率、血压不稳定及有神经系统症状等。

5. 其他评估　包括神志，反应，有否惊厥，有否外科情况等。

6. 实验室的评估　对所做的辅助检查包括血常规，动脉血气分析，电解质，血糖，X线胸片，X线腹片，头颅B超，心脏彩超等的结果进行评估。

（二）转运前处理

目前国际上采用STABLE程序在转运前对

患儿进行稳定处理，主要内容包括以下方面。①S（sugar，血糖）：维持患儿血糖稳定，使用快速血糖仪进行检测，持续静脉营养支持，根据血糖水平调节输糖速度，维持患儿血糖在2.5~7.0mmol/L。②T（temperature，体温）：保持体温稳定，转运前提前预热温箱，根据患儿不同的胎龄和体重设定相应的箱温，确保患儿体温维持在36.5~37.2℃，在进行操作和抢救时，需注意保暖，尤其是体重＜1 500g的早产儿，患儿病情稳定后移入暖箱。③A（airway，气道）：评估患儿气道是否通畅，必要时清理呼吸道，保证呼吸道通畅，视情况进行给氧，如已进行气管插管患儿，则需再次评估插管的位置，胶布固定是否牢固，防止转运途中出现导管脱落或移位。④B（blood pressure，血压）：监测患儿血压、心率、血氧饱和度，如出现肤色苍白、皮肤花斑纹、肢端湿冷等灌注不足或血容量不足表现时，需积极查找原因，血压偏低时给予生理盐水扩容，必要时使用多巴胺等血管活性药物持续静脉输注。⑤L（lab work，实验室检查）：确保患儿各项相关实验室指标处于相对正常范围，及时处理明显异常的检查，纠正酸中毒，维持水、电解质平衡。⑥E（emotional support，情感支持）：待患儿病情稳定后，由转诊双方医师共同向患儿的法定监护人说明患儿的病情及转运的途中可能发生的各种意外情况与处理措施，稳定患儿家属情绪，使其主动配合。

对于未能实施宫内转运的高危孕妇，在其分娩前，可联系转运人员提前到达转出医院的产房或手术室进行待产，协助转出医院处理新生儿，再根据新生儿出生后的情况决定是否需要转诊治疗。

三、特殊情况的处理

1. 胎粪吸入　出生时羊水粪染且新生儿没有活力，立即进行气管插管，并进行气道胎粪吸引后拔除气管导管，继续复苏新生儿，如需气管插管时则更换气管导管，完成气管插管给予机械通气。

2. 气胸　气胸患儿听诊时一侧呼吸音减弱，可通过X线检查或透光试验明确诊断。如出现呼吸困难、发绀等表现时，需进行胸腔穿刺抽出空气或采用胸腔闭式引流的方法进行引流，如果患儿病情危重，需要转运到NICU进行治疗，则可以在转运的过程中持续给予胸腔闭式引流。

3. 膈疝　明确膈疝诊断后，应立即插入大口径胃管（10F或12F）抽出胃内气体，以防由于胃肠的扩张，导致呼吸困难和影响心功能，如需机械通气则进行气管插管，避免气囊面罩加压给氧，以免胃肠道扩张加剧，影响呼吸功能。

4. 气管食管瘘或食管闭锁　应抬高新生儿头部，以防吸入胃内容物；轻轻插入胃管，遇到阻力后连接吸引器进行低压间断吸引；同时患儿禁食，如腹部X线显示胃肠胀气，应避免经面罩通气和持续气道正压给氧。如果需要气管插管，导管远端应尽可能＞瘘口远端，尽量减少加压气体进入食管远端。

5. 腹裂或脐膨出　腹裂是造成患儿低体温和低血糖的高危因素。在无菌操作下处理膨出的器官，包裹膨出的器官，减少热量和体液的丢失，用无菌生理盐水敷料覆盖，保持湿润；推荐转运患儿时取侧卧位，适当支撑外露的肠管，以避免腹壁紧张或肠扭转。

6. 后鼻孔闭锁　若出现呼吸窘迫可使用人工口咽部气道或经口气管插管。

7. 皮-罗序列征　调整患儿体温以保持气道开放或用人工口咽部气道及气管插管；注意患儿可能合并腭裂。

8. 胃肠道梗阻　禁食，持续静脉营养支持，插入大口径胃管（10F或12F）进行胃肠减压。

9. 新生儿撤药综合征　转运前每2h评估症状

的严重程度，减少刺激，建立静脉通道输注10%葡萄糖液，暂禁食，必要时予药物干预；如果患儿出现呼吸抑制且已明确或怀疑产妇曾使用过兴奋性药物，应禁用纳洛酮，避免诱发新生儿惊厥。

四、病情稳定后出发前的处置

1. 转运前应禁食、胃管引流、排空胃部，建立可靠的输液通道。

2. 记录患儿情况，收集围产资料及当地医院检查结果。

3. 与家属解释及交代病情，并将医院的地址告诉家属。

4. 向接收医院报告患儿目前的情况及处理，到达后需要的准备，并报告出发的时间。

第六节 转运途中的监护与管理

一、转运途中病情的观察

在转运途中，应尽量减少因环境因素对新生儿造成的不良影响，尽量避免声音、光线、振动、温度等变化对新生儿的不良影响。患儿上车后，应妥善固定转运温箱，确保温箱及呼吸机电源的仪器已连接车载电源，转运呼吸机运作正常，机械通气新生儿的气管导管位置没有发生移位，使用转运温箱内的安全带把新生儿固定在温箱内。在转运过程中应做好各种生命体征的监测和记录，以便及时发现新生儿病情的变化，确保安全。转运过程中应重点注意以下问题。

1. 体温管理　在转运过程中，尽可能使用体温监护感应器，持续监测患儿体温，根据患儿体温情况，适当调整温箱的温度；如没有配备相应体温监测器，则根据患儿的出生体重、胎龄设置温箱的温度，注意温箱温度与实际箱温是否存在较大差异，根据差异情况，上调或下调温箱温度，以确保患儿在温箱内保持恒定的合适的体温。

2. 呼吸管理　转运的危重新生儿大多存在程度不等的呼吸问题。患儿在温箱内需保持头正中位，保持气道开放，避免过屈或过伸，必要时可以使用小毛巾或水袋适当固定患儿头部，避免在行车过程中头部晃动对患儿造成影响。持续观察患儿呼吸频率、节律和经皮血氧饱和度变化情况，如为气管插管的新生儿，若出现病情变化，需注意气管导管有无移位、堵管、气胸、机器故障，根据患儿病情及时做出处理。如出现意外脱管的情况，可先采用气囊面罩正压通气，如果可能，则在运输的过程中进行重新插管，如无法完成插管，则继续气囊面罩通气，待妥善停车后再予气管插管，也可考虑使用喉罩气道。目前喉罩气道可用于晚期早产儿或体重 >2 000g的足月儿，也有在产房使用喉罩气道成功复苏体重为1 000~1 500g早产儿的报道，但在转运中应用喉罩气道的文献报道较少，其安全性和有效性有待进一步研究。对于在气管插管机械通气情况下进行转运，且转运过程中对氧浓度要求较高或转运时间较长的新生儿，需注意转运呼吸机中氧气可能耗尽，需提前做好更换氧气的准备。

3. 循环管理　转运过程中放置心电监护电极，持续监测三导联心电图、血压，同时通过肤温、肤色、毛细血管再充盈时间，了解患儿循环灌注情况，适当的调节输液速度或血管活性药物的用量。对于一些病情危重且循环不稳定的新生儿，可考虑使用便携的无创心输出量监测仪，在转运过程中动态监测患儿心输出量的变化情况，指导液体的使用、血管活性药物的应用等。

4. 其他　转运过程中可能出现各种各样的突发情况，例如：有神经系统病变的新生儿可能突然出现抽搐发作，机械通气的新生儿可能突然出现肺出血、气胸、脱管等情况。转运过程中，患儿出现病情急剧恶化，转运医护人员应积极组织抢救，如在车辆行驶过程中，无法顺利完成一些重要的操作，必要时应按交通规则妥善停车处理患儿后再行转运。转运过程中，随时与NICU保持联系，通知值班医生做好抢救新生儿的准备。

二、填写转运记录单

转运人员需填写转运记录单，主要内容包括患儿的一般情况、生命体征、重要的实验室检查结果，转运过程中生命体征的变化情况，转运过程中的病情变化及处理措施。同时记录转运开始和结束时间、转运里程及转运小组成员。

三、转运到院后的处理

1. 患儿到达接收医院后，应由绿色通道直接入住NICU，转运人员需与NICU值班人员进行交接，将当地医院所有病历资料交给NICU值班人员，详细介绍患儿转运经过及转运过程中的处理情况。把新生儿转运单填写完毕并签名后归档。

2. NICU值班人员应先对患儿进行必要的处置，待患儿病情稳定后，协助家长办理入院手续。再进一步详细询问病史，完成各种知情同意书的告知签名。

3. 详细检查已使用过的转运设备，并进行清洁和消毒；补充必要的急救用品，完毕后将转运设备放回待转运处，以备下次使用。

四、转运安全保障

在转运过程中必须避免因救护车造成不必要的伤害，要求做到以下几点：①救护车需定期保养和维护。②合理安排救护车司机工作和休息，避免疲劳驾驶。③强化医护人员的安全意识，每次转运都应系好安全带，在转运过程中，如非特殊情况，不建议医护人员直接怀抱新生儿进行转运，以防发生交通意外时伤及患儿。④确保车内的急救设备，尤其是转运温箱在转运前已妥善固定，避免因车辆颠簸行驶时在车内发生移动。

五、转运过程中的情感关怀

在新生儿转运的过程中，大多数可能由父亲或其他的直系亲属参与转运过程。由于患儿家属多不具备对危重新生儿疾病的认知，且对患儿出生后突如其来的病情危重会感到非常焦虑和不安，这个时候转运医生需对患儿家属所面临的问题给予高度关注，适当对患儿家属进行关于患儿治疗相关知识及预后的宣教，缓解家属的焦虑情绪，同时也有利于为患儿家属提供心理支持及促进家属配合医生对患儿进行相应的治疗。

第七节 转运结束后的总结与反馈

一、转运结束后的评估和质量控制

（一）转运后质量评估

1. 转运时间 从开始准备到患儿转运结束花费的所有时间。①准备时间：即转运队员接到转运通知到出发的时间。②稳定时间：从抵达转出医疗机构到离开的时间，其受患儿病情严重程度和必须采取的医疗措施的影响。③运送时间：转运途中花费的时间，主要取决于距离、交通状况。

2. 转运规范程度 转运各环节执行管理规范的情况和治疗的完整准确性。

3. 转运有效性 通过转运前后的危重评分以及转运途中的病死率作出评估。

4. 转运满意度 通过对患儿家属的满意度调查及转出医疗机构接受反馈表后的反应作出评估。

（二）转运质量控制与持续改进

转运中心应制订转运的质控标准和质控计划，以保证转运质量。质控计划应包括实施督导和不良事件报告制度。重点核查：①转运规范程度，记录转运过程中转运管理规范的情况及资料的完整性和准确性。②核查转运设备，是否按照医疗设备安全要求定期检测和维保。③评估和考核转运队员独立实施重症患儿转运的能力。转运危重症新生儿的过程中，患儿病情随时都有恶化的可能，同时转运过程中的环境也是重要的危险因素，设施问题、转运团队决策和疾病处理能力等，都直接影响转运的效果，因此定期召开转运质量会，对转运过程中发生的不良事件进行评估并持续改进，优化转诊流程，以保证转运的质量与安全。此外，随着国家医疗分级诊疗制度的完善，双向转诊有可能逐渐得到实施，即转运至NICU救治的危重症新生儿在出院前可以转运返回基层医院继续治疗，既可以充分利用社区的医疗资源，促进以家庭为中心护理模式的推行，还可以降低医疗费用，减轻优质NICU资源负担，把优质NICU治疗资源集中用于救治危重症患儿。

二、转运患者的诊疗情况反馈

患儿出院后及时向转出医疗机构反馈患儿的诊疗经过和诊疗效果，并将患儿的出院记录及信息反馈单寄回转出医疗机构。

三、转运过程中存在的法律问题

在转诊过程中存在许多法律问题，相关的法律法规问题应在转运过程中实施。①不应在公共场所讨论病情。②在转运前应征得家属的知情同意并签名。转运医生应根据患儿的实际情况选择合适的转运模式。如果患者的病情不稳定，而转出医院有稳定患儿的救治能力，此种情况不适合转运；如果患儿病情不稳定，且转出医院不能为患者提供所需的治疗，需让家属了解转运可能存在的风险与益处，征求家属同意并签字后方可进行转运。③一些疾病由于个体差异和实际情况的影响，对于最佳治疗方案的选择，医生间可能存在分歧，不宜在患儿家属面前争论患儿的治疗方案。④由于不同单位和地区医疗机构之间诊疗水平存在较大差异，缺乏同质化。基层医院对于疾病的诊断和处理可能存在不规范之处，需避免在家属面前评论基层单位救治过程的规范性和合理性，以免引起不必要的误解和纠纷。

（杨乔焕　孟　琼）

参考文献

[1] 陈孟雨，高喜容，吴运芹. 危重新生儿转运的进展[J]. 中国小儿急救医学，2017，24（7）：541-545.

[2] 中国医师协会新生儿科医师分会. 新生儿转运工作指南（2017版）[J]. 发育医学电子杂志，2017，5（4）：193-197.

[3] 邵肖梅，叶鸿瑁，丘小汕. 实用新生儿学[M]. 5版. 北京：人民卫生出版社，2019：99-104.

[4] 童笑梅，韩彤妍，朴梅花. 新生儿重症监护医学[M]. 北京：北京大学医学出版社，2019：856-861.

[5] 张爱梅，陈雪莉，刘明耀. 区域性危重新生儿转运的进展[J]. 医学综述，2010，16（13）：1998-2001.

[6] BRENNAN G，COLONTUONO J，CARLOS C. Neonatal respiratory support on transport[J]. Neoreviews，2019，20（4）：e202-e212.

[7] 中国医师协会新生儿专业委员会. 中国新生儿病房分级建设与管理指南（建议案）[J]. 中华实用儿科临床杂志，2013，28（3）：231-237.